国家卫生健康委员会"十三五"规划教材

全国高等学校研究生规划教材｜供口腔医学类专业用

口腔分子生物学
与口腔实验动物模型

第 2 版

主　编　王松灵

副主编　叶　玲

编　者（以姓氏笔画为序）

马俊青（南京医科大学口腔医学院）　　肖　晶（大连医科大学口腔医学院）

王　林（南京医科大学口腔医学院）　　陈万涛（上海交通大学口腔医学院）

王松灵（首都医科大学口腔医学院）　　陈谦明（四川大学华西口腔医学院）

叶　玲（四川大学华西口腔医学院）　　范志朋（首都医科大学口腔医学院）

边　专（武汉大学口腔医学院）　　　　岳卫平（汤姆森科技信息集团）

刘麒麟（吉林大学口腔医学院）　　　　金　岩（空军军医大学口腔医学院）

孙　瑶（同济大学口腔医学院）　　　　胡　雁（中山大学光华口腔医学院）

孙宏晨（吉林大学口腔医学院）　　　　胡　静（四川大学华西口腔医学院）

李载权（北京大学基础医学院）　　　　胡成虎（空军军医大学口腔医学院）

李铁军（北京大学口腔医学院）　　　　贺俊崎（首都医科大学基础医学院）

人民卫生出版社

图书在版编目(CIP)数据

口腔分子生物学与口腔实验动物模型/王松灵主编
. —2 版. —北京:人民卫生出版社,2020
　ISBN 978-7-117-26798-4

　Ⅰ.①口… Ⅱ.①王… Ⅲ.①口腔科学-分子生物学
-研究生-教材②口腔科学-实验动物-研究生-教材
Ⅳ.①R780.3

中国版本图书馆 CIP 数据核字(2018)第 115821 号

人卫智网	www.ipmph.com	医学教育、学术、考试、健康,购书智慧智能综合服务平台
人卫官网	www.pmph.com	人卫官方资讯发布平台

口腔分子生物学与口腔实验动物模型
第 2 版

主　　编:王松灵
出版发行:人民卫生出版社(中继线 010-59780011)
地　　址:北京市朝阳区潘家园南里 19 号
邮　　编:100021
E - mail:pmph @ pmph.com
购书热线:010-59787592　010-59787584　010-65264830
印　　刷:三河市潮河印业有限公司
经　　销:新华书店
开　　本:787×1092　1/16　印张:41　插页:12
字　　数:998 千字
版　　次:2011 年 9 月第 1 版　2020 年 2 月第 2 版
　　　　2020 年 2 月第 2 版第 1 次印刷(总第 2 次印刷)
标准书号:ISBN 978-7-117-26798-4
定　　价:168.00 元
打击盗版举报电话:010-59787491　E-mail:WQ @ pmph.com
质量问题联系电话:010-59787234　E-mail:zhiliang @ pmph.com

出版说明

　　根据国家社会事业发展对口腔医学人才的需求,以及口腔医学人才培养规律,人民卫生出版社 30 多年来,在全国高等医药教材建设研究会口腔教材评审委员会和教育部口腔医学专业指导委员会的指导和支持下,组织全国口腔医学专家陆续规划编辑出版了口腔医学专业的中职(第 3 版)、高职高专(第 3 版)、本科(第 7 版)、住院医师规范化培训教材(第 1 版)、研究生(第 2 版)共 5 个系列教材,广泛应用于口腔医学教育教学的各个层次和阶段。其中,研究生教材是目前口腔医学教育最高水平的临床培训教材,2010 年出版了第 1 版,深受广大研究生培养单位、研究生导师、研究生以及高级临床医师的欢迎。

　　原国家卫生和计划生育委员会全国高等院校研究生口腔医学专业"十三五"规划教材即第 2 版口腔医学研究生教材是住院医师规培教材的延续,也是口腔医学专科医师培训教材的雏形,更接近临床专著的水平。第 2 版研究生教材以"引导口腔研究生了解过去,熟悉现在,探索未来"为宗旨,力求对口腔研究生临床能力(临床思维、临床技能)和科研能力(科研思维、科研方法)的培养起到科学的指导作用,着重强调实用性(临床实践、临床科研中用得上)和思想性(启发学生批判性思维、创新性思维)。

　　本套教材有以下几大特点:

　　1. 关注临床型研究生需求　根据第 1 版教材的调研意见,目前国内临床型研究生所占比例较大,同时学习方向更为细化,因此作出以下调整:①调整品种,如针对临床型研究生的实际需求,将《口腔修复学》拆分为《口腔固定修复学》《可摘局部义齿修复学》《全口义齿修复学》;②大幅增加图片数量,使临床操作中的重点和难点更清晰、易懂。

　　2. 彩图随文,铜版纸印刷　更大程度展现纸质版教材中图片的细节信息。

　　3. 编者权威,严把内容关　本套教材主编均由目前各学科较有影响和威望的资深专家承担。教材编写经历主编人会、编写会、审稿会、定稿会,由参加编写的各位主编、编者对教材的编写进行了多次深入的研讨,使教材充分体现了目前国内口腔研究生教育的成功经验,高水平、高质量地完成了编写任务,确保了教材具有科学性、思想性、先进性、创新性的特点。

　　4. 教材分系列,内容划分更清晰　本版共包括 2 个系列 17 个品种,即口腔基础课系列 3 种、口腔临床课系列 14 种。

　　(1) 口腔基础课系列:主要围绕研究生科研过程中需要的知识,从最初的科研设计到论文发表的各个环节可能遇到的问题展开,为学生的创新提供探索、挖掘的工具与技能。特别注重学生进一步获取知识、挖掘知识、追索文献、提出问题、分析问题、解决问题能力的培养。正确地引导研究生形成严谨的科研思维方式,培养严肃认真的科学态度。

(2) 口腔临床课系列:以临床诊疗的回顾、现状、展望为线索,介绍学科重点、难点、疑点、热点内容,在临床型研究生临床专业技能、临床科研创新思维的培养过程中起到科学的指导作用:①注重学生专科知识和技能的深入掌握,临床操作中的细节与难点均以图片说明;②注重思路培养,提升临床分析问题和解决问题的能力;③注重临床科研能力的启迪,相比上版增加了更多与科研有关的知识点和有研究价值的立题参考。

	教材名称	主 编	副主编
基础课系列	口腔分子生物学与口腔实验动物模型（第2版）	王松灵	叶 玲
	口腔颌面部发育生物学与再生医学（第2版）	金 岩	范志朋
	口腔生物材料学（第2版）	孙 皎	赵信义
临床课系列	龋病与牙体修复学（第2版）	樊明文	李继遥
	牙髓病学（第2版）	彭 彬	梁景平
	牙周病学（第2版）	吴亚菲	王勤涛
	口腔黏膜病学（第2版）	周曾同	程 斌
	口腔正畸学（第2版）	林久祥	王 林
	口腔颌面-头颈肿瘤学（第2版）	俞光岩	郭传瑸、张陈平
	正颌外科学（第2版）	王 兴	沈国芳
	口腔颌面创伤外科学（第2版）	李祖兵	张 益
	唇腭裂与面裂畸形（第2版）	石 冰	马 莲
	牙及牙槽外科学★	胡开进	潘 剑
	口腔种植学（第2版）	刘宝林	李德华、林 野
	口腔固定修复学★	于海洋	蒋欣泉
	可摘局部义齿修复学★	陈吉华	王贻宁
	全口义齿修复学★	冯海兰	刘洪臣

★：新增品种

赵志河　四川大学　　　　　　唐　亮　暨南大学

赵信义　空军军医大学　　　　唐瞻贵　中南大学

胡勤刚　南京大学　　　　　　黄永清　宁夏医科大学

宫　苹　四川大学　　　　　　麻健丰　温州医科大学

聂敏海　西南医科大学　　　　葛立宏　北京大学

徐　欣　山东大学　　　　　　程　斌　中山大学

高　平　天津医科大学　　　　潘亚萍　中国医科大学

高　岩　北京大学

秘　书

于海洋　四川大学

前　言

在浩瀚的宇宙中,人类是渺小的,也是伟大的!

在宇宙历史长河的 138 亿年的发展变迁中,人类社会有文字记载仅短短的万年光景,有太多的未知和谜团有待探索和解答。但人类在不断进取中前进,从宏观的宇宙到微观的世界均取得了长足的进步。人类在微观世界探讨中,在生命科学领域里,分子生物学的诞生及应用是最具代表性的经典里程碑之一。分子生物学就是从分子水平研究生命本质为目的的一门新兴学科,它以核酸和蛋白质等生物大分子的结构及其在遗传信息和细胞信息传递中的作用为研究对象,是当前生命科学中发展最快并正与其他学科广泛交叉与渗透的重要前沿领域。通过分子生物学技术人们能够"透过现象看本质",欣赏到雾里看花背后的无限风光,并通过获得的成就来认识世界和改造世界。分子生物学的诞生大大推进了生物医学的发展。1990 年开始人类基因组研究计划,1994 年提出蛋白组学概念,并于 2002 年底正式启动人类蛋白质组计划,近来发展到系统生物学,可以说分子生物学已广泛应用到生物医学的各个领域,如发育生物学,基于干细胞和组织工程的再生医学,肿瘤生物学,骨生物学,代谢组学,新药研发等。本书就是主要介绍这一代表性经典学科及其在口腔医学中的应用。动物实验是医学研究的重要方法手段,尤其是基础研究成果转化应用到临床中,动物实验更是不可或缺的桥梁。本书也包括与口腔医学研究相关的实验动物模型。

口腔医学人才教育和培养是口腔医学事业的基石和长期可持续发展的坚强保障。口腔本科和职业教育为培养实用型人才打下良好基础。口腔医学中诸多的科学问题及未来的发展需要更高层次的人才教育和培养,这样研究生教育就应运而生并不断壮大。《口腔分子生物学与口腔实验动物模型》包括分子生物学基本技术及在口腔医学中应用,口腔实验动物模型两篇。力求从分子生物学基础理论知识,基本技能及实验动物模型入手,结合编写者各自的研究经验和体会介绍其在口腔医学中的应用。旨在为研究生及广大研究人员提供分子生物学及实验动物模型的基本知识技术和方法,介绍研究前沿技术,拓宽研究思路。本书的编写者来自国内口腔医学院校从事本领域工作卓有成就的学者,大多出国留学具有国际前沿视野,有自己稳定的研究方向和队伍,故有较多的研究积累及较丰富的研究经验和体会。本书还邀请了从事相关领域研究的著名专家学者编写有关内容,尤其是得到了中华口腔医学会名誉会长张震康教授的支持和帮助。编写者认真负责,积极参与,在时间较紧的情况下高质量完成编写工作。在此对大家的辛勤工作及对本书的全力支持表示衷心的感谢!

由于时间仓促,编写中难免有错误和不足,请广大研究生及其他读者多提宝贵意见,不断完善提高。

希望通过大家的共同参与和大力支持,努力使本书成为口腔科学研究的参考工具,汇集丰富生物医学知识的宝库,为培养造就口腔医学人才,引领口腔医学前沿发展方向做出贡献。

王松灵

2019 年 6 月

目　录

第一篇　分子生物学方法及在口腔医学中的应用

第二篇　口腔实验动物模型

附　录

第一篇

分子生物学方法及在口腔医学中的应用

第一章 分子生物学简介

生命是宇宙中最美丽的花朵。我们赞美生命，不仅是因为它美丽，而且还因为它神奇。古人把一切生命都看作自然的恩赐，他们习惯于感受生命的丰富，却很少理性地去思考生命的真谛。20世纪最大的科学成就之一，就是在19世纪细胞学说和生物进化论的基础上，推进了遗传学研究，并且在生物大分子的层次上揭开了生命的面纱。

第一节 分子生物学发展

分子生物学就是以从分子水平研究生命本质为目的的一门新兴学科，它以核酸和蛋白质等生物大分子的结构及其在遗传信息和细胞信息传递中的作用为研究对象，是当前生命科学中发展最快并正与其它学科广泛交叉与渗透的重要前沿领域。分子生物学的发展大致可分为三个阶段。

一、现代分子生物学诞生

19世纪后期到20世纪50年代初，是现代分子生物学诞生的准备和酝酿阶段，主要从细胞染色体水平上进行研究，属于染色体遗传学阶段。在这一阶段产生了两点对生命本质的认识上的重大突破：确定了蛋白质是生命的主要物质基础及生物遗传的物质是DNA。

（一）确定了蛋白质是生命的主要物质基础

早在19世纪中叶，人们在动物和植物的细胞提取液中发现一些能受热或酸变性形成纤维状沉淀的物质，这些物质包含有大体相等摩尔浓度的碳、氢、氧和氮，科学家将这些物质命名为蛋白质。19世纪末生物化学家Buchner兄弟首先证明酵母细胞提取液能使糖发酵产生酒精，据此提出酶（enzyme）的名称。酶是一种生物催化剂，是活细胞中所有化学反应的执行者和催化剂，它的出现证明化学物质转换并不需要完整的细胞而仅仅需要细胞中的某些成分。20世纪20—40年代提纯和结晶了一些酶（包括尿素酶、胃蛋白酶、胰蛋白酶、共同酶、细胞色素C、肌动蛋白等），通过结构分析证明酶是一类蛋白质。随后陆续发现生命的许多基本现象（物质代谢、能量代谢、消化、呼吸、运动等）都与酶和其他一些蛋白质密切相关，在此期间对蛋白质结构的认识也有较大的进步。19世纪中叶到20世纪初，是早期生物化学的大发展阶段，1902年Fisher证明蛋白质结构是多肽；随后组成蛋白质的20种基本氨基酸被相继发现。随着20世纪40年代末Sanger创立二硝基氟苯（DNFB）法及Edman发展异硫氰酸苯酯法分析肽链 N 端氨基酸,1953 年 Sanger 和 Thompson 完成了第一个多肽分子——胰岛素 A 链和 B 链的氨基酸全序列分析。之后由于结晶 X-线衍射分析技术的发展,1950 年 Pauling 和 Corey 提出了 α-角蛋白的 α-螺旋结构模型。所以在这阶段对蛋白质一级结构和空间构象都有了基本的认识,揭示了蛋白质是生命的主要物质基础,但科学家还无法解释细胞内最重要的生命活动,即细胞成分是遗传的。

（二）　确定了生物遗传的物质是 DNA

1857 年,孟德尔(Mendel)开始进行豌豆杂交遗传实验研究,并在当地的一家杂志上发表了《植物杂交的试验》一文,公布了他所进行的豌豆杂交遗传实验结果:在红花和白花豌豆的卵细胞和花粉细胞中,存在着决定各自性状的内部构成因子,这种因子在世代延续中传递下来,使生物保持不变的特质。也就是说,生物的遗传性状是被一种分散的物质所携带,在世代中传递,从而保证我们所说的"龙生龙,凤生凤"现象。这种分散的物质就是遗传因子,也就是 20 世纪最流行的科学名词之一——基因。然而,当时孟德尔的发现并没有被他的同时代人所接受。1900 年,Hugo 等做了植物杂交遗传实验,并重复出孟德尔实验结果。

严格地说,他们只是提出了基因的概念,并没有发现基因。因为他们还没有明确地指出基因究竟在哪里? 或者说,他们也都还无法指出基因在生物体上是怎样表达的。当孟德尔的实验结果被重新发现后,Sarton 提出一种猜想:细胞中的染色体和孟德尔的遗传因子之间存在着平行关系。

1910 年,摩尔根(Morgan)发表了关于果蝇性连锁遗传的论文,将基因和染色体的行为联系起来。后来,摩尔根又发表了《孟德尔遗传机理》《遗传的物质基础》《基因论》。这些著作系统地阐述了基因学说和染色体理论,论证了基因是染色体上分立的遗传单位。他的工作使遗传学的认知进入了细胞内部的染色体层次。尽管染色体被认为是基因的载体,但摩尔根还没有弄清基因在染色体上是如何表达的。在他发现的染色体上的基因连锁群内部,仍然是一个充满未知的世界。

1944 年,Avery 和他的合作者 MacLeod 及 McCarty 进行了细菌转化的研究,这种细菌转化实验以无可辩驳的事实证明,使细菌性状发生转化的因子是 DNA 而不是蛋白质或 RNA 分子,这一重大发现轰动了整个生物界。1952 年,Hershey 以放射性同位素示踪物跟踪噬菌体感染过程,进一步表明在噬菌体中的遗传物质也是 DNA 分子,而不是蛋白质。这使人们对核酸的功能认识有了长足的进步。

在对 DNA 结构的研究上,1948—1952 年,Furbery 等的 X 线衍射分析阐明了核苷酸并非平面的空间构像,提出了 DNA 是螺旋结构;1948—1953 年 Chargaff 等用新的层析和电泳技术分析组成 DNA 的碱基和核苷酸量,积累了大量的数据,提出了 DNA 碱基组成 A ＝T、G ＝C 的 Chargaff 规则,为碱基配对的 DNA 结构认识打下了基础。

二、现代分子生物学建立

20 世纪 50 年代初到 70 年代初,是现代分子生物学的建立和发展阶段,以 1953 年 Watson 和 Crick 提出的 DNA 双螺旋结构模型作为现代分子生物学诞生的里程碑开创了分子遗传学基本理论建立和发展的黄金时期。DNA 双螺旋发现的最深刻意义在于:确立了核酸作为信息分子的结构基础;提出碱基配对是核酸复制、遗传信息传递的基本方式;从而最后确定了核酸是遗传的物质基础,为认识核酸与蛋白质的关系及其生命中的作用打下了最重要的基础。在此期间的主要进展包括:遗传信息传递中心法则的建立及对蛋白质结构与功能的进一步认识。

（一）遗传信息传递中心法则的建立

1953 年 5 月,Watson 和 Crick 在《自然》杂志上发表了他们的论文《核酸的分子结构》,建立了 DNA 的双螺旋结构模型,并提出 DNA 复制的可能模型,立刻引起了世界科学界的轰动。这篇论文的发表被视为分子生物学诞生的标志。其后在 1956 年,Kornbery 通过实验发现,DNA 的双螺旋在复制时解开,每一条链都是一个模板,然后按碱基配对原则补上另一个链,这便是所谓 DNA 的半保留复制方式。1958 年 Meselson 及 Stahl 的同位素标记和超速离心分离实验为 DNA 半保留模型提供了证据。1968 年 Okazaki 提出 DNA 不连续复制模型;1972 年证实了 DNA 复制开始需要 RNA 作为引物;20 世纪 70 年代初获得 DNA 拓扑异构酶,并对真核 DNA 聚合酶特性做了分析研究;这些都逐渐完善了对 DNA 复制机制的认识。

在研究 DNA 复制将遗传信息传给子代的同时,提出了 RNA 在遗传信息传到蛋白质过程中起着中介作用的假说。1954 年,曾提出过宇宙大爆炸假说的 Gamow 提出:相邻 3 个核苷酸碱基的组合,代表一种氨基酸密码,遗传密码解决了蛋白质链上氨基酸的排列顺序问题。1958 年 Weiss 及 Hurwitz 等发现依赖于 DNA 的 RNA 聚合酶;1961 年 Hall 和 Spiegelman 用 RNA-DNA 杂交增色证明 mRNA 与 DNA 序列互补;逐步阐明了 RNA 转录合成的机制。从此,以 DNA 为模板形成 RNA 被看成遗传密码由 DNA 向 RNA 的转录,而通过 RNA 把遗传密码传向蛋白质并在蛋白质结构和功能上表达出来的过程,被看作遗传密码的翻译。

在此同时认识到蛋白质是接受 RNA 的遗传信息而合成的。20 世纪 50 年代初 Zamecnik 等在形态学和分离的亚细胞组分实验中发现微粒体(microsome)是细胞内蛋白质合成的部位;1957 年 Hoagland、Zamecnik 及 Stephenson 等分离出 tRNA 并对它们在合成蛋白质中转运氨基酸的功能提出了假设;1961 年 Brenner 及 Gross 等观察了在蛋白质合成过程中 mRNA 与核糖体的结合;1965 年 Holley 首次测出了酵母丙氨酸 tRNA 的一级结构;特别是在 20 世纪 60 年代 Nirenberg、Ochoa 以及 Khorana 等几组科学家的共同努力破译了 RNA 上编码合成蛋白质的遗传密码,随后研究表明这套遗传密码在生物界具有通用性,从而认识了蛋白质翻译合成的基本过程。

上述重要发现共同建立了以中心法则为基础的分子遗传学基本理论体系。1970 年 Temin 和 Baltimore 又同时从鸡肉瘤病毒颗粒中发现以 RNA 为模板合成 DNA 的反转录酶,又进一步补充和完善了遗传信息传递的中心法则。

（二）蛋白质结构与功能的进一步认识

在遗传信息传递中心法则的建立的同时,对蛋白质的结构与功能有了进一步认识。1958 年 Anfinsen 和 White 根据对酶蛋白的变性和复性实验,提出蛋白质的三维空间结构是由其氨基酸序列来确定的。1958 年 Ingram 证明正常的血红蛋白与镰刀状细胞溶血症病人的血红蛋白之间,亚基的肽链上仅有一个氨基酸残基的差别,使人们对蛋白质一级结构影响其功能有了深刻的认识。与此同时,发现了研究蛋白质的新方法,1969 年 Weber 开始应用 SDS-聚丙烯酰胺凝胶电泳测定蛋白质分子量;20 世纪 60 年代先后分析了血红蛋白、核糖核酸酶 A 等一批蛋白质的一级结构;1973 年氨基酸序列自动测定仪问世。其中,中国科学家在 1965 年人工合成了牛胰岛素,并在 1973 年用 1.8AX-线衍射分析法测定了牛胰岛素的空间结构,为分析蛋白质的结构做出了重要贡献。

三、现代分子生物学发展

20世纪70年代后,以基因工程技术的出现作为新的里程碑,标志着人类初步认识生命本质并能主动改造生命的新时期开始,人们已经改变了从表型到基因型的研究基因的传统途径,而能够直接从克隆目的基因出发,研究基因的功能及其与表型间的关系,使基因的研究进入了反向生物学阶段。其间的重大成就包括:重组DNA技术的建立和发展,基因组研究的发展,蛋白质组研究的发展等。

(一) 重组DNA技术的建立和发展

分子生物学理论和技术的发展使得基因工程技术的出现成为必然。1970年Yuan和Smith发现的限制性核酸内切酶为基因工程提供了有力的工具。1972年Berg等将SV-40病毒DNA与噬菌体P22DNA在体外重组成功,转化大肠杆菌,使本来在真核功能中合成的蛋白质能在细菌中合成,打破了种属界限。1977年Boyer等首先将人工合成的生长激素释放抑制因子14肽的基因重组入质粒,成功地在大肠杆菌中合成这14肽。1978年Itakura等使人生长激素191肽在大肠杆菌中表达成功。1979年美国基因技术公司用人工合成的人胰岛素基因重组转入大肠杆菌中合成人胰岛素。至今我国已有人干扰素、人白介素-2、人集落刺激因子、重组人乙型肝炎病毒疫苗、基因工程幼畜腹泻疫苗等多种基因工程药物和疫苗进入生产或临床试用,世界上还有几百种基因工程药物及其它基因工程产品在研制中,成为当今农业和医药业发展的重要方向,将对医学和工农业发展做出新贡献。

转基因技术和基因敲除技术的成功是基因工程技术发展的结果。1982年Palmiter等将克隆的生长激素基因导入小鼠受精卵细胞核内,培育得到比原小鼠个体大几倍的"巨鼠",激起了人们创造优良品家畜的热情。我国水生生物研究所将生长激素基因转入鱼受精卵,得到的转基因鱼的生长显著加快、个体增大,转基因猪也正在研制中。转基因动物技术可用于改造动物的基因组,使家畜、家禽的经济性状改良更加有效。加上体细胞克隆技术能使优良种畜迅速扩群,在短时间培育出新品种。对于动物遗传资源保护的意义更加深远,对濒危物种挽救是必不可少的。用转基因动物还能获取治疗人类疾病的重要蛋白质,导入了凝血因子IX基因的转基因绵羊分泌的乳汁中含有丰富的凝血因子IX,能有效地用于血友病的治疗。在转基因植物方面,1994年能比普通西红柿保鲜时间更长的转基因西红柿投放市场。1996年转基因玉米、转基因大豆相继投入商品生产,美国最早研制得到抗虫棉花,我国科学家将自己发现的蛋白酶抑制剂基因转入棉花获得抗棉铃虫的棉花株。到1996年全世界已有25万公顷土地种植转基因植物。转基因植物商业化生产以来,尽管遇到各种各样的阻力,仍以前所未有的速度发展。长期积累的数据表明,在现有技术基础上,转基因植物商业化有利于农民生活质量的提高和环境的改良。

基因诊断与基因治疗是基因工程在医学领域发展的一个重要方面。1991年美国用基因治疗技术向一患先天性免疫缺陷病(遗传性腺苷脱氨酶ADA基因缺陷)的女孩体内导入重组的ADA基因,获得成功。我国也在1994年用此技术导入人凝血因子IX基因的方法成功治疗了乙型血友病的患者。在我国用作基因诊断的试剂盒已有近百种之多。基因治疗无疑是近30年来生命科学发展的一种结果。从理论上讲,若能将与疾病发生有关的基因进行矫正或修复,应是一种有效的根治方法,可惜目前还不能达到此目的,这应是今后研究的一个重要方向。在这当中,其中最具有挑战性的问题是运送治疗基因的载体系统,理想载体应具备下列条件:安全无毒害;不引起免疫反应;高浓度或高滴度;能高效转移外源基因;持续有效表达外源基因;可靶向特定组织细胞;可调控;容纳外源基因可大可小;可供体内注射(包括全身性静脉注射);便于规模生产供临床应用,可惜目前所应用的载体尚没有一个能符合上述全部的条件。这是今后努力研究的方向。

(二) 基因组研究的发展

目前分子生物学已经从研究单个基因发展到研究生物整个基因组的结构与功能。1977年 Sanger 测定了 ΦX174-DNA 全部 5375 个核苷酸的序列。1978 年 Fiers 等测出 SV-40DNA 全部 5224 对碱基序列。20 世纪 80 年代 λ 噬菌体 DNA 全部 48 502 碱基对的序列全部测出;一些小的病毒包括乙型肝炎病毒、艾滋病毒等基因组的全序列也陆续被测定。1986 年底许多科学家共同努力测出了大肠杆菌基因组 DNA 的全序列长 4×10^6 个碱基对。测定整个生物基因组核酸的全序列无疑对理解这一生物的生命信息及其功能有极大的意义。

根据科学家的分析,人体精子或卵子中的 25 个 DNA 分子中包含了人类的所有基因,是由 30 亿个碱基对构成的线性序列,但其中除了间隔序列、非编码序列和各种重复序列,只有 2% ~ 5% 的序列真正为人类 5 万 ~ 10 万个基因编码。人类的基因资源是有限的,这一点是非常明确的。人类基因组中包含着决定人类发育和衰老、健康和病亡的所有遗传信息。人类基因组计划就是破译"生命天书"的计划,与西方神话传说中寻找"圣杯"的行动相比毫不逊色。因此,没有人愿意在这场跨世纪的"生命科技淘金热"中落后。

1986 年,美国《科学》杂志上发表了一篇题为《癌症研究的转折点—人类基因组的全序列分析》的短文。在这篇后来被称为"人类基因组计划课题标书"的文章中提出的有关分析人类基因组全序列的重要科学构想,成为日后国际人类基因组计划启动和实施的重要推动力。1990 年美国国会正式批准了人类基因组计划,这是生命科学领域有史以来全球性最庞大的研究计划,目的是探索人类自身的遗传信息之谜,以便将来人们可从"源头",也就是从基因水平找到疾病的预防和根治手段。该计划的实质性内容就是完成 4 张"图",即基因物理图、基因遗传图、基因转录图和基因序列图。人类基因组计划是由来自美国、英国、日本、法国、德国、中国等国家的科学家共同执行的一项计划,目的是测定人基因组的全部 DNA 序列,从而获得人类全面认识自我最重要的生物学信息。2001 年,六国科学家共同合作完成的人类基因组序列框架图正式发表,人类第一次在分子水平上全面地认识了自我。2006 年 5 月 18 日,英美科学家公布了人类第一号染色体的基因测序图,这个染色体是人类"生命之书"中最长也是最后被揭开的一章,这不仅标志着人类基因组计划的任务已经完成,而且也标志着建立在人类基因组测序图基础上的生物和医学研究的浪潮将日益高涨。

我国于 1993 年开始实施自己的人类基因组计划,现已完成对汉族和 12 个少数民族基因组多样性的研究,并在与白血病、食管癌、肝癌、鼻咽癌等疾病相关的基因研究上取得了进展。

(三) 蛋白质组研究的发展

随着基因组学的飞速进展,人们逐渐看到了决定基因在细胞内功能的必要性,蛋白质组便是由此提出的一个新的概念。1994 年,Wilkins 等首先将蛋白质组定义为"基因组所表达的全部蛋白质"。这个概念的提出标志着一个新的学科——蛋白质组学的诞生。

基因组基本上是稳定不变的,而蛋白质组的表达是动态的,具有时空性和可调节性。通过对蛋白质组的研究,可获得无法从基因水平上获得的信息。蛋白质组研究能独立于基因组的研究而进行,并且对基因组的研究是一种完善和补充。蛋白质表达图谱比基因组表达图谱更能真实地反映生物体的功能机制,所以蛋白质组的研究具有深远重大的意义。正式启动于 2002 年底的人类蛋白质组计划的目标是通过对蛋白质组的研究,用大约 20 年左右的时间实现对人类基因组序列图的"解码"。

(四) 基因表达调控和细胞信号转导机制研究成为新的前沿领域

在分子遗传学基本理论建立的 20 世纪 60 年代,人们主要认识了原核生物基因表达调控的一些规律,70 年代以后才逐渐认识了真核基因组结构和调控的复杂性。1977 年最先发现猴 SV40 病毒和腺病毒中编码蛋白质的基因序列是不连续的,这种基因内部的间隔区(内含子)在真核基因组中是普遍存在的,揭开了认识真核基因组结构和调控的序幕。1981 年 Cech 等发现四膜虫 rRNA 的自我剪接,从而发现核酶(ribozyme)。20 世纪 80—90 年代,人们逐步认识到真核基因的顺式调控元件与反式转录因子、核酸与蛋白质间的分子识别与相互作用是基因表达调控的根本所在。

细胞信号转导机制的研究可以追溯至 20 世纪 50 年代。1957 年,Sutherland 发现 cAMP、后来又提出了第二信使学说,这是人们认识受体介导的细胞信号转导的第一个里程碑。1977 年 Ross 等用重组实验证实 G 蛋白的存在和功能,将 G 蛋白与腺苷酸环化酶的作用相联系起来,深化了对 G 蛋白偶联信号转导途径的认识。20 世纪 70 年代中期以后,癌基因和抑癌基因的发现、蛋白酪氨酸激酶的发现及其结构与功能的深入研究、各种受体蛋白基因的克隆和结构功能的探索等,使近 10 年来细胞信号转导的研究有了更长足的进步。目前,对于某些细胞中的一些信号转导途径已经有了初步的认识,尤其是在免疫活性细胞对抗原的识别及其活化信号的传递途径方面和细胞增殖控制方面等都形成了一些基本的概念,当然要达到最终目标还需相当长时间的努力。

在近半个世纪中,分子生物学是生命科学范围发展最为迅速的一个前沿领域,推动着整个生命科学的发展。但分子生物学的历史还短,积累的资料还不够,还要经历漫长的研究道路。分子生物学的发展将为人类认识生命现象带来前所未有的机会,也将为人类利用和改造生物创造极为广泛的前景。

四、我国口腔分子生物学的发展

我国口腔分子生物学的发展相对较晚,在 1990 年以前,基本上是学习介绍引进阶段,从事基础研究的学者通过到国外进修深造,或与国内外进行合作研究来从事口腔分子生物学研究。1990 年以后,经过近二十年的发展,国内从事口腔分子生物学研究的人员逐渐增多,尤其研究生队伍扩大,研究队伍有一批老前辈为指导,有一批以"杰青""长江学者"为代表的中青年学科带头人的学术队伍正在不断壮大,当前从事这些方向研究的人员越来越多,几乎所有研究生及导师或多或少都涉及这些方面的工作。1984 年郑麟蕃等主译的《口腔医学的科学基础》一书,便包含部分口腔分子生物学的内容。1996 年樊明文撰写了我国第一本《口腔生物学》专著,2004 年修订再版,内容开始涉及从分子生物学角度去研究口腔疾病。2000 年为适应我国高等口腔医学教育改革和发展的需要,刘正主编了原卫生部规划教材《口腔生物学》,2003 年修订再版,2007 年出版第 3 版,内容涉及较广,其中就包括口腔疾病分子生物学、牙周骨组织生物学和口腔细胞培养及其应用等。此教材对推动我国口腔分子生物学发展和普及口腔分子生物学技术起到积极作用。2000年陈谦明主编了《口腔分子生物学》，该书较系统地论述了分子生物学技术和口腔疾病的分子生物学机制。此后十年，随着分子生物学的发展，一些论著开始辟出专门章节论述口腔分子生物技术和相关进展，如2001年王翰章主编的《中华口腔科学》、2002年王翰章主编的《口腔基础医学》、2003年张震康、樊明文、傅民魁主编的《现代口腔医学》（上下册）、2005年张筱林主编的《口腔生物学》和樊明文主编的《2005口腔科学新进展》以及2009年王翰章主编的《中华口腔科学（基础总论卷）》等。作为口腔生物医学的基础学科，口腔分子生物学的应用更是大大推动了口腔生物医学领域的发展，我国在口腔生物医学研究方面经过广大学者的不懈努力也取得了长足的进步，在防龋疫苗、牙齿发育与基于干细胞牙齿再生、肿瘤生物学、唾液腺基因转导及基因治疗、家族性遗传病致病基因等方面做出了卓有成就的工作，并有国际影响。从学科发展及学术机构来看，作为一级学科的口腔医学包括口腔临床及口腔基础两个二级学科。相对于发展迅速、队伍强大、已有20个专业委员会的口腔临床医学，口腔基础医学发展相对滞后，至2009年仅有相关的一个口腔病理专业委员会。随着学科的发展，以口腔分子生物学为基础的口腔基础医学中颅颌生长发育、干细胞组织工程、基因转导、基因诊断及治疗、肿瘤生物学、骨生物学及炎症等新兴口腔生物医学方向发展非常迅速，已成为口腔医学研究中最活跃、引领发展方向的前沿领域，为顺应学科发展需要，于2010年3月成立中华口腔医学会口腔生物医学专业委员会，旨在搭建好口腔生物医学研究及交流的国际国内高水平平台。在这个平台上做好三件事：积极从事口腔医学前沿研究、着力推动基础研究成果转化应用到临床、潜心培养高素质口腔医学人才，发挥好三个作用：起到引领口腔医学发展方向、解决口腔医学基础及临床难题、造就高水平口腔医学人才的作用。研究平台方面：四川大学华西口腔医院1991年被原卫生部批准为原卫生部口腔生物医学工程重点实验室，2002年被教育部门批准为口腔生物医学工程教育部重点实验室，2007年批准建设口腔疾病研究国家重点实验室。2002年武汉大学口腔医学院批准为口腔生物医学工程教育部重点实验室和湖北省口腔基础医学重点实验室，2007年成为省部共建国家重点实验室培育基地。1982年上海交通大学成立上海市口腔医学研究所，2003年批准为上海市口腔医学重点实验室。空军军医大学有全军口腔医学研究所。首都医科大学的北京口腔医学研究所成立于1989年，2002年成为国家教育部科学与技术人才培养基地的重要组成部分，2012年成立全牙再生与口腔组织功能重建北京市重点实验室。各口腔医学院校先后成立研究所或实验室，研究平台有了较大的发展。口腔领域中的基金资助也由少到多，有国家、部委、各省市等多资助途径，已获国家重大基础研究专项口腔973项目、863项目、国自然重点项目等国家顶级重大项目资助。有理由相信我国的口腔生物医学研究已进入到良好的发展期，我们有较大规模的队伍、一定的研究基础及研究资源优势，不断增加的研究投入，良好的研究平台及国际国内合作等为我国口腔医学研究的快速发展打下了坚实的基础。

（王松灵）

第二节 分子生物学在口腔医学领域的应用

　　20世纪50年代，Watson和Crick提出DNA双螺旋模板学说，人们开始试图揭开生命现象本质,分子生物学发展进入了新纪元。20 世纪 60 年代,Monod 和 Jacob 发表关于基因调控的操纵子学说,人们在认识生命现象的实质方面有了基因的调节与控制的概念,提出基因调控思想。20 世纪 70 年代初期,基因工程技术发展是 20 世纪生物学最伟大成就之一。近年来分子生物学在广度和深度两个方面以空前的高速度蓬勃发展,充分展示了这一学科的巨大生命力及其广阔的发展前景。分子生物学的兴起和发展也推动现代口腔医学发展进入了崭新的时代。

一、基因克隆技术在口腔医学领域中的应用

基因克隆(gene cloning)技术是 DNA 分子的无性繁殖技术,不同来源的 DNA 分子通过共价键连接组合成新的 DNA 分子,重组的 DNA 分子被导入宿主细胞,在宿主细胞中复制扩增,这就是基因克隆。1972 年,Berg 领导的研究小组,率先完成了世界上第一次成功的 DNA 体外重组实验,并因此与 Gilbert 和 Sanger 分享了 1980 年度的诺贝尔化学奖。从此,这项技术迅速地发展起来并广泛地渗透到各个学科的研究领域,为生物学带来了一场深刻的变革。基因工程从诞生到现在才不过 30 多年的历史,近年来应用于口腔领域,大体分为以下几个方面:

(一)口腔癌的基因治疗

20 世纪 90 年代中期,重组人 *p53* 腺病毒(recombinant human *Ad-p53*)基因治疗(gene therapy)开始应用于头颈部恶性肿瘤的实验研究,基础研究结果显示,无论肿瘤细胞的 *p53* 表型如何,导入 *Ad-p53* 后,肿瘤细胞都会出现凋亡,而且可以抑制裸鼠体内成瘤。在此研究的基础上,1998 年 Clayman 报道用剂量递增性的 *Ad-p53* 治疗传统方法治疗无效的头颈部恶性肿瘤,证实了 *Ad-p53* 基因治疗的可行性。在全世界 34 个中心用 *Ad-p53* 联合化疗治疗晚期头颈部肿瘤患者,临床实验结果显示,217 例复发性晚期恶性头颈部肿瘤患者中,10% 患者肿瘤完全或部分消退,59% 患者肿瘤停止进展,并且患者的中位生存时间在 *Ad-p53* 高低剂量之间有显著性差异。目前,国内外 *Ad-p53* 基因治疗的 Ⅱ 期及 Ⅲ 期临床实验已经开始,在我国 *Ad-p53* 首先完成了 Ⅲ 期临床实验,并在 2004 年成为首个获准上市的基因治疗药物-重组人 *p53* 腺病毒注射液。

(二)唾液腺基因治疗及基因疗法

自从 20 世纪 90 年代美国国立卫生研究院 Baum 提出,转导外源性基因治疗唾液腺本身甚至口腔、全身疾病的构想之后,很多研究也逐渐展开。国内的首都医科大学研究组通过比较不同种属的哺乳动物唾液腺系统,确定了我国自主研发的小型猪是研究唾液腺疾病较为理想的模型。在使用小型猪进行唾液腺基因转导研究中,证实了腺病毒载体能够将外源基因转导到小型猪腮腺内并可以表达,且转导产物具有明显的生物活性,为利用大动物进行唾液腺基因治疗、基因疗法的深入研究打下了基础。该课题组进一步建立了小型猪腮腺放射损伤模型,在这一模型上以 10^9 pfu 腺病毒介导的水通道基因转导至放射损伤腮腺,发现转导后能明显增加放射损伤的小型猪腮腺的唾液分泌,用腺病毒相关病毒介导取得了更好的治疗效果,为应用基因转导方案治疗腮腺放射性损伤提供了大型动物依据,为其进入临床搭建了桥梁。该治疗方案已获得美国 FDA 批准,目前正在进行临床试验。

(三) 防龋疫苗治疗

疫苗(vaccine)在人和家畜疾病防治方面具有极大的作用,是一种有效的抵抗疾病的手段。从刚开始的减毒活疫苗、死疫苗、亚单位疫苗,到重组 DNA 疫苗,由于技术不断改进,使得疫苗有了广泛的应用。目前已进入基因疫苗研究的时代,国外几家实验室已经通过基因克隆技术,获得了约 30 种致龋基因片段。其中,较为重要的有编码变形链球菌基因,编码变形链球菌表面蛋白抗原的基因等。这些基因片段的克隆成功,不仅为进一步从分子结构上研究致龋菌致病特性打下了基础,而且为利用基因工程生产防龋疫苗作好了必要准备。Curtisse 等人将重组质粒表达于鼠伤寒沙门氏菌中,并用该菌系免疫小鼠后,该菌在鼠内脏中获得了持久性定居能力,并不断刺激机体在体液(包括唾液)中产生了 IgA 防龋抗体。这种高特异性基因工程疫苗诱导产生的高效抗体有效抑制了变形链球菌对牙面的粘附,而对心肌组织无交叉反应。因此,这类基因工程疫苗可望成为今后防龋的有效制剂。武汉大学研究组进行了龋病疫苗的构建、免疫效果以及安全性检测方面的研究,已有动物实验证实,多基因融合疫苗免疫效果明显优于单基因疫苗,不同免疫途径诱发血清特异性抗体和唾液特异性抗体有明显的差异,黏膜免疫途径能最有效地诱导唾液特异性抗体的产生,降低动物龋的发生;成功构建了 DNA 防龋疫苗,并筛选出有效的疫苗免疫途径,通过动物实验证实了所构建的疫苗具有高水平的免疫原性和显著的防龋效果。与祖国传统医学相结合的中草药防龋研究和转基因防龋食品疫苗也初步显示了其潜在的价值。

二、特异的 DNA 扩增技术在口腔领域的应用

聚合酶链反应(polymerase chain reaction,PCR)方法始于 20 世纪 70 年代早期,Khorana 最先提出作为一种降低化学合成基因工作量的策略。然而,在基因序列分析方法尚未成熟,热稳定 DNA 聚合酶尚未报道以及寡聚核苷酸引物合成尚处于手工及半自动阶段,用 PCR 大量合成基因的想法似乎是不切合实际的。1985 年,美国 Cetus 公司人类遗传学研究室 Mullis 报道,用大肠杆菌 DNA 聚合酶 I Klenow 片段体外扩增哺乳动物单拷贝基因,随后又发现了一种从嗜热水生菌来源的热稳定 DNA 聚合酶的应用,大大增加了 PCR 的效率,使 PCR 方法趋向于自动化,并因此获得了 1993 年诺贝尔化学奖,PCR 技术迅速发展起来,已经成为遗传与分子分析的根本性基石。

(一) 在口腔遗传性疾病分子机制研究中的应用

目前已有近百种遗传病可用 PCR 技术进行诊断和产前诊断,但用 PCR 对遗传病进行诊断的前提是对致病基因的结构必须部分或全部清楚。如通过 PCR 扩增微卫星技术分析痣样基底细胞癌综合征及遗传性出血性毛细血管扩张症致病基因定位,进而为下一步进行致病基因的突变筛查提供了依据。

(二) 在口腔肿瘤基因诊断中的应用

通过 PCR 技术证实端粒酶活化和凋亡作用被抑制在成釉细胞瘤的发展中起着积极的作用,抑癌基因 *p53* 突变和表达下调与口腔癌(口腔鳞癌)的发生发展也有很密切的关系。

(三) 在口腔细菌研究中的应用

在口腔生物研究中,口腔细菌的检测、种系及亲缘关系的研究总是倍受关注。传统的

病原微生物检测方法一般依据细菌形态、生理生化特性及免疫血清分型,不但准确性差而且费时。而对微生物种系及亲缘关系的研究通常用限制性片段长度多态性分析法,对DNA的数量及质量要求高。PCR技术的出现,为微生物感染诊断带来了新的前景,从DNA分子水平鉴定细菌具有快速、准确、灵敏度高、特异性强等特征,有关细菌菌属向亲缘关系的分类鉴定工作,正从一般表型特征的鉴定深化为遗传型特征的鉴定。可疑的牙周病原微生物伴放线杆菌、牙龈卟啉单胞菌、福塞斯拟杆菌、中间普氏菌、空肠弯曲菌、缠结优杆菌、具核梭杆菌、啮蚀艾肯菌、产黑色素普氏菌和齿垢密螺旋体以及二氧化碳噬纤维菌属等正在用PCR进行检查。通过PCR反应也鉴定出了致龋菌变链菌,并且检测敏感度高。

三、DNA序列分析在口腔领域的应用

在20世纪70年代,随着分子克隆技术在总体上的快速进步,简单的DNA测序技术也得以发展。DNA测序的威力就在于其具有将基因和基因组转化为具有明确结构的化学物质的能力,很少有其他技术能给生物学家带来如此的信心和鼓舞。DNA测序推动了口腔颌面部遗传疾病分子机制研究。

目前对遗传疾病的研究已经由单纯的表型分析深入到了对DNA分子本质认识水平,在国家对遗传资源保护政策支持下,经过长时间的艰辛探索,我国对口腔颌面部遗传疾病分子机制方面也做出了贡献。一项对一个牙本质发育不全Ⅱ型(DGI-Ⅱ)家系连续4代研究表明,患者牙本质涎磷蛋白(DSPP)基因外显子1存在重要突变,突变点位于牙本质涎蛋白第二个氨基酸脯氨酸编码区,这是继DSPP基因外显子3突变发现后又一个被发现的突变,从而扩展了导致DGI-Ⅱ的DSPP基因突变谱。对另一个DGI-Ⅱ家系连续6代的研究中,通过对4号染色体上的6个短链重复序列进行分析发现,患者DSPP基因第二个内含子的杂合子缺失突变导致了移码突变,但这种情况在家族中未发病者和正常对照中则没有,进一步以高效液相色谱分析证明这种突变是等位基因特异性的,故而证明这种杂合子缺失突变也是DGI-Ⅱ发病的重要机制之一。在一个伴发牙本质发育不全的骨发育不全Ⅰ型的家系,筛查到一个Ⅰ型胶原(COL Ⅰ A1)基因RNA剪切位点的突变,突变导致内含子27的5'端由GT改变为AT,这一发现为深入研究该疾病发生的分子机制打下了基础。南京大学课题组对两个不相关的先天缺牙症家系进行了筛查,发现两个家系中均存在EDA基因错义突变,突变位点不同,EDA基因是少汗性外胚叶发育不良的致病基因,但被研究的两个家系中除了先天缺牙之外无其它表型,这一发现提示了单纯发生先天缺牙的可能机制。首都医科大学研究组对一个汉族痣样基底细胞癌综合征家系致病基因进行了研究,发现了Shh信号系统中PICH2的错义突变,功能研究表明该突变导致Shh下游信号增强。上海交大研究组在Van der Woude综合征中发现了IRF6基因的3个错义突变和一个无义突变;武汉大学研究组在一个非综合征型常染色体显性遗传性牙龈纤维瘤病家系中,找到了一个新的基因座GINGF3,再次从分子遗传学角度证明了这种疾病很强的遗传异质性。北京大学研究组在研究一个Rieger综合征家系时,发现了一个以前未报道过的PITX2基因外显子5的4个碱基对缺失,进一步证明了PITX2基因在牙齿形态发生中的重要作用。

四、口腔领域的基因文库

基因文库(gene library)包含基因组 DNA 文库及 cDNA 文库。基因组 DNA 文库是指构建含某种生物体基因组的全部基因片段,它的组成十分庞大,结构复杂,除编码序列,还有非编码序列及调控序列,基因间还存在大量的间隔序列和重复序列,因此对于筛选目的基因较困难。cDNA 文库是指构建含某种生物体各种 mRNA 的信息(更易扩增与表达),是仅包含某一特定组织或器官的可表达的遗传信息,是只含有外显子,不含有内含子的基因文库。一方面 cDNA 文库只代表一定时期一定条件下正在表达的基因,是整个真核基因组中的少部分序列,因此 cDNA 克隆的复杂程度比直接从基因组克隆的要小得多;另一方面由于每个 cDNA 克隆只代表一种 mRNA 序列,因此在基因克隆过程中出现假阳性的概率比较低,所以 cDNA 文库的构建已成为当前分子生物学研究和基因工程操作的基础。

自 20 世纪 70 年代中期首例 cDNA 克隆问世以来,构建 cDNA 文库已成为研究功能基因组学的基本手段之一,构建 cDNA 文库的技术方法经历了一个逐步发展完善的过程。近年来,cDNA 文库构建的新方法层出不穷,但其共同目的是使 cDNA 文库更加迅速、高效满足研究的需要。cDNA 便于克隆和大量表达,它不像基因组含有内含子而难于表达,因此可以从 cDNA 文库中筛选到所需的目的基因,并直接用于该目的基因的表达。

1991 年,Deutsch 以 3 月胎牛富含成釉细胞的下颌恒磨牙为材料,构建了胎牛成釉细胞的 cDNA 文库,并筛选到釉蛋白基因组中的一个牙齿发育特异基因——釉丛蛋白基因(tufte-lin)。1995 年,Matsuki 以 3 ~ 4 周大鼠切牙未矿化组织为材料,构建 cDNA 文库,随机挑选 400 个克隆、测序,并通过 Gene Bank 和 PIR 分析,发现近 50% 未经确认的基因,而已知基因中绝大多数编码细胞外基质蛋白,随后在 1996 年,在对该文库筛选过程中,得到一个牙胚发育特异基因——成釉蛋白基因(ameloblastin)。1997、1998 年,Macdougall 以出生 19 天的小鼠上下第一、二磨牙牙胚为材料,构建 cDNA 文库,筛选了牙本质磷蛋白(dentin phohoprotein,DPP)和牙本质涎蛋白(dentin sialoprotein,DSP)的全长序列,研究表明,DPP 和 DSP 为同一基因的两种不同的转录、翻译产物,并将这一基因命名为牙本质涎磷蛋白基因(dentin sialophos-phoprotein,DSPP),随后在 1998 年,又利用这一文库筛选克隆了小鼠釉丛蛋白基因,研究结果显示小鼠釉丛蛋白的 mRNA 在转录时具有不同的剪接型。1996 年,Hu 取 6 月幼猪上、下颌磨牙成釉器上皮,构建 cDNA 文库,克隆出了猪釉蛋白基因(amelogenin)的 mRNA 的不同剪接体,研究表明猪釉蛋白基因具有与以往文献报道的其它种属的釉蛋白基因不同的特点。1997 年,Karen 以 14 岁男孩上下第三磨牙牙胚为材料,构建 cDNA 文库,并阐明了人类 DMP1 基因的序列及结构,研究发现人 DMP1 与牛、鼠均高度同源,在后续的基因序列分析表明,在两个 DGI type Ⅱ 的家族,并未发现 DMP1 基因的变异,从而否定了 DMP1 变异作为病因学的可能。国内学者 2000 年构建了小鼠牙胚 cDNA 文库,2001 年构建了人牙胚 cDNA 文库,2004 年构建了新生猪磨牙牙根发育 cDNA 消减文库。

通过构建 cDNA 表达文库不仅可保护濒危珍稀生物资源,而且可以提供构建分子标记连锁图谱的所用探针,更重要的是可以用于分离全长基因进而开展基因功能研究。因此,cDNA 在研究具体某类特定细胞中基因组的表达状态及表达基因的功能鉴定方面具有特殊的优势,从而使它在个体发育、细胞分化、细胞周期调控、细胞衰老和死亡调控等生命现象的研究中具有更为广泛的应用价值。

我们不难看出分子生物学的理论和技术已在口腔医学领域得到了应用,但与其它生命科学相比,其进步仍较缓慢。尽管分子生物学理论和技术在口腔医学临床实际应用中还会遇到各种困难,但相信在不久的将来,在口腔医学基础研究,口腔疾病诊断与预防以及口腔疾病治疗等方面,分子生物学的理论和技术将会起到越来越重要的作用。

（王松灵）

第三节　分子生物学相关数据库及其应用

实验仪器是科学家"手"的延伸,而科学文献则是科学家"脑"的延伸。如何很好的利用实验仪器,设计出巧妙的实验方案,以探索研究前沿,求证已有假说,并将取得的研究成果应用于实践,不仅需要一双灵巧的双手,更加需要睿智的头脑来指导双手从事开创性的研究。

科学文献用严谨的方式记载了过去、当下科学研究取得的每一个进展。因此,阅读文献是研究者了解研究前沿或历史、获取研究思路、寻找实验方案的非常重要的途径之一。数据库则是科学文献重要的载体,在科学研究中,学会善于利用数据库,无疑会帮助我们站到巨人的肩上,去思考课题、获取思路,最终写出高质量的学术论文。

一、分子生物学相关数据库概述

数据库的历史由来已久,在出现互联网技术以前,数据库主要以纸质、光盘、磁带、胶片等为媒介,使用方便程度与数据更新快慢上都无法与现在基于互联网技术的数据库同日而语。可以说基于互联网的数据库,使学术交流超越了空间与时间,今天国内学者与国外学者获取科学研究信息几乎是同步的,这在几十年前不可想象。科学交流的同步为我们做出一流的研究工作提供了重要的前提条件。

数据库从其内容加工深度上分类,可以分为三类:

（一）数据库分类

1. 一次文献数据库（primary literature/sources）　一次文献又称原始文献,这是对知识的第一次加工。属于这类文献的有期刊论文、研究报告、会议文献、专利说明书、专题著述等。

2. 二次文献数据库（secondary literature/sources）　二次文献是在收集一次文献的基础上,对其分类、标引、编制索引等进一步的加工后形成的数据库,是对知识的第二次加工,其目的是帮助我们更加方便的检索分散在上万种不同出版物中的一次文献（来自不同的出版商、不同的文献类型、不同的国家或地区等）。因此二次文献又常常被称为"检索工具"。

3. 三次文献数据库（tertiary literature/sources）　三次文献是利用二次文献进一步对一次文献进行综合分析研究,如最常见的综述,还有年鉴、述评、进展等,是对知识的第三次加工。以综述为例,内容会涉及到所讨论主题的发展历史、当前水平、存在问题及其发展趋向。作者一般对该主题知识有全面的掌控,篇末会附有该专题的大量的参考文献。

100多年的一次科学文献积累起来是一部厚重的大书,而其中的纸页,又是七零八落,散在各地（不同的出版商、不同的国家、不同的年代等）,要能快速锁定与自己研究相关的重要文献,就需要为这部书编写一个目录,最好还能提供一个分析手段,帮我们分析究竟哪些文献比较重要。这个目录就是二次文献，或"检索工具"，可以说二次文献是打开文献宝库的一把钥匙，学会利用它，可以帮助我们避免重复劳动，高起点地从事科学研究工作。

因此，本节将重点放在这把"钥匙"上，即与分子生物学相关的二次文献数据库（检索工具），三次文献数据库也会被谈及。

（二）分子生物学相关的检索工具

与生物医学相关的检索工具至少有 200 多种，其收录内容多有重复，又有各有特色，形成互补。这里介绍几种常用的代表性数据库，不仅涉及期刊文献的检索工具，还会兼顾到会议、专利、书籍、综述的检索工具。

1. Medline　Medline 源头可追溯至每年出版 12 期的 Index Medicus，创刊于 1879 年，由 Library of the Surgeon General's Office 创始，1956 年后该机构演化为美国国立医学图书馆（National Library of Medicine）。1964 年建立 MEDLARS（Medial Literature Analysis And Retrieval System）系统后，用电子计算机进行编辑排版，并开始用电子计算机进行检索。1971 年发展为联机检索系统（MEDLAES on Line），简称 Medline。1996 年 1 月发布完全基于互联网访问 Medline 的 PubMed 试运行版本，1997 年 4 月正式发布，1997 年 6 月美国国会正式批准 PubMed 可免费为全球研究人员提供检索服务，主要收录生物医学领域 5000 多种期刊。Medline 除了可以通过 PubMed 访问外，还可以通过汤森路透（Thomson Reuters）旗下的 ISI Web of Knowledge 进行检索。ISI Web of Knowledge 平台上，除了有 Medline 数据库外，还有 Web of Science，BIOSIS Previews 等数据库，可以通过一个统一的平台，一站式检索这些数据库，尽量获取更全面的文献信息。

2. BIOSIS Previews　BIOSIS Previews 是检索生命科学文献的重要工具，在医学文献检索中也非常重要。出版历史可追溯至 1926 年，由美国生物科学情报服务社（Biosciences Information Service，BIOSIS）编辑出版，该机构现为汤森路透（Thomson Reuters）旗下子品牌。主要收录生命科学领域的 6000 多种期刊、1500 多种会议、13 000 多种书籍、16 000 多个美国专利，其中还包括 20 000 多条综述文献，在文献类型上比 Medline 收集更为多样广泛。

3. 科学引文索引（Science Citation Index，SCI）　SCI 产生可回溯至 1955 年 Eugene Garfield 博士发表在 Science 上的一篇文章，讨论了传统数据库基于主题、学科分类的检索系统存在的封闭性。对于科学家来说，检索仅仅是手段、工具，不是目的。如何通过文献间的相互逻辑、继承关系，揭示研究主题的来龙去脉、最新进展，并且揭示出不同研究者研究思路的异同，帮助自己开拓视野，创新性地思考问题才是我们希望达到的目的。

Garfield 博士在这篇文章中讨论了一个可以揭示文献间相互关系的天然线索，即文献背后的参考文献，他打破了人为划定的主题、学科分类界限，完全基于研究课题的自然发展，揭示出内容相互关联的不同研究工作间的逻辑、继承关系，这在学科不断相互交叉的今天显得尤为重要，为我们打开完全不同的一个视野。这也使建立一个综合学科，而不以学科分类人为划界的数据库成为可能。1964 年 Garfield 博士将这一设想变为实际的检索工具，SCI 正式推出，其后这一理论又被推及到社会科学与人文艺术领域，当然后两者不在本节讨论之列。科学引文索引的诞生，对传统的数据库索引技术是一次创造性的补充，其发展也经历了纸本、光盘、联机检索的年代，1997 年演化出的 Web of Science 完全基于互联网访问科学引文索引数据库。目前 Web of Science 中收录了 10 000 多种期刊,其中自然科学占 8 130 种。

除此之外,Web of Science 还可以基于引文查阅全球召开的 110 000 个学术会议的会议文献,这部分会议文献数据来源于过去的四大索引之一的 ISTP(Index to Scientific & Technical Proceedings)数据库,该数据库后更名为 Conference Proceedings Citation Index,并入 Web of Science。科学引文索引数据最早可以回溯到 1900 年。

Google 基于网页间相互引证关系建立的对互联网网页的检索系统,也深受 Garfield 博士引文思想的影响。PubMed 也汲取这一思想的精华,开始在自己的数据中引进引文元素,或许这些都可以看作对创新的致敬与继承。创新是对探索未知领域人们的精神奖赏。

4. 德温特创新索引(Derwent Innovations Index,DII) DII 数据库是检索全球专利文献的重要工具。期刊文献、会议文献承载了更多理论或基础研究的成果,当理论或基础研究有新的突破时,会带来应用领域的革新与进步,这种进步更多的以专利文献的形式反映出来。因此对一个研究主题全方位的了解,不仅包括理论研究的进展,还包括其在实际应用中的新进展,此时专利文献,与期刊、会议文献结合在一起可以反映出研究主题不同侧面的进展情况。

专利文献在检索时面临比较大的困扰是不同语种,以及专利文献的重复发布。后者主要是因为专利权具有国家性,一项技术要在多国被保护,需要经由多国授权,在这个过程中会造成同一个技术在多国被用不同的语言重复公开出版,即使在一个国家由于法律程序的原因,也会被重复公开出版。DII 则将这些实际上是同一个发明,被重复出版的专利文献合并成一条记录,以一个专利家族的结构,给出这些专利文献,并且统一用英文标引,重新用英文写出描述性的标题、摘要,帮助研究人员比较快的了解发明的要点,规避了专利文献多语种与语言晦涩带来的理解屏障。

专利文献像期刊文献一样,也有参考文献,这些参考文献或者是专利审核员给出的,或者是专利发明人给出的,以证明发明与已有技术相比,是否存在新颖性。DII 也可以以这种专利引文为线索,分析一个领域发明技术的来龙去脉、最新进展、理论基础。DII 收录了 42 个国家的专利文献,数据可回溯至 1963 年,可通过 ISI Web of Knowledge 平台进行检索。

以上分别从期刊、会议、专利的角度选取有代表性的数据库做了介绍,兼顾到了综合学科与生物医学学科的互为补充。接下来我们会从实际应用的角度,以实例演示如何有效地利用数据库,针对自己的研究课题展开检索、分析,通过文献间的相互逻辑、继承关系,揭示研究主题的来龙去脉、最新进展,并且揭示出不同研究者研究思路的异同,帮助自己开拓视野,创新性地思考问题。

二、数据库在课题中的实际应用

随着基于互联网的数据库不断推广,对数据库的检索不再像过去那样,要经过很长时间的培训才能上手,相反现在很多基于互联网的数据库都会提供 Google 式的普通检索选项,即使没有经过培训,只要登录进数据库,输入关键词,或者作者名、期刊名、地址、年份等即可以进行检索,得到检索结果。

当然作为专业的数据库,这些数据库除了提供 Google 式的普通检索外,还会提供更为复杂的高级检索、被引检索等,对于有主题分类、叙词表的数据库,还会提供主题、叙词、分类检索、浏览。比如 Medline 中的 MeSH 词检索，Biosis Preview 中的主概念代码检索等，这些检索手段可以帮助我们在查全率与查准率方面找到一个恰当的平衡点。但是，对于非图书情报专业出身的研究人员来说，要搞清楚这些数据库纷繁不同的分类系统、叙词编排方式是一件很令人头痛的事情，好在随着互联网检索技术的发展，很多数据库会基于用户输入的关键词，自动匹配相应的叙词，也可以通过链接技术导引检索者到相关的分类中，相信未来的数据库会更加智能化，最大程度的降低数据库的使用难度，把复杂的叙词、分类的匹配、映射都放到计算机后台自动进行工作，用户依照自己的使用习惯用最简单的普通检索即可，这才让数据库去其枝蔓，回归到其最有意义的一面：帮助科研，成为研究者大脑的延伸，而不是增添负担。基于此，加之篇幅所限，在此我们不对复杂检索技术详加叙述。我们更多从研究者使用数据库的习惯，即 Google 式的普通检索出发，将更多的重心放在如何对检索结果进行分析，以获取研究思路，寻找研究课题，解决实际问题这样更有意义的方向上。

在我们切入正题前，还是要做一点点热身运动，稍稍学习一点计算机检索中需要用到的逻辑算符与通配符的知识。大多数情况下，我们需要检索的课题都不是一个关键词可以表述清楚的，往往会涉及到多个关键词，这些关键词间的逻辑关系又可能会比较多样话，即使利用数据库的普通检索，也需要逻辑算符的介入，才能够将一个较复杂的课题转化成机器可以识别的"检索式"。

比如我们就这样一个课题进行检索：牙发育中的信号转导，我们把这个课题转化为机器可以识别的检索式：

（（signal ＊ transduction ＊）or（signal ＊ pathway ＊））and（odontogenesis or "dental develop ＊" OR "develop ＊ dental" OR "tooth develop ＊" OR "teeth develop ＊" OR "develop ＊ tooth" OR "develop ＊ teeth" or "dental grow ＊" OR "grow ＊ dental" OR "tooth grow ＊" OR "teeth grow ＊" OR "grow ＊ tooth" OR "grow ＊ teeth"）

这个检索式是如何编辑出来的，我们分解成四步，会使事情看上去更加简单：

第一步：分解课题涉及到的关键词，如上例关键词分别是"牙发育"和"信号转导"。

第二步：对每一个关键词分析是否存在同义词，如果存在，尽量可能多的收集这些同义词，在收集同义词的时候，有很多工具可以使用，比如数据库的叙词表，常常会在说明叙词时，给出类似的同义词。Wiki 百科上的相关词条也会给我们帮助。在上例中，关于"信号转导"，我们收集了两个同义词词条，即 signal transduction，signal pathway；关于"牙发育"则收集了 13 个同义词词条，即 odontogenesis，dental develop ＊，develop ＊ dental，tooth develop，teeth develop ＊，develop ＊ tooth，develop ＊ teeth，dental grow ＊，grow ＊ dental，tooth grow，teeth grow ＊，grow ＊ tooth，grow ＊ teeth，同义词的收集可以帮助我们提高文献查全率。

第三步：考虑这些收集的词是否存在词格变化，比如单数、复数；现在分词、过去分词等的变化。如果存在就需要通配符的帮助，如上例 Develop ＊ 后的星号就是代表 Develop 后可以跟 0 到多个任意字符，这就涵盖了 Developing，Development 等，通配符的使用可以帮助我们提高查全率。下边是通常会用到的通配符：

＊ 代表 0 个到多个任意字符。例：Gene ＊ 可检索 Gene，Genes，General，Generation 等。

？代表 1 个任意字符。例：Car? 可表示 Cars，Care

＄代表 0 到 1 个任意字符。例：cell ＄ 可表示 Cell，Cells，Cello

第四步:将课题涉及到的这些关键词,按照其逻辑关系用逻辑算符连接起来,如上例"信号转导"与"牙发育"之间是"与"的逻辑关系,因此用"and"连接这两个关键词,而同义词之间是"或"的逻辑关系,因此同义词之间用"or"连接。下面是通常会用到的逻辑算符:and、or、not。其中 and 与 or,我们前边已经讲过了,not 是排除的逻辑关系。例如上例我们要查询牙发育信号转导的文献,但是要排除骨形态生成蛋白(bone morphogenetic proteins,BMPs)相关的文献,就可以使用 not 算符,但是我们对 not 算符的使用一定要慎重,有可能会造成漏检。

另外还需要补充两点,第一点就是对于词组的检索,有些检索系统是需要将词组用引号引起来,才是精确词组的检索,否则系统会在词组的词与词之间自动插入"and"算符,要不要用引号引起来,要视具体情况而定,如果不引起来,会有很大的歧义造成大量不相关的结果,就要引起来,比如上例牙发育涉及到的词组都用引号引了起来,作为精确词组检索,否则会有很大的歧义,会检索到大量不相关的记录;如果没有歧义,不用引号还可以帮我们在相关度比较高的前提下,提高查全率。第二点说明是有些数据库除了通配符、逻辑算符的使用,有时还会提供位置算符,也就是说通过位置算符,可以限定符号所连接的前后两个关键词的位置关系,比如 same 就是一个位置算符,A same B 就是要求 A、B 两个词要出现在同一个句子或字段里面,如果 A、B 两个词分别出现在两个不同的句子或字段里面则不被检出。

以上就是编辑检索式的四步法。通过这四步我们的检索式很容易就出炉了:

((signal * transduction *) or (signal * pathway *)) and (odontogenesis or "dental develop * " OR "develop * dental" OR "tooth develop * " OR "teeth develop * " OR "develop * tooth" OR "develop * teeth" or "dental grow * " OR "grow * dental" OR "tooth grow * " OR "teeth grow * " OR "grow * tooth" OR "grow * teeth")

不同检索平台对逻辑算符、通配符、位置算符,以及词组检索的规则多少会有不同,这里我们为大家介绍了比较通用的一些规则。不同平台的差异之处,在其帮助文件中都可以查阅到,但基本规则或原理都很类似。

接下来我们就利用以上这个检索式到数据库中小试牛刀,看看检索结果如何(图1-3-1)。

这里我们选择 ISI Web of Knowledge 平台同时检索了包括 Medline,Web of Science,BIOSIS Previews 在内的 10 个数据库,Web of Science 中则包括了 Science Citation Index Expanded 与 Conference Proceedings Citation Index(过去的 ISTP)的数据,因此上图的一站式检索同时检索了期刊与会议文献,还有部分书籍。通过一站式检索,可以使不同的数据库互为补充。

我们也可以通过 ISI Web of Knowledge 平台检索 Derwent Innovations Index 中来自 42 个国家或地区的专利文献,看是否有牙发育信号转导这方面的专利文献(图1-3-2)。

接下来我们回到刚才在 ISI Web of Knowledge 中检索的期刊、会议文献的结果,来看看牙发育信号转导领域有哪些高影响力的文献,我们只需在 ISI Web of Knowledge 的检索结果排序中选择按文献的被引用次数排序,即可得到高影响力的文献(图1-3-3):

接下来我们来看如何从该领域这些高影响的文献出发,通过文献间的相互逻辑、继承关系,来揭示研究主题的来龙去脉、最新进展,并且揭示出不同研究者研究思路的异同,通过这个过程开拓研究视野,创新性地思考问题。我们假定其中一篇文献正是我们感兴趣的文献(图1-3-4):

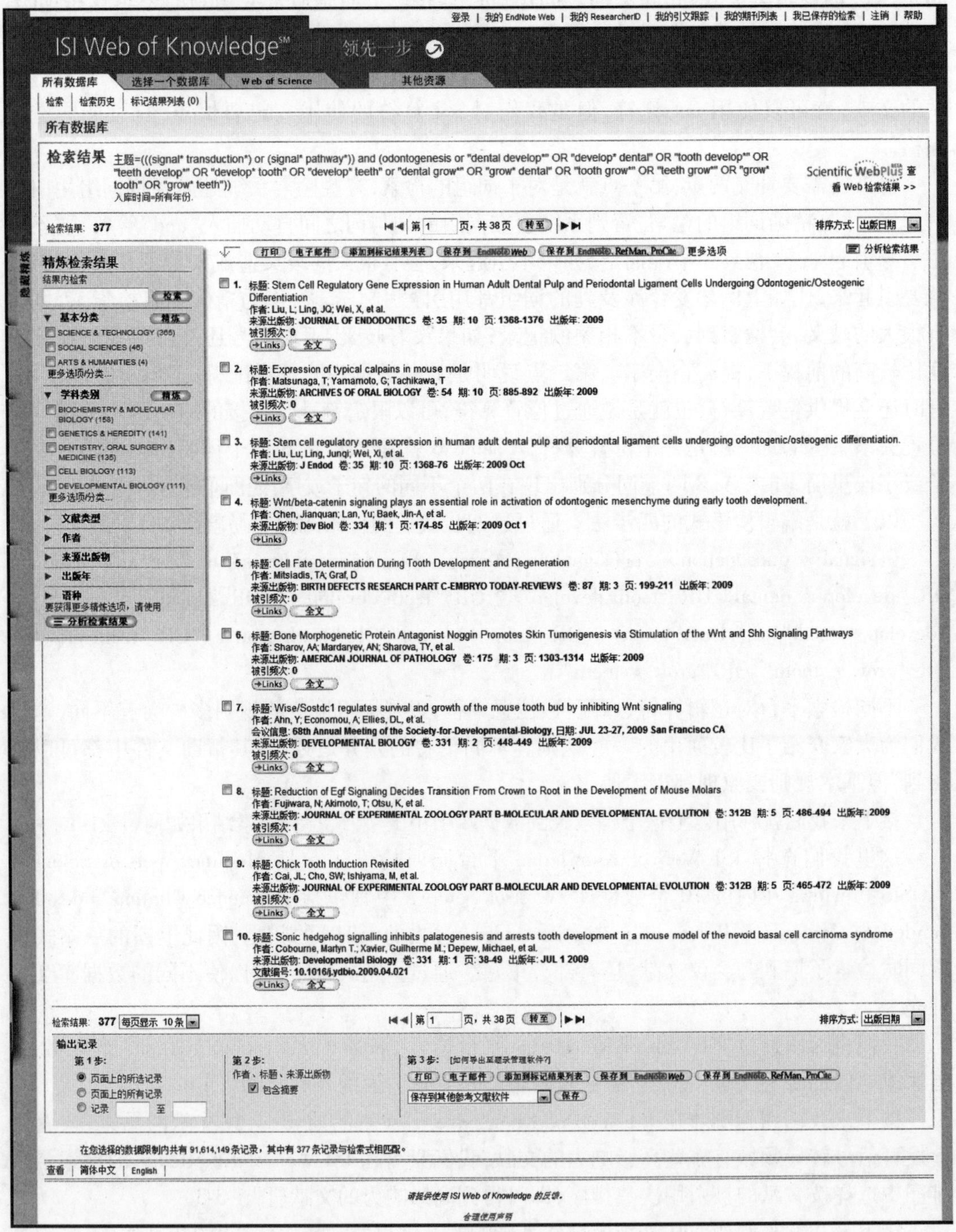

图 1-3-1　牙发育与信号转导检索结果（ISI Web of Knowledge 提供）

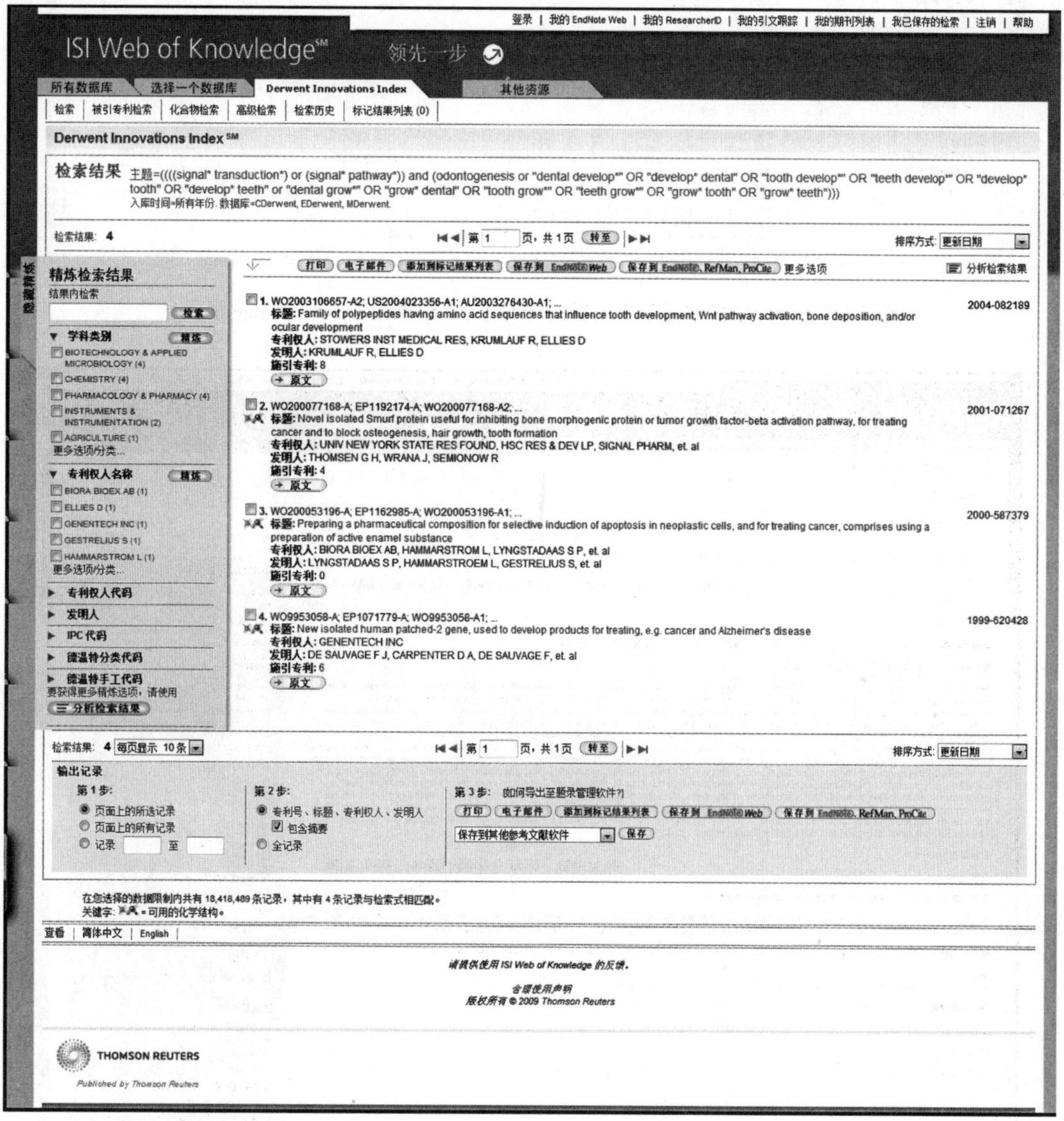

图 1-3-2 与牙发育信号转导相关的专利文献(ISI Web of Knowledge 提供)

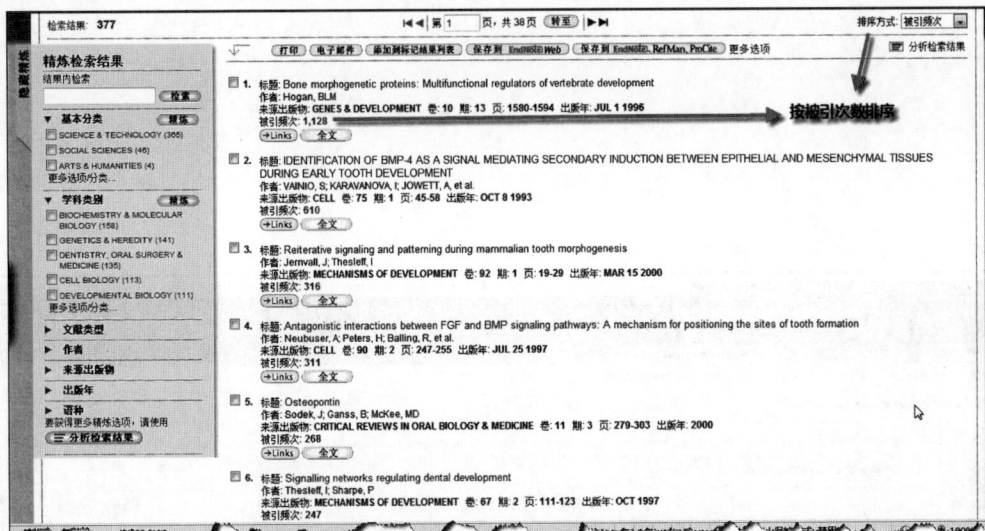

图 1-3-3　检索结果按被引用次数进行排序（ISI Web of Knowledge 提供）

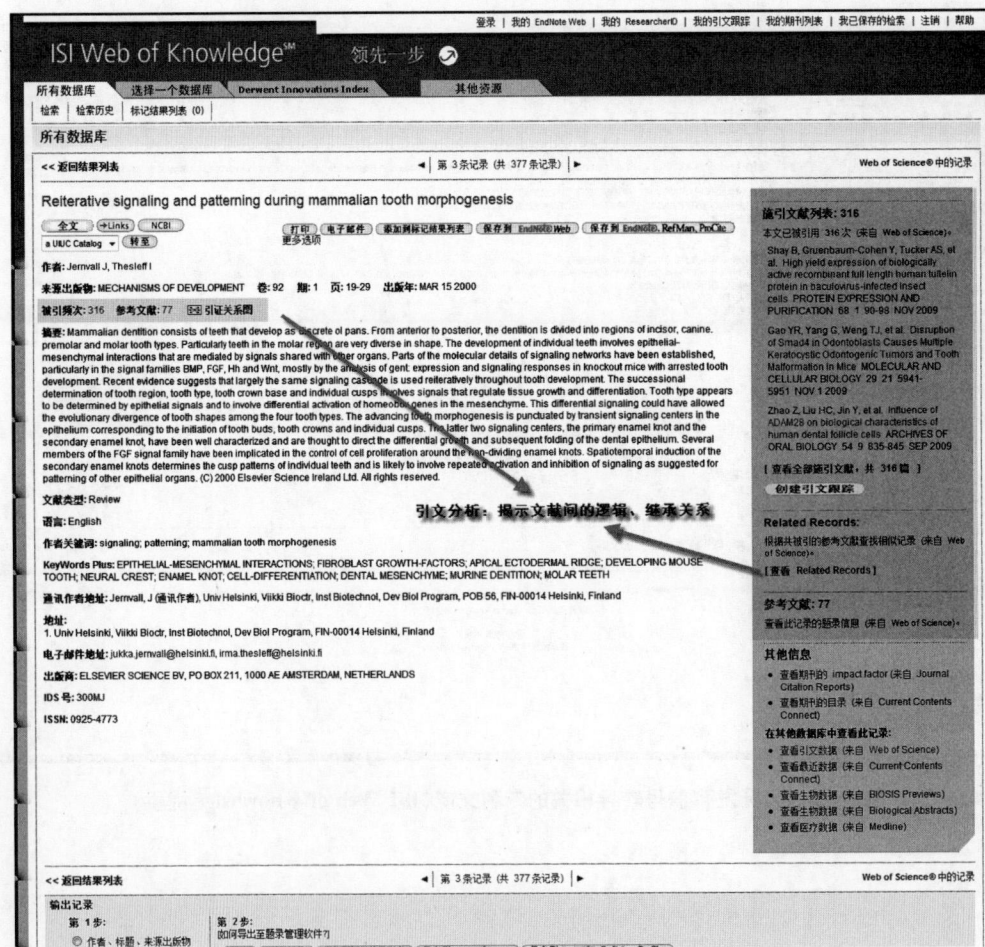

图 1-3-4　其中一篇高影响文献的全记录页

　　以该篇文献为出发点，我们可以很快跟踪出该篇文献的作者，是基于哪些已有的工作开始自己的研究的，其研究思路是怎样的，与其前人有何异同；在这篇文献发表后，又有哪些后续的工作在这篇文献的基础上做了进一步的研究，取得了怎样的新进展，还有哪些问题没有解决？如果自己要在类似领域开展工作，如何在已有的新进展基础上，加以消化继承，针对哪些没有解决的问题展开自己的研究，是否可以借鉴这些已有的研究方法、研究思路？

　　首先我们点击这篇文献的77篇参考文献(cited references)，了解"来龙"(图1-3-5)

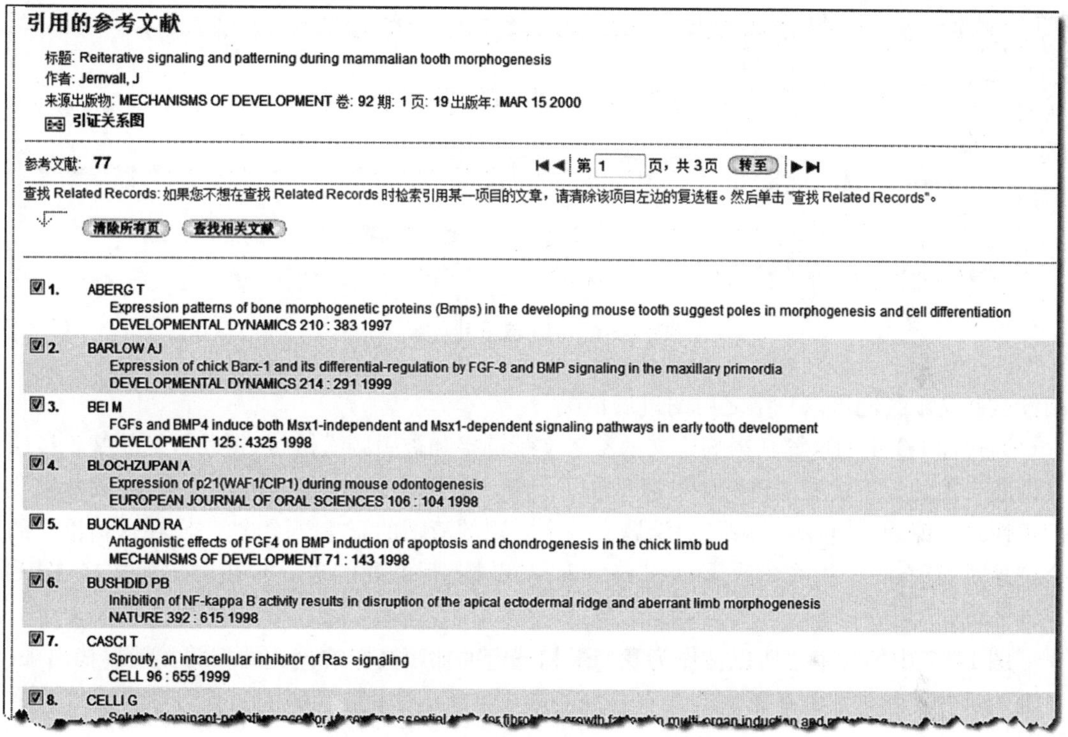

引用的参考文献

标题: Reiterative signaling and patterning during mammalian tooth morphogenesis
作者: Jernvall, J
来源出版物: MECHANISMS OF DEVELOPMENT 卷: 92 期: 1 页: 19 出版年: MAR 15 2000
引证关系图

参考文献: 77　　　　第 1 页，共3页 转至

查找 Related Records:如果您不想查找 Related Records 时检索引用某一项目的文章，请清除该项目左边的复选框。然后单击 "查找 Related Records"。

清除所有页　　查找相关文献

1. ABERG T
Expression patterns of bone morphogenetic proteins (Bmps) in the developing mouse tooth suggest poles in morphogenesis and cell differentiation
DEVELOPMENTAL DYNAMICS 210 : 383 1997

2. BARLOW AJ
Expression of chick Barx-1 and its differential-regulation by FGF-8 and BMP signaling in the maxillary primordia
DEVELOPMENTAL DYNAMICS 214 : 291 1999

3. BEI M
FGFs and BMP4 induce both Msx1-independent and Msx1-dependent signaling pathways in early tooth development
DEVELOPMENT 125 : 4325 1998

4. BLOCHZUPAN A
Expression of p21(WAF1/CIP1) during mouse odontogenesis
EUROPEAN JOURNAL OF ORAL SCIENCES 106 : 104 1998

5. BUCKLAND RA
Antagonistic effects of FGF4 on BMP induction of apoptosis and chondrogenesis in the chick limb bud
MECHANISMS OF DEVELOPMENT 71 : 143 1998

6. BUSHDID PB
Inhibition of NF-kappa B activity results in disruption of the apical ectodermal ridge and aberrant limb morphogenesis
NATURE 392 : 615 1998

7. CASCI T
Sprouty, an intracellular inhibitor of Ras signaling
CELL 96 : 655 1999

8. CELLI G

图1-3-5　这篇文献引用的77篇参考文献

　　点击这77篇参考文献，都可以调出这些文献的全记录，如果需要，可以用同样的方法调出这77篇参考文献引用了哪些其他的参考文献，一路追踪，了解一个课题的产生、发展的过程，在这个过程中产生过哪些不同的研究思路或方法，可否借鉴到自己的研究领域中来，这种回溯追踪法在过去数据库不多的时候，也经常被用到，通过这种方法拓展源头文献，只是用手工的方法要想拓展很多代，根据需要一路追踪下去会变得很困难，而在数据库中则只需要一路点击鼠标，轻松追踪下去。

　　我们了解了"来龙"，还需要知道"去脉"，以跟踪新的进展，使自己的研究建立在新进展的基础上，避免重复劳动，同时又保证研究工作的高起点，最终开展一个创新性很强的研究项目，这为未来写出高质量的学术论文打下了坚实的基础。接下来，我们依旧从图1-3-4的这篇高影响文献出发，点击被引频次(times cited)，调阅出316篇引用了该篇文献的后续文献(图1-3-6)。

　　从上图可以看到引用文献中最新的文献是2009年11月份的(注:检索日期为2009年11月12日)，我们从这篇高影响论文出发很快被链接到与之相关的最新的文献中来，通过

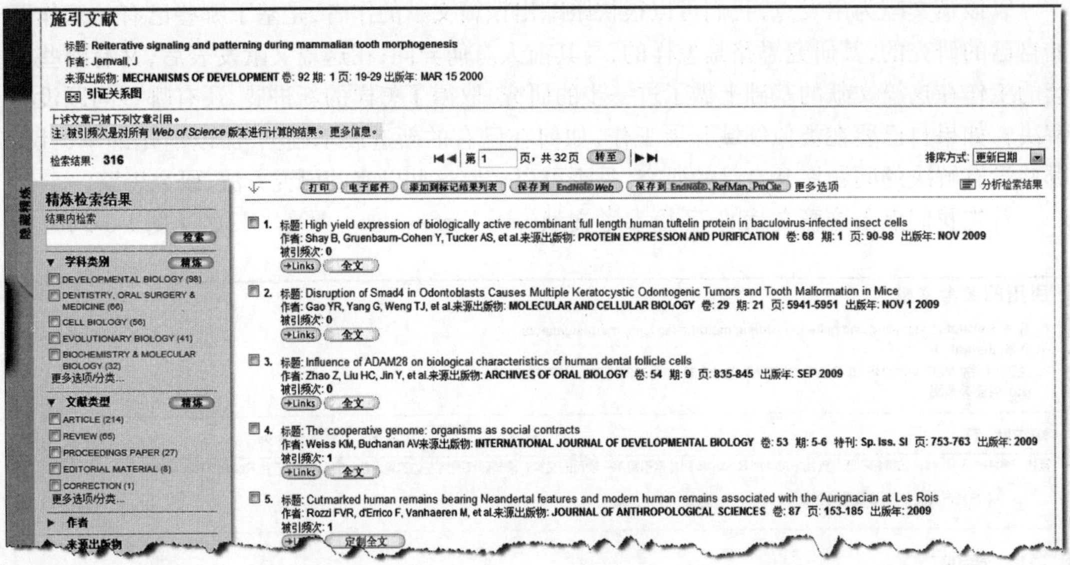

图 1-3-6　316 篇施引文献

阅读这些文献我们可以总结之后的进展情况。

通过图 1-3-4 的这篇高影响论文的参考文献链接和被引频次链接,这几百篇的文献按照其课题自然的先后发展逻辑顺序被联系在了一起,通过这种结构化的逻辑关系,可以帮助我们很快理清课题的"前因后果",对课题有一个宏观的清晰的思考。除此之外,在这篇论文的全记录页,还有一个相关文献(related records)的链接,帮助我们进一步拓展相关文献(图 1-3-7)

图 1-3-7 中的文献之所以被作为我们最初选定的那篇高影响论文的相关文献被找出来,是因为这些文献与那篇高影响论文有共同的参考文献,图中最右侧的一列数字显示了共有

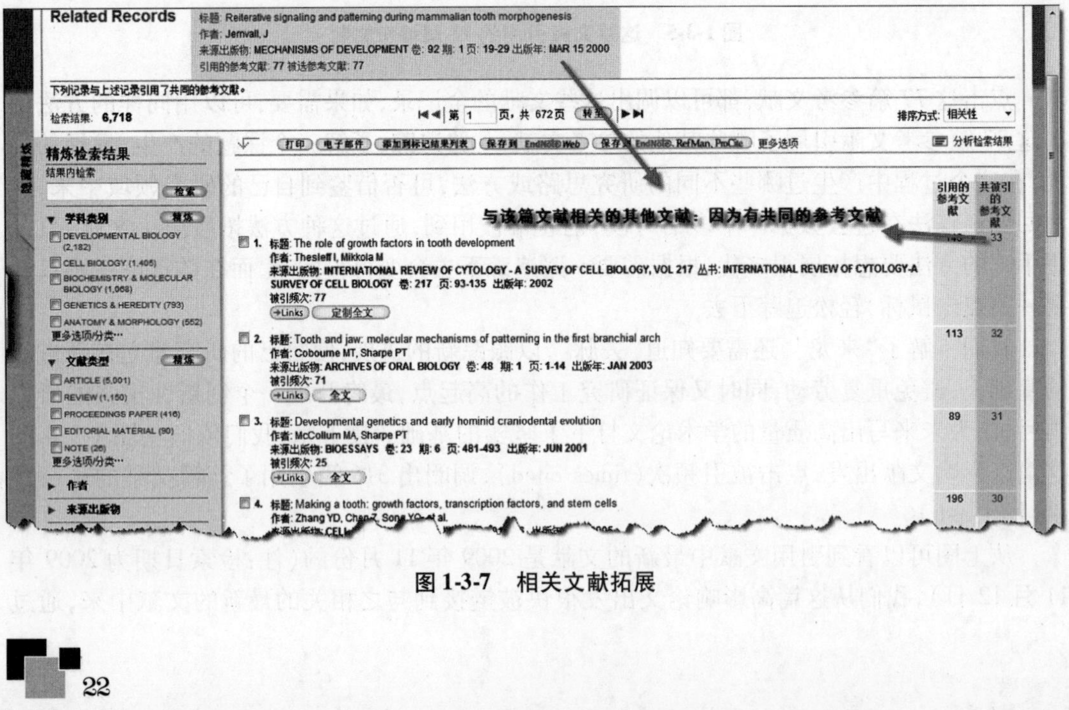

图 1-3-7　相关文献拓展

参考文献的数量,共有的参考文献数量越多,表明相关度越高,会被排在最前面。用这种相关文献拓展的方法,常常可以帮我们找出很多一开始用关键词没有检索出来,但是对我们可能也很重要的文献,这也体现出单纯基于主题词检索的局限性,因为词语随着研究发展可能会发生变化,同时不同的作者可能会有不同的用词习惯。而透过有没有共同参考文献这条线索,拓展更多的相关文献,则不受限于词的选择,而完全取决于这些文献是不是基于某些共同的研究(即共同的参考文献),基于共同的研究演化来的工作,即使没有使用我们的检索词,也很有可能是我们感兴趣的文献,基于共同的研究寻找相关的文献,其相关度也会很高。

图 1-3-8 是对我们以上所作分析的一个总结:

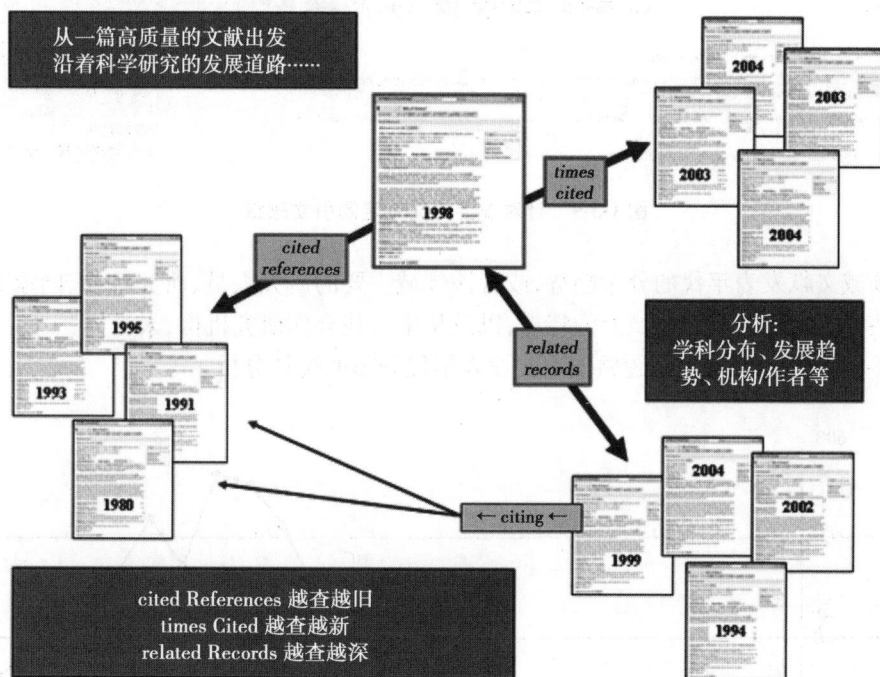

图 1-3-8　通过文献间相互的逻辑/继承关系揭示课题的来龙去脉与相关性

以上我们以一篇文献为例,演示了如何通过引文分析洞察文献间的相互逻辑、继承关系,从而层层揭示研究主题的来龙去脉、最新进展,并且发现不同研究者研究思路的异同,通过这个过程开拓研究视野,创新性地思考问题。虽然我们是以一篇文献为例展开的,如果需要我们可以对多篇文献做这样抽丝剥茧的分析,获取研究灵感。

如果需要,我们也可以针对某些自己认为很重要的文献做引文跟踪,也就是说要求数据库更新数据时,自动检查这些文献有没有被新的论文引用,并把结果发邮件通知自己,尽可能快地查阅这些新的引用文献,借以动态的跟踪新的进展(图 1-3-9)。

我们前边介绍过 ISI Web of Knowledge 中的 Conference Proceedings Citation Index(原来的 ISTP),与 Derwent Innovations Index 都有引文数据,也就是说,我们还可以对会议、专利文献如法炮制,进行引文分析,追踪会议文献、专利发明的来龙去脉与理论基础。

以上我们花了很大的篇幅介绍了引文分析,为获取研究思路,寻找研究课题,解决实际问题提供线索。其实除了引文分析,我们还可以做一些简单的统计分析,比如分析牙发育信

Reiterative signaling and patterning during mammalian tooth morphogenesis

全文　Links　NCBI　　a UIUC Catalog　转至　　　打印　电子邮件　添加到标记结果列表　保存到 EndNote Web　保存到 EndNote, RefMan, ProCite　更多选项

作者: Jernvall J, Thesleff I

来源出版物: MECHANISMS OF DEVELOPMENT　卷: 92　期: 1　页: 19-29　出版年: MAR 15 2000

被引频次: 316　参考文献: 77　　引证关系图

摘要: Mammalian dentition consists of teeth that develop as discrete ol pans. From anterior to posterior, the dentition is divided into regions of incisor, canine, premolar and molar tooth types. Particularly teeth in the molar region are very diverse in shape. The development of individual teeth involves epithelial-mesenchymal interactions that are mediated by signals shared with other organs. Parts of the molecular details of signaling networks have been established, particularly in the signal families BMP, FGF, Hh and Wnt, mostly by the analysis of gent; expression and signaling responses in knockout mice with arrested tooth development. Recent evidence suggests that largely the same signaling cascade is used reiteratively throughout tooth development. The successional determination of tooth region, tooth type, tooth crown base and individual cusps involves signals that regulate tissue growth and differentiation. Tooth type appears to be determined by epithelial signals and to involve differential activation of homeobox genes in the mesenchyme. This differential signaling could have allowed the evolutionary divergence of tooth shapes among the four tooth types. The advancing tooth morphogenesis is punctuated by transient signaling centers in the epithelium corresponding to the initiation of tooth buds, tooth crowns and individual cusps. The latter two signaling centers, the primary enamel knot and the secondary enamel knot, have been well characterized and are thought to direct the differential growth and subsequent folding of the dental epithelium. Several members of the FGF signal family have been implicated in the control of cell proliferation around the non-dividing enamel knots. Spatiotemporal induction of the secondary enamel knots determines the cusp patterns of individual teeth and is likely to involve repeated activation and inhibition of signaling as suggested for patterning of other epithelial organs. (C) 2000 Elsevier Science Ireland Ltd. All rights reserved.

文献类型: Review

语言: English

作者关键词: signaling; patterning; mammalian tooth morphogenesis

KeyWords Plus: EPITHELIAL-MESENCHYMAL INTERACTIONS; FIBROBLAST GROWTH-FACTORS; APICAL ECTODERMAL RIDGE; DEVELOPING MOUSE TOOTH; NEURAL CREST; ENAMEL KNOT; CELL-DIFFERENTIATION; DENTAL MESENCHYME; MURINE DENTITION; MOLAR TEETH

通讯作者地址: Jernvall, J (通讯作者), Univ Helsinki, Viikki Bioctr, Inst Biotechnol, Dev Biol Program, POB 56, FIN-00014 Helsinki, Finland

地址:
1. Univ Helsinki, Viikki Bioctr, Inst Biotechnol, Dev Biol Program, FIN-00014 Helsinki, Finland

点击该按钮，定制针对这篇文献的引文跟踪 ←

施引文献列表: 316

本文已被引用 316 次 (来自 Web of Science)»

Shay B, Gruenbaum-Cohen Y, Tucker AS, et al. High yield expression of biologically active recombinant full length human tuftelin protein in baculovirus-infected insect cells PROTEIN EXPRESSION AND PURIFICATION 68 1 90-98 NOV 2009

Gao YR, Yang G, Weng TJ, et al. Disruption of Smad4 in Odontoblasts Causes Multiple Keratocystic Odontogenic Tumors and Tooth Malformation in Mice MOLECULAR AND CELLULAR BIOLOGY 29 21 5941-5951 NOV 1 2009

Zhao Z, Liu HC, Jin Y, et al. Influence of ADAM28 on biological characteristics of human dental follicle cells ARCHIVES OF ORAL BIOLOGY 54 9 835-845 SEP 2009

【查看全部施引文献, 共 316 篇 】

创建引文跟踪

Related Records

根据共被引的参考文献查找相似记录 (来自 Web of Science)»

【查看 Related Records 】

参考文献: 77

查看此记录的题录信息 (来自 Web of Science)»

图 1-3-9　针对重要的文献定制引文跟踪

号转导领域文献发表年代的分布趋势，或者该领域主要的研究人员、研究机构、国家分布等，通过这些分析了解该研究地域上的特点，以及从中寻找合作研究机构、人员等。

图 1-3-10 是一张特定课题领域论文发表年代分布的统计分析。

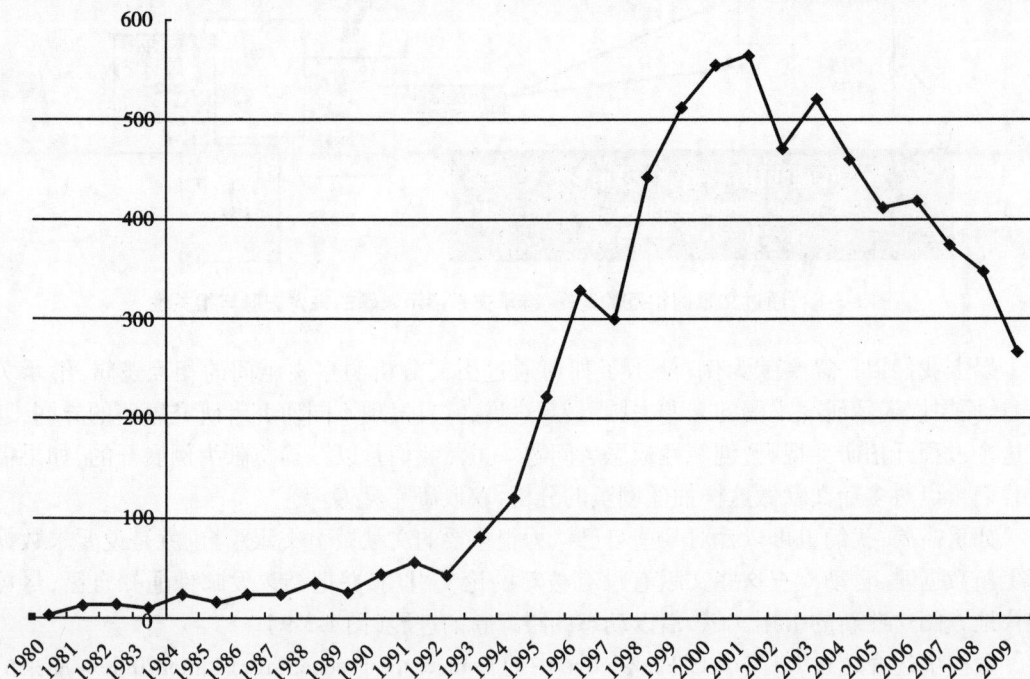

图 1-3-10　特定课题领域论文发表年代分布趋势图

除去分析功能，ISI Web of Knowledge 还有很强的文献管理、数据导出、文献精炼、定制跟踪等功能。这些功能如何操作，在这些数据库的用户指南中都有详细说明，这里不再赘述，

本节主要把中心放在了如何通过洞察文献间的相互逻辑、继承关系,从而层层揭示研究主题的来龙去脉、最新进展,并且发现不同研究者研究思路的异同,通过这个过程开拓研究视野,创新性地思考问题,获取研究灵感这样的议题上。

(特邀专家　岳卫平　汤姆森科技信息集团)

第四节　蛋白质组学

蛋白质是基因表达的最终产物,也是基因功能的执行者,蛋白质间的相互作用、相互协调是细胞进行代谢活动的基础。蛋白质合成后,需经过复杂的修饰加工,一个基因对应的可能不是一种蛋白质而是几种甚至是几十种,因此蛋白质组的研究要比基因组的研究繁杂得多。蛋白质组学(proteomics)一词是由"protein"和"genomics"派生而来,是以蛋白质组为研究对象的新的研究领域。蛋白质组学是指根据蛋白质种类、数量、局部存在的时间、空间上的变化来研究表达于细胞、组织及个体中的全部蛋白质,并从其结构和功能的角度综合分析生命活动的一门科学。医学蛋白质组研究的目标就是明确阐述基因的功能,发现疾病诊断和预防的标志物以及药物筛选和疾病治疗的靶标,在分子水平解读生命的奥秘。

蛋白质组学的特点是采用高分辨率的蛋白分离手段结合高通量的蛋白鉴定技术,全景式地研究在各种特定情况下的蛋白表达谱。其研究内容主要包括:①蛋白质结构及转录后修饰的微细特征的鉴定;②蛋白质之间的相互作用;③通过"差异"蛋白质组学,比较不同条件下蛋白表达水平的差异,发掘这些蛋白质在疾病的预防和治疗研究中的应用潜能。

一、蛋白质组学研究内容

从整体上看,蛋白质组学研究内容包括两个方面,一方面是对蛋白质表达体系的研究,即蛋白质组的组成研究;另一方面是对蛋白质组功能体系的研究,目前主要集中在蛋白质相互作用和网络关系上。

蛋白质组成的分析和鉴定是蛋白质组学研究内容的主要内容,也是与基因组学相对应的部分。内容包括对蛋白质进行表征分析,对特定时间和空间范围内表达的所有蛋白质进行分离、鉴定和蛋白图谱化。

蛋白质之间的相互作用归纳起来有以下几种形式:①分子和亚基的聚合;②分子杂交;③分子识别;④分子自组装;⑤形成多酶复合体。通过分析某种新发现的蛋白质是否能和已知具有某些特定功能的蛋白质发生相互作用,很有可能成为揭示其功能的线索。目前,蛋白质组学研究方法的主要流程如下:首先采用高通量二维凝胶电泳(two-dimensional electrophoresis,2-DE)对蛋白质进行分离,然后用专业计算机软件(如 image master 2D)对图像进行分析,再通过质谱(mass spectrometry,MS)技术(包括 ESI-MS 和 MALDI-TOF-MS 两种类型)和蛋白质信息处理技术对凝胶分离的蛋白质进行定性分析与鉴定。

二、蛋白质组学研究方法概述

（一）二维凝胶电泳技术

2-DE 是一种基于蛋白质的等电点和分子量的不同对蛋白质进行分离的技术，可将数千种蛋白质同时分离。这项技术一般分为两步：第一步被称作等电聚焦（isoelectric focusing，IEF），是在高压电场下将蛋白质按 pH 梯度，分离至各自的等电点的对应位置；第二步是十二烷基磺酸钠-聚丙烯酰胺凝胶电泳（SDS-PAGE），是在与第一步分离相垂直的方向上根据蛋白质分子量大小的不同进行分离。通过 2-DE，我们可以把复杂蛋白混合物中的蛋白质在二维平面上分开。

2-DE 于 1975 年首先由 O'Farrell 等创立，这项技术的优点如下：①能够分离分子量在 10~100kDa 范围内的蛋白质；②具有高灵敏度和高分辨率；③便于计算机进行图像分析处理；④能够与质谱分析结合。这些都使得二维电泳技术成为目前蛋白质组学研究中不可或缺的分离技术。

（二）生物质谱技术（biological mass spectrometry，MS）

MS 的原理是样品的分子或原子通过外部能量作用发生电离或是电离后进一步分解生成各种离子，这些离子在质量分析工具（通常是电场或磁场）的作用下按照带电粒子的质量与所带电荷的比值（即质荷比 m/z）的不同而分离排列，形成不同的图谱，即通过测定样品离子的质荷比（m/z）来对蛋白进行鉴定。在 20 世纪 80 年代末，诞生了两种新的软电离技术，即：基质辅助激光解吸附电离（matrix-assisted laser desorption/ionization，MALDI）和电喷雾电离（electrospray ionization，ESI）。MALDI 技术是将固相蛋白质离子化，常用于分离相对简单的肽混合物；ESI 技术则是将液相蛋白质离子化，常与高效液相色谱技术和电泳技术共同使用，多用于分离较为复杂的混合物。

（三）生物信息学技术

使用生物信息学技术对获得的数据进行存储、处理、比较，也是蛋白质组学研究的一项重要内容，而且这需要公共数据库的不断丰富发展。目前，已经出现了很多与蛋白研究相关的数据库，其中应用最广泛的包括以下几个：蛋白质序列数据库（SWISS-PROT，TrEMBL）、基因序列数据库（genbank，EMBL）、蛋白质模式数据库（prosite）、蛋白质二维凝胶电泳数据库（SWISS-2D PAGE）、蛋白质三维结构数据库（PDB，FSSP）、蛋白翻译后修饰数据库（O-GLYC-BASE）、基因组数据库（GDB，OMIM）和代谢数据库（ENZYME）等。

三、牙蛋白质组学研究进展

牙是生物体最为坚硬的结构，包含多种特殊的细胞，对这些特殊细胞进行研究能反映出生物体的组织结构与功能之间的相互关系。蛋白质组学研究能够全景式地展现出细胞中所存在的蛋白质的种类、结构与功能，由此能从分子水平揭示出不同细胞的生理作用。

由于牙组织结构的特殊性，在对之进行组织分离及样品制备的过程中都需要采用相应的特殊方法，目前研究者已经成功建立了对于成釉细胞、成牙本质细胞和牙髓细胞的蛋白质组学分析方法。Hubbard 和 Kon 在对小鼠下颌第一磨牙牙胚的分泌期（5 天）和成熟期（10

天)进行蛋白质组学研究基础上初步构建了牙组织的蛋白数据库"ToothPrint",为牙蛋白的鉴定提供了重要的研究基础。

（一）成釉细胞的蛋白质组学分析

在确定成釉细胞某些关键蛋白体系之后,为了得到与功能相关的蛋白信息,研究者们对分泌时期和成熟时期的成釉细胞蛋白质组进行比较,发现了一些很有意义的结果。

研究发现需要对一种与钙具有高亲和力的钙结合蛋白(即 calbindin)的功能进行重新判定。这种钙结合蛋白在钙离子进入釉质的关键时期——成熟期,反而出现了表达下调,这与先前被普遍认可的钙结合蛋白作为钙离子跨膜运输进入上皮细胞的载体的理论相矛盾。另外,在成釉细胞分离的颗粒状组分中发现了大量的钙结合蛋白,这也与人们普遍认可的钙结合蛋白作为钙离子移动的缓冲物质的概念相冲突。这些发现提示钙结合蛋白可能与非流动靶蛋白相互作用,或者可能像钙调素一样转导钙信号。

这些结果指出的另一个重要方向是,需要研究其它的钙离子转运机制。研究发现两种主要的钙离子结合蛋白在成熟期的表达都是上调的,并且在内质网腔中也发现了它们的存在。因此推测,钙离子进入成釉细胞通过依赖内质网的途径。众所周知,内质网在细胞内能够允许高浓度钙离子的聚集,因而这样一个"钙离子跨膜"机制似乎是可行的,而且对避免细胞质出现过多的钙离子也有很大帮助。新近的研究表明,内质网膜上的钙泵蛋白在成熟期同样表达上调。

ERp29 是一种在动物细胞普遍表达且高度保守的蛋白,似乎对很多生物具有重要的作用。虽然 ERp29 具体功能还不清楚,但不同的研究结果表明这种蛋白在分泌蛋白的产生过程中,具有独特的作用。成釉细胞是迄今为止发现的 ERp29 蛋白含量最高的细胞,但是在成牙本质细胞中,ERp29 含量却极低。因而,牙体组织细胞将很有可能成为研究 ERp29 蛋白功能的关键。

（二）成牙本质细胞的蛋白质组学分析

牙本质(dentin)构成牙齿的主体,由成牙本质细胞沉积形成。Park 通过 SDS-PAGE 结合 LC-MS/MS 的方法分析了三个不同成人的第三磨牙成牙本质细胞中的蛋白质。取成人的第三磨牙,分离去除矿物质,提取蛋白质通过 SDS-PAGE 进行蛋白分离,再通过胶内酶切后采用反相 LC-MS-MS 进行分析。总共鉴定了 233 种蛋白,有 68 种蛋白是这三颗不同来源磨牙成牙本质细胞所共有。包括一些胶原蛋白,非胶原蛋白如 DSPP、biglycan、osteoglycin、osteopontin 和 osteocalcin。除了这些已知蛋白,他们还鉴定到多种基质和血清蛋白沉积物,包括 asporin、lumican、mimecan 和 SOD3。这是人们第一次通过蛋白质组学的方法鉴定到的一系列成牙本质细胞蛋白。这些蛋白的鉴定界定了牙本质的有机质并帮助人们更好地认识成牙本质细胞的特点。

（三）牙髓细胞的蛋白质组学分析

对于牙髓细胞的分析,目前常用的方法是先分离出牙髓细胞,再进行体外培养,体外培养的牙髓细胞能够诱导分化为成牙本质细胞。研究者对牙髓细胞经过 7 天的牙源性诱导,提取蛋白质后采用 2-DE 的方法进行分离,结合 MALDI-TOF MS 技术,鉴定了 23 种与早期牙源性分化相关的蛋白,这些蛋白包括细胞骨架蛋白、核蛋白、细胞膜结合蛋白、基质合成相关蛋白以及一些代谢酶类。这项研究展现了人的牙髓细胞成牙本质分化过程中的蛋白质全谱,这将便于人们更好地了解牙髓细胞成牙本质分化的潜在分子机制。

另外,人们在对牙髓的疾病蛋白质组学研究中,通过直接采取根管感染病人的牙髓,提取蛋白后进行酶解,再采用反相 nano-LC-MS-MS 进行分析,鉴定的大多数蛋白是牙髓细菌的细胞壁或是细胞膜相关蛋白,分别来源于不同的菌种。由此揭示了被感染的根管中存在复杂的微生物,并可进一步分析出在炎症过程中所涉及的菌种。

（四）ToothPrint 数据库——牙蛋白质组的生物信息学分析

牙蛋白质组学在线数据库 ToothPrint 提供了多种牙蛋白质组学的数据类型,包括各种可搜索的 2-D 凝胶图、已知蛋白以及发育调节、配体结合、亚细胞组分分离和免疫组化的各种结果。此外,蛋白质与 DNA 序列信息、其他组织的 2-D 凝胶图、蛋白质结构信息、已发表的文献信息等也可以通过链接远程数据库获得。ToothPrint 在设计之初就以涵盖各类牙体组织的蛋白质组学数据为目的,也必将在与牙相关的生物学研究领域提供全面广泛的生物信息参考资源。

（五）结语

使用标准 2-DE 方法是目前研究牙组织细胞蛋白质组学的广泛接受的可行方法,但是部分组织(如成釉细胞)取样困难,样本量小,必须对传统方法做一些小的改进。比如研究者们采用的脱矿化处理、亚细胞组分分离、微尺度的凝胶电泳等多种蛋白质研究方法,都使得对牙相关的蛋白质功能的分析和认识取得了很大进展。分子指纹(molecular fingerprint)的建立,也使现有知识获得了补充,而且使研究者们发现了一些意料之外的蛋白特征,很大程度地丰富了对牙蛋白质组学最初的认识,增添了很多新的信息。比如有关牙釉质的研究中,非常清晰地证明了成釉细胞在执行自身特有功能(比如分泌特有蛋白基质和细胞对钙的大规模利用的调控)时,同样会使用各类组织细胞通用的蛋白体系。从而表明,我们对成釉细胞的研究中获得的很多信息将很有可能直接应用于其他普通类型的细胞。并且将有助于研究在不同的生理状态下,相同蛋白的功能差异。另外,借助凝胶电泳、高效液相色谱技术和一些尖端质谱技术的综合使用,各种细胞中表达蛋白的鉴定和信息的记录也已成为目前牙蛋白质组学的焦点问题,而且很有可能在牙蛋白组学的发展中取得更大进展。

与此同时,我们所面对的另一个巨大的挑战便是如何应用这些已经获得的数据。目前研究已确认的牙釉质蛋白 42 种,牙本质蛋白也有 60 余种,明确这些蛋白的功能意义则是一个更艰巨的研究任务。此外,参考牙釉质发育蛋白质组学的研究已经取得的进展,如何开展对牙本质和牙骨质的形成的研究,也是一个需要我们去思考的问题。总之,牙组织的蛋白质组学研究,将有望对人类蛋白质组学的研究起到一定的推动作用,并且本身也具有较大潜力和较广泛的应用前景。

（特邀专家　贺俊崎　首都医科大学）

第五节　生物信息学基础知识

一、人类基因组研究计划的由来

细胞生物学(cell biology)试图以一个模式性细胞的知识为代表统一解释一些基本的生命现象,如细胞增殖周期、细胞凋亡、细胞分化、肿瘤、干细胞理论、动作电位发生等,因此一著名生命科学家曾经说过生命现象的全部知识可能来源于细胞本身。也正是因为如此,以生物结构基本单位——细胞为平台进行生命现象的研究仍然是当今生物科学基础研究中最主要的基本材料。近两个世纪以来,遗传学(genetics)通过三大经典遗传学定律(基因分离律、自由组合律、伴性遗传律)的阐明确立了遗传性状以及遗传性状的物质基础存在于细胞内染色体中的概念。生物化学(biochemistry)通过中心法则理论(the central dogma)的建立揭示了遗传性状的分子基础是基因(即功能性 DNA 片段,尤其是能翻译成蛋白质的 DNA 片段)以及遗传信息流动的方向。细胞生物学通过细胞结构、组成与功能的阐释建立了以细胞模式进行生命科学研究的基本体系,而其中的染色体结构(chromosome)周期性变化理论(有丝分裂与减数分裂)进一步统一了遗传学知识与生物化学知识。

生物化学中物质代谢、能量代谢以及细胞内信号传递通路的理论为细胞生物学的成立奠定了坚实的物质基础,也勾画出生物分子间相互联系的基本轮廓。在生物化学蛋白质理论非常丰富,即蛋白质基因结构中的开放阅读框架(open reading frame, ORF)内核苷酸一级序列可按照三联密码规律直接翻译成氨基酸一级序列,而且 Anfinsen 关于核糖核酸酶还原或氧化的蛋白质结构折叠或变性实验等又证明了蛋白质构象(3-dimensional structure)是由蛋白质一级结构决定的,亦即由蛋白质基因 DNA 序列信息直接决定;蛋白质构象可以是球状、纤维状或其他任何形状,这里蛋白质构象是以模体(motif)为基础进行模块化叠加的结果;蛋白质构象既可以保持着相对稳定的构象,也可以在一定条件下多种构象之间发生动态地相互转变,但只有一定构象的蛋白质才会产生一定的蛋白质活性;而蛋白质分子表面上的结构域(domain)是与其他蛋白质、DNA 或 RNA、其他有机分子或金属离子等发生相互作用的基础,如酶的催化活性部位、多蛋白复合体组装、抗原抗体反应、配体受体作用、载体蛋白小分子转运、细胞信号传递(如 Src 同源的结构域 SH 或与 pleckstrin 同源的结构域 PH 等)及基因转录调控等等,这些蛋白质结构理论表明蛋白质才是执行生命功能的基本物质单位,蛋白质构象不同是所有生命现象之所以能发生的最基本的物质原因。这样“蛋白质构象与功能关联”学说为通过用基因 DNA 序列和(或)氨基酸序列资料进行分析,以及通过蛋白质空间构象尤其是结构域或模体资料进行分析,进而揭示生命现象与规律提供了可能。

分子生物学(molecular biology)应当是关于某一种生命大分子的生物学。仿照细胞生物学构建的思路,在众多生物化学的分子中人们试图寻找一种生物大分子,然后只对该分子进行系统性研究,最终尽可能探索出生命现象的所有答案。蛋白质分子(多样性)与染色体DNA 分子(唯一性)相比,显然只有染色体 DNA 分子才能充当能最终解释生命现象所有答案的重任,因为染色体 DNA 分子中储存了所有遗传信息,是生命现象遗传单位(基因)的全部集合(即基因组,genome)。基因组泛指一个生命体、病毒或细胞器的全部遗传物质,在真核细胞中基因组特指一套染色体(单倍体)DNA,因此分子生物学(主要是 DNA 的分子生物学)应当与基因组学(genomics)是同义语,都是关于染色体 DNA 分子或基因组 DNA 分子的生物学,是关于染色体 DNA 一级结构基因排列与其生物学功能对应关系的一门学科,由此而来基因组学是 DNA 分子生物学的重点研究内容。

人类基因组研究计划(human genome project, HGP)于 1990 年正式启动,直接目的就是研究人类染色体 DNA 分子(包括线粒体 DNA)的基因结构、基因分布与基因的生物学功能,具体研究涉及领域包括结构基因组学、功能基因组学和比较基因组学领域,其中结构基因组学领域内分为物理位点制图、连锁遗传图制图和基因组 DNA 全序列测定三部分工作,最后目标是将所有研究工作尽可能地都反映在同一张染色体 DNA 图上。

根据上述观点,我们认为传统意义上的分子生物学内容都不是真正意义上的分子生物学,即传统意义上的分子生物学仅是为实现基因组学研究目标的一些实验技术与策略。例如传统意义上的分子生物学内容主要包括基因工程(genetic engineering,是一组有关 DNA 片段操作的技术群,包括切、连、转、筛、收等过程)、聚合酶链反应(polymerase chain reaction, PCR)(是一体外的特定 DNA 片段扩增技术)、以及用特异性检测鉴定核酸序列为主或蛋白质表型结构为主的各种杂交技术、各类文库(DNA 文库和 cDNA 文库)的构建技术、蛋白质与核酸分子测序技术(如 DNA 双脱氧测序法和蛋白质 Edman 手工测序法)等;甚至还包括在这些技术基础上建立起来的各种分析策略,如比较研究中以 PCR 技术为基础的 mRNA 水平差异显示(mRNA differential display PCR,DD-PCR)、大分子测序策略如鸟枪(散弹片段)法(shotgun)与各 DNA 片段重叠(contig overlap)、染色体步移(chromosome walk)、基因片段在染色体上的定位如荧光探针原位杂交(FISH)、功能基因组学研究(functional genomics)技术如基因敲除与转基因技术(knockout and transgene)、DNA 定点突变技术(site-directed muta-genesis)、生物体内外蛋白质生物学功能研究等;寻找蛋白质基因上游 5'-端启动子位置等基因调节序列结构的巢式删除法 DNA 突变技术(unidirectional deletion mutagenesis)和 CAT 报告基因表达载体(CAT reporter gene vector)表达效率评估的检测技术、寻找基因调节序列有关转录因子蛋白质与研究蛋白质-DNA 相互作用关系的凝胶阻滞技术(gel retardation shift)、染色体免疫沉淀技术(ChIP^2)和 DNase Ⅰ足迹法(DNase I footprint)等等,其实都只是在为 DNA 分子生物学或基因组学服务。此外,还有蛋白质空间构象测定(如核磁共振技术与 X 晶体衍射分析)、蛋白质短肽与 DNA 短序列的合成技术与标记技术、细胞培养、一级结构序列内各功能模块(motif)或结构域(domain)的测定或计算机预测等等,统统只是基因组学研究中基因功能注释工作的基本技术或辅助技术。

基因组学研究的全部内容至少应当包括:①染色体 DNA(有时还包括线粒体 DNA)一级结构的全序列测定、结构性基因(rRNA,mRNA,tRNA)DNA 片段在染色体 DNA 分子上面的定位、探明基因的生物学功能;②非结构性基因如基因表达调节序列、重复序列、冗余序列等的生物学研究;③不同生物个体间基因 DNA 序列多态性如单核苷酸多态性(single nucleotide polymorphism,SNP)、微卫星 DNA 指纹结构等的研究。广泛意义上的基因组学研究还包括不同种属(其他模式生物基因组结构与功能的研究,如小鼠、果蝇、线虫、病毒、细菌、酵母等)间或不同生物基因组基因序列间的比较基因组学(comparative genomics)研究,以及序列性生物分子进化关系研究与种系发生进化树的形成、伦理法律社会问题研究(ethical,legal and social issues,ELSI)、与生物信息数据库(bioinformatic databases)的建立与数据分析软件的开发等工作。

二、基因组研究计划的缺陷与蛋白组学研究计划的提出

尽管人类基因组计划的完成为非结构性基因 DNA 序列如多重复性微卫星 DNA 结构在法医个体识别或亲子鉴定与遗传流行病学调查,单基因疾病干预方面如基因治疗(gene ther-apy)和药物治疗,基于序列特征分析为主的分子生物进化学(phylogenetics)研究结果、不断积累的蛋白质结构与功能知识、生物信息分析的各种经验等对于后来蛋白组学研究的影响等等都奠定了很坚实的基础,而且我们也相信它正在、而且还将继续为人类生命科学的研究

提供更多的实惠。但是随着生命科学研究的深入,人们已经发现了结构性基因片段 DNA 序列结构与蛋白质序列结构往往并不严格实行——对应关系(也包括基因结构与生物学性状的不一一对应)的事实,虽然这并不动摇"蛋白质是实现生命现象的功能执行者"这一基本观念,但这已经提示了单纯从基因观点研究生命现象的学术观点显然存在着比较严重的失真。

导致这种并不一一对应的原因主要是由于从基因水平到蛋白质水平的遗传信息流动过程中有不少环节都能影响蛋白质表达与功能的发挥,如 mRNA 表达的变位剪接与编辑作用、蛋白质空间构象折叠过程、蛋白质翻译后的修饰加工(片段水解、分子内剪接、磷酸化与糖基化等)与靶向定位、蛋白质相互作用与配合、蛋白质降解等;还表现在某些生物学遗传性状由多基因决定,某些生物学遗传性又存在由等位基因与复等位基因决定;此外,随着认识的深入,人们发现基因转录表达调节方式更加扑朔迷离。例如传统上由乳糖操纵子 the lac operon 转录现象基础上建立起来的转录表达调节学说认为,基因 DNA 调节序列(如启动子)、RNA 聚合酶、与转录调节相关蛋白(如转录因子)共同构成三位一体的转录体系,其中作为转录因子的蛋白质与 DNA 调节序列之间的发生相互作用是决定特异性转录表达调节的主要原因,但近年研究发现表观遗传学因素(epigenetic contributors),即染色体组蛋白乙酰化、染色体 DNA 核苷甲基化等为主的染色体结构变化(chromosome remodeling),和小 RNA 为主的干扰 RNA 分子(interfere RNA)均对基因转录表达的不同环节产生影响等,因此蛋白质作为转录因子一统天下式地调节转录表达过程应当重新认识。综合以上原因,现在人们不断降低了原来那种对人类基因组研究计划所抱有的最初的期望(解密生命的天书)值。

同一生物个体内尽管细胞基因型(genotype)是唯一的,但细胞表型(phenotype)却可千变万化,肿瘤时细胞的基因型与细胞表型都可能发生变化。相同细胞但发育阶段不同细胞表型也各不相同,不同生理或病理状态下细胞表型也互不相同。细胞表型是在某一生理或病理状态下由一组已经表达的蛋白质相互作用,共同决定着细胞功能发挥的结果。任何一种生物性状的改变或任何一种蛋白质功能的发挥都是某一细胞表型基础上某一蛋白或某一组蛋白与其他蛋白质共同作用下实现的,因此生物学性状或蛋白质功能的研究应当在一组已经表达的蛋白质基础上进行。蛋白质组(proteome)是指一个基因组在特定条件下或特定研究范围内所表达蛋白质的总体,蛋白组学(proteomics)就是研究某一特定条件下一组蛋白质表达变化规律的一门学科(由澳大利亚学者 1994 年提出),即研究不同细胞表型下细胞内或组织内已经表达的蛋白谱(包括蛋白质翻译后各种各样的修饰等)及其表达量变化、细胞定位和生物学功能变化。显然,研究蛋白组学研究工作必须依赖蛋白组内蛋白质快速分离与性质(序列)鉴定技术的建立、依赖大量的各种蛋白质结构/功能知识的积累、以及依赖蛋白质生物信息分析技术的支持等。

2D-PAGE 蛋白电泳/液相色谱分析(2-dimentional polyacrylamide gel electrophoresis/ liquid chromatograph)-飞行时间-质谱分析(flight of time-mass spectrometry)技术是目前快速分离鉴定蛋白表达谱(包括蛋白质翻译后修饰等)及其表达量变化的重要工具,而基因表达串联分析(serial analysis of gene expression,SAGE)技术是从 mRNA 水平快速研究 mRNA 表达谱及其表达量变化(转录组学,transcriptomics)的重要方法,这类分析技术统称为基因表达的频谱分析。基因芯片技术(DNA microarray)与 RNA 转录差异显示(DD-PCR)技术也属于基因表达频谱分析技术的范畴。基因表达频谱分析的结果仅能揭示哪些基因或哪些蛋白被表达与其表达量的相对变化,但并不能说明这些基因或这些蛋白质之间的相互作用关系。近年来,在蛋白组学研究领域中除研究基因表达蛋白质频谱变化外,研究这些蛋白组内各蛋白质之间相互作用(相互作用组学,interactomics)的技术也不断深入,目前包括有在传统药理学与分子生物学基础上建立起来的细胞内信号传递研究技术;以物理学上相互作用为基础的酵母双杂交技术(yeast two hybrid system)、亲和层析与免疫共沉淀(co-immunoprecipitation)技术、噬菌体文库展示(phage library display)、标签表达蛋白提取(tag protein pull down)技术等;以生物学功能结合突变实验为基础的遗传互补分析(genetics methods);以大分子复合体内多亚基间相互作用关系为基础的荧光共振能量转移技术(fluorescent resonance energy transfer,FRET)和表面等离子体共振分光技术(surface plasmon resonance spectroscopy,SPR);以及蛋白质(或与小分子)复合体结构测定为基础的核磁共振技术(NMR)与 X 晶体衍射(X-ray crystal diffraction)分析技术。此外,还有针对转录调节片段为目的的特定染色体 DNA 片段免疫共沉淀分析技术(ChIP)等。蛋白质表达水平的频谱分析技术与蛋白质相互关系的研究技术一起联合使用,可为从蛋白组水平为物质能量、细胞内信号传递与基因表达等提供重要的技术支持,因此人们可通过对以上生命科学的研究将能重新定义特定条件下的细胞表型,即从特定条件下细胞内物质代谢方式(metabolic pathway)、细胞内信号传递途径(cellular signal transduction)与基因表达调节级联状态(transcription level regulatory cascade)等的不同状态对细胞表型进行定义,也可实现虚拟细胞的表型重构(phenotype reconstruction)与计算机模型的逻辑演绎。

三、基因组研究计划与蛋白组学研究对生命科学的影响

一方面,在实施基因组研究计划与蛋白学组研究的同时产生了大量原始的分子生物信息资料,这些海量资料需要管理检索与再利用,另一方面,有些资料根据生物化学知识与理论经过进一步整理与归纳可以获得新的结论。因此在信息技术如数据库管理(database management)、多元统计分析(multi-variables statistics)与运筹学技术(operational research)、计算机算法与编程技术(algorithm and programming)、以及信息包的传输控制协议与网络协议(transmission control protocol/internet protocol,TCP/IP)、文件传输协议(file transfer protocol,FTP)等技术帮助与支持下,在对这些分子生物信息资料在储存、处理、检索与开发利用的过程实践中,逐渐形成了一门新兴但又十分重要的生物科学即生物信息学(bioinformatics)。

当今,基因组研究计划与蛋白组学研究不断地向着细胞水平、组织器官水平和动物整体水平方向深入,并不断发生相互之间的整合,从而形成系统生物学(systemic biology)。比较成功的系统生物学例子有虚拟细胞模型、能进行收缩的心肌组织模型,与不断分化发育的简单生物模型等,例如不断分化发育的简单生物模型,如可在计算机水平上对由 942 个细胞组成的秀丽新小杆状线虫(C. elegans)系统进行分化发育研究。此外,基于基因组计划与蛋白组学计划的研究结果建立起全新的新药研究理论体系(drug discovery and pharmainformatics research)将会结束神农尝草式的经验性新药探索模式,这种新药理论体系的建立是以大量生物信息支撑的功能性指标评价系统与大规模高通量筛选技术为依托的。此外,基因组计划与蛋白组学研究对其他生命科学中的应用学科,包括医学、农学等的进一步发展也都会产生着更深远的影响。

（一）生物信息学是生物学与信息科学的结合体

主要研究内容包括收集整理各种形式的生物信息数据,建立生物信息学数据库;根据生物学知识与统计学知识建立的算法理论(algorithm theory),并结合计算机编程技术开发数据库检索(retrieval and research)或数据库再利用(datamine)的软件;通过生物信息学的门户网站(NCBI、EBI、GOLD 和 ExPASy)和门户网站所提供的检索(retrieval,文本为主)与搜索(search,序列为主)工具(如检索用 SRS、Entrez,搜索用 BLAST、FASTA)有效促进与指导生物信息资源的共享与利用。本质上讲,生物信息学是对实验生物学资料进行的再加工整理,同时又通过检索等手段对进一步的生物学实验进行理论预测与指导,因此实验生物学资料的可靠性会直接影响生物信息学资源的可靠性程度。

（二）系统生物学整合了细胞、组织器官和整体水平上关于物质代谢、能量代谢和细胞遗传信息调节等各种生物学信息

各种代谢通路与网络均可用图表示,其中各要素之间的相互联系一般以节点和连线来表示。日本京都大学化学研究所在京都基因与基因组百科全书(Kyoto encyclopedia of genes and genomes,KEGG)网站上介绍了物质代谢、细胞内信号传递与基因转录表达调节途径等综合性网络图,该网络图上各节点数据与世界上主要生物信息数据库直接相联,此外该数据库还附有各种化合物配体受体数据库等。现在可用酵母双杂交技术等建立起某一细胞表型下蛋白组内各蛋白质之间相互作用的定性联系网络图,并用聚类分析方法等进一步简化或优化了该定型下的代谢网络联系图;也可用数学方法如解联立微分方程组 simultaneous differential equations(主要软件有 Gepasi 和 BioQuest)或随机过程原理(stochastic models based Gillespie algorithm)去定量描述某一物质代谢通路过程中物质投入(feeding)与产出(output)的数学模型。虚拟细胞(virtual cell)模型、各向异性心肌组织(anisotropic excitable ventricular tissues)模型和秀丽新小杆状线虫(*C. elegans*)分化发育模型均是系统生物学研究的著名例子。

（三）现代新药开发研究(drug discovery and pharmainformatics research)是一个有关新药开发与后期临床用药管理的系统工程

一般新药开发过程包括生物体内靶蛋白分子(target protein)的找寻,先导化合物(lead compound)的筛选和候选药物的药理学作用机理研究等环节。基因组学与蛋白组学的研究首先通过蛋白质相互作用组学(interactome)的知识为新药靶蛋白分子寻找提供理论基础;随后蛋白质构象数据库 PDB、化合物配体受体配合默契数据库如 DOCK 与化合物的构象活性定量关系 QSAR(quantitative structure-activity relationship)数据库为先导化合物设计与优化提供技术支持;再就是特定基因敲除或转基因动物疾病模型数据库(disease model database, e. g. T-BASE)为新药药理学筛选提供稳定可靠的动物模型。此外,生物信息学领域中组合化学数据库(combinational chemistry)为多种候选化合物设计与合成提供依据;功能性基因组学(functional genomics)知识为生物功能替代检测指标的建立起着重要的数据信息支持,反过来又进一步为新药高通量快速筛选(high throughput screen,HTS)提供了操作上的可能。

随着技术成本的不断降低与仪器自动化的实现,新药使用前后对人体代谢的影响采用蛋白组学技术进行评价,将会是临床前药理学研究的重要组成部分。此外,人群中对同一药物可能会产生不同的代谢应答反应或出现程度不同的副作用,这些差异主要是由于各个体之间存在的遗传素质不同所造成的,因此人类基因组研究计划中单核苷酸多态性(SNP)数据库等对药物代谢遗传生化的人群差异研究与临床用药中个体化治疗指导有十分重要的指导意义。单核苷酸多态性 SNP 是指基因组内特定核苷酸位点上可以有两种或两种以上不同碱基替换的多态性方式,其中每一种碱基在群体中出现的频率不低于 1%。SNP 大多数为转换置换型,例如在 CG 序列中出现最为频繁,而且多是由 C 变为 T,因为 C 常易被甲基化,然后自发地脱氨后即成为 T。SNP 可以发生在蛋白质结构性基因,也可以发生在基因组中除蛋白质结构性基因以外的其他任何部位,SNP 在单个基因或一个基因组内分布不均,可以是存在于转录区,也可以是非转录区;虽然许多 SNP 的存在并不影响细胞生存或其他功能,但可以影响对药物代谢的敏感性。此外,SNP 多为二态性,因此可作为新一代的遗传标记,作为法医中个体识别或亲子鉴定或某些疾病遗传流行病学研究的分子基础。

（特邀专家　李载权　北京大学）

参 考 文 献

1. 李育阳. 基因表达技术. 北京:科学出版社,2001
2. 吕国蔚. 生物医学研究方法学. 北京:人民军医出版社,2009
3. 莎姆布鲁克. 分子克隆实验指南. 第 3 版. 黄培堂译. 北京:科学出版社出版,2002
4. 吴乃虎. 基因工程原理. 第 2 版. 北京:科学出版社,1998
5. 尤金·加菲尔德. 引文索引法的理论及应用. 侯汉青译. 北京:北京图书馆出版社,2004
6. 朱玉贤. 现代分子生物学. 第 2 版. 北京:高等教育出版社,2002
7. 左才杰. 医学文献检索指南. 北京:世界图书出版公司,1993
8. JACKSON D A,SYMONS R H,BERG P. Biochemical method for inserting new genetic information into DNA of Simian Virus 40:circular SV40 DNA containing lambda phage genes and the galactose operon of Escherichia coli. Proc. Nat. Acad. Sci,1972,69,2904-2909
9. NANDAKUMAR R,MADAYIPUTHIYA N,FOUAD A F. Proteomic analysis of endodontic infections by liquid chromatography-tandem mass spectrometry. Oral Microbiol Immunol,2009,24:347-352
10. PARK E S,CHO H S,KWON T G,et al. Proteomics analysis of human dentin reveals distinct protein expression profiles. J Proteome Res,2009,8:1338-1346
11. PENNISI E. Ancient DNA. Sequencing neandertal mitochondrial genomes by the half-dozen. Science,2009,325:318-321
12. SAIKI R K,SCHARF S,FALOONA F,et al. Enzymatic amplification of beta-globin genomic sequences and restriction site analysis for diagnosis of sickle cell anemia. Science,1985,230:1350-1354
13. WATSON J D,CRICK F H. Molecular structure of nucleic acids:a structure for deoxyribose nucleic acid. Nature,1953,171:737-738
14. WEI X,WU L,LING J,et al. Differentially expressed protein profile of human dental pulp cells in the early process of odontoblast-like differentiation in vitro. J Endod,2008,34:1077-1084

第二章 重组DNA及相关基本技术

重组 DNA 技术是按照人的意愿,在体外对 DNA 分子进行重组,再将重组分子导入受体细胞,使其在细胞中扩增和繁殖,以获得该 DNA 分子的大量拷贝。

质粒(plasmid)是真核细胞细胞核外或原核生物拟核区外能够进行自主复制的遗传单位,包括真核生物的细胞器(主要指线粒体和叶绿体)中和细菌细胞拟核区以外的 DNA 分子。现在习惯上用来专指细菌(大肠杆菌)、酵母菌和放线菌等生物中细胞核或拟核中的 DNA 以外的 DNA 分子。在重组 DNA 过程中质粒常被用做基因的载体(vector)。许多细菌除了拟核中的 DNA 外,还有大量很小的环状 DNA 分子,这就是质粒(部分质粒为 RNA)。质粒上常有抗生素的抗性基因,例如,四环素抗性基因或卡那霉素抗性基因等。质粒在宿主细胞体内外都可复制。

目前,已发现有质粒的细菌有几百种,已知的绝大多数的细菌质粒都是闭合环状 DNA 分子(cccDNA)。细菌质粒的相对分子质量一般较小,约为细菌染色体的 0.5% ~ 3%。根据相对分子质量的大小,大致上可以把质粒分成大小两类:较大一类的相对分子质量是 40×10^6 以上,较小一类的相对分子质量是 10×10^6 以下(少数质粒的相对分子质量介于两者之间)。每个细胞中的质粒数量主要决定于质粒本身的复制特性。按照复制性质,可以把质粒分为两类:一类是严紧型质粒,当细胞染色体复制一次时,质粒也复制一次,每个细胞内只有 1 ~ 2 个质粒;另一类是松弛型质粒,当染色体复制停止后仍然能继续复制,这些质粒的复制是在宿主细胞的松弛控制之下的,每个细胞中含有 10 ~ 200 份拷贝,如果用一定的药物处理抑制寄主蛋白质的合成还会使质粒拷贝数增至几千份。如较早的质粒 pBR322 即属于松弛型质粒,要经过氯霉素处理才能达到更高拷贝数。一般分子量较大的质粒属严紧型。分子量较小的质粒属松弛型。质粒的复制有时和它们的宿主细胞有关,某些质粒在大肠杆菌内的复制属严紧型,而在变形杆菌内则属松弛型。

在基因工程中,常用人工构建的质粒作为载体。人工构建的质粒可以集多种有用的特征于一体,如含多种单一酶切位点、抗生素耐药性等。常用的人工质粒运载体有 pBR322、pSC101。pBR322 含有抗四环素基因(Tcr)和抗氨苄西林基因(Apr),并含有 5 种内切酶的单一切点。如果将 DNA 片段插入 EcoRI 切点,不会影响两个抗生素基因的表达。但是如果将 DNA 片段插入到 Hind Ⅲ、BamH Ⅰ或 Sal Ⅰ切点,就会使抗四环素基因失活。这时,含有 DNA 插入片段的 pBR322 将使宿主细菌抗氨苄西林,但对四环素敏感。没有 DNA 插入片段的 pBR322 会使宿主细菌既抗氨苄西林又抗四环素,而没有 pBR322 质粒的细菌将对氨苄西林和四环素都敏感。pSC101 与 pBR322 相似,只是没有抗氨苄西林基因和 Pst Ⅰ切点。

第一节　质粒重组

一、概　述

　　质粒具有稳定可靠和操作简便的优点。如果要克隆较小的 DNA 片段(<10kb)且结构简单,质粒要比其他任何载体都好。在质粒载体上进行克隆,从原理上说很简单,先用限制性内切酶切割质粒 DNA 和目的 DNA 片段,在体外使两者连接,再用所得重组质粒转化细菌,即可完成。但在实际工作中,如何区分插入外源 DNA 的重组质粒和无插入而自身环化的载体分子是较为困难的。通过调整连接反应中外源 DNA 片段和载体 DNA 的浓度比例,可以将载体的自身环化限制在一定程度以内,也可以进一步采取一些特殊的克隆策略,如载体去磷酸化等来最大限度地降低载体的自身环化,还可以利用遗传学手段如 α 互补现象等来鉴别重组子和非重组子。

(一) 重组质粒的构建流程

1. 染色体 DNA 的抽提。

2. PCR 扩增分离目的 DNA 片段。

3. 全基因合成目的 DNA 片段,用体外人工方法合成 DNA 双链片段。

4. 载体质粒的抽提、纯化及检测。

5. 载体及目的 DNA 片段的限制性核酸内切酶酶切与连接。

6. 重组质粒转化大肠杆菌。

7. 重组子的筛选、重组质粒的抽提与鉴定。

(二) 选用质粒做载体的 4 点要求

1. 选分子量小的质粒,即小载体(1~1.5kb),不易损坏,在细菌里面拷贝数也多。

2. 一般使用松弛型质粒,在细菌里扩增不受约束,一般 10 个以上的拷贝,而严谨型质粒一般小于 10 个。

3. 必须具备一个以上的酶切位点,有选择的余地。

4. 必须有易检测的标记,多是抗生素的抗性基因。

　　无论选用哪种载体,首先都要获得载体分子,然后采用适当的限制性核酸内切酶将载体 DNA 进行切割,获得分子,以便于与目的基因片段进行连接。

(三) 一个合格质粒的组成要素

1. 复制起始位点(Ori)　复制起始位点即控制复制起始的位点。原核生物 DNA 分子中只有一个复制起始点。而真核生物 DNA 分子有多个复制起始位点。

2. 抗生素抗性基因　可以便于加以检测,如 Amp^+、Kan^+。

3. 多克隆位点(MCS)　克隆携带外源基因片段。

4. 启动子/增强子(P/E)。

5. 终止信号(Terms)。

6. 加 poly(A)信号　可以起到稳定 mRNA 的作用。

(四) 如何阅读质粒图谱

1. Ori 的位置　了解质粒的类型(原核/真核/穿梭质粒)。

2. 筛选标记　如抗性,决定使用什么筛选标记。

（1）Ampr:水解 β-内酰胺环,解除氨苄的毒性。

（2）Tetr:可以阻止四环素进入细胞。

（3）Camr:生成氯霉素羟乙酰基衍生物,使之失去毒性。

（4）neor(kanr):氨基糖苷磷酸转移酶,使 G418(卡那霉素衍生物)失活。

（5）Hygr:使潮霉素 β 失活。

3. 多克隆位点　决定能不能放目的基因以及如何放置目的基因。它具有多个限制酶的单一切点,便于外源基因的插入。如果在这些位点外有外源基因的插入,会导致某种标志基因的失活,而便于筛选。

4. 外源 DNA 插入片段大小　质粒一般容易容纳小于 10kb 的外源 DNA 片段。一般来说,外源 DNA 片段越长,越难插入,越不稳定,转化效率越低。

5. 是否含有表达系统元件　表达系统元件即启动子-核糖体结合位点-克隆位点-转录终止信号。这是用来区别克隆载体与表达载体。克隆载体中加入一些与表达调控有关的元件即成为表达载体。选用哪种载体,还是要以实验目的为准。

（五）外源 DNA 片段和质粒载体的连接策略

1. 带有非互补突出端的片段　用两种不同的限制性内切酶进行消化可以产生带有非互补的黏性末端,这也是最容易克隆的 DNA 片段,一般情况下,常用质粒载体均带有多个不同限制酶的识别序列组成的多克隆位点,因而几乎总能找到与外源 DNA 片段末端匹配的限制酶切位点的载体,从而将外源片段定向地克隆到载体上。也可在 PCR 扩增时,在 DNA 片段两端人为加上不同酶切位点以便与载体相连。

2. 带有相同的黏性末端　用相同的酶处理可得到黏性末端。由于质粒载体也必须用同一种酶消化,亦得到同样的两个相同黏性末端,因此在连接反应中外源片段和质粒载体DNA 均可能发生自身环化或几个分子串联形成寡聚物,而且正反两种连接方向都可能存在。所以,必须仔细调整连接反应中两种 DNA 的浓度,以便使正确的连接产物的数量达到最高水平。还可将载体 DNA 的 5′磷酸基团用碱性磷酸酯酶去掉,最大限度地抑制质粒DNA 的自身环化。带 5′端磷酸的外源 DNA 片段可以有效地与去磷酸化的载体相连,产生一个带有两个缺口的开环分子,在转入大肠杆菌受体菌后的扩增过程中缺口可自动修复。

3. 带有平末端　平末端是由产生平末端的限制性内切酶或核酸外切酶消化产生,或由DNA 聚合酶补平所致。由于平端的连接效率比黏性末端要低得多,故在其连接反应中,T4DNA 连接酶的浓度和外源 DNA 及载体 DNA 浓度均要高得多。通常还需加入低浓度的聚乙二醇(PEG 8000)以促进 DNA 分子凝聚成聚集体的物质以提高转化效率。

特殊情况下,外源 DNA 分子的末端与所用的载体末端无法相互匹配,则可以在线状质粒载体末端或外源 DNA 片段末端接上合适的接头(linker)或衔接头(adapter)使其匹配,也可以有控制的使用大肠杆菌 DNA 聚合酶 I 的 Klenow 大片段部分填平 3′凹端,使不相匹配的末端转变为互补末端或转为平末端后再进行连接。

二、基本实验步骤

(一) 载体质粒与外源性 DNA 连接

1. 取灭菌处理的 0.5mL 离心管。

2. 将 0.1μg 载体 DNA 转移到无菌离心管中,加 1~3 倍摩尔量的外源 DNA 片段。

3. 加蒸馏水至体积为 8μL,于 45℃ 保温 5min,以使重新退火的黏性末端解链。将混合物冷却至 0℃。

4. 加入 10×T4 DNA 连接酶缓冲液 1μL,T4 DNA 连接酶 1μL,混匀后用微量离心机离心,于 16℃ 反应 8~24h(不同公司的 T4 DNA 连接酶的连接温度和时间不同,具体操作见产品说明书)。

同时做二组对照反应,其中对照组一只有质粒载体无外源 DNA;对照组二只有外源 DNA 片段没有质粒载体。

(二) 注意事项

1. DNA 连接酶用量与 DNA 片段的性质有关,连接平齐末端,必须加大酶量,一般使用连接黏性末端酶量的 10~100 倍。

2. 在连接带有黏性末端的 DNA 片段时,DNA 浓度一般为 2~10mg/mL,在连接平齐末端时,需加入 DNA 浓度至 100~200mg/mL。

3. 连接反应后,反应液在 0℃ 可储存数天,在 -80℃ 可储存 2 个月,但是在 -20℃ 冷冻保存将会降低转化效率。

4. 黏性末端形成的氢键在低温下更加稳定,所以尽管 T4 DNA 连接酶的最适反应温度为 37℃,在连接黏性末端时,反应温度以 10℃~16℃ 为好,平齐末端则以 15℃~20℃ 为好。

5. 在连接反应中,如不对载体分子进行去 5′磷酸基处理,便用过量的外源 DNA 片段(3~5 倍),这将有助于减少载体的自身环化,增加外源 DNA 和载体连接的机会。

第二节　重组 DNA 转化大肠杆菌

转化(transformation)是将异源 DNA 分子引入细胞株系,使受体细胞获得新的遗传性状的一种手段,是基因工程等研究领域的基本实验技术。进入细胞的 DNA 分子通过复制表达,才能实现遗传信息的转移,使受体细胞出现新的遗传性状。质粒转化常用大肠杆菌感受态细胞。

一、大肠杆菌感受态细胞的制备

(一) 大肠杆菌感受态细胞制备的原理

所谓感受态,是指细菌生长过程中的某一阶段的培养物,只有某一生长阶段中的细菌才能作为转化的受体,具有能接受外源 DNA 而不将其降解的生理状态。感受态形成后,细胞生理状态会发生改变,出现各种蛋白质和酶,负责供体 DNA 的结合和加工等。细胞表面正电荷增加,通透性增加,形成能接受外来的 DNA 分子的受体位点等。为了把外源 DNA(重组质粒)引入大肠杆菌,就必须先制备能吸收外来 DNA 分子的感受态细胞。在细菌中,能产生感受态的细胞只占极少数。而且,细菌的感受态是在短暂时间内发生。

目前对感受态细胞能接受外来 DNA 分子的原理看法不一。主要有两种假说:

1. 局部原生质体化假说　细胞表面的细胞壁结构发生变化,即局部失去细胞壁或局部溶解细胞壁,使 DNA 分子能通过质膜进细胞。证据是:

（1）发芽的芽孢杆菌容易转化。

（2）大肠杆菌的原生质体不能被噬菌体感染,却能接受噬菌体 DNA 转化。

（3）适量的溶菌酶能提高转化率。

2. 酶受体假说　感受态细胞的表面形成一种能接受 DNA 的酶位点,使 DNA 分子能进入细胞。证据是:

（1）蛋白质合成的抑制剂如氯霉素,可以抑制转化作用。

（2）细胞分裂过程中,一直有局部原生质化,但感受态只在生长对数期的早中期出现。

（3）分离到感受态因子,能使非感受态细胞转变为感受态细胞。

目前对感受态细胞的转化理论尚未有统一结论,但是许多实验室一直进行探索,试图从实验中获得明确回答。

（二）大肠杆菌化学转化感受态细胞的制备

1. 将受体大肠杆菌接种于无抗生素的 LB 固体培养基上活化,置于恒温培养箱中 37℃ 培养过夜。

2. 取一上述大肠杆菌培养物单菌落接种于 3mL LB 液体培养基中,于恒温振荡器上,37℃ 振荡培养过夜（12～16h）,必要时在显微镜下镜检大肠杆菌细胞是否形态一致,有无杂菌污染。

3. 在无菌条件下用移液管取过夜培养的菌液 1mL,接种于新鲜的 LB 液体培养基中（100mL LB/250mL 三角瓶,接种量按菌液浓度而定,一般在 1% 左右）,于恒温振荡器上 37℃ 培养 2～3h。

4. 取 1mL 培养液以未接种的 LB 作空白对照,在分光光度计上测 OD600 的光密度值,约为 0.2～0.5 左右。

5. 无菌条件下将上述 1mL 菌液倒入 1.5mL Eppendorf 离心管中,每组 2 支。

6. 带菌液的离心管置于冰上 10min,冷却菌液,平衡好,置于台式低速离心机上,于 4℃ 5 000g 离心 5min。

7. 无菌条件下,倒去上清 LB,留下沉淀菌体,加入预冷的 100mmol/L $CaCl_2$ 溶液 600μL,用微量取样器轻轻吸冲底部沉淀菌体,使其悬浮后,把 2 支管合并为 1 支,摇匀后于冰浴中放置 30min。

8. 重新将 $CaCl_2$ 菌悬浮液置于台式低速离心机上,于 4℃ 5 000g 离心 10min,小心倒掉上清 $CaCl_2$,留下沉淀菌体。

9. 再把菌体悬浮在 200μL 100mmol/L $CaCl_2$ 的溶液中,置于冰上作为转化的受体菌液。此制备的感受态细胞应在此步后 1～24h 内使用,效率比较高;或者每管 50μL 分装后保存于 −80℃。

（三）大肠杆菌电转化感受态细胞的制备

1. 将适合菌株（如 XL1-Blue,DH5α）置于无抗生素的 LB 的液体培养基中,37℃ 培养过夜。

2. 高温灭菌大的离心瓶(250～500mL)。准备几瓶灭菌水(总量约1.5L),保存于冷室中以备重悬浮细胞用。

3. 转移0.2～1mL过夜培养物至装有500mL LB液体培养基的1～2L摇瓶中。

4. 37℃下剧烈振荡培养2～6h。

5. 定时监控OD600(培养1h后每半小时测定一次),当OD600达到0.5～1.0时,从摇床中取出摇瓶,置于冰上冷却至少15min(需要的话这种方式可以存放培养液数小时)。

6. 细胞在4℃ 5 000g下离心15min,弃上清液(如需要,沉淀可在4℃的10%甘油中保存一两天)。

7. 用灭菌的冰水重悬浮细胞。先用涡旋器或移液管重悬细胞于少量体积中(几毫升),然后加水稀释至离心管的2/3体积。

8. 照上面步骤重复离心,小心弃去上清液。

9. 照上面步骤用灭菌的冰水重悬浮细胞。

10. 离心,弃上清液。用20mL灭菌的、冰冷后的10%甘油重悬浮细胞,照上面步骤离心,小心弃去上清液(沉淀可能会很松散)。

11. 用10%甘油重悬浮细胞至最终体积为2～3mL。

12. 将细胞按50μL等份分装入离心管中,于-80℃保存。

二、重组DNA转化大肠杆菌

(一)重组DNA的转化原理

已经制备好大肠杆菌感受态细胞,接下来把重组的DNA引入受体细胞,使受体菌具有新的遗传特性,并从中选出转化子。作为受体的大肠肝菌,必须不同外来DNA分子发生遗传重组,通常是rec基因缺陷型的突变体,同时它们必须是限制系统缺陷或限制与修饰系统均缺陷的菌株。这样外来的DNA分子不会受其限制酶的降解,保持外来DNA分子在受体细胞中的稳定性。制备的大肠杆菌细胞就具有这三种缺陷(rk-mk-rec-),同时此受体细胞还是氨苄西林(AP)或其他抗生素敏感。在体外构建好的重组分子上具有分解氨苄西林或其他抗生素的基因存在,当它导入受体细胞后,就赋予这些受体细胞新的特性,即AP或其他抗生素抗性。

DNA分子转化的原理为:

1. 吸附　完整的双链DNA分子吸附在受体菌表面。

2. 转入　双链DNA分子解链,单链DNA分子进入受体菌,另一链降解。

3. 自稳　外源质粒DNA分子在细胞内又复制成双链环状DNA。

4. 表达　供体基因随同复制子同时复制,并被转录和翻译。

对DNA分子来说,能被转化进受体细胞的比率极低,通常只占DNA分子的0.01%,因此改变条件,提高转化率是很有必要的,一些研究表明下列因素可以提高转化率:

1. 细胞生长状态和密度　不要用经过多次转接或储于4℃的培养菌,最好从-80℃或-20℃甘油保存的菌种中直接转接用于制备感受态细胞的菌液。细胞生长密度以刚进入对数生长期时为好,可通过监测培养液的OD600来控制。DH5α菌株的OD600为0.5时,细胞

密度在 $5×10^7$ 个/mL 左右(不同的菌株情况有所不同),这时比较合适。密度过高或不足均会影响转化效率。

2. 质粒的质量和浓度 用于转化的质粒 DNA 应主要是超螺旋态 DNA(cccDNA)。转化效率与外源 DNA 的浓度在一定范围内成正比,但当加入的外源 DNA 的量过多或体积过大时,转化效率就会降低。1ng cccDNA 即可使 $50μL$ 的感受态细胞达到饱和。一般情况下,DNA 溶液的体积不应超过感受态细胞体积的 5%。

3. 试剂的质量 所用的试剂,如 $CaCl_2$ 等均须是最高纯度的,并用超纯水配制,最好分装保存于干燥的冷暗处。

4. 防止杂菌和杂 DNA 的污染 整个操作过程均应在无菌条件下进行,所用器皿,如离心管、枪头等最好是新的,并经高压灭菌处理,所有的试剂都要灭菌,且注意防止被其他试剂、DNA 酶或杂 DNA 所污染,否则均会影响转化效率或杂 DNA 的转入,为以后的筛选、鉴定带来不必要的麻烦。

5. 受体菌细胞与 DNA 分子两者比例在 $1.6×10^8$ 细胞/1ng DNA 分子(4.3kb)左右转化率较好。

6. DNA 分子与细胞混合时间为 1h 最佳。

7. 铺平板条件会影响转化率。

8. 对不同转化菌株热处理(效应不一致)。

除上述因素外,转化试验还注意如下问题:

1. 连接 DNA 反应液与受体细胞混合时,一定保持在冰浴条件下操作,如果温度时高时低,转化效率将极差。

2. 热处理后,要迅速加入 LB 以使表型表达,延迟加 LB,将使转化率迅速降低。

3. 在平板上涂布细菌时,注意避免反复来回涂布,因为感受态细菌的细胞壁有了变化,过多的机械压涂布会使细胞破裂,影响转化率。

DNA 不能凭自己的能力进入细菌,而是需要帮助才能穿过细胞的内、外膜进入细胞内,在那里表达和复制。转化的方法分为两类:化学法和物理法。化学法是把外来重组分子和感受态细胞在低温下混合,使其进入受体细胞。物理法是当大肠杆菌暴露在电荷中时,其细胞膜会不稳定而诱导形成暂时孔洞,于是 DNA 分子可以由该孔进入细胞。

（二）重组 DNA 化学转化

1. 在无菌条件下,取 $2～5μL$ 重组质粒连接产物加入到 $50～150μL$ 大肠杆菌感受态细胞的离心管,混匀,放置冰浴中 $15～30min$。

2. 冰浴后,将正在转化反应的细胞悬浮液加入 $37～42℃$ 的恒温水浴槽内,保温 $45s～5min$。

3. 然后放置冰浴中 $2～3min$。然后加入 LB 液体培养基 $500μL～1mL$,(无抗菌素 LB 液,有助于基因表达)马上置于 $37℃$ 温箱 1h,每 5min 翻转 1 次。

4. 用移液器取 0.1mL 的转化菌液直接涂布含抗生素的 LB 固体平皿上,共涂布三个培养皿。

5. 用移液器取未经转化的受体大肠杆菌感受态菌液 0.1mL 直接涂布于含抗生素的 LB 固体平皿上,作为受体菌对照。

6. 将第 4、5 步涂布培养皿先放室温 15min 左右,使涂布上的菌液干燥不会流动。然后倒置放于恒温箱中37℃培养过夜。

7. 第二天取出培养皿,观察对照平皿和转化平皿菌落情况。对照平皿因受体菌对抗生素敏感,故不能在含抗生素的培养基上生长。

(三) 重组DNA电穿孔转化

1. 在冰上解冻电感受态细胞。

2. 加入1~2μL质粒DNA,冰上放置5min。

3. 转移DNA/细胞混合物至冷却后的1mm电穿孔容器(无泡)中。

4. 加载P1 000,准备好500μL LB培养液。

5. 对电穿孔容器进行脉冲(200Ω,25μFd,2.5kV)(检查时间常数,应该在3以上)。

6. 立即添加300~500μL的LB培养液至电穿孔容器中,并转移到离心管中。

7. 37℃下培养细胞40min至1h以复原。

8. 转移细胞至适当的固体LB培养基上培养(以下步骤与化学转化方法相同)。

(四) 设定对照

对照组1:以同体积的无菌双蒸水代替DNA溶液,其他操作与上面相同。此组正常情况下在含抗生素的LB平板上应没有菌落出现。

对照组2:以同体积的无菌双蒸水代替DNA溶液,但涂板时只取5μL菌液涂布于不含抗生素的LB平板上,此组正常情况下应产生大量菌落。

(五) 计算转化率

统计每个培养皿中的菌落数。

转化后在含抗生素的平板上长出的菌落即为转化子,根据此皿中的菌落数可计算出转化子总数和转化频率,公式如下:

$$转化子总数=菌落数×稀释倍数×转化反应原液总体积/涂板菌液体积$$

$$转化频率(转化子数/每mg质粒DNA)=转化子总数/质粒DNA加入量(mg)$$

$$感受态细胞总数=对照组2菌落数×稀释倍数×菌液总体积/涂板菌液体积$$

$$感受态细胞转化效率=转化子总数/感受态细胞总数$$

第三节　单菌落扩增与小量DNA制备

在培养板上挑选单一菌落,培养扩增,从小量(2~5mL)细菌培养物中分离质粒DNA,提取的质粒DNA可用于电泳、酶切、连接与转化。从大肠杆菌中分离小量质粒DNA方法众多,目前常用的是碱变性法、煮沸法、SDS法、层析法等。各方法分离是依据宿主菌株类型、质粒分子大小、碱基组成及结构等特点加以选择的,其中碱变性法既经济且收得率较高。基本实验步骤:

(一) 细菌的培养和收获

1. 细菌培养　挑取单菌落,接种到2~5mL适宜的液体培养基(如氨苄西林抗性的标准LB液体培养基)中,37℃振荡培养过夜。

(1) 最好在细菌的对数生长晚期时提取。过早则质粒得率太低,过晚则会有杂菌污染,或得到的质粒杂质太多,影响其后的酶切、电泳等实验。

（2）某些严紧型质粒（如 pBR322）需要在进入对数生长中期后,在细菌培养物中加入氯霉素继续培养,以提高产量。

2. 细菌的收获　将 2mL 菌液倒入微量离心管中,12 000g 离心 30s,吸去培养液。上清务必要吸取干净,否则会影响质粒的质量。必要时可以离心 2 次。

（二）细菌的裂解和质粒 DNA 的提取

1. 碱裂解法　在 pH 12.0～12.6 碱性环境中,线性的大分子量细菌染色体 DNA 变性,而共价闭环质粒 DNA 仍为自然状态。将 pH 调至中性并有高盐浓度存在的条件下,染色体 DNA 之间交联形成不溶性网状结构,大部分 DNA 和蛋白质在去污剂 SDS 的作用下形成沉淀,而质粒 DNA 仍为可溶状态,通过离心可除去大部分细胞碎片、染色体 DNA、RNA 及蛋白质,质粒 DNA 尚在上清中,再用酚:氯仿抽提进一步纯化质粒 DNA。

（1）方法步骤:

①将细菌沉淀,所得沉淀重悬于 100μL 用冰预冷的溶液 I 中,剧烈振荡。

溶液 I :50mmol/L 葡萄糖

　　　　25mmol/L Tris-Cl（pH 8.0）

　　　　10mmol/L EDTA（pH 8.0）

溶液 I 可成批配制,每瓶约 100mL, 在 6.895×10^4 Pa 高压下蒸汽灭菌 15min,贮存于 4℃。必须使细菌沉淀在溶液 I 中完全分散,将两个微量离心管的管底部互相接触振荡,可使沉淀迅速分散。

②加入 200μL 新配制的溶液 II。盖紧管口,快速颠倒离心管 5 次,以混合内容物。应确保离心管的整个内表面均与溶液 II 接触。不要振荡,将离心管放置于冰上。

溶液 II :0.2mol/L NaOH（临用前用 10mol/L 贮存液现用现稀释）

　　　　1% SDS

③加入 150μl 用冰预冷的溶液 III。盖紧管口,将管倒置后并振荡 10s,溶液 III 在黏稠的细菌裂解物中分散均匀,之后将管置于冰上 3～5min。

溶液 III :5mol/L 乙酸钾 60mL

　　　　冰乙酸 11.5mL

　　　　水 28.5mL

④用微量离心机于 4℃ 12 000g 离心 10min,将上清转移到另一离心管中。

⑤可做可不做,加等量酚:氯仿,振荡混匀,用微量离心机于 4℃ 以 12 000g 离心 5min,将上清转移到另一离心管中。

⑥用 2 倍体积的无水乙醇于室温沉淀质粒 DNA。振荡混合,于室温放置 2min。

⑦用微量离心机于 4℃ 以 12 000g 离心 5min。

⑧小心吸去上清液,将离心管倒置于一张纸巾上,以使所有液体流出。再将附于管壁的液滴除尽。除去上清的简便方法是用一次性使用的吸头与真空管道相连,并用吸头接触液面。当液体从管中吸出时,尽量使吸头远离核酸沉淀,然后继续用吸头通过抽真空除去附于管壁的液滴。

⑨用 1mL 70% 乙醇于 4℃ 洗涤质粒 DNA 沉淀,按步骤 8 所述方法去掉上清,在空气中使质粒 DNA 沉淀干燥 5～10min。

⑩用 50～100μL 含无 DNA 酶的胰 RNA 酶（20μg/mL）的 TE（pH 8）溶解,贮存于 -20℃。

（2）小结：

①此法制备的高拷贝数质粒（如 Xf3 或 pUC），其产量一般约为每毫升原细菌培养物 3～5μg 质粒。

②如果要通过限制性内切酶酶切割反应来分析 DNA，可取 1μL DNA 溶液加到另一含 8μL 水的微量离心管内，加 1μL 10×限制酶缓冲液和 1 单位的限制性内切酶，在适宜温度反应 1～2h。将剩余的 DNA 贮存于 -20℃。

③此方法按适当比例放大可适用于 100mL 细菌培养物。

2. 煮沸裂解法

（1）方法步骤

①将细菌沉淀，沉淀物重悬于 350μL STET 中。

STET：0.1mol/L NaCL

　　　　10mmol/L Tris. Cl(pH 8.0)

　　　　1mmol/L EDTA(pH 8.0)

　　　　5% Triton X-100

②加 25μL 新配制的 10mg/mL 溶菌酶溶液［用 10mmol/L Tris. Cl(pH 8.0) 配制］，振荡 3s 混匀。如果溶液中 pH 低于 8.0，溶菌酶就不能有效发挥作用。

③将离心管放入煮沸的水浴中，时间为 40s。

④用微量离心机于室温以 12 000g 离心 10min。

⑤用无菌牙签从微量离心管中去除细菌碎片。

⑥在上清中加入 40μL 5mol/L 乙酸钠(pH 5.2) 和 420μL 异丙醇，振荡混匀，于室温放置 5min。

⑦用微量离心机于 4℃以 12 000g 离心 5min，回收 DNA 沉淀。

⑧小心吸去上清液，将离心管倒置于一张纸巾上，以使所有液体流出。再将附于管壁的液滴除尽。除去上清的简便方法是用一次性使用的吸头与真空管道相连，轻缓抽吸，并用吸头接触液面。当液体从管中吸出时，尽可能使吸头远离核酸沉淀，然后继续用吸头通过抽真空除去附于管的液滴。

⑨加 1mL 70% 乙醇，于 4℃以 12 000g 离心 2min。

⑩按步骤 8 所述再次轻轻地吸去上清，这一步操作要格外小心，因为有时沉淀块贴壁不紧，去除管壁上形成的所有乙醇液滴，打开管口，放于室温直至乙醇挥发殆尽，管内无可见的液体(5～10min)。

⑪用 50～100μL 含无 DNA 酶的胰 RNA 酶(20μg/ml) 的 TE(pH 8) 溶解，贮存于 -20℃。

（2）小结：当从表达内切核酸酶 A 的大肠杆菌株（如 HB101）中小量制备质粒 DNA 时，建议舍弃煮沸法。因为煮沸步骤不能完全灭活内切核酸酶 A，以后在 Mg^{2+} 存在下温育时质粒 DNA 可被降解。在上述方案的步骤 9 之间增加一步，即用酚：氯仿进行抽提，可以避免这一问题。

3. 层析法　用商品化的层析树脂（大多以试剂盒的形式销售）纯化质粒 DNA 目前极其普遍。商家的试剂盒也在不断地改进和优化质粒提取的方法。试剂盒功能的不断改进，可以小量制备高质量的质粒 DNA，使得利用密度梯度离心进行常规质粒纯化技术已不再必要。实际应用中每种试剂盒中的说明书都有详细的操作步骤。在此只阐述利用层析技术纯化质粒 DNA 的一般方法及这些试剂盒的工作原理。

试剂盒中的层析树脂一般分为两大类,两种树脂都可以从细菌裂解液中纯化 DNA。一类树脂纯化的质粒 DNA 其纯度足以用于酶操作(如 PCR、限制酶反应和连接反应)、原核细胞转化,但不适用于真核细胞转染;另一类树脂纯化的质粒 DNA 适用于以上所有用途。

一般来说,树脂的工作原理分两种:一种是利用疏水反应纯化核酸;另一种是利用混合离子交换及吸附反应进行纯化。后者是制备用于转染真核细胞的质粒 DNA 的最常用的方法。

早在 20 世纪 50 年代,人们就已知道,在有离液盐存在时 DNA 能与硅胶可逆结合。DNA 双链与硅化材料相互作用的原理被认为是由于 DNA 分子中磷酸二酯链骨架在离液盐作用下脱水,湿的暴露的磷酸基团吸附硅胶。双链的 DNA 分子一旦被硅胶吸附,则以天然状态或部分变性状态(单链)存在,不能用洗脱 RNA 或碳水化合物等生物大分子的溶剂(如50% 乙醇)将其洗脱下来。但是,经水溶性缓冲液(通常为 TE 或水)重新水化后,DNA 就能从层析柱上定量回收。

双链 DNA 和硅胶的吸附作用依赖于 DNA 的碱基组成和拓扑学结构。树脂本身的特点使其成为纯化环状质粒 DNA 及长链线状 DNA 片段的理想材料。但是 DNA 与硅胶的相互作用还依赖于 DNA 的长度,小于 200bp 的 DNA 片段很难吸附到树脂上。正由于这一原因,目前市场上的硅胶色谱纯化试剂不能用于小片段 DNA 的纯化。

(三)　质粒得率过小的主要原因

上述方法所得质粒取 1~2μL 样品测定紫外吸光度,对所得质粒进行定量并了解其纯度,或取 1~2μL 样品进行琼脂糖电泳,估计其纯度和得率。质粒得率过小的主要原因有:

1. 细菌培养时间不够。
2. 细菌沉淀重悬于重悬溶液时,没有完全分散。
3. 加裂解溶液后,裂解得不充分。
4. 各种液体放置时间过长而失效。
5. 加入异丙醇的量不够。
6. 洗涤用的乙醇溶液浓度<60%。
7. 严紧型质粒应适当加大培养体积,并用氯霉素处理。

第四节　重组质粒的筛选鉴定

大肠杆菌是否携带了重组质粒需要筛选鉴定,与空载体区别出来,但仅靠肉眼是不能判断一个转化子是否携带了重组质粒还是空载体,在一些例外的情况下,携带重组质粒的克隆可能会比正常的小一些,这是因为表达外源蛋白的质粒延缓宿主细胞的生长。近年来建立了许多方法以区别带有重组质粒的克隆和空质粒,包括组织化学法检测转化细胞的 β-gal 活性,原位杂交,分析重组质粒的大小和 PCR 等方法。

一、抗性基因插入失活筛选法

根据抗生素抗性基因插入失活原理而设计的插入失活法是重组体常用的筛选方法。如非重组的质粒上的四环素和氨苄西林抗性基因都是正常的,带有这种质粒的受体菌可以在加有四环素和氨苄西林的双抗性平板上生长。如果在该质粒的四环素抗性基因内插入外援片段,就会造成四环素抗性基因失活,携带这种质粒的宿主菌可以在氨苄西林的平板上生长,而不能在四环素抗性平板上生长。

二、α-互补鉴定重组质粒

载体质粒上具有乳糖操纵的 β-半乳糖苷酶基因(*LacZ*),我们可以利用外源基因插入载体 β-半乳糖苷酶基因(*LacZ*),使其失去 β-半乳糖苷酶基因活性的原理来选择新构建的重组子。

以 pUC18 为例,因 pUC18 带有 *Ampr* 基因而外源片段上不带该基因,故转化受体菌后只有带有 pUC18 DNA 的转化子才能在含有 *Amp* 的 LB 固体培养基平板上存活下来;而只带有自身环化的外源片段的转化子则不能存活。此为初步的抗性筛选。pUC18 上带有 β-半乳糖苷酶基因(*lacZ*)的调控序列和 β-半乳糖苷酶 N 端 146 个氨基酸的编码序列。这个编码区中插入了一个多克隆位点,但并没有破坏 *lacZ* 的阅读框架,不影响其正常功能。大肠杆菌 DH5α 菌株带有 β-半乳糖苷酶 C 端部分序列的编码信息。在各自独立的情况下,pUC18 和 DH5α 编码的 β-半乳糖苷酶的片段都没有酶活性。但在 pUC18 和 DH5α 融为一体时可形成具有酶活性的蛋白质。这种 *lacZ* 基因上缺失近操纵基因区段的突变体与带有完整的近操纵基因区段的 β-半乳糖苷酸阴性突变体之间实现互补的现象叫 α-互补。由 α-互补产生的 Lac 细菌较易识别,它在生色底物 5-溴-4 氯-3-吲哚-β-D-半乳糖苷(X-gal)存在下被异丙基硫代-β-D-半乳糖苷(IPTG)诱导形成蓝色菌落。当外源 DNA 片段插入到 pUC18 质粒的多克隆位点上后会导致读码框架改变,表达蛋白失活,产生的氨基酸片段失去 α-互补能力,因此在同样条件下含重组质粒的转化子在生色诱导培养基上只能形成白色菌落。由此可将重组质粒与自身环化的载体 DNA 分开,此为 α-互补现象筛选。

三、杂交鉴定重组质粒

菌落可以从培养皿转移到醋酸纤维膜上,生长在醋酸纤维膜表面的菌落被原位降解,释放出来的单链 DNA 被固定在膜上再与放射性标记的核酸探针杂交已固定的 DNA 并使培养皿中与探针特异杂交的菌落显现。

四、菌落 PCR 鉴定重组质粒

1. 在插入的外源 DNA 片段两端的质粒序列设计上下游引物。
2. 制备 PCR 反应混合液。
3. 用经灭菌的 10μL 枪头(不用牙签)挑去白色菌落,迅速地使挑取物溶在上述混合液中。
4. 盖上离心管盖子,在沸水上温育 10min。
5. 将步骤 3 的样品冷却至室温,离心数秒钟,然后于管中加入引物和 Tag DNA 聚合酶,进行 PCR 反应。

6. 按以下条件进行 PCR 反应:94℃预变性 3min;然后进行 30 个循环反应,其温度循环条件为:94℃变性 1min,57℃退火 1min,72℃延伸 1min;循环结束后 72℃再延伸 5min(PCR 反应条件可根据实际情况进行调整)。

7. 取 5μL PCR 产物在 1% 琼脂糖凝胶上进行电泳检测,重组质粒的 PCR 产物片断要大于空载体的 PCR 产物。

五、质粒 PCR 鉴定重组质粒

1. 制备小量质粒 DNA。

2. 以质粒 DNA 为模板,在插入的外源 DNA 片段两端的质粒序列设计上下游引物,进行 PCR 反应。

3. 按以下条件进行 PCR 反应:94℃预变性 3min;然后进行 30 个循环反应,其温度循环条件为:94℃变性 1min,57℃退火 1min,72℃延伸 1min;循环结束后 72℃再延伸 5min(PCR 反应条件可根据实际情况进行调整)。

4. 取 5μL PCR 产物在 1% 琼脂糖凝胶上进行电泳检测,重组质粒的 PCR 产物片断要大于空载体的 PCR 产物。

六、电泳及酶切鉴定重组质粒

用无菌牙签挑取白色单菌落接种于含抗生素的 5mL LB 液体培养基中,37℃下振荡培养 12h。进行小量质粒 DNA 的提取,同时以抽提的空白质粒作对照,直接进行电泳,有插入片段的重组质粒电泳时迁移率较空白质粒慢。或者与连接未端相对应的限制性内切酶进行酶切检验后,进行电泳,根据酶切反应结果鉴别重组质粒。

(一) DNA 限制性内切酶酶切分析简介

限制性内切酶能特异地结合于一段被称为限制性酶识别序列的 DNA 序列之内或其附近的特异位点上,并切割双链 DNA。它可分为三类:Ⅰ类和Ⅲ类酶在同一蛋白质分子中兼有切割和修饰(甲基化)作用且依赖于 ATP 的存在。Ⅱ类由两种酶组成:一种为限制性内切核酸酶(限制酶),它切割某一特异的核苷酸序列;另一种为独立的甲基化酶,它修饰同一识别序列。Ⅱ类中的限制性内切酶在分子克隆中得到了广泛应用,它们是重组 DNA 的基础。绝大多数Ⅱ类限制酶识别长度为 4~6 个核苷酸的回文对称特异核苷酸序列(如 EcoRⅠ识别六个核苷酸序列:5'-G↓AATTC-3'),有少数酶识别更长的序列或简并序列。Ⅱ类酶切割位点在识别序列中,有的在对称轴处切割,产生平末端的 DNA 片段(如 SmaⅠ:5'-CCC↓GGG-3');有的切割位点在对称轴一侧,产生带有单链突出末端的 DNA 片段称黏性末端,如 EcoRⅠ切割识别序列后产生两个互补的黏性末端。

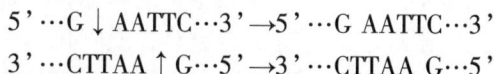

5'…G↓AATTC…3'→5'…G AATTC…3'
3'…CTTAA↑G…5'→3'…CTTAA G…5'

DNA 限制性内切酶酶切图谱又称 DNA 的物理图谱,它由一系列位置确定的多种限制性内切酶酶切位点组成,以直线或环状图式表示。在 DNA 序列分析、基因组的功能图谱绘制、DNA 的无性繁殖、基因文库的构建等工作中,建立限制性内切酶图谱都是不可缺少的环节,近年来发展起来的限制性片段长度多态性(RFLP)技术,更是建立在它的基础上。

(二) DNA 酶切反应

1. 用微量移液器向灭菌的离心管分别加入 1μg DNA 和相应的 10× 限制性内切酶反应缓冲液 2μL,再加入去离子水使总体积为 19μL,将管内溶液混匀后加入 1μL 限制性内切酶,用手指轻弹管壁使溶液混匀,并用微量离心机离心,使溶液集中在管底。

2. 混匀反应体系后,将离心管置于 37℃ 水浴温育 1~3h,使酶切反应进行完全。

3. 每管加入 2μL 0.1mol/L EDTA(pH 8.0),混匀,以停止反应,置于冰箱中保存备用。

(三) 注意事项

1. 酶切时所加的 DNA 溶液体积不能太大,否则 DNA 溶液中其他成分会干扰酶切反应。

2. 酶活力通常用酶单位(U)表示,酶单位的定义是:在最适反应条件下,1h 完全降解 1μg λDNA 的酶量为一个单位,但是许多实验制备的 DNA 不像 λDNA 那样易于降解,需适当增加酶的使用量。反应液中加入过量的酶是不合适的,除考虑成本外,酶液中的微量杂质可能干扰随后的反应。

3. 市场销售的酶一般浓度很大,为节约起见,使用时可事先用酶反应缓冲液(1×)进行稀释。另外,酶通常保存在 50% 的甘油中,实验中,应将反应液中甘油浓度控制在 1/10 之下,否则,酶活性将受影响。

七、测序鉴定重组质粒

重组质粒可以直接进行 DNA 测序分析,对重组质粒进行鉴定。

第五节 凝胶电泳分离 DNA 片断及从凝胶中回收 DNA

一、凝胶电泳分离 DNA 片断

琼脂糖凝胶电泳是分离、鉴定和纯化 DNA 片段的标准方法。该技术操作简便快速,可以分辨用其他方法(如密度梯度离心法)所无法分离的 DNA 片段。当用低浓度的荧光嵌入染料溴化乙锭(Ethidium bromide,EB)染色,在紫外光下至少可以检出 1~10ng 的 DNA 条带,从而可以确定 DNA 片段在凝胶中的位置。此外,还可以从电泳后的凝胶中回收特定的 DNA 条带,用于以后的克隆操作。

(一) 简介

琼脂糖主要在 DNA 电泳中作为一种固体支持基质,其密度取决于琼脂糖的浓度。在电场中,在中性 pH 值下带负电荷的 DNA 向阳极迁移,其迁移速率由下列多种因素决定。

1. DNA 的分子大小 线状双链 DNA 分子在一定浓度琼脂糖凝胶中的迁移速率与 DNA 分子量对数成反比,分子越大则所受阻力越大,也越难在凝胶孔隙中行进,因而迁移的越慢。

2. 琼脂糖浓度 一个给定大小的线状 DNA 分子,其迁移速度在不同浓度的琼脂糖凝胶中各不相同。DNA 电泳迁移率的对数与凝胶浓度成线性关系。凝胶浓度的选择取决于

DNA 分子的大小。分离小于 0.5kb 的 DNA 片段所需胶浓度是 1.2% ~ 2%,分离大于 10kb 的 DNA 分子所需胶浓度为 0.3% ~ 0.7%,DNA 片段大小介于两者之间则所需胶浓度为 0.8% ~ 1.2%。

3. DNA 分子的构象　当 DNA 分子处于不同构象时,它在电场中移动距离不仅和分子量有关,还和它本身构象有关。相同分子量的线状、开环和超螺旋 DNA 在琼脂糖凝胶中移动速度是不一样的,超螺旋 DNA 移动最快,而线状双链 DNA 移动最慢。如在电泳鉴定质粒纯度时发现凝胶上有数条 DNA 带,难以确定是质粒 DNA 不同构象引起还是因为含有其他 DNA 引起时,可从琼脂糖凝胶上将 DNA 带逐个回收,用同一种限制性内切酶分别水解,然后电泳,如在凝胶上出现相同的 DNA 图谱,则为同一种 DNA。

4. 电源电压　在低电压时,线状 DNA 片段的迁移速率与所加电压成正比。但是随着电场强度的增加,不同分子量的 DNA 片段的迁移率将以不同的幅度增长,片段越大,因场强升高引起的迁移率升高幅度也越大,因此电压增加,琼脂糖凝胶的有效分离范围将缩小。要使大于 2kb 的 DNA 片段的分辨率达到最大,所加电压不得超过 5V/cm。

5. 嵌入染料的存在　荧光染料溴化乙锭用于检测琼脂糖凝胶中的 DNA,染料会嵌入到堆积的碱基对之间并拉长线状和带缺口的环状 DNA,使其刚性更强,还会使线状 DNA 迁移率降低 15%。

6. 离子强度影响　电泳缓冲液的组成及其离子强度影响 DNA 的电泳迁移率。在没有离子存在时(如误用蒸馏水配制凝胶),电导率最小,DNA 几乎不移动,在高离子强度的缓冲液中(如误加 10×电泳缓冲液),则电导很高并明显产热,严重时会引起凝胶熔化或 DNA 变性。

(二) 基本实验步骤

1. 缓冲液制备　取 10×TBE 缓冲液 20mL 加水至 200mL,配制成 1×TBE 稀释缓冲液。

2. 胶液的制备　称取 1g 琼脂糖,置于 200mL 锥形瓶中,加入 100mL 1×TBE 稀释缓冲液,放入微波炉里加热至琼脂糖全部熔化,取出摇匀,此为 1% 琼脂糖凝胶液。

3. 胶板的制备　将有机玻璃胶槽置于水平支持物上,插上样品梳子,注意观察梳子齿下缘应与胶槽底面保持 1mm 左右的间隙。向冷却至 50 ~ 60℃ 的琼脂糖胶液中加入溴化乙锭溶液其终浓度为 0.5μg/mL(也可不把 EB 加入凝胶中,而是电泳后再用 0.5μg/mL 的溴化乙锭溶液浸泡染色)。用移液器吸取少量融化的琼脂糖凝胶封有机玻璃胶槽两端内侧,待琼脂糖溶液凝固后将剩余的琼脂糖小心地倒入胶槽内,使胶液形成均匀的胶层。倒胶时的温度不可太低,否则凝固不均匀,速度也不可太快,否则容易出现气泡。待胶完全凝固后拔出梳子,注意不要损伤梳底部的凝胶,然后向槽内加入 1×TBE 稀释缓冲液至液面恰好没过胶板上表面。

4. 加样　取 10μL 酶切产物与 2μL 6×加样缓冲液混匀,用微量移液枪小心加入样品槽中。若 DNA 含量偏低,则可依上述比例增加上样量,但总体积不可超过样品槽容量。每加完一个样品要更换枪头,以防止互相污染,注意上样时要小心操作,避免损坏凝胶或将样品槽底部凝胶刺穿。

5. 电泳　加完样后,接通电源。控制电压保持在 60 ~ 80V,电流在 40mA 以上。当溴酚蓝条带到达距凝胶前沿约 2cm 时,停止电泳。

6. 染色　未加 EB 的胶板在电泳完毕后移入 0.5μg/mL 的 EB 溶液中,室温下染色

20～25min。

7. 观察和拍照　在波长为254nm的长波长紫外灯下观察染色后的或已加有EB的电泳胶板。DNA存在处显示出肉眼可辨的荧光条带。

（三）注意事项

1. 观察DNA离不开紫外透射仪，可是紫外光对DNA分子有切割作用。从胶上回收DNA时，应尽量缩短光照时间并采用长波长紫外灯（300～360nm），以减少紫外光切割DNA。

2. EB是强诱变剂并有中等毒性，配制和使用时都应戴手套，并且不要把EB洒到桌面或地面上。凡是沾污了EB的容器或物品必须经专门处理后才能清洗或丢弃。现在有新的商品化的荧光核酸染料，例如GelRed和GelGreen，是两种集高灵敏、低毒性和超稳定于一身的极佳的荧光核酸凝胶染色试剂。废弃物可直接倒入下水道，而不会造成任何环境污染。

3. 当EB太多，胶染色过深，DNA带看不清时，可将胶放入蒸馏水冲泡，30min后再观察。

二、从凝胶中回收DNA

在生物技术实验中，PCR反应获得的目的片段，酶切后所得特定的DNA序列，分子杂交中所制备的探针等，经过琼脂糖凝胶电泳后，目的片段要与其他DNA分开，这就需要有一套方法将目的DNA从凝胶中分离出来，通过处理后得到纯化的目的DNA，以用于以后分子杂交、重组子构建、序列分析等。现在常用的技术有：电洗脱法、低熔点琼脂糖凝胶法、玻璃奶法快速纯化回收DNA片段法等。

（一）电洗脱法

1. 简介　电洗脱法，经济节省，操作方便，对DNA的回收效果好。将电泳分离后含目的DNA片段的琼脂糖切割下来，装于透析袋中，继续在高电压下电泳，这时目的DNA会从凝胶中电泳出进入透析袋中，由于DNA分子量大，不能透过透析袋，从而保留于透析袋中。取出透析袋中含DNA的溶液，进一步用酚、氯仿抽提纯化即可得到目的DNA片断。

2. 基本实验步骤

（1）透析袋的处理

1）切取适当长度透析袋。

2）在2% $NaHCO_3$ 和1mM EDTA溶液中煮沸10min。

3）弃去煮沸液，加无菌水内外反复洗净透析袋。

（2）电洗脱

1）在长波紫外灯下（300～360nm）将含目标DNA片段的凝胶条带切下装入透析袋中。

2）向透析袋内加入2mL电泳缓冲液，使之浸没凝胶，并排空气泡。

3）将透析袋水平放入电泳槽（长度方向与电泳平行），加入适量缓冲液将透析袋浸没（约6～7mm）。

4）接通电源，150V电洗，在紫外灯下观察待DNA全部移出凝胶。

5）改变电场方向继续通电1min。

6）从透析袋中吸出缓冲液置于1～5mL离心管中。

7) 加入 1.5 倍体积正丁醇，混匀抽提去 EB。

8) 在台式离心机上 12 000g 高速离心 2min。

9) 吸去上层正丁醇溶液。

10) 重复步骤 7、8、9 两次。

11) 自下层的 DNA 的溶液中加入等体积酚：氯仿抽提 2 次。

12) 上清转入另一离心管中加入 1/10 倍体积 3M NaAc、2 倍体积预冷无水乙醇，于 20℃过夜。

13) 12 000g，4℃下离心 10min，得到 DNA 沉淀。

14) 弃去上清，加入 70% 乙醇洗涤两次后吸干乙醇。

15) 加入 50μL TE 或者超纯水溶解 DNA。

16) 取 10μL DNA 溶液加入 2μL 6×上样缓冲液，上样于 1% 琼脂糖凝胶上，电泳。

17) 在紫外透射仪上观察结果。

18) 测定 DNA 浓度。

（二）玻璃奶法

1. 简介　本方法有多种用途，主要包括：从琼脂糖凝胶中分离纯化 DNA 片段；从 DNA 反应物中纯化目的 DNA 片段，如回收纯化 PCR 产物、酶切连接反应中的 DNA 片段；从探针制备反应物中去除未标记上的核苷酸以及小的 DNA 片段（比如引物）；DNA 浓缩、去盐及去除杂质。本方法所用试剂盒的主要成分"基因纯"试剂是无毒、无味、无腐蚀作用的白色颗粒，能专一性结合 0.2 ~ 50kb 大小的 DNA（双链或单链，线性、环状或超螺旋），不结合 RNA、蛋白质、寡聚核苷酸、有机溶剂、去污剂及其他可能抑制酶活性的有机或无机物。

使用本法回收 DNA 片段有以下优点：

（1）高纯度：回收的 DNA 片段基本上不含 RNA、蛋白质及其他有机分子，可直接用于酶切、连接、探针制备、序列测定等。

（2）简便：所需主要仪器是一架台式离心机。

（3）快速：整个回收过程只需半个小时。

（4）高效：回收率达到 70% 以上。

（5）多用途：可以同时做胶回收、PCR 产物回收、DNA 片段及探针的纯化浓缩等。

（6）安全：不接触苯酚、氯仿等有害物质。

2. 基本实验步骤

（1）常规 DNA 电泳：按常规方法用溴化乙锭染色 DNA，而后将欲分离的 DNA 带从胶上切割下来，置于 1.5mL 离心管中。

（2）称出凝胶带的重量，加入三倍量（V/W）的碘化钠溶液。（如 0.1g 凝胶中加入 0.3mL 碘化钠溶液）。

（3）置于 55℃ 水浴 5 ~ 10min，直至凝胶完全溶化。

（4）加入 20μL 充分混匀的"基因纯"试剂（建议使用前用涡旋振荡器振荡 3min），室温放置 5min（期间将管子颠倒几次以混匀）。

（5）在台式离心机上 12 000g 离心 10s，倒去上清液。

（6）加入 0.8mL 预冷的 DNA 洗涤液，充分摇匀，在台式离心机上 12 000g 离心 10s，弃去上清。

（7）重复步骤 6 两次（共洗涤三次）。

（8）用吸水纸仔细将管壁上及管底残留的洗涤液吸干。

（9）加入 40μL TE 或超纯水，混匀后置于 55℃ 水浴 5min。

（10）离心 3min，将上清液小心吸至另一个离心管，即为纯化的 DNA 溶液。

（11）取 5μL DNA 溶液加入 1μL 6× 上样缓冲液，上样于 1% 琼脂糖凝胶上，电泳。

（12）在紫外透射仪上观察结果。

（13）测定 DNA 浓度。

（三）DNA 回收中的注意事项

回收 DNA 除了选择合适的方法外，还要注意以下几点：

1. **防止抽提过程中污染 DNA 酶**　与回收片段接触的试剂与器皿等都应进行灭菌（酶）处理，即使是不能用干热或湿热法灭菌的器皿也要用乙醇浸泡以杀灭活菌与 DNA 酶，不然可能发生回收片段部分降解的现象，有时甚至一无所获。即使是轻微的降解反应，当发生在黏性末端时也会导致严重的连接困难。

2. **紫外照射选择长波段**　回收过程往往需在紫外灯监测下进行，与一般观察电泳结果不同的是这时应用长波紫外灯。因为短波紫外线（254nm）会引起 DNA 的断裂或是形成 TT 二聚体，前者会使以后的连接与转化等实验失败，后者可能造成基因突变，给克隆工作带来麻烦。即使是使用了长波紫外照射，回收 DNA 时也要尽量短时照射，避免连续长时间照射。

3. **实验操作要轻柔**　特别在处理较大片段时应防止机械剪切作用对 DNA 的破坏，如吸取液体、转动离心管等操作均应缓慢、轻柔。

第六节　大量质粒 DNA 制备

从大规模（500mL）的细菌培养物中分离质粒 DNA，所获得的质粒进行进一步纯化，以获得大量的质粒 DNA。多年来，一直认为在氯霉素存在下扩增质粒只对生长在基本培养基上的细菌有效，然而在带有 pMBl 或 ColEl 复制子的高拷贝数质粒的大肠杆菌菌株中，采用以下步骤可提高产量至每 500mL 培养物获得 2～5mg 质粒 DNA，而且重复性也很好。

（一）细菌的培养与质粒的扩增

1. 将 30mL 含有目的质粒的细菌培养物培养到对数生长晚期（OD600 约为 0.6）。液体培养基中应含有相应抗生素，用单菌落或从单菌落中生长起来的小量液体培养物进行接种。

2. 将 25mL 对数生长晚期的培养物缓慢加入含相应抗生素的 500mL LB 液体培养基（预加温至 37℃）中，于 37℃ 剧烈振摇培养 2.5h（摇床转速 300r/min），所得培养物的 OD600 值约为 0.4。

3. 加 2.5mL 氯霉素溶液（34mg/mL 溶于乙醇），使其终浓度为 170μg/mL。像 pBR322 一类在宿主菌内只以中等拷贝进行复制的质粒，有必要使用这一步进行扩增。新一代的质粒（如 pUC 质粒）可复制达到很高的拷贝数，因此无需使用这一步进行扩增，这些质粒只要从生长达到饱和的细菌培养物即可大量提纯。但用氯霉素进行处理，具有抑制细菌复制的优点，可减少细菌裂解物的体积和黏稠度，极大地简化质粒纯化的过程。所以一般说来，尽管要在生长中的细菌培养物里加入氯霉素略显不便，但用氯霉素处理还是利大于弊。

4. 将培养液于 37℃ 剧烈振摇，继续培养 12～16h。

（二）细菌的收获

1. 将 500mL 细菌培养物转移至离心管中,用 SorvallGS3 转头(或与其相当的转头)于 4℃以 2 700g 离心 15min,弃去上清,敞开离心管口并倒置离心管使上清全部流尽。

2. 将细菌沉淀重悬于 100mL 用冰预冷的 STE 中。

STE

0.1mol/L NaCl

10mmol/L Tris-Cl(pH 8.0)

1mmol/L EDTA(pH 8.0)

3. 按步骤 1 所述方法离心,收集细菌细胞。

（三）细菌的裂解及质粒 DNA 的提取

1. 煮沸裂解法　该法根据 1981 年 Holmes 和 Quigley 的方法修订而成,可与随后的纯化步骤如氯化钯-溴化乙锭梯度平衡离心等步骤联合使用。建议该法只用于经氯霉素处理的培养物,未处理的培养物裂解后过于黏稠,不利于操作。当从大肠杆菌 HB101 或其衍生质粒(包括 TG1)中大量提取质粒时,不宜采用煮沸法。这些细菌释放大量糖类,在氯化铯-溴化乙锭梯度中与闭环 DNA 形成密度大致相同的区带,这些糖类还抑制以 DNA 为模板或底物的酶。

（1）将 500mL 培养物的细菌沉淀物(从上述步骤 3 获得)重悬于用冰预冷的 10mL STET 中,将悬液移入 50mL 锥形瓶中。

STET

0.1mol/L NaCl

10mmol/L Tris. Cl(pH 8.0)

1mmol/L EDTA(pH 8.0)

5% Triton X-100

（2）加入 1mL 新配制的 10mg/mL 溶菌酶溶液[溶于 10mmol/L Tris-Cl(pH 8.0)]。如溶液的 pH 值低于 0.8,溶菌酶不能有效地发挥作用。

（3）把锥形瓶放在酒精灯的明火上加热,直至液体恰好开始沸腾,不停地摇晃锥形瓶。

（4）立即把锥形瓶浸入装有沸水的 2L 大烧杯中,在沸水中放置 4s。

（5）将锥形瓶浸入用冰预冷的水中 5min,使之冷却。

（6）将黏稠状内容物从瓶中转移到离心管中(Beckman SW41 或与其相当的管),于 4℃以 150 000g 离心 30min。原有的细菌培养物生长得越密,越难将黏稠状裂解物转移到离心管中。如有必要,可用长刀片和剪刀将裂解物剪成大小适于操作的大团块,或放入 10mL 注射器的针筒中使之部分剪切。从经用氯霉素处理的细菌培养物中分离质粒 DNA 时,一般不会出现这一问题。如细菌碎片未能形成紧密的团块,可以 150 000g 再次离心 20min,然后将上清转移到另一管内,弃去残存在管内的黏稠状液体。

（7）用 4 层干酪包布把上清过滤至 250mL 离心瓶中,加 0.6 倍体积的异丙醇,充分混匀,于室温放置 10min。

（8）用 Sorvall GS3 转头(或与其相当的转头)于室温以 12 000g 离心 15min,回收核酸。如于 4℃离心,盐也会发生沉淀。

（9）小心倒掉上清,敞开瓶口倒置离心瓶使残余上清液流尽,于室温用 70% 乙醇洗涤核酸沉淀。倒出乙醇,用真空装置吸出附于瓶壁的所有液滴,于室温将瓶倒置放在纸巾上,使最后残余的微量乙醇挥发。

(10) 用 3ml TE(pH 8.0)溶解核酸沉淀。

(11) 用氯化铯-溴化乙锭梯度平衡离心或聚乙二醇沉淀纯化质粒 DNA。

2. SDS 裂解法　本法根据 1973 年 Godson 和 Vapnek 的方法修订而成,该方法产量较低,但是提取大质粒(>15kb)的首选方法。

(1) 将 500ml 培养物的细菌沉淀物重悬于 10ml 用冰预冷的 10% 蔗糖、50mmol/L Tris-Cl(pH 8.0)溶液中,将重悬液移至 30ml 的带盖螺口塑料试管中。

(2) 加入 2ml 新配制的 10mg/ml 溶菌酶溶液[溶于 10mmol/L Tris-Cl(pH 8.0)]。当溶液的 pH 值小于 8.0 时,溶菌酶不能有效地发挥作用。

(3) 加入 8ml 0.25mol/L EDTA(pH 8.0),将管倒置数次以混匀悬液,在冰上放置 10min。

(4) 加入 4ml 10% SDS,马上用玻璃棒迅速混匀内容物,使 SDS 均匀分散到整个细菌悬液中,操作应尽可能温和小心,以便最大限度地避免释放出来的 DNA 受到剪切。

(5) 立即加入 6ml 5mol/L NaCl(终浓度为 1mol/L),再次用玻璃棒温和而彻底地混匀内容物,在冰上放置至少 1h。

(6) 于 4℃用 Beckman Ti50 型转头(或与其相当的转头)以 71 000g 离心 30min,去掉高分子量 DNA 和细菌碎片。小心地将上清转移到一个 50mL 的一次性塑料离心管中,弃去沉淀物。如果细菌碎片贴壁不紧,可用 75 000g 再次离心 20min,然后尽可能将上清转移到另一试管中,去掉存留在离心管内的黏稠状液体。

(7) 上清用酚:氯仿和氯仿各抽提 1 次。

(8) 将水相转移到 250mL 的离心瓶中,于室温加入 2 倍体积的(约 60mL)无水乙醇,充分混匀,于室温放置 1~2h。

(9) 于 4℃下以 5 000g 离心 20min,回收核酸沉淀。

(10) 弃上清,于室温用 70% 乙醇洗涤沉淀物,按步骤 9 离心,尽可能地去除乙醇,将离心管倒置于纸巾上,使残存的乙醇流干,用真空干燥器短时间干燥沉淀物,但不要使之完全干燥。

(11) 用 3mL TE(pH 8.0)溶解 DNA。

(12) 通过氯化铯-溴化乙锭梯度平衡离心纯化质粒 DNA。用聚乙二醇纯化质粒时,经过几次沉淀步骤,大质粒(>15kb)容易产生切口,所以氯化铯-溴化乙锭梯度平衡离心法是纯化这种质粒的首选方法。

3. 碱裂解法　该法是 1979 年 Brinboim 和 Doly 以及 1981 年 Ish-Horowicz 和 Burke 所用方法的改进。该方法对于目前使用的所有大肠菌菌株都卓有成效,并可与随后的纯化步骤,如聚乙二醇沉淀或氯化铯-溴化乙锭梯度平衡离心等,一并联合使用。注:括号中给出的体积可适用于未经氯霉素处理的培养。

(1) 将洗过的 500mL 培养物的细菌沉淀物重悬于 10mL 溶液 I 中。

溶液 I

50mmol/L 葡萄糖

25mmol/L Tris-Cl(pH 8.0)

10mmol/L EDTA(pH 8.0)

溶液 I 可成批配制,在 6.895×10⁴ Pa 高压下蒸汽灭菌 15min,贮存于 4℃。

(2) 加入 1mL(2mL)新配制的 10mg/mL 溶菌酶溶液[溶于 10mmol/L Tris-Cl(pH 8.0)]。当溶液的 pH 值低于 8.0 时,溶菌酶不能有效工作。

(3) 加入 20mL(40mL)新配制的溶液 II。盖紧瓶盖,缓缓颠倒离心瓶数次,以充分混匀内容物。于室温放置 5~10min。

溶液 II

0.2mol/L NaOH(临用前用 10mol/L 贮存液现用现稀释)

1% SDS

(4) 加入 15mL(20mL)用冰预冷的溶液 III。封住瓶口,摇动离心瓶数次以混匀内容物,此时应不再出现分明的两个液相。置冰上放 10min,应形成一白色絮状沉淀,所形成的沉淀应包括染体 DNA、高分子量 RNA 和钾-SDS-蛋白质-膜复合物。

溶液 III

5mol/L 乙酸钾 60ml

冰乙酸 11.5ml

水 28.5ml

(5) 用 Sorvall GS3 转头(或与其相当的转头)于 4℃ 以 20 000g 离心 15min。如果细菌碎片贴壁不紧,可以 25 000g 再次离心 20min,然后尽可能将上清全部转移到另一瓶中,弃去残留在离心管内的黏稠状液体。未能形成致密沉淀块的原因通常是由于溶液 III 与细菌裂解物混合不充分(步骤 4)。

(6) 用 4 层干酪包布把上清过滤至 250mL 离心瓶中,加 0.6 倍体积的异丙醇,充分混匀,于室温放置 10min。

(7) 用 Sorvall GS3 转头(或与其相当的转头)于室温以 12 000g 离心 15min,回收核酸。如于 4℃ 离心,盐也会发生沉淀。

(8) 小心倒掉上清,敞开瓶口倒置离心瓶使残余上清液流尽,于室温用 70% 乙醇洗涤核酸沉淀。倒出乙醇,用真空装置吸出附于瓶壁的所有液滴,于室温将瓶倒置放在纸巾上,使最后残余的微量乙醇挥发。

(9) 用 3mL TE(pH 8.0)溶解核酸沉淀。

(10) 用氯化铯-溴化乙锭梯度平衡离心或聚乙二醇沉淀纯化质粒 DNA。

第七节 病毒载体介导基因技术

一、概 述

随着分子生物学的理论及技术方法的迅速发展,人们可以在实验室构建各种载体、克隆及分析目标基因,使疾病深入至分子水平研究,于是诞生了基因诊断、基因治疗技术。

基因治疗从基因角度理解是对缺陷的基因进行修复增补,或将正常有功能的基因置换的方法。从治疗角度理解是一种基于导入遗传物质以改变患者细胞的基因表达从而达到治疗或预防疾病的目标的新措施。当代基因治疗研究的热门方法是将外源基因 DNA 或 RNA

片段导入靶细胞或组织,研究靶基因的上调或抑制情况。故选择合适高效的基因导入介质系统尤为关键。而病毒载体已成为当前基因治疗载体研究的热点,其优势在于:

1. 病毒包装技术经历了多年的研究,已趋于成熟,可用于产业化大量生产。

2. 病毒基因组的结构简单、分子背景比较清楚,稳定、易于改造、易于制备。

3. 病毒的宿主范围广,且具有高效的靶向特异性。

4. 在目的基因表达方面相对于脂质体介导的效果更明显、长时、稳定。

5. 通过载体改造的方式形成了复制缺陷型结构,安全性高。

目前常用的病毒载体包括腺病毒、腺相关病毒、反转录病毒、慢病毒等。

二、腺　病　毒

腺病毒(adenovirus)是没有包膜的直径为 70～90nm 的颗粒,由 252 个壳粒呈二十面体排列构成。每个壳粒的直径为 7～9nm。衣壳里是线状双链 DNA 分子,约含 3.5kp,两端各有长约 100bp 的反向重复序列。腺病毒的结构蛋白在细胞核内聚集形成病毒衣壳,病毒的基因组被包装进去,形成有感染能力的病毒颗粒,并最终裂解宿主细胞被释放出去,完成腺病毒的生活周期。

(一) 腺病毒的特点

1. 腺病毒具有宿主范围广,能感染增殖和非增殖细胞。

2. 腺病毒基因组较大(36kb),绝大多数基因组均能被外源基因取代,故可以插入大片段的外源基因。

3. 腺病毒不会整合到宿主染色体中,目的基因在宿主细胞基因组外表达,无插入致突变性,对人致病性低。

4. 腺病毒转染是瞬时转染,表达快速,容易将外源基因直接转移到靶细胞中,可以有效地表达活性蛋白。

5. 腺病毒能自行复制,可以有效地进行增殖,产生的病毒滴度高。

6. 腺病毒可以与人类基因同源。

7. 腺病毒可以在同一细胞株或组织中表达多个基因。可以将含有两个基因的双表达盒插入腺病毒载体中,或者用不同的重组病毒共转染同一目的细胞来分别表达蛋白。

(二) 腺病毒的应用和意义

1. 可以应用于体内接种疫苗。用携带免疫调节基因或肿瘤特异抗原的腺病毒载体转入相应肿瘤细胞以诱导抗肿瘤免疫反应,可制成具有抗肿瘤活性的瘤苗。

2. 应用于信号转导,基因转位,Co-IP,动物实验,干细胞研究等科研实验。

3. 可以完成较高难度的克隆构建,包括具有细胞毒性作用基因的腺病毒构建。

4. 产生病毒滴度高,非常适于基因治疗。

(三) 腺病毒包装和感染

1. 腺病毒包装,详见不同的商品说明书。

2. 腺病毒感染。

(1) 从培养箱中取出接种细胞的培养皿,吸去原有培养基,加入完全培养基。

(2) 从冰箱取出病毒,37℃融化,将病毒液按不同 MOI 加入细胞中,混匀后放入培养箱

37℃感染 2h。

（3）2h 后吸去含病毒的培养液,换上新鲜培养液 37℃培养 24~36h。36h 后检测病毒转染效果。

三、反转录病毒

反转录病毒(retrovirus)是一类含有反转录酶(reverse transcriptase,RT)的单链正链 RNA 病毒。反转录病毒侵入宿主细胞后以自身 RNA 为模板,靠反转录酶形成 DNA 环化后整合到宿主细胞的染色体中,以原病毒形式在宿主细胞中进行复制。反转录病毒有三个基因:gag——编码病毒的核心蛋白;pol——编码反转录酶;env——编码病毒的被膜糖蛋白。

（一）反转录病毒的特点

1. 病毒为球形,衣壳 20 面体立体对称,有包膜,80~120nm。

2. 基因组为两个相同+ssRNA 基因组,单股 RNA 二聚体,核心有反转录酶。

3. 含有反转录酶和整合酶。

4. 复制通过 DNA 中间体,能与宿主细胞 DNA 整合。

5. 具有 gag、pol、env 编码基因。

6. 成熟病毒以芽生方式释放。

7. 可以有效地整合入靶细胞基因组并稳定持久地表达所携带的外源基因。病毒基因组以转座的方式整合,其基因组不会发生重排,因此所携带的外源基因也不会改变。

（二）反转录病毒的应用和意义

1. 基因转染和稳定表达。

2. 具有在基因治疗和生物制药等领域的应用潜力。

（三）反转录病毒包装和感染

1. 反转录病毒包装,详见不同的商品说明书。

2. 反转录感染。

（1）从培养箱中取出接种细胞的培养皿,吸去原有培养基,加入完全培养基。

（2）从冰箱取出病毒,37℃融化,将病毒液按不同 MOI 加入细胞中,加入 4~6μg/mL polybrene,混匀后放入培养箱 37℃感染 8~16h。

（3）8~16h 后吸去含病毒的培养液,换上新鲜培养液 37℃培养 24~48h。48h 后检测病毒转染效果。

四、慢　病　毒

慢病毒(lentivirus)载体是以 HIV-1(人类免疫缺陷 I 型病毒)为基础发展起来的基因治疗载体,是反转录病毒的一个亚类。

（一）慢病毒特点

1. 区别一般的反转录病毒载体,它对分裂细胞和非分裂细胞均具有感染能力,常用于感染难转染的细胞。

2. 可装载 DNA 片段容量可以高达 5kb。

3. 目的基因进入到宿主细胞之后，经过反转录，整合到基因组，形成稳定遗传物质，使得目的基因在细胞中可稳定长期表达。

4. 病毒载体颗粒通过包装元件和含病毒基因组质粒共转染包装细胞系。利用反转录机制构建自我失活的 HIV-1 来源的载体，一旦转移到靶细胞后，它就丧失了病毒长末端重复的转录能力，减少了产生重组病毒的机会，并避免了与启动子干扰的问题。

（二）慢病毒的应用和意义

1. 用慢病毒载体携带目的基因比用质粒瞬时转染更适于稳转细胞株的构建。

2. 载体带有可进行高效率的包装、转染并稳定整合进靶细胞的基因组中的序列元件，产生病毒滴度高，为活体动物模型实验提供高性价比的包含目的基因的病毒液。

3. 其高转导效率及整合到基因组的特点为 RNAi、cDNA 克隆以及报告基因的研究提供了一个有利的途径。

（三）慢病毒包装和感染

1. 慢转录病毒包装，详见不同的商品说明书。

2. 慢转录感染。

（1）从培养箱中取出接种细胞的培养皿，吸去原有培养基，加入完全培养基。

（2）从冰箱取出病毒，37℃融化，将病毒液按不同 MOI 加入细胞中，加入 4 ~ 6μg/mL polybrene，混匀后放入培养箱 37℃感染 8 ~ 16h。

（3）8 ~ 16h 后吸去含病毒的培养液，换上新鲜培养液 37℃培养 48 ~ 72h。72h 后检测病毒转染效果。

（范志朋）

参 考 文 献

1. J. 莎姆布鲁克. 分子克隆实验指南. 第 3 版. 黄培堂译. 北京:科学出版社,2002

2. 朱玉贤. 现代分子生物学. 第 2 版. 北京:高等教育出版社,2002

3. BARANY F. Genetic disease detection and DNA amplification using cloned thermostable ligase. Proc Natl Acad Sci U S A. 1991,88(1):189-193

4. BARANY F,GELFAND D H. Cloning,overexpression and nucleotide sequence of a thermostable DNA ligase-encoding gene. Gene. 1991,109(1):1-11

5. BERCOVICH J A,GRINSTEIN S,ZORZOPULOS J. Effect of DNA concentration on recombinant plasmid recovery after blunt-end ligation. Biotechniques. 1992,12(2):190,192-193

6. BOOM R,SOL C J,Salimans M M,et al. Rapid and simple method for purification of nucleic acids. J Clin Microbiol. 1990,28(3):495-503

7. BOYLE J S,LEW A M. An inexpensive alternative to glassmilk for DNA purification. Trends Genet. 1995,11(1):8

8. FELICIELLO I,CHINALI G. A modified alkaline lysis method for the preparation of highly purified plasmid DNA from Escherichia coli. Anal Biochem. 1993,212(2):394-401

9. FIRSHEIN W,KIM P. Plasmid replication and partition in Escherichia coli:is the cell membrane the key? Mol Microbiol. 1997,23(1):1-10

10. HANAHAN D,JESSEE J,BLOOM F R. Plasmid transformation of Escherichia coli and other bacteria. Methods Enzymol. 1991,204:63-113

11. KORNBERG A,BAKER T A. DNA replication. 2nd editon. New York:W. H. Freeman,1992

12. LIOU J T,SHIEH B H,CHEN S W,et al. An improved alkaline lysis method for minipreparation of plasmid DNA. Prep Biochem Biotechnol. 1999,29(1):49-54

13. PICH U,SCHUBERT I. Midiprep method for isolation of DNA from plants with a high content of polyphenolics. Nucleic Acids Res. 1993,21(14):3328

14. SAMBROOK J,FRITSCH E F,MANIATIS T. Molercular cloning,A laboratory manual,2nd edition. New York:Cold Spring Harbor Laboratory Press,Cold Spring Harbor,1989

15. SMITH H O. Recovery of DNA from gels. Methods Enzymol. 1980,65(1):371-380

16. TANG X,NAKATA Y,LI H O,et al. The optimization of preparations of competent cells for transformation of E. coli. Nucleic Acids Res. 1994,22(14):2857-2858

17. TOMKINSON A E,TOTTY N F,GINSBURG M,et al. Location of the active site for enzyme-adenylate formation in DNA ligases. Proc Natl Acad Sci U S A. 1991,88(2):400-404

18. HE T C,ZHOU S,DA COSTA L T,et al. A simplified system for generating recombinant adenoviruses. Proc Natl Acad Sci U S A. 1998,95(5):2509-2514

19. 马玉实,范志朋. 构建反转录病毒 pQCXIH-HA-FBXL11 表达质粒及稳定转染细胞. 口腔生物医学,2012,3(3):113-116

第三章　真核基因组DNA研究基本技术

从简单的病毒到复杂的高等动植物细胞,都有一套决定生物基本特征和功能的遗传信息,这些遗传信息都贮存于病毒或细胞的核酸中。RNA 和蛋白质的结构信息以基因的形式贮存在 DNA(部分病毒是 RNA)中,但除此之外,DNA 中还有大量的并不编码 RNA 或蛋白质的序列,这些序列中同样存在大量的重要信息。含有一种生物的一整套遗传信息的遗传物质,称为基因组(genome)。在真核生物体中,基因组是指一套完整单倍体 DNA(染色体DNA)和线粒体 DNA 的全部序列,这些序列中蕴含的遗传信息决定了生物体生长发育以及各种生命现象。基因组序列的变异引起的"基因多态性"(gene polymorphism)特别是人类在生理及病理条件下对于疾病、环境及应激的易感性,对环境、毒素、药物的耐受性和反应性等有着千差万别。因此,研究真核生物的基因组 DNA 有着重要意义。

真核生物基因组的结构形式复杂多样。真核生物基因组由线粒体 DNA 和染色体 DNA组成;包括编码序列和非编码序列,其中非编码序列远多于编码序列,具有复杂精细的基因表达调控机制;基因组的结构庞大,例如人的单倍体基因组 DNA 约为 3.3×10^9 bp。

随着分子生物学技术的不断发展,目前研究真核生物基因组 DNA 的方法有许多,本章将系统深入的介绍几种基本技术:哺乳类动物基因组 DNA 的提取、基因组文库的建立与筛选、Southern Blot 杂交和 DNA 双脱氧链中止法测序。

第一节　哺乳类动物基因组 DNA 的提取

一、提 取 原 则

95% 的真核生物 DNA 存在于细胞核内,与蛋白质共同组成染色体,其它 5% 的 DNA 位于线粒体中。DNA 提取的质量将直接关系到后续的分析研究。

提取哺乳类动物基因组 DNA 的总的原则是:①防止对大分子量 DNA 的机械剪切破坏,尽可能保持 DNA 分子一级结构的完整性(完整的一级结构是保证基因组 DNA 结构与功能研究的最基本要求);②尽量除去蛋白质、脂类、糖类等分子的污染,获得纯净的 DNA 分子(提取好的纯化的基因组 DNA 样品中不应存在对酶有抑制作用的有机溶剂或过高浓度的金属离子、蛋白质、脂类、多糖分子的污染应降低到最低程度,不含有 RNA 分子)。

为了保证提取的 DNA 的完整性及纯度,应尽量简化操作步骤,缩短操作时间,以减少各种不利因素对 DNA 的破坏,在实验过程中,应注意以下条件及要求:①减少化学因素对 DNA

的降解,避免过碱、过酸对 DNA 链中磷酸二酯键的破坏,操作多在 pH 4～10 条件下进行;
②减少物理因素对 DNA 的降解:强烈振荡、搅拌,细胞突然置于低渗液中,细胞裂解,反复冻
融等造成的机械剪切力以及高温煮沸等条件等都能明显破坏大分子量的线性 DNA 分子,对
于分子量小的环状 DNA 分子,威胁相对小一些;③防止 DNA 的生物降解:细胞内、外各种核
酸酶作用于磷酸二酯键,直接破坏 DNA 的一级结构;DNA 酶需要 Mg^{2+}、Ca^{2+} 的激活,因此实
验中常利用金属二价离子螯合剂 EDTA、柠檬酸盐,可基本抑制 DNA 酶的活性。提取 DNA
时,最好用新鲜生物组织或细胞样品,若不能马上进行提取,应将材料贮存于液氮或 $-70℃$ 冰
箱中。

二、基本技术方法

　　真核生物的一切有核细胞(包括培养细胞)都可以用来制备 DNA。在真核生物的细胞
核中,DNA 分子与组蛋白结合在一起构成了以核小体为基本单位的染色质结构,在染色质
的外围包被有细胞核膜和细胞膜。因此,从组织中提取 DNA 必须先将组织分散成单个细胞
状态,然后破碎细胞膜和核膜,除去与 DNA 结合的蛋白、细胞中的多糖、脂类和 RNA 分子
等。其中最常用的方法是 SDS-蛋白酶 K-苯酚抽提法。该方法在离子型表面活性剂 SDS 作
用下,破坏细胞膜和核膜、解聚核蛋白,并可与蛋白结合使其变性而沉淀下来,以及抑制 DNA
酶的活性;蛋白酶 K(PK)消化细胞内的蛋白质成小的多肽;苯酚和氯仿挤去蛋白分子间的
水,使蛋白失水而变性沉淀于有机相中,而 DNA 则留在水相中,从而达到分离 DNA 的目的。
NaAc 或 NaCl 等盐溶液将中和 DNA 分子上的负电荷,消除 DNA 分子间的互斥力,易于相互
聚合形成 DNA 钠盐沉淀。无水乙醇能夺取 DNA 分子周围的水分子,使 DNA 失水而易于聚
合而析出。再用 70% 的乙醇洗涤沉淀,除去多余的盐分,以免影响 DNA 的溶解和需利用
DNA 后续实验。必要时,还可用 RNA 酶除去残留在 DNA 溶液中的 RNA,得到纯净的 DNA。

　　目前国内外的生物技术公司开发了多种类型的商品化的基因组 DNA 提取试剂盒,可简
单、快速地分离得到较高纯度的基因组 DNA。这类试剂盒分离和纯化基因组 DNA 的基本原
理大多是先用蛋白酶 K 彻底消化组织使细胞裂解,再使 DNA 与蛋白的混合液转移到专门的
离心吸附柱上,利用含乙醇的去蛋白液和漂洗液的多次洗涤吸附柱,使柱上的 DNA 得以纯
化,再将柱上残留的乙醇彻底挥发掉,最后用 TE 缓冲液或超纯水将柱上吸附的 DNA 洗脱下
来,获得较纯净的高分子量的基因组 DNA。

　　DNA 含量可以采用紫外分光光度法(比色法)检测。组成 DNA 分子的碱基能吸收紫外
线,其最大吸收波长为 260nm。采用分光光度计测定 DNA 溶液对波长 260nm 和 280nm 处的
吸收的光密度值(optical density, OD),可计算出 DNA 的溶度和纯度。当 OD = 1 浓度为
$50\mu g/mL$,单链 DNA 或 RNA 浓度为 $40\mu g/mL$,因此所测样品 DNA 的浓度为:

$$样品\ DNA\ 浓度(\mu g/ml) = 50\mu g/mL \times OD_{260} \times 稀释倍数$$

　　在对基因组 DNA 进行检测时,常用 OD_{260}/OD_{280} 的比值判断 DNA 的纯度。纯净 DNA 的
OD_{260}/OD_{280} 比值在 1.8 左右。若 DNA 样品中含有蛋白质等污染,该比值会下降。

　　1. 培养细胞 DNA 提取法

　　(1)约 $10^6 \sim 10^9$ 细胞经 PBS 洗脱后,200g 离心 10min,去上清;重复漂洗离心一次。

（2）加裂解液（100μg/mL 蛋白酶 K、10mmol Tris-Cl pH 8.0、15mmol NaCl、10mmol EDTA pH 8.0、0.4% SDS）400μL，重悬细胞，37℃保温 12～24h。

（3）加 450μL 平衡酚，摇动混匀，5 000g 离心 10min。

（4）吸出上层水相，移入新试管中，重复酚抽提一次。

（5）加入氯仿：异戊醇（24∶1），摇动混匀，5 000g 离心 10min。

（6）转移上层水相，加入 1/10 体积 3mol 乙酸钠（pH 5.2）和 2.5 倍体积无水乙醇，混匀，置-20℃ 1h，10 000g 离心 15min。

（7）收集沉淀的 DNA，用 70% 乙醇洗涤 1～2 次，吹干或真空抽干。

（8）加入 100μL 含 RNase（终浓度 20μg/mL）的 TE 缓冲液，溶解 DNA，-20℃保存。

2. 实体组织 DNA 提取法

（1）无菌条件下，将新鲜或冷冻保存组织在液氮中冻结后，于乳钵中迅速磨成粉末，加入 10 倍于粉末体积的裂解液（含蛋白酶 K），摇动混匀；

（2）37℃保温 1h，若组织块不易裂解可延长作用时间；以后步骤与前述培养细胞 DNA 提取方法相同［（3）～（8）］。

3. 所制备 DNA 样品的电泳检测

（1）灌胶：将电泳凝胶槽调节至水平，槽的两端用塑料胶带封好，将上样梳插入到凝胶槽的一端，使上样梳底距离凝胶槽为 1～1.5mm。称取 0.8g 琼脂糖粉，倒入盛有 100ml 电泳 1×TAE 缓冲的三角烧瓶中摇晃混匀，放入微波炉中，中高火加热至沸腾，取出烧瓶摇晃几次，再放入微波炉加热沸腾一次，使琼脂糖彻底溶化均匀。取出烧瓶，待凝胶冷却到 50～60℃左右时（手感觉热，但不烫手），加入 5μL EB 溶液，混匀，倒入凝胶槽，除去表面气泡，使凝胶自然冷却至全凝胶。

（2）电泳准备：将电泳槽调至水平，连接电源。向电泳槽中加入适量 1×TAE 缓冲液（将 50×TAE 贮存液用蒸馏水稀释 50 倍）。小心揭下凝胶槽两端的胶带，将含凝胶的凝胶槽放入电泳槽，使 TAE 液面溢过胶面 1～3mm。小心拔出点样梳。凝胶槽点样孔的一端朝向负极。

（3）上样电泳：往每份 DNA 样品中加入 1/5 体积的上样缓冲液混匀，插入冰里，上样次序：第 1 孔为 marker，第 2 孔及以后为不同 DNA 样品，每孔上样 5μL。接通电源，100V。待溴酚蓝染料移动到距凝胶的下沿（电压的正极方向）2/3 位置时，关闭电泳仪电源，结束电泳。

（4）观察和照相：关闭电源，把凝胶从凝胶槽中移入紫外透射仪，观察凝胶上 DNA 橘红色的荧光条带，照相。

三、注 意 事 项

1. 在提取哺乳动物基因组 DNA 的过程中，应时刻牢记 DNA 为线性的生物大分子，剧烈的操作会导致 DNA 断裂。所以各操作步骤要轻柔，避免剧烈吸打 DNA，不要搅动基因组 DNA，尽量减少 DNA 的人为降解。

2. 苯酚具有高度腐蚀性，若溅到皮肤、黏膜和眼睛会造成损伤，因此应注意防护。氯仿具有易燃、易爆、易挥发性，且有神经毒性，操作时应注意防护。

3. 将 DNA 溶液 65℃温育 10min，可以灭活 DNase。

4. 苯酚提取离心分离后,取上清液时,不应贪多,搅动蛋白界面,造成污染。

5. 在蛋白酶 K 消化组织时,如果温育时间不够,会造成细胞裂解的不充分或蛋白降解不完全,应尽量把组织切成小块或延长温育时间,使组织样品的裂解产物呈透明状,无颗粒状物的残留。

6. 对凝胶进行观察和照相时,要注意防止紫外线对人体的伤害。操作时应戴上防紫外线的玻璃眼镜。

7. EB 是 DNA 分子的强诱变剂,可导致细胞癌变。使用时应戴上手套操作,防止皮肤接触到 EB。如果含有 EB 的液体溅到外面,可立即撒上漂白粉,使 EB 分解。对含有 EB 的废液应收集到专门的容器中集中处理,不能随意排放。

第二节　基因组文库的建立与筛选

构建基因组文库是进行基因组研究的基础。基因组文库(genomic DNA library),是用重组 DNA 技术和 DNA 克隆方法人工建立的 DNA 文库,是含有某种生物体全部基因的随机片段的重组 DNA 克隆集团。

基因组文库的构建首先要从生物体中制备基因组 DNA,再用限制性内切酶切割成一定大小的 DNA 片段,将这些酶切 DNA 片段连接到适当载体(通常为 λ 噬菌体、柯斯质粒和人工染色体载体)上,并转化到受体(通常为大肠杆菌)细胞中形成克隆,这样每个受体细胞就包含了一个基因组 DNA 片段。所有这些插入了基因组 DNA 片段的载体分子的集合体,就构成了这个生物体的基因组文库,该文库涵盖了这个生物体的整个基因组。基因组文库的建立比 cDNA 基因文库的建立简单,且不容易造成基因遗漏。一个理想的基因组文库要具备:有足够数量的 DNA 克隆片段,在克隆群体中包含该生物完整基因组的所有 DNA 序列;克隆与克隆之间存在足够长度的重叠区域,以利克隆排序;尽量做到随机切割;基因组文库的每个 DNA 克隆片段应该足够大,使其能含有某个基因的完整序列,包括其侧翼序列;克隆片段要易于从载体分子上完整分离、回收;重组克隆要能稳定保存、扩增、筛选。

一般情况下,一个完整的基因组文库所需的克隆总数应取决于外源基因组的大小以及切割片段的大小,可用如下公式进行估算:

基因组文库的克隆数目=基因组 DNA 总长/DNA 插入片段的平均长

但实际上,如果要使基因组文库中含目的基因 DNA 片段的出现率达到 99%,基因组文库的克隆数目应比理论值大 4.5 倍。由于 λ 噬菌体载体具有易于操作、转染率高、DNA 序列已确定、携带有易于筛选的遗传标记(如蓝白斑筛选)及多克隆位点、易于保存等优势,构建基因组 DNA 文库常采用 λ 噬菌体。

基因组文库来源于基因组 DNA,反映基因组的全部信息,可用于基因组物理图谱的构建,基因组序列分析,基因在染色体上的定位,基因组中基因的结构和组织形式,从复杂的基因组中分离单拷贝的基因等。

建立基因组文库后需要用适当的方法从众多的克隆中筛选出含有目的基因的菌落,一般可采用下列策略进行筛选:①用特异探针进行分子杂交;②用免疫和生化方法来检查基因产物;③用特异性引物进行 PCR 扩增。其中用分子杂交法进行筛选是目前应用最为广泛的一种筛选方法,只要有 DNA 或 RNA 探针,就可以检测克隆子中是否含有目的基因。

本书以使用 λ 噬菌体载体构建基因组文库和用探针进行分子杂交进行筛选为例讲述基因组文库的建立和筛选过程。

一、基因组文库的建立

(一) 分离纯化基因组 DNA 并切割成大片段

用限制性核酸内切酶通过控制酶解的条件(不要让其水解完全),降解基因组 DNA,使其随机产生大量 20kb 左右的 DNA 大片段。由于选用识别四核苷酸的限制性核酸内切酶,比识别六核苷酸的酶能产生更随机的插入片段,一般都选用识别序列为四核苷酸并产生黏性末端的限制性内切酶做部分水解,常用 Mbo I 和 Sau3A,因为用 Mbo I 和 Sau3A 切割后产生的黏性末端,可直接与 BamH I 所切割黏性末端互补。

(二) 载体 DNA 的制备

构建基因组文库要求使用 λ 噬菌体载体,为了能容纳约 20kb 的外源性 DNA,要先除去 λ 噬菌体基因组中央的非必需片段。通常用限制性内切酶 BamH I 水解 λ 噬菌体 DNA,然后用蔗糖密度梯度离心或用琼脂糖凝胶电泳将双臂 DNA 与中央非必需 DNA 片段分离开来,取双臂 DNA 部分进行下面的连接。

(三) 载体与外源大片段 DNA 的连接

如果 λ 噬菌体载体与外缘 DNA 两端具有相同的黏性末端,则可直接用 T4 DNA 连接酶连接成重组 DNA 分子。

(四) 体外包装与基因组 DNA 文库的扩增

上述获得的重组 DNA 分子还不能直接用于受体菌株的转染,需要进行体外包装。所谓体外包装就是把重组的 DNA 分子与 λ 噬菌体的头部、尾部蛋白混合,通过连接酶的作用自动组装成具有感染力的完整的 λ 噬菌体颗粒。经体外包装形成的噬菌体颗粒,其感染受体菌的效率将大大增加,从而提高基因组文库的库容量。将包装后的噬菌体颗粒转染大肠杆菌,经扩增后可在平板上形成大量的噬菌斑,每个噬菌斑就是一个克隆,这些克隆群体就构成了基因组文库。

二、基因组文库的筛选

基因组文库一旦建立就可以从中筛查和分离所需的目的基因。这也意味着在有几百万克隆的文库中如何鉴定有意义的目的基因。最常用的方法就是用 DNA 探针通过分子杂交进行筛选,也可通过特异克隆编码蛋白质的特性来鉴定。一旦特异的基因组 DNA 克隆被鉴定,可用与原先插入 DNA 片段相同的限制酶,在同一位点切割重组体,从而释放载体和克隆的 DNA,再用凝胶电泳进行分离。分子杂交方法是基于 DNA 的碱基互补原理,采用标记的同位素或荧光生物素等互补探针进行不同层次和方法的膜杂交。筛选的基本步骤如下:

将硝酸纤维素膜(或尼龙膜)铺放在生长着噬菌斑的平板表面上,直接将菌落印记到膜上并做相应的标记。经溶菌和变性处理后使 DNA 暴露出来,与标记过的特异性探针杂交,洗去未结合的核酸分子后,示踪标记将指示待测核酸中与探针互补的特异 DNA 片段所在的位置,筛选出带有目的基因的重组克隆。

在探针的标记上一般分为同位素法和非同位素法两种。同位素法由于半衰期短、有放射性污染、使用不便等缺点,目前已逐步被非同位素法所取代。

(一) 非同位素标记常用地高辛(DIG)或生物素系统

地高辛标记探针法由于其特异性强、灵敏度高、探针可重复使用且储存时间长、曝光时间短等优点而广泛应用,是较理想的非放射性标记物。DIG 系统现已成为产品最齐备,在国内外最被接受和最常被文献引述的非放射性系统(地高辛的各种试剂盒中以 Roche 公司的产品最全,被文献引用次数也最多)。

用地高辛标记探针的基本原理:地高辛是一种半抗原,可通过一个含有 11 个碳原子的空间臂与尿嘧啶核苷酸(dUTP)上的 C5 位置相连,即 DIG-dUTP,以 DIG-dUTP 为底物,通过随机引物法或其他方法掺入到 DNA 分子中,制成探针,杂交,加抗地高辛抗体(用酶或荧光素标记),通过加底物显色或产生荧光或化学发光来检测阳性核酸。

(二) 随机引物 DNA 标记法

此方法中,随机引物退火到变性了的模板 DNA 上,随后在 DIG-dUTP 存在下,通过 DNA 聚合酶 Klenow 片段的作用,合成其互补的 DNA 链。DIG 标记的 DNA 探针可以使用任何抗地高辛-碱性磷酸酶结合物检测系统进行检测。DIG-dUTP 在 Klenow 酶的作用下,经随机引物,可掺入到新合成的 DNA 分子中,从而完成 DNA 探针的标记。在延伸反应中,每 20～25 个核苷可有 1 个 DIG-dUTP 分子掺入到新合成的 DNA 链中。标记后的探针可于–20℃稳定存放 12 个月。

(三) 化学发光法

在各种检测方法中,以该法最为灵敏,灵敏度可达 0.1pg,目前大多数实验室均采用此法来进行 Southern Blot、Northern Blot、菌落杂交、噬菌斑杂交及原位杂交等的检测。化学发光检测需要一定的发光增强剂,并配有各自的过氧化物酶系统。主要是生物素探针与固定在膜上的 DNA 结合,生物素与亲和素、过氧化物酶(或碱性磷酸酶)结合,再经过化学发光及增强作用,将光量放大后,在 X 线片上发光和自显影,将特异结合的 DNA 区带显示出来。化学发光检测敏感性高,但需要在暗室进行 X 线片曝光,操作要熟练,时间要掌握适度。

金刚烷胺(CSPD)是碱性磷酸酶标记的最为广泛使用的化学发光底物,地高辛作为结合 DNA 探针的配基,并在杂交后用抗地高辛抗体-碱性磷酸酶交联物进行检测,在该系统中,用碱性磷酸酶除去磷酸残基会刺激底物发出 477mm 的化学发光,可以用 X 线片、CCD 照相机等来捕获印记的图像。

第三节 Southern Blot 杂交

核酸分子杂交(Southern Blot)实质上是双链核酸的变性和具有同源序列的两条核酸单链的复性过程。其基本原理是:通过一定的方法标记某一已知核酸片段作为探针(probe),在适当的条件下,单链探针与其同源性靶核酸单链按照碱基互补原则退火形成双链,这样,检测探针标记物的同时也就检测了与探针互补的同源核酸的存在。核酸印记杂交具有高度的灵敏性和特异性,被广泛地应用于克隆基因筛选、酶切图谱制作、基因组中特定基因序列的定性和定量以及基因突变分析和疾病诊断等诸多领域。核酸杂交既可以在细胞内进行,也可以在细胞外进行。将分离纯化酶切后的 DNA 片段结合到一定的固相支持物上,然后与存在于液相中标记的核酸探针进行杂交,这一过程叫 Southern Blot。

Southern Blot 一般包括 DNA 酶切、电泳、印记、固定、杂交和检测等步骤,即采用某一种或多种限制性内切酶将分子量巨大的 DNA 样品酶切分解成大小不等的基因片段,通过琼脂糖凝胶电泳,将酶切片段按分子大小排布在凝胶内。以分子量标准 DNA 片段为参照,可确定出各片段的大约分子量。碱处理使凝胶中 DNA 变性,利用印记技术将 DNA 片段转移到硝酸纤维素膜或尼龙膜上,经烘干或紫外线照射,使 DNA 片段与膜牢固结合。经预杂交处理,掩盖膜上的非特异性结合位点后,将膜放入含有单链或经变性处理成双链探针杂交液中,在适宜的条件下探针与膜上互补序列的 DNA 杂交。采用放射自显影或酶反应,将杂交体的数量及位置清晰而准确地显示出来。由于来源于同一样本的基因组的序列一致,酶切片段大小及探针所结合的 DNA 片段大小一致,在放射自显影上可见不同样本中出现分子量一致的显影条带;而不同样本因基因序列的差异,将导致酶切片段大小不等,在放射自显影上可见各自的显影条带前后错开。

一、基本技术方法

(一) 基因组 DNA 的限制性酶切

从真核细胞或组织中制备的 DNA 只有经过限制性酶解,才能顺利地转移到固相支持膜上。因此,真核基因 DNA 的完全酶解是获得良好 Southern 杂交结果的前提。以下以限制性内切酶 EcoR Ⅰ和常用的 30μL 反应体积为例,介绍操作方法:

1. 设置反应体系:在一个 1.5mL EP 管中加入 0.5μg/μL DNA 20μL、去离子水 5μL、酶解缓冲液(10×buffer)3μL、EcoR Ⅰ(10U/μL)2μL。

2. 12 000g 离心数秒,使管壁上的液珠离心到管底,以保证反应体系体积准确。

3. 置 37℃水浴保温 3~6h。

4. 加入 1/5 体积的 0.5mol EDTA 终止反应(终浓度为 12.5mmol/L)。

5. 将样本与上样缓冲液(0.25%溴酚蓝、0.25%二甲苯蓝 FF、30%甘油)混合,通过琼脂糖凝胶电泳分离 DNA [60~100V 恒压;对基因组 DNA,可用 0.7%琼脂糖凝胶,以含溴化乙锭(0.5μg/μL)的 0.5×TBE 配制]。

6. 电泳完成后,取出凝胶,在透射紫外灯下观察并拍照记录。

(二) DNA 的转移与固定

将 DNA 从凝胶中转移到固相支持膜(硝酸纤维素膜或尼龙膜)上的方法主要有 3 种,即毛细管转移法、电转移法和真空转移法。以下仅介绍毛细管转移法的操作步骤。

1. 照相后,整理凝胶边缘并作标记。

2. 将凝胶置于 0.2mol HCl 中处理 10min。若检测的 DNA 片段小于 1kb 可不经此步骤,但如果大于 1kb,则需适当延长时间(10~20min)。

3. 弃去 HCl 溶液,用去离子水漂洗 2 次。然后浸泡于数倍体积的变性液(0.5mol NaOH、1.5mol NaCl)中 15~45min(使溴酚蓝重新变蓝)后,换用中和液处理 15~30min。

4. 安装转移槽,注入足量的转移液。将在转移液中泡好的滤纸片 1~2 张铺到转移台上,驱逐气泡,用 X 线片将凝胶从中和液中托起,置于转移台上;再将浸泡好的硝酸纤维素膜放在凝胶上,其上放 2~3 层预浸好转移液的滤纸片,再放上吸水纸堆至 10~15cm 高,上面加一块平板,然后压上 0.5kg 的重物。

5. 转移持续 8~24h,纸巾浸湿后需更换新的纸巾。小片段转移快,大片段需要时间较长。

6. 转移完毕,移去吸水纸,用平头镊将纤维素膜取出,在 6×SSC 溶液中浸泡 5min,用滤纸吸干后,夹在两层干净滤纸片中置于 80℃烤 0.5~2h。

(三) 预杂交和杂交

预杂交的目的是减低背景,消除非特异性信号。以下以同位素标记探针为例介绍预杂交和杂交的过程。

1. 按每平方厘米杂交膜约需 0.2mL 计算,配制适量的预杂交液(6×SSC、5×Denhardt、0.5% SDS、50% 甲酰胺、100μL/mL 变性断裂鲑精 DNA)。

2. 将已转移固定的杂交膜置于 6×SSC 中浸泡 2min。

3. 将湿润的杂交膜装入杂交袋中,按 0.2mL/cm^{2}加入预杂交液,浸透杂交膜之后,赶去气泡,密封袋口,置于 42℃水浴摇床预杂交 2~6h。

4. 将已标记的双链 DNA 探针于 95~100℃加热 5~10min,使之变性,然后迅速置冰浴中骤冷。

5. 将变性的标记探针加入杂交袋,赶去气泡,重新封口,置 42℃水浴摇床杂交 6~12h。

6. 取出杂交好的滤膜,依下列次序进行洗膜:①2×SSC,0.5% SDS,室温 5~10min;②2×SSC,0.1% SDS,室温 10~15min;③0.1×SSC,0.5% SDS,42℃ 30min;④0.1×SSC,0.1% SDS,56~68℃ 30min。

7. 用 0.1×SSC 于室温短暂漂洗滤膜,置于纸巾上空气干燥后,以 Saran 膜包好,准备进行放射自显影。

(四) 放射自显影

1. 在暗室中按"增感屏-X 线片-膜-增感屏"的顺序放置 X 线片和滤膜于暗盒内,盖紧。

2. 将暗盒置于 -30℃自显影 24h 以上,取出冲洗 X 线片,检查显影情况。

3. 显影不足者,另放一张 X 线片,置 -30℃继续自显影 5~7 天或更长时间。

二、注　意　事　项

1. 采用同位素标记时,实验过程中务必严格遵守同位素操作规则,注意安全。

2. 如 DNA 片段较大,可选择适当的限制性核酸内切酶进行切割,使目的片段在 0.5~10kb 范围内较为理想。

3. 琼脂糖电泳后,一定要将 DNA 变性(碱处理)成单链,否则杂交便无法实现。

4. 在实验前,用分光光度计(260nm,280nm)测量基因组 DNA 的浓度与纯度。DNA 浓度 = 50×稀释倍数×OD$_{260}$;OD$_{260}$/OD$_{280}$的比值为 1.8 左右,比值较高说明有 RNA 污染,比值较低则有残余的蛋白质存在。并通过琼脂糖电泳来检查基因组 DNA 的完整性,以及多个样品的浓度是否相同。

5. 预杂交时,预杂交液要充足。

6. 洗膜要充分,洗至膜上的本底部位的信号很弱时为止。

7. 如果出现斑点背景,大多源于杂交液中含有固体颗粒或不纯物。克服方法是将预杂交液过滤灭菌。

8. 操作过程中尽量防止气泡产生。

9. 烤膜的温度不要超过 90℃,温度太高将导致杂交膜变脆。

10. 要取得好的转移和杂交效果,应根据 DNA 分子的大小,适当调整变性时间。对于分子量较大的 DNA 片段(大于 15kb),可在变性前用 0.2mol HCl 预处理 10 分钟使其脱嘌呤。

11. 杂交液有多种配方,对于尼龙膜最好使用 SSC 溶液。另外使用甲酰胺时,采用 42℃ 杂交,不适用甲酰胺时,多采用 68℃ 杂交。

12. 显色反应过程中应避光,且一旦加入反应液就应使之尽快浸泡均匀,平放静置,绝不能振荡或搅拌。每张膜最好单独显色,防止膜重叠导致膜间带相互污染。

第四节 DNA 双脱氧链终止法测序

一、基 本 原 理

DNA 序列测定的基本原理是用酶学或化学方法使欲测定的 DNA 片段形成携带核素标记、具有不同末端和长度相差仅一个寡核苷酸的片段,再将片段在凝胶电泳中分离。这样,DNA 序列可直接从"阶梯"式寡聚核苷酸电泳带中读出。目前所应用的快速序列测定方法主要有两种,即 Sanger 双脱氧终止法(酶法)和化学降解法(Maxam-Gibert 法)。由于 Sanger 法既简便又快速,应用最为广泛。本节重点介绍以该法为基础的测序方法。

Sanger 法的原理是:双脱氧核苷三磷酸(2',3'ddNTP)在脱氧核糖的 3' 位置缺少羟基,当 DNA 聚合酶通过其 5' 三磷酸基团掺入到正在增长的 DNA 链后,因其缺乏 3' 羟基,后继的 dNTP 不能与之形成磷酸二酯键,从而使 DNA 链终止延伸。因此,在 DNA 合成反应混合物的 4 种 dNTP 中分别加入少量的一种 ddNTP,当 DNA 合成过程中,随机掺入到正在增长的 DNA 链上的 ddNTP 将终止链的进一步延伸。这样,在同一 DNA 为模板所合成的拷贝链,将形成一系列不同长度的核苷酸链,其长度取决于引物末端到过早出现链终止位置之间的距离。在 A、C、G、T 四组独立的反应体系中,分别加入不同的 ddNTP 和一种经标记的 dNTP,结果将产生 4 组长度不均的寡核苷酸,分别终止于模板连的每一个 A、C、G 或 T 的位置上。然后采用能分辨长度仅差一个核苷酸的变性聚丙烯酰胺凝胶电泳,把四组反应液加样于凝胶中若干相邻的泳道上,电泳、放射自显影后,从凝胶的放射自显影片上可直接读出 DNA 上的核苷酸序列。

应用于双脱氧末端终止法的聚合酶包括:DNA 聚合酶 I 的大片段(Klenow)、AMV 反转录酶、TaqDNA 聚合酶和 T_7 DNA 聚合酶。以下重点介绍 T_7 DNA 聚合酶测序方法。

二、基 本 技 术 方 法

1. 模板 DNA 变性

(1) 取模板 DNA 10μL,加 8μL 双蒸水、2μL 2N 氢氧化钠和 2mM EDTA 混合液,置室温 10min。

（2）加入 3μL 3N 醋酸钠、7μL 双蒸水、75μL 100% 乙醇，−70℃沉淀 15min。

（3）离心 10min，70% 乙醇洗一次，将沉淀干燥，备用。

2. 模板-引物的结合

（1）在 1.5mL EP 管中加入下列混合物：

变性的 DNA	1～3μg
引物储备液（0.5pmol/mL）	1μL
T_7DNA 聚合酶缓冲液（5×储备液）	2μL
加双蒸水至终体积	10μL

（2）将上述混合物置 37℃水浴中 15min，然后放置室温 10min。

3. 标记反应

（1）在上述混合液中加入下列混合物：

0.1M DTT	1μL
标记混合物（dGTP，dCTP，dTTP，7.5M）	2μL
$[\alpha\text{-}^{35}S]$dATP 或 $[\alpha\text{-}^{32}P]$dATP	1μL
T_7DNA 聚合酶（1.5U/μL）	2μL

（2）用加样头轻轻混匀，置反应管于室温 5min。

4. 终止反应

（1）另取 4 个终止反应管，分别标记为 G，A，T，C，分别相应加入 2.5μL Mix G、A、T、C，置于 37℃ 1～5min。

（2）在 G、A、T、C 四个反应管内各加入 3.5μL 的标记反应物，混匀，置 37℃水浴 5min。

（3）在 4 个反应管内，各加 4.5μL 终止液（95% 甲酰胺、10mM EDTA、0.1% 二甲苯蓝、0.1% 溴酚蓝），混匀，−20℃保存备测。

5. 测序凝胶的配制　用于配胶的丙烯酰胺的浓度取决于待分析 DNA 片段的长短，距离引物端 25～400 核苷酸之间的序列，可从含 6%～8% 聚丙烯酰胺的凝胶中读取。通常用的凝胶浓度为 7%。

（1）取尿素 42g，先用 30mL 去离子水加热溶解，溶解后迅速置冰浴中，摇动容器避免尿素析出。

（2）加 10×TBE 11mL、40% 丙乙烯酰胺溶液 17.5mL、10% 过硫酸胺 1.33mL，混匀。

（3）用双蒸去离子水定容至 100mL，混匀。

（4）用去污剂溶液清洗测序板，再用蒸馏水、乙醇冲洗晾干，戴手套在一块测序板上加 2～3mL 5% 二氯二甲基硅烷，用纸巾将硅化液涂布均匀，再用去离子水、乙醇冲洗后晾干。

（5）取 25mL 配制的胶液，置于小烧杯内，加 TEMED 70μL，迅速混匀，倒入已装好的测序板的封底槽内，将底边封严。

（6）剩余 75mL 胶液加入 40μL TEMED，迅速混合并开始灌胶。

（7）灌胶时使制胶板与水平面约成 45°角，用注射器沿制胶板开放的顶端缓缓倒入胶液，避免产生气泡。

（8）待胶即将灌满时，将鲨齿梳压入胶中。当凝胶聚合后，将测序胶板安装于电泳槽内，上下槽中加入 800mL 1×TBE，预电泳，在 50W 恒定功率下，预热 30min，待温度达 55℃时开始上样电泳。

6. 加样与电泳

（1）将反应管置80℃水浴5min，立即置冰浴并开始上样。上样应按一定顺序，如G、A、T、C，各样本取2~3μL，加于四个相邻的泳道上。

（2）加样完毕后，在50W恒定功率下（1.5~1.7kV）进行，通常需2~4h。

7. 放射自显影

（1）电泳结束后，取出胶板，拆去固定夹板，将一张Whatman 3mm滤纸紧压于胶上，使胶与玻璃板分离而固着于滤纸上，再用Saran膜覆盖在凝胶之上；

（2）将胶面朝上置于暗盒中，在暗室内压上胶片。

（3）置-20℃曝光16~24h，进行放射自显影。

三、注意事项

1. 由于电泳时间较长，以及还有后续的干胶等工作，测序反应和灌胶往往于同一天完成。次日一早上样、电泳、干胶和放射自显影。

2. 如欲当天完成测序和电泳，则应先予灌胶，再进行测序反应，以便凝胶有充分的时间聚合。一般实验室习惯将剩余的凝胶液保留，以观察聚合与否，若剩余凝胶液在容器中聚合，则可以推测注入于模具间的凝胶也已经聚合。

3. 灌胶架务必调至水平，以免凝胶侧漏。

4. 配制测序胶时，温度掌握很重要。温度低，尿素不会溶解，即使溶解也会析出结晶；加入40%胶后，温度偏高则易引起凝胶过早聚合，影响灌胶。因此灌胶的室温和凝胶液的温度很重要，建议严格按方法要求操作。

5. 按G、A、T、C、G、A、T、C次序，这样可以使位于4个泳道两侧G、C条带紧邻，便于判断G、C的先后，若一个泳道出现异常，也可以有另一泳道结果备用。

（李铁军）

参 考 文 献

1. 蔡文琴. 现代实用细胞与分子生物学实验技术. 北京：人民军医出版社，2003

2. 方肇勤. 中医药研究中的分子生物学技术. 北京：人民卫生出版社，2009

3. 冯作化. 医学分子生物学. 北京：人民卫生出版社，2005

4. 屈伸，刘志国. 分子生物学实验技术. 北京：化学工业出版社，2008

5. SAMBROOK J, RUSSELL D W. Molecular cloning：A Laboratory Manual. 3rd ed. New York：Cold Spring Harbor Laboratory Press，2001

第四章　真核基因组RNA研究的基本技术

第一节　总 RNA 提取及 mRNA 分离

RNA 是基因表达的中间产物,RNA 的提取对分子生物学的研究是很重要的,是研究转录水平上基因表达的调节情况所必不可少的。细胞 RNA 都可以拷贝成双链 DNA 克隆,获得特定细胞来源的 cDNA 文库。纯净完整的 RNA 可以用于 Northern Blot、纯化 mRNA、cDNA 的合成和体外翻译等。

从真核细胞分离获得的总 RNA 有四种,即信使 RNA(mRNA),核糖体 RNA (rRNA),转运 RNA(tRNA)和真核生物所特有的小核 RNA(snRNA),其中大部分为 rRNA 及 tRNA,而 mRNA 仅占 1% ~5%。

rRNA 在总 RNA 中含量丰富,由 28s、18s、5s 和 5.8s 几类组成,它们之间同源性高、分子量变化不大,有确定的大小和核苷酸序列,可以通过密度梯度离心,凝胶电泳或离子交换层析进行分离。

mRNA 分子种类繁多,分子量大小和序列各不相同。多数真核细胞 mRNA 的 3' 末端都带有一段较长的多腺苷酸链 poly(A),这种结构是寡聚(dT)纤维素或寡聚(U)琼脂糖亲合层析分离纯化 mRNA 的理论基础。mRNA 是由基因转录而来的,它运送编码蛋白所需的信息,编码了所有由该细胞合成的多肽和蛋白质,代表了基因表达的水平,RNA 分析其实是对组织细胞总 RNA 中的 mRNA 进行分析,因此 mRNA 的分离、定量和检测极为重要。

RNA 实验中最关键是分离并得到全长的 RNA。实验失败往往是由于 RNA 酶(RNase)的污染。由于 RNA 酶广泛存在而稳定,一般反应不需要辅助因子,因而 RNA 制剂中只要存在少量的 RNA 酶就会引起 RNA 在制备与分析过程中的降解,而所制备的 RNA 的纯度和完整性又可直接影响 RNA 分析的结果,所以 RNA 的制备与分析操作难度极大。在实验中,一方面要严格控制外源性 RNA 酶的污染;另一方面要最大限度地抑制内源性的 RNA 酶。RNA 酶可耐受多种处理而不被灭活,如煮沸、高压灭菌等。外源性的 RNA 酶存在于操作人员的手汗、唾液等,也可存在于灰尘中。在其他分子生物学实验中使用的 RNA 酶也会造成污染。这些外源性的 RNA 酶可污染器械、玻璃制品、塑料制品、电泳槽、研究人员的手及各种试剂。而各种组织和细胞中则含有大量内源性的 RNA 酶。

常采取以下措施来抑制 RNA 酶的活性:

1. 所有的玻璃器皿均应在使用前于 200℃ 烘烤至少 2h 或 180℃ 下干烤 6h 或更长时间。

2. 用新的而且经过灭菌的试管和吸头,最好也用 0.1% 焦磷酸二乙酯(DEPC)水处理。塑料器皿可用 0.1% DEPC 水浸泡或用氯仿冲洗(注意:有机玻璃器具因可被氯仿腐蚀,故不能使用)。

3. 有机玻璃的电泳槽等,可先用去污剂洗涤,双蒸水冲洗,乙醇干燥,再浸泡在 3% H_2O_2 室温 10min,然后用 0.1% DEPC 水冲洗,晾干。

4. 配制的溶液应尽可能用 0.1% DEPC 在 37℃ 处理 12h 以上。然后用高压灭菌除去残留的 DEPC,否则残留的 DEPC 能和腺嘌呤作用而破坏 mRNA 活性。不能高压灭菌的试剂,应当用 DEPC 处理过的无菌双蒸水配制,然后经滤膜过滤除菌。DEPC 能与胺和巯基反应,因而含 Tris 和 DTT 的试剂不能用 DEPC 处理。

5. 操作人员戴一次性口罩、帽子、手套,实验过程中手套要勤换。

6. 设置 RNA 操作专用实验室,所有器械等应为专用。

常用的 RNA 酶抑制剂有 DEPC、异硫氰酸胍(GIT)、RNA 酶的蛋白抑制剂(RNasin)、氧钒核糖核苷复合物等。DEPC 是 RNA 酶的化学修饰剂,它和 RNA 酶的活性基团组氨酸的咪唑环结合使蛋白质变性,从而抑制酶的活性,是一种强烈但不彻底的 RNA 酶抑制剂。GIT 目前被认为是最有效的 RNA 酶抑制剂,它在裂解组织的同时也使 RNA 酶失活。它既可破坏细胞结构使核酸从核蛋白中解离出来,又对 RNA 酶有强烈的变性作用。RNasin 是 RNA 酶的一种非竞争性抑制剂,可以和多种 RNA 酶结合,使其失活,反转录反应中常用它来抑制可能污染的 RNA 酶。氧钒核糖核苷复合物和 RNA 酶结合形成过渡态类物质,几乎能完全抑制 RNA 酶的活性。SDS、尿素、硅藻土等对 RNA 酶也有一定抑制作用。

提取 RNA 的方法有很多种,如异硫氰酸胍-酚-氯仿法、GIT/CsCl 超速离心法、LiCl 沉淀法、热酚法、商品化 RNA 提取试剂-Trizol 等,这些方法各有优缺点。提取 RNA 的一般程序包括破碎细胞,用酚、SDS 等蛋白变性剂将 RNA 与蛋白分开,抑制内源性 RNA 酶,同时去除 DNA、糖类、盐类等杂质,纯化 RNA 等。酸性提取环境可以防止 RNA 被降解。本章首先介绍了几种常用的 RNA 分离方法。

一、组织和细胞总 RNA 提取

(一) 异硫氰酸胍法

异硫氰酸胍法提取细胞总 RNA 是目前常用的提取方法之一,其原理是:异硫氰酸胍(GIT)是一种强的蛋白质变性剂,不仅能使细胞裂解,还能与 β-巯基乙醇共同作用抑制内源性 RNA 酶的活性。GIT 与十二烷基肌氨酸钠(sarcosyl)作用使蛋白质变性,从而释放 RNA。酸性条件下 DNA 极少发生解离,同蛋白质一起变性被离心下来,RNA 则溶于上清中。该法所提 RNA 纯度高完整性好较适合纯化 mRNA,反转录及构建 cDNA 文库,因此为大多数人采用。与氯化铯方法比较,虽然纯度稍差一些,小分子 RNA,如 tRNA、snRNA 不易去除,但产量高、完整性好,盐易去除。

1. 试剂的配制

(1) 异硫氰酸胍溶液:4mol/L GIT,25mmol/L 柠檬酸钠(pH 7.0),0.5% 十二烷基肌氨酸钠(sarcosyl),0.1mmol/L β-巯基乙醇。

(2) 2mol/L NaAc(pH 4.0):用醋酸配,加少量水调 pH。

（3）DEPC 处理的水饱和酚(pH 3.5)：将酚和 DEPC 处理水各半混合,室温摇晃 1h,然后静止使其分层,吸除水相,再加入 DEPC 处理水重复一次,即水饱和酚。

（4）氯仿∶异戊醇(49∶1,v/v)

（5）异丙醇(-20℃存放)

（6）DEPC-H$_2$O(0.1%,v/v)：将 0.1mL DEPC 加入 100ml 双蒸水中,室温摇晃 12~24h,然后 15 磅高压 15min。

（7）无水乙醇。

（8）85% 冰乙醇。

2. 仪器:冷冻离心机,研钵。

3. 实验操作步骤

（1）样品处理

1）培养细胞:收集细胞 $1×10^7$ ~ $2×10^7$,5 000g 离心 5min。对于贴壁培养细胞,用 0.25% 胰蛋白酶-EDTA 消化后,PBS 重悬细胞并转移至离心管中;悬浮培养细胞可直接转移至离心管;离心,5 000g,5min,PBS 洗涤 2 次。弃上清,置冰浴。

2）组织:取 1~2g 组织(新鲜或-70℃及液氮中保存的组织均可)反复加入液氮充分研磨至粉末状。储存于冷冻柜的材料,取出后立即以加入液氮研磨的方式打破细胞,不可以先行解冻。

（2）加入 200μL 异硫氰酸胍,β-巯基乙醇溶液,剧烈震荡使细胞裂解,溶液变黏稠。

（3）顺序加入:25μL 2mol/L NaAc,240μL 水饱和酚,50μL 氯仿∶异戊醇(49∶1,v/v),剧烈振荡 10s,置冰上 15min。

（4）4℃,12 000g 离心 30min,使其充分分层(RNA 在上层水相,DNA 和蛋白质在中间相和酚相中)。

（5）将上层水相转移至另一离心管中,加入 2.5 倍体积的无水乙醇,-20℃沉淀 30min,4℃,12 000g 离心 20min。

（6）弃上清,用 100μL 异硫氰酸胍溶液溶解 RNA 沉淀,再加入 200μL 无水乙醇,-20℃沉淀 30min,4℃,12 000g 离心 20min。

（7）弃上清,加入 75% 乙醇(-20℃),4℃,7 500g 离心 10min。

（8）弃上清,室温自然干燥 RNA 沉淀(RNA 沉淀不能过分干燥,否则将无法使其溶解)。

（9）DEPC-H$_2$O 溶解 RNA,分装,进行纯度及完整性的检测。取 5μL 甲醛变性电泳分析完整性,取 5μL 测紫外吸收值检测纯度及浓度。若长期保存,加 2.5 倍体积无水乙醇,-80℃冰箱中存放。

（二）Trizol 试剂提取法

采用 Trizol 试剂可在室温条件下提取 RNA、DNA 和蛋白质,具有快速方便等优点,而且提取量大。实验操作步骤:

（1）提取组织 RNA 时,每 50~100mg 组织用 1mL Trizol 试剂对组织进行裂解;提取细胞 RNA 时,先离心沉淀细胞,每 $5×10^6$ ~ $10×10^6$ 个细胞加 1mL Trizol 后,反复用枪吹打或剧烈振荡以裂解细胞。

（2）将上述组织或细胞的 Trizol 裂解液转入 EP 管中,室温放置 5~10min。

（3）在上述 EP 管中,按照每 1mL Trizol 加 0.2mL 氯仿的量加入氯仿,盖上 EP 管盖子,在手中用力振荡 15s,室温放置 2～3min。

（4）12 000g(4℃)离心 15min,取上层水相置于新 EP 管中,按照每 1mL Trizol 加 0.5mL 异丙醇的量加入异丙醇,室温放置 10min,12 000g(4℃)离心 10min。

（5）弃上清,按照每 1mL Trizol 加 1mL 75% 乙醇进行洗涤,涡旋混合,7 500g(4℃)离心 5min,弃上清。

（6）弃上清,室温空气蒸发残存的乙醇,自然干燥沉淀的 RNA。

二、RNA 的定量和完整性分析

RNA 含量可通过紫外分光光度计确定,完整性常通过甲醛变性电泳检测。

RNA 定量方法与 DNA 定量相似,RNA 在 260nm 波长处有最大的吸收峰。因此,可以用 260nm 波长分光测定 RNA 浓度,OD 值为 1 相当于大约 40μg/mL 的单链 RNA。如用 1cm 光径,用双蒸水稀释 RNA 样品 n 倍并以双蒸水为空白对照,根据此时读出的 OD_{260} 值即可计算出样品稀释前的浓度:RNA（mg/mL）= 40×OD_{260} 读数×稀释倍数(n)/1000。RNA 纯品的 OD_{260}/OD_{280} 的比值为 2.0,故根据 OD_{260}/OD_{280} 的比值可以估计 RNA 的纯度。若 OD_{260}/OD_{280} <2.0,说明有残余蛋白质存在,可增加一次酚抽提;若 OD_{260}/OD_{280} >2.0,则提示 RNA 有降解。

完整的 RNA 甲醛电泳可明显观察到 28s 和 18s 两条带(图 4-1-1),并且 28s 区带大约是 18s 的两倍宽。若两条带不明显,则说明 RNA 部分降解,可能是有 RNase 污染,或操作过于剧烈造成 RNA 被剪切。

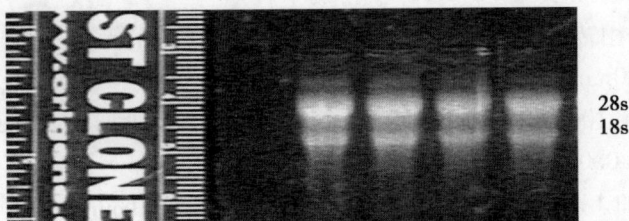

图 4-1-1　Trizol 试剂提取的组织细胞总 RNA 甲醛电泳图

三、试剂的配制

1. oligo(dT)纤维素
2. 层析柱
3. 1×层析柱加样缓冲液:20mmol/L Tris-HCl(pH 7.6)

　0.5mol/L NaCl

　1mmol/L EDTA(pH 8.0)

　0.1% 十二烷基肌氨酸钠(SDS)

配制方法:用 Tris-HCl、NaCl 和 EDTA 母液,加入相应含量的各成分,15 磅高压 15min,待溶液冷却至 65℃时,加入 10% SDS 至终浓度为 0.1%(SDS 需 65℃水浴 30 分钟)。DEPC 处理整个缓冲液。

4. 洗脱缓冲液:10mmol/L Tris-HCl(pH 7.6)

                     1mmol/L EDTA (pH 8.0)

                     0.05% SDS

先将 Tris-HCl 和 EDTA 混合后高压,然后加 10% SDS 至所需浓度,配制后不可再高压。

5. 3mol/L NaAc(pH 5.2)

四、操 作 步 骤

真核细胞 mRNA 的 3'末端含有多 poly(A)尾,当总 RNA 流经 oligo(dT)纤维素时,在高盐缓冲液作用下,mRNA 被特异的吸附在 oligo(dT)纤维素柱上,在低盐浓度缓冲液或蒸馏水中,mRNA 可被洗下,经过两次 oligo(dT)纤维素柱,可将 mRNA 从总 RNA 分离出来,得到较纯的 mRNA。

1. 用 0.1mol/L NaOH 悬浮 0.5~1.0g oligo(dT)纤维素。

2. 将悬浮液装入灭菌的一次性层析柱中或装入填有经 DEPC 处理并经高压灭菌的玻璃棉的巴斯德吸管中,柱床体积为 0.5~1.0mL,用 3 倍柱床体积的灭菌水冲洗柱床。

3. 用 1×柱层析加样缓冲液冲洗柱床,直到流出液的 pH<8.0。

4. 将提取的 RNA 溶液 65℃加热 5min,然后迅速冷却至室温,加入等体积 2×层析柱加样缓冲液,上样,立即用灭菌试管收集流出液。重复此过程 2~3 次,以使 mRNA 更充分地结合到纤维素上。

5. 加入 2~3 倍柱床体积的灭菌洗脱缓冲液洗脱 mRNA,收集洗脱液。

6. 加入 1/10 体积的 3mol/L NaAc(pH 5.2)于 mRNA 洗脱液中,混合后加入 2.5 倍体积的冰无水乙醇,混匀,-20℃沉淀 30min。

7. 12 000g(4℃)离心 15min,弃上清液。

8. 加入 70% 乙醇洗涤沉淀,12 000g(4℃)离心 5min,弃上清液,室温蒸发乙醇,沉淀空气干燥 10min,或真空干燥 10min。

9. 用适量无 RNase 污染的水溶解 mRNA,即可用于 RT-PCR、Northern Blot 及核酸保护试验等。若长期保存,可加入 3 倍体积的无水乙醇,-70℃贮存。

五、注 意 事 项

1. 整个操作过程必须防止 RNase 的污染,所有试剂均用 DEPC 处理过的水配制(0.1% DEPC-H$_2$O,37℃摇动温育至少 12h,15 磅高压 15min)。

2. 将 RNA 溶液置 65℃中温育然后冷却至室温再上样的目的有两个:一个是破坏 RNA 的二级结构,尤其是 mRNA Poly(A)尾处的二级结构,使 Poly(A)尾充分暴露,从而提高 Poly(A)RNA 的回收率;另一个目的是能解离 mRNA 与 rRNA 的结合,否则会导致 rRNA 的污染。所以此步骤不能省略。

3. 十二烷基肌氨酸钠盐在 18℃以下溶解度下降,会阻碍柱内液体流动,若室温低于

18℃最好用 LiCl 替代 NaCl。

4. oligo(dT)纤维素柱用后可用 0.3mol/L NaOH 洗净,然后用层析柱加样缓冲液平衡,并加入 0.02%叠氮钠(NaN₃)4℃冰箱保存,反复使用。每次使用前应该依次用 NaOH、灭菌 ddH₂O、上样缓冲液洗柱。

第二节　Northern Blot 杂交

Northern 印迹杂交(Northern Blot)是一种将变性及电泳分离的 RNA 从琼脂糖凝胶中转移到硝酸纤维素膜或尼龙膜上,然后用已知的同位素或生物素标记的 DNA 或 RNA 探针与其进行杂交反应,鉴定其中特定 mRNA 分子的方法。将阳性的位置与标准的相对分子质量进行比较,可判断 RNA 的相对分子量大小,根据杂交信号强弱,可知基因表达的丰度,是研究真核细胞基因表达定量的基本方法。

Northern Blot 杂交目的是鉴定未知的 RNA,为获得好的结果,可以采用 mRNA 的 Northern Blot 杂交。其主要过程包括:RNA 的提取、变性胶电泳分离、转膜与固定、RNA 与标记的探针(单链或双链、DNA 或 RNA 探针)杂交、除去非特异性结合的探针、显影与结果分析。RNA 不如 DNA 稳定,易被 RNA 酶降解,因此操作应小心仔细。

一、RNA 的分离提取

检测高丰度 mRNA(占 mRNA 总量的 0.1%以上)一般提取总 RNA 即可,如果 mRNA 含量较少,可提纯 poly(A)RNA。从组织或培养细胞中分离提取总 RNA,目前常采用异硫氰酸胍法或 Trizol 法提取 RNA,具体操作方法请见第四章第一节。

二、RNA 甲醛变性琼脂糖凝胶电泳

RNA 的变性方法不同于 DNA,不能用碱变性,因为碱能降解 RNA。

1. 试剂的准备

(1) 10×MOPS 电泳缓冲液:0.2mol/L 吗啉代丙烷磺酸(MOPS)(pH 7.0)

　　　　　　　　　　　20mmol/L 乙酸钠

　　　　　　　　　　　10mmol/L EDTA (pH 8.0)

配制方法:将 41.8g MOPS 和 4.1g NaAc 溶于 700mL DEPC 水,5mol/L NaOH 调至 pH 7.0,加 20mL DEPC 处理过的 1mol/L 乙酸钠和 20ml 0.5mol/L EDTA (pH 8.0),加 DEPC 水定容 1 000ml。用 0.45μm 滤膜过滤除菌,装入棕色瓶中,室温避光保存。临用时用 DEPC 水稀释。

(2) 电泳上样缓冲液:50%甘油

　　　　　　　　　　10mmol/L EDTA(pH 8.0)

　　　　　　　　　　0.25%溴酚蓝

　　　　　　　　　　0.25%二甲苯氰

配制方法:5mL 甘油、20μL 0.5mol/L EDTA、25mg 溴酚蓝、25mg 二甲苯氰,加 DEPC 水至 10mL,高压后,4℃保存。

（3）溴化乙锭

（4）40%甲醛

（5）甲酰胺

（6）6%甲醛琼脂糖凝胶：先用水经微波炉加热溶解琼脂糖，冷却至 60℃后，加 10×MOPS 电泳缓冲液和 40%甲醛，终浓度为 1×MOPS 电泳缓冲液和 6%甲醛，琼脂糖浓度视分离的 RNA 大小而定（1.5%的琼脂糖凝胶用于大约 0.5～8kb 的 RNA 分离），操作应在化学通风橱内进行。

（7）RNA 样品：RNA 样品要尽可能纯净，总 RNA 样品应该 1～2μL 中含有约 20μg RNA，样品不纯或上样量大于 20μg 都会引起条带不清楚。

（8）RNA 相对分子质量标准：要用 RNA 相对分子质量标准而不要用 DNA 相对分子质量标准。

2. 操作步骤　RNA 变性处理：取约 20μg 总 RNA 样品，如待测的 mRNA 含量较少，要用至少 1.0μg 的 poly（A）RNA 上样。

在一微量离心管中加入：RNA 2μL，10×MOPS 电泳缓冲液 2.0μL，40%甲醛 4.0μL，甲酰胺 10μL，溴化乙锭（200μg/mL）1.0μL（也可以电泳后用溴化乙锭染胶）。

混匀上述液体，55℃温浴 60min，低速离心后加 2μL 电泳上样缓冲液。

（1）电泳槽和梳子经清水清洗后用 3% H_2O_2 浸泡 10min，0.1% DEPC 水彻底冲洗。

（2）制备琼脂糖凝胶（40mL）：

琼脂糖	0.55g
DEPC 水	36mL
10×MOPS	5mL
37%甲醛	9mL

称 0.55g 琼脂糖加 36mL DEPC 水，微波炉加热溶解琼脂糖，肉眼观察无颗粒状悬浮物。冷却至 50～60℃，加 9mL 甲醛（37%）和 5mL 10×电泳缓冲液，然后灌制凝胶，插入合适长度和宽度的梳子，于室温放置 30min 以上使凝胶凝固。

（3）在电泳槽中放好上样梳，调平电泳槽，将琼脂糖凝胶加入电泳槽中，加入 1×MOPS 电泳缓冲液，液面高于胶面 1～2mm，拔出上样梳。

（4）上样 RNA 样品及 RNA 相对分子质量标准，电压 4～5V，最好 1h 更换一次 1×MOPS 电泳缓冲液，约电泳至凝胶的 2/3 时停止。

（5）将凝胶轻移至紫外灯下（甲醛凝胶易碎，要小心移动），观察电泳条带并照相。测量照片上每个 RNA 条带至加样孔的距离，并作记录。

三、RNA 的转膜

将电泳后的 RNA 从凝胶上转移到醋酸纤维素膜或尼龙膜上，前者与 RNA 非共价结合，RNA 容易在杂交过程中被洗掉，后者和核酸不可逆共价结合，耐用，也可以采用电转移方法进行转移。

（1）试剂的准备：50mmol/L 的 NaOH，含 1%（g/100mL）SDS 的 0.2×SSC，亚甲蓝溶液（0.02%亚甲蓝，0.3mol/L 乙酸钠，pH 5.5），20×SSC（将 175.3g NaCl 和 88.2g 枸橼酸钠溶入 800mL 水中，调 pH 7.0，定容至 1L，高压灭菌后即可用。）

（2）胶在 50mmol/L 的 NaOH 中浸泡 20min，部分水解 RNA 以利于 RNA 与膜结合。

（3）将胶在 20×SSC 中浸 40min，除去胶中的甲醛。

（4）切下电泳凝胶无用部分及左下角作为标记定位。

（5）剪下一块与胶大小相同的尼龙膜，同胶一样也剪去一角。

（6）将一塑料或玻璃平台置于一盛满 20×SSC 溶液的搪瓷方盘中，然后铺上一层比平台稍大的 Whatman 3mm 滤纸，滤纸两端要完全浸泡在溶液中，滤纸与平台之间用玻璃棒赶除气泡。

（7）尼龙膜先用 DEPC 水湿润，然后放置于 20×SSC 溶液中浸润 10min。

（8）将胶上下颠倒置于平台的滤纸上，两者之间不能有气泡，四周用塑料薄膜封严，避免转移液直接从容器流向吸水纸而不经过凝胶，以致降低转移效率。

（9）将预先湿润的尼龙膜铺在凝胶上，缺角端对齐，避免胶与膜之间产生气泡。不要再轻易移动膜，因为膜盖上后，转移即开始。

（10）两张与凝胶同样大小的 Whatman 3mm 滤纸用 20×SSC 溶液湿润，铺在尼龙膜上，用玻璃棒赶除气泡。

（11）滤纸上再放将一叠与凝胶同样大小的约 5～8cm 厚吸水纸，吸水纸与滤纸对齐，吸水纸上面放一玻璃板，玻璃板上压一重约 500g 的物体，转移过夜（6～18h），使 RNA 充分转移，期间换吸水纸 1～2 次。

（12）弃去滤纸和吸水纸，将凝胶和尼龙膜放于一张干滤纸上，并用圆珠笔标记好加样孔的位置。

（13）尼龙膜置于 6×SSC 溶液中室温轻摇 5min，去除琼脂糖凝胶块。

（14）将膜在亚甲蓝溶液中染色 3～5min，照相观察结果。

（15）将膜放入 0.2×SSC 和 1% SDS 中室温脱色 15min。

（16）将膜的 RNA 面向上，放在滤纸上吸干多余水分，再放在两层干燥的滤纸之间，真空下 80℃ 烘烤 2h，或微波炉加热 2～3min。

（17）可用此膜进行杂交反应，或者膜用锡箔纸或滤纸包好，室温下真空保存备用。

四、膜　杂　交

1. 试剂的准备　预杂交液：7% SDS，0.5mol/L 的磷酸钠，1mmol/L EDTA（pH 7.0），1% 牛血清白蛋白；^{32}P 标记的探针（单链或双链、DNA 或 RNA 探针）；0.1×SSC，0.5×SSC，1×SSC，2×SSC（均含 1% SDS）。

2. 6×SSC 溶液浸泡转移好的尼龙膜 5min。

3. 尼龙膜置于一塑料袋内，加入预杂交液（0.2mL/cm^2），排尽气泡，封口机封闭塑料袋。

4. 将杂交袋置 68℃ 恒温水浴中 2h 进行预杂交，封闭非特异性结合位点。

5. 探针的变性　将双链 DNA 探针在 100℃ 水中加热 5min，然后置冰上待用，若是单链 DNA 或 RNA 探针，一般不需变性。

6. 更换杂交液或将探针直接加入预杂交液中（一般至少用 2×10^{8}cpm/μg 探针），然后将塑料袋封严，继续摇动温育 16～24h。

7. 杂交结束后，取出膜，按下列顺序洗膜，用 1×SSC，0.1% SDS 溶液室温洗 20min，然后用 0.2×SSC,0.1% SDS 溶液 68℃洗三次,每次 20min,一直洗到在无 RNA 处的膜上检测不到放射性信号为止。

8. 膜稍稍晾干,上面压一张 X 线胶片,放于有增感屏的暗盒内,-70℃放射自显影 24 ~ 48h(暗室操作)。

五、结 果 分 析

在 X 线片上杂交阳性反应呈带状(图 4-2-1)。依据其杂交信号强度可确定 RNA 的多少。

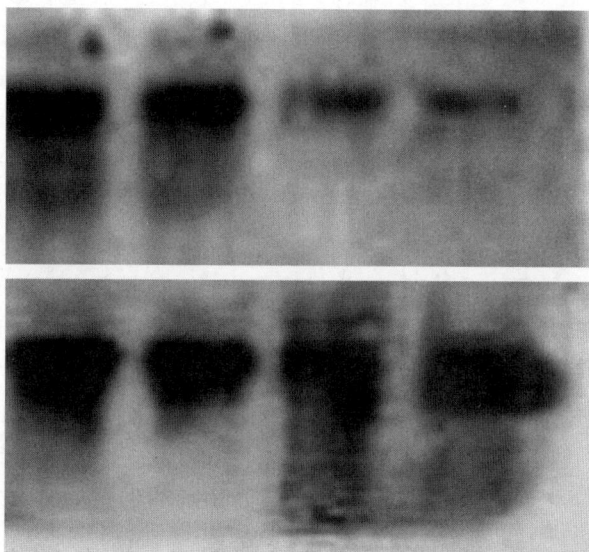

图 4-2-1　Northern 印迹杂交放射自显影图

第三节　原 位 杂 交

原位杂交是原位杂交组织化学(in situ hybridization histochemistry,ISHH)的简称,是指用已知碱基序列并携带有标记物的核酸探针(如 DNA、RNA 或寡核苷酸)与组织细胞中待测的靶核苷酸按碱基配对的原则进行特异性结合,再用与标记物相对应的检测系统,通过组织化学方法或免疫组织化学方法,将待测靶核苷酸在其原有位置上显示出来。它是分子生物学、组织化学及细胞学相结合,以确定 mRNA(组织切片的原位杂交)和蛋白质(免疫组织化学)在各个细胞中何时及何处进行表达的一门细胞学技术。

为显示特定的核酸序列必须具备 3 个重要条件:组织、细胞或染色体的固定、具有能与特定片段互补的核苷酸序列(即探针)、有与探针结合的标记物。标记物有同位素、生物素、地高辛、荧光素等,与其他方法联合应用拓展了其应用广度和深度,如原位 PCR 技术。

原位杂交可在石蜡或冷冻切片上进行,主要步骤包括:组织样本的制备、杂交前样本的预处理、杂交、杂交后洗涤、免疫组织化学方法显示杂交体等。

一、样本的制备

（一）载玻片的处理

1. 载玻片的酸洗 载玻片浸泡在 1mol/L HCl 溶液中 30min（室温下），DEPC 水浸泡载玻片，95% 乙醇清洗载玻片，载玻片置于空气中自然干燥。上述步骤重复一次。

2. 载玻片的黏附剂处理方法

（1）载玻片的 APES 预处理：将载玻片浸泡在 APES 溶液中达 10s，用丙酮清洗载玻片，DEPC 水冲洗载玻片，置于空气中自然干燥，4℃存放。

（2）载玻片的多聚 L-赖氨酸预处理：将酸洗过的载玻片浸泡在多聚 L-赖氨酸溶液中 45min（室温下），DEPC 水冲洗载玻片两次，载玻片置于空气中自然干燥，4℃存放。

（3）载玻片的铬矾明胶预处理：清洁载玻片浸泡于铬矾明胶液 1min，载玻片置于 37℃干燥机中 2~3h，室温下防尘存放。

（4）载玻片的 Vectabond 预处理：清洁载玻片浸泡于丙酮 5min，DEPC 水洗涤载玻片 5min×2 次，载玻片置于 37℃干燥机中 2~3h，室温下防尘存放。

（二）组织细胞的取材与固定

组织细胞的取材应尽可能保持新鲜，并尽快固定（一般要求在 30min 内）。手术标本取出后应迅速用冰浴降温以缓解靶核酸的降解，动物标本还可进行原位灌注固定。

固定（fixation）的目的是保证离体状态下组织细胞尽可能地接近正常的形态和结构，防止发生自溶。固定剂应保持细胞结构，最大可能地保持细胞内 DNA 或 RNA 的含量水平，使探针易于进入组织细胞内。组织内 DNA 比较稳定，mRNA 是相对稳定但易被 RNase 所降解，RNA 则是不稳定且极易被酶降解的。因此，对固定剂的种类、浓度以及固定时间等的要求方面，RNA 的定位要比 DNA 严格。

固定剂分为沉淀固定剂和交联固定剂两大类，前者有乙醇、甲醇、乙醇与乙酸混合物（3:1）等。后者有甲醛、多聚甲醛和戊二醛等，能牢固地将 RNA 或 DNA 固定在细胞内。实际中多选用 4% 多聚甲醛溶液固定 1min，并将载玻片放在 70% 乙醇溶液中的方法。

此外，还常常使用稀酸洗涤、去污剂（如 Triton X-100）、乙醇及某些消化酶（如胃蛋白酶、胰蛋白酶等）来增加组织的通透性和核酸探针的穿透性，提高杂交信号的强度，但同时也会降低组织中 RNA 水平，影响组织结构的形态。蛋白酶 K 因其能消化基因上的核蛋白有利于杂交被广泛应用于 ISHH，其浓度和应用时间应根据组织的种类、固定剂种类及切片的厚度而定。在蛋白酶 K 消化后，应立即用 0.1mol/L 的甘氨酸溶液洗涤，终止蛋白酶 K 的消化作用，防止过度消化。

（三）组织细胞涂片或切片的制备

1. 细胞涂片的制备 各种细胞均可在载玻片上进行原位杂交。贴壁生长的培养细胞可在涂有多聚 L-赖氨酸的载玻片上生长，并保持黏附直至固定。最简单的方法是用小量缓冲液将细胞悬浮，然后再将细胞沉淀在载玻片上，最后置空气中自然干燥。也可使用专用的离心机，将细胞离心至载玻片上。

2. 组织切片的制备

（1）冷冻切片方法：在液氮浴中预冷装有异戊烷或正戊烷的烧杯至杯底出现冰霜，将锡箔纸制成比组织稍大的纸船,加适量的 OCT 或化学浆糊,并将组织块放入其中,然后将其放入预冷的异戊烷中,使组织块迅速冷冻 1min 至组织冻结后,将全部组织浸入液氮中或 −70℃速冻,将已冻组织放入恒冷箱的组织托上,切片,贴片,室温下干燥切片 15～30min,4% 多聚甲醛溶液后固定 30min 备用。

(2)石蜡切片方法:用 10% 中性缓冲溶液处理的甲醛浸泡组织块过夜,梯度乙醇(70%、85%、90%、95%、100%)使组织块脱水,每种浓度各 5h,100% 乙醇三次各 1h,组织在二甲苯中透明三次,每次 1h,将组织块浸入 58℃融化的石蜡中 2 次,每次 1h,石蜡包埋并于室温放置使石蜡固化,用组织切片机切成 6～8μm 厚,将切片转移至预先处理好的载玻片上,载玻片放在 37℃过夜干燥,4℃干燥保存。

二、杂　交

在进行杂交反应前,往往要先进行预杂交。预杂交的目的是为了减轻杂交染色的背景。预杂交液和杂交液的区别在于前者不含探针和硫酸葡聚糖。预杂交液可封闭非特异性杂交点,从而降低背景染色。

杂交一般将杂交液滴于组织切片上,加盖硅化的盖玻片,以防止杂交过程中的高温导致杂交液的蒸发。还可在盖玻片周围加液状石蜡封闭,缺点是高温下融解会污染杂交液,必要时盖玻片四周加橡皮泥封固。此外,还要将载玻片放在盛有少量 5×SSC 或 2×SSC 溶液的湿盒中进行孵育。

杂交过程中,为获得满意的杂交效果,应注意以下几个环节:

(1)探针的浓度:选择探针的浓度应遵循一个原则,即所选探针给杂交实验带来最大的信号比值,背景染色的高低也与探针的浓度有关,在最低探针浓度情况下获得最大限度的探针与靶核酸的结合度。探针浓度根据其种类和具体实验而定。

(2)探针的长度:一般用于 ISHH 探针的最佳长度在 50～100 个碱基之间。探针短,易进入细胞,杂交率高,杂交时间短,但杂交非特异性亦增加。

(3)杂交的温度和时间:RNA 和 cRNA 探针一般在 37～42℃,而 DNA 探针或组织细胞内靶核酸为 DNA 的,则必须在 80～95℃加热变性 5～15min,冰上搁置 1min,再置入盛有 2×SSC 溶液的湿盒内,37～42℃孵育杂交过夜。一般杂交时间定为 16～20h。

(4)杂交严格度:杂交严格度是指通过杂交及冲洗条件的选择对完全配对及不完全配对杂交体的鉴别程度。杂交的条件越高,特异性越强,但敏感性降低,反之亦然。多数原位杂交不属于高严格度,无疑会产生非特异性结合导致信噪比降低。可通过杂交后洗涤的严格度来降低非特异性结合。

此外,还在杂交液中加入硫酸葡聚糖来提高杂交效率,因为后者有极强的水和作用,能大大增加杂交液中探针的浓度。

三、杂交后处理

杂交后处理包括系列不同浓度、不同温度盐溶液的漂洗。一般原则是盐溶液浓度应由高到低,而温度应由低到高。切勿使切片在漂洗的过程中干燥,否则再严格的溶液洗涤也不能降低非特异性染色。

四、显　　示

显示即检测系统,根据核酸探针标记物的种类分别进行放射自显影或利用酶检测系统进行不同显色处理(彩图 4-3-1,见文末彩色插页)。

组织或细胞的原位杂交切片均可进行半定量的测定,如放射自显影可利用人工或计算机图像分析仪检测银粒的数量和分布的差异,非放射性核酸探针杂交的组织细胞可用酶检测系统显色,然后利用显微分光光度计或计算机图像分析仪对不同类型和数量的核酸显色强度进行检测。但半定量测定必须严格控制实验的同一条件,切片的厚度和核酸的保存量等包括取材至固定的间隔时间等均需保持一致性。

五、原位杂交技术的对照实验

由于探针与组织细胞内靶核酸之间的结合并非像人们所希望的那样特异,原位杂交过程中,特异与非特异性结合总是同时存在,因此原位杂交反应设置严格的对照实验。

(一) 阴性对照实验

1. 竞争抑制对照实验　适用于各种类型的核酸探针。该实验中,竞争者为标记核酸探针与同序列未标记核酸探针,竞争对象为组织细胞内待测的靶核酸。只有标记核酸探针显示的杂交信号最强,加入同序列未标记核酸探针的,总杂交信号减弱。

2. 正义 RNA 探针对照实验　RNA 探针的原位杂交都以正义 RNA 探针作为对照,其操作过程与反义 RNA 探针组(即实验组)一致,所不同的是在杂交液中加入相等量的正义 RNA 探针。如果对照组无杂交信号,提示实验组为特异性的。如果对照组也出现杂交信号,提示实验组存在非特异性,结果不可信。

3. RNase 或 DNase 处理对照实验　对照组首先用 RNase 或 DNase 处理组织标本,使其内的待测核酸彻底降解,杂交结果应该是阴性,即无杂交信号。其结果能说明阳性结果不是探针,而是显示系统非特异性吸附某些成分造成的,即证明实验组杂交的特异性。

4. 探针豁免对照实验　在杂交液中免去了标记核酸探针,其结果应该是阴性的,表明显示系统是特异性的,支持实验组的杂交特异性,结果可信。

(二) 阳性对照实验

一般阳性对照实验是在确定组织细胞中肯定存在要检测的靶核酸,而用相应的标记核酸探针去检测。其结果应该为阳性,如果为阴性,提示杂交系统和(或)显示系统存在问题。实验者应该检查杂交反应的试剂是否失效、实验步骤有无遗漏、是否存在错误操作,组织是否新鲜或探针是否无效等。

第四节　cDNA 库建立及基因鉴定

cDNA 是指以 mRNA 为模板,经反转录酶催化,在体外形成的互补 DNA(complementary DNA,cDNA),其组成特点是不含有内含子和其他调控序列。cDNA 文库则是指 cDNA 与适当的载体常用噬菌体或质粒载体连接后转化受体菌,每个细菌含有一段 cDNA,并能繁殖扩增,形成的包含着细胞全部 mRNA 信息的 cDNA 克隆集合。

cDNA 文库代表生物的某一特定器官或特定发育时期细胞内转录水平上的基因的群体,并不能包括该生物的全部基因,且处在不同环境条件、不同分化时期的细胞其基因表达的种类和强度也不尽相同,所以 cDNA 文库具有组织细胞特异性。

cDNA 文库显然比基因组 DNA 文库小得多,能够比较容易从中筛选克隆得到细胞特异表达的基因。但对真核细胞来说,从基因组 DNA 文库获得的基因与从 cDNA 文库获得的不同,基因组 DNA 文库所含的是带有内含子和外显子的基因组基因,而 cDNA 文库中被克隆 DNA 是从 mRNA 反转录来的,已经过剪接,特点是去除了内含子和其他调控序列的 cDNA。

构建重组 DNA 文库是一项非常费时和费力的工作,因此,只要有可能,最好从其他实验室索取或从专门从事文库构建和销售的公司购买或定做。最简单的途径是"电话克隆",即通过电话、E-mail 等通讯方式从拥有你所需要的文库研究者那里索取。一方面,许多有价值的文库已经成功地构建多年了,另一方面,大多数文库的拥有者都十分愿意将他们构建的文库提供给其他的研究者,而且许多期刊[如细胞(Cell)、美国国家科学院院报(Proceeding of National Academy of Science)等]都要求作者对已发表文章中使用的文库或单个克隆免费提供给其他研究者。如果自己构建文库,建议使用试剂盒,它可以节省大量的时间和精力。

构建 cDNA 文库的基本步骤包括:组织细胞总 RNA 的提取和 mRNA 分离;第一链 cDNA 合成;第二链 cDNA 合成;EcoR Ⅰ位点的甲基化、与磷酸化 EcoR Ⅰ接头相连接并消化接头产生黏性末端,双链 cDNA 和噬菌体等载体连接;转化或体外包装后导入大肠杆菌等宿主菌中繁殖,扩增文库;筛选纯化目的克隆等。

一、细胞总 RNA 的提取和 mRNA 的分离

mRNA 是构建 cDNA 文库的起始材料,它在总 RNA 中所占比例很小,获得高质量的 mRNA 可大大提高筛选到目的基因的可能性。

组织细胞总 RNA 的提取和将 mRNA 从其他组分中分离出来的方法请见前面有关章节。

1. mRNA 的完整性　在合成 cDNA 第一链之前检查作为模板的 mRNA 是很重要的,常以 mRNA 指导合成高分子量蛋白质的能力、mRNA 指导合成目的多肽的能力、mRNA 的大小和总 mRNA 制剂指导合成 cDNA 第一链长分子的能力来检验。

2. mRNA 的丰度

(1) 高丰度 mRNA:占特定型别细胞质总 RNA 的 50% ~ 90%,例如珠蛋白、免疫球蛋白、卵清蛋白,合成和克隆 cDNA 之前无需进一步纯化特定的 mRNA,也很容易通过核酸杂交加以鉴定。

(2) 低丰度 mRNA:mRNA 占细胞总 mRNA 0.5% 以下称为低丰度或稀有 mRNA。对于低丰度甚至极低丰度 mRNA 的拷贝,要构建足够大的 cDNA 文库,可通过 mRNA 的富集来减少工作量。

3. mRNA 的富集方法　许多目的 mRNA 含量非常低(每细胞 1 分子不足为奇),富集可使 cDNA 文库缩小并可降低筛选所需 cDNA 克隆的人力物力消耗。

(1) 按大小对 mRNA 进行分级分离。

（2）cDNA 的分级分离：大的 cDNA 分级分离而不是 mRNA，可避免降解 mRNA。

（3）多聚核糖体的免疫学纯化法：使用抗体来纯化合成目的多肽的多聚核糖体。用单克隆抗体把正在合成新生链的多聚核糖体结合到 A 蛋白-sepharose 柱上，随后用 EDTA 将多聚核糖体解离下来，通过 oligo(dT) 层析分离 mRNA。这一技术不是万能的，只在有可赖以分离功能性多聚核糖体的、来源可靠的材料时才能实现。

二、cDNA 第一链的合成

以 mRNA 为模板合成 cDNA 的过程称为反转录，是由依赖于 RNA 的 DNA 聚合酶（反转录酶，reverse transcriptase）催化的。有两种常用的商品化反转录酶，即 AMV（禽源反转录酶）和 MMLV（鼠源反转录酶），它们都有 5'-3' DNA 聚合酶活性，都必须有引物来起始 DNA 的合成。最常用的引物是 12~18 个核苷酸长的 Oligo(dT)，在 cDNA 的合成过程中加入高浓度的 Oligo(dT)，Oligo(dT) 与真核细胞 mRNA 分子 3' 端 poly(A) 结合，引导反转录酶以 mRNA 为模板合成 cDNA 第一链。其缺点主要是由于 cDNA 末端存在较长的 poly(A) 而影响 cDNA 测序。

三、cDNA 第二链的合成

即将第一链合成的 cDNA-mRNA 杂合双链变成互补双链 cDNA 的过程。cDNA 第二链合成的方法有四种：自身引导合成法、置换合成法、引导合成法和引物-衔接头合成法。

1. 自身引导法　首先用氢氧化钠使 cDNA-mRNA 杂合双链变性，解离的第一链 cDNA 的 3'-末端的地方借一发夹结构闭合成环（发夹环的产生是第一链 cDNA 合成时的特性，原因尚不清楚，推测可能与帽子的特殊结构有关），并引导 DNA 聚合酶复制出第二链，再利用 S1 核酸酶消化该环，形成可以进行连接平端结构，得到双链 cDNA 分子。

2. 置换合成法　RNA 酶 H 在 cDNA-mRNA 杂交体的 mRNA 链上造成切口和缺口，产生一系列 RNA 引物，大肠杆菌 DNA 聚合酶 I 以第一链 cDNA 为模板合成一段段互补的 cDNA 片段，这些 cDNA 片段进而在 DNA 连接酶的作用下连接成一条链，即 cDNA 的第二链。

3. 引导合成法　本方法是 Okayama 和 Berg 于 1982 年提出的。首先是制备一端带有 Poly(dG) 的片段 II 和带有 Poly(dT) 的载体片段 I，并用片段 I 来代替 Oligo(dT) 进行 cDNA 第一链的合成，在第一链 cDNA 合成后直接采用末端转移酶（TdT）在第一链 cDNA 的 3' 端加上一段 Poly(dC) 的尾巴，同时进行酶切创造出另一端的黏端，与片段 II 一起形成环化体，这种环化了的杂合双链在 RNA 酶 H、大肠杆菌 DNA 聚合酶 I 和 DNA 连接酶的作用下合成与载体联系在一起的双链 cDNA。其主要特点是合成全长 cDNA 的比例较高，但操作比较复杂，形成的 cDNA 克隆中都带有一段 Poly(dC)/(dA)，对重组子的复制和测序都不利。

4. 引物-衔接头合成法是 Gubler 和 Hoffman（1983）通过改进引导合成法而来的。第一链合成后直接采用末端转移酶（TdT）在第一链 cDNA 的 3' 端加上一段 Poly(dC) 的尾巴，然后用一段带接头序列的 Poly(dG) 短核苷酸链作引物合成互补的 cDNA 链，接头序列可以是适用于 PCR 扩增的特异序列或用于方便克隆的酶切位点的序列。这一方法目前已经发展成 PCR 法构建 cDNA 文库的常用方法。

四、双链 cDNA 连接到噬菌体等载体并导入宿主菌中繁殖

双链 cDNA 要经过一系列处理,如同聚物加尾、加接头和分级分离等,然后才能和噬菌体等载体连接,经体外包装,转导进入大肠杆菌等宿主菌中繁殖,产生完整的 cDNA 文库,再扩增 cDNA 文库。

五、用于 cDNA 克隆的 λ 噬菌体载体

构建基因组文库常用的载体是 λ 噬菌体和黏粒载体,λ 噬菌体能接受 24kb 的插入片断,黏粒载体能接受约 35 ~ 45kb。酵母人工染色体克隆系统(yeast artificial chromosome cloning system,YACS)能克隆 200 ~ 500kb 的插入片断,可以分离和鉴定哺乳动物基因组大片断。

λ 噬菌体是目前使用最多的构建基因组文库的载体,常规用于构建 cDNA 文库的两种 λ 噬菌体载体是 λgt10 和 λgt11,λgt10 用于构建只用核苷酸探针筛选的文库,λgt11 为表达载体,用它构建的文库可用免疫学探针进行筛选。其他用于 cDNA 克隆的 λ 噬菌体载体包括 λORF8、λgt18、λgt19、λgt20、λgt21、λgt22、λgt23 和 λZAP 等。

六、目的 cDNA 克隆的筛选和鉴定

(一) 筛选方法

筛选文库先要从文库中鉴别出来目的 DNA 克隆,然后纯化筛选到的目的克隆。在 cDNA 文库筛选目的 cDNA 的方法有 3 种:

1. 核酸杂交　这是从 cDNA 文库中筛选目的克隆的最常用、最可靠的方法。通过与特异核苷酸探针杂交,可以同时迅速地分析数目极大的克隆。

2. 对特定抗原进行免疫学检测　构建于 λgt11、λgt18 ~ 23、λORF8 和 λZAP 表达载体的 cDNA 文库可直接用抗目的蛋白的抗体进行筛选,该方法成功的关键是抗体的质量。

3. 通过 mRNA 的杂交体选择和翻译,或者通过产生有生物学活性的分子进行同胞选择。

(1) 杂交体选择:该方法中,序列与特定的 mRNA 互补的 cDNA 克隆经变性后,在固相基质上固定,并与 mRNA 制剂杂交。再加热 mRNA-cDNA 杂交体,释放出 mRNA,并在无细胞蛋白合成体系或非洲爪蟾卵母细胞中翻译,翻译产物通过免疫沉淀和聚丙烯酰胺凝胶电泳加以鉴定。

(2) 产生有生物学活性的分子:适用于没有其他筛选方法而蛋白质产物又很小,有相当的把握确信 cDNA 文库能够包含其全长克隆时。

文库筛选的基本过程是将文库涂布于平板,然后将它们转移到硝酸纤维素滤膜上,再用 ^{32}P 标记探针进行杂交或用特异性抗体进行结合。即将文库铺平板后,可以通过与切口平移的 DNA 和合成寡核苷酸探针杂交,或免疫反应,或 mRNA 的杂交选择和翻译等方法来筛选文库,噬菌斑或菌落原位杂交技术纯化。

（二）确证 cDNA 克隆的方法

用抗体或核酸探针筛选 cDNA 文库时,常需几轮铺平板和筛选才能认定为纯克隆,但仍不足以证实给定 cDNA 克隆确实来源于目的 mRNA。唯一能绝对确证的证据,是要表明 cDNA 克隆含有编码该蛋白质的完整氨基酸序列的开放读框。虽然这是不切实际的,但可使用下列试验进一步说明,它们的严密性按顺序递减。

1. 在原核或真核细胞中利用全长 cDNA 表达的蛋白质,显示正确的生物学或酶学活性。

2. cDNA 的核苷酸序列与从纯化蛋白质得到的肽段的氨基酸序列相吻合。

3. 用 cDNA 克隆的转录物在体外合成的多肽,其肽图与真蛋白的肽图相吻合。

4. 用 cDNA 克隆的转录物在体内或体外合成的多肽与抗目的蛋白的抗体发生免疫沉淀。

5. 真蛋白与抗合成肽抗体发生免疫沉淀,而该合成肽的序列由克隆化 cDNA 的核苷酸序列确定。

在确证 cDNA 克隆的试验中绝不能使用首次鉴定克隆时用过的试剂,由 cDNA 的核苷酸序列推导的多肽,其性质应与真蛋白相符。

七、cDNA 克隆的操作流程

依据 Gubler 和 Hoffman(1983)及 Huynh 等(1985)的流程所制定的操作方案,已成为合成和克隆双链 cDNA 的标准程序,基本步骤是:

1. 用反转录酶在 oligo(dT)引导下合成 cDNA 第一链。

2. 合成 cDNA 第二链(用 RNA 酶和大肠杆菌 DNA 聚合酶Ⅰ),并包括使用 T4 噬菌体多核苷酸激酶和大肠杆菌 DNA 连接酶进行的修复反应。

3. EcoR Ⅰ位点的甲基化。

4. 与磷酸化 EcoR Ⅰ接头相连接并消化接头产生黏端。

5. 根据大小选择 cDNA。

6. 连接到 λ 噬菌体臂,将 DNA 包装入 λ 噬菌体颗粒,并在大肠杆菌中铺平板进行检测。

7. 分析 cDNA 插入片断(小量提取 λ 噬菌体)。

8. 产生完整的 cDNA 文库。

9. 扩增 cDNA 文库。

（孙宏晨　刘麒麟）

参 考 文 献

1. 刘君星,闫冬梅,周奎臣.分子生物学仪器与实验技术.哈尔滨:黑龙江科学技术出版社,2009

2. 徐晋麟,陈淳,徐沁.基因工程原理.北京:科学出版社,2013

3. 格林,萨姆布鲁克.分子克隆实验指南.第4版.贺福初,陈薇,杨晓明,译.北京:科学出版社,2013

4. 张爱联.生物化学与分子生物学实验教程.北京:中国农业大学出版社,2009

5. GUBLER U,HOFFMAN B J. A simpleand very efficient method for generating cDNA libraries. Gene,1983,25(2-3):263-269

6. 王金发,何炎明,刘兵.细胞生物学实验教程.北京:科学出版社,2011

第五章 聚合酶链式反应及相关技术

基因表达是有特异性的。不同种属的生物有着其独特的种属基因表达,同一种属的不同生物间也有不同的个体特异性的基因表达,甚至是同一生物体内不同组织内的基因表达也是有差异的。因此,通过对研究对象核酸的探索就可以获得其多种遗传背景资料。例如病原体感染引起的疾病,即可通过对临床采集的样品进行核酸分析确定病原体的种属。

肿瘤、遗传疾病及自身免疫性疾病通常都涉及基因突变。对这些疾病的研究往往包含病变组织(个体)基因序列的分析。通过与正常组织(个体)基因序列的对比,确定突变位点,再通过突变位点所对应的 mRNA 及蛋白质的改变进行分析,即可逐步推论出疾病的病因。为针对性预防、治疗该疾病找到明确的方向。

基于以上两点,疾病的诊断也可借助于基因的分析。异种基因的表达、突变基因的发现都可以成为疾病诊断的标准。而且,由于 DNA 到蛋白表达、再到机体反应有一个过程,基因诊断可以说是一种早期诊断的方式。对于癌症等重大疾病,很可能在症状未出现前就能给医生以提示作用。对于遗传性、家族史依赖的疾病,基因分析更是有着举足轻重的作用。患者体内的致病基因、易感基因一方面可以成为治疗疾病的靶标,一方面在未发病前也是提醒患者注意生活方式预防疾病的警示灯。

对于医学研究,基因的重要性可见一斑。但是直接从自然界获得的基因量是很有限的,对于一些表达丰度低的基因更是如此。利用直接提取得来的 DNA 进行下一步的研究往往是困难重重。因此,我们需要一种能够在体外大量扩增目的基因的技术,聚合酶链式反应(polymerase chain reaction,PCR)就是这样的一种手段。利用 DNA 复制的半保留机制,通过 DNA 聚合酶和特异的引物扩增出目的基因。这一技术使得体外无限扩增目的核酸片段的梦想成为现实。

牙源性感染曾经是困扰医学界的一个难题。关键问题是引起这种感染的病原菌在体外无法繁殖。因此,在 PCR 出现之前,医学界一直不知道其致病菌的具体种类,只能用广谱抗生素(一般是青霉素)进行治疗。但随着病原体青霉素抗性的不断上升,其有效范围越来越小。PCR 出现后,通过对临床取样的特异扩增及分析,最终发现了 5 种体外无法繁殖的口腔病原体,为针对性治疗牙源性感染起到了不可忽视的重要作用。

理论上说,即使是来自一个细胞的一个目的基因片段也可以通过 PCR 得到扩增,短时间内即可将目的基因片段在体外大量特异性复制,轻松富集目的核酸序列,为深入研究目的基因铺平了道路。PCR 的出现,使得核酸研究的进程大大加快,在核酸研究史上具有跨时代的影响力。

随着时代发展、技术进步,PCR 的概念也被慢慢扩展。以原有 PCR 为基础,出现了多种多样的核酸扩增技术,让更加深入的基因研究成为可能。

第一节 PCR 的基本原理

从 19 世纪末期,人类就对核酸开始了探索,但在近半个世纪的过程中一直进展缓慢。直到 1953 年,Watson 和 Crick 提出了 DNA 的结构(双螺旋结构)、碱基互补配对原则(A-T,G-C)和 DNA 的半保留复制模型,奠定了基因研究的基石,基因研究才开始了飞速的发展。但由于直接提取可以获得的核酸样品不多,因此研究工作仍受到了很大限制。1971 年,Khorana 及其同事提出了最早的核酸体外扩增的设想:"经过 DNA 变性,与合适引物杂交,用 DNA 聚合酶延伸引物,并不断重复该过程便可克隆 tRNA 基因"。然而却因为当时的条件所限未能立即实现。直到 1985 年,Mullis 等人才发明了 PCR。PCR 的问世,实现了前人梦寐以求的基因特异性扩增,使得基因研究进入了一个新的时代。

一、PCR 的过程

PCR 是模仿生物体内 DNA 复制过程、在体外对目的基因进行特异性扩增的技术。它利用了 DNA 的半保留复制的特性,加热分开双链后再退火复性,使单链 DNA 与特异引物结合,再通过 DNA 聚合酶复制出目的 DNA 片段。不断重复这一过程,最终得到大量的基本无其他序列污染的目的 DNA 片段(图 5-1-1)。一般而言,PCR 的一次循环可分为三个部分:

1. 变性　加热反应体系至 90~95℃,持续 1~2min,使底物 DNA 双链变性分开成为两条单链 DNA,即得到复制所需"模板"。

2. 退火　退火又称复性,体系降温至 40~60℃之间,两种特异性引物分别与模板 DNA 上目的基因序列的 3'端互补杂交。

3. 延伸　升温体系至 70~75℃(一般为 72℃),根据目的片段长度持续不同长度的时间,使 DNA 聚合酶在其最适范围内开始工作,催化引物利用体系中存在的 4 种核苷酸、按照 5'→3'的方向合成模板 DNA 的子链。

第一次循环时,由于模板链是全长 DNA,因此合成的互补链是从目的基因序列 5'端开始的两条 DNA 长链。第二次循环结束后,即有目的片段的出现。此后,全长 DNA 数目不变,始自目的基因 5'端的长链每次循环只能增加一对,而目的片段却能以几何级数增长,因此,经过多次循环,即可得到大量的目的 DNA 片段。

二、PCR 的优化

假设 PCR 每次循环的效率为 100%,则经过 n 个循环之后,体系中即可产生 2^n 个特异性目的 DNA 片段。但 PCR 体系的效率一般而言不可能有 100%,因此实际获得的目的片段数目要小于理论值。为提高 PCR 效率,可从 PCR 的各个步骤入手,进行优化。

1. 变性温度及时间　变性是 PCR 循环的第一步,能否使 DNA 双链完全变性分开,决定着之后各个步骤是否有意义。一般而言,94℃、60s 的变性参数是比较合适的。但对于较长

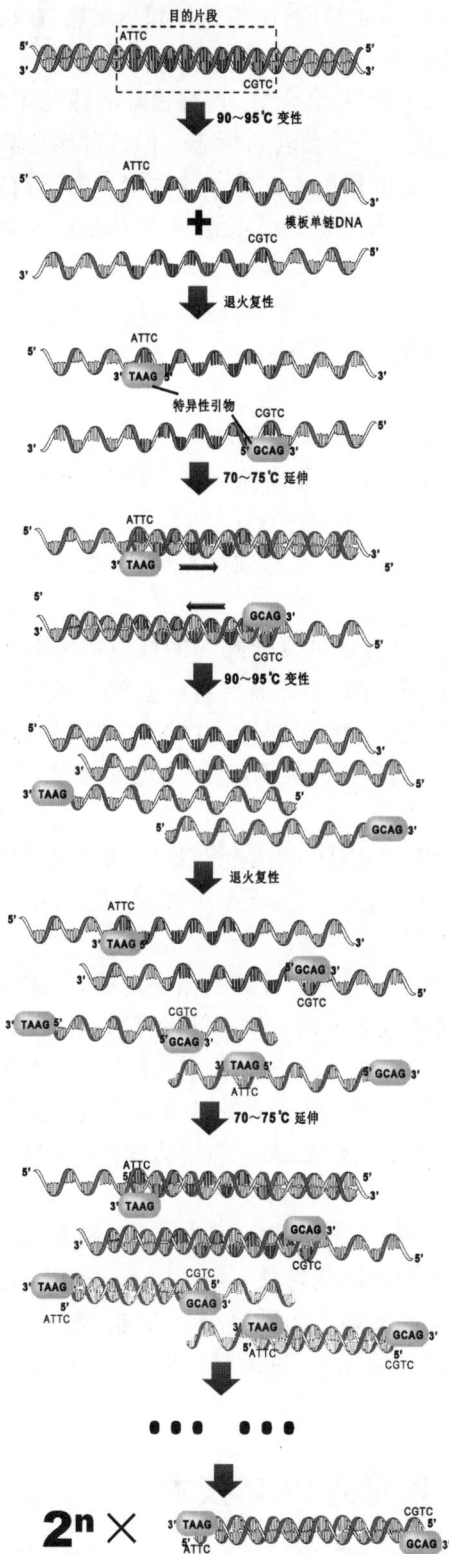

图 5-1-1　PCR 的基本原理

的 DNA 链,则需要较长的变性时间。如果 DNA 双链中 GC 含量较高,则需要更高的变性温度。但是,考虑变性完全的同时,一定要保证温度不会过高、高温持续时间不可过长,因为高温会导致 DNA 聚合酶失活。

2. 退火　退火关系到引物和目的片段的杂交。

退火温度与 DNA 本身的长度和 GC 值仍然相关。引物长度短、GC 含量低,则相对要求的退火温度较低。但是,退火温度太低(< 55℃),容易引起非特异性的杂交,使 PCR 产物中出现非特异的片段。因此,有时需要进行若干次预实验对退火温度、时间进行确定。

另外,在这一步中的主角是引物。引物能否特异性结合到目的基因直接决定了扩增产物到底是目的基因的还是非特异性的片段。这与引物的长度、GC 含量、序列都有关系。首先,引物应该是根据目的基因的序列设计的,如果不知道目的基因的序列,则需要通过其他物种(亲缘越近的物种越好)同源基因序列的保守区域进行设计。其次是引物长度,引物太长会导致杂交阻力变大,使引物与模板的杂交变得比较困难;引物太短又会因为特异性不足而导致其结合到模板的其他部位,扩增出非特异的产物;因此要保证引物长度在一个比较合适的范围,一般 20 ~ 50bp 较为理想。再次,设计引物时尽量避免引物之间出现互补序列,也要避开一些比较特殊的序列(比如重复的嘌呤序列)。因为互补序列容易引起引物自身杂合形成二聚体,而某些序列会形成特殊的二级结构,使引物无法与模板杂交。

3. 延伸　这是一个 PCR 循环中的最后一步,是目的序列真正复制的过程。

延伸温度一般在 70℃ ~75℃ 之间,是 DNA 聚合酶的最适温度区间。一般采用的 72℃,既能保证聚合酶较高的活性,又能保证引物与模板持续结合。延伸时间一般依目的基因长短而定,一般在 3 ~5min 之间。

延伸所涉及的主要工作酶是 DNA 聚合酶。

最早 PCR 使用的 DNA 聚合酶是来自于大肠杆菌的 Klenow 片段,由于这种酶不耐热,在每次反应过后都需要重新加入,给 PCR 过程带来极大的不便。后来发现了 *Thermus aquaticus*,这是一种生活在温泉中的细菌。其 DNA 聚合酶——Taq DNA 聚合酶,具有很好的热稳定性,历经 95℃ 处理仍保持活性,因此成为 PCR 发展史上的一个重要转折标志。但这种聚合酶只具有 5'→3' 的外切酶活性,因此所合成的 DNA 有一定的错配率。除了这种聚合酶,现在还有其他耐热 DNA 聚合酶可供选择,例如 *Pwo* DNA 聚合酶,*Tth* DNA 聚合酶和 *C. therm* 聚合酶等,适应研究者不同的 PCR 环境和要求。

三、PCR 操作过程中的注意事项

除了注意以上几点而外,还有几点对 PCR 的效率也很关键。

1. 模板 DNA 及试剂体系是否有污染　如果引入了 DNA 酶或者杂质 DNA(比如操作者的 DNA),又或者是引入了不该有的化学试剂,PCR 扩增的产物必然受到严重影响。这一点其实比上面提到的所有参数都要重要,因此在 PCR 的过程中,必须要严格操作,尽可能的避免污染。

2. Mg^{2+} 浓度　Mg^{2+} 与 dNTP 和模板形成复合物,只有这种复合物才能被引物识别从而开启复制过程。但每种引物和模板对应的 Mg^{2+} 都是不同的,因此需要对最适 Mg^{2+} 浓度进行尝试调整。通常,最适 Mg^{2+} 浓度在 0.5～5mM 之间,注意 Mg^{2+} 浓度要和 dNTP 浓度相适应。若 Mg^{2+} 浓度太高会引起引物非特异的结合,导致扩增出非特异性的产物;太低又会导致引物与模板结合受到抑制,不利于目的 DNA 的复制。

3. dNTP　这是 DNA 复制的原材料。除了上面提到 dNTP 的浓度需要与 Mg^{2+} 浓度相适应而外,保证四种 dNTP 的浓度在同一体系中是一样的,这样可以降低 DNA 复制过程中发生突变的概率。

4. 循环数　PCR 不可能总是持续着进行下去,当经过一定次数的循环之后,会进入一个目的片段扩增、甚至停止扩增的平台期。因此,循环数太多对一次 PCR 是没有意义的,一般 20～30 个循环比较理想。平台期是不可避免的,但如果反应一开始时体系内就有大量模板 DNA,可能使平台期过早到来。另外,dNTP 不足或是 DNA 聚合酶中途失效也可能使平台期过早出现。因此,实验者应根据具体情况多方面考虑。不过,如果需要大量的目的片段,最好的方法不是推后平台期,而是多批次扩增。

循环结束之后,要对 PCR 产物进行验证。这一步的方法很多,凝胶电泳是最常用的方法,但却不是最准确的,毕竟序列长度只是 DNA 片段最粗略的特征。电泳之后,一般可以利用目的片段中包含的限制性内切酶位点,用适当内切酶酶切产物后再次电泳,检测是否是所需产物。最直观、准确的检测方法是,回收产物后直接测序,与目的基因的序列(或理论序列)相比对即可,可用 BLAST 实现。

第二节　快速扩增 cDNA 末端的 PCR 技术

mRNA 反转录成为 cDNA 的技术渐渐成熟,但反转录受到 mRNA 的二级结构、转录条件和转录引物等的影响。有些 mRNA 从 5' 端帽子到 3' poly(A)尾之间的距离又很长,在体内

的反转录过程都有可能提前终止,体外 PCR 过程更是如此。基于 mRNA 反转录本身的这些限制,要获得 mRNA 全长转录 cDNA 还是很不容易,丢失 cDNA 末端序列是反转录过程中常见的情况。虽然目前有一系列干预措施使克隆全长 cDNA 的成功率增加,但这些预处理手段常常需要很长的实验周期,最终往往需要几周乃至数月才能获得全长的 cDNA。而 cDNA 末端快速扩增(rapid amplification of cDNA ends,RACE)则很好地解决了这一难题,这种技术恰恰是针对 mRNA 反转录产物 5'端和 3'端序列的扩增。应用 RACE,完整 cDNA 的扩增在 1~2 天内即可完成。而且,RACE 低丰度的 RNA 有很好的扩增效果,丰度低于 0.00001%,或者甚至只有几个 RNA 分子也可以通过 RACE 扩增。因而,RACE 日益受到关注。

1988 年,Frohman 等发明了经典的 RACE 技术,通过 RT-PCR 由已知的 cDNA 序列来完整扩增出 cDNA 两个未知的末端。后经过不断改进,逐渐形成今天较为成熟的 RACE。即使只知道目的序列(一般即是末端序列)单侧的序列信息,也可以设计特异性引物扩增出目的序列,因此 RACE 又被称为单侧 PCR(single-side PCR)。另外,RACE 涉及加帽加尾等提供锚定序列的过程,所以又属于锚定 PCR(anchored PCR)。

RACE 的基本原理:mRNA 通常在 3'端都有很长的 poly(A)尾,因此可以借助这一特征,以包含 oligo(dT)的接头引物,引发合成具有全部 3'端序列的 cDNA 的第一条链,然后用 3'端引物和一个通过已知序列设计的基因特异性引物(gene specific primer,GSP)引发合成第二条及之后的双链 cDNA。如果要获得 5'端的末端序列,则需要先用一个 GSP 引发合成以 mRNA 为模板的第一条 cDNA,然后对这条链的 3'端进行人工加尾,加入锚定序列,再用对应该锚定序列的锚定引物和第二个 GSP 扩增出含有 5'端末端序列的 cDNA。使 3'和 5' RACE 产物的重叠区相互衔接,即可获得拥有全部序列的 cDNA。

一、3' RACE 和 5' RACE

从技术路线来看,RACE 可分为 3' RACE 和 5' RACE。以下是两种方法的详细介绍:

1. 3' RACE　如前述,完整的 mRNA 在 3'端有标志性的 poly(A)尾,因此,在总 RNA 中加入带有 oligo(T)接头的引物,在适合的反转录体系中,可利用反转录酶的活性合成对应的 cDNA 链,这条链是反义链[cDNA(-)]。之后加入 RNaseH,降解体系中的 mRNA,这样整个 PCR 体系中就只有之前合成 cDNA(-)了,而这时的 cDNA(-)即成为体系中的模板链。加入 GSP,与 oligo(T)成为一对引物,进行常规的 PCR 即可得到 3'端的完整末端序列的扩增(图 5-2-1)。

需要注意的是,在合成了第一条 cDNA 链之后,体系中含有的 oligo(T)会造成大量的背景扩增。为解决这一问题,可先加入 5' GSP 完成 cDNA(+)的富集,之后再加入 3'引物充分扩增。如果一个 GSP 引发扩增的产物特异性不够高,可以使用嵌套的第二个 5' GSP 进行第二轮扩增,以提高产物特异性。

2. 5' RACE　在提取获得的总 RNA 中先加入第一个 GSP,反转录获得第一条 cDNA。此时即可用 RNaseH 降解体系中的 mRNA。纯化反转录产物之后,利用末端脱氧核糖转移酶(TdT)对 cDNA 进行同聚核酸加尾。这样便给扩增出的 cDNA 加了一个可以用于锚定的序列。之后即可用互补于锚定序列的引物和第二个 GSP 按常规 PCR 方法扩增 5'端的末端序列。如果产物纯度仍不够,可选用第三个嵌套的 GSP 再次扩增。

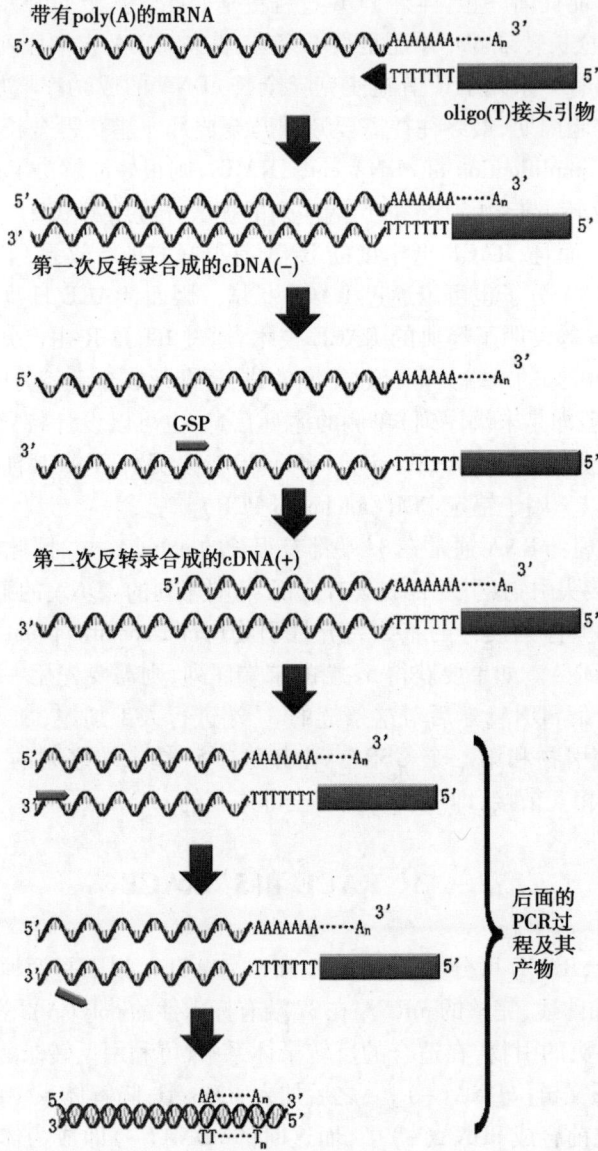

图 5-2-1　3'RACE

5'RACE 中加锚定序列是很重要的一步。同聚加尾是最早期的一种添加锚定序列的方法,但是加尾的长度难以控制,使得尾巴的长度常常不均一。也因此导致扩增出的产物长短不一;其次,如果同聚尾太短,锚定效果可能不够好,使锚定引物难以互补杂交到模板链上;再次,寡同聚序列之间的互补特异性不高,很难避免非特异性的产物扩增。因此,加锚定序列这一步逐渐发展,后来出现了在 RNA 5'端加尾,使转录产物在反转轮完成时 3'端即带上特异性的锚定序列;又或者是,不用同聚核酸加尾,而是在 cDNA 3'端加上一条 DNA 短链,使 cDNA 获得特异性强、长度相同的锚定序列。

二、新型 RACE

1. RNA 酶连接介导的 RACE(RNA ligase mediated RACE,RLM-RACE)　这种方法是在反转录之前,先用烟草胺焦磷酸酶(tabacco acid pyro-phosphatase,TAP)或-消除法(-elimination)去除 mRNA 5'端的帽子结构,然后利用 T4 连接酶,将所选定的锚定序列连接到 RNA 的 5'端。再以和锚定序列互补的锚定引物进行反转录,获得 5'端全长 cDNA 的同时,还使 cDNA 的 3'端带上了已知的锚定序列。这种方法只会对带有锚定序列的 mRNA 进行扩增,相对来说不易出现非特异的 cDNA 产物。RLM-RACE 同样可用于 mRNA 3'端的末端序列扩增。

2. oligo-capping 法　这是一种更加特异、针对全长 cDNA 扩增的方法。该法在收集了 mRNA 后,先用细菌碱性磷酸酯酶(bacterial alkaline phosphatase,BAP)或牛小肠碱性磷酸酯酶(calf intestinal alkaline phosphatase,CIP)进行处理,使全长 mRNA 5'端的帽子结构去磷酸化,之后再进行连接加上锚定序列。去磷酸化这一特殊处理,一方面不会破坏 RNA 的结构,另一方面只有可以被去磷酸化的 mRNA 才能被加上锚定序列。也就是说,只有 5'端全长的 mRNA 才能被有效转录。因此,这是一种特异性更高,干扰更低的 RACE。

第三节　长距离 PCR

一、一般 PCR 的局限性

PCR 可以有效扩增两末端之间 DNA 序列。一般的 PCR 体系对 5kb 以下的基因序列的扩增比较有效,优化条件后最多能扩增 10kb 左右的序列,对更大片段的 DNA 则无法有效扩增。PCR 产物长度受到限制的主要原因有以下几个:

1. 聚合酶有一定的错配率　如普通 Taq 酶的错配率在 $2\sim5\times10^{-5}$/循环。虽然看起来很小,但在实际扩增中却会引起一部分延伸产物的错配。而 Taq 酶本身只具有 5'→3'的外切酶活性,对错配碱基的识别校对能力很弱。因此,对于大片段 DNA,就很有可能因为错配使合成提前终止。

2. 热循环可能导致模板 DNA 受到损伤　高温对于耐热 DNA 聚合酶损伤不大,却会对 DNA 造成影响。模板 DNA 很可能因为高温导致的脱嘌呤行为而使扩增反应提前终止。

二、长距离 PCR

一般 PCR 方法难以扩增大片段的 DNA,但有些研究必然涉及长距离片段的 PCR 合成。这就要求技术的改进和革新,而长距离 PCR 就是这样一种优化的 PCR 技术。LD-PCR 的原理和 PCR 完全相同,但因为要应对大片段 DNA 的扩增,因此需要对反应条件的方方面面进行改进。

1. 变性　长距离的 DNA 片段因为本身的分子链较长,很可能需要比小片段 DNA 更长的变性时间。变性时间并非越长越好,毕竟高温对模板 DNA 和 DNA 聚合酶总有一定的损伤作用。但与普通 PCR 一样,变性不完全会影响后续所有步骤。因此一定要在对模板和聚合酶的损伤尽可能小的前提下,尽量保持足够长的时间来保证 DNA 双链完全变性分开为单链 DNA。

2. 复性　由于片段较大,长距离 PCR 一般选择较高的复性温度,以降低错配的可能性。另外,因为要考虑混合 DNA 聚合酶所具有的 3'→5' 外切酶活性,所以设计引物时要特意延长,保证引物不会因为 3' 端碱基的逐个缺失而使得其无法与末端序列有效互补杂交。

3. 延伸

(1) 延伸温度及时间:因为比普通 PCR 扩增的片段长度长(甚至长得多),因此延伸时间往往也比较长。通常长距离 PCR 的延伸时间在 15min 以上,以保证对大片段 DNA 的完整扩增。但延伸时间并非越长越好,单纯延长时间并不一定能提高扩增的有效率,而且时间太长使产物 DNA 更容易被降解。有些研究者在复性→延伸过程设计时,选择两温度点 PCR。即在 94～95℃ 变性之后,以 65℃ 左右的温度复性并且延伸 DNA,而不是将复性和延伸过程分开。不过不同的 DNA 长度及种类对 PCR 体系的要求也不同,最适延伸条件需要研究者在实际工作中进行摸索。

(2) 聚合酶:正如刚才所提到的,一般 PCR 所采用的 DNA 聚合酶并不具备 3'→5' 的外切酶校读活性。对于小片段 DNA 的扩增,3'→5' 的错配率可能并不会引起太大的问题。但在长距离扩增时就可能阻碍全场序列的合成。为此,一般的做法是在体系中应用两种 DNA 聚合酶,也就是在 Taq DNA 聚合酶之外再加入一种具有 3'→5' 外切酶校读活性的 DNA 聚合酶,以降低体系的错配率。具有 3'→5' 外切酶活性的耐热 DNA 聚合酶有 Pfu(Pyrococcus furiosus) DNA 聚合酶、VENT 和 Deep VENT DNA 聚合酶等。需要指出的是,单用具有外切酶活性的 DNA 聚合酶虽然可以达到降低错配的目的,但这些聚合酶的聚合活性一般都没有 Taq 系列的聚合酶好;更重要的是,这些酶在长时间的 PCR 反应体系中很可能降解已合成的 DNA 产物。因此,在长距离 PCR 中一般推荐使用具有和不具有 3'→5' 外切酶活性的混合 DNA 聚合酶。混合比例依不同的体系、目的序列长度而不同,但通常不具有 3'→5' 外切酶活性的 DNA 聚合酶酶量都大大高于具有该活性的聚合酶。

另外,要注意在小片段 DNA 合成的过程中一般不选用有 3'→5' 外切酶活性的 DNA 聚合酶。原因就是 3'→5' 外切酶活性有可能会以 3'→5' 的方向降解引物及产物,而小片段 DNA 的扩增并不会因 10^{-5} 的错配率受到太大影响,因此不具有该活性的聚合酶显得更实用一些。

4. 循环数　这一点与普通 PCR 类似。提供足够 dNTP、适合的酶浓度等条件,一般 15～30 个循环比较理想。与普通 PCR 一样,长距离 PCR 也一样需要考虑平台期。如果需求量较大,则应选择多次 PCR。总之,实际循环数要以实际情况为准。

5. 其他条件　PCR 是一个复杂的体系,因此要考虑的因素也很多。除了上面提到的几个比较大的方面而外,还有以下两点值得注意:

(1) 模板 DNA 完整性:因为模板 DNA 在温度较高的环境很可能发生脱嘌呤反应,导致扩增反应中止。在大片段的扩增中,这种影响变得尤为显著。因此在长距离 PCR 中,保证模板的完整性就成为了一个重要的问题。pH 7.4 的条件下,单链 DNA 脱嘌呤反应的速度是双链 DNA 的 4 倍;100℃、pH 7.0 时,脱嘌呤的速率更高。后来人们发现,PCR 过程中的脱嘌呤现象很可能是 Tris 酸解离常数随温度升高而降低导致的。变性温度一般在 94～95℃,而这样的高温提升了 Tris 的酸解离常数,使 PCR 体系在变性过程中的 pH 值接近 7.0,诱发了脱嘌呤。为解决这一问题,可如下优化:①缩短热变性时间;②用 Tricine 代替 Tris 配置缓冲体系;③提高体系 pH,一般在 8.0~9.0 之间较好;④选用高质量的反应管,缩短升温、降温过程。

另外,就是在体系中加入适量甘油或二甲基亚砜(DMSO),保护模板 DNA,降低脱嘌呤概率。

(2)盐离子浓度:低浓度 K^+ 可显著提升 DNA 聚合酶的延伸能力,但却会降低产物的特异性。而高浓度 Mg^{2+} 会降低 PCR 产物的特异性,低浓度 Mg^{2+} 则会影响引物引发 DNA 的合成。因此,反向 PCR 要考虑两者之间的协调关系。一般来说,反向 PCR 要求的 Mg^{2+} 浓度要比普通 PCR 低一些,以保证产物的特异性。

第四节　反向 PCR

一、简　介

普通 PCR 只能对已知或是可推测的两个末端序列中间的序列进行扩增,对末端序列两侧的未知序列却显得很无力。然而,在基因相关的研究中,获知某段已知序列两侧的序列信息是很有必要的。有些重要信息,比如一段基因开放阅读框上下游的增强子、抑制子,仅靠已知的编码序列是无法了解的。而这些信息又常常是理解该段基因功能、表达时间及空间环境等所必需的。按以往的方式,理解已知序列外侧的 DNA 信息并非不可能,但需要进行限制性酶切、以已知序列侧翼为探针进行 Southern Blot 杂交、纯化、克隆再做鉴定等一系列繁杂耗时的工作。

几乎是同时,Ochman(1988)、Triglia(1988)及 Silver(1989)三人(分别来自三个不同实验室)发表的文章中都描述了各自实验室独立设计的一种相似的、运用 PCR 扩增出已知末端两侧序列的方法,这种方法就是反向 PCR。反向 PCR,顾名思义,即是与通常的 PCR 方向相反的 PCR 技术。一般而言,PCR 扩增的是两对引物之间的序列。而反向 PCR 则正好相反,扩增的是两对引物之外的序列。

反向 PCR 的出现解决了对已知序列外侧 DNA 进行扩增的问题。其基本原理是用适当限制性内切酶酶切已知序列外侧的 DNA 分子(最好不会切断已知序列),酶切之后再利用合适体系使这些分子片段环化连接。之后根据已知序列两端的序列设计引物,但引物的方向与之前相反,即和已知序列 3'端互补的引物引发的是未知区域 DNA 5'端序列的扩增,而与已知序列 5'端末端序列互补的引物则引发未知区域 3'端序列的扩增。达到扩增与已知末端外侧未知区域序列的目的。

二、反向 PCR 的实验流程

反向 PCR 的流程(图 5-4-1)一般为:

1. 与普通 PCR 相同,提取 DNA。

2. 选择合适的条件及限制性内切酶酶切 DNA　反向 PCR 是 PCR 的一种,因此也受到

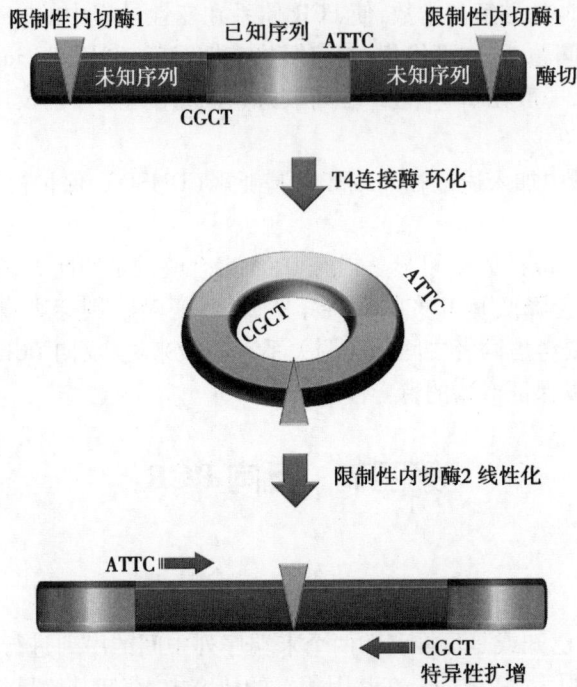

图 5-4-1 反向 PCR 的流程

PCR 本身的技术限制。通过反向 PCR 能够扩增的外侧序列的长度由 PCR 可以有效扩增的片段大小决定。也就是说,酶切环化后,连接起来的未知区域长度不能超过 PCR 扩增的上限。另外,因为需要用到内切酶,而不同的序列可以选择的内切酶是不一样的,因此需要做大量的尝试。选择内切酶要注意:

（1）最好选用只能酶切外侧序列而不会破坏已知序列的内切酶。如果实在不能避免也可以选用,但这样一次只能扩增已知末端外侧一侧的序列。

（2）要考虑上面提到的环化 DNA 的长度,不能过长,超过 PCR 的有效扩增范围;也不能过短（<200 ~ 300bp）,使 DNA 链无法环化。

（3）内切酶产生的末端是怎样的,若能产生黏性末端是最理想的,如果无法通过内切酶酶切直接得到互补的黏性末端,可以通过 Klenow 或 T4 DNA 聚合酶先将末端补齐成为平末端。

（4）如果产物要进行克隆,还要考虑所选用的载体是否在不合适的区域有酶切位点,如果的确存在这样的位点,则需要另选载体或是避开克隆操作。

事实上,常需要进行 Southern 杂交来确定所选用的内切酶。

3. 环化 DNA 链　酶切完成后,去除体系中的内切酶,之后加入适量连接酶——一般是 T4 连接酶——处理 DNA 片段,使链状 DNA 自环化成为环状 DNA。这一步与选择的内切酶有很大关系,能否产生黏性末端关系到这一步的操作程序。

另外,也可以将环化后的 DNA 从已知序列中间酶切线性化,然后再进行 PCR。有报道称这种线性的 DNA 扩增效率远高于环化的 DNA。但要注意,此时选用的内切酶不同于之前的内切酶,在未知区域不能有这种酶的酶切位点。

4. 扩增未知区域 这一步与普通 PCR 相似,也包括变性→退火→延伸几个环节。只是经过环化后,之前在已知序列 3'端的末端序列出现在了未知代扩增序列的 5'端,而之前在 5'端的末端序列出现在了待扩增区域的 3'端,且序列方向相反。因此设计对应引物扩增目的区域即可。

5. 累积了足够量的 PCR 产物之后,即可以进行测序分析,构建基因组步移文库,或是用于其他分析。

三、反向 PCR 的不足

虽然反向 PCR 解决了曾经令人头疼的问题,但是,这种技术还是有自己的局限性的。首先,因为要用到内切酶,而酶切的结果有诸多限制,又需要考虑到后续操作中与酶切相关的步骤,因此单是选择内切酶就是一个很繁杂的工作;其次,反向 PCR 是 PCR 的一种,因此会受到 PCR 这项技术本身的限制。

四、锅柄 PCR

这是一种类似于反向 PCR 的技术,同样也用于扩增已知 DNA 片段两侧的序列。其原理如下:用符合反向 PCR 的条件,并且可以产生黏性末端的内切酶酶切 DNA 双链后会产生 5'端突出末端,为防止 DNA 链过早自环化,此时需要用碱性磷酸酶处理使 5'端去磷酸化。之后让这个 5'端与一段人工合成的寡核苷酸单链相连接,给原序列加上一个新的 5'端。这个 5'端与已知序列中的一段相互补,因此在变性退火之后就会形成一个单链自环化的结构。这时的环化 DNA 还有一条单链的 3'端序列突出。加入 Taq DNA 聚合酶,使 3'端单链在酶催化下被补平成为一条双链,这样就形成了一个单链成环、末端互补结合为双链的"锅柄"结构。由于其末端是一个人为制造出来的反向重复序列,所以在常规 PCR 扩增时只需要一条引物即可完成对整个未知区域 DNA 的扩增。但是,因为锅柄结构的存在,所以在变性→退火过程中就存在 DNA 分子内退火与 DNA-引物退火的竞争问题,因此需要对复性温度进行优化。

锅柄 PCR 与反向 PCR 在选择限制性内切酶这一步面对同样的问题,并且比反向 PCR 对内切酶的要求更高。但是,形成锅柄之后的 DNA 在 5'端有已知的酶切位点存在;而且在扩增过程中只需要一条、而不是一对引物。因此,锅柄 PCR 与反向 PCR 相比有其自身独特的优势。在研究工作中,可根据不同的需要进行选择。

第五节 定量 PCR

在现代分子生物学的研究中,研究者经常需要解决的一个问题就是对某一目的基因的定性或者定量。通常都是利用 PCR 来对特定核苷酸片断进行指数级的扩增。在扩增反应结束之后,通过凝胶电泳的方法对扩增产物进行定性的分析,也可以通过放射性核素掺入标记后的光密度扫描来进行定量的分析。但传统的 PCR 存在如下几个不足:①无法对起始模板准确定量,只能对终产物进行分析;②必须在扩增后用电泳方法分析,费时费力而且溴乙锭(EB)有毒;③无法对扩增反应实时检测。其中最重要的是,传统 PCR 无法检测到未经 PCR 信号放大之前的起始模板量。当我们想了解某一基因在生物体中原本的表达量,例如某一转基因动植物转基因的拷贝数或者某一特定基因在特定组织中的表达量,则需要能实时监控 PCR 扩增反应的技术,于是荧光定量 PCR 技术应运而生。

所谓的实时荧光定量 PCR 就是通过对 PCR 扩增反应中每一个循环产物荧光信号的实时检测从而实现对起始模板定量及定性的分析。在实时荧光定量 PCR 反应中,引入了一种荧光化学物质,随着 PCR 反应的进行,PCR 反应产物不断累积,荧光信号强度也等比例增加。每经过一个循环,收集一个荧光强度信号,这样我们就可以通过荧光强度变化监测产物量的变化,从而得到一条荧光扩增曲线图。一般而言,荧光扩增曲线可以分成三个阶段:荧光背景信号阶段、荧光信号指数扩增阶段和平台期。在荧光背景信号阶段,扩增的荧光信号被荧光背景信号所掩盖,我们无法判断产物量的变化。而在平台期,扩增产物已不再呈指数级的增加。PCR 的终产物量与起始模板量之间没有线性关系,所以根据最终的 PCR 产物量不能计算出起始 DNA 拷贝数。只有在荧光信号指数扩增阶段,PCR 产物量的对数值与起始模板量之间存在线性关系,我们可以选择在这个阶段进行定量分析。

一、Ct 值

Ct 值是定量 PCR 中最为关键的一个数值结果,它又称为域值循环数,也就是指每个反应管内的荧光信号达到设定的域值(threshold)时所经历的循环数。因为每个模板的 Ct 值与该模板的起始拷贝数的对数存在线性关系,起始拷贝数越多,Ct 值越小。所以利用已知起始拷贝数的标准品可做出标准曲线。因此只要获得未知样品的 Ct 值,即可从标准曲线上计算出该样品的起始拷贝数。Ct 值与模板起始浓度的关系有如下关系:①模板起始浓度越高,Ct 值越小;②Ct 值与模板起始拷贝数的对数存在线性关系;③如果模板浓度增加 1 倍,Ct 值就提前 1 个循环到达;④如果模板浓度减少 1 倍,Ct 值就滞后 1 个循环到达。

二、溶 解 曲 线

溶解曲线是在定量 PCR 的最后反应阶段给出的一个数值结果,它可以显示出在 PCR 扩增时有无非特异性扩增产物的存在。其原理为:双链 DNA 中 A 与 T 配对,G 与 C 配对。双链 DNA 在一定温度下(一般大于 90℃)会变性,即 A 与 T、G 与 C 相互作用的氢键打开,DNA 变成两条单链。当温度下降到退火温度时,两条单链重新配对,即复性。对 PCR 扩增的产物来说,变性状态下呈单链,荧光染料不与其结合就没有荧光信号。当温度为退火温度时,PCR 产物复性成为双链 DNA,荧光染料与其结合,可以检测到强的荧光信号。在双链 DNA 最多时,荧光信号最高,即出现吸收峰,也就是在退火温度下出现最高的吸收峰。每一段确定序列的双链 DNA 退火温度恒定。如果 PCR 扩增的片段为特异性产物,那么其溶解曲线在固定的温度处就会出现吸收峰。如果在别的温度处出现吸收峰,即是非特异性扩增的产物。

三、标 准 曲 线

从标准曲线中得到的 Pearson 相关性系数(r)或可信度(R^2)常常被用来判断定量 PCR 条件是否优化。标准曲线具体指的是,用模板初始量(或未知量的稀释倍数)的 log 值对每个稀释样品的 Ct 值作图,两者呈递减的线性关系。理论上,一系列稀释样品的扩增曲线之间有均匀的间距。如果产物在每一循环都加倍,荧光曲线之间的间距由等式"2^n=稀释倍数"决定,这里 n 是阈值线上扩增曲线之间的循环数(或称为 Ct 值的差异)。例如,10 倍稀释的 DNA 样品,2^n=10,因此,n=3.32,Ct 值相差 3.32 个循环,由均匀间距的扩增曲线可以产生一个线性的标准曲线。标准曲线的 r 或 R^2 值显示实验数据满足衰减的线性程度,即数据的线性程度。线性用来衡量重复样品数据是否一致和不同拷贝数的初始模板是否具有相同的扩增效率。如果重复样品的 Ct 值明显不同,r 或 R^2 值会变低,就应该优化反应条件,保证定量 PCR 反应的 r 的绝对值大于 0.980。

四、荧光化学试剂

定量 PCR 使用的荧光化学试剂包括探针类和非探针类两种。探针类是利用与靶序列特异杂交的探针来指示扩增产物的增加,非探针类则是利用荧光染料或者特殊设计的引物来指示扩增的增加。两者各有优缺,研究者需要根据自己的实际情况进行选择使用。

(一)探针类

现在应用到较多的探针类荧光化学试剂是 TaqMan 探针,它是一种寡核苷酸探针,其荧光与目的序列的扩增相关。它设计为与目标序列上游引物和下游引物之间的序列配对。荧光基团连接在探针的 5'末端,而淬灭剂则在 3'末端。当完整的探针与目标序列配对时,荧光基团发射的荧光因与 3'端的淬灭剂接近而被淬灭。但在进行延伸反应时,聚合酶的 5'端外切酶活性将探针进行酶切,使得荧光基团与淬灭剂分离。TaqMan 探针适合于各种耐热的聚合酶,随着扩增循环数的增加,释放出来的荧光基团不断积累。因此荧光强度与扩增产物的数量呈正比关系。相对于非探针类的荧光染料,TaqMan 探针具有序列特异性,只结合到互补区,而且荧光信号与扩增的拷贝数具有一一对应的关系,因此特异性强灵敏度高,而且条件优化容易。但探针价格较高,操作过程也相对麻烦些。

(二)非探针类

SYBR Green I 是用得较多的一种结合于小沟中的双链 DNA 的结合染料。它与双链 DNA 结合后,其荧光大大增强。这一性质使其用于扩增产物的检测非常理想。SYBR Green I 的最大吸收波长约为 497nm,发射波长最大约为 520nm。在 PCR 反应体系中,加入过量 SYBR 荧光染料,SYBR 荧光染料特异性地掺入 DNA 双链后,发射荧光信号,而不掺入链中的 SYBR 染料分子不会发射任何荧光信号,从而保证荧光信号的增加与 PCR 产物的增加完全同步。由于 SYBR Green I 没有特异性,不能识别特定的双链,只要是双链就会结合发光,对 PCR 反应中的非特异性扩增或引物二聚体也会产生荧光。所以在使用上可能会有假阳性发生。但由于它能和所有的双链 DNA 相结合,所以对不同模板不需特别定制,通用性好,并且价格相对较低。这对科研是很有利的,因此国内外在科研中使用比较普遍。

第六节　mRNA 差别显示 PCR

一、mRNA 差异显示技术简介

真核生物从胚胎发育到组织分化、个体生长、衰老、死亡等一系列的生命活动都是基因差异表达的结果。对于一个多细胞真核生物体,基因表达是有时空性的。也就是说,在某一段时间某一个空间内的细胞,只有一部分基因以特定的方式表达。而这种特异性的表达正是这群细胞与其他细胞差异的源头。所有细胞都带有全套的遗传基因,因此表达差异从全基因组入手是没有结果的。要找到差异,mRNA 转录是表达差异的第一步。所以,研究生命现象的差别,从 mRNA 的差异入手是现代生物医学工作者常用的研究方式。

研究基因差异的方式有很多种,包括:cDNA 消减杂交、差异杂交、代表性差异分析和电子消减等技术。但这些方法需要的 RNA 量比较大,mRNA 差别显示技术所需的总 RNA 量却极少,而且用于 mRNA 差别显示的 RNA 不需纯化。操作简便、快速、灵敏等优点使得 differential display-PCR(DD-PCR)受到许多实验室的重视。

DD-PCR 在 1992 年由哈佛大学医学院的专家提出,是一种巧妙结合三个基本实验技术——反转录、PCR 和聚丙烯凝胶电泳的方法。DD-PCR 对不同来源的 mRNA 由一组 3'端锚定引物和 5'端随机引物进行反转录扩增,电泳分离后回收差异表达的 cDNA,之后以 PCR 技术对这些差异表达的 cDNA 进行扩增,扩增产物即可用于克隆、测序、比对等,判定该序列是已知还是未知,确定基因全长。

二、mRNA 差异显示技术流程

DD-PCR 的一般流程为:

1. 获取不同组别细胞或组织的总 RNA　常规 RNA 提取即可获取不同组别细胞或组织的总 RNA。实验表明,总 RNA 或 mRNA 对于 mRNA 差异显示技术的结果并没有太大影响。纯化过的 mRNA 反倒会因为可能引入的 oligo dT 而提升背景噪声。但要注意体系中不能残留 DNA,DNA 污染明显影响 DD-PCR。因此在提取 RNA 时一定要加入 DNA 酶去除污染 DNA。另一点,就是要尽量保证提取 RNA 的完整性。不完整的 RNA 有可能损失了部分信息,也可能因为缺失 3'端 poly(A)尾而使锚定引物无法与之有效杂交。RNA 的完整性依赖于提取过程中的多个环节,最主要的就是要尽可能的避免 RNA 酶的干扰。RNA 完整性可通过琼脂糖凝胶电泳判定。

2. 反转录　该过程需要用到一系列引物,引物的选择正是 DD-PCR 的关键。真核生物的 mRNA 通常具有 polyA 尾,所以 oligo dT 可以与之互补锚定在 polyA 上。DD-PCR 实验过程中所用的 3'引物在 oligo dT 的基础上又添加了两个碱基,即 5'-T(12)MN-3'。这两个碱基(M、N)与 poly(A)上游紧接着的两个碱基配对,与 oligo dT 一起锚定在 mRNA 的 3'端。poly(A)上游第一个碱基有三种可能:T、C、G,第二位碱基有四种可能:A、T、C、G,也就是说,M 有三种可能,N 有四种可能。因此,3'端锚定引物的组合就有 $3 \times 4 = 12$ 种方式。将 mRNA 分为 12 个组,分别用这 12 种引物引发反转录,即可得到 12 个组别的 cDNA。后来 3'端锚定引物的设计又得到了改进,倒数第二个碱基 M 被改成了一个简并碱基(即这一位点可能随机出 A、C、G 三种碱基),倒数第一个碱基仍保留四种可能性。于是,引物数量减少到 4 个:5'-T(12)MA-3'、5'-T(12)MT-3'、5'-T(12)MC-3"和 5'-T(12)MG-3'。这样在反转录完成之后就只有 4 组 cDNA。减少了引物的用量和需要分析次数的同时,也保证了检测到所有表达产物的灵敏度。

反转录所用到的酶也很重要。大多数情况下,缺乏 RNA 酶活性的反转录酶都可以使用,以鼠白血病病毒(MMLV)反转录酶为常见。

起初,由于 DD-PCR 的 3'端引物设计的基础是 poly (A)尾,因此该技术只适用于检出真核系统基因表达的差异。后来,设计出了一组适用于原核表达系统的引物,将 DD-PCR 的应用范围扩大到了原核生物界。

3. 聚丙烯凝胶电泳　反转录得到的 cDNA 在 4% 的聚丙烯凝胶上电泳。将不同细胞(或组织)来源的 cDNA 并排一起电泳,显影之后即可找出有差异的 cDNA。这些差异表达的 cDNA 可以从胶上被回收,回收产物即可进行下一轮的 PCR 扩增。

电泳后的显影有多种方式。可以在核酸分子上加上放射性标记,这样通过曝光即可看到放射自显影,但操作人员需要特殊的防辐射防护,也可以用 EB 对电泳后的胶块染色,在紫外线下即可观察到 DNA 条带,或者可以让核酸分子带上荧光标记,该方法甚至可以让不同条带带上不同颜色的荧光。另外,还可以使用地高辛标记,转膜产物之后显色,使用这种方法仍可以回收 PCR 产物。

4. 再扩增　获得 cDNA 后即可进行 PCR 扩增目标产物。此时用到的 5'引物是一组随机的锚定引物。选择合适引物必须考虑其长度,理论上这个长度既要和 mRNA 有合适的配对效率,又必须符合 PCR 引物的要求。引物短,配对率高,但不利于 PCR 扩增;引物长,在 DD-PCR 这样的环境又是很难做到的。因此,人们进行了一系列不同长度引物引发扩增的实验,结果表明 10 个碱基的引物既可以保证足够高的退火温度,又可以扩增出来相当高数量的产物。扩增出来的条带的长度在 100~500 个碱基之间,适于凝胶电泳分析。而按概率计算,要覆盖 500 个碱基长的序列,只需要 20 个 10 碱基的引物。需要注意的是,这样的引物设计,使得 PCR 的条件与一般的反应条件不同。因为后续显影的缘故,反应体系中还有可能存在放射性元素或其他分子。因此,反应条件还需要研究者摸索。

5. 产物鉴定　一条差异条带中,往往不只一种 cDNA,而常常是混有三种以上不同的 cDNA 片段。因此,在扩增后,还需要用 Northern Blot 杂交或是反向 Northern Blot 杂交来鉴定真正差异表达的基因。

6. 分析　经过上面几个步骤,得到差异表达的 cDNA 后,即可进入对 cDNA 的亚克隆、测序等处理和分析。获得基因全长,在数据库中进行比对,确定所得序列是已知还是未知。之后再进行下一步功能分析等研究,逐步推进分析说明。

三、DD-PCR 的优缺点

与以往的基因差异分析方法相比,DD-PCR 具有以下一些显著的优点:

1. 简单易行　DD-PCR 所涉及的各种方法:RNA 提取、反转录、PCR、DNA 测序凝胶电泳,相对来说都是非常成熟且常用的。

2. 灵敏度高　DD-PCR 所用的 RNA 量极少,对低丰度表达的基因或是稀有的 RNA 来源都有很好的检测灵敏度。

3. 多能性　一次实验可以比较多个来源的细胞组织,且可以进行细胞间的双向比较。

4. 快速　DD-PCR 在两天之内可以检到 mRNA 的差异,重新扩增到 Northern Blot 杂交一般只需 1 周的时间,且可对实验全程进行监测,任何一步出问题都可即时修正。若未能找出差异基因也可以即时停止实验进行。

5. 重复性好

但 DD-PCR 也并非十全十美。通过 DD-PCR 获得的 cDNA 通常较短,且来自 mRNA 的3′末端区域。这一区域在不同生物之间的差异很大,通常不会被基因库收录。因差异基因的比对常常难以找到同源匹配。不过和其他方法相比,DD-PCR 所具有的优势相当突出,因此,它在基因差异的研究中被应用得最为广泛,也不断被以不同的方式改进着。差别显示技术自 1992 年建立后,一直在不断进行着改进。第二代差异显示系统——限制性酶切片段差异显示(RFDD-PCR)就是一个很有效的改进。RFDD-PCR 不是直接扩增 cDNA,而是首先限制性酶切 cDNA,再在酶切后的 cDNA 片段两边加上特殊接头进行扩增。正是 RFDD-PCR 系统使用了一系列特殊接头和引物,特异性 PCR 引物的使用和下游的 PCR 反应使 RFDD-PCR分析具有高度的重复性,解决了第一代差别显示系统的重复性问题。

第七节　甲基化特异性 PCR

DNA 的甲基化修饰是基因表达调控的一种重要手段,基因组 DNA 甲基化分布的有序建立和维持对保证个体正常发育至关重要,相反,如果这套甲基化调控机制出现问题,细胞功能将发生不正常改变,可能导致细胞癌变,因此基因甲基化研究是肿瘤机制研究中的一大热点。

甲基化特异性 PCR(methylation-specific PCR,MS-PCR,MSP)是一种特异位点甲基化检测技术。这种方法灵敏度高、无需特殊仪器,因此经济实用,是目前应用最为广泛的检测方法。不过也存在一定的局限性,预先需要知道待测片段的 DNA 序列,引物的设计非常重要。另外,亚硫酸氢盐处理也十分关键,若处理不完全则可能导致假阳性的出现。

一、MSP 的基本原理

MSP 的基本原理是用亚硫酸氢钠处理基因组 DNA,未甲基化的胞嘧啶(C)变成尿嘧啶(U),而甲基化的 C 不变。具体过程如下:双链 DNA 变性解链后,在亚硫酸氢钠作用下发生 C→U(T)转化,C 若已有甲基化则不会改变。DNA 甲基化修饰只发生于 CpG 岛上,因此在亚硫酸氢钠作用下,CpG 岛若无甲基化修饰,则序列中的 C 完全转化为 U,即 CG→UG,若有甲基化则 C 不会变为 U。针对 CpG 岛甲基化和非甲基化两种 DNA 设计甲基化引物 MF/MR和非甲基化引物 UF/UR 进行 PCR,如果 DNA CpG 岛未发生甲基化(正常组织),那么非甲基化引物 UF/UR 会扩增出相应条带;如果 DNA CpG 岛发生甲基化(癌变组织),那么甲基化引物 MF/MR 会扩增出相应条带。因此从理论上讲,用不同的引物做 PCR,即可检测出这种差异,从而确定基因有无 CpG 岛甲基化。

二、MSP 的引物设计

对于 MSP 需要设计 2 对引物,一对是针对于经亚硫酸氢盐处理的甲基化的 DNA;另一对是针对于经亚硫酸氢盐处理的非甲基化的 DNA。根据甲基化的 DNA 为模板的 PCR 扩增甲基化的 DNA。根据非甲基化的 DNA 为模板的 PCR 扩增非甲基化的 DNA。MSP 引物设计的原则:①为了最大限度地区分甲基化与非甲基化。引物的 3'端至少包含 1 个 CpG 位点,我们可以自己设定 CpG 的"C"距 3'末端的最远距离。"MethPrimer"中默认值为 3,即是在引物的最后 3 个碱基中,至少有 1 个是 CpG 的"C";②引物序列中应包含尽可能多的 CpG 位点;③甲基化引物和非甲基化引物序列 3'端应处于相同的 CpG 位点。如果 2 对引物不在相同的 CpG 位点退火,PCR 结果就不能准确反映样本 DNA 甲基化的情况。但是甲基化引物和非甲基化引物可跨越不同的长度,在起始位点和长度上也可以不同。一般非甲基化引物比甲基化引物长,因为受 Tm 值限制,由于非甲基化引物中的"C"转化成"T",导致 GC 含量降低,从而引起 Tm 降低。④2 套引物应有相近的 Tm 值,"MethPrimer"中默认 2 套引物 Tm 值相差不超过 5℃,这种限制可使 2 个 PCR 反应在同一 PCR 仪中进行。

MethPrimer 设计 MSP 引物:首先进入免费在线引物设计程序"MethPrimer",点击"Go to MethPrimer(plus CpG Island Prediction)",进入"MethPrimer"网页,在网页的方框内输入目的基因启动子序列,选择"PickMSP primers",其他参数选择程序默认值,点击"Submit","MethPrimer"软件即可显示预测的目的基因启动子序列的 CpG 岛,及引物的相应位置,同时也显示设计的 MSP 引物,有 5 组引物,每组分别有甲基化引物、非甲基化引物,我们可选择 1 组引物进行 PCR,通常情况下选择第 1 组引物进行 PCR,如果所选择的引物 PCR 效果不佳,可选择其他几组引物,也可优化 PCR 反应条件,或者是更改 MSP 引物设计参数,重新设计引物。

引物的成功设计对于 PCR 是至关重要的,硫化反应促使 DNA 链中的"C"转化为"U",导致 GC 含量降低,使 PCR 反应后在序列中出现长的连续"T",容易引起 DNA 链的断裂。此外,纯化过程中的 DNA 的丢失,也是要考虑的另一个因素,这些因素又会影响下面的 PCR 的进行,这些都是设计 PCR 引物时需要考虑的。

一般情况下,PCR 产物的长度大于 300bp 时,就很难以硫化 DNA 为模板进行扩增。因此,"MethPrimer"程序设计 PCR 产物的长度在 100～300bp,200bp 的长度比较合适。与标准 PCR 不同的是甲基化 PCR 引物的长度,甲基化 PCR 一般需要更长的引物,引物长度在 30bp 左右,原因是硫化降低了模板 DNA 的 GC 含量,使序列中出现长的连续"T",导致很难选择具有合适的 Tm 值及稳定的引物。另外,为了区别硫化处理和没有硫化处理以及未完全处理的 DNA,需要引物有足够数量的"C",这些都增加了选择稳定引物的困难。因此,为了获得更稳定的双链,选择更长的引物是有必要的,因为 DNA 的 Tm 值取决于引物的长度。一般情况下,甲基化 PCR 引物的长度在 20～30bp。"MethPrimer"默认的引物长度在 20～30bp,25bp 为最适长度。

三、MSP 的基本方法及问题处理

分别从正常组织和石蜡切片中提取基因组 DNA,用亚硫酸氢钠处理基因组 DNA,试剂盒纯化 DNA 作为模板,分别用甲基化引物 MF/MR 和非甲基化引物 UF/UR 进行 PCR,从而确定基因有无 CpG 岛甲基化。扩增产物用 DNA 琼脂糖凝胶电泳,凝胶扫描观察分析结果。MSP 适于研究中大量样本的 DNA 片段,具有方便快捷、灵敏度高的优点。

1. 亚硫酸氢钠修饰过程中可能出现的问题及应对措施　亚硫酸氢钠修饰 DNA 的目的是将 DNA 序列中未甲基化的胞嘧啶完全转化为尿嘧啶,而甲基化的 5-甲基胞嘧啶保持不变。影响此过程的主要因素有修饰试剂的浓度、反应温度、反应环境的 pH 值及反应时间。其中任何一个环节出现问题都将导致 MSP 扩增失败。

(1) 亚硫酸氢钠的浓度最好控制在 3.0 ~ 3.9mol/L 为好,其 pH 值必须用 NaOH 精确调整至 5.0。

(2) 修饰时间应掌握在 10 ~ 16h,修饰时间过长会导致甲基化胞嘧啶也会转化成尿嘧啶且 DNA 模板破坏加剧,而时间过短会导致修饰不彻底。

(3) 反应温度应控制在 50 ~ 55℃。

(4) DNA 模板量应控制在<2μg 为宜。

只要遵循以上几点基本上能保证 99% 未甲基化的胞嘧啶转化为尿嘧啶,而甲基化的胞嘧啶保持不变。但是,此修饰过程中模板 DNA 有约 96% 已经降解。当 DNA 样品较少时(如石蜡包埋组织、血清 DNA),在纯化回收时可加入适量鲑鱼精 DNA 或糖原(约 1μg)作为载体,有利于 DNA 沉淀(加入载体后轻轻晃动 Eppendorf 管可见絮状 DNA 富集现象)。

2. 甲基化特异 PCR 可能出现的问题与对策

(1) MSP 的反应体系问题:MSP 的反应体系的成分与普通 PCR 一样,反应体系的优化也与普通类似,反应体系的优化与普通 PCR 的反应体系中最大的区别是 DNA 模板不同。经过修饰后的模板为单链状态,MSP 的 DNA 模板在抽提后应检测其纯度和含量,其纯度要求 A260/A280 在 1.8 ~ 2.0 之间。其含量要准确检测,否则在亚硫酸盐处理时因 DNA 模板加得太多导致 DNA 处理不完全而导致 MSP 扩增失败。若加的 DNA 模板太少则一方面浪费试剂,另一方面会因为目的片段太少导致 MSP 假阴性。Mg^{2+} 浓度一般在 2.0 ~ 2.5mmol/L 为宜,过低过高都不利于扩增。此外,PCR 的缓冲液及 Taq 酶的来源也很重要,一般的 PCR 缓冲液常常会导致结果不稳定,不同来源的 Taq 酶也会影响结果的重复性。建议用针对富含 CG 等复杂二级结构模板的 Taq with GC Buffer 效果较好。

(2) MSP 的反应温度分析:MSP 扩增的结果有 3 种情况——产物电泳为阴性、产物电泳出现多条非特异性条带(含目的基因条带)、产物电泳为阳性(仅目的基因条带)。出现前两种情况时,可在保证反应体系和引物没有问题的情况下,通过调整 MSP 的反应温度而得到目的基因带。方法如下:PCR 反应中,Tm 的高低与 CG 含量呈正相关。因甲基化与未甲基化引物序列差异,在扩增过程中可能会出现 PCR 偏性。此时,建议提高预变性温度(一般应>95℃,1min),退火温度以 60℃作梯度或 70℃作降落 PCR。

总之,在 MSP 全过程中,影响结果的因素较普通 PCR 要多,只有对实验过程每一步都认真控制才可完全提高 MSP 的准确度和精密度。

第八节　用 PCR 产物制备克隆

现代生物研究早已进入了生物分子层面,而对生命分子进行研究则需要一定的技术手段,其中最重要的技术之一莫过于基因工程技术。基因工程又称遗传工程、DNA 重组技术、分子克隆等。它是七十年代在分子生物学发展的基础上形成的新学科。所谓基因工程,就是在分子水平上,用人工方法提取(合成)某一生物的遗传物质,在体外切割、拼接和重新组合,然后通过载体把重组的 DNA 分子引入受体细胞,使外源 DNA 在受体细胞中进行复制和表达。按人们的意愿定向创造生物新性状,使之稳定地遗传给下一代。

如何构建重组 DNA 分子则是基因工程中尤为重要的一步。其大致过程为:筛选出需要的目的基因(DNA 或 cDNA 片段),并对其进行 PCR 扩增使目的基因的量大大增加,然后选择适合的载体分子(如质粒),在 DNA 连接酶作用下,即可将目的基因和载体 DNA 连接形成重组 DNA 分子。

根据目的基因的不同特征,需要设计不同的引物。而如何使不同引物 PCR 扩增后的产物(即目的基因)与载体分子连接起来制备克隆,有不用的策略。现在已有几种方法可供研究者选择。

1. 黏性末端连接　黏性末端连接是一种克隆效率较高的连接方法,即在设计目的基因引物的时候引入限制酶位点。由于 PCR 引物的 5'末端可以增加一些非互补碱基,因此可以在两引物的 5'末端设计单限制酶或双限制酶切位点。这样得到的 PCR 产物用限制酶消化产生黏性末端,即可与有互补黏性末端的载体 DNA 重组。而且在两端引物的设计中引入不同酶切位点时,可有效地定向克隆 PCR 产物。但这也带来一定的问题,就是需要加长 PCR 引物,除限制酶识别序列外,还需要在其 5'端多合成 3～4 个碱基,以利于限制性内切酶与 PCR 产物末端的稳定结合。但即使如此,其酶切效率也不够高。其中尤以 Not I、Xho I 和 Xba I 等较为难切。为了克服这一问题,又发展出突变 PCR 方法来进行克隆。该方法是通过在两 PCR 引物序列中改变 1 至数个核苷酸创造出一个限制性内切酶位点。由于 PCR 引物的 3'末端序列的互补性是 PCR 成功的关键,在 PCR 引物的中部或近 5'端改变 1 个或几个碱基对 PCR 扩增效果影响不大。这种方法不需要增加 PCR 引物的长度,而且酶切效果优于 5'加端法。对于特定 DNA 片段的克隆,此方法较为经济、实用。

2. 平端连接　与黏端连接相比,平端连接效率较低,但通常情况下,PCR 产物可直接与平端载体 DNA 进行连接,而不需要在设计引物时引入特定的酶切位点。因为 TaqDNA 聚合酶具有非模板依赖性末端转移酶活性,能在两条 DNA 链的 3'末端加上一个多余的碱基,使合成的 PCR 产物成为 3'端突出一个碱基的 DNA 分子。这种 DNA 分子的连接效率很低,但由于 PCR 的效率高产生大量产物,通过采用大量 T4DNA 连接酶并配以 5～10U T4 RNA 连接酶时,可显著提高其连接效率。对于较短 PCR 产物,用 PUS19 的 Hinc II 位点进行克隆,以 X-gal 和 IPTG 筛选,常可得到足量重组子。另一种提高克隆效率的途径是先用 Klenow 大片段或 T4DNA 聚合酶消去 3'末端突出碱基将 PCR 产物变成平端 DNA,然后再用平端连接法克隆 PCR 产物。

3. T-vector 法　TaqDNA 聚合酶能在平端双链 DNA 的 3'末端加一个碱基,所加碱基几乎全是腺苷。据此,Marchuk 等人采用 3'端突出一个胸苷的质粒 DNA 来克隆 PCR 产物,其克隆效率比平端的连接至少高出 100 倍。他们用 EcoRV 将 pBluescript 切成平端,然后在 2mmol/L dTTP 存在下,用 TaqDNA 聚合酶催化 pBluescript 的两个 3'末端各加一处胸苷。因为在 4 种 dNTP 都存在时,Taq 聚合酶选择性参入 dATP,而当仅一种 dNTP 存在时,它只能参入该种碱基。因此,在只加入 ddTTP 时,用 TaqDNA 聚合酶可使平端载体 DNA 转变成 3'末端突出一个胸苷的 T 尾载体,称为 T-vector。用这种 T-vectorsk 可以较有效地直接克隆 PCR 产物。

4. 无连接酶克隆法(ligase-free subcloning,LFS)　这是利用引物 5'末端附加碱基修饰法,修饰碱基不是酶切位点,而是与某一质粒两端分别互补的碱基。两引物的 3'端约 20 ~ 25 个核苷酸分别与待扩增 DNA 两翼互补,5'端各有约 24 个核苷酸分别与线性化质粒的 3'端相同的附加序列。由于线性化质粒的 3'端序列各不相同,PCR 片段可以通过选择各引物的合适 5'端附加序列与引物 3'端定向杂交。

由引物 a 和 b 产生的两端有附加序列的 PCR 产物与未反应引物分离后,分别加入 2 支含有线性化质粒的反应管中进行第 2 次 PCR。第 1 管中用引物 a 和 c,引物 a 即为第一 PCR 扩增的上游引物 a,引物 c 为下游引物,与紧邻 5'端附加序列内测的质粒(+)链互补。同样,第 2 管的引物为 b 和 d,引物 b 与第 1 次 PCR 扩增的下游引物 b 相同,引物 d 为上游引物,与紧邻 5'附加序列内侧的质粒(-)链互补。第 2 次 PCR 的第一循环中,PCR 产物与质粒均变性与复性。除自身复性产物(这种复性产物不被扩增)外,PCR 产物与质粒可通过各自 3'端互补序列杂交成部分异源双链,延伸时,重叠的 3'端互为此物沿各自互补链延伸,结果可产生 PCR 片段与线性质粒的"连接"。然后两管中 PCR 扩增各进行 15 ~ 20 个循环。这便可产生大量一端或另一端连接有 PCR 插入片段的质粒。第 2 次 PCR 后,将第 1 管与第 2 管反应液混合,用碱变性双链,中和后稀释变性的 DNA。反应管中的单链 DNA 可以复性成几种不同的产物,除各自本身复性产物外,管 1 产物 ssDNA 与管 2 中 ssDNA 可形成部分异源双链 DNA,并各自有一较长的 5'或 3'悬端,这种长的 5'或 3'悬端相互互补,在低 DNA 浓度时可复性产生环化 DNA。尽管这种环化的 DNA 有两个缺口,但它们可以直接用来转化受体大肠直杆菌。一旦进入体内,两个缺口便共价连接,修复的质粒即可复制。

参 考 文 献

1. 楼士林,杨盛昌,龙敏南,等. 基因工程. 北京:科学出版社,2002

2. 明洪,黄秉仁. RACE:eDNA 末端快速扩增技术进展. 生物工程进展,1997,17(5):7-13

3. 张维铭. 现代分子生物学实验手册. 北京:科学出版社,2003

4. BEJ A K,MAHBUBANI M H,ATLAS R M. Amplification of nucleic acids by polymerase chain reaction (PCR) and other methods and their applications. Critical Reviews in Biochemistry and Molecular Biology,1991,26(3-4):301-334

5. GOMEZ K F,LANE J,CUNNICK G,et al. From PCR to RCA:a surgical trainee's guide to the techniques of genetic amplification. Eur J Surg Oncol,2002,28:554-556

6. KIM Y,FLYNN T R,DONOFF R B,et al. The Gene:The polymerase chain reaction and Its clinical application. J Oral Maxillofac Surg,2002,60(7):808-815

7. KLEIN D. Quantification using real-time PCR technology:applications and limitations. Trends in Molecular Medicine,2002,8(6):257-260

8. KRAMER M F,COEN D M. Enzymatic Amplification of DNA by PCR:Standard Procedures and Optimization.

Current Protocols in Immunology,2001,10(10):20

9. LIANG P,PARDEE A B. Differential display of eukaryotic messenger RNA by means of the polymerase chain reaction. Science,1992,257:967-971

10. MARKOULATOS P,SIAFAKAS N,MONCANY M. Multiplex polymerase chain reaction:A practical approach. Journal of Clinical Laboratory Analysis,2002,16(1):47-51

11. VALASEK M A,REPA J J. The power of real-time PCR. Advan Physiol Educ,2005,29 (3):151-159

12. VANGUILDERL H D,VRANA1 K E,FREEMAN W M. Twenty-five years of quantitative PCR forgene expression analysis. BioTechniques,2008,44:619-626

第六章 基因芯片

基因芯片（gene chip）是指采用原位合成（in situ synthesis）或显微打印手段，将大量 DNA 探针固定于支持物上，与标记的样品分子进行杂交，检测每个探针分子的杂交信号强度，对这些 DNA 片段同时进行处理分析的技术，又称 DNA 芯片（DNA chip）、DNA 微阵列（DNA microarray）、寡核苷酸阵列（oligonucleotide array）（图 6-0-1）。

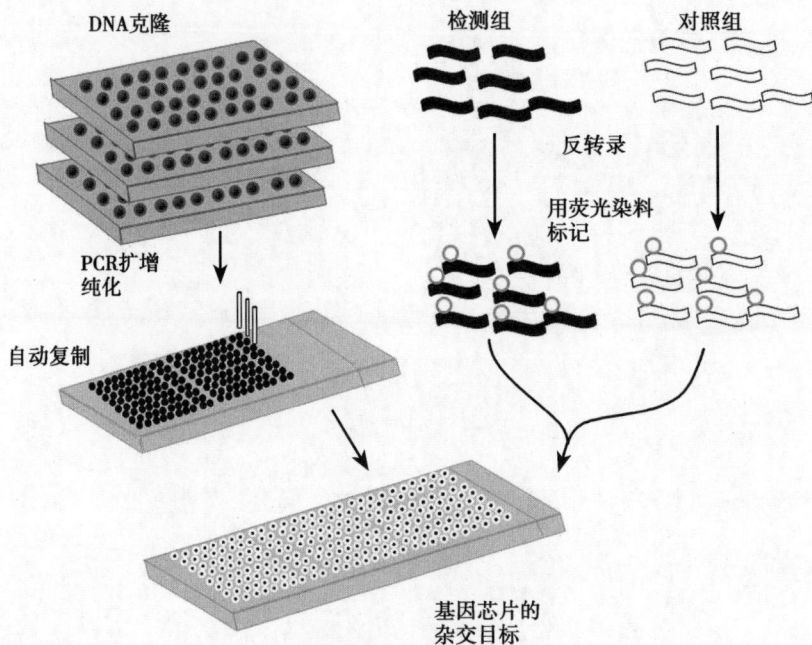

图 6-0-1 基因芯片

20 世纪 80 年代后期出现了用于基因诊断和检测目的的微阵列。1991 年，世界上第一块高密度基因芯片在美国加州诞生，随后许多大公司都相继投资进行基因芯片的商业开发。目前，基因芯片技术已经成为了最常规的分子生物学试验技术之一，被广泛地应用于生命科学、医学、化学等研究领域。我国在 1999 年已将其列入"863 高科技计划"，启动了相应的研究工作。

第一节　基因芯片的基本原理

基因芯片是一种大规模集成的固相杂交技术，可以对数以万计的基因进行对比分析。根据 DNA 碱基互补配对原理，基因芯片可以与标记的待测 DNA 分子杂交，杂交后的信号由计算机输出，再用相应的软件进行分析，以反映基因的表达以及进行基因组方面的相关研究。

基因芯片的目的是将对照或未经处理的细胞或组织的 mRNA 与待测细胞或组织的 mRNA 进行定性和定量比较。对照组通常来自于正常动物的细胞或组织；待测的细胞或组织是指细胞或组织直接暴露于某种待测物质（例如，药物、有传染性的生物体或化学物质等）中，或是被注射或暴露于待测物质中的动物的某种组织。

基因芯片的成功依赖于在 DNA 探针固定技术中所使用的化学技术。除此之外，也有赖于表面结合探针良好的亲和性和功能性，附件的密度和化学再生性。

两个重要的创新奠定了基因芯片技术的基础：首先是其应用了一个坚硬的平面固相支持载体，可以检测微小的 DNA 阵列和荧光信号。具有高空间分辨率的分离的 cDNA 序列分布在 cDNA 微阵列一个小平面的固相支持载体（如显微镜载玻片）上的精确位置上。荧光信号的检测是基于与阵列上一个敏感的、高分辨率的分子的结合。其次是在固相支持物上进行杂交，实验样本和对照样本的 cDNA 分别用红色、绿色荧光染料标记，混合后与基因芯片杂交，由此可在同一基因芯片上同时检测两样本的基因差异表达，可显示实验样本和对照样本基因的表达强度，结果能提供每个样品的表达模式信息，二者的比率还能提供丰富的、直接的、定量的比较信息。

基因芯片使一次获取成千上万的基因的翻译信息成为可能，该技术的主要特点是技术操作简单、自动化程度高、序列数量大、检测效率高、应用范围广、成本相对低。

第二节　各种芯片介绍及应用

基因芯片按分类方法不同可分为不同的类型：以基因芯片的片基或支持物的不同可以分为薄膜型（如聚丙烯膜、硝酸纤维素膜、尼龙膜）、玻片型、微板型、集成电路型等；从点阵的制备方法来分主要有原位合成型与"点膜"型；根据芯片的功能可分为基因表达谱芯片和 DNA 测序芯片两类；根据所用探针的类型不同分为 cDNA 芯片和寡核苷酸芯片；根据应用领域不同而制备的专用芯片如毒理学芯片（Toxchip）、病毒检测芯片（如肝炎病毒检测芯片）、P^{53} 基因检测芯片等；按生物化学反应过程分为用于样品制备的生物芯片、生化反应生物芯片及各种检测用生物芯片等。

基因芯片技术的具体步骤根据其种类和检测目的不同而有所不同，主要包括四个基本技术环节：基因芯片的制备、靶样品的准备和标记（如血液或组织中的 DNA 或 mRNA 样本需先扩增，然后用荧光素或同位素标记成探针）、杂交、信号的检测及数据分析处理等（对芯片进行扫描、图像处理和基因表达信息分析。目前最为常用的是激光共聚焦荧光检测系统和电荷耦合元件（CCD）扫描仪，此外还有质谱法、化学发光法、光导纤维法等多种检测方法。

随着越来越多生物体基因组测序的完成,基因组范围的芯片在生物学领域变得越来越受欢迎。除了传统的 cDNA 阵列,还出现了许多新的阵列,例如单核苷酸多态性(single nucleotide polymorphism,SNP)阵列和比较基因组杂交(comparative genomic hybridization,CGH)阵列,可以在基因组范围内检测单核苷酸多态性和基因改变;最近出现的启动子阵列(promoter array)使得此技术在研究基因转录方面成为可能。基因芯片已经在生物学领域中的某些方面大大超越了基因表达谱(gene expression profiling),并且很可能在疾病的发病机制及其有效治疗方面取得重大进步。基因芯片技术应用领域主要有基因表达谱分析、基因诊断、新基因发现、基因突变及多态性分析、基因组文库作图、疾病诊断和预测、药物筛选、基因测序等。这种技术也被应用于比较不同发育和分化阶段的细胞或组织的转录程序。近年来,一些研究人员采用基因芯片技术阐明成骨细胞分化、骨关节炎和骨质疏松的分子程序(molecular programs),所研究的细胞包括鼠类和人类来源的定型的(committed)成骨细胞前体细胞、人类不同分化阶段的永生化细胞以及未定型的(uncommitted)中胚层前体细胞。基因芯片在骨组织研究中的应用潜力有待于探索,它可能显著促进我们对骨组织生理和病理状态下分子程序的理解。

一、基因芯片的制备方法

基因探针固定步骤是整个基因芯片制作的必要步骤。固定技术被定义为分子依附到固相支持载体上以减少和去除其流动性。基因固定方法的选择很大程度上决定了基因芯片的性能。一般来说,合适的固定方法的选择是由固相支持载体和基因探针的物理化学性质共同决定的。基因芯片可通过不同的方法制作,但是其中都有的关键一步就是将基因探针固定在芯片表面。探针可以一层一层地放置,或提前合成好然后加入到芯片表面,来制作基因芯片。很多固定技术已经发展应用了很多年,而这些技术都是从三种重要的机制发展而来的:①物理吸附法;②共价键结合固定法;③生物素固定法。为了实现基因芯片的高敏感和高选择性,我们必须要减小非特异性吸附的比例,并且保证基因探针固定的稳定性。是为了保证芯片的高反应性、定位性、可应用性和表面探针的稳定性,并且避免非特异性结合,对这一步骤良好的控制十分重要。常见的制备方法分为两大类,一类是原位合成法;另一类是直接点样法(图 6-2-1)。原位合成法适用于较短的寡核苷酸,直接点样法多用于大片段 DNA,有时也用于寡核苷酸,甚至 mRNA。原位合成有两种方法:一是光蚀刻法,一是喷印法。而最常用的方法是直接点样法,即将预先制备好的寡核苷酸或 cDNA 等样品通过自动点样装置点于玻璃片或其他材料上。这样点出的 DNA 阵列的密度可高达 5000 个/cm^2,它是双链 DNA 分子(基因组克隆或 cDNA),必须在杂交前变性。早先的 DNA 点是克隆的DNA、cDNA 或表达的序列标签(expressed sequence tags,ESTs)的极大的非完整特性的片断,代表已知和未知的基因。现在可以得到含有合成的寡核苷酸微阵列,代表了完好特性的基因。其优点是允许制备高密度寡核苷酸微阵列,点中的所有寡核苷酸具有相同大小分子量,所以最大程度保证了杂交过程的一致性。与原位合成法比较,点样法较简单。然而,它也有明显的缺点,随着固定探针密度增加和固定法再现性增强,其杂交效率下降。而且,这种表面斑点往往揭示了信号的不均匀分布。其他缺点是杂交温度升高、杂交效率较低和较长的杂交时间。

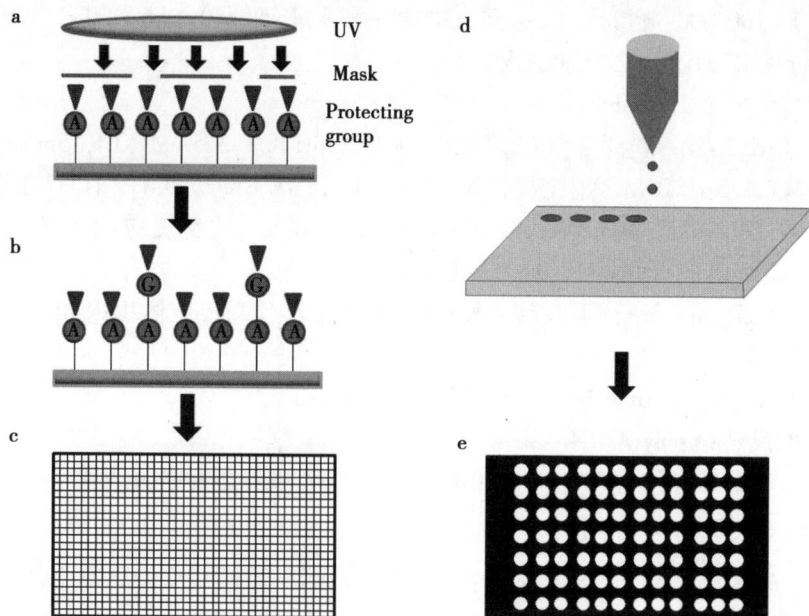

图 6-2-1 点样法

二、样品的准备和标记

目的基因在杂交前必须进行分离、扩增及标记。DNA 或 RNA 的抽提按照常规的分子生物学实验步骤进行。一般所需 mRNA 量是以一张表达谱芯片需要 3μg mRNA 计算。

为获得杂交信号，必须对目的基因标记。分子生物学常用的标记方法有同位素标记和非同位素标记方法，常用的同位素有^{33}P、^{32}P、^{125}I 及^{3}H 等化学发光标记和荧光标记，非同位素标记方法又分为化学发光法和荧光法。常用的化学发光物质有碱性磷酸酶和辣根过氧化物酶，它们能催化相应的底物产生有颜色的沉淀物；生物素和地高辛是最常用的非同位素标记物。很多荧光染料、碱性磷酸酶和辣根过氧化物酶可直接同抗地高辛抗体及亲和素偶联。而目前常用的荧光染料种类有德克萨斯红(Texasred)、荧光系、罗丹明、Cy3、Cy5 等。生物芯片中的标记方法普遍采用荧光方法，很少采用化学发光法和同位素标记方法。

DNA 或 RNA 通常采用酶反应法进行标记，常用的酶反应方法有：反转录法、随机引物法、切口平移、PCR、体外转录等。在这些方法中，mRNA 都被酶反转录成相应的 cDNA，在酶反应过程中掺入带荧光的 dNTP，从而标记新合成的核酸分子。如果酶反应中需要引物，也可以将荧光基团通过化学反应加到引物的末端。荧光标记物通常是青色素染料，被缩写为 Cy3 和 Cy5(分别为绿色和红色)。一种染料用于参考的 cDNA，而另一种用于待测 cDNA；或者二者可同时被相同的染料标记，再用其他染料标记的参考探针进行独立杂交。这一步骤易出现的问题是，我们试图让标记的核苷酸混入探针的比例与两种染料标记物相等，并在所有探针中相等，然而事实上通常不易达到，这个问题有待进一步解决。

1. 在微量离心管中加入 5μL 从总 RNA 中纯化出来的含有多聚 A 尾(poly A)的 mRNA (1.0μg/μL)、1μL 0.5ng/μL 的对照 mRNA 混合物，来自体外转录的对照 mRNA 以摩尔比例

1∶10 000 和 1∶100 000 被掺入,以达到 mRNA 的平均长度为 1.0kb,4.0μL 1.0μg/μL 的 oligo-dT 21mer 和 27μL DEPC 处理的水。

2. mRNA 在 65℃灭活 3min。

3. 加入 10μL 5×第一链缓冲液(250mM Tris-HCl,pH 8.3,375mM KCl,15mM KCl),5μL 10×DTT(0.1M),1.5μL RNA 酶阻断剂(20 单位/μL),1μL dATP/dGTP/dTTP 混合物(每个 25mM),2μL dCTP(1mM)(用于以其他荧光基团标记 mRNA,代替反应中的 F1 12-dCTP 或 Cy5-dCTP),2μL Cy3-dCTP(1mM),轻弹微量离心管以混匀。

4. 加入 1.5μL SuperScript Ⅱ 反转录酶(200 单位/μL)使总反应体积达 50μL。再次轻弹微量离心管以混匀。

5. 在 mRNA 中加入 Annealing Oligo-dT 室温下 10min。

6. 在 37℃反转录 poly A RNA 2h。

7. 加入 5.0μL 2.5M 的醋酸钠和 110μL 100% 乙醇,室温下在微离心机中离心 15min 使 cDNA/mRNA 混合物沉淀。

8. 弃上清,用 500μL 80% 乙醇仔细洗涤沉淀(为了避免沉淀的丢失,在弃去 80% 乙醇之前离心 1min)。

9. 在 SpeedVac 中干燥沉淀,用 10μL 1×TE 重悬。

10. 加热样品至 80℃持续 3min,使 cDNA/mRNA 混合物变性。而后立即置冰中。

11. 加入 2.5μL 1M 的 NaOH,37℃孵育 10min 以降解 mRNA。

12. 加入 2.5μL 1M 的 Tris-HCl(pH 6.8)和 2μL 1M 的 HCl 中和 cDNA 混合物。

13. 加入 1.7μL 2.5M 的醋酸钠和 37μL 100% 乙醇,在微离心机中全速离心 15min(沉淀 cDNA)。

14. 弃上清,用 500μL 80% 乙醇洗涤沉淀。

15. 在 SpeedVac 中干燥沉淀,用 13μL 水完全重悬。

16. 加入 5μL 20×SSC(3M NaCl,0.3M 柠檬酸钠,pH 7.0)和 2μL 2% SDS。

17. 加热至 65℃持续 30s。

18. 在微离心机中高速离心 2min。

19. 将上清转移至干净的管中(最终的 cDNA 浓度应该大约 250ng/μL 每 flour 在 20μL 5×SSC 和 0.2% SDS)。

三、杂　交

杂交条件的选择与研究目的有关,多态性分析或基因测序时,每个核苷酸或突变位点都必须检测出来,通常设计一套四种寡核苷酸,在靶序列上跨越每个位点,只在中央位点碱基有所不同,根据探针在某一位点杂交的严谨程度,即可测定该碱基的种类。检测基因表达,只需设计出针对基因中特定区域的几套寡核苷酸即可。表达检测需要长的杂交时间、更高的严谨性、更高的样品浓度等。突变检测,需要更高的杂交严谨性和更短的时间。还要考虑杂交反应体系中盐浓度、探针 G-C 含量和所带电荷、探针与芯片之间连接臂的长度及种类、检测基因的二级结构的影响等。

1. 将载玻片置于杂交盒中,在槽中加入 5μL 双蒸水以防止样品干燥。

2. 以1∶1比例混合 Cy3-标记的参考探针和 Cy5-标记的检测探针。

3. 将混合物煮沸 2min,13 000g 离心。立即在微阵列上加入 1.7μL/cm² 的混合探针,用镊子在载玻片上置盖玻片。盖玻片需要没有油、灰尘和其他污染物。将含有微阵列的杂交盒关闭,将杂交盒浸没入 62℃ 的水浴中。

4. 62℃ 杂交 6~12h。

5. 室温用 1×SSC 和 0.1%(v/v)SDS 搅拌洗涤载玻片 5min,微阵列应该从盒中迅速转移至冲洗缓冲液中。将微阵列置于室温会导致背景荧光的增强。盖玻片应该在洗涤步骤立即脱离微阵列,没有立即移除盖玻片可能导致背景荧光的增强。

6. 将载玻片转移至 300mL 二次洗涤液中,含有 0.1×SSC 和 0.1%(v/v)SDS。冲洗微阵列 5 分钟。

7. 在三次洗涤液中简单冲洗载玻片,含有 0.1×SSC 以去除 SDS。

8. 在离心机中旋转(500g)干燥载玻片 5min。

四、基因芯片信号的检测

DNA 芯片技术杂交信号的检测系统主要包括杂交信号的产生、信号收集及传输和信号处理及成像三个部分。由于所使用的标记物不同,相应的探测方法也各有特色,大多数研究者使用荧光标记物,也有一些研究者使用生物素标记,联合抗生物素结合物检测 DNA 化学发光。通过检测标记信号来确定 DNA 芯片杂交谱型。

1. 荧光标记杂交信号的检测方法　该方法主要有激光扫描荧光显微镜、激光扫描共聚焦显微镜、采用了 CCD 相机的荧光显微镜、光纤传感器等。

2. 生物素标记杂交信号的检测方法　由于所选用的与抗生物素结合的分子种类繁多,因而检测方法也更趋多样化。应用较多的是美国 General Scanning 公司开发的基因芯片专用检测系统(ScanArray 5 000),采用激光共聚焦扫描原理进行荧光信号采集,由计算机处理荧光信号,并对每个点的荧光强度数字化后进行比较。

第三节　结　果　分　析

探针链与带有标记物的靶基因片段杂交后,通过放射自显影等光电扫描设备检测各探针点的荧光信号强度和分布情况。由于一个典型的基因芯片实验涉及到固有生物学差异和繁杂的步骤,微阵列数据一定是复杂且数量巨大的。芯片原始数据常按照基因和分组的形式排列在一个矩阵(matrix)中,计算机从扫描仪获取扫描所得的图像,对每个阳性点探针点的信号强度进行计算,通过芯片专用的检测系统和图像处理软件,将荧光信号转换成可计算的数字信息,对信号进行背景校正,这些软件能自动定位并识别芯片上每个杂交点,通过背景调整或分割技术,减除杂交信号中非特异性的噪声部分。为了避免基因芯片实验中因系统误差造成的芯片间及芯片内多种样品数据比较的困难,在比较各实验结果前必须将数据标准化(normalization)。最常用的是"管家基因(house-keeping gene)"法,但"管家基因"不易寻找,目前常用的"管家基因"在不同的实验条件下,表达水平依然存在差异。此外,基因中心化与序列中心化、局部加权回归方法(LOWESS)、整体平均值法(global meannormalization)和密度依赖(intensity-dependent)标准化法也较为常用。最后使用统计分析方法处理标准化后的数据,得到基因的表达图谱。

对计算所得的结果,必须进行参数法和非参数法的统计学检验。前者受数据本身的影响较大,后者无此影响,但是对数据变化不甚敏感。在得到可靠的统计分析结果之后,就需要分析其生物学意义。

在不同的细胞类型和细胞状态下,基因具有不同的表达水平。很多功能相关的基因是共表达的。分析共表达基因可以揭示出很多的调控机制。因此,分析基因的表达模式,就可以实现基因功能的生物学分类。根据对所研究基因的表达规律和实验分组是否具有先验知识,可将分析方法分为两大类:监督(supervised)和非监督(unsupervised)算法。所谓的非监督算法,即聚类分析(clusteranalysis),在芯片数据的分析中最为常用。是通过建立各种不同的数学模型,把基于相似数据特征的变量或样本组合在一起。归为一个簇的基因在功能上可能相似或关联,从而找到未知基因的功能信息或已知基因的未知功能。该方法可在没有任何外部信息的情况下将基因聚类。有时在处理基因芯片数据时,往往事先对待测基因或分组情况已经有了一定程度的了解,并且这些信息与基因芯片实验本身无关。此时可以用监督算法来指导分类,并利用所建立的分类对未知样品的功能和状态进行预测。

(孙宏晨　刘麒麟)

参 考 文 献

1. 王廷华,Jean P M. 分子杂交理论与技术(第2版). 北京:科学出版社,2009

2. 杨建雄. 生物化学与分子生物学实验技术教程. 北京:科学出版社,2002

3. 印莉萍,祁小廷. 细胞分子生物学技术教程. 北京:科学出版社,2009

4. 梁国栋. 最新分子生物学实验技术. 北京:科学出版社,2001

5. 李瑶. 基因芯片技术及其应用. 北京:化学工业出版社,2004

6. 马立人,蒋中华. 生物芯片. 北京:化学工业出版社,2002

7. 奥斯伯. 精编分子生物学实验指南. 马学军,舒跃龙,等译. 北京:科学出版社,2005

8. 萨姆布鲁克,拉塞尔. 分子克隆实验指南. 第3版. 黄培堂,等译. 北京:科学出版社,2002

9. LEUNG K S,QIN Y X,CHEUNG W H,et al. A practical manual for musculoskeletal research. Singapore:World Scientific Publishing Co. Pte. Ltd. ,2008

10. SHI H,YANG F,LI W,et al. A review:fabrications, detections and applications of peptide nucleicacids (PNAs) microarray. Biosens Bioelectron,2015,15;66:481-489

11. NIMSE S B,SONG K,SONAWANE M D,et al. Immobilization techniques for microarray:challenges and applications. Sensors,2014,25;14(12):22208-22229

第七章 蛋白质研究的基本技术

第一节 蛋白质的分离提取与定量测定

蛋白质是生命活动的直接执行者,参与生命的几乎所有过程,如遗传、发育、繁殖、物质和能量的代谢、应激等等。揭示生物体内成千上万种蛋白质的具体功能、完成功能的机制等是蛋白质研究的核心内容,是后基因组时代生命科学研究极富挑战的领域之一。而蛋白的分离提取是研究蛋白质化学组成、结构及细胞生物学功能的基础。蛋白质在自然界是存在于复杂的混合体系中,而许多重要的蛋白质在组织细胞中的量又极低。因此要把所需蛋白质从复杂的体系中提取分离,又要防止其空间构象的改变和生物活性的损失,显然是有相当难度的。目前,蛋白质分离纯化的发展趋向是精细而多样化技术的综合运用,但基本原理均是以蛋白质的性质为依据的。实际工作中应按不同的要求和可能的条件选择用不同的方法(图 7-1-1)。

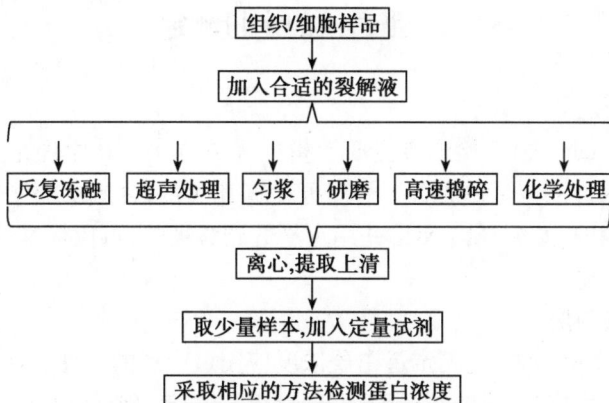

图 7-1-1 蛋白质的分离提取与定量测定方法流程图

一、蛋白质的提取

(一)材料的选择

蛋白质的提取首先要选择适当的样品,选材的原则是样品应含较高量的所需蛋白,且来源方便。当然,由于目的的不同,有时只能用特定的样品。

（二）细胞破碎的方法

1. 超声波处理法 此方法为目前实验室研究最常用的方法。用一定功率的超声波处理细胞悬液,使细胞急剧振荡破裂,此法多适用于微生物材料,此法的缺点是在处理过程会产生大量的热,应采取相应降温措施。

2. 玻璃匀浆器匀浆 先将剪碎的组织置于管中,再套入研杆来回研磨,上下移动,即可将细胞研碎,此法细胞破碎程度比高速组织捣碎机为高,适用于量少和动物脏器组织。

3. 高速组织捣碎 将材料配成稀糊状液,放置于筒内约1/3体积,盖紧筒盖,将调速器先拨至最慢处,开动开关后,逐步加速至所需速度。此法适用于动物内脏组织、植物肉质种子等。

4. 反复冻融法 将细胞在-20℃以下冷冻,室温溶解,反复几次,由于细胞内冰粒形成和剩余细胞液的盐浓度增高引起溶胀,使细胞结构破碎。

5. 化学处理法 有些动物细胞,例如肿瘤细胞可采用十二烷基磺酸钠、去氧胆酸钠等破坏细胞膜。

6. 液氮中研磨法 主要用于植物组织细胞及一些离体动物组织细胞的直接蛋白提取。将组织块放入预先处理干净的研钵中,倒入液氮迅速研磨至细末,加入裂解液按化学处理法处理。

无论用哪一种方法破碎组织细胞,都会使细胞内蛋白质或核酸水解酶释放到溶液中,使大分子生物降解,导致天然物质的量减少,加入二异丙基氟磷酸可以抑制或减慢自溶作用;加入碘乙酸可以抑制那些活性中心需要有巯基的蛋白水解酶的活性,加入苯甲磺酰氟化物也能清除蛋白水解酶活力,但不是全部,还可通过选择 pH、温度或离子强度等,使这些条件都要适合于目的蛋白的提取。

二、蛋白质的定量测定

（一）凯式定氮法

凯式定氮法(Kjedahl 法)是检测蛋白质含量的经典方法。其原理是蛋白质具有恒定的含氮量,平均16%,因此测定蛋白质含氮量即可计算其含量;含氮量的测定是使蛋白质经硫酸消化为$(NH4)_2SO_4$时,蒸馏释出 NH_3 并用定量的硼酸吸收,再用标准的酸滴定,求出含氮量即可计算蛋白的含量。

（二）福林-酚试剂法

福林-酚试剂法(Lowry 法)是测定蛋白质浓度应用最广泛的一种方法。其原理是在碱性条件下蛋白质与 Cu^{2+} 生成复合物,还原磷钼酸-磷钨酸试剂生成蓝色化合物,可用比色法测定。此法优点是操作简便、灵敏度高、蛋白浓度范围是 $25 \sim 250 \mu g/mL$。但此法实际上是蛋白质中酪氨酸和色氨酸与试剂反应,因此它受蛋白质的氨基酸组成的影响,即不同蛋白质中此两种氨基酸量不同从而使其显色强度有所差异。但是酚类等一些物质的存在可干扰此法的测定,导致分析误差。

（三）紫外分光光度法

蛋白质分子中常含有酪氨酸等芳香族氨基酸,在280nm 处有特征的最大吸收峰,可用于蛋白的定量。此法简便、快速、不损失样品,待测蛋白浓度为 $0.1 \sim 0.5 mg/mL$,并随着物理检测技术的发展灵敏度越来越高,且样品用量也越来越小。但样品中若含有其他具有紫外吸收的杂质,如核酸等,也可产生较大的误差,故应作适当校正。蛋白质样品中含有核酸时,可按下列公式计算蛋白质的浓度:蛋白质的浓度(mg/mL) = $1.55A_{280} - 0.75A_{260}$。A 为 280nm 和 260nm 处的吸收值。

（四）BCA 法

其原理是在碱性溶液中,蛋白质将 Cu^{2+} 还原为 Cu^+ 再与 BCA 试剂(4,4'-二羧酸-2,2'-二喹啉钠)生成紫色络合物,于 562nm 有最大吸收,其强度与蛋白质浓度成正比。此法的优点是试剂单一、终产物稳定,于 lowry 法比较几乎没有干扰物影响。尤其是在 TritonX-100、SDS 等表面活性剂中也可测定。其灵敏度范围一般在 $10 \sim 1200\mu g/mL$。

（五）Bradford 蛋白分析法

这是一种迅速、可靠的通过染料测定溶液中蛋白质的方法。其原理是基于考马斯亮蓝 G-250 有红、蓝两种不同颜色的形式。在一定浓度的乙醇及酸性条件下,可配成淡红色的溶液,当与蛋白质结合后,产生蓝色化合物,反应迅速而稳定。化合物在 595nm 处有吸光,可计算出蛋白质含量。此法的特点是:快速简便,10min 左右即可完成;灵敏度范围一般 $25 \sim 200\mu g/mL$。最小可测 $2.5\mu g/mL$ 蛋白质;氨基酸、肽、EDTA、Tris、糖等无干扰。

第二节　蛋白质的纯化与质谱鉴定

（一）水溶液提取

稀盐和缓冲系统的水溶液对蛋白质稳定性好、溶解度大、是提取蛋白质最常用的溶剂,通常用量是原材料体积的 $1 \sim 5$ 倍,提取时需要均匀地搅拌,以利于蛋白质的溶解。提取的温度要视有效成分性质而定。一方面,多数蛋白质的溶解度随着温度的升高而增大,因此,温度高利于溶解,能缩短提取时间。但另一方面,温度升高会使蛋白质变性失活,因此,基于这一点考虑提取蛋白质和酶时一般采用低温(4℃)操作。为了避免蛋白质提取过程中的降解,可加入蛋白水解酶抑制剂(如二异丙基氟磷酸,碘乙酸等)。蛋白质是具有等电点的两性电解质,提取液的 pH 值应选择在偏离等电点两侧的 pH 范围内。用稀酸或稀碱提取时,应防止过酸或过碱而引起蛋白质可解离基团发生变化,从而导致蛋白质构象的不可逆变化。一般来说,碱性蛋白质用偏酸性的提取液提取,而酸性蛋白质用偏碱性的提取液。稀浓度盐可促进蛋白质的溶解,称为盐溶作用。同时稀盐溶液因盐离子与蛋白质部分结合,具有保护蛋白质不易变性的优点,因此在提取液中加入少量 NaCl 等中性盐,一般以 0.15M 浓度为宜。缓冲液常采用 $0.02 \sim 0.05M$ 磷酸盐和碳酸盐等渗盐溶液。

（二）盐析法

向蛋白质溶液中加入某些浓的无机盐溶液后,可以使蛋白质凝聚而从溶液中析出,这种作用就叫做盐析。这样析出的蛋白质仍可以溶解在水中,而不影响原来蛋白质的性质。因此,盐析是一个可逆的过程。利用这个性质,可以采用多次盐析的方法来分离、提纯蛋白质。

（三）有机溶剂提取

一些和脂质结合比较牢固或分子中非极性侧链较多的蛋白质和酶,不溶于水、稀盐溶液、稀酸或稀碱中,可用乙醇、丙酮和丁醇等有机溶剂,它们具有一定的亲水性,还有较强的亲脂性,是理想的提脂蛋白的提取液。但必须在低温下操作。丁醇提取法对提取一些与脂质结合紧密的蛋白质特别优越,一是因为丁醇亲脂性强,特别是溶解磷脂的能力强;二是丁醇兼具亲水性,在溶解度范围内不会引起酶的变性失活。另外,丁醇提取法的 pH 及温度选择范围较广,也适用于动植物及微生物材料。

(四)透析法

透析法是利用小分子物质在溶液中可通过半透膜,而大分子物质不能通过半透膜的性质,达到分离的方法。例如分离和纯化蛋白质、多肽时,可用透析法以除去无机盐、单糖、双糖等杂质。反之也可将大分子的杂质留在半透膜内,而将小分子的物质通过半透膜进入膜外溶液中,而加以分离精制。透析是否成功与透析膜的规格关系极大。透析膜的膜孔有大有小,要根据欲分离成分的具体情况而选择。经常更换清水使透析膜内外溶液的浓度差加大,必要时适当加热,并加以搅拌,以利透析速度加快。为了加快透析速度,还可应用电透析法。

(五)层析法

层析法是一种分离和分析方法,在分析化学、有机化学、生物化学等领域有着非常广泛的应用。色谱法利用不同物质在不同相态的选择性分配,以流动相对固定相中的混合物进行洗脱,混合物中不同的物质会以不同的速度沿固定相移动,最终达到分离的效果。层析法常见的方法有:柱层析法、薄层层析法、气相层析法、高效液相层析法等。

(六)电泳和离子交换层析分离

这两种方法都是根据蛋白质电荷不同采用的分离方法。电泳法是带电荷的蛋白质在惰性支持介质(如纸、醋酸纤维素、聚丙烯酰胺凝胶等)中,于电场的作用下,向其对应的电极方向按各自的速度进行泳动,使组分分离成狭窄的区带。离子交换层析是以离子交换剂为固定相,依据流动相中的组分离子与交换剂上的平衡离子进行可逆交换时的结合力大小的差别而进行分离的一种层析方法。常用的离子交换剂有离子交换纤维素、离子交换葡聚糖和离子交换树脂。

(七)质谱分析

现今质谱分析主要采用两种方式:基质辅助激光解吸电离飞行时间质谱测量法和电子喷雾电离质谱测量法。这两种方法所获得的信息可相互补充,对检测结果进行分析(图7-2-1)。

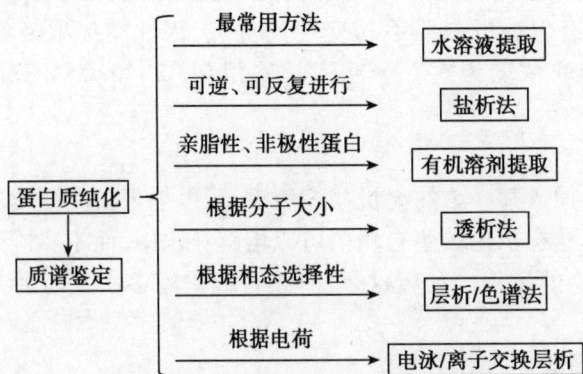

图7-2-1 蛋白质的纯化与质谱鉴定方法

1. **蛋白消化**　蛋白的基团越大,质谱检测的准确率越低.因此,在质谱检测之前,需将蛋白消化成小分子的多肽,以提高质谱检测的准确率,现今最常用的酶为胰蛋白酶。

2. **基质辅助激光解吸电离飞行时间质谱测量法**　高分子样品或生物大分子以一定的比例与一小分子基质化合物溶液相混合。使得所测样品以单分子状态分散在基质中。干燥后,一脉激光照射到基质和样品上,由于这一激光波长下,样品没有吸收,而基质有强烈的吸收,并且因其能量高,激发过程导致基质爆炸,从而使得样品链被逐出并离子化。这一过程并不导致高分子发生链断裂,通常只生成分子、离子及其多聚体。离子化的分子在强电场的作用下被加速,获得动能,然后沿飞行管无场区飞行。飞行时间质量分析仪可用于测量多肽离子由分析仪的一端飞抵另一端探测器所需要的时间。而此飞行时间同多肽离子的质量与电荷的比值成反比,即质量与电荷之比越高,飞行时间越短,即可通过测量离子在管中的飞行时间求其分子量。

3. **电子喷雾电离质谱测量法**　由高效液相层析等方法分离的液体多肽混合物,在高压下经过一细针孔。当样本由针孔射出时,喷射成雾状的细小液滴。这些细小液滴包含多肽离子及水分等其他杂质成分。去除这些杂质成分后,多肽离子进入连续质量分析仪。连续质量分析仪选取某一特定质量与电荷比值的多肽离子,并以碰撞解离的方式将多肽离子碎裂成不同电离或非电离片段。随后,依质量与电荷比值对电离片段进行分析并汇集成离子谱。通过数据库检索,由这些离子谱得到该多肽的氨基酸序列。

第三节　候选蛋白质的检测与验证

一、免疫印迹法

印迹法(blot)是指将样品转移到固相载体上,而后利用相应的探测反应来检测样品的一种方法。1975年,Southern建立了将DNA转移到硝酸纤维素膜(nitrocellulose blotting membranes,NC膜)上,并利用DNA-DNA杂交检测特定的DNA片段的方法,称为Southern Blot。而后人们用类似的方法,对RNA和蛋白质进行印迹分析,对RNA的印迹分析称为Northern Blot,对单向电泳后的蛋白质分子的印迹分析称为Western Blot,对双向电泳后蛋白质分子的印迹分析称为Eastern Blot。

Western Blot是在凝胶电泳和固相免疫测定技术基础上发展起来的一种新的免疫生化技术(图7-3-1)。由于Western Blot具有SDS-PAGE的高分辨力和固相免疫测定的高特异性和敏感性,现已成为蛋白分析的一种常规技术,常用于鉴定某种蛋白,并能对蛋白进行定性和半定量分析。

(一)原理

通过聚丙烯酰胺凝胶电泳(SDS-PAGE)将蛋白质根据分子量大小分离,然后转移到固相载体(杂交膜:硝酸纤维素或PVDF膜)上,并与能特异性识别待检蛋白的抗体(一抗)进行反应,检测杂交膜上的靶蛋白是否存在,再加入标记的、能识别特异性抗体的种属特异性抗体(二抗)进行反应,选用适合标记物的检测试剂进行显色或发光等,观察有无特异性蛋白条带的出现,也可通过条带的密度大小来进行特异性蛋白的半定量。

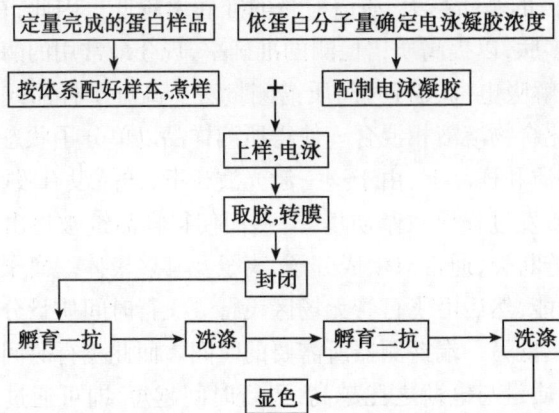

图 7-3-1　Western blot 实验流程图

（二）操作流程

1. 蛋白提取和定量的具体方法可参照本章第一节。

2. 聚丙烯酰胺凝胶的配制（SDS-PAGE）

凝胶的浓度取决于目的蛋白的分子量大小，目的蛋白分子量越大，则凝胶浓度越低，具体可参阅表 7-3-1，表 7-3-2。

表 7-3-1　分离不同蛋白分子量大小所适用分离胶的浓度

蛋白分子量/kDa	分离胶浓度/%	蛋白分子量/kDa	分离胶浓度/%
4～40	20	15～100	10
12～45	15	25～200	8
10～70	12		

以下是 10% 的聚丙烯酰胺凝胶的配制比例，其他胶浓度可以按比例换算：

表 7-3-2　10% 的聚丙烯酰胺凝胶的配制比例

试剂	30%丙烯酰胺	1.5M Tris-HCl(pH 8.8)	10%SDS	10%过硫酸铵	TEMED	ddH$_2$O
5mL分离胶	1.7mL	1.3mL	0.05mL	0.05mL	4μL	1.9mL
2mL浓缩胶	0.33mL	1M Tris-HCl(pH 6.8) 0.25mL	0.02mL	0.02mL	2μL	1.4mL

（三）蛋白样品处理

根据一抗识别抗原的状态，可以将样品分为两类，采用不同的处理方法。采用变性、还原样品，在抗体识别的是蛋白质的一级结构时，在样品中加入含有 SDS 的上样缓冲液，在 95～100℃ 下煮沸 5～10min，以充分变性蛋白，保证蛋白从空间结构解聚为一级结构。如选用天然和非还原样品，在抗体识别的是蛋白质的空间结构时，需要在缓冲液和凝胶中去除 SDS 即可,并且不能对蛋白质进行加热变性。但是一般 Western Blot 均为变性和还原电泳。

(四) 上样

一般采用微量注射器上样,上样量一般为 20 ~ 40μg,可以根据样品中待测蛋白的表达水平,做出合适的优化。

(五) 电泳

电泳时间一般 2 ~ 3h,浓缩胶时用 80 ~ 100V,到分离胶以后用 150 ~ 200V,通常溴酚蓝到达胶的底端附近即可终止电泳,或者可以根据预染蛋白质分子量标准的电泳情况,预计目的蛋白已经被适当分离后即可停止电泳。

(六) 转膜

Western Blot 常用的转移膜主要是硝酸纤维素膜和 PVDF(polyvinylidene-fluoride)膜,此外也有用尼龙膜、DEAE 纤维素膜做蛋白印迹。转膜一般分为半干转和湿转两种。小分子量的蛋白半干转效果比较好,大分子量(100kDa 以上)建议湿转。具体转膜条件需要多摸索。30 ~ 80kDa 半干转恒流 1mA/cm^2,40 ~ 90min 均可,大分子湿转 100V,2.5h 以上,通过预染 Marker 可以观察转膜的效果。湿转,Buffer 一定要预冷,最好提前一天配好放 4℃冰箱;滤纸不要大过 PVDF 膜,防止短路;胶在负极,膜靠近正极,膜要标记好正反面。

(七) 封闭

杂交膜上有很多非特异性的蛋白质结合位点,为防止这些位点与抗体结合引起非特异性的染色和背景,一般用惰性蛋白质和非离子去污剂封闭膜上的未结合位点。封闭剂应该封闭所有未结合位点而不替换膜上的靶蛋白、不结合把蛋白的表位,也不与抗体或检测试剂有交叉反应。常用的封闭试剂有 1% ~ 5% 的 BSA 或者脱脂奶粉,缓冲液一般选择 PBST 或者 TBST。一般封闭条件为:室温或者 37℃ 1 ~ 2h,特殊情况也可 4℃过夜。

(八) 一抗、二抗孵育

参考一抗的说明书,按照适当比例用抗体稀释液稀释一抗。抗体稀释液可以选用含有封闭试剂(BSA 或者脱脂奶粉)的 TBST 或 PBST,或者直接选用 TBST 或 PBST,具体需要根据实验结果来作出适当调整。加入稀释好的一抗,室温在侧摆摇床上缓慢摇动孵育 1h 或 4℃过夜。如果一抗孵育 1h 效果不佳,可以在 4℃缓慢摇动孵育过夜,回收一抗。加入 TBST 或 PBST 洗涤液,在侧摆摇床上缓慢摇动洗涤 5 ~ 10min,共洗涤 3 次。如果结果背景较高可以适当延长洗涤时间并增加洗涤次数。

参考二抗的说明书,按照适当比例用抗体稀释液稀释带有标记的二抗。加入稀释好的二抗,室温在侧摆摇床上缓慢摇动孵育 1h,回收二抗。加入洗涤液,在侧摆摇床上缓慢摇动洗涤 5 ~ 10min,共洗涤 3 次。如果结果背景较高可以适当延长洗涤时间并增加洗涤次数。

(九) 蛋白检测

Western Blot 显色方法繁多,常用的 HRP、DAB 以及 AP(碱性磷酸酶显色法)。ECL 是一种增强显色法,灵敏度较前几种要高。In Cell Western 是一种基于细胞水平的 Western Blot 方法,因为直接在细胞水平操作,大大减少了前期处理时目的蛋白的损耗,所以最为灵敏。

（十）膜的重复利用

如果蛋白样品非常宝贵，可以使用 Western Blot 一抗二抗去除液处理膜，以重复利用膜。

二、免疫组织化学与免疫荧光法

1941 年，Albert 描述了一种使用荧光染料标记的抗体显像组织成分的革命性新方法，使用荧光显微镜实现了标记复合物的显像。1958 年，Riggs 等发现当 490nm 波长受到激发时，荧光复合物发射明亮的苹果绿荧光。经过早期实验之后，该技术被广泛传播并取得很大的发展，新的标记引进了包括红色、黄色和蓝色的荧光染料，这样能够在一个单独的制备物上同时显示多种标记的抗体。1966 年 Nakane 和 Pierce 引进酶作为标记物并用合适的色原如对二氨基联苯胺显像，能用传统的核染色物（苏木精）复染，这使得特异的免疫组化染色和形态学能同时进行评价。在过去的 60 年中，免疫组化技术有了飞跃性的发展。加上近年来应用方面积累的经验，使得免疫组化技术已成为医学研究及协助临床诊断上重要的一门技术。

（一）原理

免疫组织化学是利用抗原、抗体特异性结合的原理，通过化学反应使标记抗体的显色剂显色，从而对组织细胞内的抗原进行定位、定性、定量的分析。该方法把免疫反应的特异性和组织化学的可见性巧妙地结合起来，在显像仪器（如显微镜）的放大作用下，在细胞和亚细胞水平观察、检测各种抗原分子，如蛋白质、多肽、多糖、磷脂、激素、核酸、病毒等。并已成为当今组织病理诊断、生物医学研究中最常用的技术手段。根据显色剂的不同，免疫组化可以分为免疫荧光法、免疫酶法、免疫金银法、免疫放射自显影法。

（二）免疫组织化学分类

1. 免疫荧光法 免疫荧光是发展最早的免疫组织化学技术，它采用荧光素标记抗体，在抗体和特定抗原结合后，在荧光显微镜的特定波长下可以激发荧光，从而检测、定位抗体。现在常用标记的荧光素有异硫氰酸荧光素（fluorescein isothiocyanate，FITC）、四乙基罗丹明（rhodamine，RIB200）、四甲基异硫氰酸罗丹明（tetramethylrhodamine isothiocyanate，TRITC）。

虽然免疫荧光存在非特异性高，容易淬灭，但是由于其灵敏性高、操作方便，至今仍然被广泛使用。免疫荧光根据抗体的标记又可以分为直接法、间接法、多重标记法。直接法是把荧光素结合在被检测抗原的抗体上，在抗体与底物结合后，直接观察荧光或进行显色反应。该方法的优点是操作简单，非特异性低，但是敏感度不高。间接法是首先使用一抗结合特异性抗原，然后把一抗作为抗原，利用标记有荧光素的二抗与一抗结合，然后再观察荧光或进行显色反应。二抗由于能够极大地放大一抗与抗原结合的信号，因此灵敏度很高，但是也容易产生非特异性的荧光。多重标记法是在同一个样品中对不同的抗体进行标记。

2. 免疫酶法 免疫酶法是借助酶化学等手段显示组织抗原的技术，免疫酶法把酶标记在抗体上，抗体与特定抗原结合后，再借助酶对底物的催化作用，生成有色不溶的物质。常用标记的酶有辣根过氧化物酶和碱性磷酸酶。与免疫荧光相比，免疫酶法具有更高的敏感性且假阳性率较低,更为重要的是标记产物可长期保存,并且可与形态学等分析手段结合起来,对被检测物质定性分析。

免疫酶法可以分为直接法、间接法、桥联酶标法。直接法和间接法与免疫荧光类似,只是用酶替代荧光素标记在一抗或二抗上。桥联酶标法是利用酶免疫动物制备高效价的抗体,然后利用第二抗体为桥梁把一抗和二抗连接起来,再将酶结合在抗酶抗体上。桥联酶标法避免了酶与抗体的共价结合导致的酶活性降低,提高了检测的敏感性。在二抗孵育后样品可用苏木精复染,并使用碱性缓冲液返蓝,最后脱水、透明、封片。因为免疫酶法产生的是有色不溶的物质,因此可以直接在普通的光学显微镜下观察结果,并且可以归档长期保存。

3. 免疫金法　胶体金技术是以胶体金作为示踪标志物应用于抗原抗体反应的一种新型的免疫标记技术。胶体金是由氯金酸在还原剂如白磷、抗坏血酸、枸橼酸钠、鞣酸等作用下,聚合成为特定大小的金颗粒,并由于静电作用成为一种稳定的胶体状态。胶体金在弱碱环境下带负电荷,可与蛋白质分子的正电荷基团形成牢固的结合,由于这种结合是静电结合,所以不影响蛋白质的生物特性,从而可以作为示踪标记物应用于生物行业各领域中。

胶体金在组织化学方面具有如下特点,高电子密度使被测标志与细胞或组织的其他结构间造成鲜明的反差,相对消除了其他标记物较高的本底干扰,提高了灵敏度和分辨率,电镜对粒径为 1nm、5nm、10nm 的胶体金有较强的鉴别力,因此用不同粒径胶体金作标记物便可检测各种细胞标志;易被定量。因此,胶体金与银染色法结合后,较之酶及荧光标记在组化中的性能好,具有灵敏度高、分辨力强和能多标记等优点。胶体金的红色在光学显微镜亮视野中不易观察,但因其催化作用,在加了含银离子的还原剂后,在它周围形成黑色的银沉淀,改善了方法的灵敏度和可观察性,称为免疫金银染色法,其反应过程类似于 ELISA 中的沉淀底物反应。与其他方免疫化学技术相比,免疫金银法被公认为是最敏感的方法,该技术可广泛应用于石蜡、冰冻切片,以及细胞爬片。由于银颗粒在原位沉淀,因此抗原定位准确,并且该技术制备的样品液可长期保存。

(三) 免疫组化技术要点

1. 固定　为了保持良好的组织形态结构,防止组织自溶,蛋白质沉淀或凝固,保存组织的抗原性,使抗原物质不发生弥散和抗原性丧失,硬化组织,利于切片,在进行免疫组化之前组织或细胞通常要使用固定液固定。如组织固定不完全,则会出现组织中心的抗原溶解、弥散、丢失,并导致不能着色。但固定时间过长,抗原决定簇会出现被遮蔽的现象,甚至会失去抗原性。常用的固定液有:10% 缓冲的福尔马林、20% 缓冲的福尔马林、4% 多聚甲醛、95%乙醇或甲醇。经研究显示,醛类物质主要是与抗原蛋白中的氨基酸交联形成羟甲基,导致抗原决定簇三维结构改变,掩盖抗原决定簇。乙醇虽不能与抗原形成羟甲基,但同样会破坏抗原。随着免疫组化技术的发展,混合配置的固定液已被开发出来对组织进行固定,常用的有醋酸钠-升汞-甲醛固定液,Bounin 液(苦味酸-甲醛-冰醋酸),Carnoy 液(冰醋酸-氯仿-无水乙醇)等。虽然现有的固定液众多,但是没有任何一种固定液可用于固定各种抗原。因此对不同的组织样品,研究者必须通过反复实践得出最佳的固定液和相应的作用时间。

2. 切片　针对组织样品常用的标本有石蜡切片和冷冻切片。其中石蜡切片是制备组织标本最常用的方法,石蜡切片对组织形态保持良好,并且能够归档进行回溯性研究。但是石蜡包埋时会对组织的抗原产生一定的影响,因此必须利用高压、酶消化等方法进行抗原修复。冷冻切片具有快速,简便(不需要固定、脱水、包埋等中间步骤),且对抗原的破坏性小等优点。但是冷冻切片不能做连续切片,且染色后的组织形态较石蜡切片差。冷冻切片广泛应用于临床快速诊断。针对细胞样品,标本制备可以采用细胞爬片和细胞涂片。

　　组织得到很好的处理后,在进行切片之前还应对玻璃片进行处理,由于检测抗原的多样性,且因染色操作程序复杂,时间较长,有些抗原还要进行高压等修复,很容易造成组织在玻片上脱落,因此在黏片之前应用黏合剂对玻片进行处理。常用的黏合剂有:多聚左旋赖氨酸、明胶硫酸铬钾、3-氨丙基-乙氧基甲硅烷。

　　3. 内源性酶的灭活　在进行免疫酶法操作时,由于组织细胞内的内源性酶会与辣根过氧化物酶或碱性磷酸酶的底物反应,导致检测时出现假阳性,因此需要对内源性酶进行灭活。通常辣根过氧化物酶系统采用3%的过氧化氢,碱性磷酸酶系统采用3%的醋酸。

　　4. 抗原修复　由于组织在固定、阻断剂 H_2O_2、甲醇、抗原暴露及修复过程中用的蛋白酶、酸、缓冲液等各种理化因素,都会使抗原受到影响,导致抗原决定簇不同程度的破坏甚至完全破坏,因此在进行组化染色前需要对抗原进行修复。目前采用较多的修复方式主要有高压修复、微波修复和蛋白酶修复法。据已有文献报道,抗原修复的原理主要是在这些条件的作用下,使醛氨基、抗原与其他分子的交联、或蛋白质折叠而成的三级结构水解断裂,从而暴露被封闭的抗原决定簇。组织固定时间越长,抗原分子所形成的交联就越紧密,并且随着固定时间的延长,组织中蛋白对温度的耐受也会相应增高,抗原就越难以被激活,因此所需的修复强度也应越强。

　　5. 封闭处理　组织在切片机中被切成微米级的薄片后,必须要对切片进行封闭才能够与抗体反应,否则会造成最后的检测结果呈现强烈的假阳性。封闭液可以采用羊血清、牛血清、牛血清白蛋白等。

　　6. 抗体的使用　由于不同的样品与抗体的结合能力都不相同,且同一抗体的不同批次本身也存在很大差异,因此在使用抗体时必须先摸索清楚抗体的稀释浓度,抗体的浓度太高或太低都不适宜,太高会产生强烈的假阳性,而太低则会使得荧光强度过弱。通常商业化的抗体都会推荐稀释浓度。为降低假阳性,在抗体孵育后,样品通常会采用含 0.1% Tween20 的 PBS 清洗。如果检测的抗原不是细胞的表面标记,而是在胞浆或核内时,为使抗体能够穿透细胞膜,可以在抗体稀释液中加入微量的非离子型去垢剂 TritonX-100。它将破坏细胞膜,因此不适用于细胞膜相关抗原。尤其要注意的是荧光素在强烈的光源下都很容易淬灭,因此样品在与抗体反应时必须避光。

　　7. 观察与结果判断　已标记好的样品可以采用甘油或中性树脂封片。如果采用的是荧光素标记,由于不能长期保存,因此也可不封片直接观察。并且为防止荧光淬灭,在预览时要把显微镜的荧光强度尽量调低,在找准需要拍摄的部位后,再调亮荧光强度并且拍照。免疫酶法则可直接在光学显微镜下观察。

　　免疫组化应设置阳性、阴性对照,尽可能寻找合适的同一组织内的阳性对照,此类对照因条件相同,故最为可靠。如无适当的组织,则可选用已知阳性标本作对照;阴性对照则采用正常血清代替一抗,以判定有无非特异性标记(图7-3-2)。

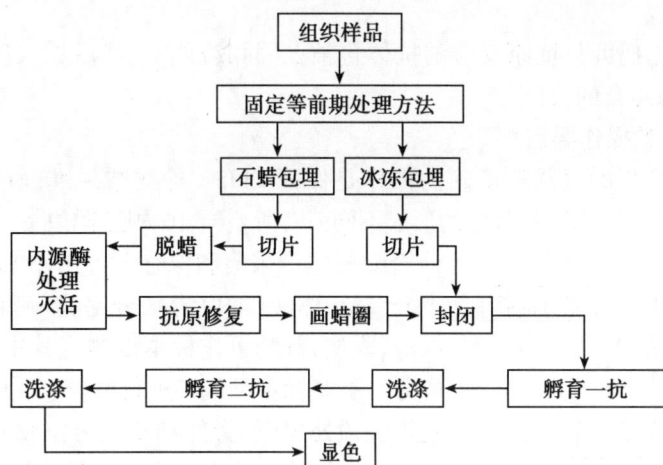

图 7-3-2　免疫组织化学实验流程图

三、酶联免疫吸附剂测定

酶免疫测定(enzyme immunoassay,EIA)可分为均相(homogenous)和非均相(heterogenous)两种类型。在均相 EIA 中可不必将游离的和结合的标记物分离而直接测定标记物。均相 EIA 在临床检验中较少应用。非均相 EIA 需先将游离的和结合的标记物分离,固相载体可用作一种分离手段。这种固相酶免疫测定方法在 1971 年最初建立时称为酶联免疫吸附剂测定(enzyme linked immunosorbent assay),简称 ELISA。

(一) 原理

ELISA 的基础是抗原或抗体的固相化及抗原或抗体的酶标记。结合在固相载体表面的抗原或抗体仍保持其免疫学活性,酶标记的抗原或抗体既保留其免疫学活性,又保留酶的活性。在测定时,受检标本(测定其中的抗体或抗原)与固相载体表面的抗原或抗体起反应。用洗涤的方法使固相载体上形成的抗原抗体复合物与液体中的其他物质分开。再加入酶标记的抗原或抗体,也通过反应而结合在固相载体上。此时固相上的酶量与标本中受检物质的量呈一定的比例。加入酶反应的底物后,底物被酶催化成为有色产物,产物的量与标本中受检物质的量直接相关,故可根据呈色的深浅进行定性或定量分析。由于酶的催化效率很高,间接地放大了免疫反应的结果,使测定方法达到很高的敏感度。测定方法具有很高的敏感度(pg~ng/mL 水平),并且重复性好。

(二) ELISA 的类型

ELISA 可用于检测抗体,也可用于检测抗原。根据检测目的和操作步骤的不同,通常有三种类型的检测方法。

1. 直接法　将含抗原的样品包被于固相载体上,加一抗与抗原结合,然后与酶标记的二抗反应,再加入酶的底物显色并进行测定。

2. 间接法　将含抗原的样品包被在固相载体上,然后在液相中加入一抗与过量的抗原,形成抗原抗体复合物。如抗体完全与抗原反应,随之加入酶标记的二抗与底物反应,不会与测定样品中抗原产生颜色或荧光。该方法适用于抗原与抗体的竞争测定和新抗体特异性检验。

3. 夹心法　先把可与抗原反应的抗体包被在固相载体上,然后加入抗原与之反应,再加另一种可与抗原结合的抗体。

(三) ELISA 的操作要点

优质的试剂,良好的仪器和正确的操作是保证 ELISA 检测结果准确可靠的必要条件。ELISA 的操作(图 7-3-3)因固相载体的形成不同而有所差异,国内医学检验一般均用板式点。

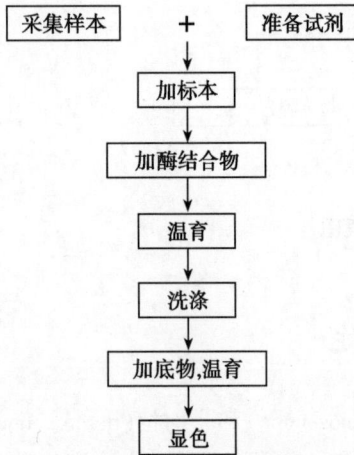

采集样本　＋　准备试剂

加标本

加酶结合物

温育

洗涤

加底物,温育

显色

图 7-3-3　ELISA 实验流程图

1. 标本的采集和保存　可用作 ELISA 测定的标本十分广泛,体液(如血清)、分泌物(唾液)和排泄物(如尿液、粪便)等均可作标本以测定其中某种抗体或抗原成分。有些标本可直接进行测定(如血清、尿液),有些则需经预处理(如粪便和某些分泌物)。大部分 ELISA 检测均以血清为标本。血浆中除含有纤维蛋白原和抗凝剂外,其他成分均同等于血清。制备血浆标本需借助于抗凝剂,而血清标本只要待血清自然凝固、血块收缩后即可取得。除特殊情况外,在医学检验中均以血清作为检测标本。在 ELISA 中血浆和血清可同等应用。血清标本可按常规方法采集,应注意避免溶血,红细胞溶解时会释放出具有过氧化物酶活性的物质,以 HRP 为标记的 ELISA 测定中,溶血标本可能会增加非特异性显色。

血清标本宜在新鲜时检测。如有细菌污染,菌体中可能含有内源性 HRP,也会产生假阳性反应。如在冰箱中保存过久,可发生聚合,在间接法 ELISA 中可使本底加深。一般说来,在 5 天内测定的血清标本可放置于 4℃,超过一周测定的需低温冻存。冻结血清融解后,蛋白质局部浓缩,分布不均,应充分混匀,宜轻缓,避免气泡,可上下颠倒混合,不要在混匀器上强烈振荡。混浊或有沉淀的血清标本应先离心或过滤,澄清后再检测。反复冻融会使抗体效价跌落,所以以测抗体的血清标本如需保存作多次检测,宜少量分装冻存。保存血清自采集时应注意无菌操作,也可加入适当防腐剂。

2. 试剂的准备　按试剂盒说明书的要求准备实验中需用的试剂。ELISA 中用的蒸馏水或去离子水,包括用于洗涤的,应为新鲜的和高质量的。自配的缓冲液应用 pH 计测量较正。从冰箱中取出的试剂应待温度与室温平衡后使用。试剂盒中本次试验不需用的部分应及时放回冰箱保存。

3. 加样　在 ELISA 中一般有三次加样步骤,即加标本、加酶结合物、加底物。加样时应将所加物加在 ELISA 板孔的底部,避免加在孔壁上部,并注意不可溅出,不可产生气泡。

加标本一般用微量加样器,按规定的量加入板孔中。每次加标本应更换吸嘴,以免发生交叉污染,也可用排枪加样。加酶结合物应用液和底物应用液时可用排枪,使加液过程迅速完成。

4. 保温　在 ELISA 中一般有两次抗原抗体反应,即加标本和加酶结合物后。抗原抗体反应的完成需要有一定的温度和时间,这一保温过程称为温育(incubation)。

ELISA 属固相免疫测定,抗原、抗体的结合只在固相表面上发生。以抗体包被的夹心法为例,加入板孔中的标本,其中的抗原并不是都有均等的和固相抗结合的机会,只有最贴近孔壁的一层溶液中的抗原直接与抗体接触。这是一个逐步平衡的过程，因此需经扩散才能达到反应的终点。在其后加入的酶标记抗体与固相抗原的结合也同样如此。这就是为什么ELISA反应总是需要一定时间的温育。

温育常采用的温度有43℃、37℃、室温和4℃（冰箱温度）等。37℃是实验室中常用的保温温度，也是大多数抗原抗体结合的合适温度。抗原抗体反应4℃更为彻底，在放射免疫测定中多使反应在冰箱中过夜，以形成最多的沉淀。但因所需时间太长，在ELISA中一般不予采用。

保温的方式除有的ELISA仪器附有特制的电热块外，一般采用保温箱，ELISA板应放在湿盒内。

5. 洗涤　　洗涤在ELISA过程中虽不是一个反应步骤，但却也决定着实验的成败。ELSIA就是靠洗涤来达到分离游离的和结合的酶标记物的目的。通过洗涤以清除残留在板孔中没能与固相抗原或抗体结合的物质，以及在反应过程中非特异性地吸附于固相载体的干扰物质。聚苯乙烯等塑料对蛋白质的吸附是普遍性的，而在洗涤时又应把这种非特异性吸附的干扰物质洗涤下来。可以说在ELISA操作中，洗涤是最主要的关键技术，应引起操作者的高度重视，操作者应严格按要求洗涤，不得马虎。

6. 显色和比色　　显色是ELISA中的最后一步温育反应，此时酶催化无色的底物生成有色的产物。反应的温度和时间仍是影响显色的因素。在一定时间内，阴性孔可保持无色，而阳性孔则随时间的延长而呈色加强。适当提高温度有助于加速显色进行。在定量测定中，加入底物后的反应温度和时间应按规定力求准确。定性测定的显色可在室温进行，时间一般不需要严格控制，有时可根据阳性对照孔和阴性对照孔的显色情况适当缩短或延长反应时间，及时判断。

OPD底物显色一般在室外温或37℃反应20~30min后即不再加深，再延长反应时间，可使本底值增高。OPD底物液受光照会自行变色，显色反应应避光进行，显色反应结束时加入终止液终止反应。OPD产物用硫酸终止后，显色由橙黄色转向棕黄色。

TMB受光照的影响不大，可在室温中置于操作台上，边反应边观察结果。但为保证实验结果的稳定性，宜在规定的适当时间阅读结果。TMB经HRP作用后，约40min显色达顶峰，随即逐渐减弱，至2h后即可完全消退至无色。TMB的终止液有多种，叠氮钠和十二烷基硫酸钠（SDS）等酶抑制剂均可使反应终止。这类终止剂尚能使蓝色维持较长时间（12~24h）不褪，是目视判断的良好终止剂。此外，各类酸性终止液则会使蓝色转变成黄色，此时可用特定的波长（450nm）测读吸光值。

比色前应先用洁净的吸水纸拭干板底附着的液体，然后将板正确放入酶标比色仪的比色架中。比色时应先以蒸馏水校零点，测读底物孔（未经任何反应仅加底物液的孔）和空白孔（以生理盐水或稀释液代替标本作全过程的孔），以记录本次试验的试剂状况。其后可用空白孔以蒸馏水校零点，以上各孔的吸光度需减去空白孔的吸光度，然后进行计算。

比色结果的表达以往通用光密度（oplical density，OD），现按规定用吸光度（absorbence，A），两者含义相同。通常的表示方法是，将吸收波长写在A字母的右下角，如OPD的吸收波长为492nm，表示方法为"A_{492nm}或OD_{492nm}"。

酶标比色仪简称酶标仪，通常指专用于测读ELISA结果吸光度的光度计。测读A值时，要选用产物的敏感吸收峰，如OPD用492nm波长。有的酶标仪可用双波长式测读，即每孔先后测读两次，第一次在最适波长（W1），第二次在不敏感波长（W2），两次测定间不移动

ELISA 板的位置。例如 OPD 用 492nm 为 W1,630nm 为 W2,最终测得的 A 值为两者之差（W1-W2）。双波长式测读可减少由容器上的划痕或指印等造成的光干扰。

7. 结果判断

（1）定性测定:定性测定的结果判断是对受检标本中是否含有待测抗原或抗体作出"有"或"无"的简单回答,分别用"阳性"、"阴性"表示。用定性判断法也可得到半定量结果,即用滴度来表示反应的强度,其实质仍是一个定性试验。在这种半定量测定中,将标本作一系列稀释后进行试验,呈阳性反应的最高稀释度即为滴度。根据滴度的高低,可以判断标本反应性的强弱,这比观察不稀释标本呈色的深浅判断为强阳性、弱阳性更具定量意义。

在间接法和夹心法 ELISA 中,阳性孔呈色深于阴性孔。在竞争法 ELISA 中则相反,阴性孔呈色深于阳性孔。

（2）定量测定:ELSIA 操作步骤复杂,影响反应因素较多,特别是固相载体的包被难达到各个体之间的一致,因此在定量测定中,每批测试均须用一系列不同浓度的参考标准品在相同的条件下制作标准曲线。测定大分子量物质的夹心法 ELISA,标准曲线的范围一般较宽,曲线最高点的吸光度可接近 2.0,绘制时常用半对数值,以检测物的浓度为横坐标,以吸光度为纵坐标,将各浓度的值逐点连接,所得曲线一般呈 S 形,其头、尾部曲线趋于平坦,中央较呈直线的部分是最理想的检测区域。

四、流式细胞术

流式细胞术(flow cytometry,FCM)是一种对液流中排成单列的细胞或其他生物微粒(如微球、细菌、小型模式生物等)逐个进行快速定量分析和分选的技术。作为应用流式细胞术进行检测的技术平台,现代流式细胞仪产生于 20 世纪六七十年代。经过近 40 年的发展和完善,今天的流式细胞仪已经十分成熟,并被广泛地运用于从基础研究到临床实践的各个方面,涵盖了细胞生物学、免疫学、血液学、肿瘤学、药理学、遗传学及临床检验等领域,在各学科中发挥着重要的作用(图 7-3-4)。

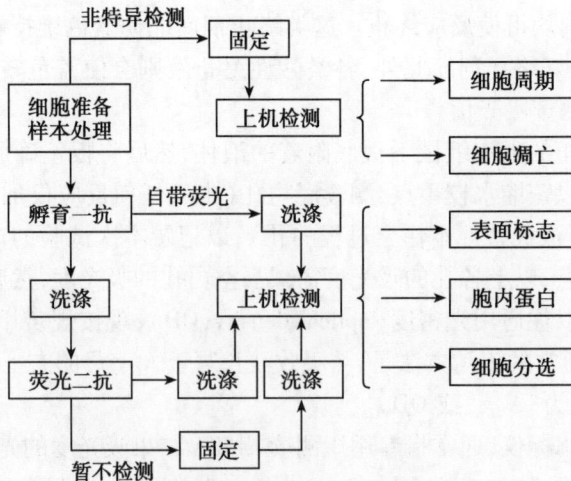

图 7-3-4　流式细胞术实验流程图

（一）概述

现代流式细胞术综合了流体力学技术、激光技术、电子物理技术、光电测量技术、计算机技术、荧光化学技术及单克隆抗体技术，是多学科多领域技术进步的结晶。随着现代科技的高速发展，为了满足生命科学对细胞分析更高层次的要求，流式细胞技术仍然在快速发展，并已经在检测技术、分选技术及高通量分析等方面取得了许多突破。

（二）原理

待测样品（如细胞、染色体、精子或细菌等）经荧光染料染色后制成样品悬液，在一定压力下通过壳液包围的进样管而进入流动室，排成单列的细胞，由流动室的喷嘴喷出而成为细胞液流，并与入射激光束相交。细胞被激发而产生荧光，由放在与入射的激光束和细胞液流成 90°处的光学系统收集。光学系统中的阻断滤片用于阻挡激发光；二色分光镜及另一些阻断滤片则用于选择荧光波长。荧光检测器为光电倍增管。散射光检测器是光电二极管，用以收集前向散射光。小角度前向散射与细胞大小有关。整个仪器用多道脉冲高度分析器处理荧光脉冲信号和光散射信号。测定的结果用单参数直方图、双参数散点图、三维立体图和轮廓（等高）图来表示。

对细胞进行分选的原理是，由超声振荡器产生高频振荡，使流动室发生振动，把喷嘴喷出的细胞液流断裂成一连串的均匀小液滴，有的液滴含有细胞。这些细胞在形成液滴前，光学系统已测定了它们的信号（代表细胞的性质），如果测得信号与所选定的要进行分选的细胞性质符合，或者说，如果发现了要进行分选的细胞时则在这个选定细胞刚形成液滴时，仪器给整个液流充以短暂的正或负电荷。当该液滴离开液流后，其中被选定细胞的液滴就带有电荷，而不被选定的细胞液滴则不带电。带有正电或负电的液滴通过高压偏转板时发生向阴极或向阳极的偏转，从而达到了分类收集细胞的目的。

（三）应用

随着对流式细胞术研究的日益深入，其价值已经从科学研究走入了临床应用阶段，在我国临床医学领域里已有着广泛的应用。可用于白血病的分型、肿瘤细胞染色体的异倍性测定，以及免疫学研究，并已开始用于细菌鉴定、病毒感染细胞的识别和艾滋病感染者 T4、T8 细胞的计数。

自 70 年代以来，随着流式细胞技术水平的不断提高，其应用范围也日益广泛。流式细胞术已普遍应用于免疫学、血液学、肿瘤学、细胞生物学、细胞遗传学、生物化学等临床医学和基础医学研究领域。

（四）展望

流式细胞仪从细胞技术开始发展到今天，20 世纪 60—70 年代是其飞速发展时期，激光技术、喷射技术以及计算机的应用使流式细胞仪在原理和结构上形成了固定的模式。80 年代则是流式细胞仪的商品化时期，这期间不断有新型号的仪器推出，在多参数检测技术上不断提高。进入 90 年代，随着微电子技术特别是计算机技术的发展，计算能力不断提高，流式细胞仪的功能也越来越强大。在数据管理、数据分析方面有了长足进步。但是，在技术原理和设计方面并没有突破性的进展。人们的注意力开始转向流式细胞仪的应用，新的荧光探针、新的荧光染料、新的染色方法不断推出，使流式细胞技术在新的细胞参数分析方面日益发展。

第四节　蛋白质与生物大分子之间的相互作用分析

一、免疫共沉淀

完整的细胞内存在许多蛋白质-蛋白质复合物行使生理作用,在非变性条件下裂解细胞,这些蛋白质复合体将会保持原有的结合状态。利用这一事实,利用蛋白质 A 的特异性抗体,不仅可以免疫沉淀蛋白质 A 而且可捕获含有蛋白质 A 的蛋白质复合体,从而对与蛋白质 A 有相互作用关系的蛋白进行研究,这种实验方法称作免疫共沉淀(co-immunoprecipitation)。免疫共沉淀实验过程依次为:细胞裂解、裂解物前处理、特异性抗体孵育、免疫复合物捕获、免疫复合物洗脱、检测(图 7-4-1)。

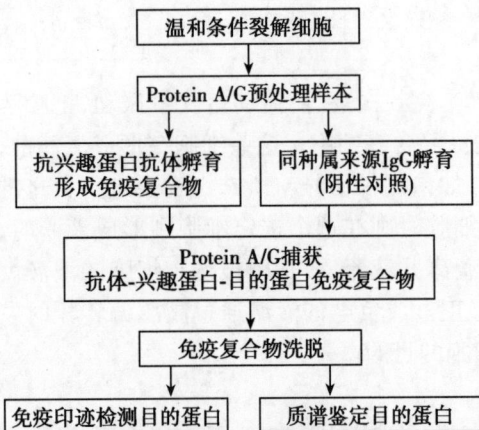

图 7-4-1　免疫共沉淀流程图

1. 细胞裂解　细胞裂解应采用温和的裂解条件,既要保障能够提取出可用于实验所需的蛋白质,又不能破坏细胞内原有的蛋白质间的相互作用,保证蛋白复合体的完整性。裂解液多采用非离子变性剂(NP40 或 Triton X-100)裂解细胞,盐浓度近似生理盐浓度,此外需添加蛋白酶抑制剂保证实验过程中蛋白质的完整性。

2. 裂解物前处理　裂解物中可能存在能够与 Agarose-Protein A/G 非特异性结合的蛋白质,造成实验背景过高,影响实验结果,需要先加入适量实验所用的 Agarose-Protein A/G 消除非特异性吸附。

3. 特异性抗体孵育　裂解物中加入特异性的抗体,孵育使之与特异性的蛋白复合物结合;同时设立同种属来源的正常 IgG 作为阴性对照。

4. 免疫复合物捕获　加入 Agarose-Protein A/G 对抗体-兴趣蛋白的复合体进行捕获。Protein A/G 来源于细菌的细胞壁蛋白,能够与多种动物的 IgG 的 Fc 区发生结合,而不与抗原结合位点结合。目前多用 protein A/G 预先结合在 Agarose beads 上,protein A/G 能与上一步骤加入的抗体特异性结合,通过低速离心可得到 Agarose-蛋白复合物。

5. 免疫复合物洗脱　使用裂解细胞时采用的细胞裂解液洗涤免疫沉淀复合体,去除非特异性吸附后,使用变性或非变性的方法将蛋白复合体从 Agarose-Protein A/G 上洗脱下来,进行 Western Blot 检测或质谱鉴定。

实验过程中也可直接将特异性抗体直接与 Agarose 进行偶联,在目的蛋白洗脱过程中采用温和的样品洗脱液进行洗脱,用于降低非特异性吸附及加入抗体所造成的实验本底过高的状况。

二、染色质免疫沉淀

染色质免疫沉淀技术(chromatin immunoprecipitation,ChIP)是指利用抗原抗体反应的特异性,真实地反映体内蛋白因子与基因组 DNA 结合的状况,从而研究蛋白质与 DNA 相互作用关系的实验技术。

ChIP 的原理是在生理状态下利用多聚甲醛将细胞内的 DNA 与蛋白质交联在一起,通过超声将染色质断裂为特定大小区域的片段后,利用抗原抗体的特异性识别反应,免疫沉淀蛋白-DNA 复合物,从而特异性地富集目的蛋白结合的 DNA 片段。染色质免疫沉淀技术一般包括细胞固定、染色质断裂、染色质免疫沉淀、交联反应的逆转、DNA 纯化,以及 DNA 的鉴定等步骤(图 7-4-2)。

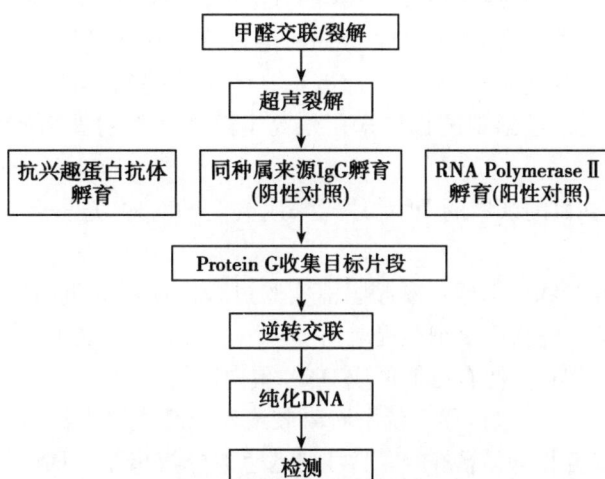

图 7-4-2　染色质免疫沉淀流程图

Gilmour and Lis 等首次采用 ChIP 检测大肠杆菌与果蝇中 RNA 聚合酶Ⅱ与转录及静止状态基因的相互作用。Solomon and Varshavsky 于 1988 年首次使用甲醛作为交联剂,对蛋白与染色质进行可逆性的交联,此前的研究人员多采用紫外线对蛋白与染色质进行不可逆的交联。1996 年 Hecht 等人首次采用 PCR 方法对 ChIP 结果进行分析,用于研究啤酒酵母中 SIR 蛋白的相互作用。1998 年后 ChIP 技术逐渐应用于哺乳动物细胞。

ChIP 多用于转录因子结合位点、组蛋白乙酰化等研究中。ChIP 与高通量测序结合的 ChIP-seq 技术,对富集得到的 DNA 片段进行高通量测序,将获得的数百万条序列标签精确定位到基因组上,从而获得全基因组范围内与组蛋白、转录因子等有相互作用的 DNA 区段信息。ChIP 与基因芯片相结合建立的 CHIP-on-chip 方法已广泛用于特定反式因子靶基因的高通量筛选。

三、凝胶阻滞分析

凝胶阻滞分析(Electrophoretic Mobility Shift Assay,EMSA)是研究基因调控、核酸与蛋白

相互作用的重要方法。在非变性凝胶中，与游离 DNA 相比，蛋白-DNA 复合物的迁移率将降低，与游离 DNA 相比，人们将观察到条带中的"阻滞"。该方法又被称为凝胶迁移实验（gel-shift experiment）。凝胶阻滞实验分析 DNA 结合蛋白的方法是 Fried 和 Crothers（1981 年）发明的，它是第一次为大肠杆菌乳糖阻遏物与其 DNA 结合位点的相互作用提供了动态的分析方法。

凝胶阻滞实验过程大致分为以下三个部分：

1. 探针的标记 EMSA 实验中使用线性 DNA 片段，如果使用环形 DNA 进行实验，其电泳迁移速率要大于游离的 DNA，且 DNA 片段中应包含能够与目的蛋白相结合的靶序列。为了保证 DNA 片段的纯度来源主要通过三种方式获得：人工合成、酶切、PCR 反应。如果 DNA 片段较小（20～50bp）且序列明确，可化学合成两条互补的特异性核酸片段，采用 PAGE 或 HPLC 方式纯化，退火形成互补双链。如果实验过程中用到的序列较长，可通过使用限制性内切酶切割含有目的序列的质粒或通过 PCR 的方法进行扩增目的片段。

如果实验中使用了大量的 DNA，DNA 条带可通过溴化乙锭（EB）染色进行观察，然而大多数实验过程中采用低浓度的 DNA，实验前需对 DNA 片段进行标记。传统采用放射性同位素 ^{32}P 进行标记，放射性自显影观测也可采用地高辛这类非放射性物质对检测的核酸进行标记。

实验过程中可设立目的区域的 DNA 片段采用突变的对照，进一步证实特定 DNA 序列与目的蛋白的相互作用。

2. DNA-蛋白质复合物的形成 凝胶阻滞实验过程中使用的蛋白质可以是纯化所得的蛋白，也可以是细胞核粗提物或全细胞提取物。采用适当的结合缓冲液将标记后的 DNA 片段同蛋白质提取物一起温育，便有可能形成 DNA-蛋白质复合物。

3. 电泳分离 采用非变性的聚丙烯酰胺凝胶或琼脂糖凝胶电泳，进行电泳分离。进入凝胶中的 DNA-蛋白复合物与游离的 DNA 可被迅速地分辨出来。DNA-蛋白质复合物的稳定性取决于复合物进入凝胶基质的过程，一旦复合物进入凝胶，由于凝胶基质的"牢笼"效应即使复合物发生解离，也会产生很高的局部浓度，而能促进二者的快速重新结合，不稳定的复合物也可以采用这种方法分离。

分离过程结束后应用放射自显影技术显现具放射性标记的 DNA 条带位置。如果细胞蛋白质提取物中不存在可同标记的 DNA 结合的蛋白质，那么所有放射性标记都将集中出现在凝胶的底部，反之将会形成 DNA-蛋白质复合物，放射性标记的探针 DNA 条带就将滞后出现在靠近上样孔的位置。

第五节 蛋白质的功能分析

生物体内具有功能的蛋白质结构是有序的，每种蛋白质有其一定的氨基酸组成比例及特定的排列顺序，并形成特殊的空间结构。蛋白质的结构变化影响功能的发挥甚至改变，蛋白质的翻译后修饰已经被发现能影响细胞内许多基于蛋白质功能的反应，包括信号转导、酶催化、DNA 转录等。蛋白质磷酸化和去磷酸化是生物体内普遍存在的一种调节方式，在细胞信号的传递过程中占有极其重要的地位。蛋白质，尤其是组蛋白，它们的乙酰化和甲基化修饰由于能影响到整个转录进程并与基因表达相关，尤其具有特殊意义（图 7-5-1）。

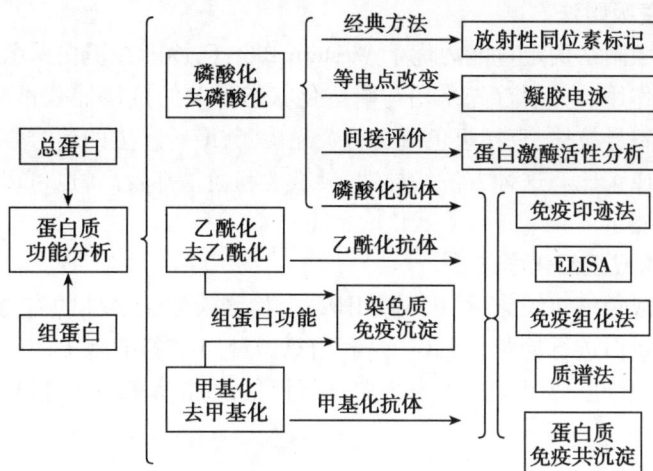

图 7-5-1　蛋白质功能分析示意图

一、磷酸化与去磷酸化

蛋白质的磷酸化与去磷酸化修饰是生物体内最重要的蛋白质修饰方式之一,其磷酸化和去磷酸化的可逆过程受蛋白激酶和磷酸酶的协同控制。蛋白质的磷酸化修饰是在蛋白激酶的催化下,由 ATP 提供能量及磷酸基共同完成的。去磷酸化修饰则是由磷酸酶催化的水解反应。蛋白质磷酸化这一关键的翻译后修饰调控多种细胞功能,包括细胞周期、细胞分化、代谢和通讯。蛋白质磷酸化的检测方法多样,根据提出的具体问题和特定仪器或试剂的可用性,应用的方法可能会有所不同。

(一) 蛋白磷酸化检测的传统方法

直接测定蛋白磷酸化的经典方法是将待测细胞与放射性标记的 ^{32}P-磷酸盐共同孵育,获得细胞提取物后通过 SDS-PAGE 分离,并在胶片上曝光。这种方法较为繁琐,不仅需要多次共长达几小时的孵育,且使用的放射性同位素非常危险。其他的传统方法还包括 2D 凝胶电泳方法,这种技术基于磷酸化会改变蛋白的等电点和迁移率,执行起来也颇为费力。

(二) 磷酸化抗体的研发

磷酸化抗体的研发受到科研人员的极大推动和欢迎。1981 年,通过在兔子中使用钥孔虫戚血蓝蛋白(KLH)的苯甲酰磷酸结合物,世界首例磷酸化抗体问世。20 世纪 90 年代,通过利用合成磷酸化肽段免疫兔子,陆续开发出多个磷酸化特异抗体。磷酸化特异抗体的出现为传统方法的改进以及新的免疫分析技术的开发打开了大门。

(三) 免疫印迹法

免疫印迹法(Western Blot),是实验室评估蛋白磷酸化状态最常用的方法。详细的免疫印迹实验步骤请参阅前文。免疫印迹法不仅可以避免使用放射性同位素,而且由于许多磷酸化特异抗体十分灵敏,可轻松检测到少至 $10 \sim 30 \mu g$ 细胞提取物中的磷酸化蛋白。在实际检测过程中,除了磷酸化特异抗体之外,还需要辅以普通抗体检测总蛋白含量,以确定磷酸化组分相对于总组分的比例。

（四）酶联免疫吸附法

由于酶联免疫吸附法的定量能力优于 Western Blot,已逐渐在蛋白磷酸化评估和功能研究中表现出巨大的作用。一般首先采用与磷酸化状态无关的抗体捕获目的蛋白,随后在微孔板中加入磷酸化特异抗体,直接显色或进行荧光检测,最后产生的信号强度与样品中存在磷酸化蛋白的浓度成正比。这种方法特异性、灵敏度和通量都较高,也可以进行蛋白激酶和磷酸酶活性的间接测定。

（五）免疫细胞或组织化学法

免疫细胞化学或免疫组织化学（ICC 或 IHC）是检测磷酸化事件的有力工具。IHC 指对完整组织切片中的蛋白进行检测,而 ICC 是利用显微镜对培养细胞中的磷酸化蛋白进行检测。这些技术可以对细胞或组织内多个蛋白进行评估,通常是确定细胞和组织内磷酸化蛋白定位的首选方法。

（六）质谱法

蛋白质磷酸化的复杂评估,包括磷酸化蛋白的鉴定以及磷酸化残基的测序,即磷酸化蛋白质组学,可依托质谱技术完成。质谱在鉴定蛋白中具有出色的灵敏度和分辨率。近年来一些基于质谱的改进策略,包括固定化金属亲和层析、磷酸化特异抗体富集、多个分析物图谱分析等,使蛋白磷酸化分析的通量能力进一步提高,避免了多个 Western Blot 或 ELISA 分析的麻烦。

（七）蛋白激酶活性分析

蛋白激酶直接导致蛋白的磷酸化,通常可以在 ATP 存在的条件下将特定的激酶与外源底物共同孵育,之后通过直接显色或荧光检测来评估特定激酶对底物的磷酸化程度。尽管如此,对于分析蛋白质磷酸化来说,蛋白激酶活性的分析是间接的,磷酸化蛋白的上述直接检测结果可以提供更详细的信息。

综上,蛋白磷酸化和去磷酸化的分析是蛋白功能分析的基础和必需。由于上述技术适合的研究背景不同,优劣势各异,必须结合具体实验需求挑选适合的方法。

二、乙酰化与去乙酰化

蛋白质乙酰化是在乙酰基转移酶的作用下向氨基酸残基上添加乙酰基的过程,主要发生在赖氨酸残基,也可发生于丝氨酸和苏氨酸残基。蛋白质乙酰化和去乙酰化修饰是细胞生命中常见的行为,发生在组蛋白上的乙酰化和去乙酰化反应可以控制基因的表达,从而引起人们极大的关注。研究表明,组蛋白 H3、H4 的 N 端赖氨酸残基的乙酰化在哺乳动物中更为普遍,其乙酰化可形成开放的染色质结构,促进基因的转录。因此,对蛋白质乙酰化的检测方法始于组蛋白的提取。

（一）组蛋白提取方法

虽然全细胞裂解液也可用于组蛋白乙酰化检测,但由于组蛋白作为核内蛋白的一种,本身含量很低,因此有必要探讨对其富集、进一步提取和纯化的方法。首先要获取分离的细胞核或染色质的粗提取物作为粗提样品。分离细胞核只需要三个步骤:细胞低渗膨胀、细胞膜裂解(可使用匀浆器、涡旋或超声)和离心分层取沉淀。染色质粗提取方法类似,需使用去垢剂裂解细胞后离心将染色质沉淀即可。

对于组蛋白纯化,学术界已有较为成熟的方案。组蛋白的提取可以采取最常用的酸抽提方法(如使用稀硫酸溶液从细胞核中提取),其原理是由于核酸和多数非组蛋白在酸性环境下不溶而可被离心去除。获取的上清液中含有的组蛋白组分可以继续用三氯乙酸来沉淀,或可进一步通过反相高效液相色谱柱方法来进行层析。经过上述的富集、提取和纯化后获得的组蛋白,可用于进一步检测。

(二) 基于乙酰化特异抗体的一般检测方法

若研究的目的蛋白可查到乙酰化位点的特异性抗体,可采取这种抗体进行 Western Blot、免疫细胞/组织化学法、免疫亲和色谱-ELISA 方法(乙酰化修饰后的蛋白质在色谱或电泳行为上会有变化)检测,具体检测方法请参阅文献和本书相关内容。需要说明的是,特定乙酰化抗体在应用之前要仔细评估其质量和特异性。要考虑的问题包括:抗体与其他修饰位点的交叉反应、对未修饰蛋白的非特异识别甚至抗体与细胞核中其他结构类似物质的反应。评估程序并不难,仅需在实验中同时检测一组未被乙酰化修饰的样本即可。

(三) ChIP

ChIP 可以通过定量的方法检测组蛋白乙酰化水平和位点。ChIP 的详细方法可以参考相关文献和本书相关内容。ChIP 的第一步往往是细胞通过甲醛处理而将染色质结合组蛋白的位置交联固定。细胞经过裂解后进一步将染色质剪切成小片段(超声获得 50~200bp 的片段或用微球菌核酸酶消化成单核小体),便可按照传统的免疫沉淀实验方法进行。样品最后用蛋白酶 K 处理后进行酚或氯仿抽提,可以回收 DNA 和组蛋白片段。

样本收集完毕后,如果仅仅想分析蛋白质乙酰化水平,可以采取实时定量 PCR 的方法进行定量,具体步骤请参考前文。若想探索组蛋白乙酰化位点,则需要采用一种“染色质免疫沉淀-芯片”(ChIP on chip)的方法,基于微阵列对许多潜在的修饰位点的同时进行分析,读取荧光强度。也可以采用大规模并行的新一代 DNA 测序方法(ChIP-seq)来分析乙酰化位点。以上方法的详细内容请参阅相关文献。

三、甲基化与去甲基化

“组蛋白密码”是表观遗传学的重要组成部分,用于解释在 DNA 序列不发生改变的情况下,基因表达的可遗传变化。蛋白质甲基化与去甲基化作为蛋白质功能的关键调节因素,与蛋白质乙酰化一起在组蛋白的共价修饰中发挥重要作用,通过影响染色质结构调控基因表达。组蛋白的甲基化和去甲基化常发生在 H3 和 H4 组蛋白 N 端精氨酸或者赖氨酸残基,处于动态平衡,分别由组蛋白甲基转移酶和组蛋白去甲基化酶参与。目前,组蛋白甲基化及其相关酶的检测技术已经取得了迅猛发展。

(一) ChIP

正如前文所说,ChIP 作为研究 DNA-蛋白质相互作用的有力工具,是包括甲基化、乙酰化在内的组蛋白修饰检测技术的核心。它可进一步与生物芯片和新一代测序技术相结合,用于高通量筛选特定的组蛋白修饰位点,或可与 PCR、Southern Blot、狭缝杂交技术结合,探讨组蛋白甲基化修饰的水平。

上述两种染色质处理方法中,即使用微球菌核酸酶消化的“非变性染色质免疫沉淀(nChIP)”,和加入甲醛或紫外线暴露继而超声切割的“变性染色质免疫沉淀(xChIP)”, nChIP 是适宜甲基化分析的选择。它可以：①达到单核小体水平的高分辨率；②直接用凝胶电泳检测产物以把握效果；③相对于 xChIP 产物更加纯净。免疫沉淀之后的染色质可以采用 Southern Blot、PCR、ChIP-on-chip 等方法分析甲基化靶序列。

（二）　Western Blot 和 ELISA 技术

基于组蛋白甲基化特异抗体的 Western Blot 技术，多是从全细胞裂解液以及组织裂解液的整体水平上进行甲基化检测，仅作为甲基化水平的一种半定量方法，并不如 ChIP 方法的层次深入。然而它适宜组蛋白甲基转移酶和组蛋白去甲基化酶的表达水平检测，可以用于探讨特定时间组蛋白甲基化的存在状态及变化机制。相对于 Western Blot，ELISA 方法同样也可用于组蛋白甲基化水平检测，其敏感性高、适宜定量、价格昂贵，用于临床样本的研究非常方便，但样本相对充足时可选用 Western Blot 方法。

（三）　蛋白质免疫共沉淀技术

组蛋白修饰酶对表观遗传的影响取决于两个方面：酶的含量和活性。检测甲基化和去甲基化酶活性的有效方法是免疫共沉淀技术，此技术也同样适用于乙酰化和去乙酰化酶活性的检测。其基本原理为通过免疫共沉淀技术将目的酶在适宜环境中特异性沉淀分离，然后加入作用底物，一定时间后检测产物水平。关于此技术的详细方案可参阅相关文献或本书相关内容。

（胡成虎　金岩）

参 考 文 献

1. 奥斯伯，布伦特，金斯顿，等. 精编分子生物学实验指南. 颜子颖，王海林，译. 北京：科学出版社，1999

2. 吴梧桐. 生物化学. 第 5 版. 北京：人民工业出版社，2004

3. 孙彦. 生物分离工程. 第 4 版. 化学工业出版社，2003

4. JEMAL A，SIEGEL R，WARD E，et al. Cancer statistics. CA Cancer J Clin，2006，56（2）：106-130

5. ASHIMA S，CHETNA S，DEVENDRA P，et al. Proteomics in clinical interventions：Achievements and limitations in biomarker development. Life Sci，2007，80（15）：1345-1354

6. SHIMAZAKI Y，TAKASHI M. Detection of activity and mass spectrometric identification of mouse liver carboxylesterase and aldehyde dehydrogenase separated by non-denaturing two-dimensional electrophoresis after extraction with detergents. Biochim Biophysica Acta，2005，1749（1）：95-101

7. HUANG H Q，XIAO Z Q，LIN Q M，et al. Characteristics of structure，composition，mass spectra，and iron release from the ferritin of shark liver（Sphyrna zygaena）. Biophys Chem，2004，111（3）：213-222

8. GAO M X，HONG J，YANG P Y，et al. Chromatographic prefractionation prior to two dimensional electrophoresis and mass spectrometry identifies：Application to the complex proteome analysis in rat liver. Analytica Chimica Acta，2005，553（1）：83-92

9. ABUL F，VANESSA R，DOVICHI J，et al. Analysis of differential detergent fractions of an AtT-20 cellular homogenate using one-and two-dimensional capillary electrophoresis. J Chromatogr A，2006，1130（2）：182

10. YASUHIRO K，TAKESHI H，HIMADRI B P. Preparation of membrane proteins for analysis by two-dimensional gel electrophoresis. J Chromatogr B，2007，849（1）：282-292

11. GIANLUCA M，FRANCESCA P，MANUELA I，et al. Analytical assessment of MALDI-TOF Imaging Mass Spectrometry on thin histological samples. An insight in proteome investigation. Clin Chim Acta，2005，357（2）：210-218

12. 汪家政，范明. 蛋白质技术手册. 北京：科学出版社，2000

13. 钱小红. 蛋白质组与生物质谱技术. 质谱学报. 1998,19(04):48-54

14. 范保星,陈良安,刘又宁. 蛋白质芯片-飞行质谱技术. 生物技术通讯,2003,14(2):159-161

15. AEBERSOLD R,MANN M. Mass spectrometry-based proteomics. Nature,2003,422:198

16. FENN J B,MANN M,MENG C K,et al. Electrospary ionization mass spectrometry of large biomolecules. Science,1989,246(4926):64

17. 郭尧君. 蛋白质电泳实验技术. 北京:科学出版社,1999

18. 赵永芳. 生物化学技术及其应用. 武汉:武汉大学出版社,2002

19. KURIEN B T,SCOFIELD R H. Western blotting. Methods,2006,38(4):283-293

20. HARLOW E,LANE D. Antibodies:A Laboratory Manual. New York:Cold Spring Harbor Laboratory,1988

21. 陈尚采,孙曼罗. 临床病理组织与免疫组化诊断学. 上海:上海医科大学出版社,1999

22. 王绪洲,李瑞峰,李秀敏. 病理学与病理生理学实验指导. 北京:科学出版社,2008

23. WULF B S. 免疫荧光基础. 第2版. 阮幼冰,等译. 北京:人民卫生出版社,2000

24. 沈铭昌. 免疫组化在病理学中的应用进展与评价. 实用肿瘤杂志,2002,17(5):293-294

25. 倪灿荣,范淼,许炳基. CSA 系统在免疫组织化学中的应用. 临床与病理学杂志,1999,15(3):267-269

26. 熊正文. 免疫组织化学技术中抗原修复的研究进展. 中华病理学杂志,1997,26(2):124-126

27. 王镜岩. 生物化学. 第3版. 北京:高等教育出版社,2002

28. 王延华. 蛋白质理论与技术. 第2版. 北京:科学出版社,2009

29. ENGVALL E,PERLMAN P. Enzyme-linked immunosorbent assay（ELISA）. Quantitative assay of immunoglobulin G. Immunochemistry,1971,8(9):871

30. VOLLER A,BARTLETT A,BIDWELL D E. Enzyme immunoassays with special reference to ELISA techniques. J Clin Pathol,1978,31:507

31. MCLAREN M L,LILLYWHITE J E,AU A C. Indirect enzyme linked immunosorbent assay（ELISA）:practical aspects of standardizationand quality control. Med Lab Sci,1981,38(3):245-251

32. ENGVALL E. Quantitative enzyme immunoassay（ELISA）in microbiology. Med Biol,1977,55(4):193-200

33. 杜立颖,冯仁青. 流式细胞术. 第2版. 北京:北京大学出版社,2014

34. 梁智辉,朱慧芬. 流式细胞术基本原理与实用技术. 武汉:华中科技大学出版社,2008

35. 杨蕊,邹明强. 流式细胞术的最新进展. 分析测试学报,2004,23(06):124-128

36. 萨姆布鲁克·拉塞尔. 分子克隆实验指南. 第3版. 黄培堂,等译. 北京:科学出版社,2002

37. PHILIPPE C. The Current State of Chromatin Immunoprecipitation. Mol Biotechnol,2010,45:87-100

38. DASGUPTA P,CHELLAPPAN S P. Chromatin immunoprecipitation assays:molecular analysis of chromatin modification and gene regulation. Methods in Molecular Biology,2007,383:135-152

39. MICHAEL F,CAREY,CRAIG L. Peterson,and Stephen T. Smale. Transcriptional Regulation in Eukaryotes:Concepts,Strategies,and Techniques. 2nd edition. New York:CSHL Press,2008

40. BARSKI A,CUDDAPAH S,CUI K,et al. High-resolution profiling of histone methylations in the human genome. Cell,2007,129:823-37

41. BERGSTRÖM L S,MOLIN M,SAVITSKI M M,et al. Immunoaffinity enrichments followed by mass spectrometric detection for studying global protein tyrosine phosphorylation. J Proteome Res,2008,7(7):2897-2910

42. BLAYDES J P,VOJTESEK B,BLOOMBERG G B,et al. The development and use of phospho-specific antibodies to study protein phosphorylation. Methods Mol Biol,2000,99:177-189

43. DAS C,LUCIA M,HANSEN K,et al. CBP/p300-mediated acetylation of histone H3 on lysine 56. Nature,2009,459:113-117

44. GUHA U,CHAERKADY R,MARIMUTHU A,et al. Comparisons of tyrosine phosphorylated proteins in cells expressing lung cancer-specific alleles of EGFR and KRAS. *Proc Natl Acad Sci U S A*,2008,105(37):

14112-7.

45. HASTIE C J,MCLAUCHLAN H J,COHEN P. Assay of protein kinases using radiolabeled ATP:a protocol. Nat Protoc,2006,1(2):968-971.

46. HO J,BISHOP E,KARCHENKO P,et al. ChIP-chip versus ChIP-seq:lessons for experimental design and data analysis. BMC Genomics,2011,12(1):134

47. KOUZARIDES T. Chromatin modifications and their function. Cell,2007,128:693-705

48. PECK S C. Analysis of protein phosphorylation:methods and strategies for studying kinases and substrates. Plant J,2006,45(4):512-522

49. REN B,ROBERT F,WYRICK J,et al. Genome-wide location and function of DNA binding proteins. *Science*, 2000,290(5500):2306-2309

50. SHECHTER D,DORMANN H,ALLIS C,et al. Extraction,purification and analysis of histones. Nat Protoc, 2007,2:1445-1457

51. SHENDURE J,JI H. Next-generation DNA sequencing. Nat Biotechnol,2008,26:1135-1145

52. SHI Y,LAN F,MATSON C,et al. Histone demethylation mediated by the nuclear amine oxidase homolog LSD1. Cell,2004,119(7):941-53

53. SUGANUMA T,WORKMAN J. Signals and combinatorial functions of histone modifications. Annu Rev Biochem,2011,80:473-99

54. TOLLEFSBOL T O. 表观遗传学实验手册. 吴超群等译. 上海:上海科学技术出版社,2007

55. WEINMANN A S,FARNHAM P J. Identification of unknown target genes of human transcription factors using chromatin immunoprecipitation. Methods,2002,26(1):37-47

56. 文璐,张纯,陈燕. 组蛋白甲基化检测技术的研究进展. 国际检验医学杂志,2009,30(10):976-978

第八章 基因功能与表达调控研究的基本方法

第一节 报告基因与基因调控元件的检测

一、报告基因的概念

报告基因(reporter gene)是一种可以在多种环境下稳定编码检测蛋白或检测酶借以示踪或检测其他基因序列或蛋白量的基因。在现代分子生物学研究中已成为一种十分便利的分子研究工具。其基本原理是利用一个已知基因编码一段稳定的易于检测的蛋白或酶。该蛋白或酶在特定条件下(比如荧光照射、酶促反应)能够易于检测表达量的多少,从而方便地向研究者"报告"检测蛋白在特定条件下的产量。基于报告基因的这种特性,我们将报告基因与要研究的基因或功能序列偶联,使报告基因与要研究的基因或功能序列建立彼此依存的表达联系,通过观察报告基因编码蛋白的产量变化来检测要研究的基因或功能序列是否发挥自身的作用,继而证实研究者关于研究基因或研究序列在功能上的猜想。

报告基因虽然种类多样,但都具有几个基本特征:

1. 基因的全序列已知并已克隆,这是它得以精确检测的前提。

2. 被转染的细胞内本身不存在报告基因产物或者不存在类似的内源性物质,否则报告基因将受到内源信号的干扰。

3. 表达产物易被检测和定量。

4. 报告基因分子应具有很宽的检测线形范围,也就是使其自身能够比较容易地被检测。

5. 报告基因在宿主内应无毒性,表达时应不影响宿主细胞正常的生理活动。

下面主要介绍几种常用的报告基因:

1. 绿色荧光蛋白(green fluorescent protein,GFP) GFP 最初是从水母中提取的荧光蛋白。该基因编码区长 714bp,编码一段长 238 个氨基酸的多肽,其生色基团位于肽链中第 65~67 位。当以 450~490nm 的蓝光照射该蛋白时,蛋白随即受到激发产生绿色荧光。由于野生型的 GFP 存在很多缺陷,研究者不断对 GFP 进行化学基团修饰和序列的改进,于是出现很多 GFP 的突变改良体。这些突变荧光蛋白的产生弥补了野生型 GFP 的不足,提高了应用的可行性。比如突变体增强型绿色荧光蛋白(enhanced green fluorescent protein,EGFP)不但在原有的发光强度上提高了 35 倍,而且延长了检测发光时间以及 GFP 在哺乳动物细胞中的表达率。而突变体蓝色荧光蛋白(blue fluorescent protein,BFP)和红色荧光蛋白(red flu-

orescent protein,RFP)的问世则使各种不同颜色的荧光蛋白能够在宿主细胞内协作偶联不同的蛋白,继而同时研究多种基因序列和蛋白的相互作用以及功能。

2. 萤光素酶(luciferase,Luc)　萤光素酶是自然界中能够产生生物发光的酶的统称,其中最有代表性的是一种学名为 *Photinus pyralis* 的萤火虫体内的萤光素酶。萤光素酶的发光机理可以概括为氧分子和 ATP 分子介导的萤光素发光过程。底物萤光素和 ATP 分子反应产生萤光素化腺苷酸和焦磷酸分子,萤光素化腺苷酸随即与氧气发生反应生成氧萤光素、AMP 并产生光能。而萤光素酶在整个过程中的催化作用极大地提高了反应的效率。萤光素酶包括多种类型,可以用来催化不同的发光反应。萤光素酶作为"报道蛋白"被用于分子生物学研究中的检测方法即被称为萤光素酶检测法(Luciferase Assay)。

3. 氯霉素乙酰转移酶(chlormnphenicol acetyltransferase,CAT)　氯霉素乙酰转移基因编码的氯霉素乙酰转移酶能够将乙酰基团从乙酰辅酶 A 中转移到氯霉素中。结合乙酰基的氯霉素能够溶于二甲苯液相中,而未结合乙酰基的氯霉素不能溶于二甲苯。在检测时将乙酰辅酶中的 H 原子标记成放射性元素 ^{3}H,或者将氯霉素中的 Cl 原子标记成放射性原子 ^{14}Cl,通过显影技术检测二甲苯溶液中是否带有放射性元素的底物就可以判定报告基因是否编码 CAT 蛋白来行使转移乙酰基的功能。用氯霉素乙酰转移酶作为报告基因的优点在于其在真核细胞中无表达,因此可以有效避免真核细胞内源性信号的干扰。

4. β-半乳糖苷酶(β-galactosidase,β-gal,LacZ)　β-半乳糖苷酶是一种水解酶,催化 β-半乳糖苷键发生水解,在水解 β-半乳糖苷键的同时,还具有转移半乳糖基作用。利用 β-半乳糖苷酶的水解作用,在检测该报告基因时可以设计反应底物被 β-半乳糖苷酶水解后发生颜色改变,继而通过分光光度计检测。不同的设计底物可以发生不同的颜色改变。比如 Genstar 公司设计的 β-半乳糖苷酶检测试剂盒法在检测酶活性时无色的反应底物会转化生成黄色的硝基酚,而在原位组化实验中该酶能水解 X-gal 出现蓝色的沉淀。通过上述颜色改变,可以清楚地判定报告基因是否行使功能。该酶的优点在于灵敏度较好,但是在细菌等环境中由于宿主自身容易存在 β-半乳糖苷酶故可能导致内源性信号的干扰。

5. β-葡萄糖苷酶(β-glucuronidase,GUS)　是大肠杆菌的一种水解酶,能水解葡萄糖甘酸。类似 β-半乳糖苷酶检测原理,该酶也可以通过观测底物是否发生水解变化从而判定该酶作为报告基因的活性。该酶检测的灵敏度虽然较好,但是它在 *E. coli*,人和动物大多数细胞中都存在广泛的内源活性,所以选择应用时要谨慎。

6. 分泌型碱性磷酸酶(secreted alkaline phosphatase,SEAP)　是人胎盘碱性磷酸酶的突变体,该酶的特点就是活性酶能在表达细胞内分泌到细胞外。因此,通过检测培养细胞的上清液中该酶的存在就可以判定该酶作为报告基因是否发挥活性。该酶应用的优点在于因为有分泌特性所以检测时无需裂解细胞,缺点是在癌组织和其他一些组织中有较高的内源性表达可造成干扰信号。

报告基因各有优缺点,因此它的选择应用应根据研究者的研究对象和研究目的,结合各个报告基因的优缺点具体分析。随着技术不断进步,各个报告基因仍在改良发展。而报告基因的联合应用也日趋成熟。目前,已有多种报告基因被联合应用,比如 SEAP 与 Luc 联合应用以标准化转染效率,β-gal 与 Luc 联合应用可两次检测基因的转录过程。联合应用报告基因能使实验的精度提高,检测项目增多,但是联合应用也存在一些弊端。比如当 Luc 与其他报告基因联用时会因为其他的报告基因在定量前需要较长时间的保温而使自身无法发挥高效率定量的优点。正是由于许多报告基因在联合应用时会相互影响削弱彼此的优点，所以往往要在检测前用不同的步骤按照报告基因各自特点分别处理不同报告基因共转染的细胞裂解液。

二、报告基因在检测基因调控中的应用原理

报告基因作为细胞内的一种信号检测工具，已经应用于多种领域，包括检测基因调控元件功能、病毒感染或增值对基因序列的影响、受体介导的信号通路、RNA 干扰调节基因表达等诸多方面。本节主要介绍如何用报告基因来检测基因调节元件。

在真核基因组中，存在着许多调控编码序列。这些序列被统称为基因组内的基因调控元件。包括启动子（promoters）、增强子（enhancers）、基因座控制区（locus control regions，LCRs）、沉默子（silencer）、基质附着区（matrix attachment）、隔绝子（insulators）。它们位于所调控编码区的上游或下游，彼此之间的距离以及与编码区的距离或近或远，成为调控基因运行的控制开关。下面就以发现调控基因上游的启动子为例，简要介绍一下如何运用报告基因技术发现基因调控元件。

1. 假设某段基因编码区上下游存在基因调控元件（以位于编码区上游的启动子为例），可利用生物信息学网站软件（比如 UCSC，Ensembl，PROCRUSTES 软件等）针对序列结构特点预测上游启动子所在的大致区域。如图 8-1-1 所示，假定通过网站预测一段基因（X gene）的编码区上游 3000 碱基内存在多段与常规启动子序列相似的保守序列。因此研究范围也就锁定在该基因编码区上游 3000 碱基以内（-3000 ~ +1）。

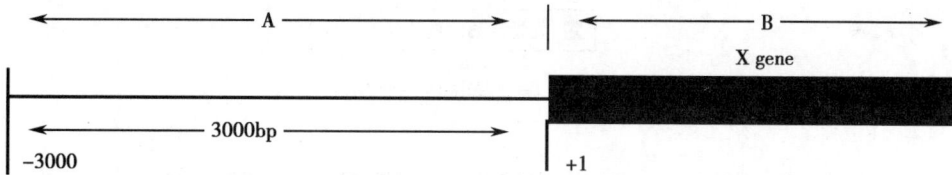

图 8-1-1　根据软件预测锁定 X gene 启动子候选区域为编码区上游 3000bp 内，即区域 A。区域 B 为 X gene 编码区，+1 表示第一个开始编码的碱基

2. 将该区域分成不同位置起始的片段并分别与报告基因建立上下游关系构建不同质粒。如图 8-1-2，将可疑区域 A 分别构建成编号为 1、2、3、4 的四个质粒，每个质粒所含的目的片段长度从上游 3000 碱基开始依次递减。

3. 将不同质粒分别转染入宿主细胞，观察宿主细胞内报告基因的表达活性。以此判定哪段序列中含有启动子序列。如图 8-1-3 所示，在上游序列依次递减时，1 ~ 3 号质粒所表达的萤光素酶活性相差不明显，但 4 号质粒几乎不编码荧光素酶使酶活性微弱，因此可以确定启动子所在的区域即为上游-1000 ~ -600bp 之间。

4. 将明确含有启动子的序列（比如上述例子中的-1000 ~ -600bp 这段序列）单独研究，利用 DNase Ⅰ 足迹法和 EMSA 电泳迁移阻滞实验（这两种技术将在本章第四、五节详述）来检测目的序列中具体哪几个连续碱基与蛋白质结合发挥启动子的功效。

No.1

| Luc |

−3000

No.2

| Luc |

−2000

No.3

| Luc |

−1000

No.4

| Luc |

−600

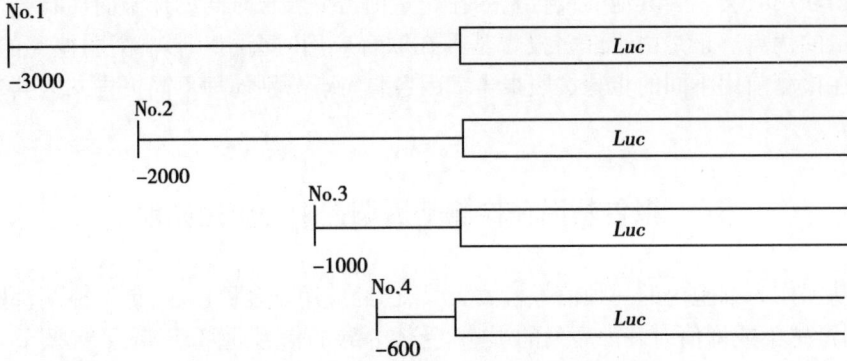

图 8-1-2 将启动子所在的候选区域与编码萤光素酶的报道基因 Luc 连接,克隆到质粒载体上,建立启动子和报道基因偶联的模型

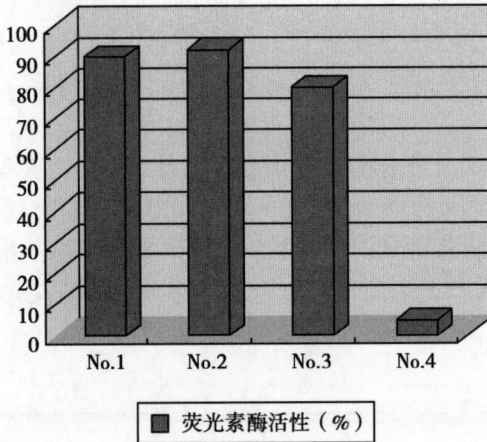

图 8-1-3 萤光素酶的活性检测

荧光素酶活性（%）

第二节 PCR 为基础的基因定点诱导突变

基因诱导突变指的是通过改变 DNA 片段的碱基序列来研究基因的功能及表达调控的方法。

基于诱变方法的不同,可以将基因诱导突变分为调控区诱变和编码序列诱变两种。调控区诱变是一种普遍的非特异性的诱变方法,对理解基因调控、描述转录因子结合位点及鉴定顺式作用元件起着重要的作用。目前可以利用数据库检索调控区共同序列更方便地鉴别基因调控元件,或采用 PCR 介导突变法有效地构建顺式作用元件突变体。编码序列诱变则是一种精确的特异性的诱变方法,用来推断氨基酸和(或)氨基酸群在蛋白质结构和功能中的作用。下面介绍饱和诱变和寡核苷酸诱变两种编码序列诱变。

饱和诱变又称随机诱变,常采用物理(紫外线、X 射线和 γ 射线等)和(或)化学(亚硝酸、羟胺、亚硫酸氢盐和肼等)等方法诱导产生突变,缺点是诱变位点不能精确。寡核苷酸定点诱变精确地将靶基因的特定位置突变,用于了解特定氨基酸残基在蛋白质结构和功能中的作用,包括测定蛋白质结合单克隆或多克隆抗体的能力、蛋白质在细胞内转运及翻译后修饰、催化活性的保持或配基结合功能、蛋白质对蛋白酶消化的敏感性或抵抗力分析,寡核苷酸定点诱变已成为遗传工程学家手中的重要工具。

寡核苷酸定点诱变主要有两种:经典的寡核苷酸定点诱变及 PCR 为基础的定点诱变。

在经典的寡核苷酸定点诱变方法中,诱变率为 0.1% ~ 50% 不等,这取决于诱变寡核苷酸引物的效率。经过多年的改进,经典的寡核苷酸定点诱变已经极为有效和可靠。然而,PCR 技术的诞生,使得经典的寡核苷酸定点诱变很快被代替,基因诱导突变首选 PCR 为基础的定点诱变。

一、基 本 原 理

由于 PCR 引物与靶 DNA 分子中央位置的单个碱基错配并不影响扩增效率,所以 PCR 技术广泛应用于基因诱导突变中。尽管 PCR 为基础的定点诱变自从创建以来不断改进,但其基本原理仍是基于以下几点:

1. 合成诱变 PCR 引物。
2. 由诱变 PCR 引物引导,DNA 聚合酶延伸产生含预定突变的 DNA。
3. 突变的 DNA 插入靶基因并表达突变体蛋白。

PCR 为基础的定点诱变成功的关键在于设计合适的诱变 PCR 引物。诱变寡核苷酸引物可以包含一个碱基的改变,也可以包含更复杂的突变,如插入、缺失及复合物替换等。

诱变 PCR 引物的设计除了参考普通 PCR 引物设计原则外,尤其应遵循以下的基本原则:

1. 与靶 DNA 在一定程度上的链互补。
2. 足够的长度(至少大于 20 个核苷酸)与靶 DNA 特异结合。较复杂的突变则引物的长度更长。
3. 错配碱基应位于引物的中央。
4. 引物的 5'端区应与模板完全互补。
5. 能形成稳定的杂交分子,以有效地从引物的 3'末端引发 DNA 合成反应。
6. 无回文结构、重复或自身互补序列,尽量避免引物二聚体的形成。

二、方 案

在已报道的以 PCR 为基础的各种定点诱变方法中,以下两种方案的实用性较突出:重叠延伸诱变和大引物诱变。

(一) 重叠延伸产生定点诱变

重叠延伸法进行定点诱变需要四对引物(图 8-2-1)。用第一对引物扩增含突变位点及其上游序列的 DNA 片段。正向引物(F1)含有希望引进模板 DNA 序列的突变位点。反向引物(R1)含有模板 DNA 序列。

第二对引物被用来扩增突变位点及其下游序列的 DNA 片段。反向引物(R2)含有希望被引入至模板 DNA 的突变位点。引物 R2 和 F1 之间至少有 15 个碱基序列互补。

● 希望引进模板 DNA 序列的突变

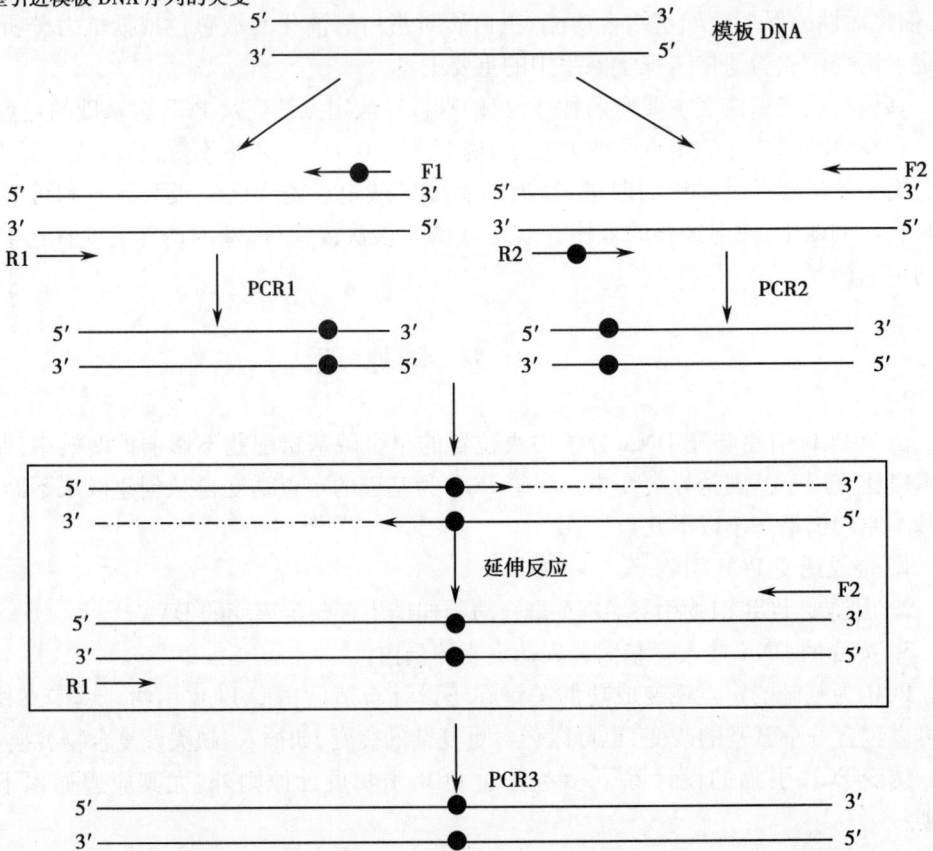

图 8-2-1　分别由 PCR 反应 1、2 扩增出两种带有相互重叠区域的突变 DNA 片段。PCR1 使用引物 F1、R1，PCR2 使用引物 F2、R2。图中方框表示两种 PCR 产物在延伸反应中发生重叠区域退火复性，延伸形成全长突变 DNA 片段。然后在 PCR3 中采用 F2、R1 扩增全长突变 DNA 片段

　　这两套引物分别用在两个反应中以扩增带有相互重叠的 DNA 片段。希望引进模板 DNA 序列的突变位于两条扩增片段的重叠区。混合两条重叠片段（由第一轮和第二轮 PCR 产生），进行变性和退火，通过延伸反应，产生突变体模板，在第三轮 PCR 中，使用 F2 和 R1 引物扩增突变体片段。这一方法具有极高的诱变效率，但在整个反应过程中需要两条诱变引物、两条双侧翼序列引物、三次 PCR 和一次延伸反应。

　　（二）大引物 PCR 产生定点诱变

　　大引物定点诱变方法使用三条引物和两轮 PCR。一条是诱变寡核苷酸引物（F1），另外两条正向（F2）和反向引物（R1）分别结合在 F1 结合区域的上游和下游（图 8-2-2）。诱变引物的延伸方向理论上可以朝向两侧引物中的任意一条，但实际上诱变引物的方向一般朝向两条引物中较靠近的一条，以保持较短的大引物长度。

　　在第一轮 PCR 中用 F1 和 R1 扩增出突变 DNA 片段。第二轮 PCR 采用上述扩增片段（大引物）与 F2 扩增出较长的突变 DNA 片段。

　　R1、F2 应具有显著不同的解链温度。第一轮扩增反应 F1 和 R1 具有较低 Tm 值和低退火温度。第二轮 PCR 使用与第一轮 PCR 相同的反应管和第一轮反应产生的扩增片段（大引

● 希望引进模板 DNA 序列的突变

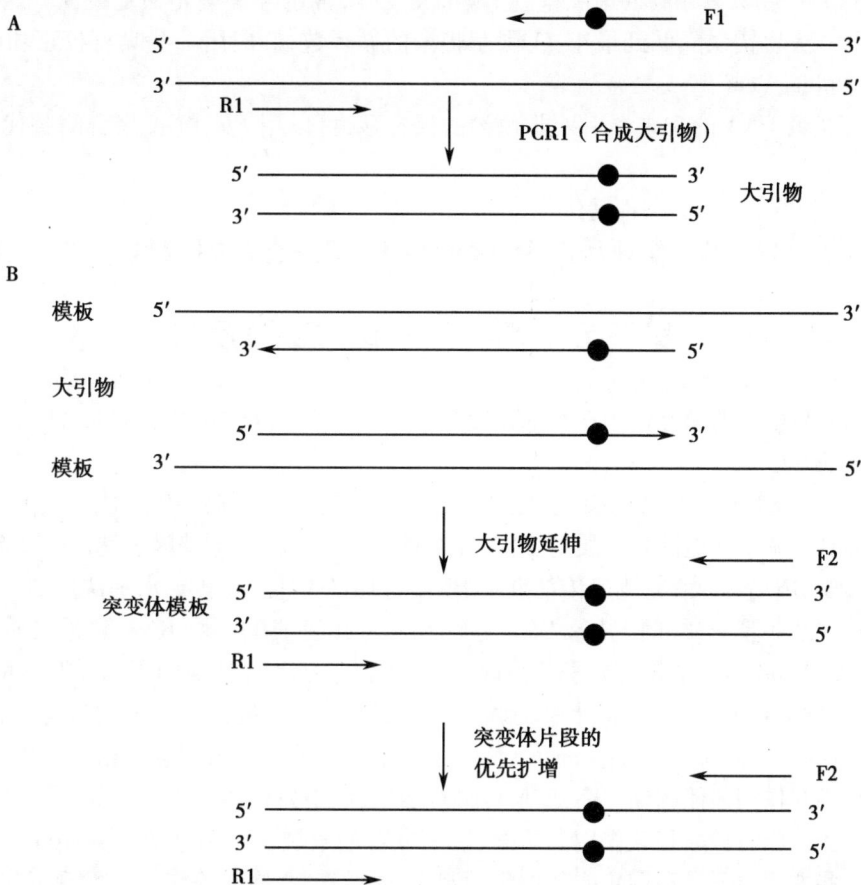

图 8-2-2
A. 表示大引物的合成:采用 F1、R1 进行 PCR 扩增　B. 在第一轮 PCR 中,由大引物延伸形成突变体模板。然后由引 R1、F2 引导扩增出突变 DNA 片段

物),再加入高退火温度(一般为 72℃)的 F2 进行 PCR 扩增。本方法的平均诱变效率为80%左右。

三、优 缺 点

PCR 为基础的定点诱变和经典的寡核苷酸定点诱变相比有如下的优点:

1. 突变体的回收率高。
2. 多数情况下突变体的产量高,易于筛选含特定突变的克隆。
3. 可以双链 DNA 为模板,并几乎可在任何位点导入突变。
4. 高温度的应用,降低模板 DNA 二级结构的形成,提高延伸反应效率。
5. 所有反应可在同一只试管中进行。
6. 有成品化的商业试剂盒。
7. 快速方便,无需在载体上克隆,节省时间。

PCR 为基础的定点诱变可能存在以下一些缺陷：

1. PCR 产物具有较高的错配率，除预定突变外，常包含一些非预定突变。这个问题可通过以下方法将错误降低到最小：①限制扩增的循环数；②应用一些具有校正功能的 DNA 聚合酶，如 Pfu、Vent DNA 聚合酶等。

2. 在扩增 DNA 的 3′末端引入非预设的核苷酸，可以用 *Pfu* DNA 聚合酶替代 *Tag* 酶来解决。

3. 进行 PCR 反应的条件需优化。

4. 标准 PCR 反应不能对大于 2～3kb 的 DNA 片段进行有效扩增。

第三节　蛋白质与核酸交互反应

蛋白质与核酸的相互作用在生命活动中发挥着广泛而重要的作用，二者的协作是各种生命现象的基础。

DNA 在复制过程中，链的引发、延伸、终止所涉及的反应都由相应的酶催化的，而且还需要许多具有调节功能的蛋白质对 DNA 复制进行调节。转录是基因表达的重要环节，转录过程中需要 RNA 聚合酶完成遗传信息由 DNA 到 RNA 的传递，转录水平调控的一个基本环节也是通过某些蛋白质和特异的 DNA 序列相互作用完成的。由 RNA 到蛋白质的翻译过程，需要大约 200 多种生物大分子的协同作用，其中包括各种种类的蛋白质和核酸分子（如核糖体、mRNA、tRNA 等），翻译水平的调控也需要各种酶和蛋白质因子的参与。总之，在转录、重组、DNA 复制、DNA 修复、mRNA 剪切和翻译中，蛋白质与核酸的相互作用处处存在，正是这种相互作用才能确保生命活动在细胞的特定时空发生。

基于蛋白质与核酸相互作用的重要性，研究者们发展了一系列研究其相互作用关系的方法。这些方法主要是利用酶或其他化学制剂，通过切割、修饰等作用来发现存在相互作用的核酸和蛋白复合物，分析核酸与蛋白质间的结合能力和结合方式。其中 DNase Ⅰ、*Exo* Ⅲ 足迹法以及羟基自由基足迹分析、保护或干扰实验等，可以鉴别潜在的 DNA 靶点及其序列；消化纤维膜过滤法、凝胶阻滞分析以及 Southwestern 印迹等能进一步分析与 DNA 特定序列结合的蛋白特征；随着表观遗传学的兴起，建立在 DNA-蛋白交联基础上的染色质免疫沉淀（Chromatin immunoprecipitation，ChIP）技术迅速发展起来，成为探索复杂的 DNA-蛋白复合物结合情况的重要手段，被广泛运用于转录复合体和组蛋白修饰的研究。本节由于篇幅所限，仅对 DNase Ⅰ 足迹法和凝胶阻滞分析进行简单介绍。

一、DNA 酶 Ⅰ 足迹法

DNA 酶 Ⅰ 足迹法（DNAase Ⅰ footprinting）是一种检测和鉴定转录因子对特定 DNA 序列结合能力的方法。DNA 酶 Ⅰ 可以随机水解 DNA 片段为任意的长度，而转录因子与 DNA 片段的结合，使 DNA 酶 Ⅰ 无法对特定的 DNA 片段进行酶切，这段被保护的 DNA 片段在变性聚丙酰胺凝胶电泳后，放射自显影为一段空白区，恰似一"足迹"，通过与 DNA 酶 Ⅰ 切割同样的 DNA 片段所得的序列梯带进行比较，就可以确定足迹的确切位置，即转录因子识别的 DNA 序列。

（一）方法

1. 在 1.5mL 离心管中加入：

1 ~ 23μL 核提取物或蛋白组分；

1 ~ 10fmol ^{32}P 末端标记的 DNA；

1μL poly(dI-dC)(1mg/mL)；

加 H_2O 至 25μL。

可有选择地加入：12μL Ficoll 400(20% m/V)或 10μL 聚乙烯醇(10% m/V)。

4℃离心大约 5s，使反应液都流至管底。冰浴 10 ~ 30min。

对于每个进行分析的 DNA 片段或组分，需要有 2 个对照反应。一个反应不含核提取物，另一个不在步骤 2 中加入 DNA 酶 I。

2. 室温下加入 50μL $MgCl_2/CaCl_2$ 溶液并轻轻摇匀。室温下放置 1min。加入 1 ~ 8μL 稀释的 DNA 酶 I 溶液，轻轻摇匀并在室温下放置 1min。

3. 迅速加入 75μL 终止液终止反应。强烈振荡，混匀，用相同体积的酚/氯仿抽提反应液。

4. 将液相转移至新离心管中，用 2.5 倍体积乙醇沉淀 DNA 探针。该溶液在-70℃放置 15min，然后在 4℃以最大速度离心 10min 收集沉淀。用 1mL 乙醇洗涤后，再次离心，然后在空气中干燥至残存的乙醇挥发殆尽。

5. 加入 5 ~ 10μL 甲醛染液，迅速剧烈震荡使 DNA 沉淀溶解。煮 3 ~ 5min 使 DNA 溶液变性。

6. 准备 6% 或 8% 变性的聚丙烯酰胺测序胶，加样前至少进行 30min 的预电泳。

7. 按以下次序加入 DNA 样品：

（1）序列梯带；

（2）不含核提取物情况下用 DNA 酶 I 消化后的对照 DNA；

（3）含核提取物情况下用 DNA 酶 I 消化后的靶 DNA；

（4）含核提取物但不含 DNA 酶 I 情况下培养后的靶 DNA；

8. 用足够的恒定功率跑胶，温度维持在 45 ~ 50℃。

9. 电泳结束后，将胶转移至厚的杂交纸上，真空干燥约 1h，然后用 X 线使胶片曝光，如不用增感屏，则需在-20℃曝光 12 ~ 16h。此外，干的凝胶也可用磷屏图像分析，大约需要 1 ~ 3 小时。

（二）注意事项

1. DNA 酶 I 酶切后，应用氯/酚仿反复抽提，充分去除反应体系中的蛋白组分。

2. 保证(步骤 1)离心管混合物中单价阳离子浓度要<200mmol/L，通常是在 50mmol/L 范围内。高浓度的单价阳离子几乎总是会抑制甚至破坏蛋白和负电荷的 DNA 之间的作用。

3. DNA 酶 I 足迹分析的缓冲环境是由离心管中各混合物组分提供的。如果这个缓冲条件结果不令人满意，那么(步骤 1)中要包括终浓度如下的组分：200mmol/L HEPES-KOH(pH 7.9)；50mmol/L KCl；2mmol/L $MgCl_2$；0 ~ 4mmol/L 精胺；0 ~ 0.02mmol/L 醋酸锌；0.1μg/mL 牛血清白蛋白；甘油(10% V/V)；0.5mmol/L DTT。

4. 对于不同的 DNA 片段，Mg^{2+} 的最佳浓度都要根据经验确定。对于不同的结合位点或 DNA 片段，需要通过改变 Mg^{2+} 浓度(尝试范围为 0.1 ~ 10mmol/L)而保持其他所有因素不变

来建立 Mg^{2+} 滴定曲线。同样,结合和保护的最佳温度($0 \sim 37℃$)也需要经过预试验确定。

5. 本实验的关键在于 DNA 酶Ⅰ的用量及反应时间。DNA 酶Ⅰ浓度通常在 50ng/mL 和 500ng/mL 之间变动,反应时间在 30s ~ 2min 之间。由于 DNA 酶Ⅰ活性不同,确切的浓度和反应时间必须依靠经验来确定,而且在不同的 DNA 片段甚至在同一片段但不同制备批次之间,所需的 DNA 酶Ⅰ浓度和反应时间都可能有变化。

6. 蛋白质与 DNA 的结合常常是不完全的,因此足迹区域不一定是完全的空白,大部分是 DNA 条带的强度减弱。如果反应体系中蛋白和 DNA 的比例不当或者 DNA 酶Ⅰ都会使足迹更加模糊。

二、凝胶阻滞分析

凝胶阻滞分析(Gel retardation)又称电泳迁移率改变分析(electrophoretic mobility shift assay,EMSA),是一种研究 DNA/RNA 结合蛋白和其相关的 DNA/RNA 结合序列相互作用的技术。其基本原理为将纯化的蛋白或细胞粗提液和 ^{32}P 同位素或非放射性标记的 DNA 或 RNA 探针一同保温,DNA 复合物或 RNA 复合物比非结合的探针移动得慢,从而在非变性的聚丙烯凝胶电泳上,分离复合物和非结合的探针。

EMSA 根据探针的标记不同分为放射性与非放射两种:放射性法 EMSA 通常采用 ^{32}P 同位素标记的探针。电泳后将凝胶进行干燥后通过放射自显影技术显现 EMSA 图谱。非放射性 EMSA 一般都采用生物素、荧光或地高辛标记标记探针。本节主要讨论放射性 EMSA 的实验方法。

1. 标记探针

(1) 在 $200\mu L$ PCR 小管中加入:

$2\mu L$ 待标记探针;

$1\mu L$ T4 多核苷酸激酶缓冲液($10\times$);

$5\mu L$ 无核酸酶纯水;

$1\mu L$ [γ-^{32}P] ATP;

$1\mu L$ T4 多核苷酸激酶;

充分混匀后用水浴或 PCR 仪,$37℃$ 反应 10min。

(2) 加入 $1\mu L$ 探针标记终止液,充分混匀,终止探针标记反应。

(3) 再加入 $89\mu L$ TE,混匀。此时可以取少量探针用于检测标记的效率。通常标记的效率在 30% 以上,即总放射性的 30% 以上标记到了探针上。为实验简便起见,也可以不必测定探针的标记效率。

(4) 标记好的探针最好立即使用,最长使用时间一般不宜超过 3 天。标记好的探针可以保存在 $-20℃$。

2. 探针的纯化　通常为实验简便起见,可以不必纯化标记好的探针。在有些时候,纯化后的探针会改善 EMSA 的电泳结果。如需纯化,可以按照如下步骤操作:

(1) 对于 $100\mu L$ 标记好的探针,加入 1/4 体积即 $25\mu L$ 的醋酸铵,再加入 2 体积即 $200\mu L$ 的无水乙醇,混匀。

(2) 在 $-70 \sim -80℃$ 沉淀 1h,或在 $-20℃$ 沉淀过夜。

（3）在4℃,12 000～16 000g 离心30min。小心去除上清,切不可触及沉淀。

（4）在4℃,12 000～16 000g 离心1min。小心吸去残余液体。微晾干沉淀,但不宜过分干燥。

（5）加入100μL TE,完全溶解沉淀。标记好的探针最好立即使用,最长使用时间一般不宜超过3天。标记好的探针可以保存在−20℃。

3. EMSA 结合反应

（1）如下设置 EMSA 结合反应:

1）阴性对照反应:

无核酸酶纯水 7μL

EMSA/Gel-Shift 结合缓冲液(5×) 2μL

细胞核蛋白或纯化的转录因子 0μL

标记好的探针 1μL

总体积 10μL

2）样品反应:

无核酸酶纯水 5μL

EMSA/Gel-Shift 结合缓冲液(5×)2μL

细胞核蛋白或纯化的转录因子 2μL

标记好的探针 1μL

总体积 10μL

3）探针冷竞争反应:

无核酸酶纯水 4μL

EMSA/Gel-Shift 结合缓冲液(5×)2μL

细胞核蛋白或纯化的转录因子 2μL

未标记的探针 1μL

标记好的探针 1μL

总体积 10μL

4）突变探针的冷竞争反应:

无核酸酶纯水 4μL

EMSA/Gel-Shift 结合缓冲液(5×)2μL

细胞核蛋白或纯化的转录因子 2μL

未标记的突变探针 1μL

标记好的探针 1μL

总体积 10μL

5）Super-shift 反应:

无核酸酶纯水 4μL

EMSA/Gel-Shift 结合缓冲液(5×)2μL

细胞核蛋白或纯化的转录因子 2μL

目的蛋白特异抗体 1μL

标记好的探针 1μL

总体积 10μL

（2）按照上述顺序依次加入各种试剂，在加入标记好的探针前先混匀，并且室温（20～25℃）放置 10min，从而消除可能发生的探针和蛋白的非特异性结合，或者让冷探针优先反应。然后加入标记好的探针，混匀，室温（20～25℃）放置 20min。

（3）加入 1μL EMSA/Gel-Shift 上样缓冲液（无色，10×），混匀后立即上样。注意：有些时候溴酚蓝会影响蛋白 DNA 的结合，建议尽量使用无色的 EMSA/Gel-Shift 上样缓冲液。如果对于使用无色上样缓冲液在上样时感觉困难，可以在无色上样缓冲液里面添加极少量的蓝色的上样缓冲液，至能观察到蓝颜色即可。

4. 电泳分析

（1）以 0.5×TBE 作为电泳液。用 10V/cm 的电压预电泳 10min。预电泳时如果有空余的上样孔，可以加入少量稀释好的 1×EMSA 上样缓冲液（蓝色），以观察电压是否正常。

（2）把混合了上样缓冲液的样品加入到上样孔内。在多余的某个上样孔内加入 10μL 稀释好的 1×EMSA/Gel-Shift 上样缓冲液（蓝色），用于观察电泳进行的情况。

（3）按照 10V/cm 的电压电泳。确保胶的温度不超过 30℃，如果温度升高，需要适当降低电压。电泳至 EMSA/Gel-Shift 上样缓冲液中的蓝色染料溴酚蓝至胶的下缘 1/4 处，停止电泳。

（4）剪一片大小和 EMSA 胶相近或略大的比较厚实的滤纸。小心取下夹有 EMSA 胶的胶板，用吸水纸或普通草纸大致擦干胶板边缘的电压液。小心打开两块胶板中的上面一块（注：通常选择先移走硅烷化的那块玻璃板），把滤纸从 EMSA 胶的一侧逐渐覆盖住整个 EMSA 胶，轻轻把滤纸和胶压紧。滤纸被胶微微浸湿后（大约不足 1min），轻轻揭起滤纸，这时 EMSA 胶会被滤纸一起揭起来。把滤纸侧向下，放平，在 EMSA 胶的上面覆盖一层保鲜膜，确保保鲜膜和胶之间没有气泡。

（5）干胶仪器上干燥 EMSA 胶。然后用 X 线片压片检测，或用其他适当仪器设备检测。

第四节　基因过表达的基本技术

基因表达（gene expression）是指细胞在生命过程中，把储存在 DNA 序列中的遗传信息经过转录和翻译，转变成具有生物活性的蛋白质分子的过程。对这个过程的调节即基因表达调控（regulation of gene expression or gene control）。基因表达是受到各种内外信号的精确调控的，一旦这种调控机制的任何一个环节出现问题都将导致目的基因的不适当表达。在科学研究中基因过表达的目的主要为：①通过某特定基因的过表达，"放大"该基因功能，以便于发现与深入探查基因功能，从而进一步明确人类疾病病因和致病机理；②将治疗性基因高效导入所需的部位，使其在细胞中适时适量表达，可替代或修正缺陷基因，从而达到治疗疾病的目的。基因过表达的方法可分为两种：一种是激动剂刺激法，其原理是利用药物刺激细胞，促进某特异基因的表达上调。此方法的优点在于方法简单，单纯的对细胞或者动物用药即可，但特异性不高。第二种是基因导入，基因导入是用物理的、化学的或生物学的方法将目的基因导入受体细胞并使之表达的一种技术，目的基因可以是一个也可以是多个。与激动剂刺激法相比，基因导入技术改变了物种遗传性状。本节主要对基因导入技术和方法进行讨论。

一、哺乳动物细胞表达系统

哺乳动物细胞表达系统包括表达载体和宿主细胞。高效表达载体的构建是提高宿主细胞转染效率的重要因素之一。针对不同调控元件的结构和作用机理，可以选择不同的载体、不同的增强子和启动子来构建合适的表达载体，从而获得外源基因的高效表达。近年来，对于宿主细胞的研究越来越多，不同的宿主细胞表现出不同的转染效率，而且不同的细胞对大规模培养和纯化工艺要求也各异，因此对宿主细胞的研究、选择和改造也越来越受到重视。

（一）表达载体

1. 表达载体的类型　质粒载体是借助于物理或化学的作用导入细胞内，利用质粒转染获得稳定的转染细胞需几周甚至几个月时间。依据质粒在宿主细胞内是否具有自我复制能力，可将质粒载体分为整合型和附加体型载体两类。整合型载体无复制能力，需整合于宿主细胞染色体内方能稳定存在。整合型载体一般是随机整合入染色体，其外源基因的表达受插入位点的影响，同时还可能会改变宿主细胞的生长特性。而附加体型载体则是在细胞内以染色体外可自我复制的附加体形式存在，载体 DNA 在复制中可发生突变或重排。

病毒载体是以病毒颗粒的方式，通过病毒包膜蛋白与宿主细胞膜的相互作用使外源基因进入到细胞内。与质粒载体相比，病毒表达系统则可快速感染细胞，在几天内使外源基因整合宿主细胞染色体中。目前常用的病毒载体主要分三类：①RNA 病毒载体，主要包括反转录病毒载体和慢病毒载体；②DNA 病毒载体，腺病毒载体、腺相关病毒载体、单纯疱疹病毒和痘苗病毒等均属此类；③通过分子生物学技术把两种或两种以上的病毒载体结构组合起来，从而得到一种兼有各自优点的杂合病毒载体。此外，将病毒载体和脂质体等非病毒载体组合，也可获得另一种杂交形式的病毒载体。

2. 表达载体的结构元件　哺乳动物细胞表达载体的必要元件包括：一个高活性的启动子、转录终止序列和一个有效的 mRNA 翻译信号。视实验需要可加入标志基因、复制起始点序列、内部核糖体进入位点等。

表达载体往往除了有需要过表达的基因 cDNA 全长外，还需要在其上游有一个通用启动子序列，常用的强启动子包括人巨细胞病毒早期启动子（CMV-IE）、人延伸因子 1-亚基启动子和 Rous 肉瘤长末端重复序列，这样基因进入细胞之后可以不受到细胞环境制约而高效表达，并借此研究该基因过表达所造成的影响。不同宿主细胞需要选择搭配不同种类的启动子，以充分发挥不同启动子的特异性和效率。如果是需要一个质粒同时表达两个基因，则在两个基因中间加入 IREs 序列（internal ribosome entry site，内部核糖体进入位点序列）。

（二）宿主细胞

宿主细胞可以是细胞系也可以是原代细胞。近年来有一些细胞系已被作为宿主细胞试用于真核细胞的表达系统中。这些细胞系主要有以下几种：

1. CHO-K1 细胞　来源于中国仓鼠卵巢的一株上皮样细胞。

2. MDCK 细胞　从成年雌性的西班牙长耳鼠的肾脏分离出的一株贴壁生长的上皮样细胞。

3. BHK-21 细胞 来源于地鼠幼鼠的肾脏,原始的细胞株是成纤维样的细胞,贴壁依赖性生长,经无数次传代后细胞可悬浮生长。

4. Vero 细胞 来源于正常的成年非洲绿猴的肾,该细胞是贴壁依赖性成纤维细胞。

5. Namalwa 细胞 从患有 Burkitt 淋巴瘤的同名病人中分离出的一株类淋巴母细胞。

6. C127 细胞 来源于 RⅢ 小鼠乳腺肿瘤细胞。

7. 鼠骨髓瘤细胞 目前可供使用的骨髓瘤细胞有 Sp2/0、J558L 和 NS0 等。

8. COS 细胞 用复制起点缺失的 *SV40* 基因组 DNA 转化非洲绿猴肾细胞 CV-1,获得了 3 个细胞系:COS-1、COS-3 和 COS-7。

二、转染技术与基因导入的主要方法

(一) 概述

基因导入细胞方法可以归纳为三类:物理方法、化学方法和生物学方法。常用的物理方法有:光穿孔法(optoporation)、电穿孔法(electroporation)、冲击波法(shock wave permeabilization)、基因枪(gene gun)技术和显微注射法(microinjection)。这些方法效率较高,对细胞的伤害小,但需要专门的仪器进行操作。化学方法是通过构建非病毒载体系统,使之与 DNA 形成复合体以促进 DNA 进入细胞。磷酸钙共沉淀法(calcium phosphate co-precipitation)和二乙胺乙基葡聚糖(DEAE-dextran)介导的转染,将核酸导入培养细胞已有 30 多年的历史。近年来,脂质体已被成功地用于把基因导入更多种类的细胞。生物学方法主要通过构建病毒载体来完成。由于病毒在进化上获得了适应机体的完备机制,及其高转染效率和良好的靶向性,目前病毒介导的转染得到了广泛的运用。

按照外源 DNA 转入细胞能否随着细胞传代而稳定在细胞内保持,转染又包括瞬时转染和稳定转染。在瞬时转染中,外源 DNA 导入感染性强的细胞系,但不整合进宿主染色体中,从而获得目的基因暂时但高水平的表达。一般来说,超螺旋质粒 DNA 转染效率较高,在转染后 24~96h 内利用荧光蛋白、β 半乳糖苷酶等一些报告系统来检测结果。稳定转染是用于建立克隆的细胞系,在转染过程中,外源 DNA 能够稳定地进入并整合到染色体 DNA 中,指导适量目的蛋白的合成。与瞬时转染相比,稳定转染的效率要低 1~2 个数量级。稳定转染往往需要表达质粒带有一定的筛选标记,常见的筛选标记有氨基糖苷磷酸转移酶(APH)、潮霉素 B 磷酸转移酶(HPH)、胸苷激酶(TK)等,通过反复筛选,最终得到稳定转染的同源细胞系。

(二) 基因导入的主要方法

不同的宿主细胞摄取和表达外源 DNA 的能力差异较大,可相差几个数量级。对于特定的宿主细胞,选择合适的表达载体和基因导入方法可达到最有效的细胞转染和外源基因的表达。前面的概述已对基因导入方法进行了简单的介绍,下面我们将具体介绍几种常见的基因导入方法。

1. 电穿孔法 电穿孔是利用短暂的电流脉冲在多种哺乳动物和植物细胞质膜上瞬时形成可让核酸通过的微孔,DNA 通过这些微孔或者通过伴随微孔关闭时膜成分的再分布而直接进入细胞质。电穿孔效率很高、操作简单;适用的细胞范围广,既适用于贴壁生长细胞也适用于悬浮生长细胞;而且既可用于瞬时转染也可用于稳定转染。当穿膜电压在毫秒至微秒的时间内增加至 0.5~1.0V 时,几乎会诱导所有哺乳动物细胞电穿孔。但不同种类的细胞需要不同大小的电击电压,才能得到有效转染,而且该电压值只存在于一狭窄范围内,细胞系之间的电穿孔效率的差异可能是由于脉冲结束后细胞膜恢复的速率与效率不同。

基本程序如下:

(1) 细胞生长至对数中期或晚期时收集细胞并计数,将细胞悬液加入电转化池中。

(2) 设置电转化参数,将质粒 DNA 加入装有细胞的电转化池内并混匀。

(3) 立即将电转化池移至电极间放电,1~2min 后,取出电转化池,冰浴。

(4) 将电穿孔的细胞转移至培养皿中培养。

(5) 利用适当的选择性培养基分离稳定转染体。如果是瞬时表达,则于电穿孔 24~96h 后检测细胞。

影响电穿孔效率的因素主要有:细胞的状态;电穿孔前、中、后细胞的温度;DNA 的浓度和形态。对这三个因素进行优化可以大大提高目的基因的转染效率。通常在对数生长中期活跃分裂的细胞培养物转染效果最好,电穿孔前后细胞的温度应保持在 0℃,然后用温热的培养基稀释铺板。外源 DNA 的浓度最好在 1~80μg/mL,线性 DNA 易于稳定转染,而环状 DNA 用于瞬时转染。此外,要确定电穿孔对某一特定细胞系是否有效,应采用多种电场强度与脉冲长度进行实验以确定得到最多转染体的条件。

2. 脂质体法　脂质体转染多采用阳离子脂质体,它能与目的 DNA 有效地融合,保护外源 DNA 不被核酸酶降解,同时脂质体能与细胞膜融合进入细胞,并保护 DNA 避免溶酶体破坏。宿主细胞多为分裂期的细胞。目前市场上提供了一系列不同脂类或多种脂类复合物的优化试剂和试剂盒。如 LT1 公司的 Lipofectamine,Lipofectamine plus,Lipofection 以及专用于悬浮细胞转染的 DMRIE-C;Invitrogen 公司的 Perfect Lipid Transfection Kit 等。

基本程序如下:

(1) 转染前 24h 传代细胞,培养 20~24h。

(2) 镜下观察细胞密度达 75% 以上即可进行转染。

(3) 将质粒 DNA 与脂质体试剂按一定比例混合,室温下孵育 10min。

(4) 孵育 DNA-脂溶液时,用无血清培养基洗涤将要转染的细胞,并加入一定量的无血清培养基,放置温箱中孵育。

(5) 将 DNA-脂溶液加入待转染的细胞中,温箱孵育,细胞在 DNA 中孵育适当时间后,用无血清培养基洗涤,加入完全培养基孵育。

(6) 分离稳定转染体,如果是瞬时表达,则于转染 24~96h 后检测细胞。

除了脂质体的化学成分,影响转染效率的因素主要有:细胞的状态和起始密度;DNA 的量和纯度;培养细胞的培养基与血清;DNA-脂溶液处理细胞的时间。在实验过程中,对这些影响因素进行优化,可实现靶细胞系的最大转染效率。如细胞应处于对数生长中期,待转染的细胞密度要高于 75%;转染用的表达质粒不应含细菌脂多糖等。

3. 病毒转导　病毒转导的原理是将带有目的基因的病毒质粒和构建病毒的包装质粒共转染入产病毒细胞系内,利用各个组件构建出些带有目的基因的腺病毒,通过病毒感染使目的基因导入到目的细胞内表达。病毒转导技术能够感染分裂和非分裂细胞,转染效率远远高于化学转染,是最有效的将外源基因导入到细胞的方法。但是,病毒转导方法的准备程序复杂,对细胞类型有很强的选择性。腺病毒转导的 DNA 一般不会插入到目的细胞的染色体内,而反转录病毒和慢病毒可以插入目的细胞的染色体内。

基本程序如下:

（1）病毒载体的包装:①产病毒细胞的准备:不同的包装病毒有不同的产病毒细胞系,一般来讲,代数越早的细胞系产病毒效率越高。在进行病毒载体质粒和病毒包装质粒的共转染实验前 1~2 天传代至细胞培养板上。待细胞长至密度为 80% 左右即可进行共转染实验。②质粒共转染实验:一般采用磷酸钙共转染化学转染法将质粒共转入细胞内。③病毒液的收集:在共转染后 24h 即有病毒出现在细胞培养液内。如果是腺病毒则该细胞可长期产生腺病毒颗粒,定期收集的细胞培养上清即为病毒液,如果是慢病毒则在转染后 48h,72h,96h,120 小时收集培养上清,并用孔径为 0.2μm 的滤器过滤掉上清中的死细胞,即为病毒液。④病毒滴度测定:可以选用有限稀释法检测,如果病毒载体表达荧光蛋白如 GFP 则可以选用流式细胞技术测定病毒滴度,以备后续转导实验。

（2）病毒转导实验:①转导实验前,将被转导细胞传代到细胞培养板上,当细胞密度达到 75% 以上即可进行转导实验;②计算出转导细胞所需要的病毒液的体积,将该体积量的病毒液与助转导剂混合加入被转导细胞内;③通过抗性筛选出被转导的细胞。

第五节　RNA 干扰技术

RNA 干扰(RNA interference,RNAi),是正常生物体内抑制特定基因表达的一种现象,它是指当细胞中导入双链 RNA(double stranded RNA,dsRNA)后,引起细胞内与其同源的 mRNA 发生降解而导致基因表达沉默的现象,这种现象发生在转录后水平,又称为转录后基因沉默。依据 RNA 干扰现象,科学家们建立了 RNA 干扰技术,即人为设计、合成针对某特定基因序列的 dsRNA 来关闭或抑制该基因的表达。RNA 干扰已被证实是一种特异、高效、经济抑制基因表达的技术手段。这种技术已经成为研究基因功能的重要工具,并将在遗传性疾病和肿瘤的基因治疗方面发挥重要作用。

一、RNA 干扰的作用机制与应用

由 RNA 病毒入侵、人工导入、转座子转录等所产生的 dsRNA 分子在细胞内被 RNase Ⅲ 核酸内切酶 Dicer 切割为 21~23 核苷酸长的小分子干扰 RNA 片段(small interfering RNAs, siRNAs)(图 8-5-1)。siRNA 双链和特异性的核酸外切酶、核酸内切酶、解旋酶以及辅助识别同源序列蛋白等成分结合形成无活性的 RNA 诱导沉默复合物(RNA-induced silencing complex,RISC)。由 ATP 供能,在解旋酶的作用下,双链 siRNA 解链,正义链脱落,激活 RISC, siRNA 反义链与和同源的 mRNA 结合并将其降解,siRNA 反义链脱落,重新形成 siRNA 双链,再降解其他同源 mRNA。这样在转录后水平阻断某基因表达,引起该基因的沉默。

由于 RNA 干扰技术能够在胚胎干细胞和哺乳动物细胞中灭活或降低特异性基因的表达,产生类似基因敲除的效应。因此 siRNA 分子广泛应用于体外胚胎干细胞和哺乳动物培养细胞中的基因功能研究以及体内动物模型研究等。

下面介绍一个基本的实验方案,可以用于哺乳动物细胞内源基因的沉默研究。

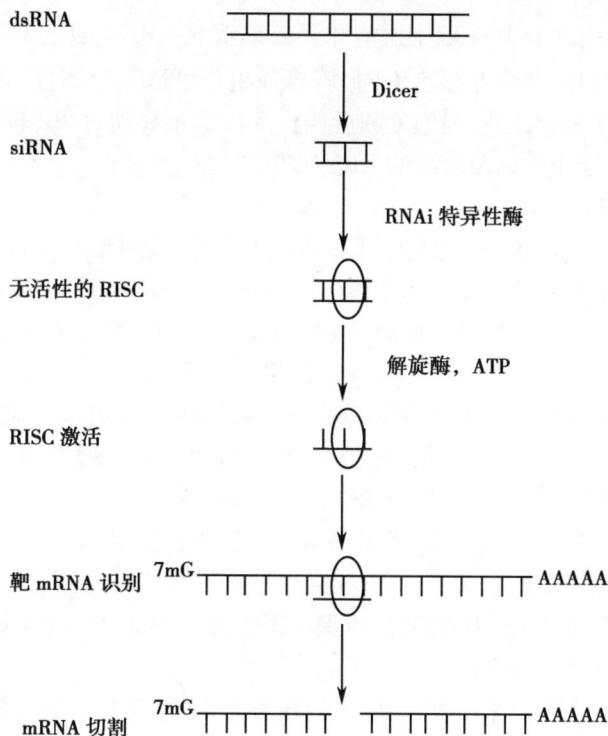

图 8-5-1　RNA 干扰模式图

二、RNA 干扰基本实验步骤

（一）siRNA 序列的选取

siRNA 序列设计应遵循以下原则：

1. 从靶 mRNA 的起始密码子 AUG 开始，寻找 5'-AA(N19)UU 序列，来作为 siRNA 靶位点。被选序列理想 GC 含量在 45%～55% 左右。在设计 siRNA 时不要针对 5' 和 3' 端的非编码区，因为这些区域可能存在较丰富的调节蛋白结合位点，非编码区结合蛋白或者翻译起始复合物可能会影响 RISC 与靶 mRNA 的结合，从而影响 RNA 干扰的效果。

2. 将被选择的 siRNA 序列在相应的基因组数据库（人、小鼠或大鼠等）进行 BLAST 搜索分析，以确保所设计的 siRNA 具有较高的特异性，只作用于靶基因。

3. 通常一个基因需要设计多个靶序列的 siRNA，以找到最有效的 siRNA 序列。

4. 选择合适的阴性对照，通常将选中的 siRNA 序列打乱作为对照，同样要检查以保证它和目的靶细胞中其他基因没有同源性。

（二）siRNA 的制备

目前为止较为常用的方法有通过化学合成，体外转录，长链 dsRNAs 经 Dicer 降解体外制备 siRNA，通过 siRNA 表达载体，以及 PCR 制备的 siRNA 表达框在细胞中表达产生 siRNA 等多种方法。还可以合成荧光标记的 siRNA，以用来分析细胞转染后 siRNA 的稳定性和转染效率。

（三）细胞培养

使用培养基一般为含有 10% 胎牛血清和青链霉素的 DMEM 溶液,在 5% CO_2,37℃ 培养箱中培养。根据研究目的和培养细胞不同,培养基组分可适当的调整。培养的细胞应及时传代,以维持其指数生长。此外,细胞复苏后传代的次数不要超过 30,较低的传代数能确保每次实验所用细胞的稳定性以及较高的 siRNA 转染效率。

（四）siRNA 的转染

将制备好的 siRNA,siRNA 表达载体或表达框架转导至细胞中的方法主要有以下几种:①阳离子脂质体试剂,是最常见的试剂转染法,如 Invitrogen 公司的 Oligofectmine,带正电的脂质体可以靠静电作用结合到 DNA 的磷酸骨架上以及带负电的细胞膜表面,被俘获的 DNA 就会被导入培养的细胞;②磷酸钙共沉淀法,即将氯化钙,RNA 和磷酸缓冲液混合,沉淀形成包含 RNA 的磷酸钙颗粒。磷酸钙-RNA 复合物粘附到细胞膜并通过胞饮进入目的细胞的细胞质。其他转染方法包括电穿孔法、显微注射和基因枪等机械法。要根据 siRNA 制备方法以及转染细胞的类型,选择好的转染试剂并优化转染条件。

转染过程中要避免 RNA 酶污染,微量的 RNA 酶将导致 siRNA 实验失败。由于实验环境中 RNA 酶普遍存在,如皮肤、头发、所有手接触过的物品或暴露在空气中的物品等,因此,实验中要戴手套,使用无 RNA 酶的器械,以保证每个步骤不受 RNA 酶污染。

（五）转染效率和效果检测

荧光标记的 siRNA 能用来分析 siRNA 稳定性和转染效率。标记的 siRNA 还可用作 siRNA 胞内定位及双标记实验(配合标记抗体)来追踪转染过程中导入了 siRNA 的细胞,将转染与靶蛋白表达的下调结合起来。

siRNA 转染效果可以通过荧光定量 PCR 检测靶基因 mRNA 的表达变化(方法详见第五章第六节),免疫组化或者 Western Blot 印迹分析蛋白质量的改变(方法详见第六章第二和第四节)。

（边　专）

参 考 文 献

1. 萨姆布鲁克. 分子克隆试验指南. 第 3 版. 北京:科学出版社,2002
2. 李育阳. 基因表达技术. 北京:科学出版社,2001
3. 温进坤. 医学分子生物学理论与研究技术. 北京:科学出版社,2002
4. GALAS D J,SCHMITZ A. DNAse footprinting:A simple method for the detection of protein-DNA binding specificity. Nucleic Acids Res,1978,5:3157-3170

第九章 口腔组织细胞的培养及分选技术

细胞组织培养是当今医学研究最重要的手段之一,可以使我们通过体外复制得到与体内一致或相近的各种生物信息。在100多年的历史中,该项技术为人类医学事业做出了重大贡献。例如1984年诺贝尔生理学或医学奖的获得者乔治·科勒(Georges J. F. Kohler)和塞萨·米尔斯坦(Cesar Milstein)应用细胞培养技术,在人工培养环境下,将可以产生抗体的B细胞和具有分裂能力的瘤细胞进行融合,这种融合细胞(杂交瘤)既具有瘤细胞不断分裂的能力,又具有免疫细胞产生抗体的能力,可以产生大量相同的抗体。今天的单克隆抗体技术就是此基础上发展起来的。这项产生抗体的技术被全世界广泛接受,并应用于各种疾病的临床治疗和诊断。

第一节 口腔细胞的培养

动物组织培养技术源于19世纪的胚胎学技术。1885年,Roux把鸡胚神经板在温热的盐水中成功地维持存活了若干天,被认为是组织培养技术的萌芽。1907年Harrison把蛙胚神经管的一小片组织移植到蛙的凝结的淋巴液中,这小片组织不但在体外存活了若干星期,还从细胞中长出了轴突,表明了利用体外存活组织进行实验的可能性,标志着细胞培养技术的诞生。1912年,Carrel将无菌技术引进到组织培养中,用血浆包埋组织加鸡胚汁培养鸡胚心肌组织长达34年之久,先后传代3 400次,这一工作证明了离体的动物组织在人工环境中具有近乎永久的生长和繁殖能力。随后,抗生素、合成培养液、胰蛋白酶处理技术的发展以及器皿的改进,使得动物组织培养技术得到了飞速的发展。

体外培养技术的最大优点是使我们得以直接观察活细胞,并且可以控制实验的环境条件,从而避免了体内实验时的许多复杂因素,是生物学实验研究的重要手段,并且可以与体内实验互为补充。近年来,以体外培养技术为主要手段,人类在细胞遗传、分化、胚胎发生、肿瘤的发生发展与免疫、生长因子、细胞外基质、激素的作用、微生物与宿主的相互作用以及老年学等等一系列领域中已取得了丰硕的成果。

一、细胞培养的基本技术及应用

(一)基本概念

细胞培养(cell culture)、组织培养(tissue culture)、器官培养(organ culture)统称为体外

培养(in vitro culture),其基本原理是将活体结构成分(如活体细胞、活体组织、活体器官等)从体内取出,放在类似于体内生存条件的体外环境中,让其生长发育的方法。由于体外培养技术最初是从培养组织发展而来的,所以医学上往往用"组织培养"这一术语来泛指一切可以使细胞、组织、器官在适当的培养条件下离体生长的技术。确切地说,细胞培养是把取得的组织用机械法或酶消化法使其分散为单个细胞悬液,然后进行培养、增殖。组织培养指把活体的一小片组织置于底物上孵育,细胞自其周围移出并增殖。器官培养是将活体的器官或一部分器官取出,置于体外生存、生长并同时保持其一定的结构和功能特点。

1. 多种细胞共培养　共培养(co-culture)是两种或两种以上的细胞在同一条件下共同培养,在体外重建体内细胞间的相互作用,模拟生理环境,通过周围细胞的作用来控制组织的生长分化。这是一种很有意义的研究模式,可以用来研究细胞间的相互作用机制。例如:通过皮肤、颊黏膜及牙周成纤维细胞分别与角化细胞的共培养,发现了角化细胞可以刺激成纤维细胞产生角化细胞生长因子(keratocyte growth factor,KGF)和肝实质细胞生长因子(hepatocyte growth factor,HGF),并且,牙周成纤维细胞产生的KGF和HGF明显高于皮肤、颊黏膜成纤维细胞,升高的生长因子可以影响结合上皮的增殖和移行,进一步影响牙周病的进展。

2. 三维培养　细胞三维培养(three-dimensional cell culture)是利用各种方法及材料,使细胞呈空间立体方式生长,使其更接近于体内生长模式,形成类似体内组织的结构,发挥其功能。

由于该项技术既有利于诱导各类细胞的定向分化及分化后表型的维持和增殖,又有望在体外构建与各类组织、器官相应的细胞三维生长类似物或等同物,因此,细胞三维培养技术对组织工程学和临床应用都有重要意义。

该方法将100~500IU/mL工作浓度的凝血酶和20~60mmol/L工作浓度的氯化钙等催化剂添加在各种生物支架材料中,以含10~50mg/mL工作浓度的血纤维蛋白原和10~50U/mL工作浓度的凝血因子Ⅷ因子的培养基悬浮各种细胞,利用血凝固的原理,使细胞均匀接种在各种支架材料中,获得细胞-支架材料-纤维蛋白凝胶三维培养系统。利用这种方法,可获得良好的三维培养细胞,构建出各种工程化组织。例如,Lin等把软骨细胞培养在藻酸盐三维支架中,不仅利用藻酸盐的亲水性使软骨细胞易贴附于支架表面,而且为细胞的增殖提供了更大的空间,可加强细胞的增殖、基质的合成以及基因的表达。

3. 器官培养　器官培养主要强调器官组织的相对完整性,可提供组织正常生长、发育、分化以及外部因子对这些功能的影响等方面的重要信息,这些特征使器官培养中的组织比细胞培养中的组织能更好地成为生理实验的模型。但是,因为在体内存在系统因素的影响,使得实验结果的解释较复杂。器官培养消除了很多因素的影响,使影响因素简单化、研究问题明确化,因此,体外培养所获得的结果与体内状况不一定相符。器官培养中存在的另一个重要问题是,它所维持的时间很短,目前还未超过数月。总之,器官培养实验不能完全代替动物实验,但是可以指导体内实验,缩短实验过程。

(二) 基本技术

1. 细胞分离(isolation of cells)　细胞分离方法主要有四种,包括离心分离法、机械分散法、酶消化法和化学分离法,由于组织形式及实验目的的不同,所选择的细胞分离方法也不一样,且各有优缺点。

（1）离心分离法：当材料为血液、羊水、胸水和腹水等体液组织时，可采用离心分离法。原则上采用低速、低温离心。一般用 500~1 000r/min，离心 5~10min，如果一次离心样本量很多，时间可适当延长，但离心速度不宜过快、时间不宜过长，否则会挤压细胞造成细胞损伤甚至死亡。有条件尽量在 4℃离心，特别是原代培养。

（2）机械分散法：本法利用剪刀、手术刀等器械，将组织切割成小块，使细胞脱落，根据是否使用细胞筛而分为两种。

用品准备：手术刀、眼科组织弯剪、不锈钢细胞筛或尼龙网（孔径为一般为 200 目，根据细胞大小决定）、直径 10cm 培养皿 2 个、弯头吸管、注射器、Hank 液及培养液。

方法 1：组织块置于平皿中用 Hank 液反复冲洗，用眼科剪和镊子把组织中不需要的部分剔除，如肿瘤组织中的血块、坏死组织或纤维成分较多的部分。剪取一合适大小的标本置于新的平皿中，左右手各持手术刀一柄，交叉切割至约 1cm³ 大小，继续交替切割或用眼科弯剪反复剪碎，直到组织呈糊状。手术刀切割对组织的损伤小，但操作较慢，不易切割很细。剪刀对组织的损伤较大，但是操作容易、快，可减少组织暴露的机会。

方法 2：对于一些纤维成分很少的组织进行培养时，如脑组织、部分胚胎组织、一些肿瘤组织、上皮组织。将组织用 Hank 液或无血清培养液漂洗，将细胞筛反扣于平皿上，将组织平铺于筛网上，双手持手术刀，反复交叉切割，使细胞从组织中脱落。切割时，不断用 Hank 液冲洗，保持组织温度，使脱落下的细胞流入平皿中，如此反复，直到组织变为一团发黏的纤维团块为止。也可用注射器针芯挤压组织，使之穿过筛网。如果细胞团块过大，可用更多目的细胞筛再次过滤。收集细胞悬液。

（3）酶消化法：酶消化法是把剪切成较小体积的组织进一步分散的方法，所制成的细胞悬液可直接进行培养，细胞容易生长，成活率高。目前主要有胶原酶消化法和胰蛋白酶消化法。

1）胶原酶消化法：胶原酶（collagenase）是从溶组织梭状芽孢杆菌中提取制备的，特异性作用于胶原组织，属于基质金属蛋白酶家族的一员。分为Ⅰ、Ⅱ、Ⅲ、Ⅳ、Ⅴ型以及肝细胞专用胶原酶。Ⅰ型胶原酶作用于脂肪细胞和肾上腺组织，Ⅱ型胶原酶作用于肝、骨、胸腺、心脏、唾液腺等组织，Ⅲ型胶原酶适用于哺乳动物组织，Ⅳ型可消化胰岛。胶原酶对细胞间质具有消化作用，而上皮细胞对其具有一定的耐受性，可用来分离上皮细胞。钙、镁离子和血清成分不会影响胶原酶的消化作用，所以可用平衡盐溶液（balanced salt solution，BSS）或含血清的培养液配制。常用浓度为 0.03%~0.3% 或 200U/mL（约为 1mg/mL）。

方法：将漂洗、修剪干净的组织剪成 1mm³ 左右小块，平铺于 25mL 培养瓶底。加入 5mL 培养液，5mL 胶原酶，使终浓度为 200U/mL，pH 6.5。加盖后置于 37℃温箱内，消化 4~48 小时，根据具体情况而定。如组织块已分散而失去块的形状，摇动则成细胞团或单个细胞，可以认为消化充分了。对于上皮细胞仍会有一些细胞团未完全分散，但成团的上皮细胞比分散的单个上皮细胞更容易生长，如无特殊需要可不必再进一步处理。

2）胰蛋白酶消化法：胰蛋白酶是目前运用最广泛的组织消化分离剂，适用于消化细胞间质较少的软组织，如上皮、肝、肾等，对于传代培养细胞消化效果也很好。但对于纤维性组织或较硬的癌组织效果较差。消化效果主要与浓度、pH 值、温度、组织块大小和硬度有关。胰蛋白酶的浓度一般为 0.1%~0.5%，常用 0.25%，pH 值以 8~9 为好，一般是 pH 8，这样消化后残留的胰蛋白酶就不会影响培养液的 pH 值，温度最好是 37℃，消化时间据不同情况而定,温度低、组织块大、胰蛋白酶浓度低者消化时间长,反之消化时间相应缩短。一般新鲜配制的胰蛋白酶消化能力强,所以开始使用时要注意观察,而且有些组织和细胞比较脆弱,因此要分次消化,把消化下来的细胞及时与组织分开放入培养基中。钙、镁离子和血清对胰蛋白酶的活性有抑制作用,消化过程中使用的液体,应不含这些成分,在消化传代细胞后,可直接加入含血清的培养液终止胰蛋白酶的消化作用,不必再用 Hank 液清洗。

用品准备:眼科弯剪、组织镊、不锈钢筛网(200 目)、15mL 三角烧瓶或带盖离心管、磁力搅拌棒及搅拌器、100mL 烧杯、直径 10cm 培养皿、培养瓶、细胞计数板。

方法:将组织剪成 $1 \sim 2mm^3$ 大小,置入放置有磁力搅拌棒的三角瓶或离心管里,加入 $30 \sim 50$ 倍组织量预温到 37℃ 的 0.25% 胰蛋白酶。三角瓶直接放在磁力搅拌器上进行搅拌,离心管可放入加有 37℃ 温水的烧杯中再放在搅拌器上搅拌,启动搅拌器温控装置,保持搅拌台 37℃,最低转速下消化 $20 \sim 60min$。也可放入水浴或温箱中,但需每隔 $5 \sim 10min$ 摇动一次。需长时间消化,可每隔 $20 \sim 30min$ 取出 2/3 上清液移入另一离心管,并加入等量培养基 4℃ 暂时保存。再加入胰蛋白酶进行第二次消化,将所得的细胞悬液与第一次的混合后过 200 目网筛,Hank 液或培养液漂洗 $1 \sim 2$ 次,$800 \sim 1000r/min$ 离心 $3 \sim 5min$,细胞计数后,一般按 $(5 \sim 10) \times 10^5$ 细胞/mL 细胞密度接种于培养瓶中培养。如果没有搅拌器,也可在 37℃ 培养箱或水浴箱中孵育,每隔 5min 晃动一次。

(4) 化学分离法:主要是乙二胺四乙酸钠盐(ethylene diamine tetraacetic acid,EDTA)消化法,EDTA 是一种螯合剂,通过与组织中的钙、镁离子结合形成螯合物,破坏组织的完整性。但 EDTA 单独使用不能使细胞完全分散,因而常与胰蛋白酶按不同比例混合使用,效果较好。EDTA 工作液的浓度为 0.02%,用不含钙、镁离子的 BSS 配制。需要注意的是,EDTA 不能被血清等灭活,因此使用后必须通过洗涤、离心等方法将其除去,否则 EDTA 会改变培养液的钙离子浓度,影响细胞贴壁和生长。

另外,根据需要,有时要分别使用上述两种或以上的方法分离细胞。例如,从小鼠的脾脏提取淋巴细胞时,先用机械的方法(金属网筛+过滤)将脾脏制备单细胞悬浮液,再用梯度离心(Ficoll)的方法提取 T 淋巴细胞。

2. 细胞培养的维持　细胞培养的维持有两种方式,一是通过传代、再培养这个反复的过程来维持生活状态的细胞;二是通过将暂时不用的细胞冻存于液氮中来维持休眠状态的细胞。在体外长期维持生活状态的细胞,不仅可以对细胞进行筛选,而且可以对细胞群体进行纯化。但有些细胞随着不断的传代,原有的生物学特征会逐渐减弱或改变,这就要对较早代的细胞进行冻存,需要的时候再重新复苏、传代。

各个实验室都会有一些自己的细胞,但又不会经常使用,这时就需要把他们冷冻保存起来,特别是自己建立的细胞系。这就要注意很多问题:记录好细胞系档案(如组织来源、生物学特性、培养液要求、传代、换液时间和规律、遗传学标志、生长形态等等),每种细胞系都要有充足的冻存储备,防止细胞污染绝种,定期复苏等。

3. 细胞培养的污染　细胞培养的污染包括所有混入培养环境中对细胞生存有害的成分和造成细胞不纯的异物,一般包括微生物污染、化学物质污染、杂质、碎片污染和细胞污染。

微生物污染是最常见的污染,对细胞的危害较大,主要有细菌、真菌、病毒和支原体污染。空气是微生物传播的最主要途径,因此工作时减少空气流动是防止污染的重要环节。

各种培养皿及器械清洗消毒不彻底,实验操作无菌观念不强、动作不准确、封口不严等都会造成微生物污染。一旦发生细菌污染很容易发现,多数情况下培养液短期内颜色变黄、出现混浊现象,或稍加振荡就有很多混浊物漂起。倒置显微镜下可见到培养液中有大量圆球状颗粒漂浮,有时在细胞表面和周围有大量细菌存在,细胞生长停止并有中毒表现(如细胞形态改变、死亡或凋亡等)。真菌污染时在倒置显微镜下可见到细胞间有纵横交错的丝状、管状及树枝状菌丝,或圆形、卵圆形菌珠。病毒和支原体对细胞的影响是长期缓慢而潜在的,很容易被忽视。化学物质污染、杂质、碎片污染和细胞污染可人为控制。通常建议一种细胞最好不要连续培养 3 个月以上,否则不仅它的表型和基因型容易发生改变,而且微生物污染和细胞污染的概率也会增高。

一般发现污染后应尽快弃之,以防污染扩大影响其他细胞,但对于有价值的细胞则应该尝试抢救,一般采取以下三种方法:

(1)抗生素除菌法:细胞培养工作中采用的抗生素多为预防污染,一般多联合运用。当用来抢救被污染的细胞时,一般用常用量的 5~10 倍作冲击处理。首先,弃去污染的培养液,用含 2~5 倍浓度抗生素的 Hank 液充分漂洗细胞及瓶壁,弃除 Hank 液,加入培养液作用 24~48h,将抗生素浓度降到常用量的 2 倍,维持一周,稳定后再减低到常规预防量。如污染较严重时,可每隔 2~4h 冲洗一次。

(2)加温除菌法:根据支原体对热敏感的特点,将受支原体污染的细胞置于 41℃,5~10h,最长不超过 18h,杀灭支原体,但也会对细胞的生长产生影响,应事先进行实验,找出最合适的处理时间和温度。

(3)使用特异性血清:用 5% 的兔支原体免疫血清可去除支原体污染,因为特异抗体可抑制支原体生长,经抗血清处理后 11 天左右即转为阴性,但此法较贵。

4. 操控培养(生长)的细胞　体内细胞生长在动态平衡环境中,而组织培养细胞的生存环境是培养瓶、皿或其它容器,生存空间和营养是相当有限的,当细胞增殖达到一定密度后,如果不给予干预,细胞在培养基中的自然生长结果便是营养物质耗尽、凋亡、细胞-细胞接触导致分裂(生长)停止;细胞-细胞接触导致细胞分化。因此为了维持培养细胞的不断的增殖以及研究和控制细胞的基因功能,就要对培养的细胞进行一些操控。

(1)更换培养液:细胞培养时,培养液中的营养物质会逐渐被消耗,代谢产生的酸性物质浓度逐渐升高,对细胞的生长会产生毒性作用,所以要依据细胞系特点及培养液的类型来决定更换培养基的频率。在含有必须生长因子的培养液(如无血清培养基、干细胞培养基)中培养的细胞要尽快更换培养基,一般是 1~2 天。而对于那些在传统培养基中培养的连续的细胞系,一周更换 2 次培养基就可以维持细胞的指数增长。培养液的更换还应该考虑到细胞的生长状况和实验的时间。细胞的代谢物质释放到培养液中使培养液的 pH 值降低,在含有 pH 指示剂的培养液中呈现黄色,细胞的特性会随着时间、细胞汇合及营养物情况而改变,因此,为了保持合适的生长环境及实验的可重复性,细胞传代后应该培养到一个标准的时间,实验前 24h 应该更换培养液。

(2)细胞传代:当培养细胞相互汇合后,整个瓶底逐渐被细胞覆盖,这时需要进行分离培养,否则细胞会因生存空间不足或密度过大、营养障碍影响生长,细胞由原培养瓶内分离稀释后传到新的培养瓶中的过程称之为传代。细胞没有生长到足以覆盖瓶底的大部分表面以前(80%),不要急于传代,否则细胞浓度太低,需要很长时间才能恢复到指数增长期,而且每次传代也会丢失很多细胞,这取决于操作者的技术水平和细胞再附着的比例。

用品准备:0.25% 胰蛋白酶或其他消化液、培养液、Hank 液、吸管、离心管、培养瓶(皿)、注射器、计数板、橡皮乳头。

具体方法:

1) 贴壁细胞的消化法传代:吸出或倒掉瓶内的培养液,以 25cm² 的培养瓶为例,向瓶内加入 1mL 胰蛋白酶,轻轻晃动培养瓶,使消化液流遍所有细胞表面,吸或倒掉消化液后,轻轻晃动再倒掉大部分消化液,留少许消化液。也可直接加入 1~2mL 消化液消化,用较多含血清的培养液中和。37℃消化 2~5min 后于显微镜下观察,发现细胞回缩、间隙增大后,立即用含血清的培养液终止消化。用弯头吸管吸取瓶内培养液,反复吹打瓶壁细胞,从瓶底一边开始到另一边结束,确保所有地方都被吹打到。动作要轻柔,尽可能不要出现泡沫。计数后接种在新的培养瓶内。

2) 悬浮细胞的传代:可直接传代或离心收集细胞后再传代。直接传代时让悬浮细胞慢慢沉淀到瓶底后,将上清吸掉 1/2~2/3,用吸管吹打成细胞悬液后,再传代。离心法是将细胞连同培养液都转移到离心管内,离心 800~1000r/min,5min 后去除上清,加新的培养液到离心管内,用吸管吹打成细胞悬液后传代接种。

(3) 细胞转染(cell transfection):细胞转染技术是将外源性分子如 DNA、RNA 等导入真核细胞的技术,它是研究基因表达调控、突变分析等的常规工具,随着功能研究的兴起,其应用也越来越广泛。目的基因转染细胞后,对目的蛋白的表达及功能的研究可通过检测特定报告基因的表达来实现,常用的有荧光蛋白报告系统、半乳糖苷酶报告系统、荧光素酶报告系统。绿色荧光蛋白在蓝光或紫外光激发下可发射绿色荧光的特性使我们可以在转染细胞后,无需对细胞作特殊处理,只需观察细胞内绿色荧光的产生情况,就可以了解转染效率。转染大致可分为物理介导、化学介导和生物介导三种途径。电穿孔法、显微注射和基因枪属于物理方法将基因导入细胞;化学介导的方法很多,如经典的磷酸钙共沉淀法、脂质体转染法和多种阳离子物质介导技术;生物介导方法,有较为原始的原生质转染和现在比较多用的各种病毒介导的转染技术。下面介绍常用的磷酸钙转染细胞法。

用品准备:成指数生长的真核细胞、培养液、CsCl 纯化的质粒 DNA(10~50μg/次转染,二次纯化)、2×HEPES 缓冲盐水(HeBS)、2.5mol/L 过滤除菌的 $CaCl_2$、磷酸缓冲盐水(PBS)、10cm 培养皿、15mL 锥形管、巴斯德吸管。

方法步骤:

1) 传代细胞准备:细胞在转染前 24h 传代,待细胞密度达 50%~60% 满底时即可进行转染。加入沉淀前 3~4h,用 9mL 完全培养液培养细胞。加入沉淀前 3~4h,用 9mL 完全培养液培养细胞。

2) DNA 沉淀液的准备:首先将质粒 DNA 用乙醇沉淀(10~50μg/10cm 平板),空气中晾干沉淀,将 DNA 沉淀重悬于无菌水中(只要几 μL 把 DNA 沉淀做成悬液就行),加 50μL 2.5mol/L $CaCl_2$。

3) 用巴斯德吸管在 500μL 2×HeBS 中逐滴加入 DNA-$CaCl_2$ 溶液,同时用另一吸管吹打溶液,直至 DNA-$CaCl_2$ 溶液滴完,整个过程需缓慢进行,至少持续 1~2min。

4) 室温静置 30min,至出现细小颗粒沉淀。

5) 将沉淀逐滴均匀加入 10cm 平板中,轻轻晃动。

6）在标准生长条件下培养细胞4~16h。除去培养液，用5mL 1×HeBS洗细胞2次，加入10mL完全培养液培养细胞。除去培养液，用5mL 1×HeBS洗细胞2次，加入10mL完全培养液培养细胞。

7）收集细胞或分入培养皿中选择培养。

（三）细胞培养的应用

细胞培养可以用来研究细胞内的活动（DNA转录、凋亡、蛋白合成等），细胞内部与外界间的作用（细胞对外界刺激的反应、药物对细胞的作用、细胞内产物的分泌等），细胞间的相互作用（细胞间的黏着作用、接触抑制、密度抑制等），细胞内的流动（信号转导、钙离子流动等），遗传学（遗传学分析、转染、转化等）。尽管体外细胞培养尚有一些缺点，但在各个领域都有广泛应用。

1. 病毒学　以往病毒学研究主要是动物实验，需要量大、检测技术繁琐、重复性也差。现在用细胞培养技术、蚀斑点分析等来代替了动物实验，简单、准确且重复性好。还可进行病毒的鉴定、病毒抗原的制备和疫苗生产等。下面简单介绍一下病毒的细胞培养和病毒蚀斑。

（1）病毒的细胞培养：通常用人胚肾或VERO猴肾细胞、WISH及FL人胚羊膜细胞、人胚二倍体细胞（WI38、2BS、SL8等）、鸡胚细胞及传代细胞（如Hela细胞、Hep-2细胞和KB细胞）等制备的单层细胞（表9-1-1）。病毒感染细胞后，大多能引起细胞病变（cytopathic effect，CPE），无需染色可直接在普通光学显微镜下观察，记录时+代表25%以下细胞发生病变，++代表50%左右细胞发生病变，+++代表75%左右，++++代表100%左右细胞发生病变。不同病毒死亡破裂现象（CPE）产生的现象不同，有的细胞变圆、坏死、破碎或脱落如滤泡性口腔炎病毒（VSV）、B₃型柯萨奇病毒、脊髓灰质炎病毒等。有的只使细胞变圆，并堆集成葡萄状，如腺病毒。而麻疹病毒，呼吸道合胞病毒形成多核巨细胞或称融合细胞。有些病毒能使细胞形成包涵体，位于细胞浆内或核内，一至数个不等，嗜酸性或嗜碱性。

表 9-1-1　分离培养病毒常用的细胞

类型	名　称
原代培养细胞	猴肾细胞、人胚肾、肺细胞、人羊细胞、鸡胚成纤维细胞、兔肾、狗肾细胞等
二倍体细胞株	WI-38（人胚肺细胞株）、HL-8（恒河猴胚细胞株）
传代细胞系	Hela细胞（人子宫颈癌细胞系）、Chang C/I/L/K（人结肠C、肠I、肝L与肾K细胞系）、Vero（绿猴肾细胞系）、BHK-21（幼地鼠肾细胞系）等

有的细胞不发生细胞病变，但能改变培养液的pH，或出现红细胞吸附及血凝现象（如流感病毒或副流感病毒），有的需用免疫荧光技术或ELISA法检测。

（2）病毒蚀斑：又叫空斑，如同噬菌体的噬斑，一个蚀斑为一个病毒体的繁殖后代品系。在细胞培养中做蚀斑是一种较精确地测定病毒感染力的方法，将病毒各稀释度种入单层细胞瓶，吸附1h后，在单层细胞上覆以营养琼脂培养基，病毒在细胞中繁殖使细胞死亡。但由于琼脂的限制只能感染邻近的细胞，形成"蚀斑"的退化细胞区，经中性红活细胞染料着色后，活细胞显红色，而蚀斑区细胞已退化不着色，形成不染色区域。凡是能在细胞培养物中产生CPE的病毒都可采用蚀斑技术来分离和测定。

蚀斑技术在测定病毒感染时是很好的定量方法,也是测定干扰素和抗体中和病毒繁殖能力的一种非常敏感的方法。此外还可以用来纯化病毒,纯化时挑选合适的空斑进行传代即可。若目的是要提高病毒毒力,应选大空斑;若是为了减毒以制备疫苗应挑选小空斑,但每瓶空斑数目不得超过20~40个为宜。

2. 免疫学　杂交瘤-单克隆抗体技术在细胞培养的技术上发展起来,极大地促进了免疫学的发展。

通过克隆一个B淋巴细胞而制备到的单一的抗体称单克隆抗体,它具有专一性强、质地均匀、反应灵敏、可大规模生产等特点。但B淋巴细胞在体外培养不能无限分裂繁殖。1975年英国剑桥大学的Kohler和Milstein将小鼠的骨髓瘤细胞与B淋巴细胞在聚乙二醇(PEG)作用下进行细胞融合,得到既能在离体条件下迅速无限增殖,又能分泌单一特异性抗体的"杂交瘤",成功地解决了制备单克隆抗体的技术难关。单克隆抗体的制备包括动物免疫、细胞融合、选择杂交瘤、检测抗体、杂交瘤的克隆化、冻存以及单克隆抗体的大量生产,整个过程需要经过几个月的时间。

3. 遗传学　细胞融合技术的引入,与遗传学技术相结合建立了体细胞遗传学,并已成为高等动物遗传学分析的一个重要组成部分。

目前细胞培养在遗传学上运用最广泛的当属羊水细胞培养对孕妇进行产前诊断,这是一种安全可靠且必要的临床检查,可以通过对培养的羊水细胞进行染色体核型分析防止染色体病患儿的出生。同样地,我们也可以对外周血淋巴细胞培养后进行染色体核型分析。

真核细胞通过介导和培养,同种细胞或者不同种细胞间两个或数个细胞可以合并成双核或多核细胞,称之为细胞融合。运用细胞融合、染色体鉴定、生化鉴定、免疫学鉴定等技术,已经建立了许多种基因定位方法,使人的基因定位的研究取得了飞速的进展。例如,可利用中国仓鼠的细胞和人的体细胞融合的杂种细胞在传代培养过程种不断排斥人的染色体的现象进行基因定位,如发现杂种细胞中人的9号染色体被排斥后便失去ABO血型抗原,就可以确定ABO血型抗原基因是在9号染色体上等等。

4. 肿瘤学　细胞培养研究肿瘤细胞的生物学特性、肿瘤的发生发展,特别对抗肿瘤药物的筛选有重要作用。通过细胞转染改变细胞的本来特性是研究肿瘤发生的良好方法。

现阶段,通过体外淋巴细胞培养增强其对癌细胞的杀伤效应来进行临床治疗已经取得了很大的进展。取同体淋巴细胞经体外培养后,并加入IL-2、INF-γ等来刺激淋巴细胞,能明显增强NK、TCL、LAK等细胞的杀伤肿瘤细胞的活性,经过扩增达一定数量后再回输给病人,其疗效非常明显。为治疗肿瘤开辟了新的方向。

5. 其他　细胞培养在分化和发育、细胞毒试验、临床医学及生物技术方面都有非常广泛的运用。现在,利用细胞培养,已经可以生产出很多生物制品,如:病毒疫苗、生长因子、激素、细胞因子、抗体及酶制剂等。而具有良好发展前景的干细胞培养、组织工程也都离不开细胞培养。

二、口腔特殊细胞的培养与鉴定

(一) 口腔黏膜上皮细胞的培养

口腔黏膜由上皮和上皮下结缔组织组成,二者由基底膜分开。口腔黏膜上皮细胞培养的关键是采用酶消化法,首先使上皮细胞层与结缔组织层分开,再进一步用胰蛋白酶消化将上皮细胞各自分开,进行培养。

1. 用品准备 眼科弯剪、镊子、培养皿、培养瓶、试管(或离心管)、吸管。含 10% 血清的 DMEM、PBS、0.25% 胰蛋白酶溶于 PBS、0.2% 的 Dispase Ⅱ 消化液、角化细胞培养液(KGM)或角化细胞无血清培养液(KSFM)。

2. 方法步骤

(1) 将无菌条件下切取的口腔黏膜块收集起来,置于含 10% 血清的 DMEM 离心管中,保存在 4℃ 冰浴里,在 4h 内进行实验。

(2) PBS 反复轻柔清洗标本,去除血迹、碎屑,修剪去除肉眼可见的黏膜下组织,剪成 3mm×3mm 大小的组织块,用含双抗的 PBS 冲洗 3~4 次。

(3) 将标本放入消化液中,4℃ 冰箱过夜预处理约 16h。

(4) 用眼科剪轻轻提拉表层上皮和上皮下层,将表皮剥下,弃去黏膜下层。用 PBS 轻轻冲洗上皮层,置于 0.25% 胰蛋白酶中,37℃ 消化约 30min,DMEM 终止消化,吹打成单细胞悬液。

(5) 离心 5min(1000r/min)。弃去上清,加入 KSFM 重悬细胞。按照比例,接种至六孔板或培养瓶。37℃,5% CO_2 培养箱培养。

(6) 次日细胞贴壁后,换新鲜的培养液,去除未贴壁的死细胞。以后隔日或隔 2 天换液。

(7) 细胞生长至培养瓶底面积的 70%~80% 可用胰蛋白酶消化传代。

3. 生物学特点 原代培养的人牙龈上皮角质细胞呈多角形,5~10 天汇合后呈"铺路石"样单层排列。当周围环境不好时细胞拉长成梭形,有时换液能使形态好转。一般传代 2~3 次细胞即可出现分化现象,继而脱壁死亡。实验采用第 2、3 代细胞进行。

4. 免疫组化染色 体外培养的口腔黏膜上皮细胞波形蛋白表达呈阴性反应,对多种角蛋白呈阳性反应,但在发育的不同时期、口腔不同部位表达有所不同,例如胚胎 10 周时,细胞表达 K5、K6、K8、K13、K14、K16、K17、K19、K23 周时 K8 和 K19 表达下降,并开始表达 K1、K2、K10 和 K11,而成人口腔上皮则不表达 K8 和 K19。

(二) 牙髓细胞的培养

牙髓是位于牙髓腔内的一种疏松的结缔组织,其细胞成分包括成纤维细胞、组织细胞、未分化的间充质细胞以及血管淋巴管组织的多种细胞。牙髓被坚硬的牙体硬组织所包围,体内研究存在许多困难,因此,体外培养人牙髓细胞对揭示牙髓生理活动和病理改变具有必要性和迫切性。体外培养的牙髓组织细胞是来源于牙髓组织中的成纤维细胞还是未分化的间充质细胞,目前还不是很明确。

1. 用品准备 同上皮细胞培养所需原代培养器械、牙钳、劈开凿、锤、牙齿标本、PBS、含青霉素 100U/mL、链霉素 100μg/mL 及 10% 胎牛血清的 DMEM。

2. 方法与步骤

(1) 收集因阻生或正畸拔出的健康牙齿,放在装有 DMEM 的离心管中,保存在 4℃ 冰浴里。

(2) PBS 冲洗干净后,无菌条件下沿长轴劈开,小心取出牙髓组织。

(3) 将标本放入培养皿中,切除根尖部分约 2mm 的牙髓组织。

（4）用加有青霉素 500U/mL、链霉素 500μg/mL 的 PBS 漂洗牙髓 3 次。

（5）将牙髓用眼科剪剪成 1mm³ 大小的碎块,平放入 25mL 的细胞培养瓶底部,瓶底朝上,每小块间距 0.5cm 左右。

（6）加入培养液后与 37℃ CO₂ 培养箱中培养 2h,再慢慢翻转瓶底向下,动作要轻,让液体覆盖组织小块,继续培养。

（7）每 3~4 天更换一次培养液,于倒置显微镜下观察细胞游出及生长情况。

（8）20 天左右细胞长满瓶底约 80% 时可用 0.25% 胰酶消化传代,按 1:3 传代,约 7 天传代一次。

3. 生物学特点　牙髓组织培养后 3h 就可见红细胞、白细胞从中游出,72h 后开始有梭形细胞游出,平均 20 多天汇合。牙髓细胞呈梭形,有突起,核圆形或椭圆形,居中。细胞在体外第 1~5 代传代培养期间生长增殖较快,5~15 代生长增殖较稳定,到 15~20 代以后细胞增殖逐渐减缓,细胞贴壁伸展不良,胞浆内出现大量颗粒,最终死亡。

4. 免疫组织化学染色　体外培养的牙髓细胞波形丝蛋白、Ⅰ型胶原、Ⅲ型胶原、碱性磷酸酶、骨形成蛋白、骨桥蛋白、骨涎蛋白、牙本质特异性非胶原磷蛋白等阳性表达。角蛋白、神经丝蛋白、结蛋白、胶质细胞原纤维酸性蛋白呈阴性反应。

（三）牙周膜细胞的培养

牙周膜是环绕牙根,介于牙骨质和牙槽骨之间的纤维结缔组织,其细胞成分包括成纤维细胞、成牙骨质细胞、Malassez 上皮细胞、破骨细胞、成骨细胞、未分化的间充质细胞以及血管、神经、淋巴组织的多种细胞。牙周膜组织在体外培养中生长传代的细胞主要是纤维样细胞,其中可能含有成纤维细胞及未分化的间充质细胞,统称为牙周膜细胞。

1. 用品准备　同上皮细胞培养所需原代培养器械、无菌刀片、牙齿标本、PBS、含青霉素 100U/mL、链霉素 100μg/mL 及 10% 胎牛血清的 DMEM。

2. 方法

（1）收集正畸拔出的健康牙齿,放在装有 DMEM 的离心管中,保存在 4℃ 冰浴里。

（2）PBS 冲洗干净牙冠和根面的血污,用刀片仔细刮除附着牙龈。

（3）将牙冠浸入 5.25% 次氯酸钠溶液中 2min,杀死细菌和去除残存的牙龈组织。

（4）PBS 冲洗 3 次。

（5）将牙齿移入一无菌培养皿,滴加少量 DMEM 培养液,保持根面湿润,用刀片刮下根中 2/3 的牙周膜,剪成 0.2mm³ 大小的小块,以 5mm 左右的间隔均匀地接种在 25mL 培养瓶瓶底,翻转瓶底,再加入 2~4mL 培养液,37℃ CO₂ 培养箱中培养 2~6h,使组织贴壁后再翻转培养瓶培养。

（6）培养前 3 天应避免过多观察和晃动培养瓶,以防组织块脱壁。细胞长满瓶底 80% 左右用胰蛋白酶消化传代,1:2 传代培养。

3. 生物学特点　原代和传代生长的细胞均为梭形成纤维样细胞,周围有数个长短不同的突起,胞核呈圆形或椭圆形,核内有 2~3 个清晰的核仁,细胞呈放射状、漩涡状走形。一般 2~7 天组织块边缘细胞开始游出,以组织块为中心呈放射状、漩涡状生长。细胞生长的最初 5 代,3~5 天可长满瓶底;6~15 代的细胞,7~10 天可长满;16 代以后的细胞增殖速度明显降低,10~14 天才长满培养瓶,趋于老化。

4. 免疫组织化学染色　体外培养的牙周膜细胞波形蛋白表达呈阳性反应,角蛋白、神经丝蛋白、结蛋白、胶质细胞原纤维酸性蛋白呈阴性表达。

（四）唾液腺细胞的培养

唾液腺上皮细胞包括腺泡上皮细胞、导管上皮细胞、肌上皮细胞，唾液腺的细胞成分还包括成纤维细胞、神经、血管、淋巴管的细胞。培养时要设法抑制成纤维细胞的增殖，促进上皮细胞的生长，并使培养的唾液腺上皮细胞能在体外存活较长时间，且保持其一定的结构和功能。自 20 世纪 80 年代以来，文献中报道分离并单层培养唾液腺涎泡细胞获得成功，而且可以存活并分化维持 4 周。随后学者们又相继改进、建立了各种唾液腺细胞体外培养的方法，主要措施有：采用特殊的培养液、加入有利于上皮细胞生长的因子等辅助物质、培养皿底部被覆以特殊的底物等。现在，已经成功培养出唾液腺内的各种细胞并制成了永生化的细胞系，如人类颌下腺细胞系（HSG）、大鼠涎腺细胞系（SMIE）等。下面以腮腺细胞立体培养法为例说明唾液腺细胞培养的基本方法。

1. 用品准备　同上皮细胞培养所需原代培养器械、筛网、24 孔培养板、Milli-cell（圆形微孔膜培养小室，小室直径 10mm，膜微孔直径 0.4μm）、人工制备的细胞外基质（Matrigel）原液、0.25% 胶原酶、Hank 液、DMEM/F12（1∶1）培养液（含 10% 胎牛血清、5μg/mL 胰岛素、5μg/mL 转铁蛋白、10ng/mL EGF、100ng/mL 氢化可的松、10ng/mL 霍乱毒素、人或动物新鲜的腮腺组织。

2. 方法步骤

（1）用不含血清的培养液将 Matrigel 原液稀释 8 倍，每个 Millicell 中加入 100μL，无菌条件下风吹干，或在无菌条件下自然干燥，然后将 Millicell 置入 24 孔培养板（每孔一个）。

（2）切取腮腺实质性部分，经 Hank 液清洗后剪成 1mm³ 碎块，按常规酶消化法在 0.25% 胶原酶中消化，筛网过滤，离心，收集细胞，制备细胞悬液 $2×10^4$ 个/mL。

（3）在每个 Millicell 中加入 0.5mL 细胞悬液，Millicell 孔外 24 孔培养板孔内加入培养液，使之与 Millicell 孔内液面平齐。

（4）常规培养，24h 后更换培养液，以后每隔 1 天更换 1 次。

3. 生物学特点　接种后 48h，细胞向外生长，约 1 周左右细胞完全伸展，呈单层生长，细胞圆形或多边形。4 周内可见细胞分裂象。可以维持 2 个月左右。培养所获得的细胞包括腺泡上皮细胞、导管上皮细胞、肌上皮细胞等。

4. 免疫组化染色　①腺泡上皮细胞：角蛋白、淀粉酶、对氨基水杨酸、导管上皮膜、前角蛋白、单克隆角蛋白（AE1-AE3）、分泌成分呈阳性反应；②导管上皮细胞：角蛋白、上皮膜蛋白、磷酸酐酶抗体染色均呈阳性反应；③肌上皮细胞：肌动蛋白、S-100 蛋白、肌凝蛋白抗体染色均呈阳性反应。

（五）牙髓干细胞的培养

牙髓干细胞（dental pulp stem cells，DPSCs）的概念是 Gronthos 等于 2000 年提出的。他们从成体牙髓组织中通过体外培养，获得集落状生长的、体外可诱导分化形成牙本质样结构的成牙本质样细胞的前体细胞，该细胞具有增殖分化的干细胞特性，命名为牙髓干细胞。牙髓中含有未分化的间充质细胞，有人认为这就可能是牙髓干细胞，但尚未得到证实。目前对于牙髓干细胞的来源、鉴定、定位也缺乏明确认识。

1. 用品准备　同上皮细胞培养所需原代培养器械、牙钳、劈开凿、锤、PBS、DMEM、20% 胎牛血清、2mmol/L L-谷氨酰胺、100U/mL 青霉素、100μg/mL 链霉素、3mg/mL Ⅰ型胶原酶、

4mg/mL Dispase、200 目细胞筛网、细胞计数板、0.25%胰蛋白酶。

2. 方法步骤

(1) 收集正常人第三磨牙(19~29 岁),放在加有双抗的 DMEM 的离心管中,保存在 4℃冰浴里。

(2) 含双抗的 PBS 反复冲洗,并将附着的组织去除,无菌条件下沿长轴劈开,小心取出牙髓组织。

(3) 将标本放入培养皿中,切除根尖部分约 2mm 的牙髓组织。

(4) 将牙髓用眼科剪剪成 1mm³ 大小的碎块,移入离心管中,用Ⅰ型胶原酶和 Dispase 在 37℃消化 1h,期间间断振荡或轻微吹打,最终看不到成形的牙髓组织,镜下观察细胞已呈圆形悬浮。

(5) 将消化好的悬液 1000r/min 离心 6min,去上清,沉淀用培养基充分混匀,反复吹打以机械力离散细胞团块,通过细胞筛网,获得单个离散的细胞,调整细胞密度为 $1×10^5$/mL 接种,置 37℃,5% CO_2 饱和湿度的孵箱内培养。

(6) 3 天后完全更换培养液,弃去未贴壁的细胞,2~3 天换液 1 次。

(7) 细胞贴壁后,将克隆生长的细胞挑出,用 0.25%胰蛋白酶 37℃消化 10min,1000r/min 离心 6min,弃上清,沉淀按 1∶2 比例传代。

3. 生物学特点　酶消化法培养的牙髓细胞,接种 2 天后部分细胞贴壁生长,3 天完全弃液,弃去未贴壁的细胞,相差显微镜下观察成长梭形成纤维样细胞,其中有少数几个细胞迅速增殖。14 天左右形成细胞克隆,呈巢式或集落状生长,克隆生长的细胞排列紧密,界限不清。人牙髓干细胞克隆形成率约为 $(2.2~7.0)×10^2$ 个/10^3 细胞,其中只有约 20%的克隆可以扩增传代超过 20 代。

4. 免疫组织化学染色　牙髓干细胞中巢蛋白(nestin)和神经胶质纤维酸性蛋白(glial fibrillary acidic protein,GFAP)表达阳性,牙本质唾磷蛋白不表达,碱性磷酸酶活性较低。

(六) 牙囊细胞的培养

牙囊是围绕着牙胚周围的疏松结缔组织,与牙齿的发育和萌出有关。Cahill 和 Marks 以手术方法去除小鼠牙囊,牙齿则不能萌出;但保留牙囊,用其他物质代替牙胚,结果替代物可以萌出。Larson 在狗前磨牙牙冠形成后萌出前四周去除牙囊,牙齿同样不能萌出,将剥离的牙囊立即放回成釉器表面,牙齿便能重新萌出。1992 年,Wise 等首次报道体外培养大鼠牙囊细胞获得成功,但关于人牙囊细胞的培养则存在一定难度。下面以大鼠牙囊细胞的培养为例介绍培养方法。

1. 用品准备　原代培养器械、75% 酒精、D-Hank 平衡盐溶液(含 300U/mL 青霉素,300μg/mL 链霉素)、MEM 培养基(含 300U/mL 青霉素,300μg/mL 链霉素,p7.2)、胎牛血清、HEPES、1.25g/L 胰蛋白酶、0.02% EDTA、左旋谷氨酰胺、PBS、25cm² 细胞培养瓶、SD 乳鼠。

2. 方法步骤

(1) 牙囊组织的分离与获取:取新生 6~7 天的 SD 乳鼠,引颈法处死后,用 75% 酒精浸泡 2~3s,外科法取出下颌骨,置入 D-Hank 平衡盐溶液,在解剖显微镜下分离出下颌第一、第二磨牙牙胚。进一步分离牙囊与成釉器,将分离出的牙囊组织立即置入 MEM 培养基中用眼科剪将组织块切成 1~2mm³ 大小的块。

（2）牙囊细胞原代培养：离心 5min，弃上清液。胰蛋白酶消化 5min，再次离心 5min，弃上清液，加入 12% MEM 培养基 0.5mL，转入培养瓶，37℃，5% CO_2 条件下培养 12h 后补加 12% MEM 培养基 1.5mL。2～3 天换液 1 次。

（3）牙囊细胞的传代培养：细胞生长形成单层后，弃去培养液，D-Hank 平衡盐溶液洗涤细胞。加入胰蛋白酶和 EDTA 消化液（1:1）2mL 消化 1～2min，待细胞收缩变圆相互分离时，立即吸出消化液，加入 12% MEM 4mL 终止消化。弯头吸管吸取瓶内培养液，反复吹打 10 次左右形成细胞悬液。按 1:2 进行传代培养。

3. 生物学特点　消化后的牙囊组织块呈絮状，4h 贴壁，24h 可见细胞从组织块中爬出。第 3 天时，组织块周围有大量梭形或不规则三角形细胞，呈放射状或漩涡状走形，为典型的成纤维细胞表现。梭形细胞周围有上皮型细胞，随着梭形细胞的增多，上皮型细胞的数量也增多，并逐渐融合成单层细胞。通过传代逐渐纯化牙囊细胞，6 天左右第一次传代，传至第 3 代时，可得到纯化的牙囊细胞。

4. 免疫组织化学染色　人牙囊细胞可在体外培养，具有成纤维细胞特性。波形蛋白染色阳性。波形蛋白是来源于外胚间充质的细胞特有的中间纤维蛋白，说明细胞来源于外胚间充质。

第二节　口腔细胞的分选鉴定技术

细胞分选主要是根据细胞本身的某些性质来分离具有同一性状的细胞群，这些性状包括细胞的大小或体积、密度、表面标志、表面电荷、散射光线总量、细胞中一个或多个成分的荧光、细胞对其他介质的吸附作用。这里主要讲述根据细胞密度、体积、细胞表面标记进行的细胞分选方法。

一、细胞分选方法

（一）荧光激活细胞分选术（fluorescent activated cell sorting，FACS）

该分选方法是基于流式细胞术（flow cytometry，FCM）发展起来的细胞分选技术。本法是将待分选的细胞制成单细胞悬液后，用荧光抗体与细胞膜表面的抗原结合，在经过流式细胞仪流动室的喷嘴时，经发射激光照射，细胞上所带的荧光被激发而转换成脉冲，测定脉冲数可换算出各种不同细胞表面抗原的情况。同时，由于悬浮液滴中的细胞带不同程度的负电荷，在电场作用下，移行偏斜程度不同，而不带电荷的细胞仍以直线流过，为此收集到不带电荷或带电荷多少不同的各种细胞，即不同的细胞群。本法的优点是分离速度很快，分离的细胞仍保持各种功能，分离纯度可达 99%。

1. 细胞（表面）标记原理　细胞表面具有表面抗原、表面糖类、表面受体、膜电位、膜结合钙离子以及细胞表面电荷等分子特征，不同类型的细胞其表面性质具有一定的特异性，通过检测这些特异性分子，能正确判断细胞的性质及功能。细胞在各自正常分化成熟的不同阶段以及活化过程中，其细胞膜表面均可表达供鉴别的特殊结构，即表面标志。细胞表面标记的原理就是鉴于抗原抗体结合的特异性，利用荧光素标记的单克隆抗体作为分子探针，与细胞表面标志进行结合，从而使细胞表面标记得以显示。

2. 流式细胞术的基本原理　流式细胞仪工作的基本原理是荧光染色的单细胞悬液在一定压力下压入流动室,鞘液流包绕在样本流外流动,维持样本流处于流动室的中心,且成单行排列,依次通过检测区域。激光源发出激光,经聚焦后垂直照射到样品流上,经荧光染色的细胞在激光束的照射下产生散射光和激光。在流式细胞术中被利用的有前向散射(forward scatter,FSC)和侧向散射(side scatter,SSC)。前向散射也称小角散射,该值的大小与细胞直径近似直线关系,也就是说,细胞越大,其 FSC 也越大,反之则越小。侧向散射又称 90° 散射,它对细胞膜、胞质和核膜的折射更为敏感,其散射强度几乎与细胞内颗粒结构的质量成近似直线关系,也就是说,细胞内颗粒机构越复杂,质量越大,其 SSC 越大,反之则越小。前向散射与侧向散射是细胞的固有属性,称为物理属性。这两种信号同时被前向光电二极管和 90° 方向的光电倍增管接收。光散射信号在前向小角进行检测,这种信号基本上反映了细胞体积的大小。荧光信号的接收方向与激光束垂直,经过一系列双色性反射镜和带通滤光片的分离,形成多个不同波长的荧光信号,荧光信号的强度代表了所测细胞膜表面抗原的强度或其核内物质的浓度,是人为的属性,称为化学属性,通常代表了试验者的检测目的。经光电倍增管接收后可转换为电信号,再通过模/数转换器,将连续的电信号转换为可被计算机识别的数字信号。计算机把测量到的各种信号进行处理,分析产生结果。细胞的分选是通过在流动室的喷口上配有一个超高频率电晶体,充电后振动,使喷出的流液断裂为均匀的液滴。将这些液滴充以正负不同的电场,当液滴流经带有几千伏的偏转板时,在高压电场的作用下产生偏转,落入各自的收集容器中,不充电的液滴落入中间的废液容器中,从而实现细胞的分离(图 9-2-1)。

检测数据的显示根据测量参数的不同有多种形式可供选择。单参数数据以直方图的形式表达,其 X 轴为测量强度,Y 轴为细胞数目。一般来说,流式细胞仪坐标轴的分辨率有 512 或 1024 通道数,这视其模数转换器的分辨率而定。对于双参数或多参数数据,既可以单独显示每个参数的直方图,也可以选择二维的散点图、等高线图或三维立体视图(pseudo 3D)。

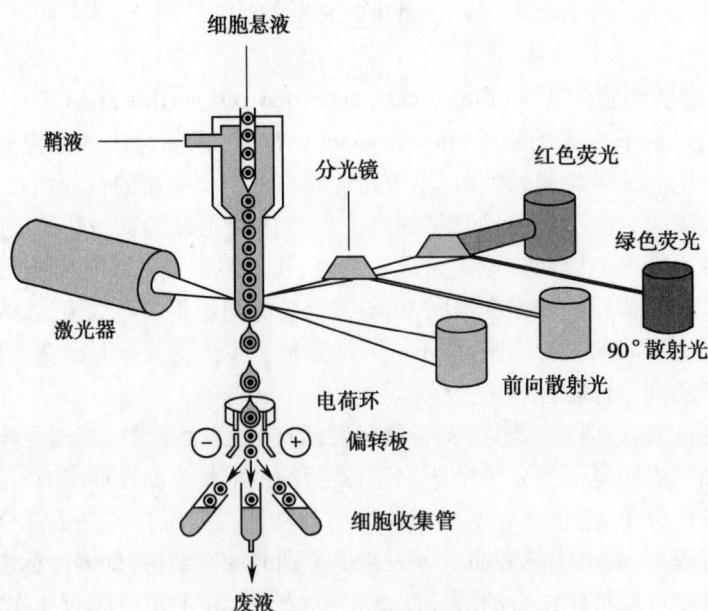

图 9-2-1　流式细胞仪的工作原理

流式细胞术分析的基本原理就是基于散射角和荧光信号的强弱把不同属性的细胞分开。由于同一类型的细胞具有相同或相近的直径大小和颗粒结构,所以应该具有相同或相近的 FSC 与 SSC。在以 FSC 作为横坐标,SSC 作为纵坐标的散点图中,同一类型的细胞就会以散点的形式集中分布在某个区域内,每个点代表了一个细胞。同样地,其他同类质的细胞也会根据 FSC 与 SSC 的大小分布在散点图的另外一个区域。这样就可以将混合细胞进行分群(彩图 9-2-2,见文末彩色插页)。

流式细胞术具有以下特点:①实现对单列细胞或微生物颗粒的逐个检测;②高通量的检测。流式细胞仪每秒钟可以对上万个细胞进行检测,被检测的细胞数量可达数百万个;③对细胞的识别、计数非常准确。用不同荧光素标记的单克隆抗体进行多色荧光染色,可同时分析单个细胞或生物颗粒的多种特征,使细胞特性的识别、计数更为准确;④定性、定量分析细胞。通过荧光染色对单个细胞或生物颗粒的某些成分进行单细胞水平的定性、定量分析;⑤分选细胞。可将具有特定性状或功能的细胞从混合细胞群中分离出来。

3. FACS 分选(流式细胞术)的应用　下面简要介绍一下流式细胞术在科学研究中的应用情况。①细胞生物学:定量分析细胞周期并分选不同细胞周期时相应的细胞;分析生物大分子如 DNA、RNA、抗原等物质与细胞增殖周期的关系;进行染色体核型分析并纯化 X 或 Y 染色体;②肿瘤学:DNA 倍体测量分析可以鉴别良、恶性肿瘤;对血液或骨髓中残存的肿瘤细胞进行探测;用单克隆抗体技术清除血液中的肿瘤细胞等等。近年来,已应用该技术对白血病、淋巴瘤、肺癌等进行诊断、分型及疗效检测;③免疫学:进行免疫活细胞的分型与纯化;分析淋巴细胞亚群与疾病的关系;免疫缺陷病的诊断及器官移植后的免疫监测等等;④血液学:血细胞的分类;造血细胞的分化研究;血细胞中各种酶的定量分析;检测血液中循环免疫复合物来诊断自身免疫性疾病等;⑤药物学:检测药物在细胞中的分布;研究药物的作用机制等。

(二) 其他方法

1. 等密度沉降分离法　等密度沉降分离法主要是根据细胞密度的差异来分离细胞。细胞在连续的密度梯度分离介质中,强离心力的作用使密度相同的细胞到达与其密度相同的介质层面,并达到平衡。在非连续的密度梯度中,分离的细胞主要集中在介于其自身密度的两种密度介质交界的界面。等密度沉降分离法通常在较高密度的介质中进行。介质的最高密度应大于被分离组分的最大密度,而且介质的梯度要求较高的陡度,不能太平缓。再者,这种方法所需要的力场通常比速率沉降法大 10～100 倍,故往往需要高速或超速离心,离心时间也较长。大的离心力、长的离心时间都对细胞不利。大细胞比小细胞更易受高离心力的损伤,而且停留在等密度介质中的细胞比处在移动中的细胞受到的损伤更大。因此,这种方法适于分离细胞器,而不太适于分离和纯化细胞。

2. 速度沉降分离法　速度沉降分离法主要用于分离密度相近而大小不等的细胞。这种方法所采用的介质密度较低,介质的最大密度应小于被分离细胞的最小密度,细胞在十分平缓的密度梯度介质中按各自的沉降系数以不同的速度沉降而达到分离。细胞越大沉降也越快。

在细胞分离的过程中,为了稳定沉降细胞,需要使用适当的分离介质形成一定的梯度密度溶液,常用的分离介质有血清、聚蔗糖和蔗糖等。

3. 免疫磁珠分选术(magnetic activated cell sorting,MACS)　上述三种方法用来分离细

胞有的比较费时,有的十分昂贵,而免疫磁珠分选术分选细胞只需抗体和一个磁铁,既简便灵敏又经济快捷。

免疫磁珠法分离细胞是基于细胞表面抗原能与连接有磁珠的特异性单抗相结合,在外加磁场中,通过抗体与磁珠相连的细胞被吸附而滞留在磁场中,无该种表面抗原的细胞由于不能与连接着磁珠的特异性单抗结合而没有磁性,不在磁场中停留,从而使细胞得以分离。

免疫磁珠分离细胞的方法有两种:一种是阳性分离,另外一种是阴性分离。用免疫磁珠直接从待检细胞群中分离靶细胞的方法为阳性分离,用免疫磁珠去除无关细胞使靶细胞得以纯化的方法为阴性分离。通过包被不同的抗体、配体,可进行几乎所有细胞亚群的分离纯化。

该法具有很多优点:分离细胞种类广;分离纯度高达95%~99.9%;细胞处理量大,可达10^9个;细胞分离后仍保持很好的活力;小磁珠分离不影响流式细胞术分析;易于获得无菌的细胞悬液。

4. 亲和细胞分选术　亲和细胞分选术是一种快速、有效地从待检的细胞悬液中分离目的细胞的方法。其主要原理是根据配体与所分离细胞表面分子特异性结合进行细胞分离。亲和细胞分离技术由于其具有高度的选择性、分离速度快、效率高等优点,目前已经成为细胞分离的首选方法。亲和细胞分离主要有以下几种方法:细胞淘选技术、玫瑰花结技术、细胞亲和层析技术等。下面介绍一下细胞淘选技术和细胞亲和层析术。

(1) 细胞淘选技术(cell panning):最早、最简单的细胞淘选技术是利用细胞与没有经过任何处理的玻璃、塑料或尼龙等材料具有不同程度的亲和力,亲和力强的细胞结合速度快,而亲和力弱的细胞,结合比较慢,利用结合时间的快慢进行细胞分离。该技术与淘金过程相似,所以称为淘选。

1) 阳性和阴性细胞淘选:将细胞悬液加入玻璃或塑料的培养皿,孵育一段时间后,细胞分为结合和未结合的两群细胞。留取结合在培养皿表面的细胞,废弃没有结合的细胞称为阳性淘选,反之称为阴性淘选。通常情况下,采用阴性淘选获得的细胞更有意义,因为细胞结合到培养皿等物体表面的过程实际上是一个被激活的过程,经过激活后有些细胞不再具有活性,或者激活的细胞发生一系列的生理、生化反应,导致内环境发生改变。而阴性选择的细胞,为真正的原始状态细胞,保证了细胞的完整性。因此如果进行细胞功能等有关的研究,应该避免阳性淘选,选用阴性淘选。

2) 使用非配体的细胞淘选:有些情况下,待分离的细胞液中的细胞与培养皿等材料表面亲和力没有明显差异,必须经过处理才能够进一步分离。处理方法主要依据所分离细胞的特性决定。

3) 亲和配体辅助的细胞淘选:通过亲和配体辅助的细胞淘选技术能够提高选择的特异性,可以得到更高浓度的目的细胞。最常用的亲和配体是凝集素,凝集素与细胞表面的糖类部分结合,由于与细胞之间的亲和力没有抗原抗体反应强,回收细胞相对比较容易。只需要在分离的细胞中加入过量的糖类,竞争性结合凝集素,细胞就会与凝聚素脱离。

4) 免疫亲和细胞淘选:选择针对筛选细胞表面抗原特异性的抗体进行淘选细胞的技术就是免疫亲和细胞淘选。应用该技术可以快速地、阳性选择得到高度纯化的细胞。大家熟知的就是采用抗CD4或CD8包被平板,阳性选择进行分选CD4或CD8阳性T淋巴细胞。也可进行阴性淘选。

（2）细胞亲和层析术：细胞亲和层析技术早期主要应用于蛋白质、酶等分子的分离纯化。使用亲和层析技术进行细胞分离是一项比较新的技术，目前，从生物体液和组织中获取目的细胞最广泛应用的技术就是亲和分离技术，应用亲和层析技术进行细胞分离逐渐成为首选方法。

亲和层析是利用偶联亲和配基的亲和吸附介质为固定相亲和吸附靶细胞，使靶细胞得到分离纯化的液相层析法。

二、口腔细胞的分选与鉴定

（一）常用口腔细胞的标记及意义

不同的细胞都具有它们专有的标记，可以是蛋白、糖、基因等特异性的分子。这有助于与其他细胞的鉴别和分选。下面主要介绍一下口腔医学研究中常用的细胞标记（markers）。

1. 成釉细胞（ameloblast）　成釉细胞起源于外胚层，是在牙本质形成后，由牙乳头的间充质细胞分化成的有分泌功能的细胞，可以分泌釉蛋白（enamelin）、釉原蛋白（amelogenin），以后矿化形成人体内最坚硬的物质——釉质。

（1）成釉蛋白（ameloblastin）：一种釉基质蛋白，在维持成釉细胞的分化状态中起了关键作用，并且是釉质形成不可缺少的。

（2）釉原蛋白（amelogenin）：用抗釉原蛋白的单克隆抗体进行免疫组化检测发现成釉细胞在分化的早期就通过旁分泌途径分泌釉原蛋白。

（3）釉成熟蛋白（amelotin）：由成釉细胞产生，在牙釉质的形成中发挥重要作用。

（4）AP-1 家族蛋白（c-Jun，JunB，JunD，c-Fos，FosB，Fra-1，Fra-2）：在大鼠切牙成釉细胞中标记细胞核（除了 c-Fos 特异性抗体），c-Jun 抗体以循环形式标记成熟的成釉细胞，这与成釉细胞调节有关。

（5）连接蛋白 43（connexin43，Cx43）：在成釉细胞成熟过程中，成釉细胞表达的 Cx43 呈短暂下降，然后随着细胞的分化又增加。因此，Cx43 表达的改变可能与成釉细胞分化的变化有关。

（6）细胞角蛋白 14（cytokeratin 14，K14）：在体内外大鼠牙齿发育过程中 K14 都是成釉细胞系细胞的一个很好的标记。

（7）釉基质蛋白（enamel matrix proteins，EMP）：是成釉细胞分泌的特异性蛋白分子标志。

（8）胰岛素样生长因子-1 受体（insulin-like growth factor-1 receptor，IGF-1 受体）：IGF-1 受体的分布和强度随着成釉细胞各表型阶段而不断改变。

（9）肺癌肿瘤阻抑基因-1（tumor suppressor in lung cancer-1，TSLC-1）：一种成釉细胞间的黏附分子，在成釉细胞肿瘤发生时可能下调。

2. 成牙本质细胞（odontoblasts）　成牙本质细胞位于牙髓组织的最外层，起源于神经嵴。成牙本质细胞可以终生分泌牙本质，代偿牙釉质的磨耗。当感染累及牙髓，成牙本质细胞被杀死后，牙周膜干细胞可能会分化成成牙本质细胞分泌修复性牙本质。

（1）碱性磷酸酶（alkaline Phosphatase，ALP）：是成牙质细胞分化的早期标记。

（2）α1 I 型胶原（alpha 1 type I collagen）：存在于成牙质细胞内质网、高尔基复合体和分泌颗粒中,在冠方的较老的细胞中,该胶原的 mRNA 处于稳定的高水平表达。

(3) 牙本质基质蛋白(dentin matrix protein,DMP1/DMP2):是成牙质细胞分化的特异性标记,DMP1 对成牙本质细胞的分化以及基质的矿化有直接作用,在成牙质细胞分化的早期 DMP1 位于细胞核。

(4) 牙本质磷蛋白(dentine phosphoprotein,DPP):由成牙本质细胞合成,加工后转运分泌到牙本质中,因为只在成牙本质细胞中合成,所以可作为成牙本质细胞活性特异性分子标志。

(5) 牙本质涎蛋白(dentin sialoprotein,DSP):在分化中或完全分化成熟的成牙本质细胞中特异性表达,与 DPP 同时由牙本质涎磷蛋白(DSPP)基因编码。

(6) 牙本质涎磷蛋白(dentin sialophosphoprotein,DSPP):成牙本质细胞分化的特殊标志,包括 DPP 和 DSP,其表达时间、部位都受牙本质细胞分化阶段的限制。

(7) 骨黏附蛋白聚糖(osteoadherin,OSAD):成牙本质细胞早期分化的标志,在新生儿第一磨牙的牙尖部位,前期牙本质形成时,OSAD 有表达。

3. 上皮细胞(epithelial cells)　上皮组织有三种基本类型:鳞状、立方状和柱状。上皮细胞的作用包括分泌、吸收、保护、细胞内转运、感觉检测和选择性渗透。内皮细胞(血管的内壁)则是一种特殊形式的上皮细胞。

(1) A6 抗原:是小鼠上皮细胞分化标记。

(2) 氨肽酶 N/CD13(aminopeptidase N,APN/CD13):皮肤上皮间充质细胞标记。

(3) BerEP4(Ber-EP4):上皮细胞特异性抗体。

(4) 钙周期蛋白(calcyclin):是人类上皮细胞和成纤维细胞表面标记。

(5) 癌胚抗原(carcinoembryonic Antigen,CEA):上皮细胞分化抗原。

(6) 细胞角蛋白(cytokeratins):上皮细胞分化细胞标记,表达在正常上皮细胞。

此外,上皮细胞的标记还有连接蛋白-43(connexin-43,Cx43)、Exo-1、EZH2、γ-谷氨酰转肽酶(gamma-glutamyl transpeptidase,GGT)。其中 Cx43 表达于角膜和角膜缘基底上皮细胞,GGT 表达在人类皮肤正常和肿瘤上皮细胞。

4. 基底细胞(basal cell)

(1) CD44:一般位于细胞内表面,尤其位于细胞内小囊中,也分布在正常的表皮。

(2) 角蛋白 14(keratin 14):基底细胞的表面标记,并且只表达在乳腺上皮基底细胞。

(3) P-钙黏蛋白(P-Cadherin):基底细胞特异性上皮标记。

5. 朗格汉斯细胞(Langehans cells)　朗格汉斯细胞是表皮中特有的树突状细胞,它们表达 CD1a,上皮细胞钙黏蛋白(E-cadherin)和细胞质伯贝克颗粒(Birbeck granules,BG),这些都是朗格汉斯细胞的细胞标记。

(1) 乙酰胆碱酯酶(acetylcholinesterase,AChE):在检测朗格汉斯细胞方面 AChE 优于单克隆抗体(monoclonal antibody,MoAb)。

(2) CD1a 分子(亮氨酸6):朗格汉斯细胞的特异性指标。

(3) E-钙黏蛋白(E-Cadherin):同黏附分子,在体外可以调节朗格汉斯细胞和角质形成细胞的黏附。

(4) Fascin:一种 55kDa 肌动蛋白集束调控蛋白,表明淋巴组织和外周血中树突状细胞在表皮中分化形成的朗格汉斯细胞。

（5）Fc-γ 受体（Fc gamma-receptor，FcR）：原位表皮朗格汉斯细胞的功能标记。

（6）HLA-DR：表达于人类颊黏膜和皮肤的朗格汉斯细胞表面，可以作为检测朗格汉斯细胞很好的功能指标，它可能还参与 B 细胞和朗格汉斯细胞质膜的循环过程。

（7）胰岛蛋白（langerin）：可以作为区别朗格汉斯细胞与其他树突状细胞亚群的特异性标记。

（8）T6（CD1）：是非角化的朗格汉斯细胞高特异性标记。

（9）CD207（langerin）：是朗格汉斯细胞区别于树突状细胞的良好标记。

6. 肥大细胞（mast cells）　肥大细胞定居在疏松结缔组织，其胞浆中的颗粒富含组胺和肝素。肥大细胞主要在过敏性反应中发挥重要作用，但也参与伤口愈合和防御病原体等保护性机制。肥大细胞位于血管周围的组织，尤其位于外部与内环境交界的地方，比如皮肤、肺黏膜和消化道以及口腔、结膜和鼻腔。

（1）羧肽酶 A（carboxypeptidase A）和胃促胰酶（chymase）：肥大细胞分化标记。

（2）CD34：分子量为 90～120kDa 的细胞表面唾液黏蛋白，是成熟小鼠肥大细胞特异性标记。

（3）CD117：Ⅲ型酪氨酸激酶蛋白，参与肥大细胞生长和分化。

（4）组胺（histamine）：肥大细胞活化标记。

（5）Ki-MC1：正常皮肤肥大细胞标记。

（6）Ki-M1P：主要鉴别未成熟肥大细胞和单核细胞或巨噬细胞。

（7）LAMP-1/LAMP-2：正常肥大细胞活化标记。

（8）肥大细胞类胰蛋白酶（mast cell trytase）：特异性肥大细胞酶，是激活和定居的肥大细胞标记。

（9）PGD2：肥大细胞激活标记，是受刺激后肥大细胞释放的花生四烯酸的主要环氧合酶代谢物。

7. 成纤维细胞（fibroblast）　成纤维细胞合成组织中的细胞外基质，为组织提供组织框架并且在创伤愈合中发挥重要作用，是结缔组织中最常见的细胞。成纤维细胞的细胞核中有一个或者两个核仁。活化的成纤维细胞有丰富的粗面内质网，而未活化的成纤维细胞，也叫做纤维细胞（fibocytes），比较小，呈纺锤状，粗面内质网的数量较少。当空间较大时成纤维细胞呈分散状，在拥挤的地方成纤维细胞平行排列成束状。成纤维细胞的主要作用是通过不断地分泌前体细胞外基质来维持结缔组织结构的完整性。成纤维细胞分泌胶原（collagens）、葡萄糖氨基聚糖（glycosaminoglycans）、网状和弹性纤维（reticular and elastic fibers）和糖蛋白（glycoproteins）。组织损伤可以刺激成纤维细胞的有丝分裂。

（1）正常人真皮内源性过氧化物酶（endogenous peroxidases）：是成纤维细胞分化的标志。

（2）ER-TR7：网状的成纤维细胞表达 ER-TR7，通过免疫荧光共聚焦方法可以清楚地看到 ER-TR7 成网格状，是公认的淋巴器官结缔组织的细胞标记。

（3）成纤维细胞特异性蛋白 1（fibroblast-specific protein 1，FSP1）：成纤维细胞特异性细胞标记。

（4）MAS516：人类成纤维细胞、组织巨噬细胞和外周血单核细胞均可表达。

（5）脯氨酰 4-羟化酶（proly 4-hydroxylase，5B5）：是人类成纤维细胞细胞质标记，参与胶原的合成。

8. 成骨细胞(osteoblasts) 成骨细胞可以产生主要由Ⅰ型胶原组成的类骨质,同时还负责类骨质基质的矿化,在动态改建的过程中形成骨组织。成骨细胞胞浆嗜碱性,含有大量的粗面内质网,细胞核呈大球形。Ⅰ型胶原及所产生的碱性磷酸酶可使成骨细胞被染色。

(1) 碱性磷酸酶(alkaline Phosphatase,ALP):是成骨细胞的基因标志,通常与破骨细胞标志物抗酒石酸酸性磷酸酶(cytoplasmic tartrate resistant acid phosphatase,TRAP)共表达。

(2) E11:是由成熟的成骨细胞和新生的骨细胞所产生的,可作为细胞表面抗原而存在。

除此之外,α1前胶原(alpha 1 procollagen)、骨谷氨酸蛋白(bone gla protein,BGP)、骨涎蛋白(bone Sialoprotein,BSP)、骨桥蛋白(osteopontin)、骨钙素(osteocalcin)、Ⅰ型胶原(collagen typeⅠ)都是成骨细胞的基因标志。其中,BSP是细胞分化的标志;骨钙素是成骨细胞高度特异性的标志;Ⅰ型胶原(collagen TypeⅠ)对不同分化时期的成骨细胞都有标志作用。另外,Cbfa1/Osf2在体内外研究中都能调节成骨细胞的分化,也作为成骨细胞的一个标志。Phex是成骨细胞分化成熟的标志。RP59是成骨细胞募集,具有成骨细胞分化潜能的细胞标志。

9. 破骨细胞(osteoclasts) 破骨细胞通过除去骨的矿化基质达到使骨组织吸收的目的。破骨细胞是由单核-巨噬细胞系的细胞融合形成的,TRAP和组织蛋白酶(cathepsin)K为其典型标记。

(1) 酸性ATP酶(acid ATPase):是TRAP家族的独特的成员,因而可能作为破骨细胞生成和功能分化的细胞标记。

(2) 降钙素受体(calcitonin receptor,CTR):是破骨细胞分化的特异性标记,被降钙素所调节。也是硬骨症啮齿动物破骨细胞异质性的标志。

(3) 组织蛋白酶K(cathepsin K):半胱氨酸蛋白酶类木瓜蛋白酶家族中的成员,在破骨细胞介导的骨吸收中发挥重要作用。

(4) ED1:存在于骨髓中的单核细胞、破骨细胞、巨噬细胞和新形成的骨痂中,在体内,TRAP和ED1同时表达可以认为是破骨细胞以及它们的前体细胞。

(5) RANK:是外周血、骨髓和骨巨细胞瘤人破骨细胞前体细胞的表面标记。

(6) TRAP:是破骨细胞的一个重要的细胞化学分子标记,也是其功能标志。但是在骨髓培养中仅凭TRAP的活性不足于作为破骨细胞的标志。

(二) 细胞分选实例

1. 免疫磁珠分选术分离人牙周膜干细胞

(1) 清洗磁珠:振荡混匀磁珠,将5μL磁珠移至离心管内,加入5mL 1% PBS清洗液清洗,磁力架上静置2min,除上清,重复3次,重悬磁珠,置4℃备用。

(2) 准备人牙周膜细胞:培养人牙周膜细胞,收集传代的约$1×10^8$个细胞,用含0.1% FBS的PBS液重悬细胞。

(3) 分离细胞:加入STRO-1鼠抗人单克隆抗体,4℃孵育30min。PBS清洗3次。加入50μL磁珠,4℃再孵育30min。将离心管置于磁力架上,静置2min,缓缓吸弃上清液,再用PBS清洗3次。最后用含15% FBS的DMEM培养基调整浓度至$1×10^4$/mL。

(4) 接种细胞:次日换液,以后每3天换液1次。3天后镜下可见牙周膜干细胞表面结合的磁珠自行脱落,7~8 天细胞形成小集落,15~18 天达到汇合。

2. 流式细胞分选术分离人口腔角朊细胞干细胞

(1) 角朊细胞的免疫标记:培养角朊细胞,重悬于含有染色缓冲液(1% BSA)和 0.1% NaN₃ 的 HBSS 中(10^6个/mL),在冰上和抗 β1 整合素的抗体孵育 30min,接着和 5μL/100μL 偶联有藻红蛋白(R-Phycoerythrin,RPE)的山羊抗鼠 IgG2a 孵育 30min。阴性对照组为加入偶联有 RPE 的同型对照正常鼠 IgG2a 抗体。彻底清洗样本,加入 50μg/mL 的碘化丙啶(propidium iodide,PI),样本保存于 4℃ 备用。

(2) 流式细胞术分选:上机检测,排除 PI 阳性的细胞和细胞碎片后,RPE 阳性的细胞通过前向散射角的大小设门分为三类细胞——大细胞,中细胞和小细胞,收集小细胞即为角朊干细胞。

3. Ficoll 等密度沉降分离法分离外周血单个核细胞

(1) 分离外周血细胞:在短试管中加入适量 Ficoll-Hypaque 分层液。取肝素抗凝静脉血与等量 Hank 液或 RPMI1640 充分混匀,用滴管沿管壁缓慢叠加于分层液液面上,注意保持清楚的界面。2000r/min 水平离心 20min。离心后管内分为三层(彩图 9-2-3,见文末彩色插页),上层为血浆和 Hank 液,下层主要为红细胞和粒细胞,中层为淋巴细胞分离液,在上、中层界面处有一以单个核细胞为主的白色云雾层狭窄带,单个核细胞包括淋巴细胞和单核细胞。此外,还含有血小板。

(2) 收集单个核细胞:用毛细血管插到云雾层,吸取单个核细胞。置入另一短中管中,加入 5 倍以上体积的 Hank 液或 RPMI1640,1500r/min×10min 洗涤细胞两次。末次离心后,弃上清,加入含有 10% 小牛血清的 RPMI1640,重悬细胞。

（胡　雁）

参 考 文 献

1. 梁智辉,朱慧芬,陈九武. 流式细胞术基本原理与实用技术.北京:华中科技大学出版社,2008
2. 章魁华,于世凤. 实验口腔医学. 第 2 版. 北京:人民卫生出版社,2009
3. ARORA S. Analysis of intracellular cytokines using flowcytometry. Methods in Cell Science,2002,24:37-40
4. ATKINS G J,Kostakis P,Vincent C,et al. RANK Expression as a cell surface marker of human osteoclast precursors in peripheral blood, bone marrow, and giant cell tumors of bone. J Bone Miner Res,2006,21(9): 1339-1349
5. DONAHUE T R,HIATT J R,BUSUTTIL R W. Collagenase and surgical disease. Hernia,2006,10(6): 478-485
6. DONGARI-BAGTZOGLOU A, KASHLEVA H. Candida albicans triggers interleukin-8 secretion by oral epithelial cells. Microb Pathog,2003,34(4):169-177
7. FAN M W,BIAN Z,GAO Y G. Immunohistochemistry and in situ hybridization investigation of transforming growth factor-beta:during odontoblast and ameloblast differentiation. Chin J Dent Res,1998,1(2):17-21
8. FUKUMOTO S,YAMADA A,NONAKA K,et al. Essential roles of ameloblastin in maintaining ameloblast differentiation and enamel formation. Cells Tissues Organs,2005,181(3-4):189-195
9. LIN Y J,YEN C N,HU Y C,et al. Chondrocytes culture in three-dimensional porous alginate scaffolds enhanced cell proliferation,matrix synthesis and gene expression. J Biomed Mater Res A,2009,88(1):23-33
10. MASSA L F,RAMACHANDRAN A,GEORGE A,et al. Developmental appearance of dentin matrix protein 1 during the early dentinogenesis in rat molars as identified by high-resolution immunocytochemistry. Histochem

Cell Biol,2005,124(3-4):197-205

11. MASTERS J R,STACEY G N. Changing medium and passaging cell lines. Nat Protoc,2007,2(9):2276-2284

12. NARAYANAN K,GAJJERAMAN S,RAMACHANDRAN A,et al. Dentin matrix protein 1 regulates dentin sialophosphoprotein gene transcription during early odontoblast differentiation. J Biol Chem,2006,281(28): 19064-19071

13. NARAYANAN K,RAMACHANDRAN A,Peterson M C,et al. The CCAAT enhancer-binding protein (C/EBP) beta and Nrf1 interact to regulate dentin sialophosphoprotein (DSPP) gene expression during odontoblast differentiation. J Biol Chem,2004,279(44):45423-45432

14. HU Y. Isolation of human and mouse neutrophils ex vivo and in vitro. Methods Mol Biol,2012,844: p. 101-113

第十章 牙发育及细胞分化基因调控

第一节 牙发育中的信号传导及分子调控

牙齿发育是一个复杂连续的过程,在这一过程中,牙源性上皮和颅神经嵴来源的牙源性间充质在一系列信号分子组成的信号网络的严密精确调控下,发生复杂的交互作用,上皮细胞增厚、折叠,间充质细胞聚集、增殖、分化,最后发育成为一个完整的牙齿。这一过程归纳起来主要包括三个基本过程:首先在正确的位置发生(initiation),然后细胞增殖形成器官雏形(morphogenesis),最后细胞分化(differentiation)为器官特有的细胞,从而形成特殊的组织。以往的研究利用小鼠牙齿发育过程为模型,发现许多分子,包括生长因子、转录因子、受体分子等组成的信号网络系统对牙齿的发育过程进行精确调控。生长因子作为信号分子,在器官发生中介导上皮与间充质相互作用,调控有关基因的表达。参与牙齿发育过程的生长因子主要包括 TGF-β、FGF、Hh 和 Wnt 四大家族的有关成员。

一、生长因子信号传导及分子调控

(一) 转化生长因子 β(transforming growth factor beta,TGF-β)

TGF-β 是一个具有多种功能的细胞因子,在细胞增殖、迁移、分化和凋亡等多个过程中有复杂的生物学作用。哺乳动物有 3 种 TGF-β 异构体:TGF-β1、TGF-β2 和 TGF-β3,经典的 TGF-β 通路是 TGF-β 通过细胞表面受体复合体 I(TGFBR1)和 II(TGFBR2)丝/苏氨酸激酶受体。当 TGFBR1 被 TGFBR2 磷酸化后,细胞内信号被启动,随之 Smad2 或 Smad3 被磷酸化,它们与 Smad4 结合后形成的复合体从细胞浆转移至细胞核,从而激活 TGF-β 信号系统下游基因,在细胞水平调控 TGF-β 的作用。Smad 是一族小的、进化保守的信号传递者,具有保守的 N 末端 Mad-同源体 1(MH1),中间的连接体和 C 末端的 MH2 区域,MH1 区域参与核定位,DNA 绑定和蛋白之间的相互作用,连接区接受其他信号激酶如分裂素激活蛋白激酶 MAPKs、细胞周期依赖激酶 CDKs 的磷酸化调控和聚集泛素连接酶以调控 Smad 和 TGF-β 受体的半衰期。MH2 区域是主要的蛋白作用区,包括磷酸丝氨酸结合活性。

在 Smad 蛋白之外,激活的受体还可以引导其他下游因子如 MAPKs、Ras、RhoA、TAK1、MEKK1、PI3K 和 PP2A(非经典通路),从而形成 TGF-β 信号的整体反应链。

哺乳动物的牙齿与多数其他器官一样,其生长发育是一个上皮与间充质相互作用的复杂调控过程,很多生物信号分子组成的网络参与其中,并在发育的不同阶段以特定的模式出现而产生不同的作用,TGF-β 信号通路就是其中一类非常重要的信号分子。TGF-β1 和 TGF-β2 在牙齿发育的不同时期均起到一定的调控作用。TGF-β1 通过激活 Smad2、Smad3 和 Smad4,尤其是通过 Smad3 下调 DSPP 的表达,在牙本质形成及修复牙本质的发生过程中发挥着重要作用。TGF-β2 参与牙胚发育过程中上皮的生长与分化、上皮-间充质相互作用和基质的分泌等作用。由于在完全基因敲除任一 TGF-β 异构体的变异小鼠中有明显颅面畸形但无牙齿发育畸形,表明在不同异构体中存在有功能上的重叠。利用条件敲除小鼠可以精细定位基因在不同时间不同组织中的功能,在颅神经嵴组织中(Wnt1-Cre)敲除 TGF-β 受体 1(Tgfbr1、ALK5)可导致牙齿发育延迟、釉结发生和最终分化也发生延迟,而牙齿发生不受 TGF-β 受体 2(Tgfbr2)敲除影响。而在牙本质和骨发生的间质组织中(Osx-Cre)敲除 Tgfbr2 则出现磨牙牙本质密度减低、磨牙形状异常、萌出延迟以及包括牙根延长在内的牙根发育异常。对 Smad4 研究较多,其在牙胚上皮的表达异常可造成牙尖形成异常、牙釉质和牙本质异常并影响牙根形成,其机制可能是 TGF-β/BMP 信号通路通过 Smad 依赖方式经由 Shh 信号调控 nuclear factor Ic(Nfic)表达,从而控制牙根形成。

(二) 骨形成蛋白(bone morphogenetic proteins,BMPs)

BMP 是一类由酸性多肽组成的同源二聚体蛋白,因其在体外具有诱导成骨的作用而得名。自 1965 年首次发现骨形成蛋白,至今已知其家族成员至少有 25 个,其中在哺乳动物中确认并成功克隆的有 8 个。BMPs 家族中除 BMP1 以外,其余均为 TGF-β 超家族成员,他们是一组多功能的细胞因子,具有可扩散的特点,在器官发生中作为信号分子以介导上皮与间充质之间有序的相互作用,激发或抑制相关基因的表达。

在细胞膜上有两种 BMP 的受体,包括高亲和结合的 I 型受体和低亲和结合的 II 型受体,前者为丝氨酸酪氨酸激酶受体 ALK,有 3 个亚型,后者是一跨膜蛋白,包含一个丝氨酸酪氨酸激酶结构域,同样也有 3 个亚型。BMPs 通过与细胞膜上的受体结合而发挥作用,当 BMP 与其受体结合后可以使下游的 Smad 蛋白磷酸化从而激活了细胞内信号的一系列的级联反应。BMP 信号先激活 Smad1、Smad5、Smad8,之后与 Smad4 结合成二聚体复合物进入细胞核内以启动基因转录过程。

从牙齿开始发育前位置、类型与数量决定到牙蕾形成,进一步到牙齿的形态发生和组织发生,都有 BMPs 的参与。不同的牙齿总是在颌骨的特定位置发生,甚至多生牙也常出现在牙弓所在的范围内,那么机体是怎样决定牙齿发生的位置、类型和数量呢? 大量研究表明有一组称为"牙齿发生密码子"的调控分子起了非常重要的作用,这些调控分子包括了一些转录因子和作为信号分子的生长因子。BMPs 是口腔上皮中最早表达的信号分子之一。早在牙齿发生起始期之前,BMP4 就在颌弓远心端(靠近中线)上皮内表达了,并且只表达在这个区域,刚好和切牙发生位置吻合;而与此同时,在磨牙发生区域,也就是颌弓近心端(远离中线)上皮内却表达另一类生长因子 FGF8 和 FGF9,由于上皮内不同信号分子的诱导,相应区域上皮下方的外胚间充质内表达的转录因子也不同,BMP4 正向调控间充质内 MSX1 和 MSX2 表达,而 FGF8 和 FGF9 则正向调控 Barx1 表达,进一步研究证实了 FGF 和 BMP 信号之间还具有相互拮抗的作用,正是这两种拮抗信号通过形成不同的浓度梯度来选择性调节牙源性间充质中特定转录因子的表达,因此在颌弓不同的区域发生了不同类型的牙齿。在小鼠胚胎 10 天时,即牙齿发生起始期前,若将外源性的 BMP4 植入颌弓近心端,则 Barx1 表达下降,可见 BMP4 可以抑制 FGF8 对 Barx1 的诱导作用;同样,在颌弓的远心端,若以

Noggin 蛋白阻断 BMP4 的作用,同时植入 FGF8,那么间充质中则没有 MSX1 表达而有 Barx1 表达,结果使原本形成切牙的远心端组织形成了磨牙。不过,同样的实验若在胚胎 11 天时进行却不能使切牙改变为磨牙,这说明 BMP4 对牙胚模式发育的影响具有精细而严格的时序特点。

经过起始期后,牙齿发育进入蕾状期,即小鼠胚胎 13 天。这时,原本表达上皮中的 BMP4 却转移至间充质,这刚好与牙齿发育中成牙潜能向间充质迁移相吻合,所以 BMP4 可能又是一个指导间充质发育的重要诱导信号,是诱导牙蕾进一步发育进入帽状期的一个关键分子。在多种基因敲除模型中可见牙齿发育停滞在蕾状期,而同时 BMP4 在间充质中的表达也缺失,如在转录因子 MSX1 敲除的模型中,BMP4 在牙板上皮的表达基本不受影响,但在间充质中没有表达,将这种发育停滞的牙蕾体外培养,在培养基中加入 BMP4 蛋白,可使其继续发育至帽状期,更加有趣的是,这种现象只发生在磨牙牙蕾,虽然牙齿发育起始期 BMP4 在切牙模式发育中有重要作用,但体外培养这种发育停滞的切牙蕾,BMP4 却不能促使其继续发育,这也说明牙齿发育基因调控是十分复杂的过程。另外一个同时受 BMP2、BMP4 负调控和 FGF8 正调控的转录因子是 Pax9,牙齿发育起始期前,它表达于所有成牙部位的外胚间充质,Pax9 基因敲除后,牙齿发育也受阻于蕾状期且间充质中也没有 BMP4 表达。同源盒基因 Pitx1、Pitx2 自蕾状期开始在牙胚增生明显的上皮中有很强的表达,并贯穿整个牙胚发育过程,而 Pitx1、Pitx2 也是同时受 FGF8 和 BMP4 调控的。

蕾状期之后牙齿发育进入形态发生,牙尖是哺乳动物牙冠的主要特征,目前多数学者认为牙尖的形成与釉结的出现有关。釉结是牙齿发育进入帽状期后牙胚中央的非增殖性的一团上皮细胞,这是原发性釉结,在单尖牙、帽状晚期或钟状早期原发性釉结会彻底消失,但是在多尖牙、钟状期在牙尖部位还会形成继发性釉结。釉结细胞本身不增殖,但是却表达大量信号分子,而釉结周围的细胞在生长因子作用下迅速增殖从而促进牙上皮的生长、折叠,进一步进入牙冠的形态发生。P21 和 MSX2 是釉结的两个早期标记分子,而这两个基因在釉结的表达于 BMP2 重叠,它们均为细胞负增殖的调控因子。组织学实验研究证明,蕾状期间充质中表达的 BMP4 对釉结形成具有诱导作用,当体外培养的分离的牙上皮中加入 BMP4 蛋白,可以诱导牙上皮中 P21 和 MSX2 表达。FGFs 也表达于釉结中,其中包括仅在釉结中表达的 FGF4,可能釉结合成 FGF4,然后作用于釉结周围的上皮细胞,诱导牙上皮增殖而形成牙尖,同时 BMP4 表达于间充质中,又抑制了 FGF 的扩展从而调整牙尖之间的距离以形成牙冠的形态。

牙齿发育最后进入组织发生阶段,以成釉细胞、成牙本质细胞、成牙骨质细胞分化为标志,但是这些细胞分化的机制目前仍不清楚。牙齿进入钟状期,可见多个 BMP 家族成员表达,并定位于上皮与间充质。在前成牙本质细胞内可见明显的 BMP4 表达,但一旦细胞分化成熟,BMP4 的表达会突然下调,而成牙本质细胞终末分化过程中 BMP2 表达则明显上调。BMP3 表达在成牙骨质细胞和牙囊,在牙髓中可见 BMP6、BMP8 的表达等。在体外实验中,将 BMP2 加入体外培养的牙乳头中,引导了其周缘细胞向成牙本质细胞分化并能产生牙本质。将 BMP2 和 TGF-β1 和小鼠胚胎 18 天的成釉器共培养能够诱导成釉细胞的分化。BMP2、BMP4、BMP7 还能诱导成熟的成牙本质细胞产生修复性牙本质。所有这些现象都说明 BMP 在牙齿组织发生、细胞分化中可能起着重要作用而且是多重作用,其各个家族成员之间可能有相互协调的作用。

　　除了 BMPs 外,转录生长因子 β 超家族中的 TGF-β、Activins 也是牙齿形态发生的重要调节因子。Activins 是由 βA 亚基或 βB 亚基组成的二聚体。ActivinβA 最初是在预定的牙胚间充质中表达,ActivinβA 突变鼠的胚胎表现出切牙和下颌磨牙的发育停滞在蕾状期,而上颌磨牙则发育正常,说明 Activin 的信号通路具有一定的空间特异性。此外,组织重组实验的研究表明在牙齿发育过程中,牙蕾形成之前,Activin 是必需的因子。

　　综上所述,BMPs 在牙齿发育中具有重要调控作用,目前研究最多的也是功能最重要的 BMP4,在牙胚发育中发挥内源性的功能,它在哺乳动物牙胚发育中最早表达,并贯穿于牙齿发育的始终,而且会随着牙胚成牙潜能部位的变化而转移,通常伴随着与 FGFs 相互拮抗的作用,动态调控一些重要的转录因子、同源盒基因的表达,从而与其他信号系统相互联系。

(三) 成纤维生长因子(Fibroblast growth factors,FGFs)

　　FGF,又称肝素结合因子,是一组蛋白质结构相关的多基因大家族。到目前为止,发现 FGF 超家族共有 23 个成员,分别命名为 FGF1~FGF23。从牙齿发育开始到牙尖形成,FGF 家族的成员在牙齿发生的不同时期中起着重要作用,其中多种 FGF 在牙齿发育中表达。FGFs 与 BMPs 都被认为是调节机体发育的最重要生长因子,一旦口腔-口腔远轴(oral-aboral axis)建立,这些信号分子就会迅速分泌并进入口腔上皮相对应的下方间充质中,激活或抑制间充质中的一些调控因子,如同源盒基因,同时又反作用于上皮,产生相应信号分子,促使牙胚各组织发育。

　　FGF8 是最早在上皮中表达的生长因子,可被认为是基因级联启动子。FGF8 在早期牙胚发生定位中起作用,可能控制下颌弓嘴侧 LHX-6/7 及尾侧 GSC 的表达,只有嘴侧的细胞能形成牙齿。FGF8 能调节颅神经嵴来源的牙源性间充质中两个特异的同源盒基因 Lhx6 和 Lhx7 的表达。FGF-8 最早启动牙齿发育,在胚胎 10 天前,所有的下颌间充质细胞均会由 FGF-8 诱导表达同源盒基因。胚胎 11.5 天后,去除上皮,间充质中同源盒基因表达下降,加入 FGF-8 仅能使部分基因恢复表达。胚胎 12 天后,去除上皮不影响间充质中同源盒基因的表达,这同样与成牙能力的转移相一致。

　　在原发性上皮板出现后,信号分子 FGF8 广泛表达在口腔上皮。但是 FGF8 是否是口腔上皮成牙潜能的一个组分仍然不清楚,因为 FGF8 缺失的小鼠,磨牙消失,而切牙还存在。这可能是 FGF9 与 FGF8 之间具有功能补偿作用,能部分恢复 FGF8 缺陷小鼠的切牙。牙齿发育开始 FGF8、FGF9 表达于口腔上皮,诱导 MSX-1 的表达,并与 BMP4 共同决定 pax9 在特定区域表达。FGF9 都能刺激牙间充质和牙上皮细胞的增殖,帽状早期在第一个釉结节中,FGF9 大量表达。

　　FGF1 又称酸性成纤维细胞生长因子(acidic FGF,aFGF),是 FGF 家族中最早被发现的成员之一,其对来源于中胚层和神经外胚层的细胞具有广泛的生物学效应。FGF1 和 FGF2 参与成牙本质细胞分化和牙本质基质的沉积:FGF1 与 TGFβ 协同诱导成牙本质细胞分化,而 FGF2 则削弱 TGFβ 促进成牙本质细胞分泌基质的作用。

　　FGF2 可以促进牙胚冠部形态的发育,当培养基中加入 FGF2 时,牙胚形成明显的牙乳头尖,并且其下方的成牙本质细胞分化良好,排列整齐,牙胚由钟状早期发育至钟状晚期,成牙本质细胞分泌牙本质基质,细胞分化程度、数量均高于对照组,提示 FGF2 在牙齿发育中具有一定的促进作用。在 FGF2 基因敲除小鼠的牙齿始基和腭突生成期间,上皮细胞的增殖水平降低,说明上皮细胞表达 FGF2 对牙齿和腭突的细胞分化过程至关重要。FGF3、FGF4、FGF7

在牙胚发育中也具有调节诱导信号的作用,与 BMP4 一样,外源的 FGF4 可以部分取代上皮的功能,诱导牙间充质中 Msx1 和 Msx2 基因的表达和形态学上的变化。

FGF10 在胚胎 14 天的牙间充质中表达,FGF10 基因敲除鼠在牙蕾期、帽状期、钟状期牙齿发育都很正常,而在胚胎 16 天,虽然成牙本质细胞与成釉细胞分化都正常,但是其切牙颈环比野生鼠来得小,且细胞出现程序性死亡,上皮细胞的增殖水平下降。如果添加外源的 FGF10,这种缺陷就会恢复正常。说明 FGF10 能刺激牙上皮细胞增殖,抑制牙颈环细胞发生程序性死亡。在早期牙齿发育中,FGF23 在造釉细胞和成牙本质细胞中表达,并在 Phex 基因突变的小鼠牙齿中过度表达进而造成牙齿结构异常。

(四) Shh(sonic hedgehog)

Shh 是脊椎动物 hedgehog 信号蛋白家族成员,也是唯一一个在牙齿发育过程中表达的 Hh 家族的成员。Shh 是发育组织中重要的分泌性信号分子,在多器官系统的正常发育过程中起关键作用。转基因小鼠 Shh 无效突变可导致器官发育障碍,造成胚胎死亡。Shh 是一种生长信号因子,作为表达在早期的形态发生信号分子,被认为是一个中线模式发生因子。

1996 年从人胚胎文库克隆了人的 Shh 编码区,其编码氨基酸与小鼠 Shh 氨基酸高度同源(92.4%),染色体定位于 7q36。Shh 信号途径在进化上高度保守,由 Shh、2 个跨膜受体 Patched(Ptc)和 Smoothed(Smo)组成的受体复合物,蛋白激酶 A 以及下游转录因子 Gli 家族(Gli1、Gli2、Gli3)等组成。Shh 信号通路在胚胎发育过程中具有重要作用,当缺乏 Shh 信号时,Smo 被 Ptch 所抑制,不能聚集于细胞表面,其下游转录因子抑制 Shh 靶基因的转录。当信号传导时,Shh 与 Ptch 结合,Ptch 对 Smo 的抑制作用解除,Smo 蛋白在细胞表面短暂稳定,激活 Shh 下游的转录因子 Gli1、Gli2、Gli3,进而正调控靶基因的表达。Shh 信号的靶基因目前尚未完全确定,可能包括 Ptch、Wnt、Bmp、Msx 等。

Shh 在牙齿形态形成中起重要作用,其在牙胚的上皮组织中广泛表达,且在自蕾状期至发育晚期的釉结中均有表达,是调控牙齿形态和牙尖外形的重要信号中心。Shh 在牙胚发育过程中的时空特异性表达模式表明,Shh 参与调控牙齿的发育。在牙齿发育初始期,Shh 是牙上皮的标记基因,Shh 主要通过刺激上皮细胞增殖来调节牙上皮的增厚和内陷,参与牙齿发育的启动。Shh 信号通路中的膜蛋白 Smo 突变小鼠,牙齿明显变小,形态也不正常。在电镜下观察其组织切片,发现其成釉质细胞的高度只达到正常高度的 15%,细胞器稀少,呈非极性分布;而正常成釉细胞细胞器丰富,呈极性分布,说明 Shh 对细胞的结构有影响。去除 Shh 的作用,细胞分裂水平大大下降,这进一步说明了 Shh 是细胞增殖所必需的信号因子。Shh 和 Wnt7b 分别表达于牙上皮和口腔上皮,二者的边界决定成牙区。在牙齿发育过程中,Shh 通过自分泌和旁分泌,作用于上皮和周围间充质,促进细胞增殖、分化,调控牙齿的形态发生。Shh 始终严格地表达于上皮细胞,Shh 最早表达于牙板形成时期增厚的牙源性上皮中,继而在原发性釉结中表达,提示 Shh 信号通路在牙胚发生及上皮-间充质的相互作用中可能具有重要作用。

在帽状早期敲除 Shh 基因,观察到牙齿形态发生严重受阻,停滞于帽状期(胚胎 14 天)。他们还发现成釉细胞和成牙本质细胞层排列紊乱,细胞不能伸长,但釉基质和牙本质基质仍可沉积,故认为 Shh 信号可能是细胞形态分化所必需的,而对功能分化并不起重要作用。Shh 在小鼠牙胚钟状期参与了成釉细胞和成牙本质细胞分化。"痣样基底细胞癌综合征"的小鼠模型中证实,成牙上皮中高水平的 Shh 表达会抑制蕾状期牙齿的发育,进而造成该区域的细胞增殖不足,说明 Hedgehog 信号通路在早期牙齿发育过程中非常重要。此外,Shh 及 Patched2 在赫特维希上皮根鞘中表达,而 Patched1、Smoothened 和 Gli1 在增殖的根尖周间充质中表达,说明 Shh 在牙根发育过程中也有重要的作用。

利用整体原位杂交技术发现,胚 10.5 天小鼠下颌突中 Shh、Ptc 和 Gli-1 强表达于未来的切牙和舌形成区,提示 Shh 信号途径可能参与切牙的形成。Shh 在切牙区的表达早于磨牙区,提示 Shh 的时空表达差异可能与不同类型牙蕾形成的时间相关。Shh 和 Ptc2 在釉结中强表达,而 Ptc1、Smo、Gli 在间充质和釉结以外的上皮组织表达,提示 Shh 信号途径经 Ptc1 受体途径作用于釉结以外的上皮和间充质,经 Ptc2 受体作用于釉结。Shh 在上皮-间充质和上皮-上皮信号传导中发挥作用,同时 Ptc2 可能通过下游其他转录因子完成其信号传导,而 Shh 经典途径在细胞增殖中发挥作用。

有学者观察了 Shh 及其受体 Ptc 在鼠帽状期磨牙的基因表达情况,发现 Shh 在口腔上皮,内、外釉上皮,星网层中阳性表达;受体 Ptc1 在内、外釉上皮,星网层以及牙乳头中阳性表达,认为 Shh 可能经自分泌或旁分泌途径作用于釉结以外的上皮和间充质促进其增殖。Shh 与 Ptch2 在牙齿发育的不同阶段均同时表达于牙源性上皮内,提示 Shh 正是通过与 Ptch2 受体结合,以自分泌途径来完成上皮内部的信号传导,诱导成釉细胞的分化。在 Shh 信号的转录因子中,单基因敲除 Gli1、Gli2 和 Gli3 不会影响牙齿的发育,但是 Gli2 和 Gli3 双突变小鼠的牙齿发育却停滞在牙蕾期之前,这说明了 Shh 信号通路是牙齿早期发育所必需的。

(五) Wnt(vertebrate homolog of drosophila wingless)

Wnt 蛋白为脂质修饰的分泌型糖蛋白,由 Wnt 基因编码,以自分泌和旁分泌方式发挥生物学效应。迄今为止,在哺乳动物中共发现了 19 个 Wnt 家族成员,其蛋白分子内均带有一段由 23 个半胱氨酸构成的、几乎恒定的信号区,称为富含半胱氨酸的配体结合区(cysteine-rich ligand2 binding domain,CRD)。根据 Wnt 蛋白转导信号的方式,学者们将 Wnt 信号转导途径分为三条:经典的 Wnt-β-catenin 途径(canonical Wnt-β-catenin signal pathway)和非经典的 Wnt 信号途径(noncanonical Wnt signal pathway),后者包括 Wnt-Ca^{2+}途径和 Wnt-细胞平面极化途径。Wnt 信号通路是公认的、在胚胎发育过程中起重要指导作用的一种信号系统,在牙齿发育过程中也起着重要作用。

应用原位杂交的方法研究胚胎 11.5～15.5 天的小鼠,即口腔上皮增厚初期至钟状早期,牙胚发育过程中 Wnt 家族、受体及其部分受体拮抗剂基因的表达情况,结果显示:胚胎 11 天～胚胎 12 天牙胚发育初期,主要以局部口腔上皮增厚为特征性改变,Wnt3、Wnt4、Wnt6、Wnt7b、Wnt10b 及其特异性受体 MFz6,在口腔上皮或(和)上皮增厚区表达,而在间充质中均无表达。与其相反,Wnt5a 则呈现由牙胚近中侧向远中侧的表达强度逐渐升高的趋势,且只在间充质中表达。胚胎 13.5 天牙胚发育至蕾状期,除 Wnt3 在上皮区不再表达外,其余基因的表达情况均类似于牙胚发育初期。帽状期为胚胎 14.5 天,此时釉结刚刚形成,Wnt3 被发现仅在釉结中表达。与它相反,Wnt4、Wnt7b 在除釉结外的整个釉上皮层表达,而 Wnt6、Wnt10b、MFz6 均在釉结处呈强阳性表达。不同的是前者在釉上皮的内外侧均有表达,而后两者只被发现表达于外侧釉上皮,证明 Wnt 信号分子参与了牙胚发育的整个过程。新近的研究也证实,Wnt 信号分子通过上调 Bmp4、Msx1 和 Msx2 等形态发生的关键信号途径,参与了牙胚发育的整个过程并控制牙齿的形状。

Wnt 基因通过与 Hh (Hedgehog)信号相互作用来界定将来的成牙区域。在小鼠胚胎

10.5 天,即决定牙齿发生定位和模式形成时,Wnt7b 在口腔预定牙上皮以外的区域表达。Wnt7b 通过与 Shh 信号相互作用而参与牙外胚层边界的限定过程。Wnt7b 在牙齿发生部位的异位表达,会抑制 Shh 的表达,并最终抑制牙齿发育。反之,在 Wnt7b 的表达部位异位表达 Shh,不能抑制 Wnt7b 的表达,也不会诱导牙齿的发育。用外源 sFrp-3 蛋白抑制 Wnt 信号的传导,磨牙的发育会受到明显的影响,只能形成尺寸很小的牙齿。所有这些都说明 Wnt 信号在正常牙齿发育过程中是不可缺少的。

　　然而,到目前为止,Wnt 基因家族的各个成员在牙齿发育中的确切功能尚不清楚,因为多数敲除 Wnt 家族成员基因(如 Wnt1、Wnt2、Wnt3、Wnt3a、Wnt4 和 Wnt5a)的小鼠都过早死亡或是根本就没有表现出异常的牙齿表型。但 Wnt5a 基因突变的大鼠表现出颅面发育障碍,重点体现在抑制了颜面部的外向型生长,提示促进祖细胞的增殖可能是 Wnt5a 的生物学作用之一。近来研究发现,Wnt5a 能阴性调节牙乳头细胞的增殖和迁移,说明其可能与牙根发育也密切相关。

　　Wnt 通路中的一些重要信号分子也与牙胚发育密切相关。T 细胞因子(TCF)-淋巴样增强因子(LEF)-1 是 Wnt 信号通路的核转录因子,LEF1 基因敲除的大鼠出生后 18 天仍未见切牙和磨牙,而正常大鼠可见明显的切牙和磨牙影像。β-catenin 是 Wnt 信号途径的重要成员,Dickkopf1(Dkk1)是 Wnt 的一种拮抗物。Anβ-catenin 基因在蕾状期的稳定表达是全口牙齿发育必不可少的条件,并且是釉结形成的上游激活子,只有在 Wnt 基因的持续调控下牙齿的发育更替才能得以正常进行。他们还发现,在口腔上皮基底层表达 Dkk1 基因的转基因小鼠,其牙胚发育停滞在上皮增厚区,无明显的蕾状期形成。由此可见,无论以何种方式抑制了 Wnt 信号通路中的效应分子、核转录因子或 Wnt 家族自身的表达,均会明显干扰牙胚发育。β-catenin 是牙齿间充质中 Lef1 和 Fgf3 表达和诱导上皮发育的初始釉节所必须的。Dkk1、2 和 3 可通过调节 Wnt 信号传导途径而在牙齿冠部形态发生和牙体硬组织成型方面发挥重要作用。

（六）其他信号分子

1. Ectodysplasin A（EDA）　　EDA 是 Eda/Edar/NF-κB 信号通路的一部分,影响着釉结节的形态和大小。Eda 或 Edar 变异小鼠磨牙出现牙尖形态异常,扁平牙尖减少,切牙基本不受影响。人 EDA,EDAR 和 EDARADD 的变异可导致少汗型外胚叶发育不全,其中一个明显特征是磨牙牙尖减少,牙齿呈钉子形。Eda 表达受 Wnt 调控,一旦 Wnt 信号通路在钟状早期次级釉结节形成时被阻断,Eda 将表达降低,出现和 Eda 变异小鼠类似的磨牙扁平牙尖减少的形态。

2. 氯离子通道 5（Chloride channel 5,CLC-5、CLCN5）　　CLC-5 是氯离子通道家族的一员。氯在牙齿中表达很丰富,在一种 X 染色体连锁的以肾脏疾病为主要表现的疾病——Dent 氏病中发现 CLC-5 的变异,CLC-5 在出现于牙胚上皮增厚期,主要在钟状期成釉细胞和成牙本质细胞表达,牙列形成晚期消失。CLC-5 敲除小鼠出现牙本质发育异常,同时发现牙胚出现 Tgf-β1 的升高和 DSPP 的降低。

二、转录因子在牙齿发育过程中的作用

　　转录因子(transcription factor)是一种对位蛋白,它可以通过结合 DNA 来调节基因的表达。研究表明,多种转录因子参与颅面和牙齿的发育,在胚胎发育中调节基因的表达。转录因子以不同的机制与 DNA 结合,其中一种通过同源域(homeodomain)与 DNA 结合的因子,在发育调节中起关键作用,这种特殊的转录因子包含一个同源盒(homeobox),有 180pb 序列,可以编码 DNA 结合同源域,称同源盒基因(homeoboxgene,HOX gene)。神经嵴细胞的移行和 HOX 基因在颌面部发育和牙齿发育过程中起着重要作用。研究表明,HOX 基因在牙齿发育前,即在第一鳃弓的间充质中有表达,后来在牙胚发育的不同阶段有表达,其中与牙胚发生位置有关的 HOX 基因有以下几种。

(一) *Distal-less homeobox*(*Dlx*)基因

Dlx 基因在生物近远中轴的发育中起着决定作用。牙胚发育最早表达的基因是 *Dlx1* 和 *Dlx2*,约在鼠胚胎 9.5 天,近第一鳃弓位置,在迁移到口腔细胞邻近地带的神经嵴细胞中就有表达,因而在牙板形成之前,形成牙齿结构及牙齿类型的结构就已经被基因调控。

鼠胚胎 10.5 天,*Dlx1*、*Dlx2*、*Dlx3*、*Dlx5*、*Dlx6*、*Dlx7* 在第一鳃弓和下颌表达,但上颌只有 *Dlx1*、*Dlx2* 表达,在切牙区域的上皮和间充质中均未见 *Dlx* 的表达,因而推测这些基因特异性调节磨牙发育,而对切牙发育起非特异调节的作用。*Dlx1* 和 *Dlx2*、*Dlx5* 和 *Dlx6* 均缺乏的突变小鼠,其上下颌磨牙不发育;并且在鼠胚 10.5 天之后(牙始基形成之后),若将这 4 种 *Dlx* 基因敲除,切牙发育正常;而若在胚胎 10.5 天之前,将这四种 DLX 基因敲除,还伴有下颌切牙缺失,而上颌切牙不受影响,可以推测不同的牙齿类型受不同基因调控。

(二) *Msx* 基因

Msx 基因是同源盒基因家族的成员,人类 *Msx* 基因家族成员包括 *Msx1*、*Msx2*、*Msx3*。在牙齿发育过程中,*Msx1* 始终表达于牙源性间充质,*Msx2* 最初表达于牙源性间充质中,当间充质细胞聚集成牙板后,开始表达于上皮细胞中。*Msx1* 和 *Msx2* 基因表达模式与牙齿发生过程的形态学变化密切相关。在胚胎 11.5 天时,*Msx1* 在牙间充质中表达极为强烈,但不在上皮组织中表达。与之相比,胚胎 10.5 天时 *Msx2* 就开始在牙胚的间充质中表达,到了胚胎 11.5 天时,*Msx2* 与 *Msx1* 同时在牙胚的间充质中表达。随后,*Msx2* 在将形成釉结节的上皮部位表达。因此 *Msx1* 在牙齿发育的始动阶段发挥重要的作用。有研究发现 BMPs 和 *Msxs* 在很多部位共同表达,从而使发育信号从上皮组织转移到间充质中。在牙齿发育过程中,FGFs 需要 *Msx1* 调控上皮-间充质信号途径。现已证实在牙齿发育过程中,*Msx* 基因主要起信号介导和传递的作用。

(三) *Lef1* 基因

Lef1 是 Wnt 信号通路的一个重要因子。在牙齿发育过程中,*Lef1* 最先在增厚的上皮中表达,在随后的蕾状期、帽状期和钟状期,在间充质和上皮都检测到 *Lef1* 的表达。*Lef1* 突变小鼠不长牙齿,组织学分析发现牙齿发育停滞在牙蕾期,加入外源 FGFs 能够挽救这种牙齿缺失。以上研究说明,*Lef1* 也是牙齿发育不可缺少的重要因子。

(四) *PairedBoxGene9*(*Pax9*)基因

Pax 基因广泛存在于脊椎动物和无脊椎动物,在胚胎的发育过程中对组织和器官的特化起关键作用。至今在哺乳动物小鼠和人类中已发现 *Pax* 家族 9 个成员。研究表明,*Pax9* 在牙齿的发育过程中起关键调控作用。在胚胎 10.0 天~10.5 天,在即将发育成切、磨牙处的上皮下神经嵴来源的间充质细胞中,Pax9 呈强阳性表达。在牙齿发育任何形态未出现前,*Pax9* 已局限表达于形成牙齿的间充质细胞中,因此被作为牙齿萌出位置的标志物。

（五）*Pitx2* 基因

Pitx2 是在牙齿发育过程中被发现的第一个转录标记物,它与 Msx2 及 Dlx2 均在预定牙上皮中表达,Pitx2 和 Msx2 的拮抗作用调控着 Dlx2 在牙上皮中的表达。在 *Pitx2* 基因敲除小鼠的牙齿发育过程中,Fgf8 在牙上皮的表达水平下降。与 Msx1 相似,*Pitx2* 突变的小鼠牙齿发育也停滞在牙蕾期。

（六）KLF（Krüppel-like factors,KLFs）家族

KLFs 家族是进化保守的锌指蛋白转录因子,包含至少 16 个成员,在正常发育和肿瘤形成中与细胞的生长、增殖、分化和凋亡调控密切相关。其中 KLF4 和 KLF5 被发现在牙胚发育中有特定时空表达,如 KLF4 在切牙是从小鼠胚胎 16.5 天（E16.5）到出生后 3 天（PN3）,磨牙是从 E18.5 到 PN3 在极化的成牙本质细胞和成釉细胞特异表达,Klk4 敲除小鼠出现牙釉质发育异常,人 KLF4 变异则出现牙釉质发育不全;KLF5 则在 E18.5～PN3 阶段,当牙釉质开始矿化时,在分泌性成釉细胞和成牙本质细胞中表达。除此之外,KLF5 还在较早期（E14.5～E16.5）的增殖中的上皮细胞中表达。这些表明 KLF4 可能与早期成牙本质细胞和成釉细胞分化有关,而 KLF5 可能早期牙齿发育细胞增殖和稍晚的釉质矿化和牙本质基质形成有关。

（七）*FoxO1*（Forkhead Box O transcription factor1）基因

FoxO 转录因子家族成员在细胞生长与增殖、发育、代谢和细胞寿命中起重要作用。它们作为 Smad 的协同因子发挥功能。通过在牙釉质中条件敲除 *FoxO1*,可出现与 Smad3 变异类似的釉质成熟不全表型。

三、牙齿发育分子调控网络间相互作用

生长因子和转录因子相互诱导,不断在上皮和间充质之间传递信号,调控上皮间充质的相互作用,最终实现牙齿发生发育。将以上分子进行总结,目前研究较为成熟的上皮间充质间的信号传递途径主要有 BMP、FGF、PAX-9 信号途径,PTC、GLI、Shh（PTC、MSX、Shh）信号途径,Wnt、MSX、BMP、LEF 信号途径,BMP、FGF、Pitx 信号途径。

（一）BMP、FGF、PAX-9 信号途径

在胚胎发育第 10 天,FGF8 由颅颌面部的外胚层细胞产生,作为诱导因子,分泌到其下方的间充质中,促进间充质表达 PAX-9,启动该部位的牙胚发生。BMP2、BMP4 此时也有外胚层细胞表达,并扩散到其下方的间充质中,其作用是抑制 PAX-9 的表达,从而抑制牙胚的发生。在此时的颌弓上,将来要形成牙齿的部位,上皮中有 FGF8 的表达,没有 BMP2 的表达;间充质中有 PAX-9 的表达,且间充质中出现细胞聚集的成牙现象;而在不成牙的部位,上皮中有 BMP2、BMP4 的表达,间充质中没有 PAX-9 的表达,且间充质中没有成牙现象发生。由于 FGF8 和 BMP4 的拮抗作用,诱导特定部位的间充质表达 PAX-9,使得牙齿在颌弓的特定部位发生。

（二）PTC、GLI、Shh、(MSX-1、PTC、Shh) 信号传递

在胚胎 11 天,Shh 在牙胚上皮表达,诱导下方的间充质及附近的上皮表达 *PTC*、*GLI1* 基因。此时 *MSX-1* 基因也在间充质表达。在 *MSX-1* 突变小鼠,Shh 只能诱导 GLI1 表达,不能诱导 PTC 表达,说明 Shh-PTC 信号传递中需要 MSX-1 的协助。

（三）Wnt、MSX、BMP、LEF 信号传递

Wnt10b 和 BMP2 可以诱导间充质表达 LEF。BMP2 的间充质诱导作用依赖 MSX1，但是 Wnt10b 的诱导作用不受 MSX1 的影响，可能 Wnt10b-LEF 和 BMP2-MSX1-LEF 间的信号传递通过 LEF 整合到一起，在牙胚发育过程中发挥作用。

（四）BMP、FGF、Pitx 信号途径

PITX-1 早期在上皮和间充质中广泛表达，但是从蕾状期到钟状期这一阶段只在上皮中表达；PITX-2 在上皮中表达，并贯穿整个牙胚发育阶段。PITX-1、PITX-2 在早期只在牙上皮中表达可能与牙胚发生和类型确定有关。从蕾状期开始，两者均在增生明显的上皮中表达，而在上皮不增生的釉结中表达，提示这两个基因与牙胚生长、雏形形成密切相关。体内体外实验证明，PITX-1、PITX-2 的表达受到 FGF8 和 BMP4 的调控，FGF8 诱导 PITX-1、PITX-2 的表达，BMP4 抑制间充质表达 PITX-1，但是诱导上皮表达 PITX-2。

牙齿发育是口腔上皮与外胚间充质交互作用的结果，而这一作用是受到许多分子组成的信号网络调控系统精密调控的，随着分子生物学技术的进步，牙齿发育分子调控网络的研究取得长足进步，与牙齿发育相关的信号分子正在被逐个发现，其作用机理也逐渐明了，但是，人们对牙齿发育的早期上皮和间充质的分子启动机制尚不明了，尤其是：①牙齿发生的启动所必需的基因基础；②牙板上皮作为牙齿发生的第一个形态改变的启动基因；③FGF 和 BMP 的信号如何由细胞外转导到细胞核中等，对这些问题的深入研究将引导我们逐步了解牙齿发育分子调控网络的调控机制。

（王松灵）

第二节　牙齿相关干细胞分化分子调控

一、牙髓干细胞分化分子调控

牙髓干细胞（dental pulp stem cell，DPSC）（图 10-2-1）最先被发现存在于第三磨牙的牙髓组织，而后在其他恒牙及乳牙牙髓组织中被广泛分离。主要包括恒牙牙髓干细胞、脱落乳牙牙髓干细胞、根尖牙乳头干细胞以及牙胚来源的间充质干细胞，它们具有自我更新能力和多向分化潜能，在体外可被诱导分化为成牙本质细胞、神经细胞、成骨细胞、脂肪细胞、软骨细胞及肌细胞等。牙髓干细胞在维持牙髓组织的动态平衡中发挥了重要作用。由于牙齿发育是一个长期而复杂的过程，这期间受多种因素的影响，机体自身的状态、牙齿所处的局部微环境以及组织内细胞间的相互作用、细胞内外信号分子的调控等因素都参与调控牙齿的发育。生理情况下，DPSC 处于静止状态，能够永存于牙髓而不进入终末分化途径，当产生炎症或损伤时，DPSC 则启动其分化途径。这种干细胞特性的维持和分化过程的启动一方面与其所处的微环境（niche，也称龛）密切相关，包括牙髓细胞、细胞外基质（extracellular matrix，ECM）、微血管系统以及各种调节因子、信号分子等因素。微环境中的间质细胞能够产生一系列生长因子或配体，与干细胞相互作用，控制着干细胞的更新和分化。另一方面，牙髓干细胞自身具有高水平的生长因子受体协助其维持在未分化状态。

随着牙胚不断发育成熟，牙髓干细胞先后经历了不同的发育阶段：外胚间充质干细胞→牙源性间充质干细胞→牙乳头干细胞→牙髓干细胞→前期成牙本质细胞→成牙本质细胞。

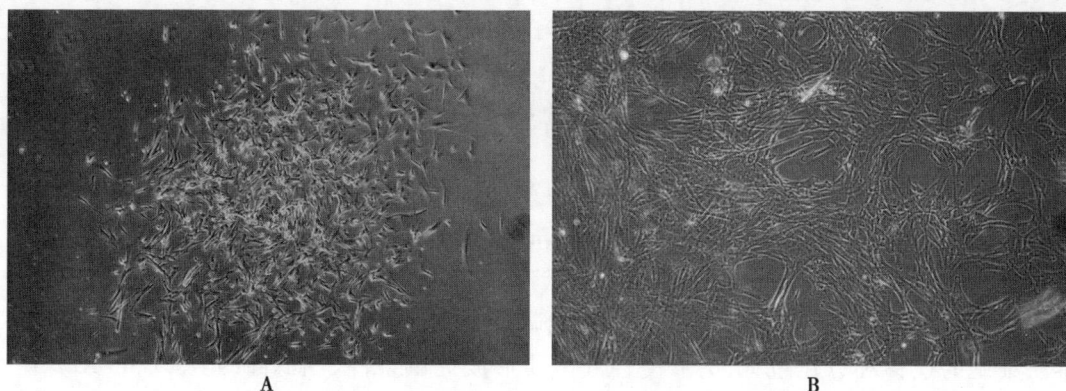

图 10-2-1 人牙髓干细胞
A. 低倍镜 B. 高倍镜
（第四军医大学口腔医学院供图）

这一路径表明牙髓干细胞的起源和分化是一个渐进的过程,既有组织发育特定的程序性,又受到多种因素的影响。与其他组织器官中的干细胞一样,牙髓干细胞的分化受到严密的分子调控。生长因子和形态发生因子与细胞膜上特异性受体结合,启动分化、发育相关信号通路。在发育过程中,这些信号分子在 DPSC 的功能和牙本质、牙髓的修复中发挥了关键作用。当这些因子从牙本质中释放出来时,便成为激活态并趋化、诱导 DPSC 反应,最终完成第三期牙本质的形成及牙髓修复。

研究表明,牙髓干细胞中 *Bmp-4*、同源盒基因 *Msx-1*、Wnt 家族和 *Ets2* 基因表达显著高于骨髓间充质干细胞,这些基因都是牙齿早期发生发育、干细胞干性维持的重要基因,在牙源性上皮和间充质相互作用方面起至关重要的作用,而这种上皮-间充质相互作用贯穿牙齿发育的始终,直至成釉细胞和成牙本质细胞的分化,说明了牙髓干细胞保留了在发育过程中起作用的分子调控机制。DPSC 在牙发育过程中承担的主要任务之一就是形成、修复牙本质。Notch 信号通路(彩图 10-2-2,见文末彩色插页)在 DPSC 的分化中发挥重要作用,体外研究发现,Notch-Delta-1 信号通路和分化诱导因子(DIF)可以诱导 DPSC 向成牙本质细胞细分化。正常情况下 DPSC 不表达或低表达 Notch 受体,当牙齿损伤后,DPSC 表面的 Notch 受体表达量显著增高,并且会迁移到损伤部位,参与牙体组织修复与再生。另外,牙本质基质蛋白-1(DMP-1)不仅能诱导 DPSC 的成牙本质向分化,还能促进修复性牙本质的形成。在向成牙本质细胞分化的过程中,CBFA-1 可以上调 *DMP-1* 基因与蛋白的表达,加速 DPSC 的分化。还有研究发现辛伐他汀和 DMP-1 联合诱导 DPSC 向成牙本质细胞的作用更强,这提示环氧合酶相关途径在牙发育、修复与再生中发挥一定作用。此外,研究发现 integrin-α5 在促进 DPSC 增殖的同时会抑制其分化,而 integrin-α5 抑制剂则能促进 DPSC 的牙源性分化过程。Wnt 信号通路在 DPSC 的分化中具有一定意义,研究发现,β-catenin 可以通过激活 RUNX2 增强 DPSC 的成牙本质分化。也有研究显示 Wnt 信号通路抑制 DPSC 牙源性分化。TGF-β 和成纤维细胞生长因子-2(FGF-2)在 DPSC 的分化中也发挥重要作用,两者联合成功诱导 DPSC 向成牙本质细胞分化。IGF-1/IGF-1R 在牙体硬组织的发育与行程中具有重要作用,研究发现,人第三磨牙来源的 DPSC 可以表达 IGF-1、IGFBP-3 和 IGF-1R,并在牙齿发育晚期以及牙髓分化过程中发挥重要作用。此外，*ALP*、*OCN*、*COL-1*、*BSP*、*DSPP* 和 *GDF-11* 等基因均对 DPSC 的牙发育功能具有重要意义，转录因子 ZBTB16、TP53 和 SP1 等通过对 DPSC 成牙本质、成骨相关基因的调控，影响分化过程。而关于脱落乳牙干细胞（SHED）与牙髓干细胞的比较研究结果证明 SHED 在细胞增殖方面的基因表达明显高于牙髓干细胞，显示了 SHED 在应用方面更加广阔的前景。

近年来研究者利用多种方法调控牙髓干细胞的分化。如利用腺病毒可高效转染经 STRO-1 分选的 DPSC，以此载体转染 *BMP2* 基因后，DPSC 可在没有外源性成牙诱导环境中分化为成牙本质细胞表型。继而利用非病毒载体即质粒复合材料的转染方法也取得上述诱导分化效果。另外研究显示 EphB/ephrin-B 能调控牙本质受损伤刺激后牙髓干细胞向成牙本质细胞的迁移和分化过程，为修复性牙本质形成提供条件。最新研究发现，LOXL2 在 DPSC 的成牙本质向分化中发挥负向调控作用，干扰 LOXL2 的表达后，DPSC 的 DSPP、DMP-1 和 ALP 的表达量显著提升，具有良好的成牙本质效果。此外，研究发现组蛋白去乙酰化酶（HDAC）在 DPSC 的成牙功能中起负性调节作用，其抑制剂 TSA 处理后，HDAC 表达量显著下降，DPSC 的 Cyclin D1 表达提升，JNK/c-Jun 信号通路被激活，细胞增殖加快；并且 DPSC 的 DSPP、DMP-1、OCN 和 BSP 的表达量也显著上升，Smad2、Smad3、Smad4 信号通路被激活，体外形成矿化小结的能力增强，这说明表观遗传学在 DPSC 的分化与发育中有重要作用。也有研究者利用微环境调控牙髓干细胞分化，如利用牙胚细胞条件培养液促进牙髓干细胞分化后体内可形成典型的牙髓牙本质复合体。

总之，牙髓干细胞自从被发现以来就一直被医学界关注，不同领域和背景的研究赋予了牙髓干细胞在临床治疗上的不同前景，当然在这些美好的设想实现之前，充分了解牙髓干细胞生物学行为的调控机制是不可缺少的。深入发掘这种牙源性组织特异干细胞的分子调控机理，还将为干细胞生物学和再生医学的进步提供有力支撑。

二、牙周膜干细胞分化分子调控

2004 年施松涛教授首次从牙周膜中分离出人牙周膜干细胞（PDLSC）（图 10-2-3），发现其与牙髓干细胞和骨髓间充质干细胞等间充质来源的干细胞一样，具有很高的克隆形成率，表达间充质干细胞的标志。将这些干细胞植入免疫缺陷鼠中，PDLSC 可以形成牙周膜和（或）牙骨质样的结构。众所周知，成体干细胞是一种处于全能细胞和分化完全的成熟细胞之间的中间体，它是研究细胞分化、组织细胞更新换代等生命活动关键问题的最理想模型。由于成体干细胞不存在伦理问题，具有可在体外操作、来源丰富、可塑性强、无免疫排斥等特点。所以，PDLSC 无疑成为牙周组织工程最具有应用优势的种子细胞，将其应用于牙周病学的研究及其临床的治疗中，必将成为牙周病研究及其治疗的一个里程碑。当然牙周膜干细胞的研究也面临着一些问题，诸如：稳定、可靠的细胞来源；体外培养如何维持干细胞状态；如何实现定向诱导分化等。

正常组织中的牙周膜干细胞被证明具有自我更新能力和多向分化能力，在体内可形成牙周组织中的矿化牙骨质和牙周膜纤维。这一发现不仅揭示了牙周多种结构维持动态平衡的细胞学机制，而且为牙周疾病和缺损的治疗提供了新的思路和方法。进一步有学者利用 PDLSC 与生物材料复合物进行的临床前实验成功治疗了小型猪牙周炎导致的牙周缺损，证

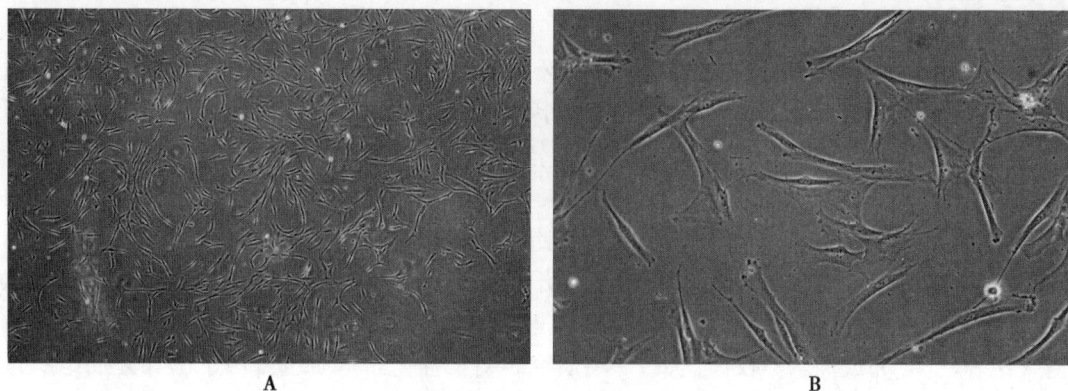

图 10-2-3　人牙周膜干细胞
A. 低倍镜　B. 高倍镜
（第四军医大学口腔医学院供图）

明 PDLSC 不仅能直接分化和产生基质参与组织再生，而且能通过调节炎症和再生微环境来完成组织修复。而针对炎症牙周膜中的干细胞目前还缺乏较完整和深入的研究，无论对其生物学特性的变化还是和正常组织中牙周膜干细胞再生潜能的比较都属未知。

免疫组化研究显示正常和炎症性的牙周组织中均含有 Stro-1 阳性表达的牙周膜干细胞。其中正常牙周膜中 PDLSC 分布于冠方、根尖和根分叉区域根面附近的血管周组织中，而牙周炎情况下，PDLSC 分布呈现出分布上的弥散状态和数量上的增长。相比于正常状态下 PDLSC 在血管周组织的分布趋势，炎症组织中的 PDLSC 多见于血管外组织和牙骨质周围。这可能是由于 PDLSC 表现出对炎性因子和细胞外基质的信号的反应，继而通过激活增殖和分化途径发挥修复牙周组织的作用。一些信号分子在 PDLSC 功能的调控中发挥重要作用。Wnt 通路是一种在进化上高度保守的、在机体发育和干细胞分化中发挥重要作用的信号通路。Wnt 通路家族（彩图 10-2-4，见文末彩色插页）在 PDLSC 的分化调控中发挥重要作用。有研究显示经典 Wnt 信号通路的增强可导致 PDLSC 矿化功能受阻，而非经典 Wnt 通路分子 Wnt-4 表达的增强能促进 PDLSC 矿化。由于有证据显示细胞内的 Wnt 通路水平和胞外微环境中的炎症因素密切相关，因此推测 Wnt 通路很可能在炎症微环境对牙周膜干细胞的影响中发挥重要作用，进而通过调控 Wnt 通路水平可恢复炎症微环境中 PDLSC 的再生能力。近年来研究发现，瘦素（leptin）信号通路在 PDLSC 的功能调控中发挥一定的作用。体外 leptin 处理 PDLSC 后，细胞可以形成较多的矿化结节，将 leptin 处理后的 PDLSC 加载于生物材料上，植入裸鼠皮下，12 周后发现可以形成成牙骨质细胞以及类牙骨质结构。碱性成纤维细胞生长因子（bFGF）能够在一定程度上促进牙周组织的再生，但是却会下调 ACTA-2、COL-1、COL-3 和 FBN-1 等牙周膜组织的关键分子，而联合应用 TGF-β 则可以有效提升这四种分子的表达，进而促进 PDLSC 的增殖及分化，形成成纤维样结构。有研究显示，GSK-3β（彩图 10-2-5，见文末彩色插页）可以缓解炎症 PDLSC 成骨能力减弱的状况，LMP3 联合 BMP-7 也能促进 PDLSC 成骨活性，此外，缺氧可以通过 MEK/ERK 和 p38 MAPK 信号通路影响 PDLSC 的骨向分化。最近，浓缩生长因子（CGFs）作为新一代血小板浓缩产物，表现出了对 PDLSC 增殖和骨向分化的强大作用。以上这些对于 PDLSC 的牙周组织修复与再生意义重大。这些发现从机制上揭示 PDLSC 分化的关键调控分子,同时也为将来利用信号通路调控 PDLSC 再生牙周组织提供了实验依据。

　　从牙周组织再生角度考虑,再生形成的牙周膜和牙骨质结构必须结合于特定的牙本质组织上,才能形成具有功能的牙体牙周结构,因此理论上牙本质微环境对牙周组织再生也具有重要作用。进一步的研究证明了这一理论,经过 DNCPs 诱导的 PDLSC 增殖和黏附生长能力增强,碱性磷酸酶活性和矿化相关标志物表达水平上升,在植入体内后附着于脱矿牙本质表面的、经 DNCPs 诱导的 PDLSC 形成了牙周组织特异的矿化组织和沙比纤维结构,而未诱导的 PDLSC 则不能形成规则的结构。这表明由成牙本质细胞分泌的牙本质基质蛋白能像 EMD 一样迁移和扩散到牙周组织中,发挥促进牙周矿化基质形成的功能,而这一功能是通过 PDLSC 介导完成的。不仅如此,另一项研究表明工程化牙本质也可用于诱导牙周组织再生。首先利用牙乳头细胞和复合 TGF-β 的诱导性基膜制备工程化牙本质组织,再在牙本质表面接种一定密度的 PDLSC,在免疫缺陷鼠皮下形成了类似牙周结构的多层组织。这不仅表明工程化牙本质与天然牙本质在结构功能方面具有相似性,也为今后利用成体牙源性干细胞再生完整的牙体牙周结构提供了颇具参考价值的研究思路。

三、牙囊细胞分化分子调控

　　牙囊起源于外胚间充质,是包绕在成釉器外周的一层疏松的结缔组织,直接参与牙齿萌出及牙周组织的发育与再生。牙囊细胞(dental follicle cells,DFCs)(图 10-2-6)是牙囊组织的基本组成单位,是神经嵴细胞迁移来的间充质细胞。牙囊细胞是牙周组织的前体细胞,可以分化为成牙骨质细胞、成骨细胞和牙周膜细胞,在牙齿发育后期形成牙骨质、固有牙槽骨和牙周膜,是牙根发育形成和牙齿正常萌出的关键。

　　牙囊细胞穿过断裂的上皮根鞘,到达矿化的根部牙本质表面,是牙囊细胞分化的前提条件。由此推测,根面形成的牙本质不仅为牙囊细胞提供了支持,其表面结构还为牙囊细胞的分化起促进作用。由牙囊发育为成熟牙骨质、牙周韧带以及固有牙槽骨是一个复杂的经过精细调控的过程,这其中涉及了多种细胞的分化以及多种因子的次序表达。这些细胞的分

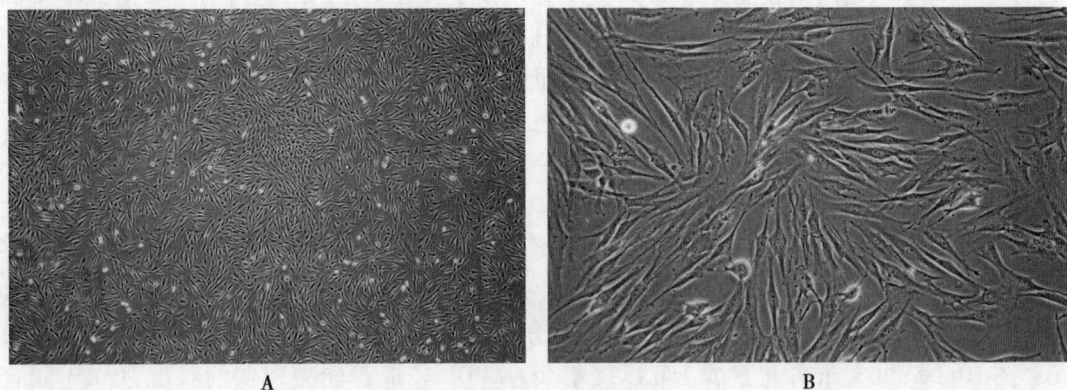

图 10-2-6　人牙囊细胞
A. 低倍镜　B. 高倍镜
(第四军医大学口腔医学院供图)

化及因子的表达在牙齿萌出及牙周发育再生的分子调控中起到了至关重要的作用。

从形态学上讲，牙囊处于牙槽骨和牙胚之间，是一个调控牙齿萌出的理想位置。目前对启动牙齿萌出的分子调控机制的研究，主要集中在一些生长因子对牙囊的调节作用。包括重要的成骨细胞因子和破骨细胞因子，如巨噬细胞集落刺激因子-1（CSF-1）、单核细胞趋化蛋白-1（MCP-1）、表皮生长因子（EGF）及其受体、甲状旁腺激素相关蛋白（PTHrP）及其受体、白细胞介素-1α（IL-1α）及其受体、肿瘤坏死因子α（TNF-α）、转化生长因子β1（TGF-β1）等。这些因子具有直接或间接诱导单核细胞从牙囊组织毛细血管中进入牙囊，然后进一步转移至牙槽骨中成为破骨细胞的作用。另外单核细胞转化为破骨细胞中，破骨细胞分化因子（RANKL）及骨保护素（OPG）也起重要作用，研究表明，RANKL 表达量减少时，大鼠破骨活性和牙齿的萌出均受到不同程度的抑制。DFCs 参与牙齿萌出的前提是保持自身数量的优势和状态的稳定，研究表明，上调 Notch1 后，DFCs 的细胞周期相关分子表达量上升，p27 表达量下降，细胞增殖加快，处于 G1/S 期（彩图 10-2-7，见文末彩色插页）的细胞比例增加，端粒酶活性也相应提高，说明 Notch1 信号通路在 DFCs 的增殖和细胞状态的维持方面具有重要作用。另有研究显示，Notch1 信号通路可以通过调节 BMP2/DLX-3 直接影响到 DFCs 的骨向分化。是这些因子间的相互作用构成了错综复杂的分子调控网络，共同调控牙齿的萌出。目前关于他们之间的可能的相互影响还有待于进一步研究发现。

除此之外，牙囊在牙胚根方所发生的变化，是牙齿萌出不可缺少的因素。萌出开始时，牙囊细胞分化为牙周膜成纤维细胞，其中多数的成纤维细胞活跃，进行纤维的合成和分泌。成纤维细胞胞内的收缩性细丝通过细胞膜与外部纤维的纤维连锁结构相连。成纤维细胞收缩带动牙周膜纤维收缩，牵引牙齿向萌出方向移动。目前认为这种牙周膜的牵引力是牙齿萌出的主要力量。根尖部的牙囊组织一方面为牙根形成提供必要的空间；另一方面牙槽骨的增生发育也是牙齿萌出的力源之一。牙囊在牙齿的萌出过程中无论是从整体、细胞以及分子水平上对牙齿的萌出都有重要的调控作用。牙齿的萌出也是多种组织及细胞分子协调作用的结果。

牙囊发育为成熟的牙周组织是一个非常复杂的过程，涉及多种细胞的分化，受多种细胞外基质分子和转录因子的调控。CCN1 和 CCN2 在牙囊细胞的成骨分化中发挥重要作用，而这两种途径均依赖于 BMP 信号通路，从而完成整个牙的发育。研究还发现，抑制 Wnt/β-catenin 信号通路后，DFCs 发育来的成牙骨质细胞生长发育停滞，牙胚的发育也受到不良影响，说明 Wnt 信号通路也参与到了 DFCs 的功能体系中。ERK1/2 MAPK 通路（彩图 10-2-8，见文末彩色插页）也具有类似的功能。而组织损伤后需要牙囊细胞迁移到炎症或损伤部位以发挥修复作用，研究表明多种生长因子可以调节牙周相关细胞的增殖、趋化、分化和细胞外基质的生物合成，能明显促进牙周组织的再生和修复。体外研究发现，BMP2 和 TGF-β 联合处理 DFCs 后，细胞的迁移能力明显增强，骨向分化的能力也有所提升。Ca^{2+} 通道也可以调控 DFCs 的分化过程。此外，Syndecan-1 的有序表达能够维持 DFCs 的增殖活力，并能促进牙萌出过程中的细胞移动。在牙周炎情况下，牙囊细胞前体细胞（DFPCs）会受到 LPS 的影响，迁移能力显著提升，分泌 IL-6 的量也大幅上升，一定程度上起到了修复牙周组织的作用。另有其他生长因子也有类似作用，如碱性成纤维细胞生长因子（basic fibroblast growth factor，bFGF）、釉基质蛋白（enamel matrix proteins，EMPs）、胰岛素样生长因子（insulin-like growth factor，IGF）、血小板源性生长因子（platelet-derived growth factor，PDGF）等。

一般认为成牙骨质细胞起源于神经嵴细胞,因此与牙周组织中的另外两种结构——牙周膜、牙槽骨一样,牙骨质也被认为是外胚间充质来源的组织,而牙囊细胞被认为是上述牙周组织共同的前体细胞。尽管随着牙齿的形成,牙囊逐渐消失,但在成体牙周膜内却保留着具有多向分化潜力的细胞,在牙周组织遭受损害时,这些细胞能够起到修复、再生牙周组织的作用。

多数学者认为,在牙根牙周发育过程中,上皮根鞘(Hertwig's epithelial root sheath, HERS)细胞的分泌产物包括釉基质蛋白(enamel matrix derivatives,EMD)、骨形成蛋白(bone morphogenetic protein, BMP)等,可以诱导牙囊细胞向成牙骨质细胞分化。实验表明,与HERS细胞共培养的DFCs成牙骨质能力显著增强,而对照组仅能形成纤维样结构。2014年的一项研究显示,与HERS细胞共培养后,DFCs形成矿化小结的能力明显增强,并且此时的DFCs高表达成牙骨质细胞/成骨细胞特异性标志物,如BSP、OCN和COL-1,他们还发现β-catenin表达量也相应增高,提示Wnt信号通路参与到其中。这说明细胞间相互作用也是DFCs发育与分化的重要影响因素。此外,也有研究认为牙本质非胶原蛋白能刺激牙囊细胞分化形成成牙骨质细胞进而有助于牙骨质样组织的形成,并推测可能是DSP及DMP-1在其中发挥作用。近年研究发现,DFCs和成牙骨质细胞能够通过Fas/FasL途径诱导成釉细胞和HERS/ERM的凋亡(彩图10-2-9,见文末彩色插页),从而促进牙骨质的形成。尽管牙囊细胞向这些细胞分化的具体调控机制目前尚不清楚,但牙囊细胞表现出来的这种强大的分化潜能使它在牙齿再生及疾病治疗等方面具有良好的应用前景。

四、颈环干细胞和HERS细胞分化分子调控

1. 颈环干细胞　研究发现,啮齿类动物切牙能够不断生长的原因是由于在切牙唇侧颈环存在由内、外釉上皮及星网状层和/或中间层形成的干细胞龛。在龛内存在的干细胞则被称为颈环干细胞。

牙齿是不断生长还是发育形成牙根取决于颈环:如果颈环受到调控信号诱导,失去其结构,转而形成双层上皮结构的上皮根鞘,则开始牙根发育;如果颈环中存在干细胞,能够维持其结构,则不断形成牙冠而不形成牙根。研究发现,成纤维细胞生长因子10(FGF10)能够促进小鼠切牙的发育,并且能够维持发育中切牙的颈环结构。此外,特异性敲除牙源性上皮中的FGFR2,发现小鼠上颌切牙缺乏成釉细胞和釉质,并且成牙本质细胞发育也出现了缺陷,这说明FGFR2信号途径在切牙及其颈环的生长发育中发挥重要作用。

人类的牙齿和啮齿类动物的磨牙在发育过程中,内釉上皮在颈环处相互融合形成上皮根鞘,而其内侧的被认为是含有上皮干细胞的星网状侧细胞消失,所以牙根不能一直生长。而啮齿类动物的切牙具有牙冠终生不断生长萌出的特性且没有典型牙根结构形成,它被分为唇侧牙冠发育模式和舌侧牙根发育模式。位于根尖部的牙上皮是具有细胞增殖活性的区域,含有内、外釉上皮和星网层三层细胞结构,其中星网层中含有成体干细胞,这种不断生长的牙齿特有的上皮结构被称为根尖蕾(apical bud),鼠的下颌切牙根尖唇侧部存在该结构。研究认为,在切牙末端存在的根尖蕾结构,其中有成体干细胞,经过不断缓慢分裂增生,可以分化为成釉细胞,形成釉质,使切牙终生不断生长萌出,即下切牙切缘的磨损由其末端根尖蕾中干细胞的增殖、分化,并进一步分泌基质和矿化来补偿。鼠下切牙唇侧的颈环组织

终生保持 3 层结构:内釉上皮、外釉上皮和含有干细胞的星网层和(或)中间层细胞,即所谓的颈环干细胞龛结构。

牙齿是一种多胚层起源的器官,其中釉质来源于牙胚发育早期的牙源性上皮细胞,而牙本质牙髓复合体起源于其周围的间充质细胞,二者之间的相互诱导作用导致了牙齿发育。牙源性上皮不仅直接形成牙釉质,并且在根部牙本质和牙骨质的形成中具有重要作用。鼠下切牙颈环上皮干细胞具有快速增殖和多向分化的潜能,它与间充质细胞之间相互诱导作用之后可促进牙齿发育。在信号中心的诱导调控下,颈环区的牙源性上皮细胞和外胚间充质细胞可以定向分化为牙胚发育功能细胞——成釉细胞和成牙本质细胞。因此可以推断颈环干细胞在牙齿发育中起着重要的作用。现有的研究已表明,组织工程牙齿的构建需要通过牙源性上皮和间充质细胞之间相互诱导作用才能形成。

2. HERS 细胞 人类牙齿发育是一个连续的过程,经历了蕾状期、帽状期、钟状期和牙根发育期。牙冠发育完成以后,成釉器内釉、外釉上皮在颈环处增生,向未来根尖孔方向生长,形成两层上皮的鞘,被称为 Hertwig 上皮根鞘(Hertwig's epithelial root sheath, HERS)。

目前,HERS 的命运还在争议中。颈环细胞在由冠方向根方移动时的细胞动力及活力均会影响到最终 HERS 细胞的功能。研究发现 HERS/ERM 的细胞(图 10-2-10)可表达一定量的上皮干细胞标志物,如 ABCG2、ANp63、p75、EpCAM 和 Bmi-1,以及胚胎干细胞标志物 Oct-4、Nanog、和 SSEA-4,这说明 HERS 的发育及后期功能与干细胞密切相关。在小鼠磨牙发育中,根尖蕾及其周围间充质反映了典型的干细胞龛对牙上皮干细胞的调控作用,包括跨膜信号的调控和分泌信号两个调控方式。另有研究表明,在切牙的干细胞龛中存在一个综合性的基因调控网络控制着牙上皮干细胞的增殖,包括 Activin,BMP,FGF 和 Follistatin 等。牙根样区域中的 FGF-10、Notch1、Notch 2 以及 BMP-4 信号(被认为有助于上皮干细胞龛的维持)消失现象与牙根组织发育启动相一致,因此,特定的牙冠形成信号的下调,可能是牙根形成启动所必须。此外,成釉蛋白(AMBN)也在 HERS 形成牙根的过程中发挥重要作用,研究发现干扰掉 AMBN 后,小鼠的下颌第一磨牙牙根长度显著变短,且 p21^{cip1} 和 p27^{kip1} 的表达量明显下降。

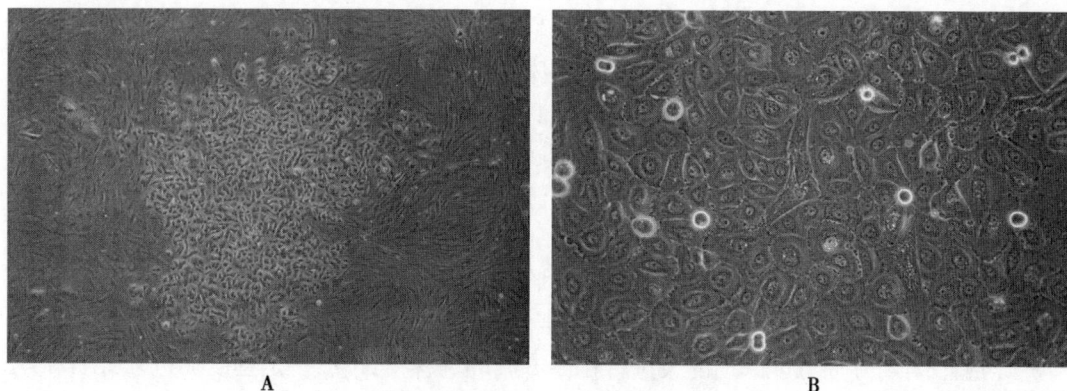

图 10-2-10 人 ERM
A. 低倍镜 B. 高倍镜
(第四军医大学口腔医学院供图)

有研究认为 HERS 细胞能发生上皮间-充质细胞转化,并发现 TGF-β(彩图 10-2-11,见文末彩色插页)可以诱导 HERS 细胞通过激活 P13K/AKT 通道发生上皮间充质细胞转化进而形成牙骨质样结构。然而,也有研究认为 HERS 细胞不会发生上皮-间充质细胞转化,只有牙囊细胞才是成牙骨质细胞的起源细胞。在小鼠磨牙发育过程中,HERS 细胞表达骨形成蛋白受体-IB 及骨形成蛋白 2,而在 HERS 周围的牙乳头则发现骨形成蛋白 4 阳性表达的细胞呈现密集分布。因此,骨形成蛋白 4 通过阻止 HERS 的伸长及维持细胞增殖调控 HERS发育。此外,HERS 细胞能分泌乙酰肝素酶降解基底膜的基膜蛋白多糖(perlecan)促进牙根的形成。而胰岛素样生长因子-Ⅰ则通过调控 HERS 外层的分裂活性来参与牙根的形成。有研究发现,HERS 细胞分泌及合成釉质相关蛋白(如成釉蛋白)后,其形态发生了改变,类似无细胞样牙骨质的矿化基质形成。进而认为,无细胞性及细胞性牙骨质由两类不同的细胞合成,即早期来源于 HERS 的成牙骨质细胞,而后期来源于神经脊的成牙骨质细胞。2012年的一项研究发现,HERS 细胞可以表达血管活性肠肽受体(VAPC1),其表达量与 HERS 的发育程度有关,在小鼠出生后 14 天和 21 天的表达量显著上升。血管活性肠肽(VIP)可以明显加快 HERS 细胞增殖,上调 HERS 标志性分子 cytokeratin 14 和 vimentin,说明 VIP 对 HERS的发育具有促进作用。

总之,普遍认为 HERS 主要在牙周膜间歇的维持及功能方面发挥重要作用。尽管 HERS细胞具体的分化机制目前尚不清楚,但它在牙周组织发育及牙根生长发育中的作用是肯定的。

五、骨髓间充质干细胞牙向分化的分子调控

尽管牙源性干细胞具有良好的成牙分化能力,但该类细胞仅能通过拔除正常牙齿方可获得且数量有限,因此在临床上获取自体牙源性间充质干细胞受到限制;而牙源性上皮细胞在牙发育完成之后就已消失,迄今为止牙源性上皮细胞的获取仍未找到理想的途径,这也是目前制约牙齿再生的瓶颈之一。在牙源性干细胞来源受到限制的情况下,探索利用人体中已成功分离出的具有多向分化能力的成体干细胞——骨髓间充质干细胞(bone marrow mesenchymal stem cells,BMMSCs)(图 10-2-12)进行牙齿再生成为新的选择。

英国国王学院研究者首先采用三种非牙源性干细胞进行牙齿再生的尝试,其中包括了小鼠骨髓基质细胞,与胚胎性口腔上皮复合后体内移植形成了牙齿样结构。该研究表明,来自早期口腔上皮的诱导信号启动了牙的发生,因此,基于这些早期组织之间的相互作用,将体外培养的骨髓基质细胞聚集成团,替换大鼠的牙源性间充质细胞。在牙源性上皮和非牙源性间充质重新整合之后,发现间充质中有牙源性的信号表达,骨髓基质细胞都表达了牙源性基因。将重组物置入肾被膜中,有牙齿结构形成,并伴有骨组织形成。此外,将牙胚置入成体颌骨中能够发育成牙齿,研究结果说明胚胎原基可以在其成体环境中继续发育,这些成果为利用 BMMSCs 开展牙再生研究提供了重要的依据。

研究显示,对牙周三度缺损的犬进行自体 BMMSCs 移植,可以一定程度促进牙骨质和牙槽骨的再生。另有研究用 GFP 示踪法研究发现,BMMSCs 移植后牙周缺损获得较好的修复,并且在缺损修复区域检测到 GFP 阳性的成牙骨质细胞、成骨细胞、骨细胞以及成纤维细胞,这说明 BMMSCs 具有向牙周组织分化的潜能。此外,利用自体 BMMSCs 作为直接盖髓剂覆

低倍镜　　　　　　　　　　　高倍镜

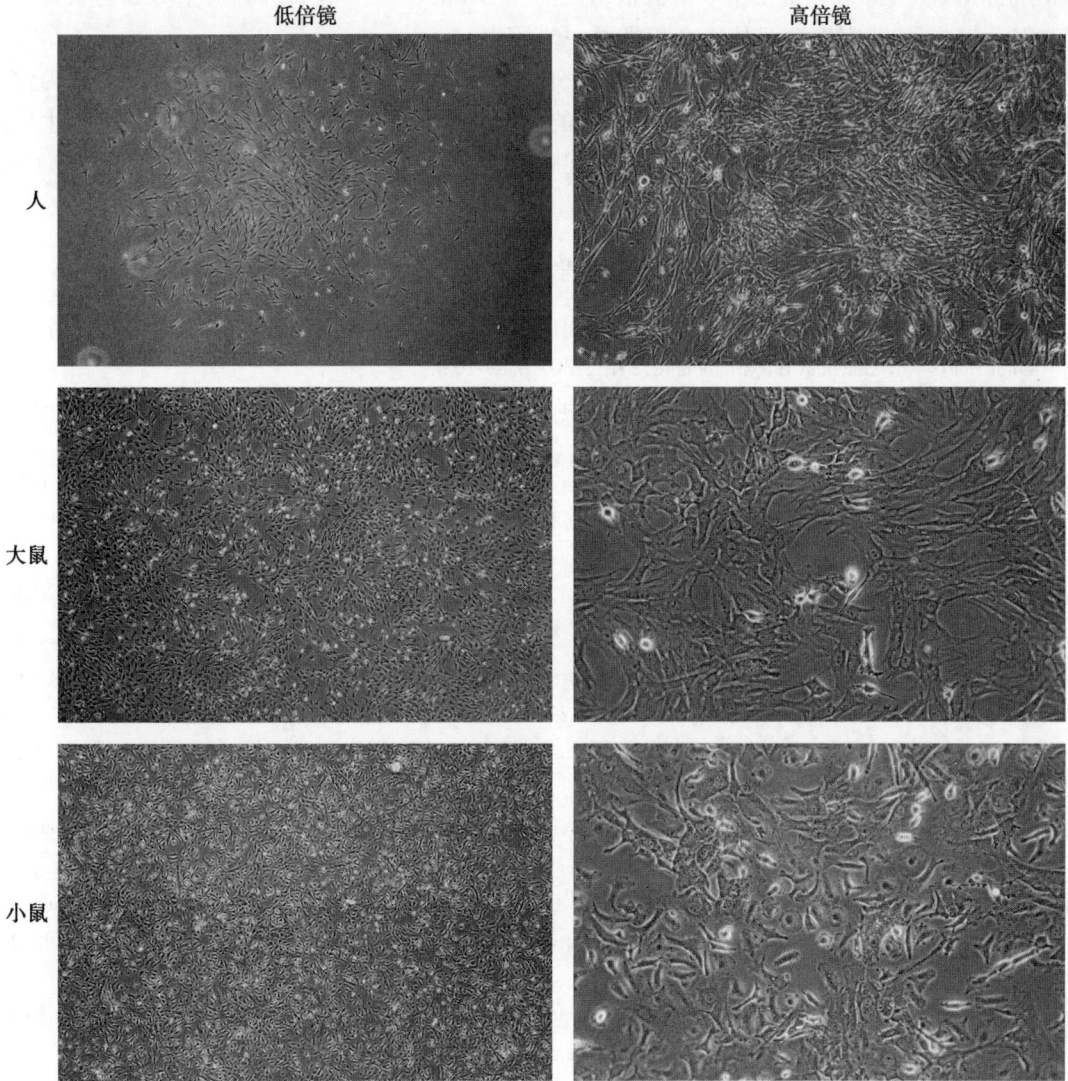

人

大鼠

小鼠

图 10-2-12　骨髓间充质干细胞
（第四军医大学口腔医学院供图）

盖于牙髓断面,发现可以形成明显的钙化桥。有研究者利用上皮-间充质分离重组技术诱导骨髓细胞中的 c-Kit 阳性细胞转化为成釉细胞样细胞,是跨系分化的证明。研究发现,BMMSCs 不仅可以促进成釉细胞的增殖和活力,还能够在特定条件下分化为成釉细胞样细胞,这对牙体硬组织再生具有重要意义。BMMSCs 与牙源性上皮共培养,形成的组织高表达成牙相关分子,如 Pax9、DMP-1、DSPP 等,并且形成类牙体组织结构。更有学者将牙乳头细胞与含有 BMMSCs 的骨髓悬液混合,加载于生物材料上,植入猪自体牙槽内,发现能够形成牙体的基本结构,包括冠、根、牙髓、成牙本质细胞、牙骨质、血管、牙周膜等。这些研究表明以 BMMSCs 为代表的非牙源性细胞具备分化为牙源性间充质甚至上皮细胞的潜能,在适宜微环境的诱导下可参与形成牙齿样结构。BMMSCs 在体外受到牙源性分子 DSPP、DMP-1、BMP2 等诱导后均表现出一定的成牙倾向,Wnt、Notch 等信号通路在其中发挥重要作用,这为 BMMSCs 的成牙分化提供了一定的借鉴。虽然 BMMSCs 在牙发育和牙再生方面已崭露头角,但关键分子尚不清楚,具体机制仍需进一步探索。

综上所述,骨髓间充质干细胞成牙诱导分化的成功实践为牙齿再生研究提供了更为便利的种子细胞来源,阐明这些非牙源性细胞的定向成牙分化机制,将有助于解决牙齿再生中无牙源性上皮及间充质细胞可利用的瓶颈问题。

(胡成虎　金岩)

参 考 文 献

1. FAWZY EL-SAYED,K M,DÖRFER C,FÄNDRICH F,et al. Adult mesenchymal stem cells explored in the dental field. Adv Biochem Eng Biotechnol,2013,130:p.89-103

2. SHI,S GRONTHOS S. Perivascular niche of postnatal mesenchymal stem cells in human bone marrow and dental pulp. J Bone Miner Res,2003,18(4):p.696-704

3. WANG J,ZHANG H,ZHANG W,et al. Bone morphogenetic protein-9 effectively induces osteo/odontoblastic differentiation of the reversibly immortalized stem cells of dental apical papilla. Stem Cells Dev,2014,23(12):p.1405-1416

4. VOLPONI A A,PANG Y,SHARPE P T. Stem cell-based biological tooth repair and regeneration. Trends Cell Biol,2010,20(12):p.715-722

5. WANG B M,LI HL,LIU Y,et al. Expression patterns of WNT/beta-CATENIN signaling molecules during human tooth development. J Mol Histol,2014,45(5):487-496

6. MITSIADIS T A,FEKI A,PAPACCIO G,et al. Dental pulp stem cells,niches,and notch signaling in tooth injury. Adv Dent Res,2011,23(3):p.275-279

7. DIMITROVA-NAKOV S. ,BAUDRY A,HARICHANE Y,et al. Pulp stem cells:implication in reparative dentin formation. J Endod,2014,40(4 Suppl):p.S13-18

8. NAKAMURA S,YAMADA Y,KATAGIRI W,et al. Stem cell proliferation pathways comparison between human exfoliated deciduous teeth and dental pulp stem cells by gene expression profile from promising dental pulp. J Endod,2009,35(11):p.1536-1542

9. ABDULLAH M F,ABDULLAH S F,OMAR N S,et al. Proliferation rate of stem cells derived from human dental pulp and identification of differentially expressed genes. Cell Biol Int,2014,38(5):p.582-590

10. CHAMILA PRAGEETH PANDULA P K,SAMARANAYAKE L P,JIN L J,et al. Periodontal ligament stem cells:an update and perspectives. J Investig Clin Dent,2014,5(2):p.81-90

11. MA Z,LI S,SONG Y,et al. The biological effect of dentin noncollagenous proteins (DNCPs) on the human periodontal ligament stem cells (HPDLSCs) in vitro and in vivo. Tissue Eng Part A,2008,14(12):p.2059-2068

12. WU Y,YANG Y,YANG P,et al. The osteogenic differentiation of PDLSCs is mediated through MEK/ERK and p38 MAPK signalling under hypoxia. Arch Oral Biol,2013,58(10):p.1357-1368

13. LI C Y,PROCHAZKA J,GOODWIN A F,et al. Fibroblast growth factor signaling in mammalian tooth development. Odontology,2014,102(1):p.1-13

14. VIALE-BOURONCLE S,GOSAU M,MORSCZECK C. NOTCH1 signaling regulates the BMP2/DLX-3 directed osteogenic differentiation of dental follicle cells. Biochem Biophys Res Commun,2014,443(2):p.500-504

15. YAO S,PAN F V,WISE G,et al. Differentiation of stem cells in the dental follicle. J Dent Res,2008,87(8):p.767-771

16. YAMAMOTO T TAKAHASHI S. Hertwig's epithelial root sheath cells do not transform into cementoblasts in

rat molar cementogenesis. Ann Anat,2009,191(6): p.547-55

17. SHIBATA S,DIAS R A,HASHIMOTO-UOSHIMA M,et al. Immunohistochemical localization of syndecan-1 in the dental follicle of postnatal mouse teeth. J Periodontol,2007,78(7): p.1322-1328

18. NELSON P,NGOC TRAN T D,ZHANG H,et al. Transient receptor potential melastatin 4 channel controls calcium signals and dental follicle stem cell differentiation. Stem Cells,2013,31(1): p.167-177

19. YANG Y,GE Y,CHEN G,et al. Hertwig's epithelial root sheath cells regulate osteogenic differentiation of dental follicle cells through the Wnt pathway. Bone,2014,63: p.158-165

20. LEE J H,LEE D S,NAM H,et al. Dental follicle cells and cementoblasts induce apoptosis of ameloblast-lineage and Hertwig's epithelial root sheath/epithelial rests of Malassez cells through the Fas-Fas ligand pathway. Eur J Oral Sci,2012,120(1): p.29-37

21. SAKANO M,OTSU K,FUJIWARA N,et al. Cell dynamics in cervical loop epithelium during transition from crown to root: implications for Hertwig's epithelial root sheath formation. J Periodontal Res,2013,48(2): p.262-267

22. KAWANO S,SAITO M,HANDA K,et al. Characterization of dental epithelial progenitor cells derived from cervical-loop epithelium in a rat lower incisor. J Dent Res,2004,83(2): p.129-133

23. LIN Y,CHENG Y S,QIN C,et al. FGFR2 in the dental epithelium is essential for development and maintenance of the maxillary cervical loop,a stem cell niche in mouse incisors. Dev Dyn,2009,238(2): p.324-330

24. NONOMURA K,TAKAHASHI M,WAKAMATSU Y,et al. Dynamic expression of Six family genes in the dental mesenchyme and the epithelial ameloblast stem/progenitor cells during murine tooth development. J Anat,2010,216(1): p.80-91

25. ALFAQEEH S A,GAETE M TUCKER A S. Interactions of the tooth and bone during development. J Dent Res,2013,92(12): p.1129-1135

26. CHUNG I H,YAMAZA T,ZHAO H,et al. Stem cell property of postmigratory cranial neural crest cells and their utility in alveolar bone regeneration and tooth development. Stem Cells,2009,27(4): p.866-877

27. KUO T F,LIN H C,YANG K C,et al. Bone marrow combined with dental bud cells promotes tooth regeneration in miniature pig model. Artif Organs,2011,35(2): p.113-121

28. PENG L,YE L,ZHOU X D. Mesenchymal stem cells and tooth engineering. Int J Oral Sci,2009,1(1): p.6-12

第十一章 颌骨发育及改建的分子生物学基础

第一节 颌骨形态确定的分子生物学基础

一、颌骨的演变

最早的脊椎动物是摄食悬浮物的无颌动物。有颌脊椎动物由 4 亿年前无颌动物进化而来,下颌骨进化是脊椎动物进化过程中一个非常关键的步骤。脊椎动物胚胎的比较性研究表明,颌骨在形成过程中,沿近远中轴的模式发生不断进化,下颌骨即在这种进化过程中衍生出来。

颌骨是来源于节段性重复结构——咽弓,其中上颌骨来源于第一咽弓的近端部分,而下颌骨来源于第一咽弓的远端部分。像四肢附骨一样,其近远中轴(PD 轴)从咽弓的基底延伸至其顶端。这种轴的建立仍然存在争议,但是类似于四肢结构,该轴发生涉及与果蝇附属器发育的关键调节因子(*distalless*)相关的 *Dlx* 同源框转录因子。Depew 和他的同事研究证明:两个密切相关的 *Dlx* 基因在指导下颌骨形成过程中起协同作用。

颌骨形成非常复杂,三个胚层的细胞——咽弓中胚层、内胚层和来源于外胚层细胞的神经嵴(neural crest,NC)均参与颌骨形成。神经嵴细胞(neural crest cells,NCCs)广泛迁移,形成包括颌骨在内的 20 多种不同的骨骼,每种骨骼有不同的大小及形态。在这些细胞重新排布的过程中,各种骨骼的形态发生以及它们的形成与周围组织协调关系还不清楚。*Hox* 转录因子是指导这些神经嵴细胞节段特性的早期发育开关。密切相关的 *Hox* 基因沿前后轴跨节段表达或在节段内巢状表达,形成每个咽弓特有的一种组合密码(节间模式发生),这种相对简单的位置信息密码确定了头骨的复杂性。而颌骨形成由第二阶段模式发生调节。神经嵴细胞迁移到鳃(咽)区以后,进一步分布到不同的咽弓内,并形成各自的发育轴(节内模式发生)。在这个阶段,在鳃弓内表达的转录因子,尤其是 *Dlx* 家族基因,呈巢状模式分布。

生理情况下,*Dlx* 基因与 *Hox* 基因簇密切关联。与 *Hox* 基因相似,*Dlx* 基因在脊椎动物内经历了许多重复事件,导致鳃弓内许多基因具有相似的表达模式。

在脊椎动物发育过程中,*Dlx* 基因严格的区域性表达确定了其咽弓近远中轴。在哺乳动物中,同源框基因 *Dlx* 家族有六个成员,形成 3 对连锁的基因对:*Dlx-2* 和 *Dlx-1*;*Dlx-5* 和 *Dlx-6*;*Dlx-3* 和 *Dlx-7*。总的来说,每组基因对均是收敛转录的,并且每个基因对中的两个基因表达模式一致。颌骨进化与 *Dlx* 基因对数量增加相关,也与基因对在咽弓近远中巢状分布相关。

二、颌骨的发生

脊椎动物的头部由外胚层、中胚层、内胚层以及神经嵴发育而来。在胚胎发育过程中，发育成面部的间充质由中胚层和神经嵴细胞构成，而这些间充质又受外胚层和内胚层信号的影响。神经嵴来源的间充质形成大部分颌面骨骼，因此神经嵴对口腔颌面部的发育非常重要。口腔颌面发育异常通常与神经嵴的改变有关。尽管上、下颌骨原基由相似的神经嵴细胞群衍生而来，在分子组成上有许多相似之处，但结果却发育成不同的骨骼结构。这可能是两者之间的神经嵴细胞群、咽弓或迁移后微环境的差异导致。在小鼠胚胎第8.5天和胚胎第9.5天，咽弓腹侧及背侧部分已经分别形成上、下颌骨原基，这一过程发生在神经嵴细胞群在上、下颌骨募集前或募集过程中。

通过胚胎可诱导能力的分析、分子标记和遗传学等实验方法，鉴定了一些控制面部结构向外生长和产生极性的特殊信号中心，这些重要的解剖区域表达BMPs、FGFs和Wnts等信号分子，这些分子在面部形态发生中最初的组织特异性、组织生长以及随后的组织分化和骨骼形成中起重要的作用。根据力或移动(movement)的作用，在髁突头部、下颌角和喙突部位，下颌骨骨膜内形成继发性软骨，随后上颌和下颌同步向下、向前扩展。然而这种生长是如何协调的仍不清楚。

三、影响颌骨形态的基因

动物体自1个受精卵发生，经过不断分化和增殖形成特有的形态。对果蝇的模式形成研究，发现了一组具有特征性碱基排列的同源框基因(*Homeobox gene*,HOX基因)。其中，编码同源结构域的碱基排列称为同源框(homeobox)，具有同源框的基因总称为同源框基因。同源框从果蝇到脊椎动物高度保守。一般认为，同源框基因在模式形成上起主要作用，这种作用具有超越种的共同特性。

同源框基因是与胚胎发育和细胞分化调节相关的基因，在人类发育调节中具有重要作用。颌骨的发育来源于第一咽弓，也称下颌弓。*Hox*基因对于调节每个调控咽弓之间前后轴(anterioposterior axis,AP轴)的分化非常关键，然而，*Hox*基因在第一咽弓中并不表达，仅在2~7对咽弓中表达。研究表明，*Hoxa2*在将要迁移至下颌弓的后脑内的神经嵴细胞中表达，*Hoxa*簇的敲除导致在小鼠其他咽弓形成下颌弓样结构。表明在下颌骨和咽器进化过程中，"下颌骨代码"在其他所有咽弓中均保留，特异性*Hox*基因表达确定了头颈的模式发生，也决定了下颌骨的模式发生过程。

下颌的外胚间充质细胞成骨方向分化需要来自第一鳃弓的信号。最近的研究表明内皮素(Endothelin)可能在第一鳃弓来源的下颌的发育中起重要作用。配体内皮素-1(EDN1,ET-1)表达于整个下颌弓的内胚层和中胚层，而其受体EDNRA表达于神经嵴细胞。在正常情况下，EDN1在上颌突内不表达，但是上颌骨内神经嵴细胞具有应答信号的能力。上颌突内过表达EDN1会导致上颌骨向下颌骨发生同源异型转化。EDN1、Ece1或EDNRA缺陷小鼠，由于严重的下颌骨发育畸形和咽喉结构缺陷，在出生时死亡，其中，下颌骨向上颌骨样结构的同源异型转化为EDN1、ECE1或EDNRA缺陷的特征性表现。可见，EDN1是NCC发育及下颌弓骨骼模式发生的关键调节因子。

所有的 Dlx 基因均在咽弓内神经嵴来源的间质细胞内表达。Dlx2/Dlx1 沿着咽弓的近远中范围内均有表达,Dlx5/Dlx6 在较远端表达,而 Dlx3/Dlx7 仅在咽弓的最远端表达。同 EDNl 或 EDNRA 缺失小鼠表型相似,Dlx5/Dlx6 突变小鼠也表现出下颌骨向上颌骨样结构的同源异型转化。在咽弓发育早期 Dlx1 及 Dlx2 正常表达,如果 Dlx1 和(或)Dlx2 突变,会加重 Dlx5 突变导致的下颌骨缺陷,说明 Dlx 的表达量调控颌骨分化。

Meckel 软骨是哺乳动物胚胎期下颌骨的一种瞬态支持组织,它起源于 CNC,软骨发生过程是通过间充质细胞的聚集、增殖及分化成为软骨细胞,远端区域经历软骨内成骨导致下颌骨的联合,最终在怀孕后期或新生儿期随着大多数(中间部分)软骨经历退化和软骨碎片吸收而消失。多种信号分子调控 Meckel 软骨的发育,如 BMP、CTGF、TGFβ、Wnt,这些信号分子的变化均会影响到下颌骨的形态发生。BMP 信号通过与 I 型,II 型肌氨酸氧化酶受体复合体,介导依赖 Smad 的经典路径和不依赖 Smad 的非经典 MAPK 路径来调节目标基因的表达。BMP 信号在软骨形成和软骨内成骨的多个步骤中起重要作用。BMP 信号的衰退表现是发育过程中抑制软骨素原分化以及 Meckel 软骨进一步退化的必要步骤。

ALK2 是 BMP I 型受体,神经嵴内 BMP 受体基因 ALK2 敲除,下颌骨变短。出生后小鼠条件性敲除 BMPR1a 下颌骨长度明显减少,过表达 BMPR1a,会引起 Meckel 软骨的肥大,导致下颌骨过度生长。Smad2 杂合子突变体有腭裂、下颌骨发育不良和独眼畸形,神经嵴内特异性敲除 Smad4 基因,影响第一咽弓神经及细胞的存活。

Noggin 是 BMP 强效的拮抗剂,它优先于 BMP2、BMP4 和 BMP7 与其配体结合从而来拦截它们的信号。在整个胚胎期,Meckel 软骨中 Noggin 不断表达,然而,除了 Bmp4 外,Bmp2、Bmp7 只在 Meckel 软骨发育早期阶段表达。当 Noggin 缺乏时,Meckel 软骨中细胞增殖率提高,同时磷酸化 Smad1、Smad5、Smad8 表达明显增多,导致了肥大 Meckel 软骨的形成,其表型与过表达 BMPR1a 相似,下颌骨过度生长。

在斑马鱼中,sox32 突变导致咽内胚层的缺失,神经嵴细胞凋亡,下颌骨发育障碍。David 等人通过移植实验发现突变的 sox32 植入野生型第一鳃弓时,神经嵴细胞分化出软骨细胞。当把野生型内胚层移植入 sox32 突变体胚胎中,逆转了软骨形成。在早期鸡胚,切除内胚层导致面部结构发育障碍。Couly 等人通过移除神经嵴迁移前内胚层条带,发现 Meckel 软骨和下颌关节发育需要靠近尾部的内胚层。所以,迁移后下颌神经嵴细胞需要来自内胚层的细胞生存信号(可能是 FGF3)。移植的内胚层可诱导受体胚胎异位结构的形成,这种异位结构与供体内胚层原始的头-尾方向相对应,证明内胚层在模式发育中起重要作用。尾部内胚层诱导了异位 Meckel 软骨的形成,其方向取决于所移植的内胚层的方向,将内胚层旋转180°导致 Meckel 软骨方向异常,说明内胚层信号可指导面部始基的发育。其中,Shh 可能是内胚层的关键信号。Shh 诱导了咽弓背侧和腹侧的不同反应,使其变成上颌和下颌始基。在下颌骨原基内,细胞过表达 Shh 会诱导其自身表达 Fgf8。相反,在上颌突中,Shh 表达的细胞上调邻近的上皮细胞群中表达 Fgf8。这种差异表明咽弓的背侧及腹侧部分在神经嵴细胞到达之前即发生区划,分别形成上颌骨及下颌骨原基。在鸡胚中,将外源性 Shh 置入第一鳃弓能诱导 FGF8 和 FGF4 的表达以及下颌骨结构的形成,而将外源性 Shh 置入第二鳃弓或第一鳃弓前部,则不能诱导异位骨或软骨的发育,提示组织对 Shh 的反应依赖于该应答组织的特性或依赖于发育过程中适当时间所接受的 Shh 信号。换言之,Shh 是整个面部始基神经嵴细胞生存所需要的,也是第一鳃弓中模式发育所需要的。*Shh* 的低表达会影响额鼻部和上颌骨突的正常生长发育过程,导致面裂、前脑无裂畸形和独眼畸形,而 *Shh* 过表达会造成眶距增宽。

在斑马鱼中阻断 Wnt/PCP 信号,可发育成下颌软骨但长度稍短,说明 PCP 信号控制了细胞的行为而不是模式发育。PCP 效应因子 fuzzy 的突变也导致下颌骨变短,可能与 Meckel 软骨的延伸缺陷有关。总之,晚期面部的形成可能由下颌始基中 PCP 信号控制软骨向外生长。*Msxl* 和 *Msx2* 对面部间充质细胞增殖起重要作用,因为 *Msxl* 敲除小鼠上颌骨及下颌骨变短,腭骨间充值增殖缺陷。此外,哺乳动物的上皮 Wnt/β-catenin 信号对上、下颌骨的发育也起重要作用。下颌骨形成上皮需要 β-catenin 信号的刺激,而 β-catenin 信号的削减也是上颌骨形成的一个必要条件。在上颌骨发育过程中,激活上皮 Wnt/β-catenin 信号可以诱导上颌骨向下颌骨转变表 11-1-1。

表 11-1-1　影响颌骨形态的基因在发育中的颅面结构中的表达分布及基因敲除或突变导致的表型

基因	基因在发育中的颅面结构中的表达分布	基因敲除或突变导致的表型
Dlx	颅神经嵴细胞、软骨膜、视网膜神经前体细胞、神经元细胞、皮肤附件、牙胚外胚层、间充质、中胚层	胚胎或出生致死,颅颌面畸形(颅骨、颌骨、内耳、牙、颌面部神经和肌肉)上颌骨缺陷(*DLx1*、*DLx2* 导致);下颌骨同源异型转化(*DLx5*、*DLx6* 导致);颅面部骨骼缺损、颅顶骨骨化延迟以及长骨中皮质骨结构不良等
Msx	中胚层、外胚层、神经上皮、骨缝区、面部隆突、腮弓、眼、牙蕾、唾液腺、神经上皮细胞,上皮间充质,下颌弓	前成骨细胞持续分化而成熟受阻、颅缝闭合延迟、下颌骨缩短、唇腭裂、牙发育不全
Bmp2	颅神经嵴、早期面部始基、骨骼前体、肥大软骨细胞、牙间充质细胞、成牙本质细胞、腭、舌	在 E7.5 到 E10.5 死亡、心脏发育缺陷
Bmp4	颅神经嵴、早期面部始基、骨骼前体、肥大软骨细胞、牙间充质细胞、前成牙本质细胞、腭、舌	E6.5 到 E9.5 死亡、没有或者少有中胚叶形成、唇裂纤维发育不良骨化性肌(OMIM,135100)
Bmp3(osteogenin)	成骨细胞、成牙骨质细胞、牙囊、舌、腭	高骨密度
Shh	面突的外胚层、胚胎中内胚层、腹侧神经外胚层、脊索、面部外胚层、前肠内胚层	下颌骨发育缺失、前脑无裂畸形

四、其他影响颌骨形态的因素

颅面骨的生长发育受到咀嚼力学作用的影响。肌肉抑制素(myostatin)基因敲除小鼠大部分咀嚼肌缺失,结果形成"镰状"(下颌体延长、变弯)下颌骨和宽大颧弓。此外,肌肉抑制素缺乏也会导致短头颅、穹顶及上颌骨变短、下颌骨正中联合处骨密度增加、下颌骨体部皮质骨矿化增加。可见，先天性肌肉生长抑制素缺乏不仅可以影响颌骨形态，还会改变下颌骨的微观结构。

大量研究表明人类胚胎发育过程中纤毛起重作用。然而，在口腔颌面发育过程中，尤其是神经嵴的模式发育中，有关纤毛的作用知之甚少。研究表明，面部软骨向外生长需要初级纤毛（primary cilia）的参与。神经嵴特异性 *Kif3a* 是 *Ift* 和纤毛发生（ciliogenesis）所必需的，该基因干扰的小鼠突变体下颌变短、颅底发育缺陷。

影响口腔颌面骨骼发育的一些罕见疾病，如 Oral Facial-Digital syndrom（OFD 综合征）和 Bardet-Biedl syndrome（BBS 综合征），表现为面部异常、腭裂和小颌畸形，由纤毛（cilia）功能障碍所致。在斑马鱼中用寡核苷酸敲除 *ofd1*，导致短而粗的 Meckel 软骨形成，并出现成片的软骨细胞排列紊乱。这些缺陷中可能与纤毛异常导致的 PCP 信号的缺陷有关。Bardet-Biedl 综合征，部分以口腔颌面畸形为特征，是由 BBS 基因（*BBS1 ~ BBS14*）突变所致的。在斑马鱼中敲除 *BBS8* 产生严重的鳃弓和下颌的发育不全，研究证实是由脑神经嵴细胞迁移缺陷所致。

硬化性骨病的骨骼表现和 van Buchem disease（van Buchem 病）都是由骨内膜增生引起的，表现为进行性广泛性的骨硬化、颌骨及面部诸骨的特异性肥大导致的面部畸形、颅内压增加、面瘫、失聪和嗅觉障碍等颅神经麻痹症状。

在过去 10 多年里，应用小鼠、斑马鱼的组织特异性突变体研究口腔颌面发育和形态发生，通过比较分析和化学物质的作用，并结合经典的胚胎学技术，加深了对口腔颌面形态发生所必需的信号和分子相互作用的理解。而人类畸形的新突变基因的鉴定进一步推进证明了该过程，然而对其中的细胞生物学事件所知甚少。

目前，我们对口腔颌面发育中细胞迁移的理解大部分来自于生物染料追踪实验，但是结果通常显示大批组织的移动特性，而不是个体细胞的行为。一些新的研究方法和技术，与发展的图像技术相结合，正被用于检测口腔颌面发育中的细胞生物学，尤其是在斑马鱼体内。理解细胞-细胞的相互作用、邻近关系随时间的改变以及形态形成过程（morphogenetic process）中的细胞学基础仍是这个领域中巨大的、具有挑战性的研究。

（孙宏晨 刘麒麟）

第二节 颌骨发育的分子生物学基础

一、颌骨发育分子启动

神经嵴是脊椎动物发育过程中出现的特征性结构，包括颅神经嵴和躯干神经嵴，在不同物种之间具有高度保守性。研究表明，神经嵴发生于胚胎原肠胚期神经板的边缘，经历发生→层离→迁徙→分化等生物学过程，最终演化成机体的多种组织。脊椎动物颅面部骨骼发育来源于神经嵴细胞和中胚层，颅神经嵴细胞形成了大部分颅面部骨骼（包括颌骨）、软骨以及牙齿等硬组织，其余小部分硬组织由中胚层形成。神经嵴迁移分化为一系列咽弓，其中第一咽弓进一步分化形成上、下颌骨。

（一）神经嵴细胞早期发生的分子机制

神经嵴的诱导发生是由一系列胞外信号协同作用的复杂过程。这些分子信号来源于神经板、上皮以及轴旁中胚层，包括 BMP、Wnt、FGF、RA 和 Notch 等（图 11-2-1），它们进而激活一系列转录因子。许多调控神经嵴早期发生的基因在之后的神经嵴迁徙衍化阶段中仍发挥重要作用。

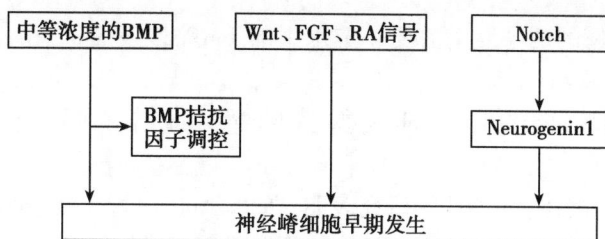

图 11-2-1　神经嵴细胞发生的分子机制

1. BMP 信号　研究表明，神经嵴诱导发生的先后分别由两组主要的基因共同调控：第一组是 BMP 信号，第二组为 Wnt、FGF 和 RA 等信号。

通过基因敲除和过表达实验表明，BMP 信号在神经嵴发生中具有重要作用。在 BMP2 敲除的小鼠胚胎中，颅部神经嵴细胞发生减少。将产生神经嵴的神经板组织移植到未来的上皮区域并表达一定水平的 BMP 信号时，神经嵴会被诱导发生。BMP4 可以诱导神经嵴细胞从神经板发生并将神经嵴局限于神经板和上皮的连接处。

非洲爪蟾和斑马鱼胚胎发育过程中，在胚胎原肠胚期之前，BMP 信号表达于整个外胚层。此时，外胚层背侧的中胚层释放的 BMP 拮抗因子（如 Noggin）可直接抑制 BMP 活性，并与 Wnt 等信号共同作用，使 BMP 在背腹侧外胚层中形成表达梯度。中等量的 BMP 可以诱导神经嵴发生，神经嵴前体细胞在中等量 BMP 信号作用下，从神经板边缘产生。在一项非洲爪蟾研究中发现，高水平的 BMP 信号诱导上皮形成，而阻断 BMP 信号促使神经发生，但如果在即将产生上皮的细胞中部分抑制 BMP 信号，将会引起神经嵴前体细胞区域性扩增。低水平的 BMP 不足以诱导神经嵴形成，提示 BMP 信号诱导神经嵴发生还需要其他信号的协同作用。

2. Wnt、FGF 以及 RA 信号　第二组信号 Wnt、FGF 和 RA 信号参与神经嵴诱导发生以及神经外胚层前后轴的形成。

Wnt 信号参与神经嵴发育的许多过程，从诱导发生到迁徙，被认为是神经嵴诱导发生的关键因素。鸡胚、非洲爪蟾以及斑马鱼的实验均表明 Wnt 信号对于神经嵴的诱导发生是必要的。Wnt 信号多种 Wnt 配体（Wnt1、Wnt3a、Wnt6、Wnt7b、Wnt8 等）表达于神经嵴诱导发生的不同组织。在非洲爪蟾中 Wnt 信号（Wnt10a）由轴旁中胚层分泌；在鸡胚中，Wnt 信号（Wnt6）由神经褶邻近的非神经外胚层分泌。

经典的 Wnt 信号在神经嵴早期发生阶段十分必要。斑马鱼实验中，神经嵴发生初期阻断 Wnt 信号会干扰神经嵴形成。阻断 Wnt8 的表达，可以消除神经嵴早期特异性基因（如 *Pax3*、*Foxd3*、*Sox3* 等）的表达。Wnt 信号具有神经嵴特异性和细胞自主性。在神经早期发育的不同阶段广泛抑制 Wnt 信号，神经嵴早期发生的基因表达受到抑制，但是神经元发生的特异性标记基因并未受影响，表明该阶段 Wnt 信号是神经嵴特异性的，而不是通过神经上皮间接起作用。在神经嵴诱导发生阶段，神经嵴前体细胞直接接收 Wnt 信号，激活其下游靶基因来发挥作用。

　　FGF 信号在神经嵴诱导发生过程中十分重要。FGF 信号与衰减的 BMP 信号一样也参与非洲爪蟾神经嵴的诱导。然而,缺乏 FGF 受体的小鼠胚胎以及没有中胚层的斑马鱼胚胎也都发育正常。对非洲爪蟾和斑马鱼胚胎发育的研究表明,RA 信号也参与神经嵴的诱导发生。

　　总的来说,神经嵴的诱导发生需要一定水平的 BMP,以及 Wnt、FGF 和 RA 信号的协同作用。

　　3. Notch 信号　膜结合受体 Notch 是参与神经嵴早期发生的另一个重要分子,调节多种脊椎动物发育过程。

　　Delta 是 Notch 的配体,Cornell 等研究表明,Delta/Notch 信号通过抑制 Neurogenin1 的功能而促进斑马鱼躯干神经嵴的形成。斑马鱼胚胎发育过程中,神经板侧缘的细胞会产生 RBs(rohon-beard spinal sensory neurons,原代神经元的一种)或神经嵴细胞。当 Neurogenin1 存在时会诱导 RBs 发生,而 Neurogenin1 不存在时,则产生神经嵴细胞。Delta/Notch 信号可以抑制 Neurogenin1 的活性,从而抑制 RBs 细胞产生,诱导神经嵴细胞发生。在缺少 Delta/Notch 信号的胚胎中降低 Neurogenin1 活性可以拯救神经嵴形成,这表明 Delta/Notch 信号对神经嵴发生并没有直接的诱导作用,而是抑制 Neurogenin1 介导的神经元分化产生的。

　　Endo 等学者对鸟类的研究阐述了 Notch 信号通路促进神经嵴发生的两种机制:①上皮表达的 Delta1 可以激活和/或维持 BMP4 表达而间接促进神经嵴细胞形成;②抑制 Slug 表达和随后的神经嵴细胞层离。上皮中的 Notch 信号可以抑制神经嵴在上皮中发生,使神经嵴细胞局限于神经板和上皮的连接处。

　　(二)　神经嵴层离和迁徙的分子机制

　　神经嵴细胞诱导发生后,从神经上皮离开的过程叫做层离(delamination),上皮间充质转化(epithelium-to-mesenchyme transition,EMT)是层离的关键机制。

　　躯干神经嵴细胞的层离在鸡胚中由 BMP/Wnt 信号诱导,这些信号包括 BMP4、Wnt1、Msx1 及 c-MYB 等,并激活 Snail2、Foxd3 以及 Sox 家族成员(Sox9 和 Sox10)等转录因子,这些转录因子协同作用调控钙黏蛋白(Cadherin)转变,激活整合素 β1(β1-integrin),调节 RhoB 表达并刺激层粘连蛋白(Laminin)合成和基底层粘连蛋白分解。神经嵴细胞进入细胞周期 S 期(DNA 合成期)是发生层离的必要条件。细胞周期蛋白 Cyclin-D1 是细胞周期进行的必要条件,但并不会促进 G1/S 期转化。Snail(小鼠 Snail1,鸡 Snail2)降低 Cyclin D1 和 D2 的表达,减少躯干神经嵴细胞增殖。Snail 通过维持低水平的 Cyclins D 而阻碍细胞周期 G1 期(DNA 合成前期)到 S 期(DNA 合成期)的转变。Snail 基因通过抑制细胞增殖来诱导迁徙前神经嵴细胞的上皮间充质转化,促使细胞在 G1 期的形态改变。当上皮间充质转化结束后,细胞进入 S 期,进而发生层离。

　　颅神经嵴细胞层离的分子机制目前尚不明确。迁徙的颅神经嵴细胞中表达 BMP 和 Wnt 抑制因子,所以 BMP 不太可能是颅神经嵴细胞层离和开始迁徙的信号。过表达 Noggin(BMP 拮抗分子)并局部失活 BMP 受体并不能阻断颅神经嵴细胞层离。颅神经嵴细胞与细胞周期 G1/S 期转变没有关联。研究表明,Ets1、Id2 或 LSox5 可能与颅神经嵴迁徙有关。在神经嵴细胞层离之前,肿瘤抑制因子 P53 表达于神经褶中,P53 可以抑制 Snail2 和 Ets1 的表达,并且大量减少层离的神经嵴细胞数量。当神经嵴细胞开始迁徙时,P53 表达消失,Snail2 和 Ets1 表达增加。

神经嵴细胞诱导发生后,经历上皮间充质转化、离开神经上皮并发生迁徙。在迁徙过程中,大量的正调节蛋白和负调节蛋白通过限定细胞的范围、调节细胞的能动性和运动方向,来调控神经嵴细胞迁徙。此外,大多数神经嵴细胞共同迁徙,细胞之间相互影响,细胞的协同作用最终导致全部细胞极化,产生细胞集体定向迁徙。颅神经嵴细胞迁徙过程的分子机制在不同物种之间基本保守。负调节因子如 Ephrins 及其受体 Eph、Class3 Semaphorins 及其受体 Neuropilin/Plexin 通过诱导细胞突起崩解,阻止神经嵴细胞进入特定区域,从而形成特定的无神经嵴细胞的界限。正调节因子如生长因子家族成员 VEGF、FGF、PDGF 等都促进神经嵴细胞迁徙。

细胞之间相互作用在神经嵴迁徙过程中起重要作用。斑马鱼和非洲爪蟾的研究表明,细胞运动接触抑制(contact inhibition of locomotion, CIL)可以驱使神经嵴细胞迁徙。Kulesa 等使用高分辨时间的 Time-lapse 显微镜研究发现,颅神经嵴细胞在迁徙过程中保持一定的细胞间相互作用,当神经嵴在迁徙过程中细胞相互接触后,会收回细胞突起,发生再极化并互相离开。细胞稠密时,细胞运动的接触抑制通过阻止接触部位的细胞突起形成,收回突起成为光滑边缘,来防止细胞重叠。在非洲爪蟾中,细胞运动的接触抑制由 N-Cadherin 介导的细胞间相互作用,引起非经典 Wnt/Planar 细胞极化通路(PCP)。

细胞黏附分子(钙黏蛋白 Cadherin、整合素 Integrin、免疫球蛋白超家族 IgCAM 等)也参与神经嵴细胞的迁徙。Cadherin-6B 表达于鸟类迁徙前神经嵴细胞中,在神经嵴细胞迁徙前 Snail2 的作用下表达下调。Cadherin-6B 在神经嵴开始迁徙时作用于上皮间充质转化。鸡胚中敲低 Cadherin-6B,促使颅神经嵴细胞迁徙增加,过表达则抑制颅神经嵴细胞迁徙。在非洲爪蟾中,过表达或敲低 N-cadherin,都会阻碍颅神经嵴迁徙。体内阻断 N-cadherin 的表达会阻止细胞运动的接触抑制。敲低 Cadherin11 抑制神经嵴迁徙入第二鳃弓以及更近尾部的鳃弓,且这些迁徙的神经嵴细胞不能形成丝状伪足或板状伪足。

(三) 第一咽弓分化的分子机制

在脊椎动物颅面发育过程中,头部侧面先形成一系列咽弓,咽弓再发育形成颅面结构。一般沿前后轴方向,第 1 对咽弓(下颌弓)发育成上、下颌骨,其中上颌突发育自腹侧,下颌突发育自背侧;第 2 对咽弓(舌弓)发育成舌骨;其后的咽弓(鳃弓)在鱼类中发育成鳃,在鸟类和哺乳动物中合并形成喉部。衍生成咽弓的神经嵴细胞起源于后脑,又称菱脑原节 rhombomere(R1~R8),并分成三支:下颌支(R1~R3),舌弓(R4、R5),鳃弓(R6~R8)。

神经嵴细胞沿着前后轴和背腹轴分成不同亚群。神经嵴细胞的位置信息在迁徙前期就已确定,但具有一定程度的可塑性。当神经嵴细胞暴露于异常环境下,其本身固有的分子程序可以转变为新的程序。神经嵴细胞这种沿前后轴和背腹轴的分化中,多种信号通路起到重要的调控作用。其中 Hox 基因调控咽弓之间沿前后轴的分化,区分每个咽弓特异性。Dlx 基因调控第一咽弓背腹轴的分化,建立内部极性以及下颌-上颌发育一致性。此外,EDN1/EDNRA、FGF 和 BMP、Shh 等信号在第一咽弓分化中也起到重要作用(图 11-2-2)。

1. **Hox 基因**　第一咽弓的前后轴分化不需要 Hox 基因调控,而其后的几对咽弓均特异性表达 Hox 基因。Hoxa2 基因敲除小鼠的第二咽弓同源异型转化成了第一咽弓样骨骼组织。在非洲爪蟾和斑马鱼中,下调 Hoxa2 也会导致第二咽弓向第一咽弓的同源异型转化。Hoxa2 主要在迁徙后的神经嵴细胞中起作用。在分子水平上,Hoxa2 通过调控迁徙后神经嵴细胞对骨骼发生信号(如 FGF 等)的反应能力来参与第二咽弓形态学发生,直接或间接调控

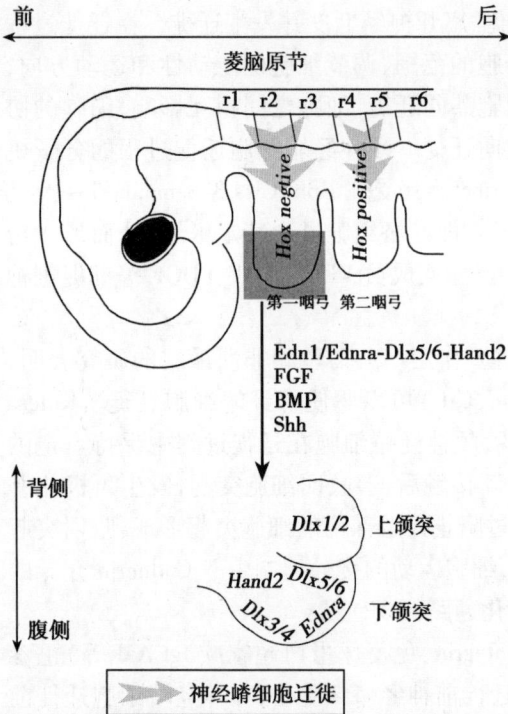

图 11-2-2　第一咽弓分化的分子机制

第一咽弓相关转录因子的表达,包括 Pitx1,Lhx6,Six2,Alx4,Bapx1 等。*Hox* 基因抑制第一咽弓的发育,这种抑制作用受中脑和后脑之间的 FGF8 介导的信号影响。

2. *Dlx* 基因　*Dlx* 基因可确立第一咽弓内部极性。在第一咽弓中,*Dlx1* 和 *Dlx2* 表达于上颌突和下颌突;*Dlx5* 和 *Dlx6* 只表达于下颌突,且与将来的颞下颌关节区域非常接近;*Dlx3* 和 *Dlx4* 表达区域局限于下颌突的远心端。其中,*Dlx5*、*Dlx6* 调控 *Dlx3*、*Dlx4* 的表达。第一咽弓的上、下颌分割过程主要由 *Dlx* 基因共同作用:*Dlx1*、*Dlx2* 决定上颌,*Dlx1*、*Dlx2*、*Dlx5*、*Dlx6* 决定下颌。*Dlx1*、*Dlx2* 单敲或双敲的小鼠,可以选择性抑制上颌以及颞下颌关节上颌部分的发育。相反,*Dlx5* 失活将导致下颌近心端及关节区发育异常。同时失活 *Dlx5* 和 *Dlx6*,尽管对 *Dlx1*、*Dlx2* 没有影响,也会导致下颌同源异型转化为上颌。第一咽弓内部极性可以通过上颌突默认的 *Dlx1*、*Dlx2* 及下颌突 *Dlx5*、*Dlx6* 调控。

Dlx1、*Dlx2* 和 *Dlx5*、*Dlx6* 可发生协同作用。在缺乏 *Dlx5* 或 *Dlx6* 的胚胎中失活 *Dlx1* 或 *Dlx2* 会导致下颌突衍生物体积减小或转化成类上颌样结构,伴关节区发育异常。*Dlx5*、*Dlx6* 诱导和维持第一咽弓中多种基因(包括参与下颌突发育的 *Dlx3*、*Dlx4*、*Hand1*、*Hand2*、*Alx3*、*Alx4*、*Pitx1*、*Gbx2*、*BMP7* 及 *Evf2*)的表达,而抑制 *Pou3f3*、*Foxl2*、*Trx5* 等基因,这些基因的在 *Dlx1*、*Dlx2* 的调控下局限于上颌突。Dlx1、Dlx2 和 Dlx5、Dlx6 上调下颌突的特异性基因,而抑制上颌突的特异性基因。*Dlx1*、*Dlx2* 在第一咽弓的下颌突和上颌突分化中发挥相反的作用,但具体作用机制还有待进一步研究。

3. EDN1、EDNRA　EDNRA 信号主要在下颌突形成初期起作用。EDN1 缺失的小鼠出现第一咽弓腹侧组织的严重发育畸形,表现为大部分下颌突衍生组织同源异型转化为上颌样组织,类似于 *Dlx5*、*Dlx6* 缺乏小鼠。研究表明 *Dlx5*、*Dlx6* 及其靶基因 *Hand1*、*Hand2*、*Dlx3* 等,是 EDN1/EDNRA 通路的下游。EDN1/EDNRA 部分通过 *Dlx5*、*Dlx6* 依赖的转录程序而建立下颌突模式发育。*Hand2* 在第一咽弓中异位表达也会产生类似的同源异位转化。在第一咽弓中,EDN1/EDNRA-Dlx5/Dlx6-Hand2 信号通路,是调控神经嵴细胞选择分化为下颌突而非上颌突的分子程序。

EDN1/EDNRA 通路在有颌类脊椎动物中是保守的。斑马鱼中,第一咽弓的 EDN1 还参与调节上、下颌之间关节正确位置的形成。EDN1 诱导 Hand2 的腹侧表达,Hand2 抑制 Bapx1,EDN1 还可以直接调节 Bapx1 的表达,使 Bapx1 表达局限于第一咽弓背腹侧的中间部分,即关节形成的部位。斑马鱼中的 EDNRA 基因有两个亚型:EDNRA1 和 EDNRA2。敲低 EDNRA1 将导致关节发育紊乱,而同时敲低 EDNRA1 和 EDNRA2 还会消除咽弓腹侧骨骼结构。上述研究显示,与腹侧软骨相比,关节的发育需要较高水平的 EDN1。研究表明 EDN1 可能通过抑制腹侧骨骼前体细胞中 Jagged-Notch 信号的表达,进而促进面部骨骼发育。

4. FGF 和 BMP 信号　FGF 和 BMP 信号在颅面骨骼形态发生过程中具有多种作用。BMP4 和 FGF8、FGF9 是决定颌骨前后轴和内外轴的重要调控因子。FGF8、FGF9 信号主要在颌骨始基后方表达,可促进 Lhx6、Lhx7、Dlx1、Dlx2、Barx1 等表达;BMP4 主要在颌骨始基前部表达,诱导 Msx1、Msx2 表达,并抑制口腔后部间充质基因 Barx1 的表达。

如果缺失 FGF8,会诱导大量小鼠神经嵴细胞凋亡而导致第一咽弓大部分骨骼结构缺失,并出现 EDN1 表达下调。在鸡胚中,FGF8 和 BMP4 介导的信号通路可能通过与 EDN 通路的相互作用,进而促进颞下颌关节正确位置的形成。以往研究表明,在神经嵴细胞迁徙到达特定区域之前,FGF8 和 BMP4 就确定了未来上、下颌发生的区域。通常外胚层中 BMP4 表达于 FGF8 表达区域的两侧,FGF8 和 BMP4 通过激活特异性基因的表达,以调控未来神经嵴细胞在深层间叶组织中的位置,其中 FGF8 诱导 Dlx1 和 Barx1 的表达,BMP4 诱导 Msx1 表达。这种上皮-间充质相互作用对上下颌区域的确定十分重要。除了参与前后轴和内外轴的建立,FGF8 还参与调控颅面骨骼左右对称性。

5. Shh 信号　Shh 为神经嵴细胞提供第一咽弓及后部咽弓骨骼发育大小、形态以及方向的信息。Shh 有多重来源:前肠内胚层、神经上皮和面部外胚层。其中对咽弓骨骼发育具有调控作用的 Shh 信号主要来源于前肠内胚层。如果前肠内胚层缺失 Shh 信号,将导致神经嵴细胞大量凋亡,进而抑制麦克尔软骨及第一咽弓结构的形成。相反,在第一咽弓发生部位提供增加 Shh 的表达量,则面部每侧可形成两个麦克尔软骨。一项斑马鱼研究表明,起源于后部脑原基的 Shh 信号促进神经嵴细胞富集,进而形成神经颅和上颌软骨。

二、颌骨发育分子调控

在哺乳动物中,面部发育起源于神经嵴细胞所构成的五个面突:额鼻突、1 对上颌突以及 1 对下颌突。上、下颌骨分别起源于第一咽弓的上、下颌突。然而,近年来也有观点认为,上颌发育部位的确立在分子机制上与咽弓的背腹轴生长型不同,上颌突并不是下颌弓的延伸,而是像额鼻突一样属于独立的结构,这些观点有待进一步论证。本部分主要阐述上、下颌骨发育的分子调控机制。

(一) 下颌骨发育的分子调控

在全身骨骼发育中,下颌骨具有比较特殊的发育模式。麦克尔软骨和髁突在下颌骨生长发育中具有非常重要的作用。在脊椎动物的胚胎发育过程中,第一咽弓的下颌突首先形成麦克尔软骨,而下颌骨是由麦克尔软骨周围纤维间叶组织通过膜内成骨方式发育而成的。下颌骨始基初始骨化后开始形成骨小梁,然后松质骨向前、向后、向上生长分别形成下颌联合、下颌体和冠突。

1. 麦克尔软骨发育的分子机制　左右两侧麦克尔软骨成对出现在下颌突内的未来下颌骨所在区域,沿背腹方向增长成杆状,两侧麦克尔软骨在前端融合形成 V 型。麦克尔软骨为下颌骨的发育提供支撑,并引导其三维方向的生长发育。下颌骨是由膜内成骨独立形成,麦克尔软骨并不是下颌骨的原基,而是下颌骨发育中的过渡性结构。

麦克尔软骨起源于神经嵴衍生的间充质细胞,在鸟类中神经管的背部神经上皮细胞也对麦克尔软骨形成有贡献。它是典型的透明软骨,其周围由Ⅱ型胶原基质包绕。麦克尔软骨主要通过软骨陷窝的增殖而生长,而软骨膜中软骨细胞增殖分化可以提供额外的生长。

麦克尔软骨在出生前基本发育完成,以体轴中线为基准分为远中、近中和中间部分。其中,远中部分(前部),通过软骨内成骨融合形成下颌联合;近中部分(后部),发育形成中耳的砧骨和锤骨;中间部分,为麦克尔软骨主要部分,又分为中前部和中后部,中前部在出生后很快退化消失,中后部被纤维组织替代形成蝶下颌韧带。中前部完全退化消失后下颌骨通过膜内成骨填满这个区域。

麦克尔软骨发育受到调控全身软骨分化的信号分子调控,如BMP、FGF、TGF-β、Wnt等。麦克尔软骨的形成与其他全身软骨发育相似,包括间叶组织凝集、增殖和软骨细胞分化等过程。与其他软骨不同点在于:大部分麦克尔软骨最终退化消失而没有进一步发育成为骨组织。

BMP信号通过与其受体结合激活Smad依赖的经典通路和Smad非依赖的MAPK通路,调控靶基因的表达。BMP几乎参与软骨发生的每个过程,在软骨形成和软骨内成骨中发挥重要作用。在软骨形成早期,BMP信号促进间叶细胞分化成软骨细胞并刺激软骨细胞增殖。BMP还通过促进软骨细胞肥大而调控软骨细胞分化,这在软骨内成骨中十分必要。一定水平的BMP信号对麦克尔软骨正常发育起着重要的调控作用。增加BMP表达将会促使麦克尔软骨产生软骨内成骨,抑制其退化消失。BMP拮抗分子,Noggin表达于麦克尔软骨发育的整个过程,抑制Noggin表达将导致麦克尔软骨增厚,中部发生软骨内骨化,这是由于磷酸化Smad1、Smad5、Smad8表达升高而显著增加细胞增殖所致。

在下颌发育过程中,FGFs调控麦克尔软骨、牙以及下颌骨的分化。FGFR3调节麦克尔软骨长度,此外FGFR2和FGFR3还参与下颌骨膜内成骨。FGF10主要调控麦克尔软骨的早期发生。鸡胚发育早期(上颌突开始发生而麦克尔软骨未形成阶段),如果在麦克尔软骨中降低FGFR2或FGFR3的表达,将会减少软骨细胞的增殖,增加细胞凋亡并降低成软骨细胞的分化,最终导致下颌突发育不全和麦克尔软骨的缩短。在大鼠的下颌器官培养过程中,过表达FGF10可改变麦克尔软骨的尺寸和形态,并导致软骨标志性基因*Col2a1*和*Sox10*表达上调。在下颌侧方过表达FGF10可导致麦克尔软骨发育畸形和体积变大;而在下颌中部过表达FGF10对下颌发育没有影响。FGF10可通过内源性ERK磷酸化而促进刺激下颌侧方细胞的软骨分化,但对细胞增殖没有显著影响。因此FGF10对麦克尔软骨早期发生的影响是通过调控下颌突侧方的细胞分化而产生的。

麦克尔软骨退化吸收是一个多因素参与的复杂过程,涉及许多信号通路的调控,如MMP、BMP、TGF、RANKL和OPG、IL、HSP等。但是引起麦克尔软骨退化消失的具体分子信号通路至今仍未清楚。麦克尔软骨退化过程中将发生一系列的组织化学改变:Ⅱ型胶原转变为Ⅰ型胶原、碱性磷酸酶和X型胶原开始表达等。

Sakakura等研究表明,麦克尔软骨退化过程中细胞消失与软骨内成骨的细胞消失相似。细胞消失过程中,软骨细胞变肥大,最终分化。此外,随着细胞外基质退化,软骨细胞死亡并消失。但是软骨内骨化中的细胞凋亡机制仍未完全了解。Yang等研究表明麦克尔软骨退化过程涉及肥大软骨细胞自噬,并且这种自噬作用出现在软骨细胞死亡之前。随着麦克尔软骨退化,细胞自噬通路主要调控因子Beclin1和LC3的表达量增加。Tsuzurahara等研究表明麦克尔软骨退化过程中,巨噬细胞侵入,并在软骨细胞分泌的IL-1β诱导下分泌IL-β,增加 MMP9 和 MMP3 的表达,促进 Ⅰ 型胶原合成,这一系列过程可能最终导致麦克尔软骨的消亡。

2. 髁突发育的分子机制 髁突的发育起始于人胚 7 周早期,最初线型下颌骨松质骨(linear mandibular trabecular bone)后部周围形成一群细胞间叶组织。胚胎 8 周,在线型下颌松质骨的后端,成骨细胞不断增加,被凝集的间叶组织环绕,形成髁突芽基。胚胎 9 周早期,髁突芽基产生软骨性组织形成髁突软骨。胚胎 12 周,圆锥形的髁突与上颌组织构成颞下颌关节。

与四肢、颅底等部位的原发性软骨相比而言,髁突软骨发生出现于胚胎发育的较晚期,被称为继发性软骨。髁突软骨的发生,起源于骨膜来源的碱性磷酸酶阳性细胞,它在膜内成骨形成的下颌骨旁形成,不同于麦克尔软骨。与四肢的关节相比,我们对颞下颌关节(主要是髁突)生长发育的基因调控认识相对较少。调控髁突软骨发生的特异性基因的主要研究出现于近十年。Runx2、Sox9、BMP 以及相关生长因子等对髁突软骨的发育过程中起到重要的调控作用。

成骨特异性基因 *Runx2* 和成软骨特异性基因 *Sox9* 都表达于髁突发生时的间充质中。下颌髁突软骨的带状分化后,这两个基因均表达于成软骨细胞前带以及新生的软骨中。*Sox9* 可促进髁突软骨细胞合成 Ⅱ 型胶原,并调控间质细胞转化为软骨细胞。在颅神经嵴细胞中失活 *Sox9*,将导致髁突软骨发育不全。*Runx2* 是成骨细胞特异性转录因子,表达于成骨细胞、成软骨间充质凝集区及肥大软骨细胞中。*Runx2* 对成骨分化十分重要,在大鼠髁突的软骨内成骨过程中,调控软骨细胞肥大、软骨基质钙化、成骨细胞分化以及破骨细胞功能。*Runx2* 敲除小鼠,没有骨形成,虽然原发性软骨正常形成,而下颌髁突软骨以及其他继发性软骨(如冠突等)完全缺失,出现碱性磷酸酶阳性的髁突间充质凝集和较弱的 Ⅰ 型胶原表达,最终髁突发育形态较小,且不表达某些软骨特异性基因(如 Col2、Aggrecant 等),说明成软骨分化出现在成骨前期。*Runx2* 敲除的髁突进行器官培养,在外源性 BMP-2 的诱导下出现成软骨分化,表明 BMP-2 可以促进继发性软骨形成。BMP-2 和 BMP-4 参与细胞增殖在软骨内骨化中起到调节作用。在体外,BMP-2 激活软骨细胞生成的活性包括激活细胞黏附蛋白 N-cadherin 等。BMP-2 诱导软骨形成,并被 Wnt 信号抑制,BMP-2 和 Wnt 信号在间充质凝集过程中发挥拮抗作用。

此外,一些生长因子(如 VEGF、IGF、FGF、TGF 等)在髁突软骨形成中发挥重要的调控作用。VEGF 及其受体 Flt-1 在大鼠的下颌髁突肥大软骨层和钙化软骨层的表达显著增加。IGF 可调控髁突软骨生长和分化,它参与牙、下颌、上颌以及舌的发育。外源性的 IGF-1 刺激软骨细胞和整个髁突的基质合成以及增殖,在年轻大鼠的颞下颌关节腔注射 IGF-1 可以刺激骨形成。FGF-2 是肥大软骨细胞产生的血管生成因子,还表达于成年大鼠髁突的增殖层和软骨层。FGF 受体表达于大鼠新生髁突表面,并随着生长进入深层。体外实验表明,外源性的 FGF-2 刺激新生髁突增殖,并减少细胞外基质的产生,抑制软骨分化,从而减少骨形成。TGF-β 的 3 种亚型都表达于人类生长中的骨、关节软骨以及生长板的软骨内骨化部位,其中 TGF-β1 大量表达于髁突的成熟层及肥大层,可抑制软骨细胞成熟、肥大并降低碱性磷酸酶活性。甲状旁腺素相关肽(PTHrP)和 Ihh 信号分子,调控生长板的软骨细胞增殖分化。PTHrP 受体位于增殖层和肥大层之间转化层的细胞中,PTHrP 通过与其受体结合而抑制成熟的软骨细胞肥大。Ihh 由成熟软骨细胞分泌,调控软骨细胞膜上表达的 PTHrP 受体,它可刺激软骨分化并通过 PTHrP 抑制肥大和骨化。在胚胎发育阶段和出生后，Ihh/PTHrP 反馈机制调控软骨内骨化。

（二）腭部发育的分子调控

腭发育来源于前腭突（原发腭）和侧腭突（继发腭）。很多转录因子和信号通路被证实为硬腭（如 Msx1、BMP4、BMP2、Shh、Spry2、FGF10、FGF7、Shox2）以及软腭（如 Meox2、Tbx22、Barx1）特异性基因。腭部的发育包括腭板形成、提升、融合以及腭骨形成等一系列过程。继发腭从第一咽弓的上颌突中发育而成，成对的突起叫做腭板。

1. 腭板形成　近年来的研究初步明确了促使腭板发生的信号通路的重要组成部分。Shh 是促使腭板形成的重要的早期信号，它可以激活调控腭部上皮细胞增殖的间充质信号。FGF10 是腭部发生的重要的间充质信号。BMP 信号通过 I 型 BMP 受体（BMPR1A）在腭部发生中起作用，如上颌间充质以及整个口腔上皮组织中缺失 BMPR1A，会导致唇腭裂，但在上皮组织中失活 BMPR1A，并不会产生腭裂，这表明 BMPR1A 在腭部间充质中起作用。原发腭和继发腭的发育，受 BMP 和 Shh 信号之间的相互影响。此外，Noggin 功能缺失也会导致腭上皮细胞凋亡异常，前部腭间充质细胞增殖减少，最终形成腭裂。Barx1、Mn1、Msx1、Meox2、Shox2、Tbx22 等转录因子决定了即将形成的腭板的前后轴，Msx1 和 Shox2 位于腭板的前部，Meox2 和 Tbx22 主要位于腭板的后端，Barx1 和 Mn1 起初位于后腭部，但随着生长，Barx1 和 Mn1 的表达延伸至前部。Osr1、Osr2、Dlx5、FGF7 等基因调控着腭板内外轴的发育，如 Osr1 局限表达于外侧的腭板间充值，而 Osr2 在外侧表达最高并向内侧呈梯度减少。

2. 腭板提升　由于腭板提升的过程发生很快，至今仍未有明确的分子调控机制。Zfhx1a 基因突变小鼠腭部细胞增殖和分化并没有明显的缺陷，但将导致腭板提升延迟 24～48h。Osz2 基因敲除可影响腭部间充质的增殖，从而导致腭提升障碍。Fgfr2 点突变将促进腭板侧方间充质增殖和腭板提升延迟，进而产生腭裂，Fgfr2 对腭板提升的调控是通过 ERK/MAPK 信号通路发挥作用的。Wnt 受体 frizzled 1 和 frizzled 2 可通过影响细胞迁移和极化而调控腭板的提升，50% 的 frizzled 2 基因敲除小鼠出现腭裂，而全部 frizzled 1 和 frizzled 2 双敲除小鼠出现腭裂。

3. 腭板融合　腭部提升后，两侧的腭板位于中线位置并开始接触，继而融合，不当的接触会导致腭裂。在腭板融合过程中，控制上皮分化和消失尤为重要。当两侧的腭板接触，中线上皮缝（medial epithelial seam，MES）开始消失。中线上皮缝是邻近腭板之间的上皮组织，目前认为中线上皮缝的消失主要是通过细胞凋亡而产生的，而上皮间充质转化和迁徙也起到一定的作用。腭板融合过程中，TGF-β 信号起到了显著的促进作用。TGF-β 通过 Alk5（TGF-βR1）和 TGF-βR2 受体，激活 Smad2、Smad4 以及细胞内信号转导通路 p38 MAPK 通路，这些共同调控 P21 在中线上皮缝中的表达，促进中线上皮缝凋亡和分解。TGF-β3 在中线上皮缝中特异性的强烈表达，其缺乏的小鼠胚胎，腭板可以在中线接触，但中线上皮缝不会消失，表现出完全腭裂，而 TGF-β1 敲入可以部分拯救 Tgfb3 敲除导致的腭部发育缺陷。Snail 家族成员在腭部融合中也起到重要作用，Snail1 和 Snail2 共同的突变体出现融合不全，以及中线上皮缝凋亡减少。此外，Runx1、Meox2、β-catenin、Smad2、Smad4 等也是调控腭板融合过程的重要因子。

4. 腭骨形成　腭骨是由膜内成骨形成，神经嵴衍生的间充质直接分化为成骨细胞。在腭板融合之后的腭骨形成缺陷，称为黏膜下裂。尽管黏膜下裂在人类腭裂中的发生率很高，但是近期才有这种先天缺陷的鼠模型来研究继发腭的骨形成。腭间充质中特异性失活 BM-PR1A,由于间充质凝集障碍以及上颌腭突骨形成缺陷,会导致黏膜下裂。此外,Tbx22 转录因子在腭骨形成过程中起到重要作用,Tbx22 敲除小鼠会出现完全性腭裂,或由于骨形成减少以及成骨细胞分化延迟而产生黏膜下裂。Tbx22 在腭部发育过程中分别起到两方面的作用,腭板形成和腭骨形成。Tbx22 敲除的老鼠骨发育缺陷而腭板融合正常,可能是由于间充质不足。

三、颌骨发育与牙发育的分子互动机制

牙-牙槽骨复合体是由口腔上皮和神经嵴来源的间充质之间的上皮-间充质交互作用而发育形成的,涉及很多种信号分子,以往研究表明颌骨和牙齿发育存在着一定的互动机制。

目前已知,牙齿发育可影响牙槽骨的发育。在牙齿发育过程中,成釉器与颌骨之间,神经嵴细胞来源的外胚层间充质组织成环形排列围绕着成釉器,即牙囊。牙囊最终形成牙骨质、牙周膜和牙槽骨。研究表明,牙胚移植于眼球前室等没有形成矿化组织的部位时,仍然可以形成牙本质、牙槽骨等组织,表明牙胚可以作为一个单独的生理单位而形成牙相关组织及周围牙槽骨。Yoshikama 等也证实牙乳头具有牙囊相似的发育潜能。

Diep 等研究表明,牙胚发育中,牙乳头间充质细胞可以迁移并参与牙囊的形成,进而参与包括牙槽骨在内的牙周组织的发育。这种牙和牙槽骨之间细胞发育的连续性,可以解释一些基因(如 *Msx1*、*Pax9* 等)功能缺失后,牙齿发育障碍进而影响牙槽骨发育的现象。研究证实,*Msx1* 基因敲除小鼠的牙齿发育障碍且牙槽骨缺失,在牙间充质细胞中增加 BMP4 表达可挽救上述牙槽骨的症状。上述研究提示了牙齿发育对骨发育的影响。

另一方面,骨骼的发育也影响着牙齿的发育。在牙胚形成初期,在上皮细胞 FGF8 的诱导下,未来的牙胚间充质表达 *Pax9*,促进牙胚发育,但同时被未来形成颌骨组织的非牙源性间充质中的 BMP4 的作用所抑制,从而起到协调牙胚形态的作用。*Pax9* 和 *Msx1* 所募集的 BMP4 可诱导釉结的形成。

在牙齿发育和萌出过程中,骨吸收因子和骨形成因子均发挥着重要的调控作用。萌出时,牙囊冠方的牙槽骨吸收,而牙囊根方的牙槽骨新生。小鼠出生后 3 天开始,牙囊上方的牙槽骨出现一定量的破骨细胞,这与牙囊中的 CSF-1、MCP-1、RANKL 等表达上调有关,进而促进牙囊上方牙槽骨的吸收。牙胚根方的牙囊则是 BMP2 表达上调,从而促进下方的新骨形成。实验证明,如果去除根方牙囊,则牙齿萌出和牙槽骨发育均出现障碍。Wise 等研究显示,如果降低 BMP6 的表达,从而抑制牙胚根方的牙槽骨生长,那么牙齿将会迟萌或阻生。RUNX2 基因敲除后,颌骨发育障碍同样可使牙齿发育停滞。此外,牙囊去除、骨硬化、破骨细胞减少等情况下均可影响牙齿发育。

Hertwig 上皮根鞘是影响牙根发育的重要结构,上皮根鞘周围骨源性间充质细胞分泌 IGF1 和 BMP4,并与上皮根鞘细胞膜受体结合,发挥调控作用。IGF1 可促进上皮根鞘细胞增殖从而延长根鞘,BMP4 导致根鞘变短,BMP4 的抑制剂 Noggin 可使根鞘延长。

颌骨与牙发育分子互动机制的研究目前还较少,有待更深入的探讨。

(王林　马俊青)

第三节　颌骨改建的分子生物学基础

在脊椎动物中,骨组织不断地被破坏和重新形成,以此来保持骨量和体内钙的平衡。骨改建(bone remodeling)是指在时间和空间上紧密偶联的,由成骨细胞(osteoblast,OB)形成新骨和破骨细胞(osteoclast,OC)吸收陈旧骨这两个相反的代谢过程组成的活性状态。成骨细胞和破骨细胞是负责骨形成和吸收的特化细胞。成骨细胞产生骨基质蛋白,如组织中最丰富的基质蛋白 I 型胶原蛋白,同时还负责骨组织的矿化。破骨细胞是负责骨吸收的多核细胞,来自单核巨噬细胞系的造血干细胞。骨重建的调控非常复杂,受到年龄、种族、环境、内分泌、力学等因素的影响,颌骨作为全身骨骼系统的一部分,也受这些因素的调节与影响。在正常情况下,骨形成和骨吸收保持相对平衡,稳定的骨量得以维持。本节将简要介绍与骨改建分子调控密切相关的内分泌因素和常见的局部因子的作用,并结合最新的研究成果,从骨吸收、骨形成以及两者的偶联三个方面介绍骨改建的主要调控机制。最后介绍颌骨改建的一些特点。

一、影响骨改建的内分泌因素

(一) 钙离子调节激素

1. 甲状旁腺激素(PTH)　PTH 由甲状旁腺主细胞合成分泌,其主要作用是增加骨钙吸收、减少尿钙排出。PTH 通过保持体内钙离子的稳定和调节骨代谢的功能在骨重建过程中起关键作用。应答 PTH 信号的细胞主要有骨髓基质干细胞、前成骨细胞和成骨细胞。其中成骨细胞表面存在 PTH 受体,当 PTH 浓度升高时,能促进新骨的生成。此外,PTH 还能促进破骨前体细胞的分化,虽然破骨细胞表面没有 PTH 受体,但是 PTH 可以通过成骨细胞间接作用于破骨细胞发挥作用,动员骨钙入血、促进骨吸收。由此可见,PTH 对骨代谢具有双重作用,既能促进骨生成,同时也会促进骨吸收。

2. 降钙素(calcitonin,CT)　CT 由甲状腺滤泡 C 细胞分泌,在正常情况下对血钙的作用很弱,当血钙水平升高或骨转换率增高时,降钙素的作用随之加强。据研究,血浆钙质升高10%,可使降钙素的分泌增加 20 倍。CT 通过与破骨细胞膜上的 CT 受体结合,导致破骨细胞的形态改变,从而抑制破骨细胞的骨吸收,减少骨钙溶出;同时减少肾小管对钙磷的重吸收,降低血钙。CT 还可使破骨细胞数量减少,从而达到抑制骨吸收、降低骨转换的作用。虽然有学者发现,CT 在体外及体内研究中可增加骨形成的生化标志物,但是 CT 对成骨细胞的直接作用尚未得到证实。

3. 活性维生素 $D_3[1,25\text{-}(OH)_2D_3]$　$1,25\text{-}(OH)_2D_3$ 与 PTH、CT 是调节机体钙磷代谢的三大激素,它在 PTH 和 Ca^{2+}、$PO_4{}^{3-}$ 作用下在肾内产生,也可以由淋巴细胞和单核细胞产生,在骨重建中起着双向调节作用,既能促进骨形成又能促进骨吸收。生理剂量时,$1,25\text{-}(OH)_2D_3$ 促进肠钙吸收及肾小管对钙、磷的重吸收,维持血钙浓度稳定。高剂量时,$1,25\text{-}(OH)_2D_3$ 可协同 PTH 促进骨吸收。当缺乏 $1,25\text{-}(OH)_2D_3$ 时,典型的病理改变是骨吸收增加、骨形成减少、骨矿化不足及骨的机械强度下降。

（二）非钙离子调节激素

1. **雌激素（estrogen）**　雌激素是女性主要的性激素，对骨代谢的多个环节起到调节作用。雌激素缺乏往往会引起骨吸收加速，最终导致骨质疏松症的产生。雌激素对骨的影响可在细胞调节机制中的多个环节发挥作用，如影响祖细胞的增殖、分化、活性以及细胞周期等。其作用机制可归纳为以下几个方面：①雌激素受体调节机制：OB、OC、骨细胞以及钙调节器官上都有雌激素受体（ER）的存在，与雌激素结合后可发挥相应的生理作用。ER 受体分为 ERα 和 ERβ 两种，均可在骨和免疫细胞中存在。在骨组织中，ERα 发挥主导作用。②通过局部因子发挥调节作用：雌激素可以通过 ER 直接作用于造血干细胞、单核细胞、OB 等，抑制白细胞介素-1（IL-1）、IL-6、肿瘤坏死因子 α（TNF-α）、巨噬细胞集落刺激因子（M-CSF）等细胞因子的产生。雌激素还可以刺激 OB 分泌胰岛素样生长因子及其结合蛋白（IGF 和 IGFBP），发挥促进成骨的作用。③通过钙调节激素发挥作用：通过促进降钙素分泌，抑制骨吸收；调节骨对 PTH 的敏感性或者减少低钙对 PTH 的刺激，抑制 PTH 的分泌，减少骨吸收；增加 1-α 羟化酶活性，使无活性的 25-$(OH)_2D_3$ 转化成具有生物活性的 1,25-$(OH)_2D_3$，发挥相应的调节作用。④细胞凋亡机制：雌激素能缩短 OC 寿命并诱导其凋亡，同时可抑制 OB 的凋亡。

2. **孕激素（progestogen）**　孕激素是由 21 个碳原子构成的甾体激素，其效应主要通过位于细胞核内的孕激素受体（PR）来调节，具体机制尚不十分清楚，可能存在以下几种调节方式：①调节成骨细胞上的 PR，通过与 PR 相结合促进骨形成；②通过促进 IGF-2 及抑制 IL-6 的表达，促进成骨细胞增殖从而促进骨形成；③通过诱导骨前体细胞分化为成骨细胞来增加骨密度；④与雌激素竞争性激素结合球蛋白上的结合位点，使游离的雌激素水平升高，提高骨密度；⑤竞争性结合糖皮质激素受体防止骨吸收；⑥刺激降钙素的分泌，从而抑制骨质的吸收。

3. **雄激素（androgen）**　雄激素是男性主要的性激素，由睾丸间质细胞产生睾酮，经血液循环到达靶器官之后，睾酮转化为活性更强的双氢睾酮及睾酮类似物，通过与靶细胞受体结合发挥作用。雄激素对骨重建的调节作用尚不完全清楚。研究表明，雄激素可能通过成骨细胞发挥作用，主要证据有：①OB 表面存在雄激素受体，与其结合后直接影响成骨细胞的增殖分化、矿化以及相关基因的表达；②血清雄烯二酮和睾酮水平与骨量呈正相关；③女性或者雄激素水平低下的男性使用雄激素能够减缓骨量丢失，并促进新骨形成；④雄激素可以刺激体外培养的人成骨细胞和成骨样细胞的增殖和分化。此外，雄激素还可通过间接调节机制或其他自分泌或旁分泌系统的介导在骨组织微环境中发挥作用。雄激素对破骨细胞的直接作用尚不十分清楚，但已有的研究显示雄激素可减少孤立破骨细胞的骨吸收作用，同时受 PTH 的影响而抑制破骨细胞的生成；此外，雄激素还可能通过间接作用调节破骨细胞的功能。研究发现受睾酮刺激的破骨细胞中骨保护蛋白（OPG）的分泌量增多。有学者认为，雄激素可能是骨吸收过程中仅次于雌激素的第二重要因素，但这仍需大量研究证实。

二、影响与调控骨改建的局部因子

（一）局部因子的种类

参与骨改建的局部因子种类繁多，目前已知的有 30 余种，它们主要通过自分泌或旁分泌的形式在骨重建的过程中发挥不同的调节作用。局部因子由骨组织中的相关细胞合成之后,多为无活性的前体分子或与骨基质结合而存在,需要经过特异性的激活才能发挥作用。局部因子大概包括细胞因子(cytokine)、生长因子(growth factor)与前列腺素(prostaglandin)三大类。

(二) 主要的局部因子

1. 胰岛素样生长因子(IGF)　IGF 是骨细胞中含量最丰富的生长因子,对 OB 功能起重要的调节作用,目前已知的 IGF 主要为 IGF-Ⅰ 和 IGF-Ⅱ。IGF-Ⅰ、IGF-Ⅱ 由骨细胞生成并储存于骨中,当发生骨吸收时,IGF 可由骨细胞分泌及从骨基质中释放出来,以自分泌方式发挥作用,刺激 OB 增殖和分化,从而促进骨形成;另一方面,有研究认为 IGF-Ⅰ 可促进小鼠破骨前体细胞向破骨细胞分化,同时发现在破骨细胞中可检测到 IGF,提示 IGF 可能参与了破骨细胞的自分泌调节过程。因此可认为 IGF 在骨吸收时大量增加而介导了骨吸收和骨形成之间的偶联作用,使骨吸收后骨形成增加,有利于骨改建的正常进行。另外 IGF 可以与其他生长因子产生协同作用,共同刺激 OB 增殖和分化。

2. 转化生长因子-β(TGF-β)　TGF-β 是一组除 TGF-β 外的超基因家族,还包括活化素(activins)、骨形态发生蛋白(bone morphogenetic proteins,BMPs)等。它广泛存在于动物正常组织细胞及转化细胞中,在骨和血小板中的含量最丰富。TGF-β1 和 TGF-β2 由成骨细胞分泌并储存于矿化骨基质中。TGF-β 具有促进细胞增殖、调节细胞分化、促进细胞外基质合成等作用。在骨新生及骨折愈合处,TGF-β 在骨表面的成熟成骨细胞中的表达明显增高。研究表明,从骨组织分离的 TGF-β1 和 TGF-β2 均可促进骨膜间充质细胞的增殖和分化,促进成软骨细胞的增殖以及细胞外基质如胶原、透明质酸和蛋白聚糖的合成,此外还可诱导间充质细胞转变为软骨细胞。

3. 骨形态发生蛋白(BMP)　BMP 由 OB 产生,是一种广泛存在于骨基质中的酸性糖蛋白家族,目前已克隆至少 16 种亚型(BMP-1 ~ BMP-16),除 BMP-1 外,其他均属于 TGF-β 超家族成员。BMP 可在体内通过旁分泌和自分泌形式诱导骨、软骨及骨相关结缔组织的形成,还能在体内非骨组织诱导骨源性和非骨源性细胞的异位成骨。在成骨细胞分化过程中,BMP 起促进分化的作用。在多潜能间充质干细胞系 C3H10T1/2,BMP-2、BMP-7 可以刺激成骨细胞特异性分子标志的表达,如 Runx2、OCN 等,表明 BMP 能促进多潜能间充质干细胞向成骨细胞方向分化。在前成骨细胞 MC3T3-E1 细胞系,BMP-2、BMP-7 可以增加细胞 ALP 活性和 OCN 的表达,表明 BMP 能促进前成骨细胞的定向分化。在成肌细胞系 C2C12,BMP-2 可以促进其向成骨细胞分化,而不是向骨骼肌细胞分化。因此,BMP 可以在多种细胞系中刺激成骨细胞特异的分子标记的表达和向成骨细胞方向的分化。除此之外,BMP 还可影响其他与骨生成相关的生长因子的表达。如 BMP-2 可促进兔成骨细胞中 IGF-Ⅰ 和 IGF-Ⅱ 的表达;BMP-4 可刺激单核细胞分泌 TGF-β,从而增加骨髓干细胞向成骨细胞的分化等。

4. 成纤维细胞生长因子(FGF)　FGF 是一组在无脊椎动物到人类组织中广泛分布的多肽生长因子家族,目前共有 22 个成员。FGF 由 150 ~ 200 个氨基酸组成,包括酸性成纤维细胞生长因子(aFGF)和碱性成纤维细胞生长因子(bFGF),二者的同源性为 55%。在骨组织中,bFGF 的含量远高于 aFGF。bFGF 是一类能促进细胞增殖和分化,在骨再生和血管化方面具有合成作用的细胞因子,它可以通过细胞表面的高亲和力受体发挥其生物学作用。

5. 血小板衍化生长因子(PDGF)　PDGF 是一类由多种细胞产生的二聚体糖蛋白,其分子量约为 30kDa,由不同基因编码的 A、B2 条硫化多肽链组成。通过 2 条肽链的不同组合,共产生 3 种二聚体,即 2 种同二聚体(PDGF-AA 和 PDGF-BB)和 1 种异二聚体(PDGF-AB)。
PDGF 具有强烈的促有丝分裂和细胞趋化作用,可促进多种细胞的分裂和增殖,包括成骨细胞的增殖,因此可在伤口愈合和骨修复中发挥重要作用。

6. 白细胞介素(interleukin,IL) IL 是由单核巨噬细胞、骨髓基质细胞产生,具有免疫调节和介导炎症反应的作用,目前已发现 29 种白细胞介素,分别命名为 IL-1 ~ IL-29,部分亚型与骨代谢密切相关。其中的 IL-1、IL-6 都具有显著的促进骨吸收的作用,IL-6 可诱导破骨前体细胞向成熟的有活性的破骨细胞分化,而 IL-11 能够促进骨祖细胞的增殖和骨髓细胞的生成。

7. 肿瘤坏死因子 α(TNF-α) TNF-α 是 17kDa 的细胞因子,由 OC 样细胞及 OB 合成,被认为是强力的骨吸收刺激因子。TNF-α 能抑制 OB 胶原合成、ALP 活性和骨钙素合成;但是,TNF-α 对 OB 增殖的作用较复杂。最近,Frost 在人成骨细胞(hOBs)培养中发现,TNF-α 低剂量时刺激 OB 增殖,而在高剂量时抑制其增殖。

8. 前列腺素(prostaglandin,PG) PG 是花生四烯酸经酶催化后的产物。目前从骨组织中提取的前列腺素有 PGE1、PGE2、PGE2α。其中 PGE2 对骨的作用具有双向性,低浓度时可以刺激 OB 增殖并合成胶原,高浓度时则刺激骨吸收。绝经后妇女 PGE2 水平升高,给予雌激素则能使其降低,局部应力使骨组织中 PGE2 产量增加,糖皮质激素及非甾体消炎药则可抑制其产生。

9. 巨噬细胞集落刺激因子(M-CSF) M-CSF 由骨髓基质干细胞、成骨细胞等合成分泌,通过膜受体 c-Fms 作用于破骨细胞前体细胞,使其增殖、分化,最后融合为成熟的多核破骨细胞,在破骨细胞的形成中起决定性作用。

10. 骨保护蛋白(OPG) OPG 又称破骨细胞生成抑制因子(OCIF),是一种新发现的、以可溶性蛋白形式存在的破骨细胞负性调节因子,属于肿瘤坏死因子受体(TNFR)家族新成员。OPG 是 NF-κB 受体激活子配体(RANKL)的假诱导性受体,RANKL 参与 OC 的形成过程:分化、融合、生存、激活。OPG 主要通过与 RANKL 结合,竞争性抑制 RANKL 与 OC 前体细胞膜上受体 RANK 结合,从而消除 RANKL 对 OC 的作用。此外,OPG 还可以与 OC 膜上 140kDa 的 OPG 连接蛋白结合,直接抑制分化成熟的 OC 的骨吸收活性,抑制成熟 OC F-肌动蛋白环的形成,而 F-肌动蛋白是细胞骨架结构,OC F-肌动蛋白环的形成是骨吸收的先导。

三、骨改建的分子调控环节及信号传导通路

骨改建的基本单位称为骨改建单位(bone remodeling unit,BRU)。人体的骨骼是一个具有代谢活性的器官,终生都在经历持续的改建过程。骨改建包括破骨细胞移除矿化的骨组织以及随后的成骨细胞形成骨基质并进行矿化。整个骨改建周期由三个连续的过程组成:吸收,破骨细胞吸收陈旧骨;逆转,单核细胞出现在骨表面;形成,成骨细胞形成新骨直到被吸收的骨组织被完全替代。骨改建并非单纯的新旧骨质替换,它具有重要的生理意义。骨改建能够调整骨的显微结构,使之适应力学的作用;能够修复骨的显微损伤,避免陈旧骨的累积;骨改建还在保持血浆钙离子平衡方面起到重要作用。骨改建的调控既是系统性的,同时也是局部性的。系统性的调节因素包括第一部分介绍的各种内分泌激素,而局部因素则包括第二部分介绍的各种局部因子。系统和局部的调控因素并非各自独立,而是相互影响

的。目前认为,激素对骨代谢的调控主要是通过影响细胞因子而发挥作用的。而且,RANKL-RANK-OPG 调控系统将骨形成和骨吸收紧密联系在一起,在骨吸收之后总会有一个骨形成的高峰,从而保持骨骼系统的完整性。因此,这一部分从骨吸收、骨形成以及二者的偶联三个部分介绍骨改建的调控机制。

(一) 骨吸收——破骨细胞的分化和表达调控

骨吸收是破骨细胞在成骨细胞的参与下侵蚀骨质的分解行为,骨吸收时在平滑的骨面出现凹陷,大小形态各异,活跃的破骨细胞就紧贴在矿化骨的表面。破骨细胞是负责骨吸收的多核细胞,由单核巨噬细胞系的造血干细胞分化而来,其最典型的特征是皱折缘和透明区的存在。皱折缘处的破骨细胞膜上存在 H^+-ATPase 小泡,能够使被吸收区域酸化。透明区包围着皱折缘,帮助破骨细胞黏附到骨组织的表面并保持有利于骨吸收的微环境。从造血干细胞到成熟的多核破骨细胞,再到最终的骨吸收,受到多种因素的调控。现在的研究显示,成骨细胞、骨髓基质干细胞及其分泌产物对破骨细胞的分化和骨吸收过程起到重要的调控作用。

1. OC 的生命周期 OC 来源于单核巨噬细胞系的造血干细胞,骨吸收从 OC 的分化开始。由造血干细胞分化的单核巨噬细胞克隆形成单位(CFU-GM)能够在巨噬细胞集落刺激因子(M-CSF)刺激下增殖并维持细胞在单核巨噬系的分化能力。这些单核前体细胞具有向特定的骨吸收去移动的趋势,它们一旦与骨基质接触,便开始分化为单核的融合前破骨细胞。在这一过程中,RANKL 在诱导 OC 前体细胞分化、发育、成熟过程中起核心作用。然后单核融合前破骨细胞开始互相融合成为多核破骨细胞。这些没有皱褶缘的多核破骨细胞是没有功能的。RANKL 是活化破骨细胞并刺激其形成皱褶缘的关键因素,IL-1 在这一过程中也起到一定的作用。在破骨细胞的分化过程中,降钙素受体、抗酒石酸磷酸酶(TRAP)、细胞核、皱褶等都是鉴别破骨细胞的重要标志。单核-巨噬系细胞的 TRAP 呈阴性,而单核融合前破骨细胞的 TRAP 呈阳性。成熟的破骨细胞在骨表面开始骨吸收过程,当骨吸收完毕之后,它们的使命就结束了,进入最终的凋亡程序。

2. OC 分化的关键调控因素 OC 的分化受到系统激素和多种局部因子的调控。在众多的调控因素中,PU.1 是与 OC 分化相关联的最早的转录因子;同源重组缺乏 PU.1 的动物缺乏粒细胞和单核巨噬细胞系,导致严重的骨硬化症。OC 分化的另一个关键转录因子是 c-fos。缺乏 c-fos 的动物仍然能够产生单核巨噬细胞系统,但是不能形成 OC 并且同样会产生骨硬化症。C-fos 似乎通过诱导转录因子 NFAT-c1 来调节 OC 的分化,而 NFAT-c1 对 OC 的分化是至关重要的。其他调控 OC 功能的基因则包括 *c-src* 对 OC 的黏附和细胞骨架的调控。缺乏 *c-src* 的动物能够产生 OC,但却没有骨吸收功能。

3. RANKL 与 OC 的形成 OC 的形成受到多种系统或局部因素的调控,而这些调控因素绝大多是通过诱导成骨细胞和骨髓基质细胞增加 RANKL 的表达实现的。RANKL 是 *TNF* 基因家族的成员,主要作为一种膜结合蛋白存在,也可以通过 TNF-α 转化酶样蛋白的作用而从细胞表面解离作为一种可溶性蛋白存在。RANKL 通过结合到 OC 前体细胞表面的同源受体 RANK 上诱导 OC 的形成。RANKL 拥有天然的饵受体—OPG,它可以通过与 RANKL 结合阻断 RANKL 和 RANK 之间的相互作用。利用同源基因重组技术敲除 RANK 或者 RANKL 的动物实验充分证明了 RANKL 在破骨细胞分化中的关键作用。这些 RANKL 基因敲除的小鼠发生了严重的骨硬化症,而 RANKL 的过度表达或者 OPG 的缺失则导致严重的骨质疏松症,并伴有自发性骨折的发生。RANKL 经过不同的信号通路诱导 OC 的形成。研究显示,NFκB 信号通路对破骨细胞的形成起到关键作用。缺乏 NFκB 亚基 p50 或 p52 的动物均产生严重的骨硬化症。

诱导骨髓基质细胞产生 RANKL 的通路有最新的研究进展(图 11-3-1)。PKA、PKC 和 MAP 激酶通路都与激素和细胞因子引起的 RANKL 的高表达密切相关。但是,比较明确的是,NFκB 信号通路并不是 RANKL 的产生所必须的,因为缺乏 NFκB 亚基 p50 或 p52 的动物仍然能够产生 RANKL。RANKL 和 OPG 的相对比例决定了 OC 形成的多少。通常情况下,OPG 的含量比 RANKL 高,所以 OC 在正常的骨组织中含量很少。当病理性骨代谢发生时,可能导致 RANKL 的比例升高,产生更多的 OC,导致骨吸收增加和骨量的减少。

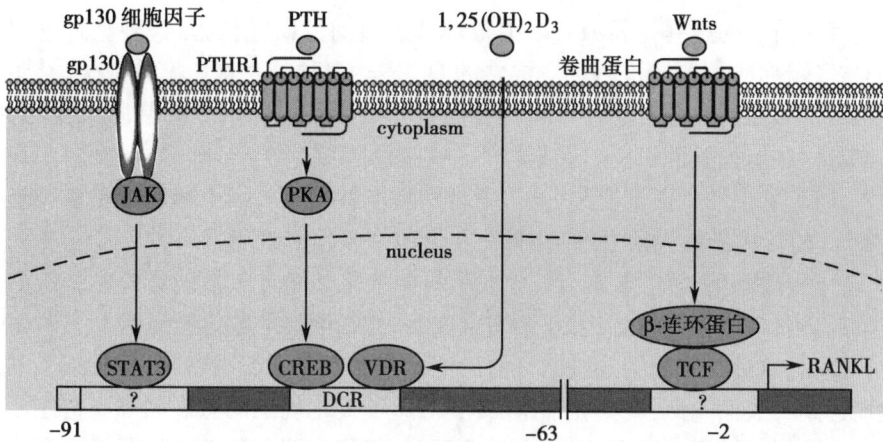

图 11-3-1 调控成骨细胞和骨髓基质细胞中 RANKL 表达的信号和转录因子

骨吸收过程中的促分裂原活化蛋白激酶(MAPK)信号通路至少有 3 条,它们在破骨细胞的存活、凋亡以及炎症的发生过程中起重要作用。MAPK 可激活 c-jun 氨基末端激酶(JNK)其中的 1 条信号通路,并且参与到 RANKL 对破骨细胞的作用过程中。RANKL 首先结合到破骨细胞表面的 RANK,然后激活 TNF 受体活化因子(TRAF)家族,包括 TRAF2、TRAF5、TRAF6。在这三者当中,TRAF6 可以独立诱导破骨细胞的形成。TRAF 可以激活 MAPK 级联反应,并最终激活 JNK。MAPK 激酶 4(MKK4)、JNK、和 c-jun/AP1 直接参与到破骨细胞对 RANKL 的应答中。JNK 的激活导致 c-jun 和 c-fos 的表达,并发生异二聚化形成 AP1。RANKL/JNK/AP1 通路在破骨细胞中起到显著作用,而 TRAFs 则似乎是将众多的细胞外信号转入细胞内的信号传导通路的调节器。TRAF6 的不同区域通过激活各种激酶的级联反应调节破骨细胞的初始分化和随后的成熟过程。RANKL 对 NFκB 的激活,在很大程度上是通过 TRAF 刺激 Iκ 激酶(IκK)磷酸化 IκB 并使之从 NFκB 上解离,从而允许 NFκB 异位进入细胞核并结合到其应答基因上。TNFα 与 RANKL 一样,能够通过 TNF 受体和 TRAF2 或者 TRAF6 激活 AP1 和 NFκB 来诱导破骨细胞的形成和活化。研究显示,颗粒引发的骨吸收至少在一定程度上依靠 TNF 激活 NFκB 信号。TRAF6 介导 RANKL 对 c-src 的活化。IL-1 则直接刺激破骨细胞的多核化和骨吸收作用。TRAF6 介导 IL-1 而非 RANKL 对 P38 的活化。脂多糖(LPS)与 IL-1 相似,诱导破骨细胞的融合并支持其存活。LPS 能够结合到 Toll 样受体,并随后通过 TRAF6 激活 MAPK 和 NFκB 信号通路。TNF 诱导的破骨细胞形成同时还是由 P38 的活化介导的。而且,M-CSF 结合到其同源受体 c-fms,激活 P38,增强转录因子 Mitf 的活性。破骨细胞的负性调节物能够抑制 RANK-JNK 信号传导通路的多个环节。雌激素和雄激素都能抑制 MKK4 和 JNK 的活化、c-jun 的表达,以及随后 AP1 转录的活化。降钙素同样能抑制人破骨样细胞对 RANKL 的反应。IFN-γ 通过妨碍 TRAF6 抑制破骨细胞对 RANKL 的反应。以上显示,多种重叠的信号传导通路对破骨细胞的分化和功能具有重要的生理意义。从不同的角度看,TRAFs 可能是破骨细胞分化和成熟的细胞外信号偶联的中心调节因素之一。

4. OC 的迁移与黏附　骨基质对 OC 的活化及其骨吸收功能具有重要的诱导和调控作用。当破骨细胞前体细胞被吸引趋化至特定的骨吸收区域后,必须首先黏附到骨基质上才能进一步分化,而且从此之后破骨细胞的骨吸收行为都离不开骨基质。因此,破骨细胞前体细胞黏附到骨基质上的过程就成为一个关键环节。目前的研究认为,这种黏附过程是通过 OC 分泌的整联蛋白(integrin)实现的。成熟的 OC 表达多种整联蛋白家族成员,其蛋白内具有特异性的氨基酸序列并分布在骨基质的表面。当破骨细胞黏附到骨基质,整联蛋白 avb3 激活破骨细胞内细胞支架的识别。黏附过程一般通过动态结构 podosomes 发生。在骨吸收进行过程中,通过它们的不断聚合和分解,破骨细胞能够在骨表面上移动。整联蛋白信号和随后 podosome 的形成依赖包括原癌基因 *src* 在内的许多黏附激酶。

5. OC 的融合、极化、皱褶形成　破骨细胞的多核化是通过单核破骨前体细胞的融合实现的。正常的破骨细胞可以有多达 10 个细胞核,并且细胞核的数量被认为与破骨细胞的活性成正比。但是,这种细胞的融合机制目前尚不清楚。研究者们观察到,破骨细胞的细胞核经常极化而远离骨表面一侧,聚集在细胞的顶端,这种极化现象的意义同样不清楚。成熟的破骨细胞具有明显的皱褶,其上含有丰富的质子泵,能将酸性质子迅速地释放到骨吸收腔隙内,造成局部的酸性环境,溶解骨基质中的矿物质。破骨细胞介导的骨吸收是通过对包裹在封闭区的骨基质和羟磷灰石的酸化和蛋白水解作用实现的。骨基质吸收过程的第一步是羟磷灰石晶体被消化失去与胶原的连接而松动。然后,残留的胶原纤维被溶酶体酶或者活化的胶原酶消化,消化之后分解物被破骨细胞转运释放到基底外侧区域。

（二）骨形成——成骨细胞和软骨细胞的分化和表达调控

在成人的骨改建过程中,骨吸收发生在骨形成之前。骨吸收完成之后,相关的成骨前体细胞迁移到骨吸收部位,并分化为功能性成骨细胞,开始新骨形成的一系列过程。成骨细胞是负责骨形成的主要细胞,由间充质干细胞分化而来。骨髓是间充质干细胞的主要来源,但是最近的研究显示脂肪组织、骨膜、骨骼肌、成人外周血、脐血等都可能含有间充质干细胞。而且,成骨细胞并不是间充质干细胞的唯一终末分化细胞,它还能分化成软骨细胞、肌细胞和脂肪细胞。在这些细胞的分化过程中,前体细胞通过各自的调节因子获得特异性的细胞表型。从间充质干细胞到成骨细胞的分化过程对成人的骨改建具有特别重要的意义。目前,我们对 OB 分化的基因调控机制尚不完全清楚。有多种基因及其产物被报道能够促进成骨细胞分化,进而增加骨形成;但是目前的研究显示,只有 Runx2 是骨形成绝对必须的,缺乏 Runx2 的小鼠没有骨组织产生。下面围绕研究最成熟的 Runx2 和 Wnt 信号通路介绍骨形成的调控机制。

1. Runx2　Runx 家族蛋白由 Runx1、Runx2 和 Runx3 组成,都有一个 DNA 结合结构域 runt。Runx 蛋白在多种细胞中发挥重要作用,其中 Runx2 主要参与骨代谢的调控。Runx2

以前又称 Cbfa1、PEBP2αA1、AML-3、Osf2,可通过结合到 DNA 的特定序列上正性或负性调节与细胞增殖、分化等有关的基因的表达,对骨再生中成骨细胞的发育和成熟、软骨细胞的肥大、血管的长入等至关重要。Runx2 是已知 OB 分化的中心调节因子,参与软骨内成骨和膜内成骨;调控与成骨细胞定向分化相关的基因的表达,如Ⅰ型胶原、骨钙素、骨桥蛋白、软骨细胞肥大基因等。下调 Runx2 的表达,这些目的基因的表达也相应的下调。对于软骨内成骨,除了 Runx2 之外还需要 Indian Hedgehog,但对于膜内成骨并不需要后者的参与。Runx2 基因敲除的小鼠体内仅有软骨细胞和软骨,无成骨细胞和矿化的骨骼系统,而且伴有异常的软骨细胞成熟过程,出生后很快死亡。

　　Runx2 对成骨细胞的分化和骨形成至关重要,但是对其调控机制和信号传导通路的研究却很少。Runx2 的 mRNA 或蛋白水平与其转录活性之间的不一致说明,转录后修饰或蛋白之间的相互作用调节其转录活性。多种信号和协同因子通过影响 Runx2 的定位与功能、或改变染色体的结构调节 Runx2 的转录活性。Runx2 可以通过细胞分裂素(丝裂原)活化蛋白激酶(MAPK)通路而被磷酸化和激活。而 MAPK 通路又可以受到细胞外基质(ECM)、骨形态发生蛋白(BMPs)、碱性成纤维生长因子(bFGF)、力学、PTH等激素的影响。在某些特定条件下,蛋白激酶 A(PKA)也可以磷酸化和(或)激活Runx2。而且,在 PTH 诱导的 Runx2/AP-1 以及 BMP 介导的 Runx2/Smads 蛋白相互作用过程中,研究者观察到了 Runx2 转录活性的增强。这些相互作用的机制很复杂,包括AP-1 因子和 Smads 蛋白等特异性结合到目标基因启动子的 DNA 区域,以及 Runx2 和AP-1、Smads 的直接物理作用。转录后修饰如磷酸化等可能影响 Runx2 与其他因子的相互作用。这些研究结果表明,Runx2 在协调成骨细胞分化相关多种信号传导中起中心作用。

　　一些系统或局部骨改建调控因素都是直接或者间接通过 Runx2 发挥作用的。BMPs 在体外上调 Runx2 mRNA 水平。最近的研究结果表明,Smad1、Smad5 与 Runx1、Runx2、Runx3相互作用,在锁骨颅骨发育不良患者中发现 Runx2 蛋白的羧基端有 130 个氨基酸残基缺失,导致其不能与 Smad1、Smad5 相互作用。Smad1 和 Smad5 是 BMPs 信号传导的下游分子,在BMPs 的信号传导中起关键作用。此外,有研究显示 Runx2 能通过与 Smad1、Smad5 相互作用诱导 C2C12 前体细胞分化为成骨细胞。上述几点说明 BMPs 信号传导分子 Smad1、Smad5可以通过与 Runx2 的相互作用调节成骨细胞的分化。PTH 是一种潜在的促进骨形成的调节因子,其作用过程与 Runx2 同样有密切联系。研究表明,间断使用 PTH 能够刺激骨形成,增加骨量,并改善骨的微结构。进一步的研究表明,PTH 是通过增强 Runx2 表达而诱导骨形成的,而且这一作用是通过激活 PKA 来实现的。成骨细胞中持续过度表达 Runx2 的转基因小鼠可导致成年期和老年期进行性的骨质丢失和皮质骨的转换率增高。这一现象的原因可能包含以下两个方面:持续过度表达 Runx2 可诱导成骨细胞的 RANKL 基因表达,刺激破骨细胞的形成和骨吸收;另一方面,在这些转基因小鼠中,持续过度表达 Runx2 抑制成骨细胞的成熟,未成熟的成骨细胞大量累积,成熟的成骨细胞和骨细胞减少。由此可见,PTH 促进骨形成和骨吸收的双重调节作用是由 PTH 诱导控制的 Runx2 的表达形式决定的,同时也表明了 Runx2 在骨改建过程中发挥的重要作用。

　　对 Runx2 基因多态性与骨密度的相关性还不完全清楚。有研究利用 495 名随机挑选的健康女性和 800 名骨折女性患者,在 Runx2 基因第一外显子中发现了两个常见多态:一个是

18 个碱基的缺失,另一个是丙酮酸同义密码子编译。研究结果表明前者与骨密度的差异无显著相关性,但后者与骨密度显著相关。

Osterix(Osx)是成骨细胞分化所必需的另一个转录因子。Osx 是一种锌指蛋白,属于 Sp/XKLF 家族。研究发现,Erk1/2 可通过增加 Osterix 的蛋白稳定性和转录活性达到在成骨细胞分化过程中对 Osterix 的调控作用。目前,对 Osterix 和 Runx2 关系的研究显示,Osx 基因敲除的小鼠骨形成障碍,但是 Runx2 的表达是存在的;而 Runx2 基因敲除的小鼠 Osx 的表达也是缺失的。这说明 Osx 也是成骨细胞分化所必需的转录因子;而且 Osx 在 Runx2 的下游并受其调控。Runx2 调控软骨细胞和成骨细胞的分化,但 Osx 仅调节成骨细胞的分化。Osx 基因缺失的小鼠没有成骨细胞,但是有正常的肥大软骨细胞。Osx 的基因多态性对骨改建的影响尚待研究。

2. Wnts　Wnt 蛋白是一种分泌性蛋白,它们参与到细胞的生长、分化、功能、死亡等多个环节的调控。自从首例关于 Wnts 信号的辅助受体——LDL 受体相关蛋白 5(LRP5)的突变与人类骨量的改变相关的报道之后,Wnt 信号与骨发育之间的分子信号联系方面的研究已经取得了可喜的进步。Wnts 蛋白激活的通路是通过经典信号通路(如 Wnt/β-catenin)来增加骨量的,这其中包含多种机制,如干细胞的自我更新、刺激成骨前体细胞的复制、诱导成骨细胞的骨生成作用、抑制成骨细胞和骨细胞的凋亡等。因为 Wnts/β-catenin 信号系统包含一系列的分子间相互作用,所以这一通路也为药物干预病理性骨代谢提供了诱人的靶点。为此,我们有必要深入了解 Wnt 信号通路在骨发育、骨改建、病理性骨代谢中的作用。

Wnt 信号在包括骨组织在内的多种器官和组织的发育和维持中起到重要作用。尽管 Wnt 蛋白信号通过多种通路调控细胞的生长、分化、功能和死亡,但是 Wnt/β-catenin 这一经典信号通路在骨生物学中发挥着特别重要的作用。当 Wnt 蛋白结合到 7-跨膜区域的受体和 LRP5/6 之后,Wnt/β-catenin 信号就被激活了。产生信号的蛋白能够分裂蛋白复合物和抑制糖原合酶激酶-3(GSK-3)的活性,并进一步使 GSK-3 的底物 β-catenin 去磷酸化。稳定的 β-catenin 在细胞质中积累并转移到细胞核,这种转录辅激活因子在这里与转录因子 T 细胞因子(TCF)、淋巴增强子结合因子(LEF)相互作用,介导 Wnt 对基因转录的多种效应。β-catenin 的结合使转录辅阻遏物(如 SMRT、NcoR)与 TCF、LEF 的结合解离,并能召集转录辅激活因子(如 p300、CBP)。Wnt 信号受到多种分泌性拮抗物家族成员的密切调控。Wnts 与其受体的相互作用受到多种分泌性受体相关蛋白(sFRP)家族成员和 Dkk 的抑制,它们都能与 LRP5、LRP6 结合。Dkk1、Dkk2、Dkk4 与 LRP5、LRP6 有不同的亲合力,Dkk/LRP 复合物与 kremen 的相互作用导致其降解受到抑制,从而减少了 Wnt 复合受体的数量,抑制 Wnt 信号传导。

人类 LRP5 缺失突变与骨质疏松-假神经胶质瘤综合征相关,这种疾病以 BMD 降低和骨脆性增加为特征。相反,人类 LRP5 氨基末端突变导致的 LRP5 与 Dkk1 亲和力的下降与骨量的增高相关。人类的这些表现在很大程度上得到了改变 LRP5 表达的动物模型的支持。如 LRP5 基因敲除的小鼠因为前体细胞增殖下降而表现为骨量下降,而成骨细胞过高表达 LRP5 的突变体小鼠成骨细胞活性增强,凋亡减少,骨量增加。Wnt 信号增加骨形成的机制之一是刺激成骨细胞的分化和发育,大量的体外实验都证明 Wnt/β-catenin 信号在这一过程中的作用。例如,利用氯化锂或其他的小分子抑制 GSK3 酶的活性能够刺激间充质干细胞向成骨细胞分化。研究者观察到，Wnt3a、Wnt1、Wnt10b 和活性 β-catenin 都能通过 β-catenin 激活信号传导，促进成骨细胞的形成；而 Dkk1 则抑制这一通路，导致成骨细胞形成的减少。重要的是，Wnt/β-catenin 信号的激活还能抑制间充质干细胞向脂肪细胞分化，这可能是 Wnt/β-catenin 信号增加骨形成的另一个机制，并且在确认骨髓脂肪含量与骨折发生之间的正相关性方面具有重要的临床意义。

Wnts/β-catenin 信号系统能够在间充质干细胞的自我更新，前体成骨细胞的增殖、分化、细胞外基质的成熟，以及成骨细胞的凋亡等多个环节发挥作用。在间充质干细胞向不同细胞定向分化的过程中，Wnts/β-catenin 信号促进其向成骨细胞定向分化，抑制其向脂肪细胞和软骨细胞等分化。软骨细胞特异性表达 Wntl4 的 Col2α1-Wntl4 转基因小鼠，在 Wntl4 异位表达的软骨细胞形成区发生成骨细胞分化和基质钙化，软骨细胞分化被抑制，而 β-catenin 基因敲除的间充质干细胞则向软骨细胞的分化。Wnts 信号还可以减少成骨细胞和骨细胞的凋亡，而且这可能是通过 β-catenin 和 PI_3K/Akt 两个通路来发挥作用的。近年来的研究显示，Wnt 还通过 β-链蛋白之外的信号系统来促进成骨。有研究发现，Wnt3a 可以通过激活 G 蛋白-PKCδ 信号通路而促进成骨。Wnt7a 也可以通过蛋白激酶 Cδ（PKCδ）来诱导成骨细胞的分化。另有研究发现，通过激活或抑制 Wnts/β-catenin 信号，还可以抑制或促进间充质干细胞向脂肪细胞分化。

（三）骨形成和骨吸收的偶联——RANKL/RANK/OPG 调控系统

骨形成和骨吸收是相互作用、相互协调的动态过程，二者的精密"合作"维持着骨代谢的平衡。1964 年，第一次有人提出骨形成和骨吸收之间肯定存在某种偶联机制的假设。偶联是指吸收时成骨细胞被吸引到已吸收的部位，将破骨和成骨两个相反的活性状态连接在一起的过程。在正常成人骨骼中，骨重建周期是从成骨细胞的活化开始的。活化的成骨细胞分泌蛋白消化酶和 RANKL，后者与破骨细胞前体细胞表面的 RANK 相互作用，导致造血干细胞的激活、分化、融合等过程。RANKL 还通过抑制破骨细胞的凋亡而延长了其寿命。破骨细胞进行骨吸收之后，成骨细胞在吸收的部位形成新骨，保持总体骨量的稳定。有学者认为骨吸收过程中有许多局部因子从骨基质中释放出来，这些局部因子进而刺激成骨细胞的活性和新骨形成，从而介导了骨改建的偶联，如 IGF、TGF-β、FGF、BMPs 等。也有学者认为骨改建过程中的新骨形成期可能是由于瘦素作用于视丘下部，导致成骨细胞系中的 β2-肾上腺素能细胞激活，作用于成骨细胞表面的特异性受体，抑制骨形成。当然这些认识都还停留在假说阶段，骨形成和骨吸收的偶联机制非常复杂，目前尚不完全清楚。

在已知的调控因素中，RANKL/RANK/OPG 调控系统起着非常重要的作用。这一调控系统中的三个因子均属于肿瘤坏死因子家族，名称繁多。1999 年，美国骨及矿物质研究协会成立特别委员会，专门对这三个因子进行标准化命名。在这一命名系统中，RANK 为细胞膜受体名称，RANKL 为配体名称，OPG 为饵受体名称。其中，OPG 由成骨细胞分泌，是 TNF 受体超家族的成员，它可以被分泌到细胞外并参与体内循环。有研究在小鼠体内表达重组的 OPG，结果强烈抑制了骨吸收，并导致了严重的骨硬化症；而在利用基因定向干扰技术建立的 OPG 缺陷的小鼠模型中，由于破骨细胞形成及其功能的增强，此类小鼠自出生起就表现为极为严重的骨质疏松。这些研究结果表明，OPG 是调控破骨细胞骨吸收作用的重要的调节因子。RANKL 是 TNF 配体超家族的成员，RANKL 在破骨细胞的骨吸收作用以及正常的骨重建中是不可或缺的。研究表明,RANKL 基因敲除的小鼠出现典型的骨硬化病,骨髓腔充满骨组织。但是,RANKL 基因敲除的小鼠体内存在破骨细胞的前体细胞,而且能够通过与自体正常的成骨细胞或骨髓基质细胞共培养分化为有活性的破骨细胞,只是其骨组织中缺乏成熟的破骨细胞。将重组 RANKL 导入该类小鼠体内,则能诱导破骨细胞的形成和成熟,并能提高血浆中钙离子的水平。可见,RANKL 对破骨细胞的分化成熟是必不可少的。RANK 为由 616 个氨基酸残基组成的 I 型跨膜蛋白,TNF 受体超家族成员,是目前已知RANKL 唯一的信号传导受体,它与 TNF 受体超家族其他成员有 40% 的同源性。RANK 介导破骨细胞分化成熟过程中所有的信号传导。研究显示,RANK 基因敲除的小鼠产生严重的骨硬化病,这是由于破骨细胞完全不能进行骨吸收造成的。

　　RANKL/RANK/OPG 调控系统不仅对破骨细胞的骨吸收功能至关重要,还是连接骨形成和骨吸收的桥梁。RANKL 和 OPG 分别是破骨细胞分化成熟的正性和负性调节因子,这也决定了成骨细胞在骨重建中的中心地位。成骨细胞分泌的 OPG 与 RANKL 的比例在一定程度上调节骨吸收的程度。在骨重建的启动阶段,成骨细胞分泌的 RANKL 增加,诱导破骨细胞的分化成熟,从而开启骨吸收过程;而在骨吸收的晚期或者骨形成早期,OPG 分泌增加,骨吸收逐渐停止,新骨形成过程开始。虽然骨形成和骨吸收之间的偶联有众多局部因子甚至力学因素的参与,但是 RANKL/RANK/OPG 调控系统在其中起着非常重要的作用,许多其他的调控因素都是直接或者间接通过这一调控系统起作用的(图 11-3-2)。

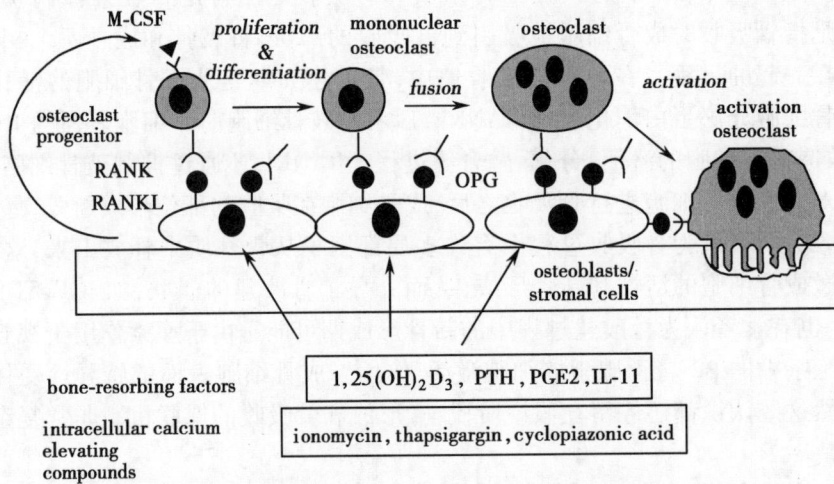

图 11-3-2　成骨细胞通过 RANKL、OPG 与破骨细胞相互作用

四、颌骨改建的特点

　　颌骨是全身骨骼系统的一部分,其代谢过程具有全身其他骨组织改建的共性,当全身发生骨质疏松症时颌骨也表现出骨质疏松的特点;同时,由于颌骨与牙齿的特殊关系及其形态、功能的特殊性,颌骨的代谢与改建也有一些特性。例如,颌骨区域是全身特异性矿化组织最丰富的部分,存在牙周炎引起的骨吸收、正畸治疗中牙齿移动引发的骨吸收和新骨形成

的并存、拔牙创的愈合、牙种植后颌骨与材料的骨整合、牙槽骨吸收与全身疾病的关联等诸多问题,这些都既具有骨组织的共性又有颌骨自身的特性。其中,牙槽骨和骨缝的代谢活动是颌面骨骼改建过程中最具特色的部分。

(一) 牙槽骨的改建

牙槽骨是上下颌骨包绕牙齿的突起部分,属于牙周组织的一部分,其改建过程非常活跃并与牙齿的关系非常密切,具有不同于其他骨组织改建的特点。牙槽骨的改建是乳牙萌出、乳恒牙替换、牙周病的发生与发展、正畸治疗和牙齿移动等过程中重要的生理或病理基础。实际上,牙槽骨的改建过程早在牙冠发育完成、牙齿开始萌出时就开始了。通常情况下,牙槽骨受到压力发生骨吸收,而受到牵张力时发生新骨形成,其吸收和新生一般处于平衡状态。但当牙槽骨受到的应力较小时,尤其是牙缺失区,失去功能性刺激的牙槽骨可发生慢性进行性的、不可逆性的废用性萎缩:颌骨骨小梁的排列方向将发生变化,骨质将变得疏松。当牙齿萌出完毕后,牙槽骨在口腔微生物和咬合力的作用下,终身都在发生非常活跃的骨改建。关于牙槽骨改建的调控机制,现有的知识大多来自其他骨组织的研究成果、牙周病性骨吸收以及正畸治疗条件下牙槽骨改建特点的研究,针对生理条件下牙槽骨改建调控的研究还非常少。针对病理条件下牙槽骨改建的研究显示,牙槽骨的吸收与全身其他骨组织的吸收一样,是由雌激素缺乏或炎症等诱导的 NF-κB 的激活所导致的,最终由成骨细胞的功能下降和破骨细胞的活化来实现骨量的减少。另一方面,国外有研究显示,颌骨和长骨中基因的表达也不尽相同,有些基因仅在颌骨表达而在长骨中没有表达,而这可能是由二者胚胎发育的不同造成的。

(二) 骨缝的改建

与长骨的结构不同,颅颌面骨组织之间存在大量的骨缝连接,而这些骨缝被认为是一种纤维性的关节,在受到力学等刺激时能发生活跃的骨改建。通过这些骨缝的改建活动可以达到调控颅颌面的生长发育、重塑面部轮廓和外形的目的,这也为骨缝牵张成骨(DO)的实施提供了生物学基础。现有的研究认为,骨缝的生长改建主要依赖成骨细胞的增殖、分化和凋亡。牵张力能够促进成骨细胞的分化和增殖,加快骨缝两端的新骨形成;而压应力可以造成成骨细胞的变性损伤,导致其分化和增殖受到抑制。对颅颌面骨缝内细胞凋亡的研究显示,成骨细胞的凋亡在颅颌面骨缝的形态发生和生长发育中起到重要的调节作用,成骨细胞的异常凋亡被认为是颅颌面骨缝早闭的主要原因。但是,成骨细胞凋亡在骨缝生长和融合中的具体作用机制中不十分清楚。

(胡 静)

第四节 硬组织发育和矿化相关的细胞外基质蛋白的功能

一、硬组织的发育与细胞外基质蛋白

牙齿和骨均属于硬组织,从组成来讲,硬组织包括细胞和细胞外基质两部分。细胞外基质由无机成分和有机成分构成,无机成分主要是羟基磷灰石,有机成分包括细胞外基质蛋白和水等。这些基质蛋白创造和保持了一个适合矿物质沉积的细胞外环境(图11-4-1)。成牙本质细胞或成骨细胞分泌细胞外基质蛋白,构成牙本质或骨中有机物的主要成分(彩图11-

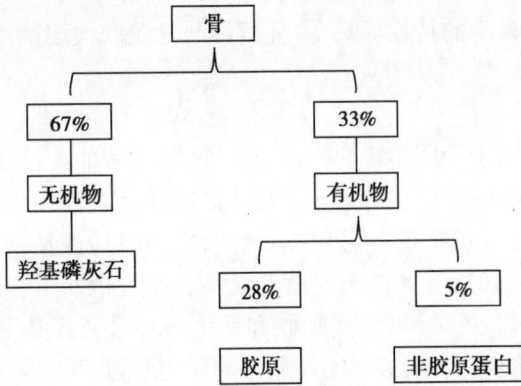

图 11-4-1　骨组织的成分构成

4-2,见文末彩色插页)。细胞外基质蛋白能够调控牙和骨的发育和矿化,上述功能不但由其氨基酸序列和三维结构决定,也受蛋白质翻译后修饰过程影响,翻译后修饰过程使蛋白质的结构更为精细,功能得到实现。常见的蛋白质翻译后修饰过程包括水解活化、磷酸化、糖基化、脂基化、泛素化、甲基化和乙酰化等。对于硬组织,磷酸化和糖基化等修饰的影响尤为重要。磷酸化涉及细胞信号转导、神经活动以及细胞的增殖、发育和分化等生理病理过程;糖基化在许多生物过程中如保持弹性、储存和释放因子、免疫保护、病毒的复制、细胞生长、炎症的产生等起着重要的作用。

二、细胞外基质蛋白在骨发育中的作用

骨组织细胞外基质蛋白主要包括胶原蛋白和非胶原蛋白两大类。其中,SIBLING蛋白家族是非胶原蛋白中重要的一类,在骨的形成与代谢中有重要作用,参与骨基质钙化、激素调节和对机械负荷的应答等。该家族的成员包括骨桥蛋白(osteopontin,OPN)、骨涎蛋白(bonesialoprotein,BSP)、牙本质基质蛋白1(dentin matrix protein,DMP-1)、牙本质涎磷蛋白(dentin sialophosphoprotein,DSPP)、基质细胞外磷酸糖蛋白(matrix extracellular phosphoglycoprotein,MEPE)(图 11-4-3)。其中,DMP1、BSP、OPN、MEPE 等均属于骨基质高表达的酸性蛋白,能够调节钙盐在骨表面的沉积以及骨的矿化。因此,骨组织内细胞外基质蛋白的表达情况,决定了骨组织和牙齿的矿化水平以及上述硬组织的健康。

牙本质基质蛋白1(dentin matrix protein 1,DMP1)是在鼠牙齿细胞 cDNA 克隆过程中发现的一种细胞外基质蛋白,因在牙齿中首次发现而得名。DMP1 也表达于骨组织,而且在骨组织中的表达量高于牙本质,提示 DMP1 在骨组织发育中具有重要意义。在骨组织中,DMP1 主要由骨细胞表达,成骨细胞也表达 DMP1。DMP1 对于成骨细胞的成熟分化、骨矿化都有直接的调控作用。更重要的是,DMP1 基因突变的患者和 DMP1 基因敲除小鼠表现为低磷酸盐佝偻病。上述发现说明 DMP1 不但可以局部调节骨细胞成熟及骨矿化,还通过调节血磷水平对骨组织代谢产生系统性的影响。DMP1 在细胞外基质主要通过和整合素结合来对细胞产生调控和影响,其他 SIBLING 蛋白家族成员也是如此(图 11-4-4)。

骨涎蛋白(bone sialoprotein,BSP)是

SIBLING蛋白家族
small integrin-binding Ligand,N-linked glycoprotein (SIBLING) proteins
小整合素结合配体N链接糖蛋白

		家族相似点:
DMP1	dentin matrix protein 1, 牙本质基质蛋白1	➤ 蛋白分布
DSPP	dentin sialophosphoprotein. 牙本质涎磷蛋白	➤ RGD序列
OPN	osteopontin 骨桥蛋白	➤ 染色体定位
BSP	bone sialoprotein 骨涎蛋白	➤ 翻译后修饰
MEPE	matrix extracellular phosphoglycoprotein 细胞外基质磷酸化糖蛋白	

图 11-4-3　SIBLING 蛋白家族成员

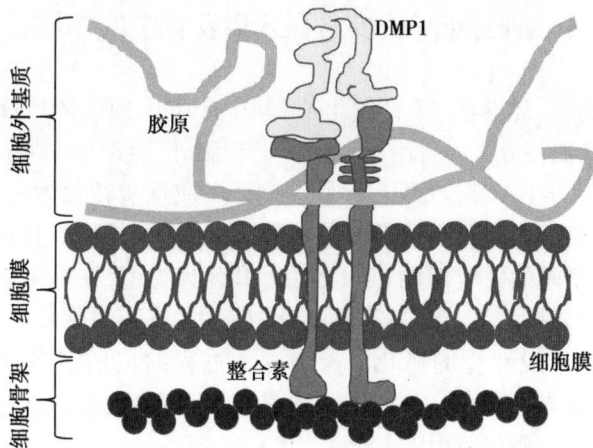

图 11-4-4　DMP1 在细胞外基质与整合素结合对细胞产生调控和影响

细胞外基质中的一种酸性糖蛋白，其组织分布相对局限，主要分布在矿化组织（如骨、牙齿）和钙化的软骨与骨的交界区，其含量约占骨细胞外基质中非胶原蛋白质的 15%。从一级结构分析可知 BSP 含酸性氨基酸富集区带负电，是典型的酸性蛋白，被认为是具有结合羟基磷灰石（HA）的作用，在组织钙化中表现为双重调节作用，一方面能促进 HA 聚集形成晶核，另一方面它又能吸附于 HA 晶体表面而表现出抑制 HA 晶体生长的特性。血清 BSP 浓度可反映破骨细胞活性和骨吸收过程，在一些骨代谢性疾病，如多发性骨髓瘤、无症状或良性甲状旁腺机能亢进症、Paget 病以及骨转移瘤病人中，血清 BSP 水平明显升高。

骨桥蛋白（osteopontin，OPN）是富含天冬氨酸和谷氨酸的磷酸化蛋白，因其在细胞与基质之间起到连接作用而被命名为骨桥蛋白。和 DMP1 及 BSP 相似，骨桥蛋白的分子内部含有多个精氨酸-甘氨酸-天冬氨酸（Arg-Gly-Asp，RGD）序列，该序列是细胞黏附分子的特有结构，对不同种类的细胞具有一定的黏附能力。由于 OPN 带负电并富含酸性氨基酸，能够与矿物质表面的钙结合，与 HA 晶体生长及骨基质的形成密切相关。因此，骨桥蛋白被认为是成骨细胞成熟分化的标志。OPN 分子的氨基端区域与外分泌有关，羧基端参与黏附功能的调节。OPN 在骨生成及代谢、血管的重建、肿瘤的生长及转移等多种生理及病理功能方面都有着重要作用，因此很多研究认为骨桥蛋白也是一种细胞因子。

细胞外基质磷酸糖蛋白（matrix extracellular phosphoglycoprotein，MEPE）为 SIBLING 家族成员之一，对骨和牙的形成和发育同样有着重要的作用，同时也是调节体内磷酸盐平衡的关键分子。MEPE 在肿瘤相关性骨软化症（oncogenic hypophosphatemicosteomalacia，OHO），低磷性佝偻病/骨软化症包括 X 连锁显性低磷性佝偻病/骨软化症（X-linked hypophosphatemia rickets，XLH）、常染色体显性遗传性低磷性佝偻病（autosomal dominant hypophosphatemic rickets，ADHR）等疾病的发生发展过程中起到重要作用。MEPE 被认为是骨形成和矿化的抑制因子，MEPE 基因敲除小鼠骨矿物质沉积率明显增加。这是因为，MEPE 的 C 末端包含 ASARM 基序（DDSSESSDSGSSSESD）。ASARM 基序是保守的蛋白酶降解序列，被磷酸化后可抵抗蛋白酶的水解作用，同时抑制骨组织矿化和肾脏对磷的摄取。

三、细胞外基质蛋白在牙齿发育中的作用

牙体硬组织由牙釉质、牙本质、牙骨质组成,其中牙本质构成牙齿硬组织的主体结构。成牙本质细胞成熟后合成并分泌多种酸性基质蛋白到胞外,启动牙本质矿化,例如 DMP1 和 DSPP。这些蛋白能够诱导 HA 晶体沉积,促使前期牙本质逐步转化为牙本质。和牙本质相比,釉质中胶原和非胶原蛋白含量都要低于牙本质,釉质的无机物成分比例更高,矿化程度更高,这也是釉质是最坚硬的硬组织的原因之一。和牙齿类似,在骨组织中,成骨细胞的分化成熟也受基质蛋白的调控。骨组织发育和矿化过程中,成骨细胞分泌特定类型的基质蛋白,参与细胞外基质的形成和骨的矿化。参与这一过程的包括很多分子,例如转录因子 Runx2 和 Osterix,能够促使成骨细胞定向分化,成熟的骨细胞还会分化一些细胞外基质蛋白调控骨组织的发育和矿化,例如 DMP1、BSP 和 OPN 等。

在牙齿的发育过程中,细胞外基质蛋白扮演着重要的角色,尤其是矿化阶段,作用更为显著。牙本质开始沉积阶段是一层未矿化的牙本质,即前期牙本质,是矿化前沿,在细胞外基质蛋白的参与下,前期牙本质逐渐转变为矿化成熟的牙本质。成熟的牙本质有 70% 的无机物,20% 的有机物,10% 的水。无机物主要是 HA,有机物主要是胶原,占 90% ,以 I 型胶原为主。非胶原蛋白只占 10% 。

在牙本质矿化过程中,最主要的细胞外基质蛋白是牙本质涎磷蛋白(dentin sialophosphoprotein,DSPP),该蛋白能够有效促进牙本质基质的沉积和矿化。同时,DSPP 也是牙本质中含量最多的非胶原细胞外基质蛋白,约占牙本质非胶原蛋白总量的 50% 。DSPP 是人类常染色体显性遗传病牙本质发育不全(dentinogenesis imperfecta,DGI)的主要致病基因之一,DSPP 基因多个位点的突变均可导致牙本质矿化不良,并可伴有明显的牙齿龋坏。与之对应的是,DSPP 缺陷的小鼠表现为牙本质的矿化缺陷,表明了 DSPP 对牙本质生物矿化的重要性。

四、细胞外基质蛋白翻译后修饰过程对于牙齿和骨的矿化至关重要

蛋白质的翻译后修饰对于蛋白质的功能至关重要。以 DMP1 为例,在蛋白翻译刚刚完成后,DMP1 便开始经历翻译后修饰过程。目前已知体内存在 4 种形式的 DMP1 蛋白,全长 DMP1,以及蛋白水解后产生的 DMP1-N、DMP1-C、DMP1-PG 等 3 种蛋白片段。上述 DMP1 蛋白形式的出现是 DMP1 经过了蛋白翻译、翻译后修饰(裂解活化、磷酸化、糖基化等过程)产生的,每种翻译后修饰过程对于 DMP1 在骨组织中发挥作用都十分重要。

磷酸化对于骨基质蛋白质功能的影响至关重要(图 11-4-5,彩图 11-4-6,见文末彩色插页)。DMP1 是高度磷酸化的蛋白,DMP1 的氨基酸序列中丝氨酸、谷氨酸和天冬氨酸为主要氨基酸,上述三种氨基酸较容易被磷酸化使蛋白质局部带负电并能够吸引钙离子,上述酸性区域成为其参与调节生物矿化的重要功能域。DMP1 全长蛋白包含 53 个磷酸基团,DMP1-C 有 41 个,因此 DMP1-C 具有强酸性特征,具有较强的钙离子结合能力。研究发现在 Dmp1-KO 鼠体内重新过表达 DMP1-C 蛋白片段就可恢复正常的骨矿化水平和骨发育状态,证明了 DMP1 磷酸化对骨组织发育的重要性。

DMP1 的糖基化是 DMP1 翻译后修饰过程中的另一个特点。在骨组织的发育过程中,类

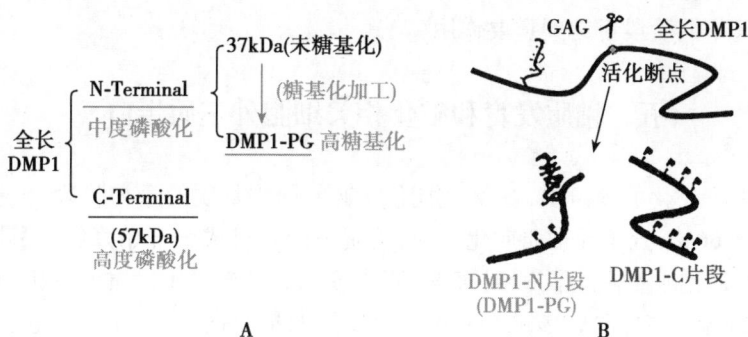

图 11-4-5 磷酸化对骨基质蛋白质功能的影响和作用

A. DMP1 蛋白裂解活化理论 B. DMP1 蛋白裂解活化示意图

骨质的生成和矿化水平最终决定了骨量和骨矿化水平,类骨质中的蛋白聚糖(proteoglycan,PG)对类骨质矿化起到了重要的调控作用。蛋白聚糖具有保水控释酶等特性,它的存在使骨基质不易过快矿化,也能够给骨细胞提供缓冲,使骨组织受力后不会直接损伤细胞。DMP1-PG 主要表达于类骨质、前期牙本质中。DMP1-N 通过共价键连接一个糖胺聚糖(glycosaminoglycan,GAG),使之具有蛋白聚糖的特征,因此被命名为 DMP1-PG。值得注意的是,DMP1 只有唯一的糖基化位点,而且这个糖基化位点在各种动物的氨基酸序列中高度保守,也提示了此糖基化过程的重要性。

蛋白的水解活化也是翻译后修饰的重要步骤。分析骨组织中分离纯化得到的 DMP1 蛋白,发现两类 DMP1 蛋白裂解片段,氨基酸测序说明这两种蛋白片段分别来自 DMP1 的-NH₂端和-COOH 端(也称为 DMP1-N 和 DMP1-C)。DMP1 蛋白的断裂位点有 4 个,其中 Ser^{196}-Asp^{197}是 DMP1 主要的断裂位点,该断裂位点位于 DMP1 基因的保守区。进一步研究证实,DMP1 如果不能正常水解为活化片段 DMP1-N 和 DMP1-C,就基本失去了促进骨矿化的功能。骨组织内绝大多数的 DMP1 蛋白以水解片段形式存在,DMP1 的水解活化过程对 DMP1 的生物功能非常重要。

和 DMP1 相似,在 DSPP 蛋白在翻译后修饰过程中,也经历了几个关键步骤:磷酸化使蛋白带负电,能够结合钙离子;糖基化过程使其拥有了蛋白聚糖的特性;蛋白水解使其释放出蛋白活性片段。牙本质中的 DSPP 在细胞中就开始特异性水解,在细胞外基质中只能检测到很少的 DSPP 全长蛋白,而更多的是其水解片段,称为牙本质涎蛋白(dentin sialoprotein,DSP)和牙本质磷蛋白(dentin phosphoprotein,DPP)。在小鼠或大鼠牙本质中,DSPP 在合成之后经过糖基化、磷酸化、蛋白水解等作用后,主要产物有 3 种:DSP 核心蛋白、DSP-PG 和DPP。DPP 的重要特征是含有大量重复的天冬氨酸和丝氨酸,而且大部分丝氨酸是磷酸化的。这些氨基酸以重复序列(Asp-Pse-Pse)n 和(Asp-Pse)n 的形式出现,使得 DPP 蛋白带有大量的阴离子,并与钙离子有高强度的亲和力。大鼠 DPP 的等电点为 1.1,是体内酸性最强的蛋白。Butler 等在研究 DPP 时,发现了 DSP,同时还发现 DSP 是一种糖基化形式的蛋白,由于这种蛋白含有大量的糖基,包括大量的涎酸,因此被命名为牙本质涎蛋白。牙本质中还有另外一种形式的 DSP 蛋白,这种高分子量的 DSP 是一种糖基化蛋白形式,属于蛋白多糖,被命名为 DSP-PG。近年来的研究证明:DSP 可能与牙本质矿化的起始有关,且 DSP 可能对牙齿的矿化起抑制作用,最新研究成果提示,DSP-PG 是 DSPP 蛋白的重要功能片段,在牙本质形成和矿化等不同阶段都起到重要作用。

五、釉质发育和矿化相关细胞外基质蛋白

牙釉质是高度矿化的硬组织,在成釉细胞分泌牙釉质基质的最初阶段,矿物质占 29%,蛋白质成分占到 66%,到了牙釉质矿化后期,基质中的有机成分开始降解并移除,矿化晶体形成加快,矿物质比例急剧上升,达到 95%,蛋白质只占 4%。牙釉质的有机成分主要是非胶原蛋白,在釉质蛋白中,占 90% 的是一种小分子量的釉原蛋白,其他 10% 包括釉蛋白和成釉蛋白等。这些细胞外基质蛋白在釉质发育过程中展现了时空特异性,并执行不同的功能。

釉原蛋白(Amelogenin,AMEL)是釉质中表达最丰富的蛋白,直到釉质层完全形成后,才停止分泌。釉原蛋白为富含脯氨酸,组氨酸和谷氨酰胺的疏水性蛋白,分子量约为 25kDa。釉原蛋白会经历短期或者长期的细胞外水解的过程,变成低分子量的蛋白片段,主要包括富含酪氨酸和亮氨酸的釉原蛋白多肽。釉原蛋白的表达和分布呈现聚集的趋势,能够抑制羟基磷灰石结晶的横向生长。如果缺少釉原蛋白或者蛋白功能丧失,则会造成釉质层变薄,并缺少釉柱结构。

成釉蛋白(Ameloblastin,AMBN)是除釉原蛋白之外,表达最多的釉质细胞外基质蛋白,占釉质基质蛋白的 10%,主要是在新形成的釉质也就是分泌期釉质表面表达。分子量约为 65kDa,是 O 链接的糖基化蛋白。在被成釉细胞分泌到细胞外之后,迅速被降解形成几个小片段,其中一个是具有钙结合能力的蛋白片段。在釉质分泌期,该蛋白主要是帮助成釉细胞黏附在釉质表面。在釉质的成熟期,成釉蛋白也一直在表达。当该基因发生有意义的突变后,会造成成釉细胞从牙本质表面剥脱,釉质形成受阻,成釉器发育减缓,有变成空腔的趋势。

釉蛋白(Enamelin,ENAM)又称釉质素,分子量是几种釉质非胶原蛋白中最大的,达到 186kDa,但是量很少,约占釉质基质蛋白的 5%,经过翻译后修饰后,蛋白有 N 链接的糖链和磷酸化发生。全长的蛋白和其最大的蛋白裂解片段都只出现在生长的釉质表面,而不能在分泌期的釉基质内部被检出。小分子量的釉蛋白裂解片段,能够和矿物质紧密结合,抑制矿化晶体形成。缺失了釉蛋白会造成釉质层发育不规则。

六、OCN 和 FGF23 使骨组织具有内分泌器官的特性

传统观念认为骨骼是一类钙化且无生理活性的支持结构,主要发挥骨架的作用。然而,最近的研究却发现骨骼本身还具有内分泌器官的功能,可合成一些具有调节作用的分泌蛋白。骨钙素(osteocalcin,OCN)和成纤维细胞生长因子 23(fibroblast growth factors,FGF23)是其中两个典型蛋白分子(彩图 11-4-6,见文末彩色插页)。

骨钙素是骨组织特异性的细胞外基质蛋白,是骨基质的重要组成成分。OCN 由成熟的成骨细胞表达,主要存在于骨基质中,能和羟基磷灰石很好地结合,并通过骨代谢释放到循环中,能够作为评价骨转换率及骨形成速度的特异性标志物。成骨细胞最初合成的骨钙素为前体蛋白,翻译后在维生素 K 和 CO_2 依赖的羧化酶复合物作用下羧化形成谷氨酸残基。骨钙素在 17、21、24 号氨基酸位点包含 3 个 γ 羧化的谷氨酸残基,因此 OCN 也被称为骨 γ-

羧基谷氨酸蛋白（bone gamma carboxyglutamic acid-containing protein，BGLAP）。血液中骨钙素是未羧化的骨钙素，其浓度可以反映成骨细胞活性，是成骨细胞功能及骨质矿化的重要标志物，而且在更大程度上反映骨转换的速率。OCN 基因敲除鼠的研究发现，该小鼠表现为肥胖，脂肪含量和脂肪细胞数量均显著增加。其体内血糖升高并且内脏的脂肪生成增加，说明骨组织来源的 OCN 可以控制能量代谢。进一步的体内和体外研究证明 OCN 具有激素类分子的作用，能够促进胰岛细胞数量增加、刺激胰岛素的分泌并增加细胞对胰岛素的敏感性，从而增强体内的糖代谢。

目前所知的磷代谢调节因子，除甲状旁腺激素和维生素 D 外，近年研究证实成纤维细胞生长因子23（fibroblast growth factor 23，FGF23）为调控磷代谢的信号分子。FGF23 基因编码产物属于 FGF19 亚家族，含251 个氨基酸的糖蛋白，蛋白分子量约为32kDa。FGF23 产生部位在骨，以骨细胞的表达为主，通过血液循环作用于靶器官肾，这与其他 FGF 分子作用模式不同，因此 FGF23 被认为是调控磷代谢和 1,25-二羟基维生素 D 的内分泌激素。虽然 FGF23 的敲除不能导致小鼠致死，但是 FGF23 的突变可以导致遗传性磷代谢异常疾病。FGF23 突变可以导致人类常染色体显性低磷血症性佝偻病（autosomal dominant hypophos-phatemic rickets，ADHR）。ADHR 的病理机制为 FGF23 基因的176 或179 位氨基酸突变，引起 FGF23 不能正常降解，全长活性 FGF23 在体内的堆积而产生低磷血症。患者可以在儿童期出现明显症状体征，也可以在青春期或青春期后发病。儿童期发病的患者表现为低磷血佝偻病并伴骨和牙齿发育畸形、身材矮小。青春期后发病的患者症状更明显，表现为低磷血症及骨软化症。同时，ADHR 患者还可出现骨质疏松和关节疼痛的症状。

（孙　瑶）

参 考 文 献

1. SZABO-ROGERS H L，SMITHERS L E，YAKOB W，et al. New Directions in craniofacial morphogenesis. Dev. Biol，2010，341（1）：84-94

2. CHUNG I H，YAMAZA T，ZHAO H，et al. Stem cell property of postmigratory cranial neural crest cells and their utility in alveolar bone regeneration and tooth development. Stem Cells，2009，27（4）：866-877

3. GITTON Y，HEUDE E，VIEUX-ROCHAS M，et al. Evolving maps in craniofacial development. Seminars in Cell & Developmental Biology，2010，21（3）：301-308

4. SUN Y，TENG I，HUO R，et al. Asymmetric Requirement of SurfaceEpithelial β-Catenin During the Upper and Lower Jaw Development. Developmental Dynamics，2012，241（4）：663-674

5. GRAHAM A. Jaw Development：Chinless Wonders. Current Biology，2002，12：810-812

6. MEDEIROS D M，CRUMP J G. New Perspectives on Pharyngeal Dorsoventral Patterning in Development and Evolution of the Vertebrate Jaw. DevBiol，2012，371（2）：121-135

7. ALEXANDER C，ZUNIGA E，BLITZ I L，et al. Combinatorial roles for BMPs and Endothelin 1 in patterning the dorsal-ventral axis of the craniofacial skeleton. Development，2011，138：5135-5146

第十二章 唾液腺发育、唾液分泌的分子调控及唾液腺基因治疗

第一节 唾液腺发育的分子调控

唾液腺发育是胚胎期上皮和间充质相互作用的结果。其基本的发育过程在组织学上包括以下过程:唾液腺发育的开始是在将要形成唾液腺始基的部位原始口腔上皮在其下方间充质的诱导下,基底细胞向间充质增生,形成一个芽状上皮团。上皮团不断向间充质增生,延伸形成上皮条索。上皮条索周围的间充质细胞排列密集。然后上皮条索不断增生并且在条索末端通过反复的上皮分叉的形式形成许多末端膨大的分支,形成树枝状。同时,分支周围的间充质不断增生,形成小叶状结构以及腺体被膜。在发育的最后阶段,上皮条索中央变空,形成导管系统,末端膨大的部分形成腺泡。目前唾液腺生长发育的主要研究模型为果蝇胚胎唾液腺和小鼠下颌下腺,经过不断研究已经对唾液腺生长发育所涉及的基因及其调控机制有所了解。

一、唾液腺发育位置及细胞类型的决定

果蝇的唾液腺只含有 2 种主要细胞,从 2 个大约只有 100 个细胞的腹侧外胚层始基上发育而来。在果蝇唾液腺发育过程中,胚胎细胞形态的改变,胚胎外胚层上皮细胞的内陷及内陷细胞的迁移等过程所涉及的调控机制与高等动物器官形成中的调控机制相似,通过研究发现果蝇唾液腺始基形成位置,主要细胞类型(分泌细胞和导管细胞)等都是由局部的转录因子及其介导的细胞信号决定的。

(一)果蝇唾液腺形成位置的决定

胚胎体轴前后方向主要由两种同源异型基因 Scr 和 Abd-B 及编码锌指样蛋白的 tsh 基因共同作用决定,它们一同作用将唾液腺发生的位置控制在果蝇胚胎第二副节(parasegment 2 PS2)中。Scr 基因最初在包括唾液腺前体细胞在内的整个 PS2 的外胚层中都有表达,其表达缺失将导致唾液腺不能形成,而异位表达将导致在 PS2 以外的位置形成唾液腺,在 PS2 以后的体节中有两种蛋白阻止了 Scr 诱导的唾液腺形成。在 PS3 ~ PS13 中,锌指蛋白 TSH 阻止唾液腺形成,在 PS14 中同源异型蛋白 ABD-B 阻止唾液腺形成,它们作用机制还不是很清楚。

由 exd 和 hth 基因编码的转录因子 EXD、HTH 也和唾液腺位置发生有关。它们有两种作用:①维持 Scr 基因在唾液腺始基的持续表达;②与 SCR 一同作用,调节下游唾液腺基因

的表达。当唾液腺始基开始内陷时,SCR/EXD/HTH 共同抑制其下游目的基因 *hth* 的转录,*hth* 的表达降低又可以使 *Scr* 的表达降低,通过这种反馈抑制使这些正性调节因子从唾液腺始基中消失。

胚胎体节的背腹方向由 *dl* 基因及 Dpp 信号通路共同决定形成唾液腺的细胞主要来源于腹侧细胞。*dl* 基因编码一种转录因子,其活性受核转录调控,并在胚胎期决定腹侧细胞的发育过程,其缺失将导致不能形成唾液腺。在大部分腹侧细胞,都有核 DL 蛋白的高表达,它能激活 *twi*、*sn* 的表达,其转录因子 TWI、SN 能够直接阻断 SCR 对唾液腺目的基因的激活作用。在胚胎的腹侧和腹外侧,DL 阻断 *dpp* 基因的表达,*dpp* 表达缺失将会导致 PS2 背侧外胚层细胞全部表达唾液腺基因,而 *dpp* 的广泛表达将会导致在 PS2 不形能成唾液腺。*dpp* 是 Dpp 信号通路中的分子,通过其下游效应子起作用,这些效应子包括丝/苏氨酸酶受体 thick veins、punt、smad 家族成员 MAD、MED 及核内蛋白 SHN。DPP 与其受体的结合导致 MAD 的磷酸化,磷酸化的 MAD 与 MED 结合,复合体进入细胞核。在细胞核 MAD/MED 复合体与 SHN 结合,阻止了 SCR/EXD/HTH 在胚胎背侧细胞中激活唾液腺目的基因。

因此,Dpp 信号通路的作用是在果蝇唾液腺始基上建立背侧边界。

(二) 唾液腺细胞类型的决定

唾液腺始基中局部信号分子的作用决定了细胞类型。EGF 信号通路在这一过程中发挥重要作用,其组成部分有 *rho*、*spi* 基因。该信号通过在腹侧细胞阻断分泌特异基因的表达来决定细胞类型。EGF 信号使下游目的基因 *fkh* 只在分泌细胞的前体细胞表达,而 *fkh* 又抑制了 *trh* 在这些细胞中的表达,使得 *trh* 只能在要形成导管细胞的唾液腺始基腹侧细胞表达。*fkh*、*trh* 编码的转录因子分别调控分泌细胞和导管细胞的基因表达,从而决定两种唾液腺细胞类型。除此之外,还有一种果蝇唾液腺细胞类型的决定受 Ser-Notch 信号通路的影响,这种被称为轮状细胞的唾液腺细胞定位于果蝇体腔和腺体分泌管之间的部位,在幼虫时期此种细胞对唾液腺的发育并没有作用,而成虫后被认为是分泌导管的一种前体细胞,这种细胞可以帮助分泌腺泡内陷。唾液腺始基细胞表达 Ser 基因,Ser 基因进而编码 Notch 信号分子的两种配体并通过该信号通路维持轮转细胞的有丝分裂过程,从而帮助腺体进一步发育。

二、唾液腺形态发生中的基因调控

当唾液腺发生的位置、细胞类型等被决定后,唾液腺形态发生过程启动。这一过程主要包括细胞的内陷、细胞的存活、细胞的定向移动、唾液腺导管的形成和分支发生等。

(一) 唾液腺分泌部的形态发生

分泌细胞起源于胚胎体节腹中线两侧的两个唾液腺始基。当分泌部形态发生启动后,始基中的上皮细胞以一定顺序向间充质中内陷。从始基背后方的细胞开始,到始基前部的细胞,最后是始基腹侧的细胞。在内陷的同时分泌细胞经历顶膜压缩(apcial constriction) 过程,这一过程包括细胞核向基底方向移动和细胞膜顶部压缩。许多研究表明细胞核向基底方向移动与微管网络系统相关,而顶膜压缩与肌动-肌球蛋白网络系统相关。当大部分的分泌细胞内陷后,唾液腺始基远基细胞开始向后方移动,以保证成熟腺体形成的正确位置。在这一过程中有几种重要的唾液腺基因参与形态发生的调控,主要包括:

1. *fkh* 基因　*fkh* 是唾液腺发育中最早表达的基因之一,它编码一种哺乳动物 HNF-3b 的同系物转录因子,Weoigel 等最早描述 *fkh* 表达缺失后的唾液腺表形,即虽有分泌始基形成,但上皮细胞不能内陷。后来的研究还表明 *fkh* 可以保持不分裂细胞的数量。分泌始基细胞内陷过程中,细胞要发生顶膜压缩。在 *fkh* 突变的胚胎中无顶膜压缩过程,但对细胞核的移动无影响,说明 *fkh* 在分泌细胞内陷中的作用一定是通过激活了一种肌动或肌球蛋白相关调节信号的表达来调节顶膜压缩过程,而不能发生顶膜压缩是细胞不能内陷的主要原因。因此,*fkh* 在分泌始基有两种相互独立的作用:决定细胞存活和参与细胞内陷过程。

2. *hkb*、*fas* 基因　*hkb*、*fas* 基因突变可以打乱上皮内陷的顺序,导致形成的唾液腺表形缺陷。在 *fas* 和 *hkb* 突变的胚胎,上皮细胞不能以正常的顺序内陷,而是以对称的方式从分泌始基的中心部开始内陷,最终形成的唾液腺没有正常的分支结构。*hkb* 突变胚胎中形成的唾液腺具有单细胞上皮层结构,而在 *fas* 突变胚胎形成的唾液腺不具有这种单细胞上皮层结构,这些突变后唾液腺表形缺陷说明 *hkb*、*fas* 在决定分泌细胞内陷的方式上起作用,并且 *fas* 还可以使内陷的细胞形成一种单细胞层结构。

3. *rib* 基因　当大部分分泌细胞内陷后,分泌腺管背侧末端的细胞开始向后方迁移,这种迁移方向的改变可以保证唾液腺最终在正确的位置形成。在 *rib* 突变的胚胎中分泌细胞停留在准备开始迁移的位置上。通过对 *rib* 突变的胚胎后期气管和唾液腺结构分析发现,其管腔均有所增大,并且在唾液腺中内陷细胞的楔型特征消失。说明 *rib* 的功能可能是在组织形态发生过程中指导细胞定向移动和在胚胎后期保持器官形状。*rib* 基因可能是通过调节细胞骨架系统发挥以上作用。

近来研究表明,核内周期(endocycle)现象也参与了腺泡细胞的内陷过程。核内周期是指正常有丝分裂细胞周期的变异形式,细胞只进行 DNA 复制,而不发生胞质分裂,形成了拥有多线染色体(polytene chromosome)的多倍体细胞。某些基因突变造成核内周期的变异可以影响唾液腺细胞自胚胎表面向体部内化进而影响分泌腺泡的发育。

(二) 唾液腺导管部的形态发育

胚胎唾液腺导管部由在 PS2 腹中线两侧的唾液腺始基细胞形成。始基前半部分的细胞形成总导管,始基后半部的细胞形成两个分支导管。整个导管的形状发生可能是通过汇聚延伸(convergent extension)作用发生的,这一过程的形态学变化是细胞彼此之间互相插入,使原组织变窄,并且在一个方向上延伸。这种作用在许多组织的发生中是都存在。*trh* 基因及其下游目的基因 *egy* 在唾液腺导管部形态发生过程中起重要作用。

Trh 基因也是唾液腺发育早期表达基因之一,编码一种"螺旋-环-螺旋"PAS 家族转录因子。它对导管细胞的作用与 *fkh* 对分泌细胞的作用相似:导致导管细胞内陷,形成特征性管腔。在 *trh* 缺失的胚胎,唾液腺导管部前体细胞能够形成,但是不能内陷形成特征性管腔。*trh* 通过调节下游目的基因发挥作用,在唾液腺导管形态发生过程中,目前只有一种 *trh* 目的基因已知,即 *eyg* 基因。在 *eyg* 突变胚胎中,唾液腺分支导管不能形成,在总导管中发现有更多的细胞。这些 *eyg* 突变胚胎唾液腺表形缺陷说明 *eyg* 的功能是区分形成分支导管和总导管的细胞及调控分支导管的形态发生过程。

Rho1 GTPase 基因参与控制果蝇唾液腺分泌管腔的大小。果蝇 *Rho1 GTPase* 通过促进肌动蛋白聚合和调节 F-肌动蛋白的分布控制导管细胞重排、顶膜延伸和细胞形态从而决定管腔的尺寸。*Rho1 GTPase* 基因突变或失活会造成 F-肌动蛋白在导管细胞顶膜和侧面的异

常分布,并能进一步通过下游磷酸化的膜突蛋白改变细胞排列从而影响管腔的大小。

Cadherin 99C 基因与果蝇唾液腺导管的发育延伸密切相关。伴随发育过程,正常唾液腺导管会不断延长,*Cadherin 99C* 可以通过控制导管上皮细胞的形态以及细胞外基质的排列从而控制导管的形态发生,当 *Cadherin 99C* 基因发生突变时,突变果蝇个体的唾液腺导管相对于野生型更为细长。

综上所述,在果蝇唾液腺发育过程中,多种基因相互影响,协同发挥作用。

三、哺乳动物类唾液腺发育分子调控机制

哺乳动物唾液腺发育过程较果蝇唾液腺发育过程复杂,目前的研究对象主要是小鼠下颌下腺,其发育涉及细胞增殖、细胞静止、细胞凋亡以及组织分化等过程。下颌下腺的形态发生依靠上皮-间充质相互作用,许多时-空特异表达的生长因子、细胞因子、转录因子参与调控。为了发现下颌下腺形态发生过程中关键的分子及信号通路,利用基因敲除等分子生物学技术,对许多时-空特异性分布的生长因子、细胞因子(及其受体)和许多细胞信号以及其在细胞增殖和细胞凋亡过程中的表达模式进行研究,发现了一些细胞因子、生长因子及其受体在小鼠下颌下腺发育中的时空分布特点及作用机制。

(一) 成纤维细胞生长因子(FGFs)及其受体

成纤维细胞生长因子(FGF)家族包括至少 22 个成员,已经发现 4 种 FGF 受体,并且 FGFR1 ~ FGFR3 的不同剪切可以形成不同的受体亚型,这些受体亚型对 FGF 的亲和性和特异性具有组织特异性。在发育过程中 FGF 信号通路中受体-配体结合并激活 4 种酪氨酸激酶受体并启动下游多种胞内级联反应,包括 ERK/RAS/MAPK、PI3K、PLCγ/PKC 等信号通路,从而介导多种生物学功能,例如细胞增殖、迁移和分化、分支的形态发生和组织分化等等。FGFs 的过表达将会影响血管生成以及导致肿瘤发生,FGFRs 的缺失或者突变导致发育以及颅面部缺陷,人唾液腺发育不良与 FGF10 突变有关。已有的下颌下腺体外培养研究发现 FGFs 及其受体在下颌下腺发育过程中发挥重要调节作用,随着基因修饰技术的诞生与进步,利用基因修饰技术研究 FGFs 及其受体基因体内功能成为可能,以往的研究显示 FGFs 及其受体基因修饰小鼠下颌下腺出现多种相关表型。*FGF10* 基因敲除小鼠出现唾液腺、肺、甲状腺、垂体缺如等表型,并且在牙齿、肾脏、毛发以及消化器官的发育过程中出现轻微缺陷。*FGF10* 基因杂合突变小鼠也出现唾液腺和泪腺发育不全的表型。分泌性 FGFR2 转基因小鼠和 FGFR2b 基因敲除小鼠出现唾液腺不能发育表型。但是近期的相关表型组织学分析显示,*FGF10*、*FGFR2b* 基因敲除小鼠在胚胎 12.5 天时可见下颌下腺形成一个发育不良的单个上皮芽,但在胚胎 13.5 天即分支发生开始时,下颌下腺上皮芽完全消失。对 *FGF10*、*FGFR2b* 基因杂合突变小鼠下颌下腺进行组织学分析发现其下颌下腺发育不良,导管和终末上皮芽数量减少。*FGF8* 条件基因敲除小鼠下颌下腺表型包括腺体的发生可以开始,但是存在严重的发育不良和分化缺陷;下颌下腺发育将会停滞在初始蕾状期。小鼠乳房肿瘤病毒(MMTV)介导的 *FGF8* 基因过表达可以导致唾液腺发生肿瘤。*FGF7* 基因敲除小鼠下颌下腺的表型没有报道,但是该小鼠可以出现肾脏和毛发发育缺陷表型。以在下颌下腺导管基底部细胞和肌上皮细胞表达的细胞角蛋白14(K14)为启动子介导的 *FGF7* 基因过表达小鼠下颌下腺可以出现腺体体积减小、唾液分泌增多、腺体分化延迟等表型,但是出现这种表型

的机制还不清楚。通过观察这些基因修饰小鼠下颌下腺相关表型,可以推测 *FGF10*、*FGFR2b* 基因在下颌下腺发育起始以及早期阶段发挥中心调控作用,*FGF8* 基因在下颌下腺发育后期阶段发挥调控作用,*FGF7* 基因则可能与下颌下腺腺体分化过程的调控有关。另外,新的研究表明,血小板衍生生长因子(PDGF)信号通路可以调节 FGF1、FGF3、FGF7 和 FGF10 的表达参与唾液腺上皮增殖过程。外源性 PDGF 可以诱导 FGFs 分泌从而促进上皮增殖,而添加外源性 FGF7 和 FGF10 可以挽救 PDGF 信号通路缺如造成的腺体分枝异常。这些研究结果为进一步研究 FGFs 及其受体在下颌下腺发育过程中所起的调控作用奠定基础。

(二) 表皮生长因子(EGF)及其受体

表皮生长因子在从线虫到人类的多种生物体发育过程中发挥必不可少的作用,并且与多种人类肿瘤细胞的发生和生长有关。表皮生长因子家族包括 EGF、TGFα、epiregulin、neuregulin、肝素结合 EGF(HB-EGF)等,通过与 4 种受体 EGFR/ErbB-1、ErbB-2、ErbB-3、ErbB-4 结合,并启动 MAPK、PI3K、PLC/PKC 等胞内信号通路转导,激活细胞分裂等过程。前期的大量体外研究表明表皮生长因子是另外一类参与下颌下腺发育调控的生长因子。EGFR 基因敲除小鼠上皮组织发育异常,并且在出生后 8 天由于上皮性器官的发育缺陷而死亡,EGFR 基因敲除小鼠下颌下腺表型为腺体终末上皮芽数量明显减少,但是与野生型小鼠下颌下腺相比,其成熟没有明显区别。通过分析这些表型,可以说明 EGFR 信号通路在调节体内分支形态发生过程中发挥作用,但是对于下颌下腺发生的起始和成熟阶段并不是必需的。但是 EGFR 功能的缺失也许会被其他在下颌下腺发育早期阶段表达 EGF 的受体亚型所补偿,因此今后的研究还需要进一步明确不同受体亚型在下颌下腺发育调控中的作用。

(三) 转化生长因子 β(TGF-β)超家族

转化生长因子超家族(TGF-β)在胚胎发育、细胞分化、器官形成、免疫反应、生长控制等生理过程中起十分重要的作用。TGF-β 超家族的成员包括至少 25 种相关的蛋白。如 TGF-βs、骨形态发生蛋白(BMPS)、活化素(activin)、抑制素(inhibin)等。TGF-β 超家族的成员通过与 I、II 2 种类型的跨膜丝氨酸激酶受体相互作用而发挥作用。TGF-β 相关分子先与 II 型结合,然后结合 I 型受体,在细胞表面形成一个异源复合物。此复合物中 I 型受体上的丝氨酸和苏氨酸残基经 II 型受体的激酶活性磷酸化而被激活。I 型受体激活后通过 Smads 蛋白将信号从细胞浆转移到细胞核。有关研究表明在胚胎发育过程中,TGF-β、BMP、activins 通过调节细胞外基质的合成而控制下颌下腺的分支形态发生。但是 TGF-β2 和 TGF-β3 基因敲除小鼠下颌下腺表型正常,说明 TGF-β 信号通路的其他成员可能代偿了这两种分子的功能,这也说明 TGF-β 信号通路在下颌下腺发育过程中的调控作用还需要进一步深入的研究。骨形态发生蛋白(bone morphogenetic proteins,BMPs)迄今为止已经发现 20 多种,属于 TGF-β 细胞因子超家族,是一类从骨基质中分离提纯并能高效诱导骨、软骨和组织发生的疏水性酸性糖蛋白,是一种多功能的细胞生长因子。BMPs 作为细胞外信号可结合并激活靶细胞膜上的特异性受体,通过 Smads 依赖性和 Smads 非依赖性两种途径传递特异性信号。Bmp 转基因和基因敲除小鼠表型研究显示 BMP 信号在心脏、神经、软骨发育以及多种器官发育的模式形成过程中发挥重要作用。Bmp7 基因敲除小鼠胚胎下颌下腺表型异常,主要表现为腺体间充质紊乱、上皮分支减少、管腔形成减少。对不同发育时期的下颌下腺基因表达进行分析发现 Bmp4、Bmp7 基因在发育的早期高度表达,并且 FGFR 信号通路对其表达进行调节。下颌下腺的分支形成能够被 BMP4 抑制,但是却能够被 BMP7 促进。BMP7 还能挽救由于 FGFR 被抑制而导致的下颌下腺分支形成减少,这些结果说明 BMP7 可能是 FGFR 的下游信号或是与细胞增殖调控相关的平行通路。Bmp2 以及 Bmp6 在正常唾液腺发育过程中早期也有少许表达。

(四) *Sonic Hedgehog*(*Shh*)基因

Shh 是诱发发育的 hedgehog 信号分子家族的成员之一,与多种胚胎组织中细胞存活、增殖、分化以及模式形成有关。以往的研究利用基因修饰技术证明 *shh* 信号级联反应对于哺乳动物胚胎发生过程的许多方面是必须的,包括神经管、颅面部、肢体以及肾脏的正常发育。*Shh* 基因敲除小鼠出现第一腮弓衍生的多种器官发育缺失(牙、舌、Meckel 软骨)表型。*Shh* 基因敲除小鼠下颌下腺表型为腺体发育停滞在胚胎 14 天,即下颌下腺发育的假腺管型期。体外研究发现 *shh* 能促进下颌下腺发育过程中的分支形成,干扰 *shh* 信号导致上皮细胞的增殖和分支形成减少,但是这种表型能够被外源性 FGF8 挽救。这说明 *shh* 信号通路可能是 FGF 信号通路的上游信号或者是下颌下腺发育过程中与 FGF 信号平行的相关信号,这些结果说明 FGF 信号通路和 *Shh* 信号通路之间的交流在下颌下腺发育过程中发挥作用。近来研究表明,*Shh* 信号通路不仅影响小鼠唾液腺体分支化形态的发生,还可以影响上皮细胞的极化以及管腔的形成。

(五) *PITX1* 基因

PITX1 基因是一种同源结构域转录因子,在下颌下腺上皮大量表达,*PITX1* 基因敲除小鼠出现肢体发育缺陷、腭裂、下颌骨和舌变短以及胚胎 17 天下颌下腺缺失等表型。在人类 *PITX1* 基因缺失导致 Treacher-Collins 综合征,即下颌颜面部成骨不全综合症,患者出现唾液产生障碍等症状。*PITX1* 基因敲除小鼠表型产生的原因可能是由于目的基因的诱导作用缺失,这可能会影响 FGF8、SHH、BMP、WNT 信号通路对细胞增殖的调控作用。

(六) 外胚叶发育不全基因 A(*Eda*)及其受体

Eda 及其受体 Edar 是肿瘤坏死因子超家族信号通路中和外胚层器官发育相关的信号通路,在人类,这些基因的突变将导致无汗型外胚叶发育不全(HED),患者出现唾液腺、毛发、牙齿、汗腺异常等症状。在 Tabby(Eda^Ta)和 Downless(Edar^dl)突变小鼠,导致小鼠出现与无汗型外胚叶发育不全相似的表型。最近的研究表明,Eda^Ta 基因突变小鼠的下颌下腺出现发育不良表型,而 Edar^dl 突变小鼠的下颌下腺出现腺泡和导管缺失等严重发育不良的表型,这些结果说明 Eda/Edar 信号通路对于唾液腺分支形态发生、管腔形成以及组织分化是必须的,但是对于唾液腺发生的起始却不是必须的信号通路。

(七) *Wnt* 基因

Wnt 信号转导通过跨膜型卷曲受体以及胞内 β-catenin 发挥作用,参与包括增殖、分化、迁移等众多过程。在唾液腺发育过程中,*Wnt* 信号通路首先在间充质被激活,随后定位于导管上皮。间充质中的 *Wnt* 信号可以激活上皮中的 Edar/NF-kB 信号通路从而促进唾液腺分支形态发生。另外,非经典的 *Wnt* 信号通路可以通过调节 Cp211 促进导管的成熟。

(八) *Notch* 基因

Notch 4 基因过表达可以影响发育过程中小鼠唾液腺上皮细胞的分化,导致未分化导管上皮细胞的聚集甚至腺癌的发生。在正常人唾液腺中,Notch 信号分子活跃表达。Notch 信号分子对大鼠唾液腺中干细胞的维持也起部分作用。

（九）副交感神经分配与唾液腺发育

研究表明,副交感神经的分配与唾液腺的发育密切相关。副交感神经节与下颌下腺始基几乎同时发生,神经纤维逐渐分布于腺体内部并参与腺体的发育过程,特别是干细胞的稳态过程。随副交感神经分布的毒蕈碱 M1 受体(Chrm1)信号通路可以促进上皮的分化并能维持 K5 阳性干细胞稳态,这一过程主要通过 Chrm1 信号通路下游的金属基质蛋白酶激活 HB-EGF 信号实现。

（十）转录后调控

微小 RNA(miRNA)是小的、非编码 RNA,通过转录后调控目的基因的表达影响生理过程,近年来其在发育中的作用受到重视。miR-21 可以通过下调 *Reck* 和 *pdcd4* 基因影响唾液腺的分支形态发生,这一过程可能是因为促进了金属基质蛋白酶的活性而加速细胞外基质降解而实现。miR-200c 可以影响发唾液腺育过程中上皮细胞的增殖,它还通过下调 *Vldlr*、*Zeb1*、*Hs3st1* 等基因调节 FGF 信号通路,进而参与发育过程。

通过对果蝇和小鼠唾液腺生长发育基因调控机制的研究,已经对许多调控机制有所了解,但是最近关于唾液腺发育的研究主要集中在唾液腺分支发生过程,对于其他唾液腺发育基因调控机制还需要大量的研究,例如唾液腺发育起始以及唾液腺发育位置的决定基因、唾液腺类型的决定基因等。随着分子生物学技术的不断进步与唾液腺生长发育基因调控研究的不断深入,越来越多的分子及调控机制将被进一步揭示。

第二节　唾液分泌机制

唾液腺由高分化的上皮细胞组成,能分泌大量液体和多种对口腔具有特殊作用的蛋白质。这些腺体是由分泌区和非分泌区构成,根据解剖及功能不同,可分为腺泡区和导管区。腺泡区,又称分泌区,是由一种或两种(大多数)类型的细胞组成。

腺泡是分泌绝大部分唾液的场所,腺泡上皮细胞分泌方式可分为顶端分泌、基底及侧膜分泌,前者将合成产物分泌至管腔形成唾液,为外分泌功能;后者将合成产物分泌至血液,为内分泌功能。同时 85% 外分泌蛋白质也产生于此。腺泡从相邻的血管床以等渗的方式得到"原始"唾液。这些"原始"唾液经过导管运送到口腔。需要强调的是,腺泡细胞具有水通透性,而导管细胞为非水通透性,当原始唾液通过导管时,在导管内可进行离子交换,大部分 Na^+ 和 Cl^- 被重吸收,同时少量的 K^+ 和 HCO_3^- 分泌到管腔内,也有少量蛋白质渗入到导管内。此时,"原始"唾液变成终唾液进入口腔。

一、唾液腺重要的离子通道和转运蛋白

（一）唾液腺氯离子通道及功能

1. cAMP 激活的氯离子通道　囊性纤维变性是影响人体几乎所有外分泌腺的遗传性疾病,多见于西方人,死亡率较高,主要有电解质转运异常、黏液分泌过多等症状,可累及下颌下腺和唇部小唾液腺。囊性纤维变性患者的唾液腺腺腔扩张、管壁变薄、管腔内有嗜酸性黏液栓,临床上在唾液腺表现为唾液流率减少、钠离子和氯离子浓度增高。囊性纤维变性跨膜电导调节体(cystic fibrosis transmembrane conductance regulator,CFTR)是一个阴离子通道,它

的功能已由通道蛋白的纯化和在人工膜上重建等研究证明，并确定 CFTR 是 cAMP 激活的氯离子通道。

在确定了囊性纤维变性跨膜电导调节体的基因并确定 CFTR 是 cAMP 激活的氯离子通道之后，有研究显示，此种氯离子通道存在于哺乳动物唾液腺的腺泡细胞和导管细胞，原位杂交显示大鼠 CFTR 的 mRNA 主要表达在唾液腺的导管部位，免疫细胞化学显示大鼠的分泌终端和导管细胞都存在 CFTR，且主要表达在腔面膜侧，而不是基底侧。电生理学动力分析显示，该通道具有 CFTR 的特征，包括激活需要 cAMP 的增高和蛋白激酶 A 的活化，不依赖于时间和电压，没有复极式的尾部电流，阴离子的通透顺序性：$Br^->NO_3^->Cl^->I^-$。小鼠的下颌下腺 cAMP 激活的氯离子通道对氯离子通道抑制剂 DIDS 不敏感，DPC 可部分抑制其活性，格列本脲可以抑制大鼠 cAMP 激活的氯离子通道 80% 的活性。

2. 电压敏感氯离子通道（CLC family） 在小鼠下颌下腺导管细胞观察到一个超极化激活的氯离子电导，氯离子电流具有内向整流性质，膜电位为负性时，电导较大；膜电位阳性时，电导较小，这可能一方面是由电压激活引起的，另一方面是通道自身的特性。一般的氯离子通道抑制剂，如 A9C、DPC、NPPB、DIDS 等，不能抑制该通道的活性。该通道与 CFTR 也不同，cAMP 对它没有激活作用。该氯离子电导所具有的特性，如轻度整流的瞬间电流电压关系、数百毫秒的去极化激活过程以及阴离子的选择性：$Br^->Cl^->I^-$，都与电压敏感氯离子通道 CLC2 极其相似。二者唯一的不同是 A9C、DPC 可抑制 CLC2 一半的活性，而小鼠下颌下腺导管细胞电压激活氯离子通道对此不敏感。在大鼠腮腺腺泡细胞观察到超级化诱发的氯离子电流，阴离子的选择性：$Br^->Cl^->I^-$，PCR 和 RNA 保护实验都显示在大鼠腮腺腺泡细胞存在 CLC2 的 mRNA。

从大鼠腮腺腺泡细胞中可以检测到与大脑中一样的 CLC2 的 cDNA，应用抗 CLC2 N 端的多克隆抗体在 Western blotting 中可同时在大鼠的大脑和腮腺检测到一个 100kDa 的蛋白。将 CLC2 表达在人胚胎肾细胞可以观察到与在腮腺中一样的氯离子电流，二者的电压依赖性及动力学特征极其相似。因此唾液腺存在的电压激活的氯离子通道基本已经肯定是 CLC2。

CLC2 作为唾液腺电压激活氯离子通道同样在 CLC2 基因敲除的小鼠上得到验证。CLC2 基因敲除的小鼠腮腺腺泡细胞的钙激活氯通道和容积激活的氯离子通道没有任何影响，但是超级化氯离子电流消失，并且 CLC2 基因敲除并不影响唾液氯离子的分泌，也不影响腺泡细胞容积的调节，CLC2 的功能尚需进一步研究。

3. 钙激活氯离子通道 在分离的大鼠和小鼠的腮腺腺泡细胞以及唾液腺导管细胞、腺泡细胞上可观察到依赖于钙离子的氯离子电流，具有时间依赖动力学特征以及外向整流稳态电流电压关系，阴离子的选择性：$SCN^->I^->NO_3^->Br^->Cl^-$，该电流可被 NPPB、DIDS 及速尿等抑制。通过改变全细胞电压钳微电极溶液的 pH 值观察钙激活氯通道发现，在 pH 7.3 或 8.3 时，大鼠分离的腮腺腺泡细胞有一个较大的钙激活氯离子电流，而在 pH 6.4 时钙激活氯离子电流极小甚至没有。说明胞液的酸化程度可能是调节钙激活氯通道的重要因素。

分析钙激活氯离子电流激活动力学发现此电流不仅仅能被钙离子激活，同时具有电压依赖性，低浓度钙可以在任何膜电位激活氯离子电流，其成分单一。当自由钙离子超过 25nM 时，膜的去极化试验可以观察到此时的电流由两部分组成：一个是瞬间快成分，还有一个是慢的单指数成分。虽然钙激活氯离子电流时有电压依赖性，但是单独的膜电位的变化并不激活通道。

迄今为止存在于哺乳动物唾液腺导管和腺泡细胞中的钙激活氯通道分子生物学机制本质尚不清楚,已有的试验数据均来自膜片钳所揭示的电生理特征。通过与身体其他组织钙激活氯通道电生理特征对比,发现唾液腺细胞的钙激活氯通道具有自己独特的电生理特征。而从牛气管克隆获得出的一种 Ca^{2+}/钙调蛋白调节上皮氯离子通道,Ca^{2+}并不是其激活因素,仅仅是调节因素,Ca^{2+}浓度的增加可以增强激活。哺乳动物唾液腺细胞中的钙激活氯通道具有电压依赖性的特征,也是 Ca^{2+}/钙调蛋白调节上皮氯离子通道所没有的,电压依赖的特点说明胞内 Ca^{2+}与通道的结合可能直接促使通道的开放。其他上皮的 Ca^{2+}/钙调蛋白调节氯离子通道可以被钙调蛋白拮抗剂所抑制,唾液腺细胞中的钙激活氯通道对此类拮抗剂并不敏感。

4. 容积激活的氯离子通道　人类下颌下腺细胞系 HSG 细胞放置于低渗介质中,引起细胞容积增大,此时可观察到外向整流的氯离子电流,它的逆转电位与细胞外高浓度和低浓度 Cl^-的平衡电位相符。当电压在+80mV 以上时,氯离子电流消失。氯离子电流可被 NPPB 和 SITS 抑制。容积激活的氯离子电流同样可以在大鼠腮腺腺泡细胞观察到,细胞容积增大引发外向整流氯离子电流,而细胞容积缩小抑制氯离子电流。外向整流的氯离子电流不受膜电位影响,当细胞内的钙离子缺乏时也不影响它。降低胞外的 pH 可以增大电流,并且不影响电流的动力学。它的逆转电位同样与细胞外高浓度和低浓度 Cl^-的平衡电位相符。此氯离子通道对阴离子的选择顺序是:$SCN^->I^->NO_3^->Br^->Cl^->F^-$。氯离子通道抑制剂 SITS 可以抑制外向整流的氯离子电流。有人提出过多种蛋白可能是容积激活氯离子通道分子代表,包括对细胞容积敏感的 CLC3,但是目前容积激活的氯离子通道的分子生物学特征尚未肯定。

5. ATP 激活的氯离子通道　在小鼠的腮腺腺泡细胞存在一种可以被胞外 ATP 激活的氯离子电导。离子通透顺序 $SCN^->I^-=NO_3^->Cl^->$谷氨酸盐,与腺泡细胞的 Ca^{2+}、cAMP、容积激活氯离子通道相似,但是此电导对 Ca^{2+}、cAMP、容积变化均不敏感,其分子本质尚不清楚。

6. 氯离子通道在唾液腺的功能　唾液腺各种氯离子通道的主要作用集中在分泌终端腺泡细胞分泌原始唾液和导管的重吸收修饰作用两个方面上。另外,氯离子作为体内最丰富的阴离子还在稳定细胞的平衡点位发挥作用。处于非刺激状态下唾液腺细胞的平衡点位主要是钾离子的平衡点位,为了形成和维持此点位,必然有对应钾离子的阴离子跨膜运动。非刺激状态下唾液腺细胞内的 cAMP 和自由钙离子的浓度都很低,而且也没有渗透压引起的容积的改变,而细胞膜的静息电位在$-60mV \sim -70mV$,足以激活超激化氯离子通道,因此此时发挥作用的是 CLC2。

腺泡细胞中的氯离子跨顶膜外流可能是唾液分泌的原始动力。位于腺泡细胞基底膜侧的 HCO_3^-/Cl^-交换器和 Na^+-K^+-2Cl^-协同转运蛋白等能够积累细胞内的氯离子浓度,产生氯离子的电化学势能。当腺泡细胞内 Ca^{2+}浓度升高时,会引发钙激活氯通道的开放,氯离子外流,液体分泌,因此分泌终端氯离子通道激活开放是唾液分泌的驱动力。当然此过程中还有上皮钠泵和不同的钾通道在协同作用。上述分泌模式在不同物种,不同的腺体之间区别不大。

相对于腺泡细胞,氯离子通道在导管细胞所起的作用在不同物种、不同的腺体之间差别较大。目前认为在唾液腺导管发挥作用的可能主要是 cAMP 激活的氯离子通道 CFTR。免疫组织化学显示 CFTR 在大小鼠下颌下腺腺泡细胞和导管细胞都有表达,同时 CFTR 在导管细胞的表达程度要比腺泡高,这说明它可能在氯化钠的重吸收中发挥更大的作用。

(二) 水通道蛋白

水是唾液的最主要成分,但其分泌的分子机制并不明确。1988 年在对人类红血球的研究中发现了一个 28kDa 的整合蛋白,被称作水通道蛋白,即现在的 AQP1。随后在哺乳动物的多种细胞中又发现了多种特异性的允许水通过质膜的蛋白,即水通道蛋白家族。至今已发现 AQP0 ~ AQP12 共 13 种水通道蛋白,其主要结构均为晶状体上嵌入性蛋白的同族结构。水通道蛋白家族包括 3 个亚族:

①水通道蛋白:AQP0、AQP1、AQP2、AQP4、AQP5、AQP6 及 AQP8;②水甘油通道蛋白:AQP3、AQP7、AQP9 及 AQP10;③超级水通道蛋白:AQP11 及 AQP12。

研究表明在唾液腺中表达 AQP1、AQP3、AQP4、AQP5 及 AQP8 这几种水通道蛋白,通过原位杂交发现 AQP1、AQP3、AQP5 的表达水平更强烈,不同种属如小鼠、大鼠、猪以及人类其表达分布情况不尽相同。

AQP 家族分布于多种细胞的包括细胞器膜的多种质膜上。如 AQP5,分布于顶膜、侧膜、胞内细胞器膜上,甚至在小鼠腮腺的酶原颗粒上也有发现,但不分布于唾液腺细胞的基底膜。Northern 杂交和原位杂交都提示在大鼠下颌下腺、腮腺、舌下腺、泪腺以及上呼吸道上皮下腺等组织含有 AQP5 的 mRNA,但在肾脏、脑及胃肠道中未发现。免疫荧光显微镜在腮腺、下颌下腺及舌下腺三大腺体内可见较丰富的 AQP5,腺泡细胞及小叶间导管细胞均有发现。小叶内的 AQP5 主要存在于腺泡细胞的腺泡腔侧,另外在腺泡细胞侧面也可见到点状、杆状的分布,而基底膜和胞浆内没有 AQP5 的出现。将 AQP5 的 cDNA 表达于爪蟾卵母细胞,可引起其水通透性增强 20 倍,但不能增强细胞对尿素及甘油的渗透性。此种水通透性的增强可被 $HgCl_2$ 可逆性抑制,但不能增强细胞对尿素及甘油的渗透性。在 AQP5 基因敲除小鼠中,其唾液腺分泌中的蛋白及淀粉酶活性未受影响,但其唾液流率下降 60%,黏度增加,唾液中钠、钾和氯的浓度增高。

AQP1 首先分离于人类红细胞中,其抗体作用于唾液腺时仅在唾液腺的毛细血管及微静脉的内皮细胞与红细胞上反应。干燥综合征患者的 AQP1 较正常人表达下降约 38%,提示其与干燥综合征相关。利用腺病毒将 AQP1 的 cDNA 转导入放射后大鼠唾液腺中可增加其唾液分泌 2 ~ 3 倍。AQP1 敲除小鼠的唾液流率没有变化。

AQP3 通过免疫荧光发现其出现在所有腺泡细胞的基底膜和侧膜上,在下颌下腺的浆液细胞中 AQP3 的数量明显多于黏液细胞,在腺泡细胞顶膜和导管细胞中见不到 AQP3 的表达。

AQP4 是一种 28kDa 的蛋白质,首先发现于气管、支气管及鼻咽部上皮的基底膜。AQP4 在小鼠出生前后的唾液腺中均有表达,但在大鼠和人腮腺及下颌下腺腺泡细胞经过 RT-PCR 扩增后可找到 AQP4 的 cDNA 片断,通过原位杂交方法也可以定位 mRNA,但通过免疫荧光染色却未能发现 AQP4 蛋白表达。因此 AQP4 在唾液腺的存在与否仍有争议。

AQP8 亦为一种 28kDa 的蛋白质,在睾丸、胰腺、肝脏丰富存在,大鼠下颌下腺及腮腺腺泡细胞基底膜上发现亦有 AQP8 的存在,小鼠在出生时 AQP8 表达会增强。

目前水通道蛋白中对 AQP5 的研究比较透彻,其结构为两段重复的氨基酸序列构成的单一肽链。AQP5 包含 5 个膜表面结构,即 3 个膜外结构(loop A、loop C、loop E)及 2 个膜内结构(loop B 和 loop D)。loop B 及 loop E 均含有 NPA 结构,为水通道蛋白的特异性结构,具有选择性使水通过的微孔。该蛋白通过 loop C 上的糖基化位点锚定于质膜,一般位于细胞顶端上。AQP5 在蛋白 182 位置有一个汞敏感的,该基团位于 loop E 的上段,使用 $HgCl_2$ 可降低其水通透性,而 β-巯基乙醇可使其水通透性增强。AQP5 氨基酸链中含有 cAMP 依赖的蛋白激酶 A(PKA)的磷酸化位点,但不含有 PKC 及酪胺酸激酶 Ⅱ。

关于 AQP5 在细胞中的位置,通过对细胞脂筏的标记及免疫荧光染色可观察到 AQP5 位于细胞的脂筏当中。利用蔗糖密度梯度将腺体匀浆分离后发现 AQP5 与脂筏标记物所标记的脂筏位置一致,均处于梯度中高浓度的部分。利用在 1% Triton X-100 溶液中的溶解度进行分离亦支持这一结论。因此,AQP5 在非刺激状态下位于细胞的脂筏当中。

通过免疫荧光染色观察发现,使用乙酰胆碱(ACh)、西维美林(与毒蕈碱受体结合的胆碱能激动剂)作用于毒蕈碱胆碱能受体亚型(M_3)或用肾上腺素、苯肾上腺素作用于 α1 肾上腺素能受体可增加组织细胞中顶端胞膜的 AQP5 分布,同时减少细胞内膜的 AQP5 分布。利用上述蔗糖梯度及 1% Triton X-100 溶液中的溶解度梯度方法亦可证实。

研究发现,AQP5 敲除的小鼠其唾液总流量下降约 60%,唾液更为黏稠且高渗。AQP5 与唾液的分泌和唾液渗透压的调节关系密切。在干燥综合征小鼠模型中以及病人的唾液腺中,AQP5 的表达定位出现明显改变,即由原来的顶膜变为基底侧膜,而且其表达分布受局部炎性因子调节,提示其与干燥综合征的组织病理改变相关。

另外,有报道称 AQP5 在细胞癌变中亦有重要作用,但其具体机制仍需探讨。

二、唾液腺分泌机制

1954 年 Thaysen 首次提出了"两阶段假说",其主要内容是认为唾液的形成分为两个阶段:①等渗的血浆样原始唾液的分泌,主要在腺体的腺泡细胞内进行;②原始唾液随之在腺体导管内进行离子成分的交换,同时伴有水吸收,又称导管对唾液的修饰作用,最终产生低渗的终唾液进入口腔。目前已有确切的证据支持腺泡作为唾液产生的主要来源,通过采用显微穿刺技术将导管插入腺泡内对其液体成分进行分析,已证明了原始唾液的成分。腺体导管在终唾液的形成过程中担当何种作用目前还未完全地明确,唾液排泄管的显微灌注研究表明,导管具有调节唾液成分的能力,主要通过对钠和氯化物的重吸收,同时分泌钾和碳酸氢盐,最终形成低渗的唾液。这些叶间导管的水压传导能力十分低下,而对小叶内导管的功能进行直接研究还不太可能。由于这些导管是唾液腺导管组织的主要成分,对其导管功能广泛地研究需在完全明确叶间导管的行为后才能进行。

就像所有的分泌上皮一样,唾液腺内的液体运输也是经上皮电解质的浓度梯度进行渗透的,电解质的浓度梯度的形成是由局部分泌细胞内或其基底侧膜的离子运输系统来完成的。根据对家兔和大鼠唾液腺的研究,提出了 3 种原始唾液的分泌机制,又称为 3 种模型,这种分泌机制在不同的种属之间,同一种属不同腺体细胞之间差异很大,甚至在不同的生理和心理状态下,其分泌机制也有所不同。

分泌机制一:液体分泌是由四种膜运输系统来完成的:①位于腺泡细胞基底侧膜的 Na^+-K^+-$2Cl^-$ 协同运输系统;②基底侧膜的 Ca^{2+} 激活 K^+ 通道;③腺泡顶端 Cl^- 通道,可能是由 Ca^{2+} 激活 K^+ 通道;④Na^+-K^+-ATP 酶。在静态下,K^+ 和 Cl^- 在腺泡内聚集,前者通过 Na^+-K^+-ATP 酶的作用,后者则通过 Na^+-K^+-$2Cl^-$ 协同运输系统;但在刺激状态下,细胞间 Ca^{2+} 离子浓度升高,而 Ca^{2+} 离子浓度升高反过来又促进腺泡基底外侧膜的 Ca^{2+} 激活的 K^+ 通道和腺泡顶端 Cl^- 通道的开放,使 K^+ 从细胞内流出,导致 Cl^- 及相关阴离子在腺泡腔内堆积。Na^+ 由于电吸引作用从组织间伴随 Cl^- 通过细胞间的结缔组织进入腺泡内,又由于 Na^+、Cl^- 在腺泡内形成的浓度梯度,使组织间的水进入腺泡内。若外界刺激持续存在,Cl^- 不断地通过 Na^+-K^+-$2Cl^-$ 协同运输系统进入腺泡,同时通过腺泡顶端 Cl^- 通道进入到腺泡外,这一过程保持液体分泌的持续性。在这个机制中,每水解 1 个 ATP 可使 6 个 Cl^- 由间质组织进入腺泡腔内。当刺激除去后,细胞间 Ca^{2+} 离子浓度恢复到静止时的水平,K^+ 和 Cl^- 通道关闭,细胞回到休息状态。

分泌机制二:在原理上与分泌机制一基本相似,只是由基底侧膜的 Cl^-/HCO_3^- 和 Na^+/H^+ 交换系统代替 Na^+-K^+-$2Cl^-$ 协同运输系统。在此模型中。细胞间 Cl^- 浓度下降致 Cl^- 与 HCO_3 交换增加(通过 Cl^-/HCO_3 交换系统)。而因碳酸氢盐的丧失导致的细胞质酸化可由 Na^+/H^+ 交换系统进行缓冲,最终的结果是导致 NaCl 进入细胞内,HCO_3^- 从细胞内到细胞间。在这个机制中,每水解 1 个 ATP 可使 3 个 Cl^- 由间质组织进入腺泡腔内。

分泌机制三:在机制一和机制二中,Cl^- 作为分泌的阴离子,而在机制三中,主要是碳酸氢盐的分泌,CO_2 通过基底及侧膜进入腺泡细胞,在细胞间的碳酸水解酶作用下转变成 HCO_3^- 和 1 个质子,HCO_3^- 通过阴离子通道穿过腺泡顶膜而减少,质子则通过基底及侧膜的 Na^+/H^+ 交换系统排出,在这个机制中,每水解 1 个 ATP 可使 3 个 HCO_3^- 分泌到胞外。

以上三种机制已分别在家兔和大鼠的唾液腺上得到了证实。显然,在上述三种唾液分泌机制中,各种运输系统的调节规律同样影响唾液分泌。从这些分泌机制中以看出,Na^+/H^+ 交换系统在腺泡分泌过程中起中心作用,它通过 Cl^-/HCO_3 交换系统和腺泡顶端 HCO_3 排出通道来缓冲由于 HCO_3^- 丧失所导致的酸负荷。事实上 Na^+/H^+ 交换系统在唾液分泌时一直对细胞质的 pH 值进行缓冲,因为一个不断丧失 HCO_3^- 的腺泡细胞没有能力利用 HCO_3^-/CO_2 来缓冲细胞间的 pH 值。而腺泡细胞内的 Na^+/H^+ 交换系统又是由分泌刺激来调节的,这种调节过程是十分复杂的。已经证实在大鼠腮腺细胞内的 Na^+-K^+-$2Cl$ 交换系统是由 β-AR 调节的,这一调节过程是由蛋白激酶 A 介导的磷酸化作用来完成的。

目前关于为何出现这三种腺体分泌机制的原因还不十分明朗,一些文献指出机制一在能量效应上是机制二的 2 倍,机制一可以消耗少的能量而发挥更大的作用。这 3 种机制的分类主要是根据唾液腺腺细胞的生理功能来确定的,但毫无疑问不同物种的腺泡分泌机制是不同的,已发现大鼠腮腺腺泡基底侧膜分泌通道与小鼠的腮腺腺泡相比具有更高活性的 Na^+/H^+ 交换系统,也证明前者更加依赖于 HCO_3^- 分泌机制。同样有学者已经发现人类唇腺不存在机制二的分泌模式,机制三只出现在人类腮腺腺泡内。这种发现与反刍动物唾液中高含量的碳酸氢盐相吻合,这些碳酸氢盐的主要作用是缓冲那些由胃中微生物发酵所产生的酸性物质。

原始唾液经腺泡分泌到导管中后,在导管中一部分物质通过导管重吸收再次进入组织间隙,同时又有新的物质经导管壁进入到唾液中。碳酸氢盐在导管内伴随 Na^+ 和 Cl^- 重吸收,因此静态唾液中的 HCO_3^-、Na^+ 和 Cl^- 浓度较低,而动态唾液中由于流率的增加,导管重吸收功能减退,导致上述 3 种物质浓度升高,水分则很难透过导管细胞膜。在高流率时,重碳酸盐浓度是血浆浓度的 2 倍,Na^+、Cl^- 主动和被动地由腺泡分泌出,导管细胞作用为分泌 K^+,从而使唾液中 K^+ 浓度比原始唾液中高。但当流率很低时,由于排泄管末端缺乏活化转运机制,使 Na^+ 浓度轻微增加。总之,导管对原始唾液的"修饰"作用主要是重吸收 HCO_3^-、Na^+、Cl^-,同时分泌 K^+,最后形成终唾液分泌到口腔。

三、唾液硝酸盐、亚硝酸盐功能及分泌机制

半个多世纪以来,人类对于硝酸盐(nitrate)、亚硝酸盐(nitrite)的认识一直停留在其对机体的负面影响上,尤其是与消化道恶性肿瘤的密切关系。1984 年世界卫生组织严格限制饮水中硝酸盐含量(<50mg/L)以控制消化道恶性肿瘤的发病。但没有确切的流行病学证据证明硝酸盐与消化道恶性肿瘤发病率有直接的关系,仅有的证据只局限于动物实验结果。相反,大部分流行病学研究排除了硝酸盐作为肿瘤高风险因素的可能。消化道恶性肿瘤的发生与高钠盐的摄入、吸烟以及幽门螺杆菌的感染等因素有关。近十年来更为深入的研究表明,唾液硝酸盐、亚硝酸盐具有非常重要的生理功能和治疗前景,其代谢及功能越来越受到人们的关注。

(一) 唾液硝酸盐、亚硝酸盐的代谢

人体硝酸盐有两个来源:机体自身产生以及饮食和饮水来源。①机体自身产生:一氧化氮合成酶(NOS)以 L-精氨酸为底物合成一氧化氮(nitric oxide,NO),血液中的氧化血红蛋白氧化一氧化氮形成硝酸盐。通过体育锻炼,受试者血管内皮一氧化氮合成酶活性增加,其血液中的硝酸盐含量也随之增加。②饮食和饮水来源:正常饮食人群的机体硝酸盐主要来源于饮食——绿色蔬菜、肉类食品(特别是熏肉和烤肉)和饮水。每日 500g 绿色蔬菜如莴苣、菠菜、芹菜等的摄入产生的硝酸盐远远高于人体 3 种一氧化氮合成酶产生的硝酸盐。对饮用不同硝酸盐含量水的人群进行抽样调查发现,不同硝酸盐含量的饮用水与体液中硝酸盐含量有显著的正相关,高浓度硝酸盐饮水可导致 24 小时内尿液中硝酸盐的增加,也可导致唾液中硝酸盐、亚硝酸盐的增加。

人体亚硝酸盐有 3 个来源:机体自身产生、硝酸盐还原而成以及饮食和饮水来源。①机体自身产生:内源性合成的一氧化氮被血液中的血浆铜蓝蛋白和多铜氧化酶氧化形成亚硝酸盐。血液循环中的一氧化氮仅能保持稳定数秒,亚硝酸盐半衰期为 110 秒左右,硝酸盐作为氧化反应的终产物,可以保持化学性能的稳定,但其在机体内的代谢半衰期为 5~6 小时。机体自身产生的亚硝酸盐依赖内源性一氧化氮的合成能力,一氧化氮合成酶基因敲除小鼠血液中亚硝酸盐含量较正常对照小鼠下降 70%。而在系统性炎症状态下,如脓毒血症和胃肠炎患者,由于诱导性一氧化氮合成酶活性增加,机体内硝酸盐与亚硝酸盐均显著增加。禁食患者其机体内亚硝酸盐 70%~90% 为内源性氧化形成。②硝酸盐还原而成:正常饮食人群机体的亚硝酸盐主要来源于硝酸盐还原,人类和其他哺乳动物一样缺乏硝酸盐还原酶,但机体内的共生细菌,主要是口腔中的共生细菌可以还原硝酸盐形成亚硝酸盐。③直接从饮食和饮水中得到,主要是通过高亚硝酸盐饮食和被亚硝酸盐污染的饮水摄入。腌制和熏烤食品含有较高的亚硝酸盐,而环境污染的饮水也会有较高的亚硝酸盐。

机体唾液硝酸盐、亚硝酸盐的代谢依赖于"胃肠-唾液腺循环"。饮食(主要是绿色蔬菜)中的硝酸盐被胃、十二指肠吸收后进入血液,和内源性产生的硝酸盐一起运行于血液循环中,血循环中的硝酸盐 60%~70% 由尿液直接排出体外,少量由粪便(低于 1%)和汗液(低于 10%)排出体外,而约 20%~25% 的硝酸盐被唾液腺主动性地从血液中摄取并分泌进入

唾液,唾液硝酸盐浓度约为血液硝酸盐的 5～10 倍,吞咽的唾液硝酸盐进入肠道被再次吸收而再利用。直接从静脉注射的亚硝酸盐入血后几乎不分泌到唾液中,腮腺导管内收集的腮腺液也不含亚硝酸盐。"胃肠-唾液循环"不仅保障了硝酸盐的有效利用,更为重要的是可以提供稳定的亚硝酸盐来源,在口腔和上消化道中还原形成的亚硝酸盐被胃、十二指肠吸收入血液,人体内 50% 以上的亚硝酸盐是从这个循环得中得到的。在这个循环中,口腔中的共生细菌是必不可少的。

唾液硝酸盐在口腔被硝酸盐还原酶还原为亚硝酸盐,还原比例为 20% 左右。已测得硝酸盐还原酶是由口腔中某些硝酸盐还原菌产生的,此类细菌定植于口腔内,平均浓度为 10^7 CFU/ml。长期服用广谱抗生素的成人口腔中亚硝酸盐含量明显降低。大鼠口腔中硝酸盐还原为亚硝酸盐的活动集中在舌背后 1/3,此处有大量的细菌生长,而无菌大鼠口腔硝酸盐还原活动缺乏。猪舌背细菌表现为均匀分布,没有与大鼠类似的分布特点。通过对舌部还原硝酸盐的菌群进行类别分析发现,葡萄球菌属占 65%,其中松鼠葡萄球菌为 40%,中间葡萄球菌为 25%;其次为巴氏杆菌属,占 20%;链球菌属为 10%;其余为真菌等。虽然松鼠葡萄球菌最多,但考虑到其在大鼠和猪口腔内的广泛分布,而在舌后部轮廓乳头深沟内革兰氏阴性兼性厌氧菌占有优势地位,所以考虑发挥主要作用的是革兰氏阴性兼性厌氧菌。很多动物的舌体均有一个很明显的特征,那就是其表面都有很深的沟裂,其中充满各类细菌,在舌后部约占总菌 58% 的细菌定居在沟裂中(其中 21% 在最深处),这些沟裂中有连续不断的唾液在流动。沟裂的深度和定植在该处高密度的兼性厌氧菌的存在导致该处的氧压明显下降,很多可以利用硝酸盐作为选择性离子受体的细菌在低氧压环境下能够产生呼吸型硝酸盐还原酶。舌表面的硝酸盐还原菌对其周围的氧环境非常敏感,而在舌后部沟裂深处,硝酸盐还原菌可以在低氧压环境下还原硝酸盐形成亚硝酸盐。

(二) 唾液硝酸盐的分泌机制

98% 硝酸盐食入后在胃和十二指肠吸收入血,相当一部分在唾液腺被摄取,浓集后主动分泌到口腔中,唾液中的浓度远远大于血液的浓度,有人认为唾液腺摄取硝酸盐的机制和甲状腺摄取碘的机制相似。对 5 位志愿者禁食 3～5h 后,在经口给予 40mg/kg 的硝酸钠后的第 0、10、20、40、60、180min 分别收集唾液、血液和尿液并定量测定硝酸盐,结果显示:在给予负荷后第 10min 血浆中硝酸盐含量为给予负荷前的 25 倍,而唾液中硝酸盐和亚硝酸盐总量(更能反映硝酸盐的代谢)在第 60min 是给予负荷前的 240 倍,而口腔硝酸盐浓度为血浆的 9 倍。这些数据表明唾液腺可以逆电位差摄取并分泌硝酸盐,并且这种分泌是浓度依赖性的。

目前植物根系摄取硝酸酸盐的转运体系研究比较清楚,已经克隆出多种植物硝酸盐转运蛋白。人类和其他哺乳动物硝酸盐转运体系还未有报道。人胚肾 293 细胞、中国仓鼠卵巢细胞、鼠单核细胞 J774 等细胞中存在一个 H^+/NO_3^- 共转运蛋白,尽管它的一些特征并不完全等同于植物硝酸盐转运蛋白,但是却和植物硝酸盐转运蛋白非常相似。目前为止关于哺乳动物中硝酸盐转运体系的研究报道非常之少,仅有 Masahiro 等报道水通道 6(AQP6)在哺乳动物细胞中表现出硝酸盐通道的特性。AQP6 主要分布在肾脏近曲小管上皮细胞的顶质膜内侧的囊泡中及集合管细胞的顶质膜、中间、基膜内侧的囊泡内,并与 H^+-ATP 酶分布在一起。AOP6 在慢性碱毒症或锂刺激肾性尿崩症的大鼠模型上表达会增加,但它在细胞上的定位却没有改变,AOP6 的定位及表达特点可能在肾脏对电解质及酸碱度的调节中具有非常重要的作用。在 AQP6 的 N 端加上一个绿色荧光蛋白(GFP)标记后,它可以在哺乳动物细胞浆膜上表达。即使没有酸性 pH 或 Hg^{2+} 的刺激,AQP6 对硝酸盐也有独特的选择性,但 AQP6 在哺乳动物细胞上表达均定位于胞内的囊泡膜上,未见其定位于细胞浆膜的报道。AQP6 除了具有转运无机阴离子(硝酸盐离子)的功能外,还具有转运有机阴离子的能力,这表明该通道蛋白具有多种离子转运能力。通过对人下颌下腺导管细胞系(HSG)、人原代培养唾液腺细胞及大鼠唾液腺细胞进行膜片钳电生理研究发现,当细胞外液中增加硝酸盐浓度,细胞膜上可测到一个稳定外向电流变化,表明硝酸盐离子内流。pH 下降时电流显著增加,且此电流变化与细胞外钠离子无关。当细胞内硝酸盐增高时 HSG 细胞膜上能检测到直线相关内向电流,表明硝酸盐离子外流,此电流较快消失,但降低 pH 值对其影响较轻。内、外向电流都存在反电势。以上结果提示唾液腺细胞具有主动摄取和分泌硝酸盐的能力。唾液腺细胞中存在着硝酸盐转运通道,该硝酸盐转运通道与 Chung 等报道的硝酸盐转运蛋白有相似之处。

唾液腺可以逆电位差摄取并分泌硝酸盐,并且这种分泌是浓度依赖性的。研究表明,唾液腺主动摄取并分泌硝酸盐还可能存在其他机制。一项临床研究发现,口腔念珠菌感染患者单位时间内唾液硝酸盐分泌量是无口腔感染对照组的约 6 倍,其唾液中亚硝酸盐总量为对照组的 2 倍左右。这表明机体分泌唾液硝酸盐不完全是浓度依赖性的。Sjogren 综合征患者混合唾液中硝酸盐、亚硝酸盐的总量均明显低于健康对照组和腮腺良性肥大组,而 Sjogren 综合征患者尿液中硝酸盐、亚硝酸盐的总量均明显高于健康对照组。Xia 等还通过建立小型猪腮腺破坏萎缩的动物模型来进行硝酸盐负荷实验研究,结果发现当腮腺破坏后混合唾液中硝酸盐、亚硝酸盐含量明显降低,给予硝酸盐负荷后腮腺破坏组混合唾液中硝酸盐、亚硝酸盐升高的幅度明显低于对照组,而尿液中的硝酸盐含量却明显高于对照组。说明腮腺是机体硝酸盐代谢的重要器官,而机体维持高浓度的唾液硝酸盐含量可能与其功能有关。Qin 等为了探究唾液腺主动转运硝酸盐的机制,对腮腺、颌下腺进行了基因芯片分析,发现唾液酸转运蛋白 sialin 编码基因 SLC17A5 在腮腺、颌下腺高表达。sialin 与植物的硝酸盐转运蛋白属于同一大家族,该家族又是从植物到高等生物高度保守,sialin 的不同突变可引起在不同年龄阶段的常染色体隐性神经系统退行性病变:儿童唾液酸潴留病(ISSD)和成人 Salla 病。Qin 等通过体外唾液腺细胞(HSG cell)和小型猪体内一系列实验首次表明定位于唾液腺细胞浆及细胞膜的 sialin 蛋白是哺乳动物重要的硝酸盐转运通道。与 AOP6 在肾脏的特异性表达不同,sialin 高表达于腮腺及颌下腺,为其作为硝酸盐转运通道及参与硝酸盐胃肠-唾液循环的奠定了主要结构基础。此外,sialin 普遍表达于各种组织和器官,推测其不仅是唾液腺细胞转运硝酸盐的离子通道,而且是全身调节硝酸盐代谢的重要通路。

(三) 唾液硝酸盐、亚硝酸盐的功能

唾液硝酸盐、亚硝酸盐的功能主要依赖于非酶源性的 NO。非酶源性 NO 的底物为亚硝酸盐,长久以来亚硝酸盐被认为是一种无活性的酶源性 NO 的代谢产物,没有任何意义,或只是作为 NO 的标志物。机体有多种方式产生非酶源性 NO,最重要的方式是与质子(H^+)反应形成包括 NO 在内的一系列氮氧化物。质子(pH 3.2 ~ 3.4)与亚硝酸盐反应方程式如下:

$$H^+ + NO_3^- \Longleftrightarrow HNO_2$$
$$2HNO_2 \Longleftrightarrow H_2O + N_2O_3$$
$$N_2O_3 \Longleftrightarrow NO + NO_2$$

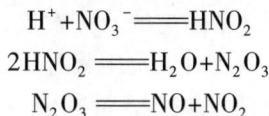

许多还原剂也有还原亚硝酸盐的功能,抗坏血酸(维生素 C)与亚硝酸盐在更广范的 pH 值范围内反应形成 NO。这种方式更为直接,抗坏血酸脱氢为脱氢抗坏血酸从而将亚硝酸盐还原 HNO_2,继而产生 NO。虽然在胃酸、龈沟液存在酸性环境,组织缺血也会导致局部 pH 值降低,但酸还原性反应需要较低的 pH 值(pH 3.2~3.4),限制了其在机体其他部位的生理活性。除了酸还原性反应外,脱氧血红蛋白(deoxyhemoglobin)、黄嘌呤氧化酶(xanthine oxidase,XO)以及线粒体电子转运系统反应也参与了机体非酶源性 NO 的产生。向大鼠前臂动脉灌注亚硝酸盐溶液,不管有无抑制内源性 NOS 的活性,都出现前臂动脉环的扩张,形成的 N-亚硝基化和少量 S-亚硝基化红细胞与红细胞氧饱和度成反比,脱氧血红蛋白和脱氧红细胞还原亚硝酸盐形成局部高浓度的 NO。低氧压和低 pH 条件下,XO 还原亚硝酸盐,心肌无血流缺血时 XO 还原形成的 NO 量高于 NOS 合成的 NO 量,亚硝酸盐和还原底物的浓度可以决定 XO 的催化能力。线粒体还原亚硝酸盐的现象普遍存在,产生的 NO 和细胞色素 C 氧化酶 bc1 位点结合形成两种复合物,呈现氧依赖性抑制线粒体呼吸。

1. 唾液硝酸盐、亚硝酸盐对口腔疾病的治疗和预防作用 通过不同浓度硝酸盐、亚硝酸盐对 6 种常见口腔致病菌(变形链球菌、白色念珠菌、乳酸杆菌、牙龈卟啉单胞菌、二氧化碳嗜纤维菌及核梭杆菌)在不同 pH 值条件下进行体外抑菌实验表明,亚硝酸盐在唾液生理浓度下(0.5~10mmol/L)对 6 种菌均有不同程度的抑菌作用,变形链球菌最敏感,而酸化条件下抑菌作用更明显。虽然唾液硝酸盐没有抑菌效能,但是高浓度的唾液硝酸盐为亚硝酸盐的产生提供了充足的底物。口腔正常生理浓度下,亚硝酸盐具有抑菌作用,从理论上讲通过漱口剂添加硝酸盐、亚硝酸盐具有治疗口腔感染性疾病的作用。

舌表面和深沟内产生的亚硝酸盐可以被牙体组织周围的酸性环境酸化,牙菌斑内的菌丛提供了牙体组织周围的酸性环境,主要细菌为变形链球菌、乳酸杆菌和放线菌,这些细菌与龋病的发生密切相关。酸化的亚硝酸盐对以上 3 种细菌均具有杀灭和抑制其生长的作用,可能的机制是酸化的亚硝酸盐会产生一些氮氧化物以及亚硝酸,而亚硝酸是一种极不稳定的物质,它能自发地分解成 NO 和 NO_2,如果这个过程在口腔内也同样发生,它将提供口腔内宿主抗龋的重要物质。唾液中亚硝酸盐浓度与饮食中的硝酸盐密切相关,唾液流量的减少可以显著增加口腔龋齿的发生率。唾液亚硝酸盐的合成可能是口腔抑制致龋微生物生长的重要机制,相关的研究发现儿童口腔龋齿发生率较高与他们不喜欢吃蔬菜有一定的关系,推测增加这类儿童饮食中的硝酸盐含量能抑制产酸菌的生长从而进一步保护牙齿不产生龋齿。未来的前景是硝酸盐、亚硝酸盐可以同氟化物一样作为口腔漱口剂的主要成分来预防龋齿。

亚硝酸盐在酸性环境下,特别是在形成 NO 后,是否具有抑制牙周病致病菌的作用呢?这些致病菌代表龈下菌丛,而且主要生长在厌氧和蛋白丰富的中性或略偏碱性环境下。研究结果表明,亚硝酸盐在体外具有显著的抑制主要牙周致病菌(牙龈卟啉单胞菌、核梭杆菌和艾肯腐蚀菌)生长的作用,进一步推测亚硝酸盐在体内一定的条件下也具有相同的作用。因此,饮食中硝酸盐含量的增加,也就是说相应的唾液亚硝酸盐含量的增加能够在口腔组织,抑制和杀灭牙周病致病菌,进一步预防牙周病的发生。

　　通过阿莫西林对口腔亚硝酸盐含量影响的研究发现,临床上长期使用广谱抗生素后易导致口腔白色念珠菌感染的原因可能是由于抗生素抑制了唾液中硝酸盐还原菌的生长,使硝酸盐还原酶活性降低,从而使口腔亚硝酸盐含量减少,白色念珠菌生长加快。

　　2. 唾液硝酸盐、亚硝酸盐对胃及肠道的积极作用　　唾液硝酸盐被舌表面和深沟内的细菌还原成亚硝酸盐,亚硝酸盐吞入胃液中,胃腔酸性环境可有助于亚硝酸盐降解产生大量NO,因此,胃黏膜是无机硝酸盐、亚硝酸盐最直接的靶器官。在酸性环境下生成大量的NO等氮氧化物,而NO和酸化的亚硝酸盐具有广泛抗菌功能,能杀灭许多胃肠道细菌如耶尔森菌和沙门菌。唾液亚硝酸盐不仅能杀死上消化道常见致病微生物,起到非免疫性宿主防御的作用,还可以保护胃黏膜。碘乙酰胺(Iodoacetamide)诱导的大鼠胃炎模型上利用胃内灌注硝酸盐,有效地稳定肥大细胞活性到正常水平,胃内形成的NO对胃黏膜有保护作用。连续7天在大鼠饮水中加载0.8mmol/kg硝酸盐,大鼠胃内NO可升高50倍,胃黏膜层亚硝酸盐含量增高,血流加快。亚硝酸盐胃内灌注同样可以增加eNOS免疫缺陷小鼠胃内NO。饮水中加载和胃内灌注都可以减低非甾体类解热镇痛药物对胃黏膜的损伤。饮水中加载硝酸盐还可以促进黏膜细胞增加黏液蛋白的分泌,降低MPO酶的活性,起到保护胃黏膜的作用,减轻非甾体类解热镇痛药物对胃黏膜的损伤。将大鼠贲门结扎阻断唾液进入胃腔,以及口腔内涂抹杀菌药阻止口腔细菌还原硝酸盐会减低胃黏膜对应激损伤的抵抗力,胃内灌注硝酸盐后随着胃内NO气体的增多,应激损伤得到缓解。Jin等的研究也发现,大鼠双侧唾液腺导管结扎可以引起胃黏膜急性应激损伤加重,而当给予结扎大鼠一定浓度硝酸盐饮食后,损伤程度缓解,进一步证明了唾液内生理浓度硝酸盐在胃黏膜损伤中的保护作用。富含亚硝酸盐的唾液不仅增加胃内NO,还会增加其他氮化物,如S-亚硝基化硫醇,鸟甘酸环化酶抑制剂显著降低胃血流和黏液厚度,验证了是通过NO对胃黏膜起到保护作用。此外,NO还会促进前列腺素的合成,增加胃血流临床上舍格伦综合征患者、头颈部放疗患者唾液分泌减少,长期气管插管患者等在一定程度上影响了硝酸盐的胃肠唾液循环,基于硝酸盐抗菌及胃黏膜保护作用,推测,这些病人可能会出现胃黏膜慢性损伤及细菌感染,因此给予适当的硝酸盐加载是否可以有效缓解病人消化道症状值得进一步研究。

　　3. 唾液硝酸盐、亚硝酸盐可预防皮肤细菌和真菌感染　　亚硝酸盐还对皮肤细菌和真菌具有抑制作用,体外培养皮肤上金黄色葡萄球菌、草绿色链球菌、白色念珠菌和痤疮丙酸杆菌,在各自的液体培养基中加入不同浓度经过酸化的亚硝酸盐,结果显示这些细菌均受到明显抑制,其中对白色念珠菌的抑制最为明显。皮肤汗腺分泌的亚硝酸盐具有抑制皮肤细菌和真菌生长的作用,唾液中同样含有高浓度亚硝酸盐也具有相同的抑制皮肤细菌和真菌生长的作用。

　　4. 唾液硝酸盐、亚硝酸盐对心血管系统的保护作用　　利用电子顺磁共振技术检测离体大鼠心脏在缺血再灌注损伤后NO的变化发现,缺血会出现时相依赖性的NO合成增加,NO可以调节缺血心脏,这说明NO可以缓解由于缺氧再灌注损伤导致的心血管收缩。进一步发现这种NO合成增加并不能完全被一氧化氮合成酶抑制剂所抑制,随着缺血时间的延长,非合成酶依赖性的NO逐步占据主要地位。在这个模型上,利用$^{15}NO_2^-$示踪,发现NO_2^-在缺血心脏转化为NO气体,这个转化过程与细胞内的pH关系不大,其门槛pH为6。在血清中,NO_2^-可以保持稳定数小时而在全血中会被很快氧化成硝酸盐。这样就存在一个问题:离体状态下NO_2^-灌注实验并不能反映真正的机体状态。血液中NO_2^-含量较低,但是血液中

NO_2^- 含量是否反映组织的含量呢？以后的研究发现,血液中亚硝酸盐含量大约在 150 ~ 600nM,组织中 NO_2^- 含量高于血液中 NO_2^- 含量。血液中的亚硝酸盐在禁食人群中 70% ~ 90% 由 NOS 合成的 NO 氧化而来,而正常饮食人群,50% 亚硝酸盐来源于唾液硝酸盐的还原,在胃内部分亚硝酸盐还原为 NO,其余被吸收,可以认为胃肠-唾液腺循环为机体提供了稳定的亚硝酸盐来源。一项人体研究发现,30% ^{15}N 标记的硝酸盐被人体吸收后去向不明,虽然部分 N 会以 NO 的形式由呼吸道排出。人体和动物实验研究都证实,亚硝酸盐加载和 NO 气体吸入会使外周血管扩张并缓解缺氧再灌注损伤以及扩张性细菌性休克导致的肺血管收缩,亚硝酸盐本身或还原为 NO 担当缺氧信号、细胞保护和血管化的重要作用。随着研究的深入,逐渐发现亚硝酸盐舒张血管的本质。机体缺血损伤时,受损部位 pH 常常可以降到 7 以下,此时,生理浓度亚硝酸盐即可舒张主动脉环,与 NO 的产生量平衡,并可被可溶型鸟苷酸环化酶(sGC)抑制剂阻断,探明了 NO-cGMP 通路在此现象中的作用。亚硝酸盐对血管的舒张作用可以被抗坏血酸加强。Larsen 等研究发现健康志愿者口服一定浓度硝酸盐 3 天后,血压下降 5 ~ 10mmHg。无机硝酸盐的安全性多年以来饱受质疑,为了明确饮食中生理浓度硝酸盐的作用,Webb 等改用富含硝酸盐的甜菜汁作为实验对象,同样发现了血压降低功能。随后,进一步发现在体育锻炼过程中,饮食中的硝酸盐降低了循环系统氧消耗,但具体机制仍不明了。此外,在急性缺血反应中,饮食中的硝酸盐大大降低了内皮损伤,防止血小板积聚,维持了血管的稳定性,减少血栓形成。Bryan 等通过大鼠心肌缺血模型还发现,饮食中添加硝酸盐能防止心肌梗死。NOS 抑制剂 L-NAME 可引起大鼠血压升高及肾损伤,长期硝酸盐饮食能预防这种损伤出现。推测可能与硝酸盐-亚硝酸盐-NO 通路有关,但亚硝酸盐不稳定,转化成 NO 的时机和机制仍不明了。而硝酸盐的中间产物 S-亚硝基硫醇是否也参与了这种生物保护作用仍须进一步探讨。

第三节　唾液腺疾病的基因诊断及治疗

一、唾液腺肿瘤的基因诊断

与唾液腺肿瘤相关的基因包括癌基因和抑癌基因。当癌基因活化,抑癌基因失活,以及其他基因异常不断积累,可导致肿瘤发生。因此,检测癌基因、抑癌基因中发生的基因突变有助于唾液腺肿瘤的早期诊断。目前,唾液腺肿瘤与基因检测研究中主要集中在 *P53*、*C-ERBB-2*、*RAS*、*BCL-2* 等基因。

(一) *P53* 基因

P53 基因突变是肿瘤细胞中最常见的基因突变,约 50% 的人类恶性肿瘤与 *P53* 基因相关。一项研究应用 PCR 和免疫组织化学研究分析 8 例多形性腺瘤内癌的 *P53* 基因突变。从微型载玻片上显微切割正常唾液腺、腺瘤和癌变移行区组织,用两个微阵列标志物在 *P53* 基因的位点分析 *P53* 等位基因缺失、二核苷酸重复和五核苷酸重复。在 57% 的腺瘤、86% 癌变移行区和 86% 的癌变部位检测到 P53 基因杂合性缺失。相比,免疫组织化学检测 13% 的腺瘤、50% 癌变移行区和 75% 的癌变部位有 P53 蛋白质的表达。免疫组织化学分析有 P53 蛋白质表达的所有肿瘤组织中有杂合性缺失。况且,当在腺瘤、癌变移行区检测到杂合性缺失,在同样的多形性腺瘤内癌的相应的癌变部位中检测到有相同的杂合性缺失。这些发现

证实 *P53* 基因突变是发生在早期,经常发生在癌前病变阶段,而且与多形性腺瘤的恶变有关。另一项研究分析 17 例腺样囊性癌和 27 例黏液表皮样癌的 *P53* 基因突变(外显子 5 ~ 8)和蛋白质表达。腺样囊性癌中有 3 例,黏液表皮样癌中有 4 例(14.8%),小唾液腺的癌仅仅有 1 例 *P53* 基因突变。腺样囊性癌和黏液表皮样癌 *P53* 基因突变发生率少于其他类型的肿瘤。因此在腺样囊性癌和黏液表皮样癌的肿瘤发生过程中可能不起重要作用。所有来自小唾液腺的腺样囊性癌肿瘤呈现 *P53* 基因突变证实有复发和转移,提示远期效果不良。DNA 错配修复基因(mismatch repair,MMR)产物是一组核蛋白,能修复各种因素所致的 DNA 碱基错配、小片段插入或缺失、小环(loop)形成等形式的 DNA 损伤和基因结构异常,在维持基因组结构稳定性、降低基因突变率、保证遗传信息忠实性等方面起重要作用。用 PCR 方法分析第 17 号染色体的 8 个典型位置的微卫星不稳定性和杂合性缺失,在唾液腺一半以上的多形性腺瘤和唾液腺癌中有 *P53* 基因有关的杂合子缺失,这些表现提示唾液腺肿瘤的恶变过程中 *P53* 基因有重要作用。通过比较组织学分级和癌瘤成分的亚类与癌瘤中的钙黏蛋白-E,P53 突变蛋白,细胞增殖标记物 Ki67 的免疫组织化学反应,对肿瘤预后进行预测。8 例高度恶性肿瘤中 6 例 Ki67 阳性,4 例 P53 突变蛋白阳性,只有 2 例钙黏蛋白-E 阳性,而在 10 例低度恶性肿瘤中的 2 例 Ki67 阳性,5 例 P53 突变蛋白阳性,而没有 1 例是钙黏蛋白-E 阳性,他们认为恶性混合瘤的组织病理分级和 Ki67 是预测预后的有效标志物,而 P53 突变蛋白和钙黏蛋白-E 的应用价值有限。检测在 40 例不同类型的腮腺癌中的 *P53* 基因和蛋白质表达研究发现 12 例有 *P53* 基因突变。*P53* 基因突变率在低分化黏液表皮样癌中为 43%,在高度恶性癌(腺癌、唾液腺导管癌、未分化癌)中为 56%。11 例中 P53 蛋白质过表达,其中的 4 例伴有 *P53* 基因突变。对下颌下腺肿瘤进行分析发现 15 例多形性腺瘤中 P53 为阴性,而 P53 表达在 15 例黏液表皮样癌中达 53% 以及在 15 例腺样囊性癌中为 20%。应用免疫组织化学、Western blotting、免疫荧光技术等方法研究唾液腺良性肿瘤,结果显示 Mdm2 和 pAKt 在多型性腺瘤和肌上皮瘤中表达明显,而 P53 和 P21 在以上两种肿瘤中的表达量极低。分析腺样囊性癌也得出类似结论。这些结果证实 *P53* 基因突变与某些类型的唾液腺癌相关,而与良性肿瘤关系不明显。

(二) *C-ERBB-2* 基因

C-ERBB-2 基因是位于人类 17 号染色体长臂 2 区 1 带(17q21)的原癌基因,又称 *NEU* 及 *HER-2* 基因。它编码一种长为 185kb 的跨膜蛋白,结构上有胞外区、跨膜区和胞内区,其胞内区含有酪氨酸激酶结构区。多种肿瘤中有 *HER-2/NEU* 基因的扩增和过表达。基因扩增是癌基因激活的三大方式之一。*HER-2/NEU* 基因作为一种原癌基因,其编码的蛋白在细胞中的正常表达在信号传导途径中起着重要作用。在肿瘤中常由于 *HER-2/NEU* 基因突变或扩增而出现蛋白过表达。唾液腺肿瘤中 *HER-2/NEU* 基因扩增与表达的关系分为以下三类:①基因不扩增,蛋白表达不增高;②基因扩增,蛋白表达增高;③基因扩增,蛋白表达不增高。前两类结果从两个角度证实了 *HER-2/NEU* 基因扩增是造成其过表达的机制之一;第三类结果表明了除基因扩增外,在该基因的表达方面可能存在另外的转录和转录后机制。经研究表明,*HER-2/NEU* 基因可在转化生长因子 β1(TGFβ1)和表皮生长因子(EGF)等转录激活剂的作用下被激活。*HER-2/NEU* 基因在人类多种肿瘤中的扩增和蛋白过表达充分显示了其在肿瘤发生中的作用,并已成为判断肿瘤及其预后的指标之一。

HER-2/NEU 基因在唾液腺肿瘤中有不同程度的表达,且参与唾液腺肿瘤的发生和发

展。应用抗生物素蛋白链菌素方法,免疫组织化学分析在 5 例唾液腺导管癌中的细胞周期蛋白 D1,细胞周期蛋白依赖激酶 4(CDK4)、p16(CDK2A)、视网膜母细胞瘤蛋白(pRb)、P53和 C-ERBB-2 癌蛋白质表达是否与患者病情有关。结果发现所有病例中 pRb 和 P53 蛋白质表达途径有异常。在 5 例患者中生存率只有 10 年以上的 C-ERBB-2 癌蛋白质表达阴性。认为 C-ERBB-2 癌蛋白质过表达与预后不良相关。肿瘤的侵袭性、复发、潜在转移性与 C-ERBB-2 癌蛋白质相关,而与细胞周期异常不相关。C-ERBB-2 癌蛋白质有基质降解和蛋白水解活性,且与血管渗透性,内皮细胞生长、分化、迁移分化有关。C-ERBB-2 癌蛋白质表达与唾液腺导管癌侵袭性相关。应用免疫组织化学和荧光原位杂交分析 11 例唾液腺导管癌的 *HER-2/NEU* 基因位点。免疫组织化学分析中所有唾液腺导管癌中有 HER-2/NEU 蛋白质过表达,且多数癌细胞中 HER-2/NEU 蛋白质可以用特殊的被膜染色鉴别,但荧光原位杂交分析仅有 4 例显示 *HER-2/NEU* 基因扩增。在扩增和无扩增的唾液腺导管癌中具有 HER-2/NEU 蛋白质强免疫组织化学染色与患者临床预后不良有关。另一项研究总结 36 例唾液腺恶性肿瘤和 10 例良性唾液腺肿瘤患者临床特征和 5 年生存率与免疫组织化学、凋亡相关标志物和凋亡率之间的相关性。用热诱导法抗原回收后用抗生物素蛋白链菌素-过氧化物酶法测定在石蜡切片中的 BCL-2,C-ERBB-2、P53 等肿瘤标志物,用 TUNEL 方法检测细胞凋亡率。结果表明恶性肿瘤总体的 5 年生存率是 61%,而良性肿瘤 5 年生存率是 100%,且年龄 60 岁以上的恶性肿瘤患者的生存率明显小于年轻患者。肿瘤直径大于 2cm 的生存率低于直径小于 2cm 的肿瘤。下颌下腺恶性肿瘤患者生存率明显小于位腮腺和其他小腺体恶性肿瘤。C-ERBB-2 或 TUNEL 染色阳性患者的 5 年生存率小于阴性患者。TUNEL、C-ERBB-2、BCL-2 和 P53,在唾液腺肿瘤中明显呈阳性,周围的非肿瘤区域阴性,表明四个肿瘤标志物在肿瘤发生过程中具有生物学活性。在下颌下腺,较大的肿瘤及年龄大的肿瘤患者生存率明显低。TUNEL 或 C-ERBB-2 阳性患者中生存率明显低,且同时阳性时生存率更低。更重要的是,肿瘤直径大于 2cm 且 TUNEL 和 C-ERBB-2 阳性患者检测,生存率低于 5 年。

(三) *RAS* 基因

RAS 基因是目前所知最保守的一个癌基因家族,对细胞生长、增殖、分化调控以及细胞恶性转化具有重要作用。它包括 *H-RAS*、*K-RAS* 和 *N-RAS*,均由 4 个外显子组成,分别位于 11 号、12 号和 1 号染色体短臂,编码 P21 蛋白质。*RAS* 基因编码的蛋白质具有与细胞膜表面结合和 GTP 酶活性的特点,可引起信息传递作用。*RAS* 基因的激活主要是通过点突变,点突变多集中在第 12、第 13 和第 61 位密码上,这些位点对维持 P21 蛋白质的空间构型和转化功能是非常重要的。

在人类的一些不同来源的恶性肿瘤中检测到 *RAS* 基因的突变,但突变发生率和突变类型在不同肿瘤中不同。虽然肿瘤组织的 *RAS* 基因突变发生无严格的特异性,但在造血系统肿瘤中易于发生 *N-RAS* 基因突变,腺上皮组织中容易发生 *K-RAS* 基因突变。而在膀胱上皮肿瘤中有 *H-RAS* 基因突变发生的报道。在唾液腺肿瘤中 *H-RAS* 基因突变常见。一项研究对 24 例唾液腺癌标本 *RAS* 基因 PCR 扩增片段进行直接测序,有 7 例检测到突变,其中 2 例 *K-RAS* 基因突变和 5 例 *H-RAS* 基因突变。所有黏液表皮样癌中 *H-RAS* 基因突变是 45%。认为 *K-RAS* 基因突变或许不是唾液腺肿瘤发生的重要因素,而 *H-RAS* 基因突变在唾液腺黏液表皮样癌发生中起重要作用。随后在 50 例唾液腺黏液表皮样癌标本 PCR 扩增后直接序列测定研究 *H-RAS* 基因第 12、13、61 位密码子的点突变,发现有 9 例检测到突变 *H-RAS* 基因,总体发生率为18%,并且突变均发生在第12密码子。其中8例患者GGC转换为GTC和1例患者GGC转换为GAC,导致缬氨酸和天冬氨酸分别被氨基乙酸代替。1例同时有第12位密码子(GGC-to-GTC)和第13位密码子(GGT-to-GGA)的突变。没有1例是第61位密码子突变。在低度、中度和高度的病变中H-RAS突变分别是5%、17%和35%。这些数据提示黏液表皮样癌的发生和发展过程中 *H-RAS* 激活和一些未知因素有关,并且肿瘤分级增高时 *H-RAS* 突变率增加。通过小鼠的动物实验证实应用细胞角蛋白5促进子激活 *RAS* 致癌基因可以迅速形成唾液腺癌。一项对29例正常唾液腺、23例良性唾液腺肿瘤和79例唾液腺癌的分析发现,唾液腺癌中致癌基因的甲基化41.8%,RASSF1和RASβ2在唾液腺导管癌和腺泡细胞癌中表达更为常见,达75.8%。

(四) *BCL-2* 基因

BCL-2 基因是一类重要的原癌基因,其主要作用是抑制细胞凋亡和延长细胞存活。*BCL-2* 基因定位于18号染色体q21,*BCL-2* 基因阅读框有717个核苷酸,编码产物有239个氨基酸残基,有3个外显子、2个开读框架。由于染色体(14;18)易位,*BCL-2* 基因与免疫球蛋白位点并列,导致BCL-2蛋白质过度表达,从而抑制细胞凋亡,延长细胞寿命。*BCL-2* 基因的发现,使人们认识了一个新的肿瘤发生机制:在细胞正常增长的情况下,*BCL-2* 基因过度表达抑制细胞的凋亡、延长细胞寿命、促进细胞生存,从而引起细胞异常积累,增加细胞其他基因突变机会或使突变基因在细胞内集聚,导致细胞恶性转化;另一方面肿瘤细胞数为肿瘤细胞分裂增殖数减去肿瘤细胞死亡数的动态平衡,*BCL-2* 通过抑制细胞凋亡,增加肿瘤细胞数,导致肿瘤的发展。*BCL-2* 基因首先使染色体受损的细胞免于凋亡,获得永生性,此类细胞的积累在增殖基因和生长抑制基因的共同调控下可发展为肿瘤。

此外,*P14ARF* 和 *P16INK4A* 基因位于9p21,很多唾液腺肿瘤在这个位置上经常有遗传变异。应用甲基化特异的PCR、差异PCR和免疫组织化学等方法分析36个唾液腺癌。10(28%)例唾液腺癌中有 *P14ARF* 基因纯合子缺失(3例)或甲基化(7例),有1/3同时有缺失和 *P14ARF* 与 *P16INK4A* 基因同时甲基化。免疫组织化学研究显示在11个样品中有 *P14ARF* 丢失和 *P16INK4A* 表达(31%)。这些结果提示纯合子缺失或启动子高甲基化导致的 *P14ARF* 和 *P16INK4A* 基因失活是唾液腺肿瘤发生的分子机制,并启动了甲基化等过程与唾液腺肿瘤发生有关。

唾液腺肿瘤的基因诊断尚处在起步阶段,主要是对唾液腺肿瘤中常见的多形性腺瘤、腺样囊性癌和黏液表皮样癌进行研究。目前尚无成熟的通过基因检验来诊断唾液腺肿瘤的方法应用到临床,有待于进一步研究特异性高、敏感性强的基因诊断唾液腺肿瘤的方法。

二、唾液腺基因治疗及基因疗法

基因治疗是指将特定的外源性基因导入目的细胞并有效表达,以替代或补充体内基因缺陷或不足而达到预防、治疗疾病的目的。外源基因转入机体后,只有转染入特定的细胞,与细胞核内染色体整合,成功表达基因所编码的蛋白质后,才能发挥治疗作用。基因治疗中被转染的目标细胞称为靶细胞(target cell)或称受体细胞(recipient cell),被转染的目标组织和器官称为靶组织和靶器官。目前可用于基因治疗的靶细胞主要有:淋巴细胞、造血干细胞、肿瘤细胞、唾液腺细胞、神经细胞、肌细胞、上皮细胞、肌肉细胞、皮肤或纤维细胞等;靶器官有:唾液腺、皮肤、骨髓、肝脏、肺脏、心脏、胰腺、眼等。

基因治疗大多直接针对靶器官,也可以超出靶器官进行全身治疗。唾液腺基因治疗是将携带外源基因的载体经导管逆行灌注投递至唾液腺,外源基因与唾液腺细胞整合,表达基因所编码的蛋白质,来治疗唾液腺本身疾病。如果将外源性基因转导入正常唾液腺,转基因产物分泌入唾液及血液,以补偿缺陷基因功能的形式治疗唾液腺以外的疾病,即为唾液腺基因疗法。

唾液腺具有独特的解剖、组织及生理学特点,使其比较适宜于基因治疗及基因疗法。这些特点包括:

1. 唾液腺腺泡细胞及导管上皮细胞有蛋白合成及分泌系统,外源基因转导入唾液腺细胞后可利用已有的蛋白合成体系进行目的基因蛋白的合成及分泌。

2. 唾液腺细胞合成的蛋白可以停留在腺泡细胞内,也可以经细胞顶膜分泌至导管腔,经唾液至口腔、上消化道。还可以经细胞的基底膜至血液达全身各系统,这种分泌体系提供了经唾液腺进行基因治疗唾液腺病,基因疗法治疗口腔、上消化道疾病及全身疾病的可能。

3. 唾液腺可通过开口于口腔黏膜的导管系统无创性逆行投递各种外源基因,相对其他外分泌腺如胰腺等靶器官操作更简单、安全。

4. 腺体的腺泡及导管均由单层细胞构成,因此一次注射即可以将基因投递到绝大多数上皮细胞,从而有助于提高转染效率。

5. 经导管系统投递基因较经血液投递基因机体的免疫反应及炎性反应要轻,使外源基因表达时间相对长。

6. 唾液腺内基因转导后蛋白分泌受多种生理因素调控,如进食、情绪等影响,更符合生理要求。

7. 唾液腺与内脏器官及血液系统等人体的重要的器官相比,转基因后潜在的生命危险大大降低。

(一) 载体(vectors)

基因载体是基因导入细胞过程中运载或携带治疗性遗传物质的工具,可以把目的基因送入靶细胞内,从而发挥目的基因的特定功能。载体的主要作用是:①运载目的基因进入宿主细胞。②使之能得到复制和进行表达。载体通常通过转导和转染的方式进入靶细胞。转导是载体通过整合入细胞基因组并经细胞分裂繁殖的方式进行传递。转染是 DNA 通过物理或化学的方法被动转运至细胞的过程。

基因治疗的关键是获得有效进行基因转导的载体。目前基因治疗载体主要分为病毒载体和非病毒载体两类。病毒载体包括:腺病毒(adenovirus,AD)、腺病毒相关病毒(adeno-associated virus,AAV)、反转录病毒(retroviruses)、巨细胞病毒(cytomegalovirus,CMV),以及一些重组病毒等,其特点是转导效率高,但相对存在安全性隐患;非病毒载体包括:质粒(plasmid)、阳离子多聚物(polyplex)、纳米颗粒载体、脂质体(lipoplexes)等,特点是相对安全,但转导效率普遍较低,基因表达也较短暂。

1. 病毒类载体

(1) 反转录病毒(retroviruses):反转录病毒携带 RNA 为自身遗传信息,当其感染宿主细胞时,利用自身携带的反转录酶将其 RNA 转录合成双链 DNA,并通过整合酶随机插入到靶细胞的染色体中。在自然条件下,反转录病毒不感染人的细胞,但经过包装的重组病毒能感染人的各种细胞,其 RNA 反转录形成的 DNA 即原病毒可以稳定地整合于细胞基因组中,使外源 DNA 在细胞中得到长期稳定表达。但是,由于外源 DNA 在整合酶的作用下随机插入到靶细胞的染色体,有可能造成宿主细胞的基因突变,甚至形成肿瘤细胞。同时,反转录病毒只能转染分裂期细胞,从而限制了其在非增生细胞中基因转导的应用。

(2) 腺病毒(adenovirus,AD):腺病毒携带双链线状 DNA 为自身遗传信息。当其感染细胞时,腺病毒并不将其自身 DNA 与宿主细胞遗传物质相结合,而是相对独立,作为宿主细胞内的另一套基因来进行转录。腺病毒优点是能感染非增殖细胞,且感染率高,在啮齿类动物体内可以迅速感染唾液腺腺泡和导管细胞,大鼠唾液腺的腺病毒基因转导效率可达 20%～35%。外源基因在腺病毒载体上能高效表达。腺病毒载体很少整合入宿主细胞的基因组,载体 DNA 只能存在于一代子细胞中,所以不会导致恶性肿瘤,但同时也是外源基因表达短暂的原因。通常腺病毒介导的基因转导后 2～3 天时基因表达达到高峰,10～14 天后回落到基因转导前的水平。腺病毒免疫原性强,会引起机体免疫反应,基因表达的稳定性较低。Bruce 等首次将 AdhAQP1 应用于口干患者的腮腺基因转导治疗后发现部分患者出现明显的局部免疫反应,提示 Ad 病毒用于人体有一定局限性。

(3) 腺病毒相关病毒(adeno-associated virus,AAV):腺病毒相关病毒是一种无包膜单链 DNA 病毒,属于微小病毒科。野生型的 AAV 基本上可稳定整合于人细胞 19 号染色体的特定位置中。病毒本身只有 2 个基因,即复制基因 *rep* 和编码衣壳蛋白的基因 *cap*,后者易于消除并可降低细胞毒性 T-淋巴细胞反应的危险性。重组后的 AAV 去除了 *cap* 基因而加载了治疗基因,不与宿主细胞染色体组整合。

重组腺病毒相关病毒(recombinant adeno-associated virus,rAAV)的主要优点有:

1) 它是一种非病原微生物,与已知的人类疾病无关。

2) 它有宽广的宿主范围,既能感染分裂细胞又能感染非分裂细胞。

3) 它的内源性弱启动子对外源基因的调控无明显的干扰作用,其启动的方向不指向宿主细胞 DNA,因此通过插入病毒启动子而激活细胞原癌基因的可能性极小,而且在细胞培养及动物模型可表现抗肿瘤作用。

4) 转导后引起机体的免疫反应较腺病毒相对轻微。

5) 其基因组结构极为稳定,单链载体基因组存活于静态培养基,经刺激后可分裂扩增,有利于临床应用及开发。

6) 可以口服给药,使给药方式更加方便。

7) 转导后在宿主体内存活寿命长,已有动物模型研究显示其表达可持续若干年以上。

目前,重组腺病毒相关病毒血清型 2 载体(rAAV2)主要感染唾液腺导管细胞,在小鼠唾液腺转导实验中,rAAV2 介导的基因转导后的转基因蛋白表达持续且稳定,效果良好,引起越来越多学者的关注。但 AAV 载体也有其局限性:因病毒小,最大插入序列仅为 4.5kb,使可携带外源基因的长度受限;复制基因 rep 缺失的 AAV 与野生型 AAV 相比,载体整合效率较低,位点特异性较差。

(4) 慢病毒(lentivirus):慢病毒载体是以 HIV-1(人类免疫缺陷 I 型病毒)为基础发展起来的基因治疗载体。区别一般的反转录病毒载体,它对分裂细胞和非分裂细胞均具有感染能力。慢病毒载体的研究发展得很快,研究的也非常深入。该载体可以将外源基因有效地整合到宿主染色体上,从而达到持久性表达。慢病毒亦具有一定的缺陷,由于整合到宿主染色体上,具有致突变性;同时,慢病毒有可能产生野生型病毒,并可在宿主外感染别的细胞,因此其安全性仍有待提高。

（5）包膜蛋白假型病毒载体（Envelope protein pseudotyping of viral vectors）：又称假型病毒。用带有一种病毒外膜蛋白基因的质粒与带有另一种病毒骨架基因的质粒共转染到包装细胞中,外膜蛋白基因在包装细胞表面表达出外膜蛋白,另一种病毒的基因在包装细胞中转录翻译组装成病毒颗粒,病毒颗粒出芽时会被细胞表面表达的外膜蛋白所包装,从而形成假型病毒。假型病毒感染靶细胞后,只能在细胞内进行单一周期的复制,不能再组装成病毒颗粒,即所谓的单一感染周期。假型病毒具有广泛的宿主范围和更高的转染效率,比其原病毒更容易浓缩成高滴度,能抵抗血清补体的灭活作用,有非细胞周期依赖的整合特性,可高效地转染静止细胞。通过对其包膜蛋白的改造,可以使病毒载体结合于表面有特定分子的靶细胞上,从而增强该载体的特异性。

（6）重组病毒载体：目前已发现及使用的基因治疗载体还没有一种具备理想载体的所有条件。病毒杂合载体是指利用分子生物学手段,对不同载体的优点进行整合,生成更加"完美"的新载体。例如将腺病毒高表达的基因部分与反转录病毒表达长久的基因部分重组成新的杂合病毒,使新病毒具有两者的优点。再如将 AAV 基因组中决定其定点整合及高效、长效表达的结构与人合胞体病毒（human syncytial virus，HSV）的放大子（amplican）进行整合,形成的杂合 AAV 载体既有 AAV 载体的普遍特点,又具有感染力强,携带外源基因容量大的优点。

单纯的一组外源性基因在细胞中并不能一定表达,基因必须位于此细胞中处于活跃状态的启动子的附近。启动子是指 DNA 链上一段指导 RNA 聚合酶结合并起始 mRNA 合成的 DNA 序列。载体的组成部分中,启动子的作用至关重要。选用或设计适当的强启动子能使外源性基因在转基因细胞中高效表达。有研究用分别携带 cytomegalovirus（CMV）、simian virus 40（SV40）、roussarcomavirus（RSV）、moloney murine leukemia virus（LTR）、elongation factor（EF1α）、cytokeratin 18（K18）、tissue kallik-rein promoter（Kall）、amylase promoter（AMY）、rat aquaporin-5（rAQP5）等 16 种启动子的腺病毒载体转导小鼠颌下腺细胞及成体,发现携带不同启动子的腺病毒载体在唾液腺基因转导中表现出不同的转导效率,差异显著。杂合病毒载体现已成为唾液腺基因转导载体相关研究的热点。

2. 非病毒类载体

（1）DNA 质粒（plasmid）：质粒是染色质外的双链共价闭合环形 DNA,可自然形成超螺旋结构,能自主复制,是能独立复制的复制子。一般质粒 DNA 复制的质粒可随宿主细胞分裂而传给后代。质粒可直接转染靶细胞,但效率很低。通过一些物理方法如电穿孔法、基因枪、显微注射法等,或加入一些阳离子可强化其转染效率。但一般质粒的转染效率较低。

（2）阳离子多聚物载体（polyplex）：阳离子多聚物载体/DNA 混合物称为 polyplex。阳离子多聚物可浓缩富含阴离子的 DNA,然后黏附到细胞表面的硫酸粘多糖上,被细胞内吞进入细胞内,从而使质粒表达。报道的阳离子多聚物种类很多,如聚乙烯亚胺（polyethy-lenimine，PEI）、聚丙烯亚胺树突状物、聚酰胺树突状物、多聚赖氨酸、多聚组氨酸、多聚精氨酸、鱼精蛋白、壳聚糖（chitosan）等以及上述聚合物的聚乙二醇修饰物。其中研究较早的是多聚赖氨酸,后来发现聚乙烯亚胺性能更佳,是目前研究的热点。PEI 是一种常用的非病毒类纳米载体,一方面,带正电荷的 PEI 可与带负电荷的核酸结合、缩聚形成复合体,这种带正

电性的复合体可以促进自身与细胞表面的结合并进入细胞,增强转染效率。另一方面,PEI
与腺病毒结合形成复合物,病毒表面电位改变,由负变正,使得复合物能更好地与带负电的
细胞表面结合,增强病毒转染效率。

(3) 纳米颗粒载体:纳米颗粒载体介导基因转染具有其他非病毒载体所没有的优势。
首先,纳米颗粒在一定范围内的颗粒数目对细胞的生长及活性无明显影响,细胞毒性和遗传
毒性较其他载体低很多;同时纳米载体不存在免疫原性,因而不会导致免疫反应的发生。其
次,纳米颗粒传递基因的效率较高。很多纳米材料作为载体传递基因的效率与脂质体相当
甚至高于脂质体。第三,由于自身体积小,纳米颗粒可以在血管中随血液循环,并可通过血
脑屏障到达身体各组织中。最后,纳米颗粒在体内的循环时间明显长于普通大小的颗粒,在
短时间内不会很快被吞噬细胞清除,从而可以延长与细胞的接触时间,提高转染效率。同
时,纳米颗粒还可与 DNA 形成致密结构,使 DNA 不被核酸酶消化降解,有浓缩保护 DNA 的
作用。

(4) 脂质体(lipoplexes):脂质体分阳性脂质体、中性脂质体、阴性脂质体以及 pH 敏感
的脂质体。阳性脂质体于体外应用较多。在脂质体和 DNA 的复合物中加入少量多聚赖氨
酸或鱼精蛋白复合物等可形成类似病毒样的颗粒,减少了复合物间的凝聚,增加了对 DNA
的结合力,提高了脂质体在体外的转染效率。阳离子脂质体结构一般包括疏水基团和氨基
基团,增加分子中氨基基团的数目,以及增加氨基基团与疏水基团之间的距离有利于增加
DNA 的释放能力。阳离子脂质体与 DNA 形成的复合物颗粒大小从 50nm 到 1μm 不等。体
外细胞试验,大颗粒的转染效率优于小颗粒。

(二) 唾液腺非肿瘤疾病的基因治疗

1. 唾液腺放射损伤的基因治疗 治疗头颈部肿瘤的常用方法一般包括手术加放疗和
(或)化疗,而放射治疗最明显的副作用之一为永久性的唾液腺功能减退。常规头颈部放射
剂量明显损伤对放射敏感的具有分泌功能的腺泡细胞,而对放射线相对耐受的导管细胞大
多数能存活下来,但导管上皮无唾液分泌功能,从而造成唾液分泌的减少。由于唾液腺中缺
乏足够的腺泡组织,因此目前没有十分有效的常规治疗方法。对此,基因治疗研究工作的开
展为该种疾病的治疗提供了可能。最初的方案是将人类水通道蛋白 1(hAQP1)的编码
cDNA 转入存活的初级导管上皮细胞内,建立导管上皮的水通道,变非分泌的导管上皮细胞
为分泌唾液的细胞,从而在唾液腺内原位重建放射性损伤后的腺体。

水通道蛋白(Aquaporins,AQPs)是一组分子量较小的、疏水的细胞膜整合蛋白,1988 年
在对人类红血球的研究中发现了一个 28kDa 的整合蛋白,即现在的 AQP1。

用腺病毒介导水通道蛋白 1(AQP1)转导到小鼠颌下腺细胞(SMIE),可以改变细胞的液
体渗透性。用 21Gy 放射线照射大鼠颌下腺造成其放射损伤,使大鼠唾液流率下降了 65%;
然后将腺病毒介导的人 AQP1 转导到大鼠的颌下腺中,转导后大鼠的唾液流率基本恢复正
常,对照组动物唾液流率只有治疗组的 1/3。用腺病毒介导水通道基因(AdCMVhAQP1)对
放射性腮腺损伤的小型猪进行治疗研究:每侧损伤腮腺经导管逆行注射入 10^9 pfu AdCM-
VhAQP1,转导后 3 天腮腺唾液液流率明显增加,恢复到放射前腮腺唾液流率 80%;转导后 7
天腮腺唾液流率仍达到放射前 65%,14 天后基本回复到转导前水平。免疫组化示 AQP1 主
要表达在导管上皮,在腺泡细胞也有部分表达。从而证实转导水通道基因具有治疗唾液腺
放射损伤的临床应用价值。之后,将 AdAQP1 转导于 200 只大鼠下颌腺,对其进行了多项

检测(血清生化、血常规、组织病理、体重及食物消耗等),同时还检测了载体在唾液腺转导之后的生物学分布。该项研究未发现任何不良作用,证实了基因治疗唾液腺放射损伤不存在安全性问题。AAV 介导水通道基因亦能明显重建小型猪腮腺放射损伤分泌功能,约达放射前唾液流率的 30% ~40%,持续 8 周左右。腺病毒介导水通道基因治疗涎腺放射损伤的方法 2007 年已获美国 FDA 批准进入临床试验。目前该方法已经进入临床试验,Bruce 等首次对 11 名头颈部肿瘤放疗后罹患口干患者进行了单侧腮腺 AdhAQP1 基因转导治疗,其中 5 名患者接受治疗后唾液流量及口干症状明显好转,而另外 6 名患者出现不同程度的炎症反应或治疗效果不明显,研究者认为可能和病毒剂量以及个体差异相关,需要进一步研究。

Xu 等以小型猪为动物模型进行腮腺放疗损伤研究,发现腮腺组织损伤与放疗后局部组织内微血管密度下降密切相关。因此,Gao 等通过 Ad-VEGF 进行基因转导治疗小型猪腮腺放射损伤,发现能够促进放疗后血管再生,恢复唾液流量。Guo 等对小型猪腮腺放疗前进行 Ad-bFGF 基因转导,发现可以有效避免放疗后小型猪腮腺微血管密度的快速下降,Ad-bFGF 对小型猪腮腺微血管有明显的保护作用,能够有效缓解放疗后唾液流率下降情况。

2. 唾液腺基因治疗在舍格伦综合征(Sjögren's syndrome,SS)治疗中的应用 舍格伦综合征是一种常见的自身免疫性疾病,其中女性占绝大多数,女∶男约9∶1。舍格伦综合征为一种系统性疾病,其损害的靶器官主要为唾液腺及泪腺,从而导致口干及眼干。病理切片可见大量淋巴细胞局部浸润于腺体组织中。舍格伦综合征的病因尚不十分清楚,但其腺泡细胞大量丧失的特点使其与唾液腺放射性损伤一样难以使用常规方法进行治疗。

血管活性常肽(vasoactive intestinal peptide,VIP)是由骨髓细胞和淋巴细胞分泌的一组多肽,具有抑制炎症细胞因子如肿瘤坏死因子(tumour necrosis factor,TNF)、白介素(interleu-kin,IL)的作用,在炎症性疾病的病因学机制和治疗中具有重要的意义。用重组腺病毒相关病毒5(rAAV5)和 AAV2 介导人血管活性肠肽(hVIP)基因转导入舍格伦综合征模型小鼠颌下腺。8 周后发现小鼠的唾液流率较转导前明显增加,而转导了对照载体的唾液腺分泌量减少了 50%,表明转导 VIP 基因从理论上可以对 SS 进行对因治疗。但值得一提的是,在镜下并未发现 AAV2hVIP 载体转导的 NOD 小鼠唾液腺中淋巴细胞浸润的减少。因此,该载体不能有效预防淋巴细胞对唾液腺组织的浸润。

白介素 10(IL-10)是由辅助性 T 细胞 2(Th2)和单核巨噬细胞、Th1 细胞、B 细胞等多种细胞产生的具有多向性生物学活性的强免疫抑制因子,能改变机体的免疫应答和 MHC I 类抗原的表达,并介导 CD4$^+$T 细胞之间的相互调节。近来的研究表明,IL-10 能抑制炎症介质因子的分泌,是非常有效的抗炎介质,临床用于治疗各种急性和慢性炎症性疾病,如过敏反应、类风湿关节炎、自身免疫疾病、移植排斥反应、哮喘及肝炎等。在体外重组腺相关病毒血清型 2 载体(rAAVhIL10)感染人下颌下腺细胞系(HSG)后分泌 hIL-10,而且分泌量有病毒剂量依赖性。随后在小鼠两个下颌下腺投递 rAAVhIL10 后在血液中检测到 hIL-10,且稳定持续 2 个月。选择年龄为 8 周(唾液腺发生炎性浸润之前),或 16 周(唾液腺发生炎症之后)的舍格伦综合征模型小鼠,分别于下颌下腺导管逆行注入 rAAVhIL-10。发现 AAV2hIL10 对模型小鼠进行预防性及治疗性研究可有效保存唾液腺功能,并减小唾液腺淋巴细胞浸润范围。在预防性研究中,模型小鼠接受载体转导 8 周后其唾液流率下降近 65%,而接受 AAV2hIL10 载体转导的模型小鼠唾液流率仅有微量的下降。同样,在治疗性研究中,接受 AAV2hIL10 载体转导的模型小鼠唾液腺中淋巴细胞浸润程度仅为接受对照载体转导小鼠的 1/2。这些研究显示用 rAAV 载体的 hIL-10 表达在舍格伦综合症模型小鼠的唾液腺中有调节疾病的效果。

白介素 27(IL-27)是一种异源二聚体细胞因子,由激活的抗原呈递细胞所分泌。它通过促进幼稚 CD4$^+$ T 细胞向 Th1 特异谱系的早期提交而促成炎症。与此相反,它又抑制 Th17 分化并在分化的 Th1 和 Th2 效应细胞中诱导调节性 T 细胞(Tr1)般的活性而抑制炎症。这些细胞分泌的 IL-10 有着抗炎症免疫抑制作用,可能作为一种负反馈机制,平衡 IL-27 诱导的 Th1 分化。在干燥综合征发病机理中,Th17 细胞及其分泌因子 IL17 具有促炎和介导自身免疫的作用,而 IL-27 是 Th17 的抑制因子。因此研究者将 rAAV2-IL27 导入干燥综合征小鼠模型下颌下腺中,结果发现经过基因转导治疗的小鼠其血清学中 IL-27 上升而 IL-17 下降,局部组织病理学提示淋巴浸润减少而唾液流率提高,单纯载体导入对照组则无明显改变。

(三) 唾液腺肿瘤的基因治疗

唾液腺肿瘤是口腔颌面部常见的一类肿瘤。该肿瘤发病率较高,且形态结构复杂,变化较大。对于该肿瘤的治疗,目前仍以手术治疗为主。除良性肿瘤及部分低度恶性肿瘤手术治疗效果较好外,大多数唾液腺恶性肿瘤缺乏特异性治疗手段,术后常常出现复发。基因治疗作为一种新的治疗方法,为肿瘤的治疗开辟了新的道路。

1. 基因添加治疗　癌基因的激活与抑癌基因的失活构成了肿瘤发生、消长与转移的基础。阻断癌基因的表达或向肿瘤细胞内添加抑癌基因则可能逆转肿瘤的恶性表现。目前向肿瘤细胞内添加的基因有突变型 *p53*、视网膜母细胞瘤基因 *Rb1*、*p16*、*p27* 等基因。P53 蛋白在细胞周期和细胞凋亡过程中有重要作用,而肿瘤细胞中常发生 *p53* 基因的突变,所以最初肿瘤治疗是通过 Ad 载体向病人局部肿瘤原发灶内导入 *p53* 基因,表达野生型 *p53*。Ad 介导的 *p53* 基因不仅可以抑制原发性肿瘤的生长,还可以抑制肿瘤的转移。将编码有野生型 *p53* 基因的载体向 8 个头颈部鳞状细胞癌细胞系转导基因后,发现其生长率受到抑制,抑制率为 7% ~ 26.7%,而使用对照载体的细胞生长率未受抑制。随后的研究发现温热放疗联合 *p53* 基因治疗是治疗唾液腺恶性肿瘤的有效方法之一。

2. 免疫基因治疗　免疫基因治疗唾液腺肿瘤包括增加肿瘤细胞的免疫原性和机体抗肿瘤免疫反应。颌面部肿瘤病人免疫细胞对肿瘤细胞缺乏免疫功能,其中包括自然杀伤细胞(NK),T 细胞和一些细胞因子。腺样囊性癌是高度侵袭性的、易于肺淋巴结转移的唾液腺恶性肿瘤。在体外使用编码 IL-2 的载体感染高转移腺样囊性癌细胞簇(ACC-M)后应用流式细胞仪检测 ACC-M 细胞簇和 ACC-M 母细胞簇的生长和细胞周期,发现与对照载体相比 3 个细胞系的生长率没有显著性差异。但在 3 个细胞系接种于无胸腺的裸鼠体内后发现与对照组相比肿瘤的肺转移率有所下降,形成的肿瘤重量和体积小于其他两组,且多为基质较多的分化良好的肿瘤。因此,IL-2 基因转导可以减少 ACC-M 细胞的肿瘤形成能力。IL-2 基因治疗是腺样囊性癌和其肺转移的潜在有效的治疗方法。

3. 唾液腺基因治疗存在的问题及前景　基因治疗临床应用的优势在很长一段时间内未能显现。许多生物医学领域及生物技术领域的人员都曾怀疑基因治疗是否能给病人带来很大帮助,并认为基因治疗的疗效被宣传夸大了。但正如骨髓移植及器官移植的发展一样,许多新型治疗方法的发展总是伴随着许多问题。目前的使用 Ad5,AAV2 及反转录病毒载体的临床研究中,已发生了由于使用载体进行基因转导而导致病人死亡的事件。而现今使用的几乎所有的载体都为重组的病毒,因此亦具有相应的缺点。

（1）安全性：安全性问题是基因治疗临床实验前首先要重视的问题。基因治疗的安全性问题及可能存在的潜在危险表现在以下四个方面。

1）病毒在体内的恢复突变与复制。

2）免疫反应问题。

3）癌基因的活化。

4）生殖细胞受到侵染，引起遗传学改变。

（2）高效的、靶向性的基因导入系统：基因治疗的首要问题是将治疗基因输送到特定的靶细胞，从而在该细胞中得到高效表达。但目前所有的基因导入系统尚不完善，离临床实验还有一定距离。

（3）外源基因表达的可控性：对于目的基因研究的深入将有利于基因治疗的研究。目的基因仅能高效转移还不够，还需达到恰当的水平表达并受到生长发育的调控。这需要研究各种启动因子和增强子及基因表达所需要的其他各个调控元件特性。

虽然存在着许多问题，一些显著的成就已证实了基因治疗的可行性。如应用 γ-反转录病毒载体治疗重度联合免疫缺陷病（SCIDs）X1 型的研究。SCIDs 为一种罕见的、单基因变异性疾病，主要由于 T 细胞及 NK 细胞早期形成受阻引起。SCID-X1 与 X 染色体上一白介素受体亚单位 γC 变异相关。SCID-X1 病人一般存活时间小于 1 年，且易被感染。除非获得成功的干细胞移植，否则病人不得不在隔离环境中度过短暂的一生。干细胞移植有接近 30% 的失败率，而在基因治疗出现之前，没有其他任何治疗方法。Fischer 及 Cavazzara-Calvo 针对此类遗传病展开基因治疗的研究，将 γC 基因转导入 10 个病人的 CD34+骨髓细胞当中。这一方法使 9 位病人的 T 细胞及 NK 细胞数逐渐恢复，1 位病人的免疫缺陷得到纠正，并使 7 位病人治疗成功。但在接受基因治疗多年之后，其中 4 位病人患上了白血球过多症。所幸其中部分病人通过化学治疗后病情得到逆转，但有 1 位病人死亡。在对白血球过多症发生原因以及对解决此问题方法的思考后，这一研究逐渐成为与基因治疗载体相关的研究讨论中的典型案例。由于这些研究成果，人们加深了对诸如反转录病毒如何被引导进入宿主细胞染色体内等机制的理解，并对载体的设计如减少其瘤性等方面也得到提高。

以上的实例说明基因治疗虽然目前已有一些成功的案例，但仍存在很多问题。基因治疗，包括唾液腺基因治疗，如今还处于较初期阶段。尽管如此，我们仍有理由相信基因治疗，包括唾液腺基因治疗应有良好广泛的临床应用前景。

（王松灵）

参 考 文 献

1. BENJAMIN N,O'DRISCOLL F,DOUGALL H,et al. Stomach NO synthesis. Nature,1994,368(6471):502

2. DUNCAN C,DOUGALL H,JOHNSTON P,et al. Chemical generation of nitric oxide in the mouth from the enterosalivary circulation of dietary nitrate. Nat Med,1995,1(6):515

3. HAI B,YAN X,VOUTETAKIS A,et al. Long-term transduction of miniature pig parotid glands using serotype 2 adeno-associated viral vectors. J Gene Med,2009,11(6):506-514

4. HUNTER C J,DEJAM A,BLOOD A B,et al. Inhaled nebulized nitrite is a hypoxia-sensitive NO dependent selective pulmonary vasodilator. Nat. Med,2005,10(10):1122-1127

5. JASKOLL T,ABICHAKER G,WITCHER D,et al. FGF10/FGFR2b signaling plays essential roles during in vivo embryonic submandibular salivary gland morphogenesis. BMC Dev Biol,2005,5:11

6. JASKOLL T,WITCHER D,TORENO L,et al. FGF8 dose-dependent regulation of embryonic submandibular salivary gland morphogenesis. Dev Biol,2004,268:457

7. KISHI M,NAKAMURA M,NISHIMINE M. Genetic and epigenetic alteration profiles for multiple genes in salivary gland carcinomas. Oral Oncol,2005,41(2):161-169

8. LI J,ZHENG C,ZHANG X,et al. Developing a convenient large animal model for gene transfer to salivary glands in vivo. J Gene Med,2004,6: 55-63

9. LI J,SHAN Z,OU G,et al. Structural and functional characteristics of irradiation damage to parotid glands in the miniature pig. Int J Radiat Oncol Biol Phys,2005,62(5):1510-1516

10. MARQUES Y M,DE LIMA MDE D,DE MELO ALVES SDE M JR. Mdm2,p53,p21 and pAKT protein pathways in benign neoplasms of the salivary gland. Oral Oncol,2008,44(9):903-908

11. NAGLER R M,KERNER H,BEN-ELIEZER S. Prognostic role of apoptotic,Bcl-2,c-erbB-2 and p53 tumor markers in salivary gland malignancies. Oncology,2003,64(4):389-398

12. PATEL V N,REBUSTINI I T,HOFFMAN M P. Salivary gland branching morphogenesis. Differentiation,2006,74:349

13. SHAN Z,LI J,ZHENG C,et al. Increased Fluid Secretion After Adenoviral-Mediated Transfer of the Human Aquaporin-1 cDNA toIrradiated Miniature Pig Parotid Glands. Molecular Therapy,2005,11(3):444-451

14. TUCKER A S. Salivary gland development. Semin Cell Dev Biol,2007,18:237

15. XIA D S,DENG D J,WANG S L. Destruction of parotid glands affects nitrate and nitrite metabolism. J Dent Res,2003,82(2): 101

16. XIA D S,DENG D J,WANG S L. Alterations of nitrate and nitrite content in saliva,serum,and urine in patients with salivary dysfunction. J Oral Pathol Med,2003,32(2): 95

17. YAMAMOTO Y,KISHIMOTO Y,WISTUBA I I,et al. DNA analysis at p53 locus in carcinomas arising from pleomorphic adenomas of salivary glands:Comparison of molecular study and p53 immunostaining. Pathol Int,1998,48(4):265-272

18. ZWEIER J L,WANG P,SAMOUILOV A,et al. Enzyme-independent formation of nitric oxide in biological tissues. Nat Med,1995,1(11): 1103

第十三章 口腔黏膜下纤维性变分子生物学

口腔黏膜下纤维性变(oral submucous fibrosis,OSF)是一种慢性进行性口腔黏膜疾病,与口腔癌密切相关,被世界卫生组织定义为癌前状态。好发年龄为 20~50 岁,OSF 主要发生于印度、巴基斯坦、部分东南亚国家及我国的湖南、海南、台湾等省。

OSF 易发于颊、软腭、唇、舌、口底、咽等部位。初期临床表现以水疱、口干、口腔烧灼感为主,尤其在进食刺激性食物时更为明显。黏膜发白、变硬,部分患者伴溃疡形成,有自发痛、味觉减退等症状。病变后期可发展为张口受限、吞咽困难、舌运动障碍等,口腔黏膜触诊可扪及瘢痕样纤维条索。主要病理变化特征是黏膜固有层的纤维组织变性、上皮萎缩、胶原纤维堆积,从而引起黏膜变性硬化,血管闭塞、减少,形成纤维条索。

(一) 口腔黏膜下纤维性变危险因素

既往流行病学调查显示,OSF 主要发生在有咀嚼槟榔习惯的国家和地区,如印度、巴基斯坦、东南亚部分国家和我国的湖南、海南、台湾等地,而无咀嚼槟榔习惯的地区则罕见 OSF 病例报道。湖南湘潭地区的流行病学调查显示:11 046 例受调查者中,有咀嚼槟榔习惯者有3907 人,占 35.37%;OSF 患者有 335 名,占 3.03%;其中所有的 OSF 患者均有咀嚼槟榔习惯。大量研究结果表明,嚼食槟榔(areca nut)是目前 OSF 主要的致病因素,此外还有免疫、遗传、刺激性食物、个体易感性等也在 OSF 发病中起到一定作用。本节将主要从槟榔的理化刺激、细胞毒性以及其他危险因素多方面阐述 OSF 的危险因素。

(二) 槟榔所含的化学成分

槟榔原果的成分很复杂,包括槟榔生物碱、多种酚类化合物、脂肪油以及多种氨基酸和各种矿物质等。槟榔碱(arecoline)是槟榔生物碱的最主要成分,它是一种小分子拟胆碱物质,它和它的代谢产物槟榔次碱均可诱导口腔黏膜的成纤维细胞增生,同时增加胶原的合成。体外研究发现,用槟榔碱刺激人类成纤维细胞后,成纤维细胞增殖及胶原蛋白合成较对照组明显增加。

除槟榔碱外,槟榔中还含有如黄酮(flavinoids)、儿茶素(catechin)、丹宁(tannins)等大量多酚类物质。这类物质能在胶原纤维的肽链间形成交联结合,这一共价键的形成增加了胶原纤维的稳定性,使其更难被胶原蛋白酶所降解。丹宁还可抑制胶原酶的活性,从而减少胶原的分解。槟榔提取液可抑制正常成纤维细胞吞噬胶原蛋白,从而抑制细胞外基质的生理修复。以上这些都是槟榔化学成分导致口腔黏膜下纤维化的原因。

既往湖南湘潭地区的一份调查结果显示:长期咀嚼槟榔者外周血淋巴细胞姐妹染色单

体交换（SCE）率较不咀嚼槟榔者 SCE 率显著增高；OSF 患者 SCE 率较健康者显著增高。体外实验发现，槟榔碱能导致染色体畸变、细胞周期终止，同时细胞周期变化与染色体畸变率均与其作用时间呈正相关。此外，槟榔碱还可通过调节 p53 的表达来抑制 p21 表达和 DNA 的损伤修复，从而导致体细胞 DNA 损伤。

（三）槟榔嚼块的物理刺激

咀嚼槟榔的过程中，槟榔嚼块中的粗纤维通过机械刺激口腔黏膜，致使口腔黏膜出现微小创伤，同时局部黏膜充血。槟榔中的化学成分通过这些微小创伤弥散入黏膜下组织，引起局限性炎性反应、炎性细胞浸润、氧化作用增强、细胞增殖。炎性细胞激活后，白细胞整合素异二聚体与内皮黏附配体间的交互作用会导致白细胞稳定贴附于内皮细胞上，使得白细胞聚集，形成持续的黏膜炎症反应。长期的慢性炎症改变引起组织纤维性变。

（四）槟榔加工与食用方法的影响

全球不同地区的流行病学研究发现，各地区 OSF 发病率不同，如中国台湾咀嚼槟榔者中 OSF 发病率为 7.3%，中国大陆为 10.1%，印度尼西亚为 15.1%，这可能与不同地区槟榔嚼食方法及加工过程的差异有一定关系。东南亚地区槟榔常以烟草包裹一同嚼食；中国台湾地区主要嚼食包裹的风干槟榔；中国海南地区以荖叶加石灰包裹新鲜槟榔咀嚼；而我国大陆地区多在槟榔熏烘炮制后，再辅以熟石灰、香料、卤水及多种添加剂等。经加工后的槟榔①风干或熏烘过程中槟榔纤维脱水，形成坚韧的粗纤维，咀嚼时更易造成口腔黏膜的损伤；②石灰水、香料等大部分辅料均为强碱性，碱性环境更容易造成槟榔中生物碱及多酚类物质代谢产生亚硝胺类和氧自由基等细胞毒性物质；③烟叶、熏烘过程中产生的苯并芘、卤水中含有的过量的重金属离子等均为致癌物质，长期摄入会提高 OSF 恶变风险。目前关于槟榔加工与食用对 OSF 发生发展的影响方面的研究尚未深入，但各种添加剂对 OSF 发病细胞、分子水平的影响，尤其在其癌变方面的影响，已成为目前的研究热点。

（五）OSF 患者的遗传易感因素

部分研究结果显示：长期咀嚼槟榔的人群中只有部分人患 OSF；而有些患者并无嚼槟榔习惯；同时该病偶呈现家族聚集性。说明 OSF 有一定遗传倾向。在 OSF 患者中，HLA A10、B7、D13、DR3 位点的表达频率显著增高，研究认为一些特殊的 HLA 单倍型可能比个体 HLA 表型在 OSF 易感性方面发挥更重要的作用。然而此类研究尚在起步阶段，该推测有待进一步研究验证。

（六）其他因素

除上述因素，也有研究认为槟榔生物碱作为一种半抗原，可引起机体自身免疫反应，从而产生壁细胞抗体。OSF 患者口腔黏膜下结缔组织中 T 淋巴细胞与巨噬细胞含量升高，提示细胞免疫的发生。另外有学者通过乳酸脱氢酶释放法检测了 24 例嚼槟榔伴发 OSF 者、16 例嚼槟榔不伴发 OSF 者及 10 例不嚼槟榔的正常人的外周血的 NK 细胞活性，结果表明：NK 细胞活性的下降与嚼槟榔史和 OSF 发生均有相关。此外，槟榔中含大量铜离子，有嚼食槟榔习惯者唾液中可测得铜含量的上升，其可影响到铜依赖性赖氨酸氧化酶（lysyl oxidase，LOX）的活性，从而影响胶原的合成与交联。

第一节　口腔黏膜下纤维性变分子发病机制

OSF 发病机制复杂,受多因素影响。国内外学者对其进行了大量系列研究,发现了一些参与 OSF 发病的关键细胞、细胞因子、分子信号通路等,提出了 OSF 可能是多个生物学过程综合作用的结果。目前研究普遍认为,OSF 发生发展的主要过程是黏膜下的胶原沉积增加。其中角质形成细胞(keratinocytes,KC)与成纤维细胞(fibroblast,FB)间的相互作用、FB 参与的上皮间充质转化(Epithelial-mesenchymal transition,EMT)过程、TGF-β 通路介导的胶原代谢失衡以及微血管内皮细胞改变在整个纤维化进程中起到重要作用。

一、角质形成细胞与成纤维细胞的相互作用学说

在咀嚼槟榔过程中,口腔黏膜上皮首先与槟榔嚼块直接接触,槟榔中有效化学成分的刺激,或者槟榔中粗纤维的机械性损伤,改变口腔黏膜上皮微环境,激活口腔角质形成细胞(Keratinocytes,KC)表面受体,KC 受到外界刺激后,可分泌产生如转化生长因子-β(Transforming growth factor β,TGF-β)、内皮素-1(Endothelin,ET-1)、白细胞介素-6(IL-6)、干扰素-α(IFN-α)和胰岛素样生长因子(IGF)、环氧化酶-2(Cyclooxygenase-2,COX-2)等多种与纤维化相关的细胞因子、黏附分子及趋化因子。这些物质作用于邻近的成纤维细胞(Fibroblast,FB),通过一系列生物学过程,一方面促进 FB 增殖,另一方面促进 FB 分化为肌成纤维细胞(Myofibroblast,MFB),同时基质金属蛋白酶组织抑制剂(TIMPs)基因也被激活,升高 TIMP-1 的水平,增加胶原合成,抑制胶原降解,致使黏膜下的胶原沉积,甚至玻璃样变,血管狭窄或闭塞,最终导致了口腔黏膜下组织的纤维化。

有学者进行了槟榔提取物的体外实验,其结果显示:体外培养的人类口腔黏膜上皮 KC 在槟榔萃取液的刺激下可分泌 TGF-β、ET-1 等细胞因子。而进一步研究发现,将培养上清液作用于培养的 FB,可明显增加 FB 的增殖能力。用胶原质微球孵育 OSF 患者及健康人的成纤维细胞,前者吞噬胶原的比例明显低于后者,用附有微球的纤维连接素孵化后,健康成纤维细胞大部分发生内在化作用,重新分化为纤维细胞,而 OSF 患者的成纤维细胞则只有少数发生转化。另有学者研究发现,MFB 确实存在于 OSF 组织中,其胶原合成能力较 FB 明显增强。除此之外,MFB 不仅可以合成 TGF-β1,使纤维化的作用扩大,还可以分泌血管紧张素肽类物质诱导上皮细胞的凋亡,可能参与了 OSF 患者口腔黏膜上皮萎缩、变薄的病理变化。因此,上述实验证据进一步支持了角质形成细胞与成纤维细胞的相互作用学说。

二、胶原代谢失衡学说

胶原是细胞外基质(Extra cellular matrix,ECM)的主要成分,其在黏膜下的过量沉积在纤维化病变的发生中占据重要地位。目前的观点认为,TGF-β 在胶原的异常代谢起着重要作用。

TGF-β 信号通路是目前 OSF 研究最广泛的信号通路。实验证实 OSF 组织中的角质形成细胞可合成分泌 TGF-β,TGF-β 信号通路在 OSF 发病机制中起着重要作用。有学者提出:

该通路的激活是 OSF 中胶原增加的最主要原因。TGF-β 信号通路的激活不仅可以促进胶原产生,还可以抑制胶原降解,致使胶原代谢失衡,最终导致口腔黏膜下的胶原聚集,发生局部纤维化。

学者提出,TGF-β 是一种有自分泌活性的生长因子,它的重要作用主要体现在参与调控胶原的合成及降解途径,如下所述:

在胶原合成通路(collagen production pathway)中,TGF-β 通过 3 种途径参与调控以增加胶原的合成:①激活前胶原基因;②提高胶原蛋白酶原 C(PCP)、骨形态蛋白 1(BMP1)和胶原蛋白酶原 N(PNP)等胶原蛋白酶原的表达水平;③上调 LOX 的活性。研究发现,TGF-β 激活前胶原基因后,可产生大量以单链形式存在的前胶原前体,它们互相结合形成三聚体的前胶原。同时,TGF-β 又可诱导胶原蛋白酶原的分泌,它可促使前胶原转变为胶原纤维。TGF-β 上调 LOX 的活性,促进胶原纤维最终转变为具有稳定交联的成熟纤维形态。有研究发现槟榔中富含铜元素,可协同作用于 LOX 的生物合成,同时可上调其活性,从而进一步促进了成熟胶原纤维的堆积。

在胶原降解通路(collagen degradation pathway)中,TGF-β 由两条途径来参与调控以抑制胶原降解:①TIMPs 的激活:TGF-β 可激活 TIMP 基因,提高 TIMPs 表达水平,打破 TIMPs 与基质金属蛋白酶(matrix metallop roteinases,MMPs)之间的平衡,引起胶原在黏膜下的过度以及持续堆积。②血浆纤维蛋白溶酶激活物抑制基因(PAI)激活:PAI 激活会使得血浆纤维蛋白溶酶原(Plg)形成减少。Plg 可以使前胶原酶转变为有活性的胶原酶,它的减少会导致有活性的胶原酶的缺乏。胶原酶的活性和水平的降低导致胶原降解减少。

三、微血管损伤学说

OSF 早期黏膜下血管有时扩张充血,有中性粒细胞浸润,晚期血管则狭窄或闭塞。有学者对 OSF 组织中的微血管作免疫组织化学染色,并采用微机图像分析系统定量检测了微血管计数、数密度、微血管面积和面密度,结果表明:OSF 组织中,早期微血管呈增生趋势;而中、晚期则有微血管数量减少、截面面积减小。研究认为:OSF 早期出现的黏膜微创伤引起口腔黏膜局限性炎症,释放的细胞因子、促凝物质等引发微血管内皮细胞损伤,导致血管扩张,通透性增加,血浆渗出增多,血管内大量纤维蛋白沉积,致局部凝血机制被激活,发生 DIC,导致局部组织缺血、缺氧,血液黏滞度增高。缺血组织内的巨噬细胞由于局部氧张力的改变,表达血管生成因子升高,加快了微血管的再生,增加了局部组织的血液灌注。OSF 中、晚期,受损的血管内皮细胞大量释放 ET-1,同时 KC、FB 又可自身合成分泌 ET-1,过量的 ET-1 一方面在其他细胞因子的协同作用下刺激 FB,加速其增殖分化,促进 FB 与胶原的紧密结合,另一方面又反馈地损伤血管,导致血管数逐渐减少、血管腔面积逐渐缩小。有实验证明 ET-1 在 OSF 组织黏膜下成纤维细胞和小血管周围有明显的超量表达,这为 OSF 微血管病变的存在提供了分子理论依据。

四、上皮间充质转化学说

EMT 是上皮细胞纤维性变发生发展中的一个重要过程,此过程中上皮细胞通过一系列特定的程序转化,失去极性和上皮表型,转化为 FB 样形态。研究显示了 EMT 的两点主要特征:①黏附连接、紧密连接、桥粒连接等细胞间连接解体,从而导致细胞分散;②细胞骨架发生重排,形成细胞-基质黏附,获得较高的细胞迁移与侵袭能力。生理状态下的 EMT 过程,主要是通过产生纤维细胞以修复创伤、炎症等造成的组织损伤,当炎症反应停止后该过程也随之自行停止,然而在病理情况下,炎症反应持续活化,EMT 过程也持续存在,并最终导致组织纤维化。

近年来的研究表明槟榔提取物可引起正常 KC 形态学的改变,包括口腔黏膜上皮细胞液泡化、基底膜出现空隙和细胞间隙的增大,而其潜在机制与一些参与 EMT 的细胞蛋白的异常表达有关,如细胞骨架蛋白波形蛋白(vimentin,VIM),细胞角蛋白(cytokeratin,CK)和一些细胞外基质分子包括细胞粘合素,纤连蛋白,基质金属蛋白酶-2(MMP-2),基质金属蛋白酶-9(MMP-9)和纤溶酶原激活剂抑制剂-1(PAI-1)等。

细胞的微丝骨架(filament actin,F-actin)具有多种信号传导功能,在细胞吞噬运动中发挥重要作用,并参与细胞吞噬的全过程。用不同浓度的槟榔碱刺激口腔黏膜 FB,并检测 FB 吞噬胶原微球的能力和 F-actin 的形态、分布。实验提示槟榔碱可双向调控 FB 的吞噬能力,低浓度槟榔碱可以促进 FB 吞噬胶原,高浓度槟榔碱则会抑制 FB 的吞噬运动。随着槟榔碱浓度升高,F-actin 逐渐挛缩,降解为小片段的 F-actin 及低聚物。槟榔碱是一种小分子拟胆碱物质,可激动 M 受体。低浓度时,可促进 Ca^{2+} 内流,增加钙通道电流;高浓度时,则会抑制 Ca^{2+} 内流,同时降低钙通道电流作用。因此,槟榔碱可能通过改变细胞内 Ca^{2+} 浓度来调控 F-actin 的聚合度,进而影响 FB 的胶原吞噬功能,而抑制结缔组织中 ECM 的生理修复,致使黏膜下的胶原沉积。

第二节　口腔黏膜下纤维性变癌变分子机制

1956 年,Pagmaster 发现其接诊的 OSF 患者中近 1/3 发展为口腔鳞状细胞癌,最先提出 OSF 可能是一种癌前状态的观点。随着 OSF 癌变病例报道的增加,OSF 不再是仅影响口腔功能的慢性疾病,而是一种口腔癌前状态。随着研究的深入,1978 年,WHO 将 OSF 列入癌前状态的一种。1984 年,Pindborg 等提出支持 OSF 是癌前状态这一观点的 5 点证据,下列病例中有时可同时发现:①OSF 病例中口腔癌的存在;②口腔癌病例中 OSF 的存在;③OSF 病例中口腔白斑的存在;④OSF 患者的病变上皮中不典型增生;⑤OSF 患者的病变上皮中口腔癌特有的组织学改变。

此外,国外研究报道 OSF 癌变率由 2.3% 到 13% 不等,而中国湖南等地调查结果显示 OSF 癌变率低于 2.8%。目前研究认为 OSF 的癌变可能与槟榔中的致癌成分如槟榔碱、烟草中的有害成分如尼古丁、各种细胞因子的协同作用、有关酶的改变(如:COX-2、LOX、端粒酶、诱导型一氧化氮合酶等)、抑癌基因如 p53 基因的失活,以及基因多态性、创伤、细胞免疫等关系密切。OSF 癌变的病理学改变,尤其是癌变分子机制,已成为目前的研究热点。

1. survivin　survivin 是近年发现的凋亡抑制因子之一,属于凋亡抑制蛋白(inhibitors of apoptosis protein,IAP)家族。

有研究发现,在 OSF 中,癌变组织 survivin 的阳性表达明显高于未癌变组织。提示 survivin 可能通过抑制细胞凋亡参与了 OSF 的癌变过程。其可能机制为:OSF 晚期,病变口腔黏膜出现上皮萎缩,外源性细胞毒性因子可直接作用于病变上皮细胞,使 survivin 在病变上皮细胞中出现高表达,抑制了细胞凋亡,最终导致 OSF 癌变。

2. 端粒和端粒酶 端粒是位于染色体末端的特殊结构,对染色体有保护作用。正常体细胞几乎没有端粒酶活性,端粒会随着体细胞的不断增殖而渐渐缩短,当端粒缩短至一定程度时,细胞停止分裂,转而进入静止状态,最后细胞进入衰老或死亡。但是,当细胞的端粒酶活性因为某些原因被激活,使端粒维持在一定的长度时,细胞将逃过死亡或衰老而成为无限增殖的肿瘤细胞。

C-myc 是端粒酶激活途径的核心,它可以通过促进细胞增殖、永生化和转化等影响肿瘤的发生发展。hTERT 是端粒酶的催化亚基,能直接调控端粒酶转录活性。有学者发现:C-myc 蛋白可以通过与 hTERT 基因的核心启动子直接结合来调节 hTERT 的 mRNA 的表达,从而激活端粒酶。端粒酶激活后导致端粒长度维持稳定,细胞凋亡受到抑制。有研究发现,OSF 癌变组织中 C-myc 蛋白阳性表达率明显高于 OSF 组织,推断该蛋白可能通过与 hTERT 的启动子结合而激活端粒酶,参与了 OSF 癌变。

3. 脆性组氨酸三联体基因(*Fragile histidine triad*,*FHIT*) *FHIT* 基因为抑癌基因,该基因容易在某些致癌因子作用下出现转录异常,导致 FHIT 蛋白表达缺失。FHIT 蛋白是 1 种典型的二核苷酸 5′,5′′′-P1,P3-三磷酸盐(Ap3A)水解酶,可水解 ApnA(n = 3 ~ 6)成为一磷酸腺苷和二磷酸腺苷,而 Ap3A 与三磷酸腺苷结构类似,能抑制蛋白激酶的活性。若 FHIT 表达下降,Ap3A 的水平升高,可激活细胞生长信号途径,阻断细胞生长抑制途径和凋亡途径,导致肿瘤的发生。

有研究显示,OSF 组织中 FHIT 蛋白的表达,无论是阳性率还是染色强度都较 OSF 癌变组织要低。这提示 FHIT 可能参与了 OSF 的癌变过程。FHIT 参与 OSF 癌变的可能机制为:致癌因子首先作用于 *FHIT*,使其转录出现异常,FHIT 蛋白表达缺失,使得 FHIT 蛋白对细胞周期的调控作用降低或缺失,细胞凋亡数量减少,从而导致 OSF 癌变。

4. p16 *p16* 基因是一种抑癌基因,它在多种肿瘤中都起重要作用。它直接参与细胞周期调控以及维护正常细胞的增殖。p16 蛋白能与细胞周期素 D1(Cycling D1)竞争性结合细胞周期依赖性蛋白激酶 4(CDK4)而抑制 CDK4 的活性,使细胞周期阻滞于 DNA 合成前期(G1 期),以达到调控分裂的作用。若 p16 蛋白表达下调或缺失,将使其竞争结合力下降,Cycling Dl 与 CDK4 结合增加,细胞分裂速度加快,调控失控,即导致发生癌变。

有学者研究显示,p16 在 OSF 及其癌变组织中出现依次表达缺失。推测 p16 可能参与了 OSF 癌变过程,其参与 OSF 癌变机制可能为:某种致癌因子致使 p16 蛋白表达下调或缺失,从而 Cycling Dl 与 CDK4 结合增加,细胞分裂速度加快,调控失控,导致 OSF 癌变。

5. p53 与 MDM2、p21 *p53* 是一种抑癌基因,在生理情况下编码野生型 p53(wtp53)蛋白,在细胞生长中起着重要的调控作用。*MDM2* 为原癌基因,在调节 wtp53 的稳定性和活性方面起着重要作用。正常情况下 *MDM2* 与 *p53* 基因之间存在着负反馈回路(即自我反馈环),*p53* 激活 *MDM2* 基因转录,而 MDM2 蛋白又与 p53 蛋白结合,促使 p53 蛋白经泛素-蛋白酶体(Ubiquitin proteasome,UP)降解途径进行降解。另一方面 MDM2 可引导 wtp53 出胞核,在胞质中降解 wtp53 蛋白,使 p53 维持低水平状态,保持细胞正常增生。*p53* 基因突变或 *MDM2* 基因产物异常增高都可以使 wtp53 的抑癌功能丧失,细胞增殖失控,导致肿瘤的发生。有研究发现,OSF 癌变组织中 MDM2 蛋白阳性表达率明显高于 OSF 组织,推测表达的 MDM2 蛋白可能通过促进 p53 蛋白经泛酸途径降解,wtp53 的抑癌活性丧失,导致 OSF 癌变。

p21 基因是抑癌基因,位于 p53 基因的下游,是 p53 的目标基因。p53 介导的 Gl 期抑制是 p21 转录激活的结果。有研究发现,p21 蛋白在正常口腔黏膜组织中阳性表达,在 OSF 癌变组织中表达减少甚至缺失。推测 p21 参与 OSF 癌变的可能机制是:p21 蛋白的表达减少或缺失致使 p53 介导的 G1 期抑制失控,细胞增殖抑制作用丧失,从而导致 OSF 癌变的发生。

6. S100 蛋白 S100 蛋白定位于 1q21,作为一种钙结合蛋白家族,可调节钙离子与靶蛋白的相互作用,同时能与小富脯氨酸蛋白等构成表皮分化复合体,其与上皮分化及上皮源性肿瘤的发生发展有着密切相关,在体内可发挥多种生物学功能。在上皮细胞恶变过程中起重要作用。

有学者发现正常上皮黏膜中 S100 表达阴性,而在 OSF 上皮黏膜与异常增生上皮中均有 S100 蛋白过表达,其阳性表达率均为 50%。S100 蛋白过表达,进一步表明其与异常增生上皮的相似性,为解释 OSF 为癌前状态提供了理论依据。

7. 环氧化酶-2(Cyclooxygenase-2,COX-2) COX-2 是花生四烯酸代谢的过程中一种重要的限速酶。在肿瘤发生的分子机制中发挥着重要作用。

有研究发现,COX-2 在 OSF 癌变组织中表达较 OSF 组织显著增高,COX-2 过度表达可能在 OSF 癌变过程中起一定作用。

8. RUNX3 和 RASSF1A RUNX3 和 RASSF1A 均属于抑癌基因,二者基因表达异常在多种肿瘤的发生发展中起重要作用。

有研究显示,在 OSF 癌变组织中 RUNX3 和 RASSF1A 表达较 OSF 组织中要明显降低,推测二者可能参与了 OSF 癌变过程。其可能机制为:RUNX3 表达降低可使 TGF-β 信号途径发生紊乱,进而细胞凋亡受到抑制,最终导致 OSF 癌变。RASSF1A 低表达使得其对细胞从 G1 期进入 S 期的抑制作用减弱或缺失,失去对细胞增殖的负性调节作用,从而导致 OSF 癌变。

第三节 口腔黏膜下纤维性变分子诊断及潜在治疗靶点

OSF 主要病变特征是胶原堆积和微血管改变。其发病过程是在多种基因的调控下最终引起的胶原蛋白分解与合成失调。

TGF-β、CTL4、IL-6、TNF、IFN-α 和 IGF 等多种细胞因子均参与调控胶原蛋白的表达。有学者通过寡核苷酸芯片分析并通过 RT-PCR 和免疫组织化学的实验方法验证了在 OSF 中上调的基因有 TGF-β1、TGFBIp、THBS1、SPP1 和 TIG1,上述因子在 OSF 中的表达相对正常口腔黏膜均有不同程度上调,导致胶原分解和合成的失调,从而使口腔黏膜胶原纤维堆积。

前文所述,OSF 中可观察到 P53、survivin、S100 等相关因子的异常表达,且随病程进展表达水平渐次提高,提示了 OSF 的恶变潜能。此外,有研究指出,HLA-A10、DR3、DR7 等基因在 OSF 患者中发生频率也增高,其在 OSF 进展中可能起到重要作用。

通过对上述 OSF 发病相关因子的研究,我们可以了解其在致病过程中起到的作用,从而筛选合适的分子诊断指标,达到早诊断,早治疗,中断其恶变进程的目的,这将对 OSF 的治疗具有重要的意义。

目前,OSF 已被公认为是一种黏膜局部胶原合成与分解失调的疾病,过量的胶原形成和胶原降解的减少导致了口腔黏膜组织中胶原纤维的沉积,从而导致组织纤维性变。目前的研究热点集中在 TGF-β 诱导的 EMT,这一过程已证实在多种器官的纤维化包括 OSF 的形成过程中起着至关重要的作用。治疗纤维化的关键就是找到 EMT 过程中可人工干预的靶点并阻断它。

OSF 可能的治疗干预措施基于以下 5 个方面:①通过抗炎/免疫调节药物来阻断慢性炎性过程;②通过抗 TGF-β 抗体或可溶性 TGF-β 受体肽来阻断 TGF-β 通路;③利用铜螯合剂如青霉胺等降低 LOX 活性,阻止交联结构的形成;④利用抗 LOX 药物来阻断其激活;⑤利用胶原酶催化剂如秋水仙素促进胶原降解。可以结合上述多种手段,从多点干预,以达到有效的治疗。具体如下:

1. 慢性炎症过程是纤维化的最主要因素,抗炎症/免疫调节剂如秋水仙素和类固醇类药物可能有效。秋水仙素是一种抗炎症药物,可抑制胶原合成同时刺激胶原酶,而糖皮质激素是一种免疫抑制药物。本组药物是目前临床上比较重要的 OSF 治疗药物。

2. TGF-β 是参与纤维化过程的重要细胞因子。TGF-β 抑制物可以阻断整个 TGF-β 通路。抗 TGF-β 药物可以以抗体或模拟肽的形式存在。抗 TGF-β 抗体可通过与其交联来抑制其行动。水溶性模拟肽可成为 TGF-β 的受体,竞争性抑制 TGF-β。

3. 目前研究认为 LOX 是维持胶原代谢和纤维化平衡的关键酶。铜螯合剂可降低 LOX 的活性,进而减少胶原纤维的交联结构,降低纤维化。铜螯合剂被认为可抑制 LOX 或直接与胶原原纤维反应,来阻断胶原形成交联结构,从而起到抗纤维化作用。提示这类药物可能是治疗 OSF 的潜在药物。

4. 胶原酶激活剂可以激活前胶原酶从而提高胶原蛋白降解过程。目前局灶性注射透明质酸酶(可破坏结缔组织成分)与类固醇已在临床应用于 OSF 的治疗。

参 考 文 献

1. 中华口腔医学会口腔黏膜病专业委员会. 口腔黏膜下纤维性变的诊断标准(试行稿). 中华口腔医学杂志,2009,44(3):130-131

2. 陈谦明. 口腔黏膜病学. 第 4 版. 北京:人民卫生出版社,2012

3. 翦新春. 中国大陆地区口腔黏膜下纤维性变研究的过去、现在与未来. 中华口腔医学研究杂志(电子版),2008;2(6):545-552

4. 翦新春,郑廉. 口腔黏膜下纤维性变研究进展. 中国实用口腔科杂志,2011,4(2):65-68

5. 刘斌杰,陈珺,翦新春. 丹参联合小剂量泼尼松龙对口腔黏膜下纤维性变相关 miRNA 表达的改变. 中南大学学报(医学版),2014,39(5):471-476

6. 李辉莉,方厂云,苏征. 槟榔碱对口腔黏膜成纤维细胞微丝骨架及胶原吞噬的影响. 实用口腔医学杂志,2013,29(6):816-819

7. 唐杰清. 43 例口腔黏膜下纤维性变血液流变学的研究. 口腔医学,2010,30(10):616-617

8. 张姗姗,凌天牖. 成纤维细胞、肌成纤维细胞与口腔黏膜下纤维性变. 临床口腔医学杂志,2012,28(2):118-120

9. 吴颖芳. 口腔黏膜下纤维性变的治疗研究进展. 中国实用口腔科杂志,2011,4(2):76-80

10. 方厂云,夏宇,苏征等. 整合素 α1 在口腔黏膜下纤维性变发病机制中的作用. 实用口腔医学杂志,2008,

24(1):115-119

11. 夏宇,方厂云,罗洪.槟榔碱对口腔黏膜成纤维细胞分泌整合素 α2 的影响.临床口腔医学杂志,2007,23(4):242-245

12. 邹萍,盛薇,李惠林.丹参注射液诱导口腔黏膜下纤维性变成纤维细胞凋亡的实验研究.中华中医药学刊,2007,25(12):2565-2566

13. 李霞.肌成纤维细胞在口腔黏膜下纤维性变发病机制中的作用研究.中南大学,2006

14. 蔺琳,凌天牖.槟榔碱在口腔黏膜纤维性变及癌变发病机制中的作用.临床口腔医学杂志,2006,22(2):124-126

15. 李霞,凌天牖.槟榔提取物对口腔黏膜成纤维细胞增殖活性的影响.中国现代医学杂志,2005,15(8):1204-1206

16. 高义军,凌天牖,姚志刚等.口腔黏膜下纤维性变癌变的回顾性研究.临床口腔医学杂志,2005,21(2):119-120

17. 高义军,凌天牖.口腔黏膜下纤维性变发病机制的研究进展.临床口腔医学杂志,2004,20(8):502-504

18. 尹晓敏,高义军,唐瞻贵,等.FHIT 和 MDM2 在口腔黏膜下纤维性变及其癌变组织中的表达.中南大学学报(医学版),2010,25(6):572-575

19. 谢晓莉,唐瞻贵,姚志刚,等.口腔黏膜下纤维性变 S100 蛋白表达.湖南医科大学学报,2003,28(4):388-390

20. 冯云枝,凌天牖.口腔黏膜下纤维性变患者角朊细胞分泌细胞因子水平变化.华西口腔医学杂志,2000,18(1):23-25

21. 高义军,凌天牖,李运良等.转化生长因子 β1 在口腔黏膜下纤维性变角朊细胞中的表达.中华口腔医学杂志,1997,32(4):239-241

22. 刘蜀凡,翦新春,沈子华等.口腔黏膜下纤维性变的研究.临床口腔医学杂志,1938,4(2):81-83

23. LEE C H,KO A M,KO Y C,et al. Intercountry prevalences and practices of betel-quid use in south,southeast and eastern Asia regions and associated oral reneoplastic disorders:an international collaborative study by Asian betel-quid consortium of south and east Asia. International Journal of Cancer,2011,129(7):1741-1751

24. VOHRA F,AL-KHERAIF A A,QADRI T,et al. Efficacy of photodynamic therapy in the management of oral premalignant lesions. A systematic review. Photodiagnosis and Photodynamic Therapy,2015,12(1):150-159

25. PATIL S,HALGATTI V,SANTOSH B S,et al. Comparative study of the efficacy of herbal antioxdants oxitard and aloe vera in the treatment of oral submucous fibrosis. Journal Clinical and Experimental Dentistry,2014,6(3):265-270

26. KHAN I,AGARWAL P,KONDAIAH P,et al. Role of TGF-β and BMP7 in the pathogenesis of oral submucous fibrosis. Growth Factors,2011,29(4):119-127

27. MOUTASIM K A,JENEI V,THOMAS G J,et al. Betel-derived alkaloid up-regulates keratinocyte alphavbeta6 integrin expression and promotes oral submucous fibrosis. The Journal of Pathology,2011,223(3):366-377

28. BISHEN K A,RADHAKRISHNAN R,SATYAMOORTHY K. The role of basic fibroblast growth factor in oral submucous fibrosis pathogenesis. Journal of Oral Pathology & Medicine,2008,37(7):402-411

29. HU Y J,JIAN X C. The role of epithelial-mesenchymal transition in oral squamous cell carcinoma and oral submucous fibrosis. Clinica Chimica Acta,2007,383(1-2):51-56

30. RAJALALITHA P,VALI S. Molecular pathogenesis of oral submucous fibrosis-a collagen metabolic disorder. Journal of Oral Pathology & Medicine,2005,34(6):321-328

31. TSAI C H,YANG S F,CHANG Y C,et al. Raised keratinocyte growth factor-1 expression in oral submucous fibrosis in vivo and upregulated by arecoline in human buccal mucosal fibroblasts in vitro. Journal of Oral Pathology & Medicine,2005,34(2):100-105

32. JENG J H,WANG Y J,CHANG M C,et al. Roles of keratinocyte inflammation in oral cancer:regulating the prostaglandin E2,interleukin-6 and TNF-alpha production of oral epithelial cells by areca nut extract and arecoline. Carcinogenesis,2003,24(8):1301-1315

33. HAQUE M F,MEGHJI S,HARRIS M,et al. Interferon gamma(IFN-γ)may reverse oral submucous fibrosis. Journal of Oral Pathology & Medicine,2001,30(1):12-21

34. CHANG M C,HO Y S,JENG J H,et al. Areca nut extract and arecoline induced the cell cycle arrest but not apoptosis of cultured oral KB epithelial cells:association of glutathione,reactive oxygen species and mitochondrial membrane potential. Carcinogenesis,2001,22(9):1527-1535

第十四章 口腔癌的分子生物学

第一节 口腔癌的起源及分子发病机制

口腔癌的起源及发生是一个极其复杂的事件,是由物理、化学、生物以及遗传等多因素共同作用的结果,下文将对这些因素进行分述。

一、物理化学致癌因素

(一)烟草

不同的国家与地区的流行病学资料均显示,烟草制品的使用与头颈部鳞状细胞癌的发生发展具有十分密切的关系。据统计,在头颈部鳞状细胞癌患者中,约有 2/3 的人群曾使用过不同种类的烟草制品。头颈部鳞状细胞癌的危险总量和烟龄呈剂量-效应关系,重度吸烟人群患头颈部鳞状细胞癌的危险度为不吸烟人群的 5~25 倍。与当前吸烟人群相比,曾有吸烟史的人群(已戒烟)患头颈部鳞状细胞癌的危险度较低,且随着戒烟时间的延长,该危险度呈持续下降趋势。一项随访资料显示,在曾有吸烟史并已接受治疗的口腔癌患者中,继续吸烟者口腔癌复发的机率比停止吸烟者高 2~6 倍。

除吸烟之外,其他一些非吸入性烟草(smokeless tobacco)的使用,如鼻烟、咀嚼烟草、咀嚼酱叶等,亦被证实为口腔癌的潜在危险因素。近期的一项 Meta 分析对 1920—2005 年期间发表的 32 项流行病学研究进行了统计,结果显示在非吸入性烟草的使用人群中,口腔癌的发生率较未接触烟草的人群增高。研究还显示,非吸入性烟草导致口腔癌的发生与其中含有的亚硝胺成分有关,鼻烟、咀嚼烟草或酱叶的使用均可使口腔中的内源性亚硝基化作用增强。

烟草中含有数千种化学成分,这些成分可随着烟草的燃烧或咀嚼释放出来,从而对人体造成损害。国际癌症研究协会(International Agency for Research on Cancer, IARC)已将烟草燃烧产生的烟雾中所包含的 60 余种化学成分划分为致癌物质,种类涉及人类致癌物(human carcinogens)、人类潜在致癌物(probably human carcinogens)及实验性动物致癌物(animal carcinogens)。其中,实验性动物致癌物可能对人类亦有致癌作用。

烟草中的致癌物质主要为多环芳烃(polycyclic aromatic hydrocarbons, PAHs)和烟草特异性亚硝胺(tobacco-specific nitrosamines, TSNA)。一些多环芳烃类物质,如苯(α)嵌二萘[Benzo(α)pyrene, B(α)P],已经被证实为人类诱变剂、致癌物及发育毒性物质。B[α]P 在体内被细胞色素 P450 激活并形成二醇环氧化物，后者可与 DNA 中鸟嘌呤残基的环外 N2 位点结合形成 DNA 加合物。B(α)P 在细胞中经代谢作用可形成 7,8-二氢二醇，此为二羟环氧苯并芘(dihydmxyepoxy benzopyrene,BPDE)的前体物质。目前已知,B(α)P 二醇环氧化物-DNA 加合物(PAHs-DNA 加合物)可诱导细胞发生 GT 倒置形式的 DNA 突变。而暴露于香烟烟雾中 PAHs 程度与机体形成 PAHs-DNA 加合物水平之间的关系目前也已得到证实。PAHs-DNA 加合物还可导致一些抑癌基因如 *K-rsa*、*p53* 等发生不同类型的突变。Denissenko 等人发现 BPDE 可与一些特异性的热点结合并导致 *p53* 密码子 157、248 和 249 发生 GT 倒置。一些研究还发现,在吸烟相关的肺癌与头颈部癌当中,*p53* 中出现 GT 倒置的频率明显增加。香烟烟气中有 CO、CO_2、NO、烷基和烷氧基等多种有害自由基,吸烟时会有大量的自由基进入体内,过多的氧自由基可与细胞中的靶分子作用而使靶细胞受损,通过损伤生物大分子,干扰细胞的氧化还原电势,并攻击核酸和 DNA,使其发生断链和碱基修饰等,造成 DNA 复制和转录出错,细胞周期发生改变,从而导致细胞分化及增殖速度异常加快,最终造成癌变。

因为烟草特异性亚硝胺对上皮细胞的 DNA 有直接的致突变作用,因此被 IARC 划分为人类致癌物。目前发现的数量最多、功能最强的烟草特异性亚硝胺为 N-亚硝基去甲烟碱(N'-nitrosonornicotine,NNN)和 4-(甲基亚硝氨基)-1-(3-吡啶基)-1-丁酮[4-(methylnitrosamino)-1-(3-pyridyl)-1-butanone,NNK],二者均由烟草中的尼古丁发生 N-亚硝基化作用而形成。亚硝胺为一种前致癌物质,可在细胞色素 P450 酶的作用下发生 α-羟(基)化而被激活。NNK 及 NNK 类型的致癌物可与 DNA 结合并形成 DNA 加合物,后者可促进肿瘤的发展。虽然香烟烟雾中的很多其他成分也可能在癌症发展中发挥作用,但是 NNK 被证实为导致肺癌与口腔癌发生的最有可能的致癌物质。同时,研究还显示了 NNK 的代谢产物与口腔白斑的发生存在着一定关系。

(二) 酒精

酒精的使用是导致口腔癌发生的第二大独立危险因素。据统计,在非吸烟人群中,患口腔癌和咽喉癌的首要危险因素即为饮酒。90% 的头颈部鳞癌患者有饮酒的习惯,为对照组的近两倍,并呈剂量-效应关系。一项基于 200 余项研究的 Meta 分析指出,平均每天摄入 50g 酒精即可显著增加患头颈部鳞癌的危险性。另外,研究也显示,吸烟与饮酒的联合致癌作用要大于二者单独作用时的总和,重度吸烟又重度饮酒的人群患癌的危险性要比一般人群高出 100 余倍。

动物模型研究表明,酒精本身不是致癌物质,但其能够通过一些机制导致肿瘤的发生,如产生氧自由基导致 DNA 损伤、对烟草的溶剂效应、造成机体产生免疫抑制、造成营养缺陷以及诱导代谢外源性物质的微粒体酶的产生等。近来,越来越多的证据显示,酒精的致癌作用主要归因于乙醛的产生。在口腔中,酒精主要被寄居在口腔黏膜表面的微生物所代谢,代谢产物中则包括乙醛。在代谢过程中,酒精中的乙醇首先在乙醇脱氢酶(alcohol dehydrogenase,ADH)的催化作用下脱氢氧化形成乙醛。然后,乙醛又在线粒体中乙醛脱氢酶(acetaldehyde dehydrogenase,ALDH)的作用下形成醋酸盐。ADH 与 ALDH2 的等位基因变异体可被多个基因家族编码,二者可以多种同工酶的形式存在,并且具有不同的活性。任何一种同工酶的活性缺失,都可能造成乙醛水平的增高。乙醛是一种高度不稳定物质,能够快速形成具有高度毒性的自由基,并能导致人类细胞中染色体的畸变以及姐妹染色单体互换。此外,乙醛还可与 DNA 发生共价交互作用而形成 DNA 加合物。而这种加合物与头颈部鳞癌的发生具有一定的关系。因此，ADH 与 ALDH2 活性的缺失可能为口腔癌的诱因之一。另有研究证实酒精可作为致癌物的溶剂，饮酒主要增加舌和口底癌的危险性，特别是对于既吸烟又饮酒的人来说，酒精与舌和口底黏膜反复接触，更容易促进口腔黏膜对致癌物质的吸收而产生癌症。

（三）光辐射

光辐射为发生唇癌的主要因素。研究显示，从事户外工作以及生活在农村等接触阳光较多的人群中唇癌的发病率显著增高。下唇与上唇相比，下唇接受阳光照射的范围与强度高于上唇，因此更容易罹患唇癌。另有研究显示，女性罹患唇癌的机率显著低于男性，推测原因可能为与女性更多地使用防晒化妆品，更少接触户外活动有关。这些事实均从不同方面证实了光辐射与唇癌发病之间存在一定的联系。

在光辐射致癌的机制中，紫外线（ultraviolet rays，UV），尤其是紫外线 B 光谱（波长为 290~330nm）被认为可能是主要的致癌原因。紫外线辐射可诱导上皮细胞中 DNA 发生改变以及抑癌基因 p53 发生突变，同时其还可选择性地抑制机体免疫功能，并弱化机体选择和杀灭非正常细胞的能力。这种机制与紫外线导致皮肤癌的发生具有相似性。同时有研究发现唇癌与头颈部皮肤癌之间具有一定的相关性，提示光辐射是这些部位发生癌症的共同危险因素。

（四）口腔内的不良修复体

研究证明口腔内的不良修复体也是口腔癌的危险因素之一，不良修复体与口腔黏膜的反复摩擦可引起口腔黏膜的创伤，在微生物的作用下可导致口腔黏膜的慢性炎症，慢性创伤感染→创伤修复→再创伤→再修复，这一过程反复发生可以诱发癌症。

（五）化学物质

在众多上皮肿瘤的动物模型中，化学致癌物尤其是 4-硝基喹啉-1-氧化物（4-nitroquinoline-1-oxide，4NQO），在实验中常被用来诱导口腔癌的发生。在实验动物的饮用水中加入 4NQO，常可复制出人类疾病由癌前病变发展成癌的疾病过程。与人类疾病发生类似，长期小剂量地给予实验动物化学致癌物亦能诱导出过度增生和异常增生病损。4NQO 是一种前体致癌剂，属芳香胺杂环化合物。在体内通过 4NQO 还原酶的作用形成近致癌物 4-羟氨基喹啉-1-氧化物（4HAQO），进一步经脯氨酰基化作用代谢为终致癌物 4-乙酰基喹啉-1-氧化物（4-AAQO），最终与靶器官 DNA 亲核结构结合，形成 DNA 加成物，使大鼠基因发生突变。目前研究证实，4NQO 的致癌机理包括多倍体的形成、癌基因如 Ha-ras 的活化、抑癌基因如 TP53 和细胞黏附分子如 E-和 P-钙黏蛋白功能的缺失等。

二、生物致癌因素

（一）病毒

病毒可使编码细胞周期、细胞生存及血管形成的相关基因发生改变，而少数此类基因的改变可使细胞获得恶性表型，尤其是当 HIV 感染造成正常免疫监视功能缺陷时，更是如此。一些病毒通过影响癌基因和其他宿主对细胞控制的调节过程，从而影响细胞增殖、向细胞周围组织侵袭以及凋亡。现已证明几种病毒与人类癌症的发生有关。EB 病毒被认为与毛状白斑的发生有一定关系,同时日本学者也已发现该病毒可能还与口腔癌相关。Kaposi 肉瘤是 HIV 相关的最常见于口腔的恶性肿瘤。人类乳头瘤病毒(human papiloma virus,HPV)与癌症发生之间的关系在早期的研究中已经被阐述。进一步的病毒学研究显示,约有 80 种 HPV 病毒,包括 HPV16、HPV18 等,具有不同程度的致癌性。其中,HPV16 与癌症发生之间的关系最为明确。HPV 病毒是一种双链环状的 DNA 病毒,整合进宿主基因后,其可以通过产生癌蛋白来使抑癌基因的活性失活。HPV16 病毒可以整合进基因组中,亦可以游离基因的形式存在,或是二种形式相结合。病毒基因从游离基因的形式向病毒基因组转化、删除 1~2 个病毒基因后整合到人类基因组中,这个过程在表观上反映为病损由癌前病变发展成为侵袭性癌的过程。虽然 HPV 的整合是随机的,但又有其偏好性,其更加倾向于和染色体脆性位点相结合。HPV 的整合过程导致 *E1E2* 基因序列被打断,从而引起癌蛋白 E6 和 E7 的过表达。研究发现,HPV16、18 的病毒蛋白 E6 和 E7 均可在转染了病毒的细胞内以及与 HPV 感染相关的癌组织内持续表达,二者通过抑制调控细胞周期由 G1 期向 S 期转化的关键抑癌基因 *pRb* 和 *p53* 的表达,从而促进肿瘤的发展。HPV E7 蛋白可与 *pRb* 基因家族成员 *pRb*、*P107* 与 *p30* 等翻译的蛋白结合并使其失活,破坏 G1 期向 S 期的转化,并促使静止细胞进入 S 期。E6 蛋白的致癌潜能则与 p53 与 Bak 蛋白被蛋白酶降解有关,同时伴有 *p53* 调控 G1 期向 S 期的转化能力的失常,从而导致染色体不稳定。而 E6 与野生型 p53 蛋白的共表达则可产生类似 *p53* 基因突变的生物学效应。

目前,已有大量研究证实了头颈部癌与 HPV 感染之间存在一定的关系。体外研究显示,HPV16 感染可导致口腔角质形成细胞发生永生化,这项研究提示了 HPV 在口腔环境中可能具有致癌性。同时,机体感染 HPV 被证实与发生头颈部的良性肿瘤、癌前病变及恶性病损均有关,而 HPV16 为这些病变的共同致病亚群。近期利用高敏感性的 PCR 技术,将头颈部鳞癌中 HPV16 感染的发生率界定到 20%~35%,而有另几项研究报道称在健康受试者的口咽部未发现 HPV16 的存在,进一步提示了头颈部癌与 HPV 感染之间存在着一定的关系。

关于 HPV 感染与烟酒等致癌因素之间的关系一直有很多争论。有人认为,在非吸烟饮酒人群中,HPV 的感染可能在导致头颈部癌变发生过程中发挥着关键性作用。另一些研究也发现,HPV16 相关的肿瘤与烟酒相关的肿瘤相比,其在临床特征、分子病理及细胞遗传学上均显现出不同。而且有研究发现,在非吸烟饮酒的肿瘤患者中,HPV 的检出率更高。另外的一项调查也显示,HPV 阳性的非吸烟人群与 HPV 阳性的吸烟人群相比,患头颈部鳞癌的危险性较低。总之,关于 HPV 导致口腔癌发生与烟酒是否相关尚无定论,尚需更多的研究来对其进行阐明。

(二) 糖尿病

糖尿病是一种器官特异性的自身免疫性疾病,因产生胰岛素的胰脏 β 细胞被破坏而产生的胰岛素总量下降或机体产生胰岛素抵抗而发生。传统观点认为,糖尿病与一系列口腔疾病,如牙周病、龋病、舌炎等均有关。近年的流行病学资料显示,糖尿病亦为口腔癌前病变及口腔癌的危险因素之一。调查研究发现,在糖尿病患者组中,口腔良性肿瘤的患病率为 14.5%,口腔癌前病变的患病率为 8%,而在非糖尿病组中该两项指标的患病率仅分别为 6.4% 和 3.2%。同时该研究还显示,在口腔癌患者组中糖尿病的患病率为 14.6%,较非口腔癌组明显增,由此提示糖尿病与口腔癌发病之间具有一定的联系。

动物模型为研究糖尿病与口腔癌之间的关系及探究其分子机制提供了一种良好的研究手段。已有学者通过此项技术对口腔癌发生发展中关键信号通路中的蛋白进行了考察。实验中分别使用腹腔注射链脲霉素(streptozotocin,STZ)及腭部局部涂抹4-硝基喹啉-1-氧化物(4-nitroquinoline-1-oxide,4NQO)来建立糖尿病及口腔癌的动物模型,并将大鼠分为4组:糖尿病非癌变组(D)、糖尿病癌变组(Dc)、正常非癌变组(N)及正常癌变组(Nc),结果显示,与非糖尿病组相比,糖尿病组大鼠在口腔癌发展阶段表达上调的蛋白包括:酪氨酸激酶受体erbB2与erbB3、胞浆蛋白IRS-1、H-ras与N-ras、肿瘤增殖标记物Ki-67、胞核转录因子c-myc与ets-1等。一般认为,在糖尿病发病过程中,由于胞膜受体的激活可引起胞内信号分子在胞膜的聚集,从而导致包括Ras/Raf/MARK、PI3等一系列信号通路的激活。Ras/Raf/MARK、PI3等一系列信号通路的激活则在口腔癌的发生发展中起到重要作用。这些研究在一定程度上揭示了糖尿病与口腔癌发生发展之间的分子机制。

三、遗传易感因素

(一) 口腔癌的遗传易感性

前面已经提到,烟酒摄入、微生物感染等暴露因素均为口腔癌发生的危险因素,但有研究显示,仅有一部分暴露于这些危险因素的人群罹患口腔癌,提示遗传因素可能在口腔癌的发生中扮演一定角色。进一步的研究证据表明,在有直系亲属患口腔癌的人群、年轻时曾患口腔癌的人群,以及未暴露于其他已知危险因素而罹患口腔癌的人群中,发生口腔癌或口腔癌复发的危险性要高于一般人群。原因为机体中与口腔癌相关的关键蛋白具有多态性,可能会影响口腔癌的个体易感性,并且和暴露于口腔癌危险因素中的个体之间发生口腔癌的多样性有一定的联系。这些关键蛋白主要包括代谢相关酶与DNA修复酶等。

谷光苷肽S转移酶(Glutathione S-transferases,GSTs)是一类能对BPDE及烟草烟雾中其他多环碳氢化合物发挥重要去毒作用的酶。GSTs有4个不同的基因类别(α、μ、π和θ),每种类别包括几种不同的基因,其中 *GSTM1* 和 *GSTT1* 可能是与口腔癌易感性相关的重要基因。*GSTM1* 基因具有多态性,包括一个无效基因型 *GSTM1*,与两个功能性的等位基因 *GSTM1A* 和 *GSTM1B*。*GSTT1* 也同样具有多态性,它是因为一个由基因缺失而产生的无效亚型。由于 *GSTM1* 和 *GSTT1* 的无效亚型转录的蛋白不具有酶活性,因此机体可能丧失对烟草烟雾中有害物的去毒性作用,从而导致癌症的易感。基于对不同种族人群的研究表明,*GSTM1* 和 *GSTT1* 的等位基因出现的频率在不同种族的人群之间存在着较大的差异。由于 *GSTM1* 和 *GSTT1* 的基因位点之间没有联系,因此,在两者的位点上均为无效基因型的人群患癌症的概率要高于只有其中一个或没有无效基因型的人群,而且关于头颈部癌的研究也证实了这一观点。

N-乙酰基转移酶(N-acetyltranferase,NAT) 1 和 2(NAT1,NAT2)可代谢香烟烟雾中的芳基及杂环类的胺类物质。由于NAT2基因位点具有多态性可导致转录的酶发挥不同速率的乙酰化作用,并且对致癌物的去毒作用也不尽相同。几项研究阐述了NAT2在头颈部癌发病中的作用,口腔癌的高发可能与转录慢速乙酰化酶的基因亚型有关。

DNA修复功能的改变也可能增加患口腔癌的风险。核苷酸剪切修复途径对消除单体加合物与氧化造成的DNA损伤起主要作用。据报道,口腔癌中可发生DNA修复功能的异常,而此种异常与一些关键的基因如 *XRCC1* 与 *XPD* 的多态性有关。*XRCC1* 基因的转录产物可与 DNA 连接酶Ⅲ、多聚酶 β 和多聚(ADP-核糖)多聚酶等发生相互作用并参与到基础的剪切修复途径中从而发挥作用。目前已发现 *XRCC1* 存在 3 种基因型。*XPD* 为一种单链 DNA 依赖的 ATP 酶,同时其具有解螺旋酶的活性,可通过展开 DNA 损伤的区域,而利于 DNA 修复的进行。有学者报道 *XPD* 存在 13 种基因多态性。当这些关键基因表现为不同的基因亚型时,其编码的蛋白产物的氨基酸顺序也会发生相应的一些变化,这些变化可导致 DNA 修复功能的异常,并可能因此增加患口腔癌的危险。

(二) 遗传性疾病

虽然口腔癌本身极少具有遗传性,但一些遗传性疾病可增加患口腔癌的危险性,并且遗传性疾病相关肿瘤的好发年龄普遍偏低,通常低于 40 岁。例如有报道发现口腔癌好发于先天性骨髓发育不全的患者。因为在这些患者体内,调控 DNA 识别和修复的基因可发生常染色体隐性突变,因此好发骨髓衰竭、白血病以及包括口腔癌在内的实体肿瘤。研究证实先天性骨髓发育不全的患者发生口腔癌的危险性约为对照组的 500 ~ 700 倍。口腔癌还好发于遗传性 *CDKN2A* 基因功能失活的突变型的人群。*CDKN2A* 基因是一种对细胞周期 G1/S 期转化起重要调控作用的调节基因,散发的口腔癌中可见体细胞中该基因功能的失活。在家族史为阳性的人群中,患口腔癌的危险性增加 2 至 4 倍,这些事实也支持了这种倾向性的遗传因素是存在的。

(三) 家族性口腔癌

虽然口腔癌的发生通常以散在形式表现出来,然而家族性口腔癌(familial OSCC)的存在提示在一部分口腔癌的发生过程中,遗传因素也可能起到了一定的作用。资料显示,在头颈部癌患者的直系亲属中,年轻时患上呼吸或消化道肿瘤的机率要高于对照组。而且在同胞兄弟姐妹中,如果其中一人罹患癌症,则其他人患癌的相对危险度高达 14.6。

但是口腔癌家族性基因易感性与基因易感性之间的联系尚不明确。一个可能的与口腔癌家族性易感性相关的候选基因被认为是 *p16INK4a*,因为 *p16INK4a* 的体细胞突变常被发现与口腔癌的发生有关。p16INK4a 属于一组蛋白激酶抑制因子,其可对细胞周期中的 G1 期起到负性调节作用。*p16INK4a* 的蛋白产物可与 CDK4/CDK6 发生结合从而抑制 CDK4/CDK6 与细胞周期蛋白 D1(cyclin D1)之间的相互关系、同时阻碍 pRB 的磷酸化及 E2F 的释放,导致细胞周期中的 G1/S 期转化被抑制。在口腔癌发生中,导致 *p16INK4a* 失活的机制主要包括纯合子缺失、基因突变和超甲基化等,当这些机制发生时,*p16INK4a* 及其蛋白产物的功能即被失活,其所在的细胞随即发生优势生长,从而导致肿瘤的发生。已有研究证实了 *p16INK4a* 的种系突变与家族性黑色素瘤及胰腺癌之间存在一定的关系。而有人报道在口腔癌高发的家系里也发现了 *p16INK4a* 的基因点突变,并进一步将突变的基因点定位于第 2 外显子。这些研究提示了 *p16INK4a* 的种系突变在家族性口腔癌中发挥了关键作用,这可能对临床工作具有一定指导意义,但仍需进一步研究证实。

四、口腔癌变学说

随着分子生物学技术的发展和应用,研究者逐渐认识到口腔癌的发生和发展是一个受多因素调控、并表现为多阶段的复杂病理过程。口腔癌的发生既受各种理化刺激、致瘤病毒等外源性因素影响,又与机体自身的遗传易感性、免疫状态等因素密切相关。依据这些研究成果,人们提出了以下几种口腔癌可能的发病机制理论。

(一)"区域癌化"理论

区域癌化的概念最早是由 Slaughter 于 1953 年提出,是指在外界致癌因素影响下,特定器官中一个或一组细胞的累积遗传学发生改变,转化为癌前细胞,早期的遗传学事件继续导致癌前细胞出现克隆性增殖而成为癌前区域,致癌因素继续作用,则使某些癌前细胞进一步积累基因组的改变并最终转化为恶性肿瘤细胞,呈现出恶性表型,同时由于那些位于肿瘤周围的癌前细胞仍然存在,所以其仍有可能转化为癌,这一肿瘤发生的模式称为区域癌化。

研究者们发现许多口腔癌的生物学行为符合区域癌化的特点,如:口腔癌在癌前病变基础上可以表现为多点发生;癌周黏膜常表现为不典型增生;口腔癌灶切除后,可在原来癌前病变基础上发生新的口腔癌灶。根据以上现象,研究者提出了口腔癌的区域癌化学说。该学说认为:在烟、酒、病毒等致癌因素作用下,正常口腔基底层细胞发生遗传学改变,得以逃避正常生长控制从而获得优势生长,并克隆性增殖形成癌前区域,临床上表现为白斑、红斑等癌前病损。在致癌因素继续作用下,某些癌前细胞基因改变进一步累积并最终转化为恶性肿瘤细胞,呈现恶性表型,同时肿瘤周围的癌前细胞仍然存在,并有可能转化为癌。

(二)"多基因参与癌变"理论

随着分子生物学技术的发展,学者们逐渐认识到口腔癌的发生是一个受多因素作用、表现为多阶段的复杂病理过程。口腔癌的发生既与外界致癌因素联系紧密,如烟酒刺激、病毒感染等,同时又与机体的内环境息息相关,如机体的免疫状态、遗传易感性以及 DNA 损伤修复能力等。口腔黏膜癌变的发生要经历如下一系列的组织病理学改变:正常黏膜出现单纯增生,然后发展为异常增生,进一步演变为原位癌,最后成为侵袭性和转移性癌。研究者还发现,在从癌前病变向癌的发展演进过程中同时存在着许多基因的异常,肿瘤的发生则需要多个基因的协同作用,一个基因的作用可能只是多个节段中的一个环节。总之,口腔癌的发生是多个基因参与的复杂病理过程。

肿瘤是一种多基因病,肿瘤相关基因的改变是肿瘤发生的基础。研究者发现,几乎所有肿瘤都存在染色体不稳定现象,主要表现为等位基因杂合性丢失和微卫星不稳定现象等。科学家通过对染色体不稳定现象的研究,确定出了许多与肿瘤发生密切相关的癌基因和抑癌基因。癌基因的激活和抑癌基因的失活被认为是口腔癌发生的关键,并直接导致细胞增殖和凋亡调节失控,最终使正常口腔上皮细胞逐步转变为具有无限增殖能力的癌细胞。除细胞遗传学改变外,研究者还发现了癌变的一些其他机制,如端粒酶的激活、DNA 甲基化、线粒体 DNA 损伤等。

随着现代分子学技术的进展,尤其是各种高通量技术的不断涌现和完善,必将发现更多与口腔癌变相关的基因,并进一步研究它们与口腔癌发生发展的关系及作用机制,可望为更为深入了解口腔发病机制、寻找理想的药物靶点和设计个性化治疗奠定基础。

图 14-1-1 显示了口腔癌变的基因改变:吸烟等外部刺激导致口腔上皮细胞基因表达发生变化。在致癌因素的长期刺激下,正常黏膜组织可发展为癌前病变,并最终演变为口腔癌。肿瘤的生长还伴随着表皮生长因子受体、RAR、维甲酸受体,COX、环氧合酶等蛋白的异常表达。随着研究的进一步深入,相信这幅图中的内容会更加详尽和完善。

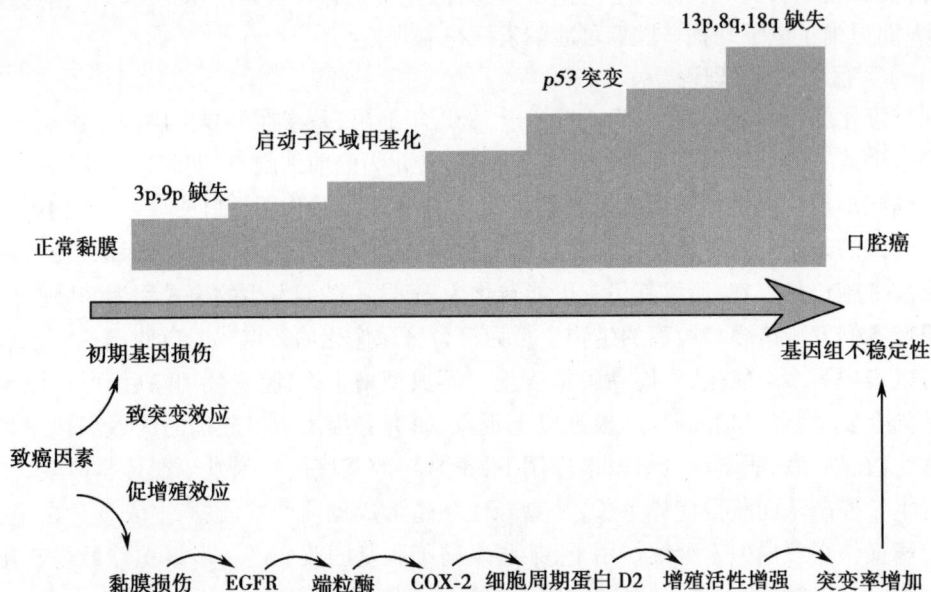

图 14-1-1　口腔癌变的基因改变模式图

(三)"肿瘤干细胞起源"理论

经典的肿瘤研究学说认为肿瘤的发生、发展是全部的肿瘤细胞共同增殖的结果,所有肿瘤细胞均具有无限增殖的潜能,但近年研究发现肿瘤组织内存在一部分具有干细胞特性的细胞,这些细胞具有自我更新的能力,同时其可产生不同分化程度的肿瘤细胞,最终导致肿瘤细胞数目增多和肿瘤体积增大,成为肿瘤发生的关键。目前已经在人乳腺癌、前列腺癌、肺癌中成功分离并获得具有干细胞特性的肿瘤细胞,并证实了肿瘤干细胞在肿瘤发展中发挥了关键作用。口腔癌的研究中,已有证据表明口腔癌细胞中也存在干细胞样细胞亚群。有研究者发现口腔癌细胞中存在细胞表面标志为 CD44$^+$癌细胞亚群,其仅占不到癌细胞总数的 10%,但具有很强的致瘤性,并具有干细胞特性,如自我更新能力和多向分化的能力。

正常干细胞的自我更新、分化和增殖受其调控机制的严格控制,以维持体内各组织、器官的稳态,而肿瘤干细胞则具有恶性增殖的能力,经过不同形式的自我更新式分裂,产生并扩增具有不同分化表型、独特形态的异质性肿瘤细胞。大量的研究表明,常规治疗虽可杀灭大部分增殖活跃的肿瘤细胞,但肿瘤干细胞通常处于相对静止状态,并表达高水平的多药耐药基因,具有很强的药物抗性及 DNA 损伤修复能力,因而能成功地逃逸化疗、放疗的杀伤。残存的肿瘤干细胞侵袭、转移能力更强,成为肿瘤复发和转移的"祸根"。

五、口腔癌前病变

口腔癌前病变是指有形态学变化并具有潜在可能性癌变的口腔病变。WHO 公布的口腔癌前病变有红斑、白斑、红白斑,其中以白斑多见。除此以外有些疾病伴随明显的癌发生的高危性,处于这种临床状态的疾病称为癌前状态,如口腔扁平苔藓,口腔黏膜下纤维性变等。

（一）白斑

口腔白斑病是指口腔黏膜上的白色斑块或斑片，不能以临床和组织病理学方法诊断为其他任何疾病者。WHO 对口腔白斑的定义为"口腔白斑是口腔黏膜上以白色为主的损害，不具有其他任何可定义的损害特征，一部分口腔白斑可转化为癌"。

白斑是最常见的口腔癌前病变，也是与口腔鳞状细胞癌（oral squamous cell carcinoma, OSCC）发病联系最为紧密的癌前病变。有研究报道，有 60% 的 OSCC 患者合并有白斑病损。在白斑患者中，组织学检查无异常增生的群组，其转化为 OSCC 的概率为 15%；而组织学表现为异常增生的群组，其转化为 OSCC 的概率是 36%。

等位基因杂合性缺失（loss of heterozygosity, LOH）现象在肿瘤中是一种非常常见的 DNA 变异，即一个位点上两个具有多态性的等位基因中的一个出现缺失，导致抑癌基因的沉默，从而导致肿瘤的发生。在口腔白斑研究中发现，50% 的白斑存在 3p、9p 等位基因缺失现象，且 LOH 数量与白斑癌变率呈正相关。如果 3p 和（或）9p 短臂无 LOH 发生，则白斑癌变机率低；3p 和（或）9p 短臂有 LOH，白斑癌变机率中等；3p 和（或）9p 短臂有 LOH 并伴有 4p、8p、11q、13q 或 17p LOH，则其癌变风险较无基因缺失的 OLP 高 33 倍。有研究者评估了口腔癌前病变的 LOH 发生情况，发现高 LOH 组在 5 年内约有 50% 的病例会发展为 OSCC，而低 LOH 组病变恶变率仅为 2% 左右。

微卫星碱基对的插入或缺失，又称微卫星不稳定（microsatelite instability, MSI）是癌前病变中另一种常见的细胞遗传学改变。有研究显示，55% 的白斑病损存在 MSI 现象，且 MIS 发生率与癌前病变的组织学病理改变明显相关。

端粒酶是一种特殊的反转录酶，其可以以自身 RNA 为模版，补偿细胞分裂时端粒的缩短，维持染色体的动态平衡，从而使细胞具有无限分裂的能力。在正常细胞中端粒酶表达有限，而在一些恶性肿瘤和癌前病变中则有异常表达。有学者报道 75% 的白斑其端粒酶呈阳性表达，且白斑中端粒酶活性与上皮异常增生的程度相关。

P53 基因是迄今发现的与人类肿瘤发生相关性最高的抑癌基因。*p53* 分为野生型和突变型两种亚型，野生型 *p53* 通过停止细胞生长和启动细胞凋亡而发挥抑癌作用；而突变型 p53 蛋白失去抑癌功能，并可通过促进细胞增殖等途径促使细胞恶性转化。有研究表明，*p53* 基因异常表达与口腔癌的发生密切相关，在白斑中也有大量与 *p53* 的相关报道。有研究者用免疫组织化学技术证实 90% 白斑存在 *p53* 的表达，而在正常口腔黏膜则无表达，且 *p53* 的表达量与癌变率密切相关。仅用免疫组织化学的方法无法识别 *p53* 是野生型还是突变型，于是有学者使用单链构象多态性（single stand conformational polymorphism, SSCP）法对白斑 *p53* 基因突变情况进行研究，纳入研究的 34 名白斑患者中 *p53* 突变型占了 11 例。

线粒体 DNA 与核基因组相比，缺乏组蛋白的保护，且没有有效的损失修复系统，因此容易发生损伤，而且线粒体损伤后可释放出高浓度的活性氧自由基，从而进一步造成核基因组损伤，最终引起细胞癌变。有研究证实，在口腔癌和癌前病变中存在线粒体 DNA 畸变现象，有学者发现白斑区域存在线粒体基因拷贝数目异常，且与其组织病理学改变有相关性。

表观遗传学是研究没有 DNA 序列编码，可遗传的基因表达改变。主要涉及 DNA 甲基化作用的改变和染色质组蛋白的修饰作用（乙酰化、甲基化、磷酸化）的改变和基因印记等，其中启动子超甲基化作用是 OSCC 抑癌基因沉默的一个重要途径。有大量研究证明口腔癌的发生与甲基化有关，如 CpG 岛甲基化是舌癌发生的重要机制。有研究者对白斑区域甲基化情况进行了研究,发现53%白斑患者出现 *RAR-β2* 基因甲基化,44%口腔白斑患者 *p16* 基因出现甲基化,56%白斑患者存在 O6-甲基鸟嘌呤-DNA 甲基转移酶(O6-methylguanine-DNA-methyltransferase, *MGMT*)基因甲基化。随着甲基化研究技术的进步,相信有更多与白斑相关的甲基化位点会得以发现,为口腔癌的预防和治疗提供新的途径。

(二) 红斑

口腔红斑是指口腔黏膜上鲜红色斑块,似天鹅绒样,边界清晰,在临床和病理上不能诊断为其他疾病者,常发生于舌缘、龈颊沟及口底舌腹部,属于癌前病变的一种。目前红斑病因不明,咀嚼烟草、饮酒、吸烟等被认为是红斑的危险因素。据文献报道,有14.3% ~50%的红斑可以转化为口腔癌。

与其他癌前病变一样,红斑中同样存在 *p53* 基因变异。有学者对24名红斑患者进行研究,发现其中11名患者存在 *p53* 基因突变,然而并没有发现 *p53* 基因突变频率与组织病理学表现存在有明显相关性。有学者认为这是因为在红斑临床症状表现出来之前,*p53* 基因就已经发生了变异。

口腔红斑与口腔白斑同为口腔癌前病变,两者在细胞遗传学方面也有相似的变化,但有研究报道红斑病损染色体存在非整倍性改变。

(三) 口腔扁平苔藓

口腔扁平苔藓(oral lichen planus, OLP)是一种常见的慢性炎症性口腔黏膜疾病,其典型的组织病理学特征是上皮基底细胞层细胞的液化变性和固有层大量 T 淋巴细胞呈带状浸润。OLP 临床上常表现为双颊部对称出现的网状珠光白色斑纹样病损,病损中央可伴有糜烂或溃疡。有回顾性研究显示,OLP 的癌变率在0.4% ~5.6%之间,伴有糜烂或溃疡改变的病损其恶变率明显增高,WHO 将 OLP 列入癌前状态。

一些研究表明在 OLP 恶变患者中有特定的染色体改变。Partridge 等发现染色体3p 等位基因缺失区中有5个区域可能含有抑癌基因,其他两个含有抑癌基因区域分别在 8p 和 9p。Partridge 等的研究表明 OLP 恶变患者等位基因缺失明显增多。3p24-26、3p21、3p13、9p 一个或多个位点等位基因缺失与 OLP 恶变易感性有关。

有学者对 OLP 局部3p、9p、17p 上9个位点的杂交缺失频率进行统计,发现普通 OLP 患者遗传突变较少,随着组织异常增生程度的增加,多倍体杂交缺失的频率也相应地逐渐增加。应用染色体原位杂交技术分析发现由第9和17号染色体的遗传不稳定性引起的突变的潜能较高。

人类 DNA 错配修复系统(mismatch repair system, MMR)是由特异修复 DNA 碱基错配的酶分子组成。这套系统由 *hMLH1*、*hMSH2*、*hPMS1*、*hPMS2* 等基因组成。它的存在保证了遗传物质的完整性和稳定性,避免了遗传物质的突变产生,保证 DNA 复制的高保真度。有研究发现 OLP 患者 hMSH2 蛋白的表达明显低于正常人。hMSH2 修复活性的降低,可影响 DNA 突变修复的效果,导致 OLP 患者口腔细胞突变率增高,进而形成口腔癌。

应用免疫组织化学染色的方法,研究者发现 OLP 患者局部表达 p53 蛋白,但表达部位主要局限在基底层细胞细胞核,且 p53 蛋白表达量与组织异常增生程度呈现正相关。有研究者进一步对 *p53* 基因的分型进行研究,发现33%的 OLP 患者为 *p53* 突变型。研究发现 OLP 病损局部角质形成细胞的端粒酶活性很强,这也许是 OLP 癌变的另一重要机制。

（四）口腔黏膜下纤维性变

口腔黏膜下纤维性变（oral submucous fibrosis，OSF）是一种慢性进行性具有癌变倾向的口腔黏膜疾病，其主要病理变化包括上皮组织萎缩、黏膜固有层、黏膜下胶原纤维堆积、变性以及血管闭塞、减少。临床上常表现为口干、灼痛，进行性张口受限、吞咽困难等。OSF主要发生于印度、巴基斯坦等东南亚国家与地区，在我国主要见于湖南、台湾两省。咀嚼槟榔是OSF的主要致病因素，OSF患者几乎都有咀嚼槟榔的习惯。OSF与口腔癌关系密切，在中国台湾、印度等OSF流行地区，80%口腔癌与OSF相关，有学者通过对OSF患者的追踪调查，发现OSF的癌变率在3%～19%之间。

槟榔为一级致癌物，槟榔中的槟榔碱（ARC）、槟榔鞣质、槟榔特异性亚硝胺（ASNA）和活性氧（ROS）等具有细胞毒性、遗传毒性、致突变性和致癌性。

有研究表明在有咀嚼槟榔习惯的OSF患者中，姐妹染色单体互换频率明显增高。有研究表明，OSF病损部位表达的p53蛋白局限于口腔基底成角质细胞层，与正常口腔黏膜相比，OSF局部p53的表达量明显增高。

腺瘤性息肉病基因（*adenomatous polyposis coli*，*APC*）又称为*APC*基因，是一个重要的抑癌基因，在口腔癌的发生中起了重要的作用。有研究表明，87%的OSF患者存在*APC*基因变异，从而导致APC蛋白表达量下降，失去抑癌作用。

（陈谦明）

第二节　口腔癌前病变和口腔癌发生的遗传学

一、染色体异常与微卫星不稳定

（一）染色体异常

1. **染色体异常的定义及分类**　染色体异常（chromosome instability，CIN）分为染色体数目的异常和结构的改变。染色体数目的改变表现为染色体数目不成倍数的增加或减少，称非整倍体。而染色体结构的改变主要包括染色体的缺失（deletion）、重复（duplication）、倒转（inversion）、异位（translocation）等。

染色体缺失指生物的染色体上缺失了一段。可由热、辐射线、病毒感染、化学因子、转移子或重组酶发生错误而引起。分为端点缺失及中间缺失2种。

染色体重复是指染色体上某一段重复出现，此段可能连在原来的一段旁边，也可能连在别的染色体上。

染色体倒转指染色体的一段断裂，转180°后再与原染色体重新接合，最终使基因的顺序颠倒。

染色体异位指染色体的一段由一位置移到另一个位置，异位可能发生在同一条染色体内，异位也可能转移到另外一条染色体上。这两种改变通常存在在同一个肿瘤细胞中，这提示我们两者在发生机制上可能有很多的重叠。

2. **染色体异常的潜在机制**

（1）染色体数目异常的潜在机制：虽然非整倍体形成的潜在机制目前仍不完全清楚，但有丝分裂检查点的缺陷及中心体异常导致的染色体分离错误通常被认为可能是非整倍体形成的重要原因。

1）有丝分裂检查点的缺陷：一个细胞周期中，至少有 2 个关键点控制着细胞能否进入下一个时相，这 2 个关键点称为节点或检查点（checkpoint）。主要的细胞周期检查点包括 2 个：一个是位于 G2-M 处的纺锤体检查点（spindle checkpoint）和另外一个是位于 G1-S 处的侧 DNA 损伤检查点（DNA-damage checkpoint）。

2）中心体的异常：中心体是细胞内一种小的非膜性的细胞器，由一对彼此垂直的短筒状中心粒和其周围的中心粒周围物质（pericentriolar matrix，PCM）所组成。中心体的功能是在分裂间期和分裂期的细胞中作为主要的微管组织中心（microtubule organizing center，MTOC）。Boveri 首先提出肿瘤细胞中染色体的异常可能和异常的中心粒复制及多极纺锤体形成有关。

（2）染色体结构异常的潜在机制：染色体结构异常包括染色体的易位、缺失、倒位或染色体区扩大，目前认为，染色体结构的异常主要是与 DNA 损伤检查点（DNA damage checkpoints）或 DNA 双链断裂点（DNA double-strand breaks，DSBs）修复系统发生缺陷有关。

3. 染色体异常与肿瘤　非整倍体作为染色体异常的特征性表现形式几乎可见于所有恶性肿瘤。近年来已经有一些研究表明有丝分裂检查点的缺陷可能涉及 CIN 的发生，如 Cahill 等报道结肠细胞株中 CIN 的表型与有丝分裂检查点的功能异常紧密相关；Takahashi 等在鼻咽癌及肺癌的研究中也发现有相当比例的鼻咽癌及肺癌细胞株显示有存在有丝分裂检查点的缺陷。但另外一些研究证据提示有丝分裂检查点的缺陷可能不是所有肿瘤细胞 CIN 发生的共同机制，如 Haruki 等发现肺癌细胞株 CIN 表型与有丝分裂检查点损害之间的联系不甚密切；Tighe 等在部分 CIN 结肠癌细胞株的研究中发现所有纳入研究的 CIN 结肠癌细胞株都存在功能正常的有丝分裂检查点。以上这些研究都提示了在引起 CIN 的潜在机制上可能部分存在肿瘤类型特异性。

迄今为止，有丝分裂检查点基因突变的现象已经在一小部分人类肿瘤，包括肺癌、结肠癌、乳腺癌和膀胱癌中有报道。涉及有丝分裂检查点的基因包括 MAD 家族的如 Hmad2、hMAD1，另外，hBUB1、hBUB3、hBUBR1 的突变都可能和此检查点的缺陷有关。但在目前的研究中，绝大多数肿瘤细胞中并没有发现这些基因改变，这提示这些检查点相关基因的突变可能仅和少部分肿瘤中检查点的缺陷有关。

Boveri 首先提出肿瘤细胞中染色体的异常可能和异常的中心粒复制及多极纺锤体的发生有关。通常中心体的扩增和染色体异常都只见于非整倍体肿瘤细胞及其来源的细胞株，而在二倍体肿瘤细胞中通常都含有结构和功能正常的中心体。这些发现提示中心体的扩增与染色体异常（非整倍体）的发生可能存在机制上的直接联系。染色体 11q3l 区段的扩增是人类肿瘤扩增最频繁的区域之一，而且与肿瘤的侵袭性生长、淋巴结转移和较差的预后相关。近年来已经有一些间接的研究证据支持 DNA 损伤检查点的缺陷可能与染色体异常及肿瘤的发生有关。如一些和 DNA 损伤检查点有关基因的异常改变可能与人类肿瘤的发生有关，这些基因主要包括 ATM、ATR、BRCAI 和 BRCAZ 等，其通过和人 Rad51、p53 相互作用以维持染色体的稳定性，它们的缺失或突变在一定程度上导致染色体易位的发生。

尽管对染色体异常是肿瘤发生的原因还是其发生的结果仍然存在争议，但目前已经有大量的研究证据显示：染色体异常所致的基因组不稳定可能是肿瘤发生发展的重要方面。对此可能的解释有以下 3 方面：①染色体异常中染色体结构的改变，可以促进一些染色体上的促生长基因如原癌基因表达量的增加,而一些抑制生长的基因如肿瘤抑制基因的表达量减少,这些具有生长优势的细胞最终发展成为肿瘤细胞。②CIN 的改变可以增加肿瘤抑制基因杂合性丧失发生的频率和程度,通过点突变,基因沉默或异常的高甲基化等导致受累的肿瘤抑制基因的表达部分或完全丧失。③CIN 可以导致总的基因表达发生改变,部分或整条染色体的获得或丢失可以影响其上大量的基因,这些在基因表达框架上的巨大变化可以打破多个细胞正常生长平衡系统,如细胞周期及细胞周期检查点、细胞代谢及细胞间的相互作用等,从而导致细胞癌变。

4. 染色体异常与口腔癌前病变和口腔癌 染色体异常是口腔黏膜癌变过程中常见的基因不稳定表现形式,现已发现,在口腔黏膜癌变过程中存在着多种染色体的异常,包括染色体 1、3、4、5、6、7、8、9、10、11、12、13、16、17、18、21、22 等在内的多个染色体在一定范围内可以发生点突变、扩增、重排、缺失、整条或部分染色体的丢失或获得及多个染色体臂等位基因的丢失,这些异常均可以在一定比例的口腔癌和口腔癌前病变中见到。其中,非整倍体作为 CIN 特征性的表现出现在 70% 以上的口腔鳞状细胞癌及相当比例的口腔癌旁组织及癌前病变中,并与细胞的恶性转化进程有关,提示染色体异常可能是口腔癌发生发展的重要方面。染色体 11q31 区段是肿瘤癌基因扩增最频繁的区域之一,有许多与 OSCC 密切相关的癌基因位于这一区段。口腔癌过表达序列 1(oral cancer over expressed 1,OVRAOV1)及乳腺癌和鳞状细胞癌相关的 pso/55src 蛋白激酶底物序列(mammary tumor and squmaous cell carcinoma-associated p80/85 substrate,EMS1)都是在染色体 11q31 区段扩增的基因。

OSCC 病损中存在非随机性的染色体的获得或丢失,如 WolffE 等的研究显示在 OSCC 中存在特异性的染色体核型改变;Huang Q 等对包括咽喉及口腔等不同部位头颈部 SCC 基因组杂交(camparable genomic hybridization,CGH)比较的研究中发现,染色体的获得或丢失具有部位特异性,提示特异性的染色体异常可能与 OSCC 的发生有关,并认为包括 3q、5p、8q、11q12~13 的增加和包括 3p 的缺失在内的染色体异常是 OSCC 发生过程中的重要染色体畸变事件。染色体异常所致的染色体区域基因的改变、等位基因失调以及相应的抑癌基因和癌基因的异常表达等基因表达框架上的巨大变化使 OSCC 细胞更有效地改变其特性从而更加适合其微环境,来获得选择性的生长优势。

(二) 微卫星体不稳定

1. 微卫星体不稳定的定义 微卫星体(microsatellite)是由 2~6 个核苷酸包括胞嘧啶-腺嘌呤(cytosine-adenine,CA)二核苷酸组成的,具有高度多态性的简单串联式的 DNA 重复序列。微卫星体广泛存在于人类基因组中,总共约有 50 000~100 000 个,呈稳定性遗传,具有低遗传突变率的特点。当一些癌症病人癌细胞 DNA 复制时,这些核苷酸片段在微卫星位点上插入或缺失,导致微卫星体重复单位长度的变化。

微卫星体不稳定(microsatellite instability,MSI) 指由于复制错误引起的重复单位长度发生变化,其发生主要是参与配对错误修复的基因功能发生缺陷而产生一种缺陷蛋白质,因其不能正常的校正复制时出现的错误,从而引起微卫星 DNA 的改变,使其不能正常地发挥调控作用,导致细胞增殖及分化异常,最终促使恶性肿瘤形成。

2. 微卫星体不稳定与肿瘤 早期报道在与遗传性非息肉性结直肠癌连锁的 D2S123 位点上发现微卫星不稳定,表现为发生双核苷酸电泳迁移率的改变,出现与正常基因组长度不同的等位基因条带,以后在许多散发性肿瘤如结肠癌、胰腺癌、膀胱癌等中均出现了频率不等的 MS。推测由于 MSI 导致癌基因的激活或抑癌基因的失活,从而诱发癌变。

MSI 阳性为至少一个位点有基因不稳定性表现,而复制错误(replication error,RER)阳性目前尚无公认的标准。Laura 等将 RER 阳性定义为至少两个位点具有 MSI 表现,而 Nuno 等将 RER 阳性定义为至少一个位点具有 MSI 表现。还有人建议,RER 阳性应指被检测的微卫星位点中至少 29% 具有 MSI,低于 29% 的则称为低频率 MSI。

与 MSI 低度不稳定和稳定的肿瘤相比,MSI 高度不稳定肿瘤的显著病理特点有:肿瘤位于结肠近端、体积较大、组织类型为黏液型或髓样型、分化差、呈膨胀性生长、多见明显的 Crohn 样淋巴反应和较少侵犯肠外血管。研究人员还报道,大多数 MSI 高度不稳定肿瘤的 DNA 是双倍体。80% 以上 MSI 低度不稳定肿瘤和几乎全部 MSI 稳定肿瘤的 DNA 是非整倍体。高表达 p53 蛋白的 MSI 高度不稳定肿瘤显著少于另外 2 种类型的肿瘤。

3. 微卫星体不稳定与口腔癌前病变和口腔癌　微卫星分析作为一个敏感的遗传指标已经被广泛应用于黏膜癌前病变及口腔癌的研究中,在口腔黏膜癌变过程的研究中,发现一些染色体出现了微卫星改变,这些改变常见于 3、9、11、13 和 17 号染色体上,发生率高低不一。

使用微卫星标志物对口腔癌的染色体进行分析,发现 71% 口腔癌至少一个位点上出现了 LOH,其中 9p 上 LOH 的出现频率为 48%,这些结果提示口腔癌组织在染色体 9p 上存在着较高频率的 LOH。Jiang 等分析了口腔白斑及其小灶癌变处的基因改变,结果显示,小灶癌变区 LOH 出现的频率从白斑到小灶癌变逐渐上升,在 13 例病例中,11 例白斑检测到 LOH,LOH 反映了口腔癌前病变癌变的过程。他们观察了 33 个微卫星位点的 OLK 及其小灶癌变与 LOH 的关系,发现在 9p21、3p14225、4q31232 和 17p12214 区域 LOH 发生率高。9p21 区域的 LOH 发生频率从 OLK 到小灶癌变逐渐上升,OSCC 发生时 LOH 发生率已高于 70%,这反映了口腔癌前病变癌变的过程。陶人川等对正常口腔黏膜、口腔白斑及口腔癌组织中的 9p、3p 位点上的微卫星改变进行了分析,结果发现,口腔癌组中 54.5% 存在至少 1 个位点的 LOH,异常增生组中 25.1% 存在至少一个位点的 LOH,其中 9p21~22 位点上 LOH 的发生频率高达 69.6%。9p21~22、3p21~22、8p21~23 的微卫星改变在头颈部肿瘤的形成过程中发生频率出现改变,这些结果都提示该区域存在抑癌基因。林昱等发现口腔黏膜癌前病变及口腔癌早期已出现 D9S171 位点微卫星改变,D9S171 可能为口腔癌前病变癌变过程中的异常基因之一,在口腔癌前病变癌变的发展过程中扮演重要的角色,但 D9S171 单个位点的 LOH 或 MSI 检出率在不同临床诊断及病理学分型之间,经统计学检验差异无统计学意义。

多阶段的癌变模型已在多种肿瘤中被证实,其中包括 OSCC。染色体 9p 的杂合性丢失发生在癌变早期,与细胞从正常向良性增生的转变有关,3p 及随后 17p 丢失则与上皮异常增生有关。原位癌和鳞癌则以 4p、6p、8p、11q、13q 和 14q 的额外丧失为特征。在浸润前到浸润癌的发生过程中,可见 p53 基因突变,其他遗传学改变发生在肿瘤发展的后期,主要在浸润癌变中检测到,如 CCND1 基因的扩增和 p16 的失活,但它们在头颈癌的多阶段模式中发生的确切顺序尚不明确。

二、端粒与端粒酶异常

（一）端粒和端粒酶的定义

早在 1938 年，Muller 便发现了端粒（telomere），然而对端粒的深入研究却开始于 20 世纪 70 年代后期。端粒酶（telomerase）是 1985 年由 Blackbun 实验室在四膜虫细胞核提取物中首先发现并纯化，随后在尖毛虫（oxytricah）、游仆虫（euplotes）及人的 Hela 细胞等细胞中被证实。

端粒是真核生物线性染色体末端一种特殊的异质化结构，由一简单重复的富 G 的 DNA 序列及其相关蛋白组成。它能维持染色体的稳定和完整，为染色体提供了保护性帽子，其长短与细胞寿命直接相关。正常人体细胞端粒随有丝分裂的进行逐渐缩短，并导致细胞衰老而死亡。

端粒酶是一种能延长端粒末端的特异性反转录酶，以自身 RNA 为模板，反转录合成端粒 DNA 重复序列，对细胞增殖、衰老、永生化和癌变起重要作用。它是一种由蛋白质和 RNA 构成的核糖核蛋白体。端粒酶复合体由 6 部分组成：人端粒酶 RNA（human telomerase RNA，hTR）、端粒酶相关蛋白 1（telomerase-associated protein 1，TP21）、人端粒酶反转录酶（human telomerase reverse transcriptase，hTERT）、热休克蛋白 90（heat shock protein 90，hsp90）、p23 和 dyskerin。

因为端粒酶具有对端粒的延伸作用，所以在有端粒酶存在的细胞，该酶会不断补充新的端粒，使端粒处于一种不断伸缩的动态平衡中。端粒酶的另一个功能是修复断裂的染色体末端。当断裂的染色体末端有富 G、T DNA 存在时，即使没有完整的端粒重复序列存在，它也能被端粒酶作为引物 DNA 并为之延伸端粒序列，因此在某种意义上讲端粒酶也维护了基因组的稳定性。此外，在端粒合成中端粒酶还具有去除错配碱基的纠错作用，其不仅可以除去错配碱基，还可除去延伸超过模板范围的碱基。另外有研究证实，在嗜热四膜虫的小核中，端粒酶还有影响姐妹染色体分离的作用。

（二）端粒、端粒酶与肿瘤

在正常细胞周期中，由于 DNA 聚合酶的末端复制问题，在染色体复制过程中，细胞每分裂一次，端粒末端即缩短一次。端粒和端粒酶的结构及功能维持着细胞的正常生长和分裂，是人类生命有限的依据。

细胞的端粒酶活性可以因某些原因被激活，使端粒不断维持在一定的长度，细胞因此逃过死亡而成为无限增殖的细胞——肿瘤细胞。正常情况下人类体细胞端粒酶的检测结果是阴性的，但在 400 个肿瘤样品中，85% 以上能检测到端粒酶的存在。目前研究表明，良性肿瘤和正常组织中端粒酶检出率仅为 4% 左右，而 75% 的口腔癌、80% 的肺癌、84% 的前列腺癌、87% 的肝癌、93% 的乳腺癌、95% 的大肠癌和 98% 的膀胱癌都存在端粒酶活性的高表达。

端粒酶活性与恶性肿瘤的这种密切关系，为肿瘤的诊断提供了有效的标志物。端粒酶是正常细胞转变为肿瘤细胞的关键性物质，是抗肿瘤治疗的重要靶点。而且，正常细胞与肿瘤组织中端粒酶的表达、端粒的长度和细胞动力学的差异，使得选择端粒酶作为药物靶点成为相对安全的治疗手段。通过抑制端粒酶活性来治疗肿瘤的研究进展迅速，端粒酶抑制剂已成为当今肿瘤防治领域热点之一，其中寡核苷酸 GRN163 已经被应用于临床，其能与人类端粒酶 RNA 亚单位 hTR 互补结合，从而抑制端粒酶与端粒的结合，达到抑制端粒酶活性的效果。

（三）端粒、端粒酶与口腔癌前病变和口腔癌

有关口腔癌组织中端粒酶活性的研究，国内外有不少报道。Mao 用端粒酶重复扩增法测得头颈部鳞癌组织中 92% 的端粒酶表达阳性；姚华等检测口腔鳞癌中端粒酶活性值明显高于癌旁组织和正常组织。Mutirangura 等报道 38.5% 的白斑和 87.5% 的口腔癌中端粒酶呈现阳性。Aptwat 报道，在 87.5%（14/16）的口腔癌组织中和 38.5%（10/26）的口腔白斑和红斑组织中端粒酶活性增高，在 DMBA 诱发的地鼠口腔癌组织中发现端粒酶活性也增高。

起先学者认为端粒酶的激活可能发生在癌前病变的晚期阶段，后来有证据显示端粒酶反转录酶基因（human telomerase reverse tran-scriptase，hTRT）mRNA 在口腔鳞癌及癌前病变中均有表达，且在口腔鳞癌表达更显著。癌前病变的 hTRT mRNA 阳性细胞可能已具有进一步演变为恶性肿瘤的潜能，而能否恶变取决于端粒酶活性能否被激活，端粒酶活性激活在口腔鳞癌发生过程中是早期事件、频发事件，同时端粒酶活性在非典型增生晚期阶段也可能被频繁激活，并在口腔鳞癌形成及癌前病变恶变过程中起着非常重要的作用。它的激活与表达是 OSCC 演进中的一个重要环节，获得端粒酶活性的细胞可能发生克隆性无限增殖直到肿瘤形成，因此端粒酶 hTRT mRNA 基因表达的检测有利于 OSCC 高危病人的筛选和追踪观察，在提高口腔黏膜癌变预测及 OSCC 早期诊断方面具有良好的临床应用前景。同时端粒酶 hTRT mRNA 基因表达与淋巴结转移相关，对端粒酶的进一步研究还发现，端粒酶活性在发生淋巴结转移的鳞癌细胞标本中显著高于未发生淋巴结转移组。这些结果都提示了端粒酶的激活在 OSCC 的转移过程中亦起到关键性作用。

端粒酶反转录酶基因是端粒酶的催化蛋白基因，与细胞端粒酶的活性密切相关，80% ~ 90% 的 OSCC 有端粒酶活动，其活动与肿瘤的分期、分化和治疗反应有关。Pannone 等研究发现，hTRT 表达水平在口腔异常增生和 OSCC 中明显高于正常组织。Chen 等研究发现，hTRT 蛋白表达增高是口腔癌的早期事件，可能是 OSCC 的生物学标志之一，定量检测胞质、胞核的 hTRT 含量对 OSCC 的进展、复发、预后有指导意义。端粒酶已成为迄今为止最具有特异性和敏感性的肿瘤标志物，是肿瘤分子生物学研究的前沿课题之一。

上述研究提示，在口腔癌的防治研究中端粒酶较其他增殖标志物可能更为优越，既可监测癌变发生，又可提供理想的抗癌靶点。

三、癌基因与抑癌基因

（一）癌基因与抑癌基因的定义

癌基因（oncogene）是一类能引起细胞癌变的基因，癌基因一旦活化就会促使人或动物的正常细胞发生癌变。癌基因可分为两大类：一类为病毒癌基因（viral oncogene，v-onc）；另一类为细胞癌基因（cell oncogene，c-onc）。细胞癌基因即正常细胞中与病毒癌基因同源的基因，因为癌基因是原来就存在细胞中的所以又称原癌基因。原癌基因是细胞的正常基因，其表达产物对细胞正常的生理功能极其重要，只有当原癌基因发生结构改变或过度表达时，才有可能导致细胞癌变。

抑癌基因（tumor suppressor gene）是指由于其表达可抑制细胞癌变的基因，这类基因作

为细胞的刹车而起重要的作用。它们编码的蛋白能够抑制细胞的生长,阻止细胞恶性转变。如果其功能失活或出现基因缺失、突变等异常,将导致细胞恶性转化而形成肿瘤。抑癌基因在理论上需符合的3个基本条件:①在恶性肿瘤的相应正常组织中该基因必须正常表达;②在恶性肿瘤中这种基因应有功能或结构改变或表达缺陷;③将这种基因的野生型导入基因异常的肿瘤细胞内,可部分或全部改变其恶性表型。

(二)　癌基因、抑癌基因与口腔癌前病变和口腔癌

口腔黏膜癌变过程是多阶段、多步骤、多分子参与的复杂网络样结构事件,在最近数十年的研究中,学者们发现了很多在口腔黏膜癌变发生发展过程中可能起到重要调控作用的基因。对于这些基因的研究,有的已经深入到该基因调控口腔黏膜癌变的发病的分子机制上,并已进入到临床治疗的研究阶段,但有的还处于作用机制的初级研究阶段。归纳起来,目前发现的和腔黏膜癌变的发病机制相关的基因共有数10种,主要分为癌基因和抑癌基因两大类。

1. 癌基因与口腔黏膜癌变和口腔癌

(1) *Survivin*:Survivin是一种核穿梭蛋白,在胞核中它是染色体信使蛋白,在胞浆中它是微管结合蛋白。Survivin在G2/M期表达,可通过与纺锤体中的微管结合以及抑制caspase-3和caspase-7的活性来抑制细胞凋亡,从而在细胞周期中发挥重要的调控作用。在过表达的情况下,Survivin可使细胞通过G2/M检验点进入有丝分裂期,从而使细胞异常增殖。此外,在内皮细胞中,血管生成素-1也可诱导Survivin的表达,从而抑制内皮细胞凋亡,起到促进血管形成的作用。

survivin在OSCC和癌前病变中均呈高水平表达,且明显高于正常组织,这表明对口腔癌的早期诊断具有重要意义。Zheng等的研究发现,survivin的表达与Bcl-2、p53呈正相关,在口腔癌的发展过程中具有协同作用。Endoh等研究发现,survivin过表达能增强Spl和cmyc丝氨酸、苏氨酸残基的磷酸化作用,促进其对端粒酶催化亚基核心启动子的结合活性,上调端粒酶催化亚基表达水平,增强端粒酶活性。

研究显示Survivin在口腔正常黏膜组织和单纯增生性白斑组织中未见阳性表达,而在异常增生性白斑组及OSCC组中出现阳性表达。Survivin在异常增生性白斑组和OSCC组中表达的阳性率分别为23.53%和63.41%,异常增生性白斑组与OSCC组Survivin表达相比差异具有统计学意义。异常增生性白斑组内Survivin蛋白染色程度随细胞异常增生程度的增加而逐渐增加,且差异具有统计学意义。OSCC组中,细胞分化程度不同时Survivin蛋白染色程度差异不具有统计学意义。甲基化分析显示*Survivin*在口腔鳞癌组织中无甲基化,而在正常组织中*Survivin*基因外显子1 CpG岛甲基化,且无基因表达。而且Survivin在OSCC中的表达随病理分级和分化程度的不同而不同,Survivin在低分化的OSCC中表达升高。此外,Survivin的表达在不同体积大小的OSCC肿瘤间以及有无淋巴结转移的OSCC肿瘤间的差异也具有统计学意义。这些结果均提示Survivin在口腔黏膜癌变和口腔癌的发展及预后中发挥了重要作用。

(2) *CCND1*:*CCND1*基因位于染色体11q13上,其长度约为120kb,含有5个外显子,编码一个由295个氨基酸构成的蛋白质cyclin D1。cyclin D1是细胞周期调节因子之一,参与细胞周期的调控。在细胞周期进程中,cyclin D1是G1期细胞周期素,它可与CDK4或CDK6在G1期结合形成复合物,在CDK4或CDK6的作用下使pRb的Ser和Tyr残基磷酸化,释放出转录因子 E2F,启动 S 期相关基因的转录,驱动细胞由 G1 期进入 S 期,最终促进细胞的分裂或转化。当 cyclin D1 蛋白在 G1 期过表达时,pRb 磷酸化提前,G1 期缩短,细胞周期失调,可能导致肿瘤的发生,cyclin D1 的异常一般在鳞癌和腺癌中较为常见,主要表现为:cyclin D1 基因扩增,染色体易位或 cyclin D1 基因呈现多态性等。

在对 CCND1/cyclin D1 与头颈部鳞状细胞癌相关关系的研究中学者们发现约有 35%～64% 的头颈部鳞状细胞癌表现为 cyclin D1 蛋白的过度表达和(或)CCND1 的扩增。Rousseau A 等采用免疫组织化学方法检测 cyclin D1 蛋白的表达时发现:在轻、中、重度非典型性增生和口腔鳞状细胞癌中分别有 41%、45%、24% 和 36% 的病例出现 cyclin D1 基因扩增现象。这些结果表明,在口腔上皮非典型性增生中 cyclin D1 基因有扩增现象。Miyamoto R 等用荧光原位杂交法检测 50 例口腔鳞癌组织发现,有 21 例(42%)cyclin D1 基因异常,16 例(32%)cyclin D1 基因扩增;用免疫组化法检测发现这 21 例 cyclin D1 基因异常的组织均有核着色。此外,cyclin D1 基因异常还与口腔鳞癌的组织学分级和口腔鳞癌的浸润方式有关。经多变量分析显示 cyclin D1 基因异常对口腔鳞癌的预后有诊断价值。因此,研究者认为 cyclin D1 对于鳞癌的预后及 TNM 分级有重要意义。

(3) EMS1:EMS1 又称乳腺癌和鳞状细胞癌相关 p80/85 src 蛋白激酶底物序列(mammary tumor and squamous cell carcinoma-associated p80/85 src substrate sequence, EMS1),是定位于 11q13 区段的癌基因,最早由 Schuuring 等学者从有扩增的乳腺癌和头颈部鳞状细胞癌细胞株中定位和命名。EMS1 编码人类皮质肌动蛋白,EMS1 蛋白参与了与细胞骨架和细胞附着有关的特异信号通路的激活过程。

研究发现在乳腺癌、肝癌、头颈部鳞状细胞癌等一系列肿瘤中,EMS1 的异常扩增对这些恶性肿瘤的预后具有一定的预测价值。陈谦明等研究发现 EMS1 的扩增开始于上皮的中度异常增生阶段,其在白斑中的检出率为 20%,OSCC 中的检出率为 57.6%。Rodrigo 等学者的研究发现在 OSCC 中 EMS1 的扩增与肿瘤的复发具有相关性,且 EMS1 的扩增与较差的生存率有关。这些结果提示 EMS1 基因的扩增与患者较差的预后密切相关,EMS1 的扩增可以作预测头颈部肿瘤患者早期复发和较差预后的标志。

(4) C-erbB-2:C-erbB-2 基因又称为 HER2、neu 和 NGL,其是一种编码生长因子膜受体的原癌基因。它与表皮生长因子受体(epidermal growth factor receptor,EGFR)基因部分同源,都属于表皮生长因子家族。C-erbB-2 编码一种分子量为 185kDa 的跨膜糖蛋白 p185neu。p185neu 是一种同 EGFR 类似的生长因子受体,该受体的结构特征为其为单链分子,胞外区存在着两个半胱氨酸残基丰富区,胞内区具有酪氨酸蛋白激酶(Tyrosine Protein Kinase, TPK)活性。它能激活 neu 基因编码蛋白所诱导的酪氨酸激酶的活性,起到了调节上皮细胞生长和分化的作用。C-erbB-2 基因的过表达可增加肿瘤组织转移潜能的机制可能是因为细胞表面过度表达的 p185 使细胞对生长因子等的调控作用具有超高的敏感性,从而使细胞在这些因子的作用下可以迅速生长。C-erbB-2 基因的过表达也可增加肿瘤组织的转移潜能。

同时学者发现 C-erbB-2 基因蛋白在低分化的 OSCC 组织样本中表达较高。且伴有颈淋巴结转移的 OSCC 组织样本的 C-erbB-2 表达也明显高于无颈淋巴结转移的 OSCC 组织样本,提示了 C-erbB-2 的表达可能与口腔鳞状细胞癌的分化及侵袭转移等行为密切相关。免疫组化法结果显示 C-erbB-2 在正常上皮中表达水平较低,仅为 10%,在癌前病损中表达率为 20%;而在 OSCC 组织中表达率为 50%,与正常黏膜组及癌前病损组相比差异具有统计学意义。同时学者认为 *C-erbB-2* 的表达水平与 OSCC 的预后有着相关性,高表达往往提示差预后。因此推测 *C-erbB-2* 可能作为 OSCC 判断预后的指标。

(5) C-myc:*C-myc* 基因位于人类 8 号染色体上,其产物 C-myc 蛋白通常和细胞内的其他蛋白如 Max 结合,形成异二聚体,之后再和 DNA 核心序列结合,从而控制 DNA 的转录。C-myc 可根据细胞所处的内外环境调节目的基因的表达来影响细胞的生物学行为,从而起到促进细胞增殖或诱导细胞凋亡的作用。

C-myc 基因是一种细胞周期依赖性的癌基因,在细胞的增殖和分化过程中发挥着重要的调节作用,其在口腔癌和白斑中表达的阳性率分别为 65% 和 30%。且在口腔癌中 *C-myc* 基因的平均表达量明显高于白斑。因此推测 *C-myc* 基因在口腔癌前病变的发展过程中具有重要意义。

2. 抑癌基因与口腔癌前病变和口腔癌

(1) *p53*:人类 *p53* 基因定位在 17p13.1,长度约 20kb,其编码一个分子量为 53kDa 有393 个氨基酸的蛋白。*p53* 基因分为突变型和野生型两种。野生型 *p53* 的半衰期较短,其在维持细胞正常生长,抑制细胞恶性增殖过程中起着重要作用。当细胞受到外界因素的影响而发生 DNA 损伤时,野生型 *p53* 能使细胞分裂终止在 G1/S 期,使细胞有足够的时间修复 DNA 的损伤。若损伤不能修复,野生型 *p53* 则启动细胞凋亡程序。因此 *p53* 基因通过对细胞周期检查点的控制、诱导细胞凋亡和激活 DNA 修复机制等途径在抑制肿瘤的发展过程中发挥关键的作用。与野生型 *p53* 相比,突变型 *p53* 半衰期较长。突变型 *p53* 不仅失去了野生型 *p53* 的抑癌作用,而且由于突变型 *p53* 改变了生长调节蛋白,并能使野生型 p53 蛋白失活,因此突变型 *p53* 能够促进癌变,使 *p53* 由抑癌基因转化为癌基因。人类 50% 的肿瘤中均可检测到 *p53* 的突变,且在这些肿瘤的研究中 *p53* 和一系列肿瘤标记物,如 *COX-2*、*bcl-2*、*cyclin D1* 及 *survivin* 等的表达有着显著的相关性。

国内外研究报告表明,多种肿瘤细胞可检出 p53 蛋白过量表达及基因突变。在正常人体组织中 p53 蛋白不表达,仅在基底细胞中偶见表达,在异常增生上皮组织的基底层细胞中弱表达;而在 OSCC 细胞中可见 p53 蛋白的强阳性表达。目前的相关研究表明,OSCC 组织中 p53 蛋白表达阳性率 50%~85%。亦有报道称,p53 的突变并非总是与其过量表达同时出现,OSCC 中也出现了野生型 p53 蛋白的过度表达。

Sulkowska 等认为,p53 蛋白是口腔癌前病变(如黏膜白斑)向肿瘤转化的生物标志物,或者是肿瘤(如 OSCC)的生物标志物。不伴有鳞癌的黏膜白斑中 p53 表达阳性率为 45%,在伴有鳞癌的黏膜白斑中 p53 表达率为 54%,结果显示上皮异常程度与 p53 表达具有相关性,越临近鳞癌的黏膜白斑 p53 表达阳性率越高。Brennan 用免疫组化检测口腔鳞状细胞癌和白斑中 p53 蛋白的表达,结果表明 *p53* 基因突变可能发生在口腔癌发生的早期。潘朝斌等实验资料显示 p53 在早晚期舌鳞状细胞癌中表达并无差异,*p53* 基因突变可能涉及舌鳞癌发生、发展的整个过程。口腔鳞癌发展过程中存在 p53 蛋白表达的上调,p53 蛋白表达与上皮异常增生的病理分级有关,但与鳞癌的病理分级无关。另外发现 p53 蛋白表达与癌组织分化程度和颈淋巴结转移有关,所以认为检测 p53 蛋白有利于判断舌鳞状细胞癌的恶性程度及颈淋巴结转移的可能性。

(2) *p21*:*p21* 基因是位于 *p53* 基因下游的细胞周期素依赖性激酶抑制因子,它是近年来发现的细胞周期蛋白依靠性激酶抑制性家族中的重要成员,p21 发挥抑癌作用的机制是与

p53 共同构成细胞周期 G1 检查站,协调细胞周期、DNA 复制与修复间的关系,若 DNA 损伤后不经过修复则无法通过该检查站,从而减少了受损 DNA 的复制和积累。*p21* 基因可被野生型 p53 蛋白诱导表达使细胞周期停滞于 G1 期,突变型 p53 蛋白则失去对 p21 蛋白的诱导功能。目前 *p21* 基因在 OSCC 的发生、发展中的作用机制仍不清楚。

(3)*p27*:p27 是一种新发现的非特异性细胞周期素依赖的激酶抑制剂,又被称为激酶抑制蛋白(kinase inhibited protein,KIP)-1,它能使细胞停止在 G1 期。研究发现 *p27* 的 mRNA 的水平并不随细胞周期的改变而改变,但 p27 蛋白的表达水平却随细胞周期的变化而变化。在 G1 和 G0 期 P27 蛋白水平表达到最高。*p27* 基因的表达同样也受到转录和翻译水平的调控,转录翻译完成后蛋白水平的泛素依赖性蛋白水解途径在其中起着主要的调控作用。学者们对口腔上皮进行 p27 蛋白的免疫组化染色研究发现,在正常口腔上皮的棘层和颗粒层细胞核内 p27 蛋白表达呈强阳性,而在基底层细胞的细胞核内几乎没有 p27 蛋白表达。

研究发现在正常口腔黏膜和白斑不伴上皮异常增生组织中 p27 蛋白全部呈现阳性表达;而白斑伴上皮异常增生组织中 p27 蛋白阳性表达率为 73.3%。在 OSCC 组织中 p27 蛋白的阳性表达率仅为 40.6%,其中在高、中、低分化 OSCC 组织中 p27 蛋白的阳性表达率分别为 42.9%、41.7% 和 33.3%,统计学分析表明 p27 在 OSCC 组织中的蛋白表达与组织分化程度并无明显相关性。OSCC 中 p27 蛋白的表达水平较低,但在 OSCC 发生的早期即出现表达下调,并且随着 OSCC 的发展,p27 蛋白表达有持续下调的趋势,因此 p27 蛋白水平的下调表达常提示 OSCC 患者预后不良。p27 的低表达与口腔鳞状细胞癌的临床分期晚、易发生淋巴结的转移以及预后差,生存期短等特征显著相关,因而 p27 的低表达可作为辅助性的预后指标。

(4)*p16*:*p16* 基因是一个多肿瘤抑制基因,又称为 *MTS1* 基因,定位在人类 9 号染色体(9p21),其编码一个 16kDa 的蛋白质。P16 蛋白主要参与细胞周期中 G1 期到 S 期的转换过程,主要通过对 CDK4 和 CDK6 介导的 Rb 蛋白磷酸化过程的抑制而参与细胞周期的调控。

p16 基因缺失的现象广泛存在在多种人肿瘤细胞中。在头颈部鳞癌(head and neck squamous cell carcinoma,HNSCC)方面的研究中有 83% 的 HNSCC 样本的细胞核缺乏 p16 的表达,而且其中 67% 的样本为 *p16* 基因纯合性缺失,21% 的样本表现为启动子区 5′CpG 岛的甲基化。免疫组织化学法显示在正常口腔黏膜、轻度上皮异常增生及重度上皮异常增生组织中 p16 的表达情况分别为:100%、89.96% 及 20%。重度上皮异常增生组与正常口腔黏膜组和轻度上皮异常增生组 p16 的蛋白表达有显著的差异。推测 p16 呈低表达患者应视为癌症高危患者,应当密切对其随访,以进行早期诊断与治疗。研究还发现 *p16* 基因表达缺失与口腔鳞癌的临床分期及淋巴结的转移情况有密切的关系,推测 *p16* 可能参与了口腔鳞癌的癌变过程,*p16* 基因表达缺失可作为估计口腔鳞癌患者预后的一个重要指标。在人的 HNSCC 细胞系及裸鼠 HNSCC 模型中用腺病毒介导的 *p16* 基因进行 HNSCC 的治疗,结果显示该方法有明显的抗肿瘤作用。

p16 作为一种新型的抑癌基因,在基因治疗方面有很多优点:①可以特异地阻抑 CDK4 或 CDK6,具有专一性。②抑癌机制比较明确,与恶性肿瘤的联系更加广泛,与间接作用的 *p53*、*p16* 基因相比,其对细胞周期有肯定的直接作用。③*p16* 基因相对分子量较小(只有 444bp),仅为 p53 的 1/4,在基因治疗中便于操作。所以其在肿瘤的研究以及基因治疗的作

用备受瞩目。

（5）*PTEN*：*PTEN* 基因是人们发现的第一个具有磷酸酶活性的抑癌基因，也是唯——一个能使脂类去磷酸化的抑癌基因。*PTEN* 位于 10q23.3 区段，编码 1 个含 403 个氨基酸的蛋白。PTEN 蛋白的氨基酸序列和细胞骨架蛋白和神经突触泡转运相关蛋白高度同源，这一结构上的相似性提示了 PTEN 可能参与了细胞生长调控以及信号的转导。PTEN 蛋白含有酪蛋白磷酸酶序列并具有脂质磷酸酶的活性，因此 PTEN 可使酪氨酸、丝氨酸/苏氨酸残基脱磷酸，并可使磷酸肌醇同源的脂质脱磷酸。

目前认为 PTEN 的功能主要为以下几个方面：①PTEN 可抑制细胞的增殖，从而诱导细胞凋亡；②PTEN 具有抑制细胞迁移、铺展和局部黏附的作用；③PTEN 还可抑制血管的生成；④PTEN 还是胚胎正常发育所必需的因素，*PTEN* 的突变可引起染色体显性遗传肿瘤综合征的发生。

正常口腔黏膜和白斑不伴有上皮异常增生组织中 PTEN 蛋白全部阳性表达，白斑伴上皮异常增生组织中 PTEN 蛋白阳性表达率约为 93.3%；在口腔鳞癌组织中 PTEN 蛋白的阳性表达率为 71.9%，其中在高、中、低分化口腔鳞癌组织中 PTEN 蛋白的阳性表达率分别为 85.7%、75% 和 33.3%，统计学分析表明 PTEN 在 OSCC 组织中的蛋白表达与组织分化程度明显相关。PTEN 的突变现象在头颈部鳞癌的研究中发现较多。应用聚合酶链反应及克隆、基因测序的方法来分析口腔颌面部鳞状细胞癌及正常黏膜组织中 *PTEN* 基因第 5、第 6 及第 8 外显子的突变及缺失情况的研究发现通过对 *PTEN* 基因三个外显子的克隆测序均未发现有 *PTEN* 基因突变及缺失的现象。因此 PTEN 基因在 DNA 水平上在口腔鳞状细胞癌的发生过程中不起作用，*PTEN* 基因在转录水平是否存在突变及在表达水平上是否与肿瘤的发生有关还需要做进一步深入的研究。

四、DNA 的损伤与修复

（一）DNA 的损伤

在细胞的生命周期中，其基因组每时每刻都会受到外源性或内源性损伤因子如放射线、病毒感染、化学诱变物、内源性氧化物等的攻击。生物体并非被动地承受所受到的攻击，而是主动地通过各种途径对损伤产生应答。损伤反应是一个非常复杂的过程，其中包含了多条信号传导途径。这些信号途径之间或并行或发生交互对话。引起 DNA 损伤的因素概括起来主要包括两个方面：

1. 细胞内源性损伤因素　DNA 复制发生错误；自发损伤包括碱基互变异构、碱基脱氨（$C \rightarrow U$、$A \rightarrow I$）和碱基丢失等；氧化代谢副产物例如活性氧物质（reactive oxygen species，ROS）的攻击等。

2. 环境中的损伤因素　辐射（含紫外线、X 射线）可产生胸腺嘧啶二聚体；化学致癌物，如氧化脱氨，烷化剂或代谢活化物如苯并芘、黄曲霉素等产生碱基加合物。

（二）DNA 修复

1994 年前后，一系列 DNA 修复基因在遗传性非息肉病性结直肠癌（hereditary nonpolyposis colorectal cancer，HNPCC）中被发现，使人们开始认识到细胞修复系统在肿瘤发生中发挥了作用，同时也重新认识到修复系统在维持机体细胞正常生理状态中具有重要性。机体的修复系统目前被人们认识较为全面的包括以下两个方面：①DNA 直接修复系统；②*p53* 检测周期阻断系统。

目前，大约有 130 多种人类 DNA 修复基因被克隆和测序。对于不同类型的 DNA 损伤，其修复机制也不同。DNA 修复主要包括 5 大途径：DNA 双链断裂修复（DNA double strand break repair，DSB）、核苷酸切除修复（nucleotide excision repair，NER）、碱基切除修复（base excision repair，BER）、错配修复（mismatch repair，MMR）和直接损伤逆转（direct damage reversal）。DNA 修复基因的突变将会导致各种遗传性疾病及肿瘤的发生。

（三）DNA 损伤和修复与肿瘤

DNA 双链断裂（double-strand break，DSB）在所有的细胞 DNA 损伤类型中，是最危险的一种。DNA 双链修复错误可引起基因的缺失、扩增或易位而导致肿瘤的发生，而毛细血管扩张性共济失调突变基因（*ataxia telangiectasis mutated*，ATM）被认为在 DSB 中起到了关键性作用。*ATM* 是产生损失反应的始动因子，能够产生诱导下游多种蛋白的活化而产生细胞周期阻滞、DNA 修复以及细胞凋亡等多种生物学效应。研究发现，ATM 蛋白作为 BRCA-1 相关性监控复合体（BRCA1 associated surveillance complex，BASC）的重要成员，参与了 DNA 损伤的识别，被称为基因组的"看门人"（gatekeeper）。其次，ATM 可作用于多种底物，导致 *p53*、*BRCA1*、*HXZA*、*ChkZ*、*c-Abl*、*EZFI*、*MDMZ* 及 *p73* 等 DNA 损伤反应相关通路的活化。*ATM* 能够将 DNA 损伤信号迅速而准确地传导至整个细胞，通过不同损伤反应通路产生 DNA 修复、细胞周期阻滞或细胞凋亡等生物学效应。越来越多的证据表明，*ATM* 基因在散发性肿瘤中发生了突变与失活。多项研究均发现在淋巴系统恶性肿瘤、乳腺癌、前列腺癌、卵巢癌、宫颈癌、结肠癌、肺癌及口腔癌等散发性恶性肿瘤中，*ATM* 基因所在的 11q22~23 区域发生杂合性缺失或 ATM 蛋白表达降低或缺失。进一步对 ATM 基因体细胞突变的研究提示，*ATM* 基因在淋巴系统恶性肿瘤中表现尤为突出，可达 26%~43%，错义突变是导致肿瘤发生的重要基因改变。

碱基切除修复对于降低自发突变的频率、防止肿瘤发生有重要作用。人类 DNA 错配修复系统（mismatch repair system，MMR）是由一系列特异性修复 DNA 碱基错配的酶分子组成，此系统的存在可避免遗传物质产生突变，保证 DNA 复制的高保真度。*hMSIH2* 是目前研究较为广泛的 DNA 错配修复基因，是 MMR 系统中最重要的成员，定位于 2p16，在降低基因突变率和维持基因稳定性方面起着非常重要的作用。它的失活可导致 DNA 错配修复能力的降低，引起微卫星不稳定性（microsatellite instability，MSI），可使癌基因激活或抑癌基因失活，引起细胞的自发突变率偏高，诱发细胞癌变。

研究显示一组复合蛋白质与肿瘤抑制基因（hereditary breast and ovarian cancer susceptibility gene1，*BRCA1*）一起工作可以用来修复 DNA。BRCA1 被合作伙伴蛋白质 Abraxas 和 Rap80 调动到 DNA 修复位置来修复 DNA 受损的细胞。Abraxas 蛋白质调解 Rap80 和 BRCA1 的相互作用。Raps80 将 BRCA1 标定到 DNA 损伤的位置，并且在正确的 DNA 损伤修复响应中起关键作用。虽然 BRCA1 的确切功能现在仍然不清楚，但是这些发现给对癌症发展和治疗感兴趣的研究人员提供了该基因的更多线索，并揭示了 BRCA1 的突变与乳腺癌、卵巢癌、输卵管癌、前列腺癌以及结肠癌有关。

（四）DNA 损伤和修复与口腔癌前病变和口腔癌

研究显示在口腔黏膜癌变过程中 DNA 的修复基因如 *XP*、*MMR*、*ATM*、*BRCA1*、*BRCA2* 等能维持细胞基因组信息的稳定性。

　　hMSH2 修复活性的降低,会导致 DNA 突变后修复效果差,引起 OLP 患者口腔细胞的突变率增高以及产生细胞的恶性增殖。其原因推测可能是错配修复蛋白 hMLH1 错配修复功能的改变甚至丧失而引起脆性组氨酸三联体基因 *FHIT* 脆性位点 *FRA3B* 的改变,导致 *FHIT* 基因异常转录及翻译,从而使 FHIT 蛋白表达降低或缺失。GOTTE 等采用微卫星分析方法研究了原发性与转移性 HNSCC 的基因差异,发现在转移性 HNSCC 中 ATM 基因所在区域的微卫星点等位基因不稳定(allelic imbalance,AI)发生率为 30.4%,而在原发性 HNSCC 中仅为 0.4%。此外,Wolf 等发现在头颈部鳞状细胞癌中,ATM 基因所在区域的微卫星位点 D1151986 杂合性缺失率为 16.7%,并且均发生在 G3 期。

　　最近研究发现,25% HNSCC 中存在 ATM 启动子的异常甲基化,并且发生异常甲基化的概率与发病年龄早、总体生存率降低显著相关。李秉琦等发现随着口腔黏膜上皮异常增生程度的增加,ATM 蛋白表达升高;在口腔黏膜鳞状细胞癌中,22 例(68.7%),ATM 蛋白表达正常或升高,而 10 例(31.3%)ATM 蛋白表达减低或缺失,并且随着病理分级、临床分期的增加以及发生淋巴转移,ATM 蛋白表达正常或升高的比例降低,而表达减低或缺失的比例增加;经统计学分析,ATM 蛋白表达正常或升高组与 ATM 蛋白表达减低或缺失组两组相比分别在病理分级与淋巴结转移的差异有统计学意义。PCR 结果也表明,口腔黏膜上皮异常增生中未发现 *ATM* 基因所在区域的 D11S2179 位点发生异常改变,而口腔黏膜鳞状细胞癌中,3 例(14.3%)发生杂合性缺失,二例(6.25%)发生微卫星不稳定,而且发生杂合性缺失的三例病例 ATM 蛋白表达均缺失。以上研究提示,ATM 在部分 HNSCC 中发生改变,并且和肿瘤恶性程度高、侵袭性强相关,ATM 在口腔黏膜癌变的 DNA 损伤反应与维持基因组稳定中起到了重要作用。

　　p53 基因及其蛋白产物具有重要的 DNA 损伤修复功能。有学者认为在机体的衰老过程中,口腔黏膜组织内的 DNA 损伤逐渐增多,P53 蛋白可调动自身潜力,代偿性地修复 DNA 损伤,使 DNA 的损伤及修复处于相对平衡的状态,基因组的稳定性基本得以维持,口腔黏膜表现为健康无病。一旦 DNA 损伤积累超过了 P53 蛋白的代偿能力,口腔黏膜内过多的 DNA 损伤将难以得到有效修复,基因稳定性将下降,细胞恶变率得以升高,从而导致老年人发生口腔癌前损害及鳞状细胞癌的危险性明显增高。

五、癌前病变和口腔癌的基因突变

(一)基因突变

　　基因突变(gene mutation)是由于 DNA 分子中发生碱基对的增添、缺失或改变,而引起的基因结构的改变。广义的基因突变包括染色体的畸变。狭义的基因突变专指点突变。实际上畸变和点突变的界限并不明确,特别是微细的畸变更是如此。

　　在 DNA 和染色体水平上,基因突变包括:点突变、基因插入、基因缺失、基因易位或重排、甲基化和染色体非组蛋白改变等类型。

　　基因突变发生在生殖细胞中时其所产生的子代将出现遗传性的改变。基因突变发生在体细胞时突变只在体细胞上产生效应,而在有性生殖的有机体中不会造成遗传后果。基因突变在自然状态下可以自发产生,也可以人为地实现。前者称为自发突变,后者称为诱发突变。自发突变通常频率很低,每 10 万个或 1 亿个碱基在每一世代才发生一次基因突变。诱发突变是指用诱变剂所产生的人工突变。X 射线、γ 射线中子流及其他高能射线、5-嗅尿嘧啶、2-氨基嘌呤、亚硝酸等化学物质,以及超高温、超低温,都可被用作诱变剂,提高突变率。

(二) 基因突变与肿瘤的关系

肿瘤的发生都有一个根本的共同特征,就是细胞周期调控机制被破坏,细胞失控性生长。大量的研究表明,许多基因直接参与细胞周期的调控,或者本身就是细胞周期调控的主要成分;这些基因突变的结果是改变了细胞周期的调控,使细胞获得以增殖过多、凋亡过少为主要形式的失控性生长特征。因此,不仅在肿瘤细胞中可以检测到突变的基因,在某些癌前病变或癌前状态的组织细胞中也存在不同形式的和不同程度的基因突变,在同一肿瘤的不同发展阶段可能会涉及多种基因不同形式的突变,因此可以说肿瘤的发生发展是一个多基因参与、多步骤的复杂的生物学过程。

(三) 癌前病变和口腔癌中的基因突变

研究表明,人类口腔癌变的发生发展过程中存在着一系列突变的基因,其中研究比较多的包括以下基因。

1. *p53* 基因　*p53* 基因作为一种重要的细胞调控基因,负责监视细胞基因组的完整性。*p53* 基因的丢失或突变与人体多种肿瘤的产生有关。该基因最常见的突变热点主要为 Ⅴ、Ⅵ、Ⅶ、Ⅷ外显子。最常见的突变是错义点突变,即 G：C 到 A：T 的转换。

研究表明,口腔癌的产生与 *p53* 基因的突变有关。*p53* 在头颈鳞癌中表达阳性率为 45%、上皮异常增生中为 45%、上皮单纯性增生中为 29%、癌旁正常上皮中为 21%,而在正常组织中无表达。在口腔鳞癌和癌前病变中也可以检出 p53 蛋白的过度表达和 *p53* 基因的突变。王洁等研究发现,在唾液腺多形性腺瘤中,*p53* 基因的第Ⅵ、Ⅶ、Ⅷ外显子有多位点、多类型的突变;而在唾液腺腺样囊性癌中,主要是 *p53* 基因的第Ⅷ外显子的点突变,而第Ⅵ、Ⅶ外显子并未见突变。其中,前者表现为 281、282、286 号位点的 C、G 插入,后者表现为 273 号位点的 A：G 的转换以及280 号位点的 G：C 转换。这表明,*p53* 基因不同位点和不同类型的突变可能导致不同的唾液腺肿瘤发生。另外,SaKa 等用 PCR-SSCP 法检测 15 株口腔鳞癌细胞系和 5 例癌组织,结果发现 14 株癌细胞和 5 例癌组织 *p53* 基因 5～8 号外显子上有突变,并存在等位基因的缺失。

2. *p16* 基因　*p16* 基因是一个多肿瘤抑制基因,又称为 *MTS1* 和 *p16INK4* 基因。*p16* 基因突变率在 30%～80% 之间,因此成为继 *p53* 之后肿瘤基础及临床研究中又一热点之一。其主要突变形式有:纯合缺失、杂合缺失、插入、点突变、重排和甲基化等。*p16* 基因的点突变主要发生于第 2 外显子。学者对 68 例口腔肿瘤的研究发现,有 7 例出现了 *p16* 基因的突变,其中 6 例 *p16* 基因的突变都发生在 exon 2(碱基 G 突变为 T)。Weber 等对 50 例口腔肿瘤的研究发现,6 例发生了 *p16* 基因的点突变,在启动区下游的起始密码子 ATG 之前发生 G 到 A 的突变,在 3′末端附近有 G 到 T 的突变,这表明 *p16* 基因的突变对头颈部肿瘤的发生起到了不可忽视的作用。

p16 基因突变以纯合性缺失为主,不同类型的肿瘤 *p16* 基因的缺失率不同。据报道,*p16* 基因在头颈部肿瘤中有高频率的纯合子缺失,并在头颈部肿瘤的形成和发展中发挥了重要作用。Tsai 等对 48 例口腔癌 *p16* 基因缺失进行分析,发现纯合子缺失率为 14.6%。

3. *ras* 基因　人类大部分的肿瘤几乎都存在相关基因的点突变,其中 *ras* 基因在肺癌、膀胱癌、乳腺癌、结、直肠癌、口腔鳞状细胞癌等肿瘤中存在 *H-ras*、*K-ras*、*N-ras* 的点突变,是肿瘤细胞中突变频率较高的一种癌基因。

4. *ems1* 基因　EMS1 蛋白是生长因子调节信息通路和黏附调节信息通路的靶分子,突变的 *ems1* 基因调节了肿瘤细胞的侵袭能力和转移能力。

Rodrig 等对 104 例 HNSCC 的病例研究表明,有 20% 的患者表现了 *ems1* 基因的扩增,而且与 T 期、N 期、组织病理学分级、肿瘤复发率、患者的生存率相关。Huang 等对 14 株 OSCC 细胞株的研究表明 *ems1* 在有 11q31 区段扩增的细胞株中均出现了扩增。

口腔癌和口腔癌前病变中,除了以上基因发生突变之外,我们还检测到其他一些基因位点的突变:如 *ORAOV1*、*bcl-2*、*survivin*、*cox-2*、*FHIT*、*p14*、*Kai1* 等。

六、癌前病变和口腔癌的表观遗传学

表观遗传的概念是在 1942 年由 Waddington 提出的,通常被定义为 DNA 序列不变的情况下基因表达发生了可遗传的改变。表观遗传包括 DNA 甲基化,组蛋白乙酰化,染色质重塑和非编码 RNA 调控等。

(一) DNA 甲基化

DNA 甲基化是研究最早且最为深入的表观遗传改变,是一种最普遍的复制后调节方式。DNA 甲基化由 DNA 甲基化转移酶(DNA methyltransferases,DNMT)催化。在脊椎动物中富含 CpG 的一段 DNA 成为 CpG 岛(CpG island),通常其长度在 1~2kb 左右。CpG 岛常位于转录调控区附近,DNA 甲基化的研究和 CpG 岛的研究密不可分。在 DNA 甲基化中胞嘧啶突出于 DNA 双螺旋并进入与胞嘧啶甲基化转移酶结合部位的裂隙中,该酶将 S-腺苷甲硫氨酸的甲基转移到胞嘧啶的 5′ 位,使之变为 5-甲基胞嘧啶。通过 DNA 甲基化及去甲基化,加上组蛋白的修饰,直接制约基因的活化状态。

1. DNA 甲基化与肿瘤的关系　肿瘤的发生、发展包含了多基因表达谱的协同改变。基因的表达除决定于遗传学信息,即 DNA 序列所传递的信息,还由表观遗传信息决定。

肿瘤发生时常出现不同程度的 DNA 甲基化模式的改变,通常为基因组范围甲基化水平的下降和基因启动子区 CpG 岛的局部高甲基化。这种异常的状态导致基因组的不稳定性(如染色体的不稳定性、可移动遗传因子的激活、原癌基因的表达),从而与肿瘤的发生密切相关。研究显示,人类癌症常出现基因组范围甲基化水平的下降,可能是通过提高染色体的不稳定性来促进肿瘤的形成。还有学者提出:鉴于 DNA 甲基化等表观遗传学改变的信息远较 DNA 序列更容易受到包括营养等外界影响的影响,故其变异很可能是肿瘤发生、发展的早期事件。

2. DNA 甲基化与口腔癌前病变和口腔癌

(1) DNA 甲基化与口腔癌前病变:已有的一些研究有力地支持了甲基化在口腔黏膜上皮癌变过程中所扮演的角色,在癌前病变以及与肿瘤组织相邻的正常组织内可以检测到某些肿瘤相关基因的高甲基化状态,例如细胞周期控制基因 *p15*、*p16* 等。另外,研究还显示这些基因甲基化的状态又和包括烟草和酒精的使用等头颈部肿瘤的危险因素密切相关。

(2) DNA 甲基化与口腔癌:DNA 甲基化与口腔癌关系的研究主要集中在 *p16*、*CDH1*、*MGMT*、*DAPK1* 4 个基因的异常甲基化。

1）*p16*：*p16* 基因位于染色体 9p21，是重要的抑癌基因，其表达产物是一种细胞周期调控蛋白，通过与细胞周期蛋白依赖激酶 CDK4 及 CDK6 结合而抑制细胞周期蛋白依赖激酶 CDK4 及 CDK6 的蛋白激酶活性，从而抑制细胞的增殖。

抑癌基因 *p16* 失活的机制除基因缺失和突变以外，还与其 5' 端启动子区域的 CpG 岛甲基化密切相关。*p16* 甲基化引起的 *p16* 失活直接导致细胞周期素 D1 表达增强以及 CDK4/6 复合物活性增强，pRb 发生磷酸化（灭活），转录因子 E2F 释放，从而导致细胞过度增殖，引起癌变。

细胞株研究显示 17%～43% 的口腔癌中该基因存在启动子区高甲基化，在组织上甲基化异化频率为 23%～67%。去甲基化处理使得该基因重新表达，验证了启动子区高甲基化沉默了基因的表达。有研究发现口腔癌中 *p16* 启动子区甲基化率（31.9%）远远高于咽癌（12.2%）和喉癌（11.1%）（分别为 $p = 0.027$ 和 0.025）。在原发 OSCC 病人 17 例的组织和唾液样品中 MSP 检测 *p16* 的甲基化率达（11/17）64.7%，在这检测出的 11 例中 6 例在唾液中的改变和组织中相同占 54.5%。*p16* 的甲基化预示着恶性转移（$p = 0.002$），其中 57%（8/14）的口腔鳞癌患者存在 *p16* 基因甲基化现象；而在非癌变组在三年观察期内仅有 1%（2/184）发生了 *p16* 基因甲基化。

2）*CDH1*：CDH1 在细胞之间的黏附中起着重要的作用，其表达缺失使得肿瘤侵袭和转移的风险性增高。18 例原发口腔癌变中，甲基化导致其中 17 例 CDH1 表达缺失，进一步研究发现 4/5 的 *CDH1* 甲基化发生于启动子区域。这些发现提示启动子区的甲基化在 *CDH1* 沉默中发挥重要的作用。原发性口腔癌中 23 例中有 18 例出现 *CDH1* 甲基化，远远高于非原发性口腔癌 *CDH1* 甲基化程度。研究表明不同临床分期，不同部位来源的口腔癌存在着不同的甲基化趋势，这提示基因的甲基化是一个动态的指标。其中有两项研究显示在有淋巴结转移的口腔癌中，*CDH1* 呈现出较高频率的异常甲基化，提示该基因的抑制可以促进癌细胞转移。

3）*MGMT*：MGMT 是一种 DNA 加合物的减毒剂，它在对防止 DNA 烷基化起着重要的作用。在大量的不同类型的肿瘤研究中发现，原发性结肠癌，神经胶质瘤和头颈部肿瘤中 *MGMT* 的甲基化程度可达到 38%，而且研究发现 25%～52% 的口腔癌中可检测到甲基化的 *MGMT*。

4）*DAPK1*：*DAPK1* 是一种凋亡相关的抑癌基因，在 7%～68% 的口腔原发癌可检测到甲基化的 *DAPK1*。

除上述提到的 4 种基因，研究者在口腔癌中还发现了其他基因的甲基化现象。*DBC1* 是在膀胱癌研究中发现的易于甲基化的抑癌基因，有研究者用 MSP 法对口腔癌 *DBC1* 甲基化进行了研究，发现 15/34 例的口腔原发癌，以及在 3/7 例外观正常的癌周黏膜存在 *DBC1* 甲基化现象。

FHIT 基因参与控制细胞周期和凋亡来保持遗传的稳定。Change 等发现在食用酱叶和烟草的病人中，有 8/29 例中有 *FHIT* 启动子区的甲基化。人们在结肠癌的研究中首先发现了 *DCC* 基因甲基化现象，有研究证实，16/19 例口腔原发癌 *DCC* 基因启动子区域存在甲基化现象，而且有 *DCC* 甲基化的患者组存活时间远低于未发现 *DCC* 甲基化的患者组。*RECK* 基因是新发现的一个抑癌基因，通过调节金属基质蛋白酶的活性来抑制肿瘤血管增生，从而抑制癌细胞的侵袭和转移。有研究者检测了 40 例原发 OSCC 及癌周正常黏膜 *RECK* 的甲基

化状态,发现原发 OSCC 中此基因的甲基化率为 52.5%(21/40)。在其中带有相应正常组织的 20 对组织中,原发肿瘤和患者邻近外观正常的黏膜中都有 *RECK* 高甲基化现象,分别为 55%(11/20)和 30%(6/20),而在 12 例取自正常人的口腔黏膜未发现 *RECK* 基因甲基化现象。OSCC 患者 *RECK* 高甲基化与无复发存活率和总生存率呈现负相关。在口腔癌研究中还发现其他基因如 *Line-1*、*RUNX3*、*SERPINB5*、*TP73*、*EpCAM* 等启动子区域存在甲基化现象。

3. DNA 甲基化的治疗与前景　目前与 DNA 甲基化相关的肿瘤表观遗传治疗包括 DNA 甲基转移酶抑制剂和靶向诱导 DNA 甲基化。

(1) DNA 甲基转移酶抑制剂:DNA 甲基化是一种可逆的表观遗传修饰,因此抑制 DNA 甲基转移酶活性已成为新的防治肿瘤的研究思路。5-氮杂胞嘧啶核苷(5-AZA-CR)和它的脱氧类似物 5-氮杂脱氧胞嘧啶核苷(5-AZA-CdR)是有效的 DNA 甲基转移酶抑制剂,通过在 DNA 复制过程中取代胞嘧啶及与 DNMT 形成共价键后抑制 DNMT 的活性两种途径来抑制 DNA 甲基化。它们被广泛用于治疗急性髓细胞白血病及骨髓增生异常综合征,但是由于其在水溶液中不稳定以及其具有广谱去甲基化性使得临床应用受到局限。此外还有 Zebularine、肼苯哒嗪也可抑制 DNA 甲基化。

(2) 靶向诱导 DNA 甲基化:针对低甲基化而导致的肿瘤相关基因的高表达,可以通过诱导其启动子甲基化,从而沉默该基因。通常针对靶基因启动子区设计一段甲基化寡核苷酸链,使其与靶基因的一条 DNA 链的特定位点结合,形成半甲基化的中间体,这种半甲基化的中间体成为了 DNMT1 的底物,在酶的催化下使得 DNA 另一链甲基化,从而使该位点完全甲基化。研究表明靶向诱导 DNA 甲基化可使肝癌组织上 *IGF2* 基因启动子重新甲基化,阻止了其的表达。

人类表观基因组计划(Human Epigenetic Project,HEP)已于 2003 年启动,以 DNA 甲基化为代表的肿瘤表观遗传学也愈来愈受到研究者的重视,为解开生命的奥秘及治疗癌症等疾病带来了希望。将表观遗传学的研究引入口腔疾病,特别是口腔肿瘤的研究领域,为研究口腔癌前病变、头颈部肿瘤的发生、发展的机制、确立药物作用的靶点、实现临床干预奠定了基础;为肿瘤早期诊断、治疗反应监测及预后估价提供了新的分子生物学手段,具有广泛的临床应用前景。

但是还有很多问题有待进一步的探讨和研究,如为什么特定区域的高甲基化会引起疾病的发生? 能否有一种更为敏捷特异简便的方法检测肿瘤等疾病中的异常甲基化? 有无副作用更少的药物或采取其他方法来防止易变基因发生异常甲基化或恢复已发生甲基化的基因的活性? 只有解决好这一系列相关的问题才能减少肿瘤易感性突变的可能,达到癌症的早期预防和有效治疗,提高肿瘤患者的生存率。

(二) 组蛋白的乙酰化与口腔癌前病变和口腔癌

1. 组蛋白的乙酰化　真核生物中,染色质的基本单位是核小体。核小体由八聚体的核心组蛋白(由一对 H_3-H_4 组成的四聚体、两个 H_2A-H_2B 二聚体呈两层对称排列)、一段 146 个碱基对组成的 DNA 片段、组蛋白 H1 和非组蛋白共同组成。研究中人们发现虽然组蛋白在进化中是保守的,但它们并不是通常认为的静态结构。组蛋白在翻译后的修饰中会发生改变,从而提供一种识别的标志,为其他蛋白与 DNA 的结合产生协同或拮抗效应。它是一种动态调控成分,成为组蛋白密码(histone code)。常见的组蛋白外在修饰作用包括磷酸化、乙酰化、甲基化和泛蛋白化等。其中,乙酰化和甲基化研究的最多。乙酰化修饰大多在组蛋白

H3 的 lys9、14、18、23 和 H4 lys 的 5、8、12、16 等位点。对两种修饰的结果研究显示,他们既能激活基因也能使基因沉默。甲基化的修饰主要在组蛋白 H3 和 H4 的赖氨酸和精氨酸的两类残基上。研究还显示,在进化的过程中组蛋白甲基化和 DNA 的甲基化两者在机能上有相互联系。

2. 组蛋白的乙酰化与肿瘤的关系　肿瘤的发生与核小体核心组蛋白 N-端的赖氨酸残基的乙酰化和去乙酰化的失衡有密切关系。在体内,其动态平衡是由组蛋白乙酰化酶((histone acetyltransferase,HAT)和组蛋白去乙酰化酶(histone deacetylases,HDACs)共同维持,从而控制染色质的结构和调节基因的表达。HAT 增加组蛋白的乙酰化而且中和组蛋白电荷,使转录因子、调节因子复合物和 RNA 合成酶更接近 DNA,使基因更容易表达。相反,*HDACs* 的去乙酰化作用恢复了组蛋白正电荷,增加 DNA 与组蛋白之间的引力,使松弛的核小体变得十分紧密,不利于特定基因包括一些肿瘤抑制基因的表达。这些修饰改变染色质构型,导致基因转录调节发生变化,基因转录的失调导致细胞增殖失常,从而致癌。

越来越多的证据表明在组蛋白乙酰化的失衡与癌症发生之间存在着密切的联系。在几种类型的癌症中发现编码 HAT 和 HDAC 基因的参与和突变。编码 HAT 的基因易于易位、扩增、过量表达或点突变。同时也发现 HDACs 可以与各种转录因子如 p53、E2F 复合物、NF-κB 基本组成单位 RelA、锌指纹转录因子 GATA-2 以及肿瘤抑制基因(translocation-ETS-leukemia,TEL)产生相互作用,调节基因的表达,参与细胞周期的调控。

3. 组蛋白的乙酰化与口腔癌的关系　*HDAC6* 是 *HDAC* 家族的一个亚型,它可使 α-微管蛋白去乙酰化从而增加细胞的运动性。Sakuma 等研究了 9 种 OSCC 衍生细胞系与正常口腔角化细胞中 *HDAC6* mRNA 和蛋白表达水平,发现与正常口腔角化细胞比较所有 OSCC 衍生细胞系中的 *HDAC6* mRNA 和蛋白表达均普遍上调,免疫荧光检测到 HDAC6 蛋白在 OSCC 细胞的细胞质中存在,结合临床资料分析显示 HDAC6 的表达水平在肿瘤发生晚期(Ⅲ期和Ⅳ期)明显高于早期(Ⅰ期和Ⅱ期)(P=0.014),这些发现都表明 HDAC6 的异常表达可能与肿瘤的进展有关。

免疫组织化学的方法分析 36 例唾液腺恶性肿瘤临床病例中组蛋白乙酰化情况,发现 6 例组蛋白 H3 乙酰化水平降低,5 例组蛋白 H4 乙酰化水平降低,且只有腺样囊性癌和黏液表皮样癌病例中存在组蛋白低乙酰化。目前,相对于甲基化的研究,单纯地关注组蛋白的乙酰化对口腔癌变影响的文章较少。

4. 组蛋白去乙酰化的治疗与前景　组蛋白去乙酰化酶抑制剂(histone deacetylas inhibitors,HDACIs)抑制 HDAC 的活性,使高乙酰化组蛋白聚集从而增加常染色体中乙酰化组蛋白的含量和改变 2%~5%基因的转录活性,促使特定基因活化表达,并抑制 HDAC 募集诱导的基因表达。初步证实 HDACIs 对异染色质的结构也有影响,导致有丝分裂过程中异染色体的分离产生缺陷,但具体机制还在研究中。现在还发现 HDACIs 增加了 DNA 和组蛋白去甲基化,使被抑制的抑基因表达,达到治疗肿瘤的作用。

HDACIs 类型包括:①短链脂肪酸,如异戊酸(valproic acid)、丁酸(butyrate)和苯丁酸(phenybutyrate)及其盐类;②羟氨酸类,如 suberoylanilide hydroxamic acid(SAHA)、trichostatin A(TSA)及其衍生物 m-Carboxycinnamic acid bishydroxamic acid(CBHA)等;③具有或不具 2-氨基-8-氧-9,10-环氧-癸酰基(2-amino-8-OXO-9,10-epoxy-decanoyl,AOE)的环四肽,如 Depsipep-tide(FK228)、Trapoxin 和 apicidin;④苯甲酰胺类,如 MS-275 和 CI-994(p-N-acetyldinaline）；⑤酮类，如 trifluoromethyl ketone 和 a-ketoamides；⑥其他，如 CHAP。

HDACs 对不同 HDACIs 的作用敏感性存在差异，不同 HDACIs 的作用方式或途径也可能是不同的。HDACI 的抗癌作用是通过多方面途径获得的：①调节平衡凋亡基因，控制细胞凋亡；②诱导活性氧类产生；③阻止血管生成。TSA 可以显著抑制口腔鳞状细胞癌系 HSC-4、Ho-1-N-1 和 Ho-1-U-1 的增殖，诱导肿瘤细胞凋亡，并且具有剂量依赖性。SAHA 和 pyrox-amide 能在体外抑制头颈部横纹肌肉瘤细胞系生长，诱导细胞凋亡。申俊等发现 SAHA 可以有效增强口腔鳞癌细胞对低剂量顺铂的敏感性，在体外实验中呈现了较好的抗癌效应。在口腔鳞状细胞癌细胞系（HSC-3）中 NaB、SAHA 或 MS-275 能加强化疗药物顺铂的细胞毒效应，使癌细胞发生凋亡。

HDAC 抑制剂有可能作为一种新型、高效、副作用小、实用性强的治疗口腔肿瘤的药物，且与其他化疗药物联合使用效果更好，但是如何解决 HDACIs 生物利用度低、代谢快、酶抑制选择性低等问题值得更深一步的研究。

其次，对 HAT 和 HDAC 的研究虽取得了巨大进展，如它们在细胞增生、分化和癌症发生中的作用逐渐明确，但仍有许多问题有待解决，如酶复合物中其他蛋白的作用何在，酶活性如何调节，它们的亚细胞定位和作用的特异性怎样，在癌症中基因突变和染色体移位累及酶的哪一种生物学功能等尚不清楚。考虑到乙酰化并不仅限于组蛋白，未来的研究是确定哪种酶乙酰化哪种蛋白质，以及阐明控制细胞生长的相关乙酰化途径，这对应用酶激活剂或抑制剂治疗相关肿瘤有重要意义。

此外，组蛋白去乙酰化酶抑制剂在治疗在口腔肿瘤的研究目前多局限于体外实验，尚需进行更多深入的体内实验研究。

（陈谦明）

第三节　口腔癌内信号分子的异常

口腔癌的发生发展是一个多因素、多阶段、多步骤的渐进过程，是由于多种癌基因和抑癌基因的异常改变累积，导致细胞信号传导异常，细胞周期调控紊乱，细胞凋亡抑制，细胞分化异常，结果出现细胞失控性增殖，肿瘤形成。从信号分子水平研究口腔癌发生发展过程，将使我们对口腔癌发病机制有更好的理解，从而为其有效防治提供干预和治疗措施。

一、细胞增殖和凋亡

表面上看，各种癌症的表型千变万化，发病机制也各有不同，其实，复杂的表型之后隐藏着相同的发病机制：癌症的发生一方面可能是由于细胞增殖的失控；另一方面也可能是细胞凋亡受到抑制，或两者兼而有之。细胞分裂的过程产生基因突变导致细胞增殖异常，而凋亡相关基因的突变也可导致异常增殖的细胞不断增多和突变不断积累，最终导致癌细胞的克隆性增殖和癌症的发生。

（一）细胞增殖

细胞增殖是细胞生命活动的重要特征之一，是个体生长和发育的基础，是生命得以不断地延续、繁衍的基石。所谓细胞增殖指细胞通过分裂使细胞数目增加，使子细胞获得与母细胞相同遗传特性的过程。细胞增殖是通过细胞周期实现的,受细胞内复杂的机制精确而有序性地调控。任何一个关键步骤的失调,都可能导致严重的后果,甚至会导致细胞的癌变和死亡。以下简述与口腔癌增殖失控有关的分子异常:

1. 增殖相关癌基因的激活　在正常细胞中与病毒癌基因高度同源并且未激活的基因称为原癌基因(protooncogene),原癌基因实际上是机体固有的正常基因,其本身不仅没有致癌作用,而且发挥着调控细胞增殖、分化、凋亡及胚胎发育等重要的生物学功能。原癌基因结构和(或)表达水平的改变使其激活而成为诱发肿瘤的癌基因(oncogene)。因此,癌基因被激活使细胞增殖失控,是肿瘤发生的重要原因之一。癌基因激活的最常见的机制包括突变、染色体重排、基因扩增和反转录病毒插入。与口腔癌增殖相关的癌基因从功能上分主要有4类:①生长因子和生长因子受体(HST-1,INT2,EGFR/ERBB1,ERBB2/HER-2,PDGFB/SIS);②胞内信号传导因子(RAS,RAF,STAT3);③转录因子(MYC,FOS,JUN);④细胞周期调控因子(cyclin D1)。大部分癌基因通过促使细胞跨越 G1/S、G2/M 和 M 期细胞周期监测点导致异常的细胞增殖。这些癌基因在口腔癌发生发展的中作用将在本节的后续部分陆续详解。

2. 抑癌基因的失活　抑癌基因编码蛋白抑制细胞的生长和分裂。它们常常参与细胞周期包括细胞周期监测点的调控和凋亡。细胞中抑癌基因的丢失或失活突变将导致无限制的细胞增殖。癌基因的突变是显性的,染色体上单一等位基因的突变便足以激活癌基因。而抑癌基因的失活是以一种"二次打击"的方式进行的,换言之只有抑癌基因座上的两条等位基因都发生突变和缺失才会使抑癌基因的功能丧失。一旦抑癌基因失活,细胞将逃逸严密的细胞周期控制,出现失控的生长和分裂。口腔癌中常见的抑癌基因异常有:p53、RB1、p21(WAF1)、p16(CDKN2A)等细胞周期调控因子。

(二) 细胞凋亡

细胞凋亡(apoptosis)是一种严格的基因调控下的程序化的细胞死亡(programmed cell death),是机体在生长、发育和受到外来刺激时去除有害、多余、衰老或者异常细胞以保持机体内环境平衡和维持正常生理活动的一种自我调节机制。肿瘤细胞凋亡调控失调导致的细胞凋亡抵抗(resistance to apoptosis)是肿瘤发生的主要原因之一。

细胞凋亡可以被内源性或外源性细胞通路所激活。被胞外信号所诱导的细胞凋亡途径称外源性凋亡途径,通过 FAS、TNFR 等死亡受体(death receptor,DR)介导。外源性通路可通过 FASL、TRAIL 等死亡配体激活 DR 诱发凋亡。内源性通路中,含 BH3 蛋白激活后使线粒体外膜去极化,导致多种促凋亡线粒体蛋白的释放,包括细胞色素 C、SMAC 以及 OMI/HTRA2。凋亡启动后激活蛋白水解酶 Caspase,导致细胞凋亡调节中多种重要蛋白质的降解,最终使细胞核溶解、DNA 降解以及细胞膜变化。

细胞凋亡的失控是癌症发生的标志事件之一。细胞凋亡的信号感受、整合和执行的相关分子的突变和表达异常都可能导致癌症的发生。几种调节凋亡的关键基因也已明确,这些基因包括促凋亡蛋白如 p53、Bax、Fas、c-MYC、Caspase 和抑凋亡蛋白如 IAP、survivin、Bcl2 等,它们对口腔癌的凋亡调控发挥着重要作用,以下重点介绍 BCL2 和 p53 基因。

1. BCL2/BAX　细胞凋亡的信号整合可能主要是通过 BCL2 家族蛋白,并发生在线粒体水平。BCL2 基因在人 B 淋巴瘤中首先被克隆。在人 B 淋巴瘤中,t(14;18)发生染色体易位,BCL2 发生失调节效应而高表达,导致癌症发生。BCL2 家族蛋白包括近 30 种蛋白分子,包括抗凋亡蛋白（BCL2、BCL-XL 等）和促凋亡蛋白（BAX、BAK、BIM 等）。

包括乳腺癌、肺癌、结肠癌等很多癌症可检测到 BCL2 的过表达。过高的抑凋亡蛋白 BCL2/BCL-XL 表达，打破了正常的细胞凋亡机制，使癌症细胞获得了生存优势，对凋亡信号不敏感，这可能是肿瘤过度生长的原因之一。另外，BCL2/BCL-XL 表达上调也与肿瘤对化学治疗和放射治疗的耐受性的产生有关，与肿瘤的预后不良也有一定关系。因为常规的放化疗可使细胞内促凋亡蛋白 BAX 等表达上调，然后转位到线粒体膜上引发细胞凋亡，而肿瘤细胞内过高表达的 BCL2 能与 BAX 形成异二聚体，中和了 BAX 的促凋亡作用。有研究表明在口腔上皮异常增生、口腔鳞状细胞癌中 BCL2 和 BCL-XL 表达增加，在小鼠动物模型中癌源性乳头状瘤中也是如此。在非小细胞肺癌和乳腺癌中，BCL2 表达水平升高与较差的预后相关。其他研究也表明 BCL-XL 较高的表达水平与头颈鳞状细胞系对顺铂的耐药性相关。非肽小分子抑制剂可以使 BCL2/XL 中 BH3 区结合，抑制 BCL2/XL 活性，从而抑制肿瘤生长，促进细胞凋亡。顺铂耐药性的细胞对于这种抑制剂敏感。因此，抑制 BCL-XL 可能为克服顺铂耐药性提供有效治疗措施。

与抑制凋亡基因高表达对应，促凋亡的 BCL2 家族蛋白的基因失活也可导致细胞获得生存优势，有助于癌症的发生。如在结肠癌中，相当一部分 BAX 基因出现移码突变，导致 BAX 功能丧失，其他促凋亡蛋白 BAK、BIM 等突变和表达异常也与癌症的发生相关。

2. p53　p53 是一种抑癌基因，参与细胞周期调控和 DNA 修复。在 DNA 损伤不能修复时则引发凋亡，成为重要的细胞凋亡调节因子。p53 调节的靶基因包括 BAX 等促凋亡因子，可通过 FAS、BAX、MYC 等因子引发凋亡。p53 能促进 FAS 基因的表达和 FAS 向细胞膜转移，从而激活 FAS 依赖的凋亡途径；自由基引发的凋亡也与 p53 有关；它还能直接作用于线粒体使其释放细胞色素 C。它本身具有类 BH3 凋亡功能域，能与 BCL-XL 相互作用，参与细胞凋亡。p53 表达质和量的改变均可以导致细胞凋亡的减少。

很多癌症都发现不同形式的 p53 基因突变。一旦野生型 p53 出现突变，突变型 p53 将过度表达，它的半衰期较野生型 p53 长，并能够同正常 p53 结合成蛋白复合物使其失活。野生型 p53 蛋白在细胞中半衰期极短，用一般的方法很难检出。突变型 p53 蛋白构象发生转变，稳定性增加，半衰期大大延长，可用免疫组织化学方法检出。目前已从宫颈癌、乳腺癌、胃癌等约 50% 的人类肿瘤中检出 p53 基因突变及过表达。约 50% 的人头颈部鳞状细胞癌（HNSCC）病例中可检出 p53 基因的突变。有学者探讨了甲状腺肿瘤的凋亡及野生型 p53 的表达，肿瘤中野生型 p53 表达增加，与凋亡密切相关，并未观察到 p53 基因突变，因此，作者认为野生型 p53 诱发的凋亡可能与甲状腺乳头状癌预后较好有关。口腔癌中 p53 基因的突变和过表达也是频发事件。有研究显示在嚼槟榔和烟草相关的口腔癌和癌前病变中 p53 及 BCL2 高表达与凋亡抑制相关。

细胞凋亡现象及其机制的研究，将凋亡控制基因引入基因治疗领域，为更好地设计口腔癌的基因治疗方案提供了新思路。

二、细胞分化和去分化

细胞分化（cell differentiation）是指在个体发育中，由一个或一种细胞增殖产生的后代，在形态结构和生理功能上发生稳定性的差异，产生不同的细胞类群的过程。从分子水平看，细胞分化是由于基因选择性的表达各自特有的专一蛋白质。因此,基因调控是细胞分化的核心问题。分化过程基本是不可逆的,导致个体发育的不可逆性,但是在一定条件下,具有增生能力的组织中的已经分化的细胞可以逆转,并恢复到胚性状态,换言之,就是分化细胞改变了原来的分化程序,失去了原来应有的结构和功能,成为一个具有未分化细胞特征的细胞,这个变化过程称为细胞去分化(cell dedifferentiation)。去分化细胞可以恢复到原初状态,但更多的是变为其他类型的细胞。一种类型的分化细胞转变为另一种类型的分化细胞的现象称为细胞转分化(cell transdifferentiation)。

肿瘤细胞可以看作是正常细胞分化机制失控的细胞,其基本特征之一是细胞的异常分化,表现为去分化、逆分化或转分化等。肿瘤细胞的分化特征有:①原有分化特征的消失或部分消失:肿瘤细胞都有不同程度的丧失原有分化特征的倾向,缺乏成熟的形态与完整的功能,即去分化或反分化。通过检测肿瘤细胞一些细胞分化的特异性标志,如角蛋白、结蛋白、神经丝蛋白等,可以追溯细胞起源和判断分化程度。有些瘤细胞几乎完全丧失分化特征,以致从形态上无法判断其组织来源,也相应地表现出功能上的缺陷;②出现新的分化特征:在肿瘤向不成熟方向退行性发育的过程中,出现原来组织或器官中正常细胞所没有的特征。③分化特征紊乱:多数肿瘤细胞出现不同程度的分化特征紊乱现象,例如通过检测细胞组织中醛缩酶的同工酶,可见癌细胞与其原组织中的同工酶有着本质的不同。

肿瘤通常按照分化程度来进行病理分级。所谓分化程度就是指肿瘤细胞与其相应的正常起源细胞的相似程度。在形态、功能、代谢、行为等方面,肿瘤细胞越接近于正常细胞,则为高分化。瘤细胞分化程度较低,但明确保留起源组织的特点则为中分化。低分化肿瘤是指瘤细胞分化程度低,近似来源组织的不成熟形态;有些肿瘤的分化级差,甚至难以辨认组织来源,称为未分化。肿瘤的分化程度是肿瘤恶性程度分级的主要依据。口腔癌依据与口腔黏膜上皮的类似程度分为高分化、中分化和低分化三级。高分化和中分化鳞癌为低度恶性,而低分化或未分化者属高度恶性。恶性肿瘤的分级对于决定治疗方案和判断预后有一定意义。一般说来高分化肿瘤的恶性程度低,一般生长缓慢,预后较好,且在治疗后不易复发。低分化肿瘤恶性程度高,预后较差。未分化肿瘤,恶性程度极高,预后最差。但口腔鳞状细胞癌的分级对判断治疗效果或反应方面的作用是有限的。因为肿瘤的部位和范围影响预后。此外,由于肿瘤组织存在异质性,小块活检组织难以判断全貌。总之,肿瘤细胞的分化程度是癌症诊断和治疗中一个重要的参考依据,但治疗的效果还需结合肿瘤的种类、部位、分期和治疗方案等综合判断。

胚胎发育是从单细胞受精卵开始,经过不同的发育阶段,生物体内的所有细胞类型出现最后发育为成熟的个体。细胞定向分化和机体发育受到信号转导网络和基因时空特异性表达的精确调控。参与发育调控的信号传导通路异常将引起细胞去分化或低分化,并最终可致肿瘤的发生。以下主要讨论参与细胞分化的 5 种信号转导通路,及其异常与口腔癌的关系。

(一) Wnt 信号通路

Wnt 蛋白是一个分泌性生长因子家族,自 1982 年 Nussse 等发现 *Wnt* 基因以来,至今已发现并克隆出了 19 种 *Wnt* 基因的家族成员,人们将 *Wnt* 基因所介导的信号转导通路称为 Wnt 信号通路。Wnt 信号途径是一种进化上高度保守、对控制胚胎发育和细胞的分化与增殖有重要作用的信号转导通路。Wnt 蛋白的受体是 Frizzled 蛋白家族,*Frizzeled* 蛋白是七次跨膜受体,为 G 蛋白偶联受体。其氨基端位于细胞内,它与 Wnt 蛋白结合后,磷酸化激活细胞内蛋白 Disheveled(Dsh 或 Dvl),控制转录激活细胞的胞浆内蛋白裂解和磷酸化。Dah 是胞浆内多条信号通路的交汇点和枢纽。不同的 Wnt/Fz 结合后,通过 Dsh 不同的功能结构域,激活不同的信号传导途径。在 Dsh 下游至少有 3 种 Wnt 激活的通路,分别是经典的 Wnt/β-catenin 通路、非经典的 PCP(planar cell polarity)通路和 Wnt/Ca^{2+} 通路。在经典的 Wnt/β-catenin 通路中,Wnt 与 Frizzled 结合,启动 Wnt 信号,通过磷酸化激活 Dsh,抑制糖原合成酶激酶-3(glycogen synthesis kinase-3,GSK-3)的活性,使其不能在原癌基因 APC(adenomatous polyposis coli)的编码蛋白和 Axin 的帮助下磷酸化 β-catenin,处于去磷酸化状态的 β-catenin 能够逃逸泛素水解系统的降解,进而入核,在核内 β-catenin 与多种蛋白结合从而激活靶基因的转录,例如它可与转录因子 TCF/LEF1 结合形成复合体,直接参与基因的活化,也可与共激活因子组蛋白乙酰化酶 CBP、Brg-1 以及 Parafibromin 结合激活基因的转录。此通路的靶基因包括 c-Myc、CyclinD1 等编码其他细胞信号转导分子的基因和多种控制细胞命运的转录因子,广泛参与细胞增殖、分化、凋亡、转移。当细胞缺乏 Wnt 信号的刺激时,GSK-3 使 APC 和 β-catenin 磷酸化,通过泛素化蛋白酶体降解途径促使 β-catenin 降解;Tcf 和 Groucho/Grg/TLE 蛋白结合,发挥转录抑制因子的作用。

许多人类的癌症中有 Wnt 信号通路的异常,而由该通路引起的肿瘤形成是继大量不同的遗传性缺陷而出现的。Wnt 信号通路与口腔癌的发生发展关系尚不完全明了。有研究报道在口腔癌中无 β-catenin 和 AXIN1 基因的突变和表观遗传学改变,也未检测到 GSK3β 基因的表观遗传学异常。研究 β-catenin-LEF/TCF 在口腔癌中的表达和功能特点发现这些蛋白在口腔癌发生发展的不同阶段的表达是不同的,提示其表达异常可能与口腔癌的发生发展密切相关。有报道 Wnt 家族成员中有 11 个在头颈部鳞状细胞癌细胞株中异常表达,同时表达 Wnt 的癌细胞细胞质中 β-catenin 水平增高并移向核内,头颈部鳞状细胞癌部分细胞的生长和存活依赖于 Wnt 通路的异常活化。近来的研究发现 β-catenin 的靶基因之一癌基因 CD1 在 OSCC 中的表达增加,并与异型性的程度相关;在口腔白斑中,高表达 CD1 的病例伴有核 β-catenin 的高表达,提示经由经典 WNT 途径导致的 CD1 高表达在口腔癌的发病是一个早期事件。关于癌基因 c-Myc 的研究也有相似报道。

(二) Notch 信号通路

Notch 信号通路是另一种高度保守的信号转导通路,该通路同样对细胞分化增殖及个体的发育起重要的调控作用。Notch 信号通路由 Notch 受体、Notch 配体和 CSL DNA 结合蛋白 3 部分组成。Notch 受体是一种具有单次跨膜结构域的大分子蛋白,它通过与相邻细胞表面的 Notch 配体结合进行信号转导。Notch 受体由胞外区、跨膜区和胞内区组成,胞外区富含半胱氨酸,被称为 EGF 样重复序列,每个 EGF 样重复序列在特定的位点发生糖基化修饰,这种修饰对 Notch 蛋白的功能发挥有重要作用。Notch 受体的胞内区包含 RAM(RBP-J Kappa associated molecular)结构域、6 个 ANK(cdc10/ankyrin)重复序列、转录激活区(translational active domain,TAD)、2 个核定位信号(nuclear localization signal,NLS)和一个 PGST(proline,glutamate,serine,threonine-rich,PGST)序列结构域,RAM 结构域是与 CSL 结合的结构域,PGST 结构域与 Notch 蛋白的降解有关。Notch 受体与配体结合后不需要第二信使和蛋白激酶的作用就可直接将转录信号传到细胞核内,其作用机制是:在酶的作用下,Notch 受体蛋白发生两次酶切,一次发生在细胞膜外,释放出和 Notch 配体连接的胞外部分,另一次发生在细胞膜内,形成可溶性的 NICD(notch intracellular domain,NICD),NICD 转移到核内,通过激活转录因子 CLS 而调节基因的表达。Notch 的靶基因包括编码转录调控蛋白的可以决定细胞分化方向的基因。

Notch 信号通路在细胞发育和分化增殖过程中与 Wnt/β-catenin 通路发生广泛而密切的交互作用,其异常表现与口腔癌的发生发展密切相关。有研究报道在 OSCC 中 Notch1 及其胞内段 NICD 表达上调,并且其表达特异性定位于侵袭前缘。Notch1 表达与原发肿瘤分期 T-stage 和临床分期成正相关。其表达缺失与 OSCC 细胞增殖抑制相关。另有研究证实 Notch1 在腺样囊性癌(salivary adenoid cystic carcinoma,ACC)组织样本尤其在转移和复发的病例中表达上调,在 ACC 细胞中过表达 Notch1 促进细胞的增殖、迁移和侵袭性。沉默 Notch1 信号则抑制细胞增殖,并通过诱导细胞凋亡抑制其体内致瘤能力。

(三) 转化生长因子 β 信号通路

转化生长因子 β(transforming growth factor β,TGF-β)是一种具有多种信号功能,同样高度保守的的信号分子,它能够调节细胞的生长、分化、黏附、凋亡以及上皮-间充质转化等过程。介导 TGF-β 效应的胞内信号传导事件是多样的,涉及 SMAD 依赖性通路和非 SMAD 依赖性通路之间的广泛对话(crosstalk)。这些通路间的平衡对决定 TGF-β 的效应非常重要。TGF-β 通过细胞表面的丝氨酸/苏氨酸激酶受体进行信号传导。在 SMAD 依赖性信号通路中,TGF-β 首先与细胞膜上的 TGF-β Ⅱ 型受体(TGFBR2)结合,通过 TGFBR2 激酶使 TGF-β Ⅰ 型受体(TGFBR1)磷酸化,进而磷酸化激活 SMAD2 和 SMAD3,SMAD2/3 被磷酸化后与 SMAD4 结合形成异三聚体或异四聚体,之后进入细胞核中,在细胞核内 SMAD 复合体与其他的 DNA 结合转录因子、共激活子、共抑制子在 TGFβ 靶基因的启动子区相结合,累积调控多种基因的转录,这些基因的编码产物包括分化因子和黏附分子等。除了上述的 SMAD 依赖性通路外,TGF-β 也可通过激活 p38、JNK、Ras-Erk、PI3K-Akt、小的 GTP 酶分子例如 RHOA 和 CDC42 等信号级联反应产生大量的信号转录因子,调节相关基因的表达。

对近年来,TGF-β 信号通路与肿瘤的关系备受关注,TGF-β 是人体多种上皮起源细胞的生长调节因子,能抑制细胞生长,促进细胞分化或凋亡。对多种肿瘤细胞具有负调控作用。但在恶性转化过程中,细胞都不同程度地丧失了 TGF-β 诱导的生长抑制的敏感性。TGF-β 信号在上皮恶变的过程中起到的作用是复杂的,至今尚未完全明晰。现有的证据支持两种作用:在肿瘤发生的早期 TGF-β 发挥肿瘤抑制的作用,晚期又会促进肿瘤的进展。促癌的作用可能与丧失对配体的反应、传导通路组分缺失、过表达、激活潜在的复合体、上皮-间充质转化、与其他信号通路的交互作用促进转移等等。用免疫组织化学方法研究不同分化程度的口腔鳞癌中 TGFBR2 和 TGF-β1 的表达情况,发现 TGFBR2 在不同分化程度的口腔鳞癌中的表达水平存在显著差异,低分化组 TGFBR2 蛋白的不表达率明显高于高分化组,可见口腔鳞癌患者中 TGFBR2 的表达缺失,促进了肿瘤的发展。TGF-β1 主要表达于口腔鳞癌癌细胞周围的基质中,癌细胞本身并不表达此蛋白,而且癌基质中强表达 TGF-β1 的肿瘤组织的分化程度更低。HNSCC 中可以检测到 TGFBR2 的缺失,在 TGFBR2 缺失的鼠口腔上皮激活 K-ras 或 H-ras 导致肿瘤转移。条件性敲除 TGFBR1 将导致鼠眶周棘皮松解性鳞状细胞癌,类似人唇鳞癌的一种常见的组织型。同样的表型也见于 TGFBR2 的缺失同时表达 Ras 癌基因的鼠口腔癌中,提示 TGF-β 信号通路与导致细胞间黏附作用的信号通路相关。在人 HNSCC 细胞中,TGFBR2 表达降低与磷酸化 Smad2 降低,侵袭性增加相关,可能由于其细胞周期抑制功能缺失相关。

（四）Hedgehog 信号通路

Hedgehog（Hh）信号通路最早是在果蝇中被发现的,它在一系列生物的胚胎发育过程中都有重要作用。在对果蝇基因分析中发现,Hh 信号通路至少包括 8 个部分:hedgehog（hh）、dispatched、patched（ptch）、smoothen（smo）、丝氨酸/苏氨酸激酶 fused（fu）、suppressor of fused（su[fu]）、costal-2（cos2）和锌指转录因子 cubitus interruptus（ci）。*hh* 基因编码一种高度保守的分泌型糖蛋白。人类中存在 3 种 *hh* 的同源基因:*Sonic Hedgehog*（*SHH*）、*India Hedgehog*（*IHH*）和 *Desert Hedgehog*（*DHH*）。ptch 为 hh 的膜受体,目前,发现的人类 *ptch* 基因有两个,*PTCH1* 和 *PTCH2*,二者高度同源。在无 Hedgehog 信号时,Patched 与细胞膜上的另一种蛋白 Smo 结合,抑制 Smo 蛋白功能的发挥。当 Patched 与 Hedgehog 结合后,上述抑制作用会解除,随之 Smo 可将信号传入到胞核内,激活 Gli 锌指蛋白转录因子,启动与发育和分化相关的基因的表达。

Hedgehog 和 Wnt 通路是密切相关的信号传导通路,在胚胎发育中决定细胞的命运,从机体左右对称的调控到肢体、神经系统、骨骼、肺脏、牙齿等发育过程等,它们参与广泛的发育调控。Hedgehog 通路的异常与皮肤的基底细胞癌、成神经管细胞瘤及一系列内胚层来源的肿瘤密切相关,Hh 与口腔癌分化异常的研究较少,它在口腔癌发生发展中的作用尚不完全清楚。

三、细胞生长因子

细胞生长因子（growth factors,GFs）是指对细胞的生长和增殖具有刺激作用的一类多肽、蛋白质或糖蛋白,其通过与跨膜受体结合,引起受体蛋白酪氨酸磷酸化,激活细胞内一系列信号通路,引发一系列促进细胞增殖、分化、运动等生物学效应。机体内存在众多细胞生长因子,包括表皮生长因子（epidermal growth factor,EGF）、转化生长因子 α（transforming growth factor,TGF-α）、转化生长因子 β（transforming growth factor TGF-β）、血管内皮细胞生长因子（vascular endothelial growth factor,VEGF）、神经生长因子（nerve growth factor,NGF）、肝细胞生长因子（hepatocyte growth factor,HGF）、血小板衍生生长因子（platelet-derived growth factor,PDGF）等,它们功能或相互促进,或相互抑制,构成复杂的细胞生长因子功能调控网络,在个体发育及肿瘤的发生发展过程中起着重要的作用。

绝大多数细胞生长因子的受体都是具有特异的酪氨酸激酶活性的跨膜蛋白,能将若干细胞信号分子中特定的酪氨酸残基磷酸化,故称为受体酪氨酸激酶（receptor tyrosine kinases,RTKs）,由细胞外配体结合结构域、一个疏水性跨膜 α 螺旋和胞质酪氨酸激酶结构域组成。RTKs 介导的细胞内信号转导途径广泛涉及细胞生长、增殖和代谢等许多重要的生物学过程。

以下主要介绍几种经典的细胞生长因子在口腔癌发生和进展中的作用。

（一）表皮生长因子受体与口腔癌

表皮生长因子受体（epidermal growth factor receptor,EGFR）是分子量为 170kDa 的跨膜糖蛋白,表达于各种组织上皮细胞。EGFR 又称为 ERBB1/HER-1,其同源受体包括 ERBB2/NEU/HER-2、ERBB3/HER-3 和 ERBB4/HER-4。ERBB/HER 家族属于 RTK 超家族,与配体

结合后发生同源或异源二聚化而活化。

EGFR 的配体包括 EGF、TGF-α、双调蛋白（amphiregulin）、β-cellulin、epiregulin 等细胞生长因子，同属 EGF 家族。

EGF 或 TGF-α 与 EGFR 结合导致受体构象变化，引发受体二聚化和自身磷酸化，激活受体酪氨酸激酶活性并使其 C-末端多个酪氨酸残基磷酸化。这些磷酸化的酪氨酸残基是信号转导分子和接头蛋白的结合位点。活化的 EGFR 能激活磷脂酰肌醇-3-激酶（PI-3-K）/Akt、RAS/促分裂原活化蛋白激酶（MAPK）、应激活化蛋白激酶（SAPK）、JUN N-末端激酶（JNK）、蛋白激酶 C（PKC）、Src 和磷脂酶 C-γ1（PLC-γ1）等多种信号分子和信号通路，还能激活核因子κB（NF-κB）和信号转导及转录活化蛋白（STAT）家族成员等多种转录因子，引发细胞增殖、分化、迁移、黏附、抗凋亡和细胞转化等效应。

EGFR 信号转导网络在器官发育、上皮发生、细胞生长调控、肿瘤发生以及血管形成等过程中均起着非常重要的作用。*EGFR* 的突变、过度表达、结构重排或正常调控功能的丧失都会引起细胞生长和分化的异常。研究表明，高水平 EGFR 及其配体 TGF-α 体外转染二倍体成纤维细胞能够诱导其发生转化。TGF-α 在小鼠乳腺肿瘤病毒长末端重复组织特异性启动子的调控下过度表达能够引起小鼠乳腺上皮过度增生并发生乳腺癌。另外，研究发现 NEU 与 EGFR 过度共表达也可以促进细胞发生转化。

多种途径可引起 EGFR 信号通路的激活，包括基因扩增或者转录上调引起的受体高表达、受体突变或由于配体过量产生导致的自分泌激活。最常见的 EGFR 突变体是由截断性突变所产生的 EGFRvⅢ，这种突变体可在神经胶质瘤和非小细胞肺癌的肿瘤细胞中检测到，能够不依赖配体存在或受体高表达而导致受体的组成性激活。并且突变株显示出对化疗和 EGFR 靶向治疗耐药。特异性阻断 EGFRvⅢ 或许能增加 EGFR 靶向治疗的疗效。

人类恶性肿瘤普遍表达 EGFR。上消化道、结肠、胰腺、乳腺、卵巢、膀胱、肾等部位的恶性肿瘤和神经胶质瘤中均可检测到 *EGFR* mRNA 或蛋白过度表达，伴有或不伴有 *EGFR* 基因的扩增，但常常伴有 TGF-α 或双调蛋白的表达增加。尽管胚胎发育过程中以及成人的许多正常组织也表达 TGF-α，但一些人类癌细胞系、原发肿瘤以及经各种癌基因转化的成纤维细胞和上皮细胞系中，TGF-α 的表达和分泌增加。研究显示，与不表达 EGFR 配体的肿瘤相比，共表达 EGFR 及其配体的肿瘤生长迅速，恶性度高，患者生存期短。例如共同过表达 EGFR 和 HER-2 的乳腺、肺等组织肿瘤的恶性度高于 HER2 水平正常而 EGFR 阳性的肿瘤，并且乳腺肿瘤 EGFR 和 HER-2 过表达与产生内分泌治疗抗性有关。EGFR 的表达或与其配体的共表达也与结肠癌、乳腺癌、胰腺癌的预后不良有关。EGFR 受体表达水平高的患者肿瘤恶性度和临床分期较高，发生转移和复发的危险性增加，无症状生存期和总体生存期短，预后差。EGFR 及其配体 TGF-α 也在口腔癌的发生发展中起重要作用。80% ~ 100% 的 HNSCC 出现 EGFR 过表达，并且从口腔癌前病变到侵袭性口腔鳞癌（OSCC），EGFR 表达水平逐级递增。OSCC 中也可检测到 HER-2 高表达，并且与不良预后相关。很多研究指出，EGFR 的过表达可作为独立的 OSCC 预后不良指征，与瘤体生长、放疗敏感度降低及复发风险增加密切相关。

EGFR 除了能刺激肿瘤细胞增殖外，还与肿瘤血管形成有关。血管形成在肿瘤恶性进展中具有非常重要的作用。肿瘤血管生成活性是肿瘤微环境合成和分泌的多种血管生成刺激因子和抑制因子相互作用的结果。EGFR 和 TGF-α 二者都能够强效诱导血管内皮细胞生长因子 VEGF 的产生,而 VEGF 是人类恶性肿瘤一种最重要的血管生成刺激因子,提示 EGFR 及其配体网络与肿瘤新生血管密切相关。因此,阻断 EGFR 的信号转导活性,不但能够抑制肿瘤细胞的增殖,同时还能抑制肿瘤血管生成,从而抑制肿瘤的生长。

这些研究结果表明,EGFR 及其配体网络可作为 OSCC 分子治疗策略的合理靶位。抑制受体的激酶活性或阻断配体与受体细胞外结构域的结合,将成为针对 EGF/EGFR 靶抗肿瘤治疗的有效途径。

(二)转化生长因子 β 与口腔癌

转化生长因子 β(transforming growth factor β,TGF-β)属于寡二聚体多肽生长因子家族,该家族成员还包括骨形态蛋白(bone morphogenetic protein,BMP)和活化素(activin)等。TGF-β 与细胞增殖分化、胚胎发育、血管形成和创伤愈合有关。TGF-β 最初是根据它能够刺激成纤维细胞发生可逆性转化而命名的,但实际上 TGF-β 是一个强大的上皮细胞增殖抑制剂,是介导细胞周期阻滞的一种微环境调节因子,也是一种潜在的抑癌基因。TGF-β 家族已成为调控细胞生长和分化的一个主要信号来源。根据细胞类型和状态的不同,TGF-β 家族成员会对细胞产生不同的效应。最近研究证实,TGF-β 信号传导通路上的重要分子失活会导致癌症发生,但是在一些细胞中,TGF-β 是刺激细胞生长而不是抑制。虽然 TGF-α 和 TGF-β 都称为转化生长因子,但二者的结构和功能完全无关。

人 TGF-β 有 TGF-β1、TGF-β2 和 TGF-β3 3 种异构体,分别由 3 个具有组织特异性的不同基因编码。这 3 种异构体的氨基酸序列有 70% ~ 80% 的同源性。TGF-β1 表达于内皮细胞、造血细胞和结缔组织细胞;TGF-β2 表达于上皮细胞和神经元细胞;TGF-β3 主要表达于间充质细胞。这 3 种哺乳动物异构体高度保守,表明它们均具有非常重要的生物学功能。这些异构体与 TGF-β 受体的亲和力不同,任何一个缺失都会使小鼠产生不同的表型。TGF-β 分子都是以较大的前肽分子的形式分泌的,大多数分泌的 TGF-β 贮存于细胞外基质中,以 TGF-β、前肽、隐性 TGF-β 结合蛋白(LTBP)三元复合体的形式存在。LTBP 能够防止 TGF-β 与其受体结合。细胞合成和分泌的 TGF-β 前肽没有生物学活性,在生理条件下,可被酸性环境及基质金属蛋白酶、纤溶酶等蛋白质水解酶水解释放出有活性的 TGF-β。激活的 TGF-β 与其受体结合,通过 SMAD 和丝裂原活化蛋白激酶(mitogen-activated protein kinases,MAPK)通路启动胞内的信号传导。

TGF-β 受体主要有 Ⅰ 型、Ⅱ 型、Ⅲ 型 3 种,其中以 TGF-β 受体 Ⅲ 型(TβR-Ⅲ,TGFBR3)的含量最多。TβR-Ⅲ 也称为辅助受体,它首先 TGF-β 结合,然后将 TGF-β 转移到其信号转导受体 TβR-Ⅰ(TGFBR1)和 TβR-Ⅱ(TGFBR2)上。Endoglin(CD105)是内皮细胞大量表达的另一种 TGF-β 受体,含有与 TβR-Ⅲ 同源的跨膜区和胞浆区。TβR-Ⅰ 和 TβR-Ⅱ 是受体型丝/苏氨酸蛋白激酶,由细胞外配体结合结构域、跨膜结构域和细胞内 Ser/Thr 激酶结构域组成。一旦 TGF-β 与 TβR-Ⅱ 结合。后者即与 TβR-Ⅰ 形成异二聚体复合物,TβR-Ⅱ 即磷酸化 TβR-Ⅰ 并激活 TβR-Ⅰ 的受体激酶活性,特异性的磷酸化 SMAD 信号的调节子 R-SMAD。哺乳动物 SMAD 分子按功能分为 3 类:即受体调节型 SMAD(R-SMADs)、共同调节型 SMAD(Co-SMAD)和抑制性 SMAD(I-SMADs)。R-SMADs 能被 TβR-Ⅰ 激活并与受体形成短暂复合物,它又分为两类,即由 TGF-β 激活的 AR-SMADs,包括 SMAD 2、SMAD 3 和由 BMP 等激活的 BR-SMADs,包括 SMAD 1、SMAD 5、SMAD 8 和 SMAD 9。Co-SMAD 包括 SMAD4,是 TGF-β 家族各类信号传导过程中共同需要的介质。I-SMADs 包括 SMAD 6 和 SMAD 7,可与激活的 Ⅰ

型受体结合,抑制或调节 TGF-β 家族的信号转导。SMADs 分子广泛存在于绝大多数的成人组织中,表明 TGF-β 信号通路在组织发育及内稳态中有重要作用。

TGF-β 在上皮性恶性肿瘤中的作用是十分复杂的,至今仍未完全阐明。现有研究结果表明其具有双重作用。TGF-β 在肿瘤发生早期作为潜在肿瘤抑制因子,而在肿瘤发展的后期则作为肿瘤发展的促进因子。TGF-β 促肿瘤生长功能可能与多种因素有关,如对配体反应功能丧失、TGF-β 通路组分缺失、隐性 TGF-β 过度表达和(或)激活、上皮-间充质转变以及与其他信号传导通路协同作用。在人类 HNSCC 中,发现有 TGF-βRⅡ 缺失。此外,在小鼠口腔上皮中激活 KRAS 或 HRAS,在 TGF-βRⅡ 缺失的条件下,可以诱发转移性鳞癌。TGF-βRⅠ 条件性缺失可以在眼眶区导致棘层松解性鳞状细胞癌(一种人类常见于唇部的鳞状细胞癌)。在 TGF-βRⅡ 缺失并表达 Ras 基因的小鼠口腔癌中亦可发生类似棘层松解性鳞状细胞癌,说明 TGF-βR 及其通路可以影响细胞间黏附功能。在人类 TGF-βRⅡ 免疫活性降低与 p-SMAD2 表达降低相关,可增加疾病的侵袭性,可能与 TGF-β1 对头颈鳞状细胞癌细胞生长抑制机制丧失有关。

(三) 血管内皮生长因子与口腔癌

血管内皮生长因子(vascular endothelial growth factor,VEGF)家族属于血小板衍生生长因子(PDGF)超家族,迄今共发现有 6 种 VEGF 家族成员,包括:VEGF-A、VEGF-B、VEGF-C、VEGF-D、VEGF-E 和胎盘生长因子(PIGF)。在生理和病理性血管和淋巴管形成过程中均有重要作用,VEGF 能显著增加血管通透性,促进血管内皮细胞生长、增殖、游走和分化。

VEGF 配体可以结合并激活其相应受体。VEGF 受体有:VEGFR-1/FLT1、VEGFR-2/FLK-1/KDR、VEGFR-3/FLT-4。激活 VEGFR-1 能促进血管内皮细胞的游走,但是并不诱导细胞增殖。VEGFR-1 可以与 VEGFR-2 竞争性与 VEGF 结合起到调节 VEGF 整体浓度的作用。VEGFR-2 是控制血管内皮细胞分裂的主要受体。VEGFR-3 选择性表达于淋巴管和肿瘤血管细胞,由 VEGF-C 和 VEGF-D 所激活,调控淋巴管的生成和生长。近年来的研究表明实性肿瘤可以诱导淋巴管生成,促进淋巴管转移。其他相关研究也表明在癌症病变内部或周围可以诱导淋巴管生成,这一现象与黑色素瘤、头颈鳞状细胞癌等易与发生淋巴管转移相关。通过 VEGF-C 和(或)VEGF-D 激活 VEGFR-3 为最经典的肿瘤淋巴管生成的信号通路。生长因子或炎症细胞因子可诱导 VEGF-C 在肿瘤细胞中的表达。在不同的动物模型中,VEGF-C/VEGFR-3 信号通路通过诱导淋巴管生成从而在癌症转移过程中起关键作用。由于口腔鳞状细胞癌易于局部淋巴结转,VEGF-C/VEGFR-3 信号通路可以成为重要的潜在治疗靶点。VEGF-A/VEGFR-2 通路的作用已经较为明确,而 VEGF-C/VEGFR-3 信号通路在肿瘤发展中的潜在作用和机制仍不完全明了。

研究表明肿瘤血管生成与肿瘤病变的发展及癌症的侵袭性相关。重度口腔上皮异常增生中 VEGF 的表达高于正常或轻度异常增生。相反,一些研究表明正常口腔黏膜上皮与上皮异常增生黏膜相比 VEGF 表达水平没有明显差异。近来有研究表明 VEGF-C 的表达与口腔鳞状细胞癌的局部复发和远处转移相关,VEGF-C 表达水平与 5 年生存率显著相关,而 VEGF-A、VEGFR-1 和 VEGFR-3 的表达水平与远期生存率无相关。在 OSCC 中 VEGF 的研究结果也不尽相同。例如,有研究表明在 156 名接受手术和术后放疗的 HNSCC 患者中 VEGF 与总体生存率并无相关性。然而,在另外一个对 77 名 OSCC 患者的研究中发现,VEGF 是与较低的无瘤生存率相关的最显著的因素。因此在这方面仍需要进一步更为科学的方法进行研究。尽管如此,在 OSCC 组织中血管生成因子的高表达显示抗肿瘤血管增生可发展成为传统治疗的一个新的补充或替代疗法。

(四) 肝细胞生长因子与口腔癌

肝细胞生长因子(hepatocyte growth factor,HGF)是一种可结合肝素的多肽,最初从肝大部分切除的小鼠血清中发现,因具有强烈的刺激肝细胞生长的活性而得名。后来发现其具有使紧密生长的内皮细胞克隆分散的能力,因此又称为离散因子(scatter factor,SF)。HGF 是一种多功能的细胞因子,对胚胎发育、细胞增殖、运动、形态发生和死亡等生命活动具有调控作用,近年来的研究还发现其具有造血调控的功能,在肿瘤的发生、侵袭、转移中具有重要作用。

HGF 的受体 MET 是原癌基因 *MET* 的编码产物,是一种酪氨酸激酶受体,在多种人类恶性肿瘤中过度表达或突变。MET 通过与其配体 HGF 相结合后激活,可导致多种生物化学或生物学效应。HGF 与其受体 MET 在口腔鳞状细胞癌侵袭和转移中通过旁分泌途径起重要作用,导致金属基质蛋白酶 MMP-1 和 MMP-9 表达上调。此外,MET 过度表达与生存率下降相关。尽管在口腔鳞状细胞癌标本中发现有 MET 的过度表达,但是在其他癌症中发现的激活性 MET 激酶功能域突变并未在口腔癌中发现。

四、信号转导通路和转录因子

(一) 口腔癌中的信号转导通路异常

细胞信号转导(signal transduction)是指细胞外刺激通过一系列反应,引起细胞内的一系列生物化学反应,直至细胞生理反应所需基因开始表达的过程。细胞内外、细胞之间无数信号途径交织成庞大的通讯网络,精确调控细胞的生长、分化、凋亡等重要生理功能。

信号传导异常能够引起细胞过度增殖、浸润、转移、血管生成以及凋亡抑制。大部分人类肿瘤均伴随信号传导通路的异常,因此它们也是肿瘤治疗的靶标。肿瘤细胞可以利用与正常细胞同样的信号传导机制,以自分泌或旁分泌的形式维持其不受宿主生长调节机制控制的生长和增殖。近来的研究发现绝大多数癌基因的产物和一些抑癌基因的产物都是细胞信号传导系统的组成成分,从生长因子及受体、蛋白激酶,直到核内转录因子,均有癌基因或抑癌基因产物的存在。一些抑癌基因的产物在正常情况下能够发出抑制细胞生长的信号,但当发生丢失或突变时,导致细胞生长失控。在细胞恶性转化的过程中,又往往伴随多个原癌基因突变,而它们的产物又与细胞增殖的信号相关,引起增殖信号传导的异常,最终导致肿瘤的发生。目前,研究肿瘤细胞信号传导机制,选择性阻断肿瘤细胞自分泌或旁分泌的信号传导通路,破坏其自控性生长调节机制,越来越引起人们的关注。一方面可通过阻断生长促进因子或增强生长抑制因子的作用,使肿瘤细胞的生长减慢或停止,另一方面可通过促进肿瘤细胞分化和凋亡等改变其恶性表型。这两方面的作用都可通过选择性调节肿瘤细胞不同的传导通路来实现。

口腔癌的发生是多基因、多因素、多阶段的复杂过程,各种癌基因、抑癌基因及信号传导通路在口腔癌中作用机制的阐明,加深了人们对口腔癌癌变机制的认识,以下将分述几个与口腔癌相关的重要信号传导通路。

1. G 蛋白与口腔癌　受体与配体结合后即与膜上的偶联蛋白结合,使其释放活性因子,再与效应器发生反应。由于这些偶联蛋白的结构和功能极为类似，且都能结合并水解 GTP，所以通常称 G 蛋白（G protein），即鸟苷酸调节蛋白（guanine nucleotide regulatory protein）。G 蛋白系统是细胞中最常见的信号传递方式。细胞中存在数以千计的特异性 G 蛋白偶联受体：有些识别激素，改变新陈代谢的水平；有些在神经系统中传递神经信号。

G 蛋白的种类已多达 40 余种，大多数存在于细胞膜上，由 α、β、γ 3 个不同亚单位构成，总分子量为 100kDa 左右。其中 β 亚单位在多数 G 蛋白中都非常类似，分子量 36kDa 左右。γ 亚单位分子量在 8~11kDa 之间，除 Gt 外，大多数 G 蛋白的 γ 亚单位都是相同的。β、γ 两个亚单位的不同可以将 G 蛋白分为 Gs、Gi、Go、Gq、G_{12} 及 Gt 等 6 类。这些不同类型的 G 蛋白在信号传递过程各种发挥不同的作用。除此之外，在细胞内还存在另一类 G 蛋白，这类 G 蛋白具有鸟核苷酸的结合位点，有 GTP 酶活性，其功能也受鸟核苷酸调节，但与跨膜信息传递似乎没有直接相关。在结构上不同于前述的 G 蛋白，分子量较小，在 20~30kDa 之间，不是以 α、β、γ 三聚体方式存在，而是单体分子，因此被称为小 G 蛋白（small G proteins）。小 G 蛋白同 RAS 蛋白具有同源性，同属于 RAS 超家族（RAS superfamily）。哺乳动物 G 蛋白中属 RAS 超家族约有 50 多个成员，根据它们序列同源性相近程度又可以分为 RAS、RHO、RAB、ARF 和 RAN 5 个亚家族。近年来研究发现小 G 蛋白，特别是一些原癌基因表达产物有着广泛的调节功能。RAS 蛋白主要参与细胞增殖和信号转导。RHO 蛋白对细胞骨架网络的构成发挥调节作用。RAB 蛋白则参与调控细胞内膜交通（membrane traffic）。ARF 蛋白参与囊泡运输的调控。RAN 是细胞内最多的小 G 蛋白，主要负责细胞核和细胞质间 RNA 和蛋白质传输。此外，RHO 和 RAB 亚家庭可能分别参与淋巴细胞极化（polarization）和抗原的提呈。它们在细胞内分别控制不同的信号转导途径，在口腔癌的发生和发展中起着一定的作用。

RAS 基因是第一个被克隆出的人类癌基因，分 3 类：*KRAS*、*HRAS* 和 *NRAS*。其基因编码产物为 p21ras 蛋白，具有 GTP 酶活性，在细胞生长、分化、细胞骨架、蛋白转运等一系列细胞重要生命活动中发挥重要作用。当肿瘤发生时，*RAS* 基因可发生突变，突变型 p21ras 蛋白（主要在 12、13 及 61 位氨基酸）不具 GTP 酶活性，无法使 GTP 水解为 GDP，从而过度激活细胞内许多传导通路，造成细胞正常生长调控的紊乱。大约 30% 的人类肿瘤中存在 *RAS* 基因突变。其中在胰腺癌肿全为 *KRAS* 突变，肺癌和结肠癌中 *KRAS* 突变也很常见，在膀胱癌和肾癌中 *HRAS* 突变较常见，在白血病中 *NRAS* 突变较常见。RAS 在肿瘤中也可表现为过表达。一些研究表明 *RAS* 基因家族中的成员在口腔癌中过度表达。*NRAS* 过度表达可以发生在口腔癌的早期，但在发育不良病损中也可出现。在西方国家，*RAS* 突变率较低，约<5%，在亚洲，特别咀嚼烟草或槟榔相关的口腔癌患者 *HRAS* 突变率可达 35%。激活 KRAS（KRASG12D）的方法诱导的口腔癌动物模型中产生鳞状上皮覆盖的乳头状瘤，与人类癌前病变的病理表现相似，提示 KRASG12D 变异可能是口腔肿瘤的成因之一。

除此之外，口腔鳞状细胞癌中还可出现 RAC-1 蛋白（RHO 家族成员）过表达，可能与 OSCC 细胞浸润有关。RHO/ROCK 可通过促进局部黏附形成与微丝介导的细胞运动调节肿瘤细胞的浸润和转移。阻断 RHO/ROCK 信号通路可以改变肿瘤细胞的浸润表型。目前认为，该信号通路可以为预防肿瘤浸润和转移提供新的治疗靶标。另有研究发现，OSCC 中可频发 *p14ARF* 的纯合缺失、突变及异常甲基化。*ARF* 启动子区的高甲基化与烟草和酒精相关的口腔癌高度相关。

2. MAPK 通路与口腔癌　丝裂原活化蛋白激酶（mitogen-activated protein kinases, MAPKs）通路是真核生物信号传递网络中的重要途径之一, 在基因表达调控和细胞质功能活动中发挥关键作用, 参与介导生长、发育、分裂、分化、死亡以及细胞间的功能同步等多种细胞过程。

MAPK 采用三级激酶级联的形式转导信号: 细胞受刺激后激活 MAPK 激酶的激酶（MAP kinase kinase kinase, MKKK）, 进而激活 MAPK 激酶（MAP kinase kinase, MKK）, MKK 激活后通过双位点磷酸化调控 MAPK 的活性。MKKK-MKK-MAPK 3 类蛋白激酶通过依次磷酸化将上游信号传递至下游应答分子。MAPKs 介导的磷酸化可以激活或抑制下游靶蛋白的活性。这种靶蛋白包括其他蛋白激酶、磷酸酶、FOS 等转录因子和细胞骨架蛋白 MAP2 和 TAU。普遍接受的 MAPK 传导通路的模式途径是: 生长因子→受体→小 G 蛋白→启动 MAPK 链→MAPK→转录因子→生物效应。EGF→EGFR→RAS→RAF→MKK→MAPK→细胞生长。

在哺乳动物细胞中已发现多个 MAPK 亚族, 主要有: 细胞外信号调节激酶（extracellular signal-regulated kinases, ERKs）, 包括 ERK1 和 ERK2。JUN-N 端激酶（JUN NH2-terminal kinases, JNK/SAPK）, 包括 JNKl、INK2 和 JNK3、4 种 p38 激酶以及大丝裂原活化蛋白激酶（Big MAPK kinase, BMK）/ERK5。最近研究发现 ERKs 激活与细胞增殖有关。JNKs 激活与细胞应激、细胞凋亡及某些疾病和肿瘤的发生发展相关。p38 激活与炎症反应有关。

肿瘤细胞侵袭和转移需细胞外基质（ECM）黏附和降解的精确协同。受体酪氨酸激酶配体诱导包括 MMP-9 等大量的 ECM 降解酶, 并且 ERK、JNK 和 p38 MAPK 也在 MMP-9 基因表达中发挥作用。在 RAS 转化的 HaCaT 细胞株（A-5）和皮肤鳞癌细胞（UT-SCC-7）中, TNF 可活化 ERK1/2, JNK 和 p38 MAPK, TGF 可活化两种细胞的 p38 MAPK 和 A-5 中的 ERK2, 选择性抑制 p38 活性可阻断 TNF 和 TGF 诱导的 MMP-1、MMP-9、MMP-13 的表达, 而对 ERK1/2 无影响。这一现象表明 p38 MAPK 通路在转化的鳞状上皮细胞侵袭行为中起关键作用, 可能成为抑制侵袭较特异性靶分子。以往研究显示口腔癌细胞的侵袭是通过转录因子 AP-1 依赖性机制促进 MMPs 表达的, AP-1 的活性和表达部分由 ERK1/ERK2 调节。动物实验表明, ERK1/ERK2 活性抑制剂 PD0980059-脂质体的应用, 能够使 MMP-9 的表达降低, ERK1/ERK2 的活性降低, 同时口腔癌细胞的侵袭性降低。

MAPK 参与了肿瘤血管生成: 在人头颈部鳞状细胞癌及其他多种肿瘤中, IL-8 和 VEGF 共同表达并促进肿瘤血管生成、生长和转移。AP-1 和 NF-κB 的多个识别位点位于 IL-8 和 VEGF 的启动子上, 它们受到 κB 激酶抑制剂（IKK）和 MAPK 通路的调节。IKK 抑制 NF-κB 活化使 IL-8 表达部分受阻但 VEGF 不受影响, ERK1/2 可作为替代途径诱导 IL-8 和 VEGF。

MAPKs 控制细胞对外界的反应和调控基因的表达, 在细胞生长和凋亡中都起重要作用, 因此在许多人类疾病相关研究中显得尤为突出, 每种 MAPK 分子都可能成为肿瘤治疗的分子靶点, MAPKs 的抑制剂无疑将成为人类疾病治疗药物中的一类。ERK 通路与口腔癌细胞增殖和肿瘤发生有着密切的关系, 因此, ERK 通路抑制剂的发现和应用有着重要的临床意义。其中具有阻断 ERK 通路作用的 PD98059 可能成为治疗口腔癌的新型药物。

（二）转录因子调控与口腔癌

转录因子是一类能与特异性 DNA 序列结合并调节基因转录的蛋白质分子, 它们是细胞生命活动的关键性调控因子, 直接影响基因的转录, 发挥基因开关的重要功能, 同时也是药物作用的重要靶标。近年来的研究表明, 一些重要的转录因子 *NF-κB*、*AP-1* 等属于癌基因。

在生理状态下,它们编码的产物担负着调节细胞增殖、细胞凋亡等多种生物学功能。由于各种原因引起的转录因子过度激活是癌变的一个重要机制。由于转录因子自身的特点,其过度激活可导致信号转导通路障碍,并使受其调控的一系列靶基因的表达发生紊乱,从而使细胞周期、细胞的增殖与分化等失调,最终导致细胞恶性转化。目前在基因转录调控异常参与恶性肿瘤发生、演进的机制研究方面取得了一些重要进展,本章节中将着重介绍与口腔癌发生和发展密切相关的几类转录因子。

1. NF-κB 真核细胞核转录因子 NF-κB(Nuclear Factor-kappa B)广泛调控一系列基因的表达,尤其是与免疫反应、炎症反应和病毒相关的基因及原癌基因。目前为止已经发现 Rel/NF-κB 家族的成员有:NF-κB、NF-κB1(p50/p105)、NF-κB2(p52/p100)、REL、RELA(p65/NF-κB3)、RELB。在静息状态下,NF-κB 在胞质中以同源或异源二聚体形式与抑制性蛋白 IκB 结合,呈无活性状态;当生长因子或细胞因子等外源性刺激存在时,IκB 磷酸化、泛素化并进一步被蛋白酶降解,NF-κB 与 IκB 分离,激活的 NF-κB 发生核转位,与靶基因的特异性位点结合,从而调控包括免疫反应、炎症反应、抗凋亡和细胞增殖相关基因等靶基因的转录。大量研究表明无控性的 NF-κB 激活与肿瘤发生发展相关。抑制肿瘤中 NF-κB 能够遏制细胞增殖,引起细胞周期阻滞、导致细胞凋亡,说明 NF-κB 在细胞增殖及存活中有重要作用。同时,NF-κB 能够诱导产生抗凋亡蛋白,抑制细胞凋亡并且阻滞化疗药物诱导的细胞凋亡,从而产生耐药性。在多种癌症中可检测到 NF-κB 的异常表达。在 OSCC 中也可检测 NF-κB 表达上调,并且从癌变早期至肿瘤浸润其表达水平逐级上升。同时,由 p50 二聚体构成的 NF-κB1 可以转录调节抗凋亡蛋白 BCL2。BCL2 在多数口腔癌病例中过表达。综上所述,NF-κB 在口腔癌的发生发展过程事有重要作用。

2. AP-1 AP-1(Activating Protein-1)转录因子家族成员包括 JUN 家族的 JUN、JUNB、JUND 和 FOS 家族的 FOS、FOSB、FRA1、FRA2。AP-1 家族能够使多种生长信号于转录水平汇聚,从而调节细胞增殖、分化、凋亡和癌基因诱导的细胞恶性转化以及侵袭。在 OSCC 细胞系和黏膜异常增生中可发现 AP-1 结合蛋白(包括 JUN 家族和 FRA1)的组成性激活,并且与鳞状上皮细胞的恶性转化相关。此外,转染 Jun 基因的小鼠模型中 AP-1 组成性激活可导致鳞状上皮的恶性转化。相反,转染显性-负性 Jun 基因或给予 AP-1 抑制剂能够阻断上皮细胞的恶性转化。以上发现提示 AP-1 激活可导致口腔上皮恶性转化以及促进 OSCC 的恶性进程。

3. STAT 蛋白 STAT 蛋白家族是胞浆转录因子,可以被细胞外信号蛋白所激活,如生长因子、细胞因子、激素以及多肽等。激活的 STAT 蛋白将信号分子传递至细胞核内,调控与细胞生长、凋亡和分化相关的靶基因的转录。有足够证据表明 STATs,特别是 STAT3 和 STAT5 与肿瘤的发生相关。STAT3 的激活性突变能够导致成纤维细胞恶性转化。此外,在淋巴瘤、白血病、乳腺癌以及头颈鳞癌中均可检测到活化的 STAT3 水平升高。在 OSCC 中 EGFR、TGF-α、JAK、SRC 或 IL-6 等信号分子及其受体水平上调可以导致活化 STAT3 水平的升高。同时,STAT3 组成性激活可以上调细胞周期因子、抗凋亡以及促血管生成因子等基因的转录,进而导致细胞增殖失控、抗凋亡反应以及血管生成。研究表明 STATs 在 OSCC 的发生展中有重要作用。体内实验中转染显性-负性 STAT3 或反义核苷酸可导致细胞生长抑制。转染 STAT3 显性激活突变体(dominant-active STAT3)的细胞增殖不依赖于 EGFR 配体和 EGFR 活性,显示 STAT3 激活能够在不依赖 EGFR 活性而导致头颈鳞癌细胞生长。与健康人相比,头颈鳞癌患者肿瘤与正常上皮细胞中均表现有 STAT3 及其磷酸化形式的高表达,提示 STAT3 活化在口腔癌发生的早期起作用。此外,活化的 STAT3 在分化较差、淋巴结转移以及预后较差的口腔癌中的表达水平较高。以上研究提示 STAT3 将成为口腔鳞状细胞癌基因治疗的另一个潜在靶点。

五、细胞周期检测点

真核细胞的细胞分裂,是一个精确复杂的调控过程。从一次细胞分裂结束开始,经过物质积累过程,直到下一次细胞分裂结束为止,称为一个细胞周期。细胞周期有 4 个明显可分的周期实相,即 G_1 期、S 期、G_2 期和 M 期。绝大多数真核细胞的细胞周期都包含这 4 个时期。

G_1 期:是一个细胞周期的第一阶段。即 DNA 合成前期,此期长短因细胞而异。体内大部分细胞在完成上一次分裂后,开始合成细胞生长所需的各种蛋白质、糖类、脂质等,但不合成 DNA。在 G_1 期的晚期阶段,细胞开始为下一次分裂合成 DNA 所需的前体物质、能量和酶类等

S 期:即 DNA 合成期。经过 G_1 期的准备工作,细胞已为 DNA 复制的启动作好了各方面的准备。进入 S 期后,细胞立即开始合成 DNA。真核细胞 DNA 的复制与原核细胞一样,是严格按照半保留复制的方式进行的。这一过程受到多种细胞周期调节因素的严密调控,同时与细胞核结构的核骨架、核纤层、核膜关系密切。

G_2 期:DNA 合成后期,为分裂期作最后准备。此时细胞核内 DNA 的含量已经增加 1 倍,中心粒已复制完毕,形成 2 个中心体,还合成 RNA 和微管蛋白等。但细胞能否顺利进入 M 期,要受到 G_2 期检测点的控制。只有当 DNA 完全复制,细胞已生长到合适大小并且环境因素有利于细胞分裂时,细胞才能顺利实现从 G_2 期到 M 期的过渡。

M 期:即细胞的分裂期,真核的细胞分裂主要包括有丝分裂和减数分裂。减数分裂是有丝分裂的特殊形式。体细胞一般进行有丝分裂;成熟过程中的生殖细胞进行减数分裂。细胞经过分裂,将其遗传物质平均的分配到两个子细胞中。

细胞周期的每个循环,S 期的 DNA 精确复制,有丝分裂期的染色体正确分离,细胞周期能够严格按照 $G_1 \to S \to G_2 \to M$ 的顺序有序运转都是在细胞内在机制精确复杂的调控下得以完成。细胞要分裂,必须正确复制 DNA 和达到一定的体积,并获得足够物质支持,否则细胞不可能进行分裂。Hartwell 在 20 世纪 70 年代提出了"细胞周期监测点"(cell cycle checkpoint)的概念。细胞周期的运行,是在一系列称为监测点(checkpoint)的严格监控下进行的,当 DNA 发生损伤,复制不完全或纺锤体形成不正常,周期将被阻断。细胞周期监测点是细胞内的质量检验机构,在真核细胞中提供高度保守的信号调节通路,以确保细胞周期关键过程有序精确地进行。细胞检测点的功能缺陷,会导致遗传不稳定性,最终导致肿瘤的发生。细胞周期监测点由感受异常事件的感受器、信号传导通路和效应器构成,主要监测点包括:

G_1/S 监测点:在 G_1 的晚期有一个关键的限制点,在酵母中称 start 点,在哺乳动物中称 R 点(restriction point),控制细胞由静止状态的 G_1 进入 DNA 合成期。相关的事件包括:检验 DNA 是否损伤?细胞外环境是否适宜?细胞体积是否足够大?通过这一检测点的细胞将不可逆地进入 S 期直至完成细胞分裂,否则可因环境或内部的不利变化而停留在 G_1 期。

S 期检监测点:检验 DNA 复制是否完成。

G_2/M 监测点:是决定细胞一分为二的控制点,相关的事件包括:检验 DNA 是否损伤? 细胞体积是否足够大。

中-后期监测点(纺锤体组装监测点):任何一个着丝点没有正确连接到纺锤体上,都会抑制 APC 的活性,引起细胞周期中断。

细胞周期的准确调控对生物的生存、繁殖、发育和遗传均是十分重要的。参与细胞周期调控的主要因子有:细胞周期蛋白(Cyclin),细胞周期蛋白依赖性激酶(Cyclin dependent kinases,CDKs)和 CDK 激酶抑制物(Cyclin dependent kinase inhibitors,CDKIs)。在高等的真核细胞中,目前发现细胞周期蛋白家族有 8 个成员,分别命名为 Cyclin A、B、C、D、E、F、G、H。这些周期蛋白在细胞周期内表达的时期有所不同,所执行的功能也多种多样。C、D、E 等周期蛋白只在 G_1 期表达并只在 G_1 期和 S 期转化过程中执行调节作用,所以常被称为 G_1 期周期蛋白。周期蛋白 A,B 等在间期表达和积累,但到 M 期时才表现出调节功能,所以常被称为 M 期周期蛋白。不同的细胞周期蛋白识别不同的 CDK,组成不同的周期蛋白-CDK 复合体,表现出不同的 CDK 激酶活性。细胞周期的运行主要依赖于 CDK,CDKs 分为 $CDK_1 \sim CDK_7$。CDK 与 Cyclin 结合,并将 Cyclin 作为其调节亚单位,进而表现出蛋白激酶活性。除了周期蛋白和一些修饰性调控因子对 CDK 激酶活性进行调控之外,细胞内还存在一些对 CDK 激酶活性起负性调控的蛋白质 CDKIs。CDKIs 分两大类:一类为 INK4(Inhibitor of CDK4)包括 p16、p15、p18 和 p19;另一类为 cip/kip(CDK-interacting protein/kinase inhibition protein)包括 $p21^{cip1}$、$p27^{kip1}$、$p57^{kip2}$ 等。上述细胞周期主要调控物质彼此之间关系密切,并形成一个以 CDK 激酶为中心的细胞周期网络调控系统,来保障细胞周期事件的有序进行。

恶性肿瘤的特征是细胞周期调节的失控,引起细胞分化的缺乏和细胞增殖的失控。在肿瘤细胞中存在细胞周期信号转导因子的异常,作为正调控因子 CyclinD1、D2、D3、E 等发生基因扩增或点突变,导致 CDKs 活性的改变,负调控因子 p53、RB、p16、p21、p27 等功能丧失,使肿瘤细胞周期失控,不能有效地监控 DNA 合成的完整性以及 DNA 损伤修复机制不全。以下介绍与口腔癌相关的细胞周期调控因子异常:

cyclin D1:是细胞周期蛋白家族中的一员,其基因位于染色体 11q13 区。在它在调节细胞由 G1 期向 S 期转化中发挥重要的作用,是一种癌基因。该基因的扩增、染色体重排或转录后调节均可导致其蛋白的过表达,促进 G1/S 期的转化,加速细胞周期进程,使细胞持续增殖发生癌变。25% ~70% 的口腔癌和许多癌前病变中均有此蛋白的过表达。同时,研究还提示 cyclin D1 与肿瘤的侵袭性行为有关,过表达 cyclin D1 的肿瘤的预后较差。

RB 基因:是人类发现的第一个抑癌基因,它首先在视网膜母细胞瘤中被发现并克隆成功。此基因定位于染色体 13q14 区,其编码蛋白是一种转录因子,位于细胞核内。RB 蛋白是通过磷酸化和去磷酸化方式来调节细胞周期进程的,并与 p16 蛋白、cyclin D1 等多种因子形成复杂的反馈调节网络,在 G1/S 期转换中发挥重要的作用。正常情况下,RB 蛋白的磷酸化水平低,与另一种转录因子 E2F 形成复合体,抑制 E2F 介导的基因的表达,这些基因具有促进 DNA 合成的作用。有丝分裂原刺激细胞后,RB 蛋白磷酸化水平升高,RB-E2F 复合体解离,E2F 激活 MYC、cyclin A、p21(WAF1)等基因的表达,促进细胞的增殖。RB 两条等位基因的突变或缺失可引激活上述基因的表达,加速细胞周期的进程。RB 基因的表达与口腔癌的关系还不甚明了,它在口腔癌中的表达水平在不同的研究中表现不一,RB 基因的表达缺失存在于约 66% 的口腔鳞状细胞癌和 64% 的癌前病变中。晚期口腔癌常伴有 *RB* 基因表达水平的异常。

p53:是细胞信号传导分子中的一个重要因子,在 G1 期检测点中发挥作用。它是一种肿瘤抑制基因,位于染色体 17p13.1 区,在调节细胞周期进程、细胞分化、DNA 修复和细胞凋亡中起重要作用,其主要功能是维持基因组的稳定性。内源性和外源性的异常刺激,如 DNA 的损伤,缺氧和癌基因的激活等均可使 p53 的表达水平升高,细胞周期阻滞,修复损伤的 DNA。在某些致癌因子激活 p14ARF 或 DNA 双链断裂激活依赖 ATM/Chk2 的信号通路时,细胞内的 p53 含量也会升高。*p53* 是最常见的发生突变的基因。50% 的癌症,包括 25% ~ 69% 的口腔癌中均有此基因的突变。突变位点主要位于密码子 238 到 248 之间的热点区,突变后,本来受野生型 *p53* 基因调控的基因的特异性 DNA 结合区和转录区发生异常。p53 蛋白的突变是一种功能获得性突变(gain of function),突变的 p53 蛋白具有野生型 p53 蛋白不具有的特征,可出现以下表现:细胞表型发生改变,成瘤能力增强,癌细胞对药物的敏感性发生改变。除 *p53* 基因的突变外,还有多种机制可引起其编码蛋白的功能丧失,如人乳头瘤病毒(HPV16 或 HPV18)感染。在 HPV 阳性的头颈部鳞状细胞癌中,p53 和 E6 蛋白相互作用,E6 蛋白促进泛素依赖性的蛋白降解过程。另外,MDM2 蛋白也可以引起 p53 蛋白的失活,它发挥作用的机制是:和 p53 蛋白结合后,促进 p53 蛋白的羧基端泛素化及其降解。P14ARF 和 MDM2 蛋白相互作用后,可以阻止 p53 蛋白和 MDM2 的结合,维持 p53 蛋白的稳定性。因此,*p14ARF* 基因的缺失或表观遗传学的异常或 MDM2 的过表达均可引起 p53 蛋白的异常降解。*p53* 基因的缺失通常与饮酒、吸烟和肿瘤的早期复发及进一步发展有关。野生型的 p53 曾一度用于治疗临床表现严重的患者。

p21(WAF1):是一种重要的细胞周期抑制蛋白,它的表达受野生型 p53 的调控,突变型的 p53 无此作用。p21 蛋白与 cyclin/CDK 相互作用后阻滞细胞周期进程。因此,p21 蛋白在细胞的生长-抑制过程及促进 p53 蛋白的功能中起着十分重要的作用。p21 蛋白在口腔鳞状细胞癌中的确切作用还不清楚。*p21* 基因在癌前病变和口腔恶性肿瘤中的表达水平均升高,这种异常表达可依赖或不依赖 p53 蛋白通路。也有研究表明 *p21* 基因的表达下降与疾病的预后不良有关。与 *p53* 基因相比,*p21* 基因与口腔癌的关系尚不完全清楚。

p16:是一种肿瘤抑制基因,它定位于染色体 9p21 ~ 22 区。其编码蛋白 p16 与周期蛋白依赖激酶 CDK4 和 CDK6 结合后使细胞不能从 G1 进入 S 期。在一些人类的癌症中 p16 蛋白的功能丧失性突变(loss of function)是一个频发现象。*p16* 基因的失活机制包括:突变、缺失和启动子区的过度甲基化。在 83% 的口腔癌和 60% 的癌前病变中有 *p16* 基因的表达缺失,提示在口腔癌的发展过程中 *p16* 基因的改变是一个早期事件。研究还表明口腔鳞状细胞癌中 p16 蛋白的缺失的病例预后较差。

(李铁军)

第四节　口腔癌的浸润与转移

口腔癌是头颈部最常见的恶性肿瘤之一,虽然在近几十年中对其诊断、治疗水平均有长足进步,但口腔癌患者的生存率却没有显著提高。局部复发常常导致治疗失败,但随着局部疾病控制水平的提高,口腔癌远处转移逐渐成为治疗失败的主要原因。颈部淋巴结转移尤其是淋巴结包膜外扩散成为预后不良的可靠指征,也是患者致死的最主要原因。因此,如何早期发现和阻断口腔癌的浸润、转移是提高患者生存率的关键所在,深入认识口腔癌浸润转移过程及内在的分子机制,将为新的治疗方案的形成提供关键的理论基础。

一、浸润与转移的过程及微环境

(一) 浸润及转移的基本过程

肿瘤的转移是指肿瘤细胞从原发部位通过各种转移途径向区域淋巴结或远处播散,到达其他组织或器官后得以继续增殖生长,形成与原发肿瘤相同性质的继发肿瘤的全过程。它是恶性肿瘤的基本特征和重要标志。原发肿瘤可通过手术切除,放射治疗或其他局部治疗加以有效控制甚至是治愈,但已播散的肿瘤用上述手段治疗往往难于控制病情的进一步发展。因此,肿瘤的转移对现有的治疗手段是一种严峻的挑战。

肿瘤主要通过淋巴管、血管和种植等途径转移。肿瘤的浸润往往是转移的先驱和必由之路。肿瘤浸润是肿瘤细胞黏连、蛋白酶降解、运动、基质内增殖等一系列过程的表现,但并不意味着有浸润就必然发生转移。为了能在远处淋巴结或器官形成转移病灶,肿瘤细胞必须先侵入邻近脉管,其次要面对血流动力学压力、机体的免疫攻击等多种不利的生存环境,最后从循环中存活下来的肿瘤细胞尚需进入靶器官继续增殖,否则将进入长期休眠或被机体的免疫系统清除。只有不到0.01%的原发部位脱落的细胞最终能够完成全过程,形成肿瘤转移病灶,因此,肿瘤的转移是一种低效的过程。

肿瘤转移是一个涉及多层面,由多个步骤组成的序贯性复杂过程,这种级联过程被形象地称为转移瀑布(metastasis cascade),口腔癌的转移与其他肿瘤有基本相似的过程,主要包括以下步骤:

1. 原发肿瘤生长　肿瘤细胞的不断增殖是肿瘤浸润转移的前提。当细胞恶性转化后,由于癌基因激活和(或)抑癌基因失活,肿瘤细胞逃避免疫监视,摆脱正常的生长调控,增殖加速。在原发肿瘤生长的早期,细胞生长所需的养料是通过临近组织器官微环境渗透提供,这足以使微小原发肿瘤生长和扩展。

当肿瘤直径达到或超过1~2mm时,经微环境渗透提供的营养物质已经不能保证肿瘤的生长,肿瘤中心处于乏氧状态,此时肿瘤细胞开始出现自身血供,由宿主组织血液循环形成的毛细血管网最终进入肿瘤组织。这一过程是由各种血管生成因子的表达和血管生成抑制物质的清除或抑制两种机制共同介导的。血管生成一方面为原发瘤提供足够的养分,另一方面也为肿瘤细胞进入循环提供便利通道。血管生成显示肿瘤恶性程度的升级,是肿瘤浸润和转移的重要环节。

2. 恶性优势克隆形成、游离及浸润周边组织　肿瘤细胞基因组不稳定导致某些具有生长优势和侵袭性生长表型的恶性细胞克隆群体产生。这些恶性优势克隆通过异常的整合素功能削弱细胞间、细胞与细胞外基质间的黏附,通过蛋白酶作用溶解细胞外基质,使肿瘤细胞从瘤体中脱落、细胞迁移功能增强,进而破坏细胞外基质,在基质中形成侵袭性生长。同时,基质中的薄壁血管和淋巴管成为肿瘤扩散的通道。

3. 侵袭脉管系统及管内循环　肿瘤细胞一旦进入血管或淋巴管,必须面对血液动力学及机体免疫系统的攻击。进入血液循环的肿瘤细胞大部分被杀死破坏,只有极少数转移倾向极高的细胞聚集成微小的癌栓在循环中存活下来。

4. 肿瘤细胞的定位 在循环中生存下来的肿瘤细胞在转动过程中锚定于淋巴结或某些远处器官,通过与血管内皮细胞之间的相互作用或肿瘤与暴露的基底膜的结合,特异性定位于继发组织或器官。

5. 肿瘤细胞的游出及继发生长 肿瘤细胞穿透血管或淋巴管壁进入周围组织,逃避宿主的免疫监视,形成转移灶或进入休眠期,成为可远处转移的潜伏病灶。

6. 转移灶中的血管生成 微小转移灶所需的养料由邻近组织器官微环境提供,但肿瘤转移灶的进一步生长依赖于转移灶内新生血管网络的形成。

（二）转移的微环境

肿瘤转移的形成除具备基因组异常导致相应的恶性表现,尚需多种其他因素协同作用,如通过分泌各种刺激性的生长因子和细胞因子,利用微环境中的成分促进血管生成;通过改变细胞外基质来完成迁移运动。而宿主的肿瘤微环境,反过来对肿瘤浸润和生长又具有调节作用。

1. 微环境组成 肿瘤细胞周围的环境,即微环境(microenvironment)在肿瘤的发生、发展、转移起着重要的作用。它包含细胞(如成纤维细胞、胶质细胞、上皮细胞、脂肪细胞、炎症细胞、免疫细胞和血管内皮细胞等)、细胞外基质和细胞外分子(如 ERF、VEGF、FGF、TGFβ 等)。肿瘤细胞之间以及与微环境成分的存在着各种形式的交流:向基质中分泌表达特异性蛋白分子,如 VEGF,促进新生血管的形成;借助基质成分进行信息物质的传递;通过黏附或破坏细胞外基质的结构发生转移等。

基底膜是组织间的分界,细胞由此局限在一定的局部生长。肿瘤细胞则突破了这种分界,并通过分泌各种生长因子和细胞因子获得生长优势,逐渐扩张直至破坏整个被侵袭的宿主微环境。肿瘤对局部微环境的作用具有阶段性,从原位肿瘤向浸润肿瘤转变阶段,基底膜和半桥粒结构紊乱和崩解、新生血管形成。当肿瘤细胞穿透基底膜之后,细胞外基质是肿瘤细胞面临的第二个微环境,该环境内含有多种细胞和细胞外基质,如免疫细胞、炎症细胞、肌成纤维细胞、肌细胞、淋巴管和血管内皮细胞,各种细胞的数量随肿瘤浸润部位的不同而异,而局部基质的重塑是肿瘤浸润的前提。在穿透血管的部位,肿瘤细胞与内皮细胞发生黏附反应。循环肿瘤细胞附着靶器官的内皮细胞,并在血管内增殖。随后,处于循环中的肿瘤细胞与靶器官组织发生相互作用,形成支持肿瘤生长的局部微环境,对肿瘤转移的器官特异性具有重要的影响。

2. 肿瘤转移的器官特异性 肿瘤转移是有组织、非随机、存在器官选择性的过程。早在 1889 年,Paget 第一次提出转移的器官分布不是一个简单的机会问题。不同类型的肿瘤具有在特定器官形成转移的特性。他用"种子和土壤学说"来解释肿瘤转移的非随机现象。他认为,转移的发生是具有转移能力的特定肿瘤细胞(seed)在适宜生长的继发脏器(soil)生长、发展的结果。该理论得到大量临床及实验研究证据的支持。1929 年 Ewing 对 Paget 的"种子和土壤"理论提出挑战,认为肿瘤播散主要受机械引物的影响,即肿瘤的转移性播散是通过以血管系统的解剖结构为基础的纯力学因素实现的。换言之,原发肿瘤和特定的继发器官之间的循环方式决定了转移的器官特异性。目前普遍认为,局部区域播散,如区域淋巴结转移,主要受解剖和机械因素的影响,而远处转移则具有"器官特异性"的特点。在同基因小鼠自发转移实验中,虽然远处器官毛细血管床对肿瘤细胞的机械性滞留的确存在,但随后的增殖生长,转移灶的形成则主要受特定器官微环境的调控。临床上,接受腹腔静脉分流的晚期卵巢肿瘤患者,尽管有大量肿瘤细胞进入血液循环,但同未实施该手术的患者一样,很少出现腹腔外转移,肺转移更为罕见。这种转移上的不均衡不能用各个器官的淋巴和血液循环的流量来解释。影响肿瘤转移器官特异性的主要有以下因素。

(1) 肿瘤细胞的异型性:不同种类的肿瘤转移潜能不同。通常分化差、恶性程度高、生长快、病程晚的肿瘤易发生转移。肿瘤细胞遗传的不稳定性决定了其表型的异型性。同一个肿瘤瘤体内包括多种转移能力迥然不同的细胞克隆。将 B16 恶性黑色素瘤细胞接种于小鼠皮下,可以形成肺转移灶,将该肺转移灶细胞分离培养后再次接种小鼠,数个周期后,可以得到具有高度肺转移倾向的细胞克隆。用同样的方法可以得到具有高度脑转移倾向的 B16 恶性黑色素瘤细胞克隆。表面同一瘤体细胞具有高度的异质性,其中包含了对不同脏器存在选择性的多种细胞克隆。

(2) 器官微环境对肿瘤细胞增殖的影响:肿瘤细胞通过与宿主细胞的相互作用的方式改造微环境。肿瘤细胞最终生长状态取决于微环境自分泌、旁分泌和内分泌产生的正性和负性生长信号间的综合平衡。各个器官的激素,生长因子以及其他相关因子水平的差异,都会影响不同肿瘤细胞在特定部位的生长状态。不同的组织可以富集某种特定的多肽生长因子,例如,胰岛素样生长因子(IGF)虽然广泛表达于哺乳动物的多种组织,但是在肝脏的表达峰度最高。IGF 通过促进细胞进入 DNA 合成期而刺激细胞生长,转移到肝脏的肿瘤细胞受肝细胞衍生的 IGF-1 的刺激进入生长状态。对生长因子刺激的敏感性也会影响肿瘤细胞在特定部位的生长,如许多恶性转化细胞的 TGF-β 的表达水平升高,因此对其生长抑制效应不敏感。TGF-β 对人结肠肿瘤和肾肿瘤细胞的刺激作用与抑制作用取决于细胞表面该受体水平的差异。调控器官修复和再生的宿主产生的生长因子同样可以影响肿瘤细胞的增殖。将人结肠肿瘤和肾细胞肿瘤细胞移植到裸鼠体内,并行部分肝切除,肾切除和腹腔手术创伤对照,观察手术对肿瘤细胞的影响。研究发现部分肝切除术后,裸鼠皮下种植的结肠肿瘤细胞增生加速,但肾脏切除术后没有这种情况发生。这与前期报道的 TGF-α 是肝脏再生与正常结肠上皮细胞增生的促进基因相符,TGF-α 通过与 EGFR 相互作用而发挥效应。裸鼠体内移植的人肾肿瘤细胞在肾切除后生长加速,但肝切除后无变化。还有研究发现,如果将大鼠的结肠肿瘤细胞注射到门静脉内,在行部分肝切除的大鼠中,肝转移灶的数目与体积均较对照组显著增加。以上这些研究结果表明,机体在特定条件下产生的生理信号也可促进相应器官转移性肿瘤的生长。

(3) 组织器官微环境差异:组织器官微环境的差异表现在两个方面,一是原发肿瘤脏器,二是继发转移脏器。将不同的肿瘤细胞移植于相同器官,或相同的肿瘤细胞移植于不同的部位,其侵袭力表现差异很大。如将小鼠胃癌细胞移植于同基因小鼠肾包膜下,在移植后 2～3 天即可明显生长,而将人食管癌细胞移植于裸鼠肾包膜下则需 15 天才可见侵袭性生长。另外,继发脏器的微环境对转移肿瘤细胞具有特殊的亲和力也是肿瘤转移的重要原因。继发脏器的组织结构和功能、局部间质作用、局部免疫特性等因素共同形成是否适应肿瘤继发生长的微环境。此外,组织器官毛细血管外基质是肿瘤细胞溢出脉管最先接触的环境,这些基质的特异结构在很大程度上也决定继发器官的微环境和对肿瘤细胞的亲和力。

(4) 器官微环境内转移介质分子的影响:与肿瘤转移的器官选择性有关的介质分子主要包括 3 类,即生长因子,黏附因子和化学趋化因子。肿瘤转移的器官选择性根据上述介质分子的不同有 3 种假说：第一种学说认为离开循环系统的肿瘤细胞平均地分配到各个器官，但能否增殖则依赖于所到的器官是否具有合适的生长因子；第二种学说认为靶器官的血管内皮的黏附分子可以使循环中的肿瘤细胞在靶器官中停下来；第三种学说则被称为"化学吸引（chemoattraction）"，即器官特异性的趋化因子释放到循环中，吸引循环中的肿瘤细胞穿透血管壁进入靶器官。细胞介素，如 IL-1 和 TNF-α 可促进转移肺癌细胞与脉管内皮细胞黏附。肿瘤细胞的蠕动性决定肿瘤细胞是否能逸出血管并在继发器官中运行，而通过这些生物屏障则受一些趋化因子的影响，如趋化因子 CXCL12 及其受体 CXCR4 在乳腺肿瘤特异性的器官转移具有重要的作用。在体外细胞培养实验中，他们发现趋化因子 CXCL12 能够促使乳腺肿瘤细胞伸展出伪足，朝某个方向迁徙，并且穿透胞外基质构成的屏障。在乳腺肿瘤患者的临床标本 CXCL4 的表达水平较正常的乳腺组织显著升高，而其配体 CXCL12 则在许多组织，如淋巴结、骨髓、肺等常见的转移部位中均有高表达。目前，究竟何种介质分子在器官选择性起了最关键作用尚不明确。

总之，肿瘤转移的器官选择性的形成取决于 2 个主要因素：即肿瘤细胞的异型性，能够完成转移所有步骤的肿瘤细胞属于特殊的群体，有特定的遗传学基础；肿瘤细胞与机体自稳机制的相互作用导致肿瘤微环境的形成。

二、浸润与转移的分子机制

随着分子生物学研究的进步，越来越多的参与口腔癌侵袭转移的分子调控机制被揭示。肿瘤的转移是肿瘤基因与肿瘤抑制基因参与调节的复杂过程，通过肿瘤转移相关基因的过度表达，以及一系列基因产物的参与，对肿瘤转移整个过程进行调控，这涉及肿瘤细胞遗传密码、表面结构、抗原性、侵袭力、黏附能力、产生局部血凝因子或血管形成的能力，分泌代谢功能以及肿瘤细胞与宿主、肿瘤细胞与间质之间相互关系的多步骤、多因素参与的过程，是基因调控下的多元体系。

（一）生长因子/生长因子受体信号通路与口腔癌转移

生长因子及受体信号途径激活了细胞增殖和生存相关的众多传导通路。过表达和激活各种增长因子受体与许多癌症有关。在肿瘤细胞发展为侵袭性表型需要一系列关键步骤，包括细胞黏附复合体的缺失、肿瘤细胞迁移到远处。这些步骤受生长因子受体，如 EGFR 和 MET 等的调节。过表达和激活 EGFR 通过下调 E-钙黏蛋白（E-cadherins）、桥粒和粘着斑激酶表达导致细胞间粘连缺失。此外，EGFR 信号可上调基质金属蛋白酶蛋白酶（MMPs），导致细胞外基质降解、增加细胞迁移能力。肝细胞生长因子（HGF）/MET 的信号也可扰乱 E-cadherin 的表达和上调 MMP 表达，加剧细胞侵袭性。因此，生长因子受体通过转移的关键中间步骤的监管在肿瘤转移过程中发挥重要作用。

1. TGF-β 信号通路与头颈鳞状细胞癌（HNSCC）的发生及转移　转化生长因子 β（TGF-β）信号通路通过参与调控细胞生长、增殖、凋亡、上皮-间充质转化（epithelial-to-mesenchymal transition，EMT）、侵袭、血管生成及免疫监视等众多关键过程进而影响 HNSCC 的发生和转移。在正常细胞中，TGF-β 为一种肿瘤抑制基因，能够抑制上皮细胞增殖、促进凋亡、刺激上皮分化、增强基因组稳定性及促进细胞衰老。因此，包括 HNSCC 在内的许多恶性肿瘤均可出现 TGF-β 信号通路组分表达下调。HNSCC 中频繁发现 TGF-β Ⅱ型受体（TβR-Ⅱ）表达下调并伴有遗传学和表观遗传学异常,而TβR-Ⅱ表达下调与肿瘤高侵袭性表型密切相关。同样的,HNSCC中也常常出现SMAD4表达下调,并可增强肿瘤的基因组不稳定性。肿瘤上皮细胞中TGF-β信号途径的减弱将刺激TGF-β1的产生,通过激活肿瘤相关的成纤维细胞、促进基质降解和血管生成、抑制免疫监视及介导炎症从而促进肿瘤的生长和转移。

2. 肝细胞生长因子(hepatocyte growth factor,HGF)MET信号通路与口腔癌转移 HGF又名分散因子(scatter factor,SF),是一种多功能生长因子,调控细胞增殖、细胞迁移、存活、血管生成和侵袭、转移等。MET为异二聚体,由α和β2个亚基组成,具有酪氨酸激酶活性,形成多聚蛋白复合体参与下游信号传导。能够参与调节细胞生长与分化的一系列传导通路。HGF通过与细胞膜上的MET相结合激活下游生物效应。HGF活化MET受体后可以刺激细胞的生长、增殖和分化。

HGF通路与多种人类肿瘤相关,参与肿瘤的发展与转移。HNSCC细胞系中发现MET高表达。HNSCC患者血浆MET浓度高于健康人,在HNSCC治疗后患者血浆中浓度降低。在HNSCC肿瘤中HGF和MET mRNA与蛋白水平均高于正常黏膜。MET的表达与淋巴结及远处转移相关。Uchida发现HGF可明显加剧HNSCC细胞系在Ⅰ型胶原基质中的侵袭性生长。

MET突变体与肿瘤的发生、细胞迁移、细胞形态改变、黏附、抗凋亡和非锚着生长有关。MET激活下游多条信号传导通路,包括SRC、生长因子受体结合蛋白(GRB)-2-SOS、磷脂酰肌醇3激酶(PI-3)和相关结合蛋白1(GAB-1)。其中最主要的激活底物是GAB-1、GAB-1与分别带有SH-2和SH-3结构域的CRK和CRKL相结合,激活更下游的信号传导。HGF通过GAB-1和其他复合体成员作用于paxillin、DOCK-180和RAP-1调控RHO、RAC-1和CDC-42通路起到改变细胞运动性的作用。

转化细胞增强细胞迁移和组织侵袭的第一步是黏着斑的形成。MET酪氨酸激酶的另一重要激活底物是黏着斑激酶(focal adhension kinase,FAK)。FAK激活促使黏着斑形成,同时paxillin磷酸化也改变MET转化细胞的黏附能力。研究发现HGF可以诱导促血管生成因子白介素(IL)8和血管内皮生长因子(vascular endothelial growth factor,VEGF)的表达,提示HGF可能通过促血管生成在肿瘤进展中发挥作用。HGF通过磷酸化黏着斑激酶FAK促进口腔鳞癌细胞的迁移和侵袭:"失巢凋亡(anoikis)"是另一种形式的细胞程序性死亡,是由于肿瘤细胞与细胞外基质和其他细胞脱离接触而诱发的凋亡。抗肿瘤细胞"失巢凋亡"在肿瘤扩散和转移中可能扮演一个重要角色。但其具体分子机制目前还不清楚。近期研究提示神经营养受体B型原肌球蛋白相关激酶受体(tropomyosin-related kinase receptor type B,TRKB)和其配体脑源性神经营养因子(brain-derived neurotrophic factor,BDNF)在肿瘤细胞抗失巢凋亡中起到重要作用。TRKB通过激活磷脂酰肌醇3激酶(phosphatidylinositol 3-kinase,PI-3K)信号级联反应起作用。HGF可以通过激活相关酪氨酸激酶(ERK)和AKT激酶起到抗细胞失巢凋亡的作用。通过化学抑制剂抑制ERK或AKT活性,可以明显抑制肿瘤细胞的抗失巢凋亡能力。并且,HGF介导的细胞抗凋亡能力不依赖于核转录因子κB(NF-κB)。进一步研究发现,HGF通过激活ERK信号传导下游转录活化蛋白1(activator protein-1,AP-1)发挥抗凋亡作用。采用显性抑制突变JUN(dominant negative mutant JUN)抑制AP-1活性可以显著降低HGF介导的肿瘤细胞抗凋亡存活能力。比较HGF处理和未处理口腔鳞癌细胞,AP-1调控下游基因抗凋亡因子环加氧酶2(COX-2)表达明显增强,而抗凋亡因子BCL2、BCL-XL、

A1 和 BID 的表达均无明显改变。上述研究提示 HGF-MET 通过激活 ERK-APl-COX-2 信号传导通路发挥肿瘤细胞抗凋亡能力,为采用生物或药物抑制 COX-2 活性,从而降低肿瘤细胞侵袭、转移策略提供了理论依据。

(二) 核转录因子及信号通路与口腔癌转移

核转录因子是细胞生命活动的关键性调控因子,直接影响基因的转录,发挥基因开关的重要功能,同时也是药物作用的重要靶标。最近的研究表明一些重要的转录因子 *NF-κB*、*AP-1* 属于癌基因,各种原因引起的转录因子过度激活是癌变的重要机制。其过度激活可导致信号传导通路障碍并使调控的一系列靶基因的表达发生紊乱,从而使细胞周期、细胞的增殖与分化等失调,最终导致细胞恶性转化。核转录因子在肿瘤转移中也有核心作用,核转录因子以及其各种上游调控因子的过度表达、突变以及激活导致多种基因调控的改变,从而导致癌症及转移中特征性表型的发生。

相关的研究发现 HNSCC 细胞中 p53 肿瘤抑制通路组分 p53、p14ARF、p16INK4a 等可出现功能丧失或改变。HNSCC 可通过过度自分泌或旁分泌方式激活生长因子和细胞因子通路,从而激活与多种与恶性表型相关的目的基因和蛋白的表达的信号网络。例如:通过 IL-1R、TNFR、EGFR 等自分泌激活 MAPK-AP-1、PI3K-NF-kB、AKT-mTOR 通路,EGFR 和 IL-6R 可导致转录因子 STAT3 激活,HGF/MET 能够激活 MAPK、PI3K、RAS、PKC 和 EGR1 通路。核转录因子 AP-1、NF-kB、STAT3、EGR1、mTOR 等参与 cyclin D、MMPs、IL-8、GRO-1、BCL-XL、VEGF 等细胞增殖、血管生成以及肿瘤侵袭相关基因的调控。

HNSCC 发生的分子机制相对较为复杂,与多种核转录因子通路相关。针对某一特定通路的单一治疗往往效果较差。例如,单纯恢复 p53 功能或抑制 EGFR、MAPKs、NF-kB 或 STAT3 表达的治疗效果欠佳。各种转录因子为联合靶点的肿瘤治疗将成为头颈癌治疗中的重要策略。

(三) Wnt/β-Catenin 信号通路与口腔癌转移

Wnt 基因家族编码一类富含胱氨酸的分泌型糖蛋白,在生长、发育、组织的稳定、能量代谢和干细胞维持等多种生物学过程中发挥重要作用。Wnt 信号通路可分为经典通路(Wnt/β-Catenin pathway)和非经典通路(planer cell polarity pathway、Wnt-RAP1 signaling pathway、Wnt-Ror2 signaling pathway、Wnt-PKA pathway、Wnt-GSK3MT pathway、Wnt-Apkc pathway、Wnt-RYK pathway、Wnt-mTOR pathway and Wnt/calcium signaling pathway)。目前人们对 Wnt/β-Catenin 经典信号通路的研究较为深入。Wnt/β-Catenin 信号通路的核心事件是调节 β-Catenin 的稳定性。无 Wnt 信号刺激细胞时,酪蛋白激酶(casine kinase,CK)I 将细胞质中 β-Catenin 的 Set-45 磷酸化。磷酸化后的 β-Catenin 与 Axin、糖原合成酶激酶(GSK)-3β、APC 等形成"破坏复合体",复合体中的 GSK-3β 又相继使 β-Catenin 的 Ser-41、Thr-33、Thr-37 磷酸化。从而使 β-Catenin 被泛素连接酶复合体 E-3 的亚单位 β-TrCP(β-transducin repeat-containing proteins)识别,经蛋白酶体途径被降解。此时细胞内的 β-Catenin 水平较低,β-Catenin 信号传导通路处于低活性状态。当细胞受到 Wnt 信号刺激时,wnt 蛋白与 Frizzled 受体相结合,活化后的 Frizzled 受体募集特定的 G 蛋白(dishevelled,Dvl)至细胞膜内侧,在辅助受体 LRP-5 或 LRP-6(low density lipoprotein receptor related protein)的协助下,结合"破坏复合体"中的 Axin,使复合体解聚,阻止了 GSK-3β 对 β-Catenin 的磷酸化,避免 β-catenin 经泛素-蛋白酶体途径降解,从而使 β-Catenin 稳定存在于胞质中,并很快进入细胞核,与转录因子 TCF-

LEF(T cell factor/lymphocyte enhancer factor)结合成复合体,促进 TCF-LEF 与特定靶基因的启动子结合,激活靶基因的转录。已知 Wnt/β-Catenin 通路能调节 30 多种基因的转录活性,目前研究较为关注调节肿瘤细胞增殖和侵袭转移的基因,包括 *MYC*、*Cyclin Dl*、*SurviVin*、*Gastrin*、*MET*、*COX-2*、*FGF-18*、*MMP-7*、*UPAR*、*CD-44*、*VEGF*、*ASEF* 等。

近年来,众多的研究结果表明,Wnt/β-Catenin 信号传导通路的激活与多种肿瘤的发生发展有关,特别是在大肠癌的研究中。但是在口腔癌领域却较少。通过激光捕获纤维切割和 cDNA 芯片的方法,比较了 1 例不典型增生、4 例口腔鳞癌和对应的正常黏膜上皮细胞,其中 Wnt 和 notch 信号传导通路中的许多基因在口腔鳞癌细胞中高表达(2±5 倍)。Wnt 家族中的 Wnt-1、7α、10β、13 和 Fz 家族中的 Fz-2 在 10 例口腔鳞癌细胞系中转录明显上调,同时 Wnt-1、10β 和 Fz-2 的蛋白表达也明显上调。细胞学 SNUl076 细胞在 anti-Wnt-1 抗体作用下依赖 Wnt-Fz 的转录因子淋巴增强结合因子 1-T 细胞特异转录因子活性下调,cyclin D1 和 β-Catenin 表达明显减弱,同时细胞增殖受抑制,并诱导细胞凋亡。结果提示,Wnt 和 Fz 受体可能是口腔鳞癌免疫治疗的一个潜在靶标。Wnt/β-Catenin 信号传导通路可以抑制死亡受体介导的细胞凋亡,但是既不抑制 IκBα 降解,也没有抑制 NF-κB 的激活;而是通过抑制 TNF-MYC 介导的细胞凋亡发挥抑制细胞凋亡和促进细胞分散生长、增强细胞侵袭、转移能力的作用。*Dickkopf(DKK)-3* 基因-Wnt 信号传导通路的重要负调节因子,在口腔鳞癌患者中的等位基因杂合性缺失 11p15.2 高达 57%,提示口腔鳞癌中 Wnt/β-Catenin 信号传导通路的激活可能与该负调节因子的缺失有关。

(四) 细胞外基质蛋白酶在口腔癌转移中的作用机制

肿瘤转移过程中,肿瘤细胞必须穿透其周围基质,包括细胞外基质(ECM)、成纤维细胞、血管内皮细胞等。肿瘤细胞外基质的重塑造是局部浸润的一个重要前提。参与细胞外基质降解的酶包括 4 大类,即金属基质蛋白酶(matrix metaloproteinases,MMPs),属于分泌型包膜锚定蛋白酶家族;adamalysin-相关蛋白酶;组织丝氨酸蛋白酶,包括组织纤维蛋白酶原激活物、尿激酶、凝血酶和血浆纤维蛋白酶;I 型骨形态发生蛋白金属基质蛋白酶。这些酶的活性受到一系列的激活步骤和特异性的抑制剂的精确调控。其中尿激酶型血浆纤维蛋白酶激活系统(UPA)/UPA 受体/血浆纤维蛋白酶系统和 MMPs/金属蛋白酶组织抑制剂(TIMPs)参与了细胞外绝大多数的基质蛋白溶解过程,在肿瘤转移过程中的作用尤为重要。

1. MMPs/TIMPs 蛋白酶系统 金属基质蛋白酶(MMPs)属于锌金属酶家族,参与胞外基质重塑。共有 23 个亚型,分为 6 大类,包括胶原酶、白明胶酶、溶基质素、溶基质素样 MMPs、膜型 MMPs 和新 MMPs。MMPs 可由肿瘤细胞或基质细胞分泌,但肿瘤与基质相互作用中基质细胞产生的 MMPs 是其主要来源。肿瘤细胞通过表达 ECM 金属蛋白酶诱导因子 EMMPRIN 来刺激基质细胞分泌 MMPs。肿瘤细胞通过 MMPs 穿透基底膜、降解间质性基质,以利肿瘤浸润和转移。

金属基质蛋白酶组织抑制剂是 MMPs 的特异性抑制剂,参与局部 MMPs 活性的调控。脊椎动物中共发现 4 种金属基质蛋白酶组织抑制剂,即 TIMP-1、TIMP-2、TIMP-3、TIMP-4。在正常组织中,MMPs 的水平较低并且活性受其天然抑制物 TIMPs 的抑制;在病理条件下,MMPs 水平较高,使 ECM 过度降解,引起多种病理过程,如肿瘤细胞的侵袭和转移,类风湿性关节炎,牙周炎等。

MMPs 的高表达可在很多恶性肿瘤中检出,其表达水平与肿瘤侵袭性行为与不良预后相关。很多研究发现转移性口腔癌肿的癌巢中 MMP-2 的表达水平比非转移性口腔癌高,提示 MMP-2 可作为口腔转移的预测指标。MMP-3、MMP-10、MMP-11 也参与了口腔癌的转移进程。有研究发现 MMP-3 在口腔癌浸润前沿的高水平表达,表达水平与肿瘤大小、厚度和侵袭方式相关。过表达 MMP-10、MMP-11 与肿瘤局部浸润相关,但未发现与淋巴结转移的相关性。有研究发现 TIMP 的过表达与口腔癌的局部、远处转移及不良预后相关。但 TIMP 及 MMP 的表达水平与临床表征的关系并不完全清楚。这些研究表明 MMPs 家族在口腔癌浸润及转移的进程中发挥了重要作用。

2. UPA 系统 该系统包括 UPA、UPAR 和纤维蛋白溶解酶激活抑制因子(plasminogen activator inhibitor-l,PAI)。UPA 是能够激活血浆纤维蛋白酶原的丝氨酸蛋白酶,分子量为 52kDa,单链糖蛋白,由 3 个区域构成,即生长因子区,the kringle domain 和催化区。UPAR 是 UPA 及其 UPA 前体特异性的胞膜受体,人 UPAR 由 335 个氨基酸构成,成熟的 UPAR 由 D1、D2、D3 三个结构相似的区域构成。它可以将 UPA 富集于特定的需要血浆纤维蛋白酶原激活的区域。血浆纤维蛋白酶激活物抑制剂 PAI-1 在 UPA 系统中也具有重要的生物学作用,它是一个由多种细胞产生的分子量为 52kDa 的糖蛋白,可以特异性地与活化的血浆纤维蛋白酶的两条链结合,抑制后者的蛋白降解作用。

在肿瘤的转移过程中,蛋白酶通过与黏附位点、细胞膜表面受体和细胞外基质分子结合而局限于浸润细胞的伪足表面,即浸润的肿瘤细胞前缘,在浸润肿瘤细胞运动的伪足的表面启动酶反应瀑布,降解细胞外的基质蛋白。如 MTl-MMP(membrane type-1 matrix metalloproteinase)通过锚定在浸润的肿瘤细胞的伪足表面,通过结合组织金属蛋白酶抑制剂(TIMP-2),进而激活 MMP-2。而 UPA 则通过整合素和 UPAR 的协同作用局限于肿瘤细胞伪足的表面。细胞外基质蛋白的降解产物亦能促进肿瘤细胞的锚定和局部黏附,并诱导局部黏附激酶(FAK)等信号分子的释放。

研究表明 UPA 系统在肿瘤细胞的浸润和转移中具有重要的作用。动物实验研究发现,抑制 UPA 和(或)UPAR 的表达,可以防止或降低转移灶的形成;而过表达 UPA 系统的成员则可以促进原来不转移肿瘤细胞发生转移。体外表达 *UPA* 基因的浓度与肿瘤细胞的转移能力相关。血浆纤维蛋白酶和 UPA 缺陷的小鼠与其野生型的母本小鼠相比,肿瘤生长及发展速度均减慢。目前关于 UPA 系统在口腔鳞癌侵袭及转移方面的研究则刚起步。UPA/UPAR 在口腔癌中表达异常,其表达活性和肿瘤细胞侵袭转移潜能相关,是判断肿瘤患者预后的重要指标。过表达 UPAR 将增进高度恶性的口腔癌细胞株 OSC-19 的侵袭和转移,表明 UPA 系统在口腔癌侵袭转移过程中发挥着重要作用,临床中检测肿瘤组织中 UPA 系统的表达可以用来判断预后。随着研究的不断深入,以 UPA 系统为靶点的口腔癌治疗将成为一种新的方法。

(五) 黏附分子与口腔癌转移

细胞黏附分子(cellular adhesion molecules,CAMs)是存在于细胞表面,介导细胞与细胞间或细胞与基质间相互作用的一类跨膜糖蛋白,以配体-受体结合的形式发挥作用。细胞黏附分子能够介导肿瘤细胞之间、肿瘤细胞与细胞外基质、血管内皮细胞、淋巴细胞及实质器官组织细胞间的相互作用,因此在肿瘤的侵袭转移中具有重要意义。根据结构和功能不同,细胞黏附分子可分为 5 大家族:免疫球蛋白超家族、钙黏素家族、整合素家族、选择素家族及 CD44。近年来研究发现,细胞黏附分子与口腔癌的侵袭转移密切相关。

1. E 钙黏蛋白（E-cadherin）　E-cadherin 的重要功能是维持正常口腔上皮细胞间紧密接触。在上皮-间充质转化中，E-cadherin 表达降低将导致细胞间黏附减弱，细胞解离，进而增加细胞动度和侵袭性。如果将 *E-cadherin* 转入高频转移细胞将有助于抑制肿瘤细胞的动度及其浸润和转移。研究表明 OSCC 中 E-cadherin 表达降低甚至缺如与其淋巴结转移和不良预后密切相关。多种原因可导致 E-cadherin 表达丢失，如启动子区甲基化、基因突变、转录因子 AP-2 表达缺失以及抑制子 SNAIL、SLUG、SIP1、TWIST 等激活导致的转录抑制。研究发现，SNAIL 在许多上皮性肿瘤中异常表达，它通过抑制 *E-cadherin* 基因的表达增加了肿瘤的转移能力。TWIST 也可通过元件抑制 *E-cadherin* 基因的启动子下调 E-cadherin 表达。OSCC 中也发现转录抑制子 SNAIL、SIP1 激活和启动子区甲基化与 E-cadherin 表达下调相关。

2. 整合素（integrins）　整合素家族是一类阳离子依赖的跨膜糖蛋白。它们是由 α 和 β2 个亚单位通过非共价键组成的异二聚体，现已发现，哺乳动物细胞选择性表达 18 种 α 链和 8 种 β 链，两者结合形成至少 24 种整合素的异二聚体，参与调节细胞间及细胞-基质间的相互作用，维持组织的完整性及调节细胞增殖、生长、分化和迁移。研究表明 OSCC 中整合素的表达与其早期复发和转移相关。与正常上皮相比，OSCC 中 αvβ5 表达降低。而口腔异常增生中 αvβ6 表达升高，其表达部位与疾病的恶性转化相关，因此，αvβ6 表达有助于肿瘤恶性转化的预测。在对 αv 亚单位表达缺如的细胞系中，研究发现 αv 能够抑制细胞的终末分化和增殖。上述研究表明，在口腔癌的进程中整合素家族成员发挥了纷繁复杂的作用，这些作用取决于各种整合素亚基的构成。

（六）趋化因子及其受体与口腔癌转移

趋化因子（chemokines）是细胞因子超家族成员中一大类小分子量（8～11kDa）可溶性蛋白质，根据其 N 端两个保守的半胱氨酸残基之间间隔的距离不同，可将趋化因子分为 4 类：C、CC、CXC 和 CX3C。趋化因子受体属 G 蛋白偶联的 7 次跨膜型受体超家族。对应相应的趋化因子各亚家族，趋化因子受体也可分为 XCR、CCR、CXCR、CX3CR 4 个家族。CXCR 包括 CXCR1～CXCR6；CCR 包括 CCR1～CCR11；XCR 和 CX3CR 各有 1 个成员，即 XCR1 和 CX3CR1。趋化因子通过与 G 蛋白偶联受体相互作用能诱导靶细胞趋化性迁移及细胞骨架的重排，增强靶细胞与内皮细胞的黏附能力，广泛参与细胞的生长、发育、分化等一系列生理功能。在肿瘤的发生发展过程中，趋化因子表现出两方面的作用：一部分趋化因子可能增强宿主抗肿瘤侵入的固有或特异性免疫反应，另一部分可能通过调控肿瘤相关血管的生成，激活对肿瘤细胞的特异性免疫应答，以自分泌或旁分泌方式刺激肿瘤细胞增殖，控制肿瘤细胞的运动等，从而对肿瘤的侵袭和转移发挥着重要作用。

CXCL-12 又称基质细胞衍生因子 1（stromal cell derived factor-1，SDF-1），它有两种形式，SDF-1α 和 SDF-1β。与靶细胞表面 G 蛋白耦联受体 CXCR4 特异性结合通过信号传导激活 PKC 激酶、RAS 与 RHO 家族成员，在细胞生长、黏附及定向迁移中起重要作用。近年来，SDF-1 及受体 CXCR4 相互作用形成的反应轴 SDF-1/CXCR4 在肿瘤侵袭和转移中的作用越来越受到人们的关注，并认为其可能成为肿瘤治疗的一个新靶点。在乳腺癌、前列腺癌、非小细胞肺癌、横纹肌肉瘤、卵巢癌、神经母细胞瘤、胰腺癌、结肠癌和甲状腺癌等肿瘤中均发现参与肿瘤的局部侵袭和器官特异性转移。在人肝癌、肾癌和神经胶质瘤等肿瘤中也观察到 CXCR4 上调的现象。

近年来有较多研究表明,CXCR-4 在口腔鳞癌中高表达,其表达程度与淋巴结转移、复发和预后差有显著相关性。进一步研究表明,口腔鳞癌转移组织中 CXCR-4 表达明显高于原发灶和正常组织。SDF-1α 信号传导通路在口腔鳞癌中介导细胞上皮-间叶变(EMT),在该过程中,肿瘤细胞丧失上皮细胞生物学特征,具备成纤维细胞样特性,迁移能力增强,从而具备更强的侵袭和转移潜能。SDF-1α 可以特异激活多个信号传导通路,如 PI-3K-AKT、p42、p44MAPK 信号传导通路,而不激活 p38 激酶和 JUN 氨基末端激酶(JUN amino-terminal kinase,JNK)。另外,也有研究表明,SDF-1α 可以通过依赖 MAPK 间接激活 NFκB 信号传导通路。但是 SDF-1α 信号传导通路在口腔鳞癌转移相关分子机制研究目前还很少。在高转移口腔鳞癌细胞系中,CXCL-12 可以快速诱导细胞内钙离子动员,同时迅速磷酸化 ERK-1、ERK-2。在 ERK-1、ERK-2 抑制剂作用下,可增强 CXCL-12 处理后细胞对层粘连蛋白和胶原蛋白的黏附。CXCL-12 也可增强活性 MMP9 的分泌。SDF-1α 可诱导激活 IκBα 磷酸化和降解,并激活 PI-3K-AKT 和 ERK;但是 NF-κB 信号传导通路激活不依赖于 PI-3K-AKT 和 ERK 通路;PI-3K-AKT 或 ERK 抑制剂不影响 SDF-1α 介导的 IκBα 磷酸化和降解;而抑制 IKKβ 可以明显减弱 SDF-1α 诱导的细胞侵袭。这一研究结果提示 SDF-1α 可能直接激活 IKK-NFκB 信号传导通路,从而促进细胞的侵袭和转移。

SDF-1/CXCR4 在口腔癌方面的研究方兴未艾,随着研究的不断深入,CXCR4 有望成为判断口腔癌是否发生淋巴结转移的一个新的分子水平病理诊断指标;以 CXCR4 为靶点的治疗也有望成为口腔癌治疗的又一重要手段。另外,其他趋化因子及其受体在口腔癌转移中的作用也逐渐显现。已有部分研究表明 CCL3/CCR1、MCP-1/CCL2 和 CCR7/CCL21 等均可能参与了口腔癌的转移,其中,下调 MCP-1/CCL2 的表达可抑制其转移。

(七)乏氧及血管生成相关因子与口腔癌转移

1. 乏氧等代谢压力与转移　当肿瘤的生长速度超过新生血管的生长速度时,就会出现肿瘤局部氧分压降低,距血管最远的肿瘤细胞会产生慢性乏氧。由于氧和其他的一些重要的营养成分的弥散距离与氧相似,因此这些细胞也会产生营养缺乏。尽管肿瘤的边缘常可以见到活跃的新生血管形成,但由于肿瘤血管结构缺陷,往往仅具有边缘功能。第二,肿瘤血管床的结构紊乱,常具有动静脉短路和其他的交通枝;第三,肿瘤血管形状扭曲,管径不规则;第四,肿瘤血管结构上缺乏平滑肌调节管径的大小;最后,肿瘤的压迫和肿瘤细胞的浸润,常会导致血管塌陷和阻塞。频繁的短暂的微血管血流停止,会导致肿瘤细胞的急性乏氧。乏氧环境的形成导致肿瘤细胞无氧酵解增加,酸性产物形成增加,血流量不足阻碍了代谢产物的清除,结果导致细胞外 pH 值降低。

这些代谢压力通常不利于细胞的生长,导致细胞分化、凋亡和生长抑制。肿瘤组织内存在乏氧、酸化和细胞密集度增加等代谢压力,但并没有抑制肿瘤细胞生长。相反,肿瘤细胞往往利用这些代谢压力,促进自身的进化和发展。例如乏氧和酸化可诱导肿瘤细胞激活无氧酵解,促进血管生成和组织重构,增强肿瘤细胞克服微环境不利因素的能力。研究证据表明,乏氧和酸化诱导 DNA 发生点突变,增加 DNA 的断裂,阻止 DNA 断裂的修复。乏氧后再氧合,也可诱发 DNA 点突变和断裂、其他基因组异常。这些变化为转移等某些恶性表型的形成提供了遗传学基础。乏氧和酸化可对转移的肿瘤细胞表型做进一步的筛选。例如,乏氧和酸化可以筛选出凋亡能力减低,血管生成能力增强的克隆,导致肿瘤恶性程度提高。另一方面,乏氧和酸化通过激活氧压力感受器、乏氧信号传导通路和转录因子等,诱导大量转移瀑布中的基因产物的表达,如乏氧因子(hypoxia-inducible factor-1,HIF-1)、p53、C/EBP、AP-1等。其中以HIF-1最为重要,它可诱导某些与转移直接相关基因的表达,如EPO、VEGF和IGF-2。另外,乏氧还可以诱导某些参与细胞生存,代谢和增殖调节基因的表达,如JUN、IGF-1、TGF、UPAR、EGFR、MMP-9、IL-8、胎盘生长因子等。肝细胞生长因子(HGF)的受体MET蛋白在介导乏氧效应中具有关键作用。肿瘤细胞在乏氧条件下大量表达MET蛋白。动物移植瘤和肿瘤临床标本均可发现HIF蛋白和MET蛋白的表达显著相关。在乏氧环境下,HIF蛋白表达可诱导MET表达增强,当MET蛋白与HGF结合后,显著增加肿瘤细胞侵袭和转移能力。

在OSCC中普遍表达HIF-1α亚单位。有研究证实,OSCC中HIF-1α的过表达与VEGF-C过表达、高血管、淋巴管密度和区域淋巴结转移高度相关,提示其可能作为血管、淋巴管生成的调控因子参与OSCC的淋巴结转移。尽管其对预后的意义有一些相左的观点,过表达HIF-1α能促使细胞适应缺氧环境,同时促进肿瘤侵袭性行为和血管生成,在HNSCC及OSCC的恶性进程中起到重要的作用。口腔癌中针对HIF-1α的药物治疗对控制肿瘤生长侵袭将起到很好的治疗效果。

2. 肿瘤的血管生成与口腔癌转移 肿瘤转移是指肿瘤细胞从肿瘤的原发部位迁出,通过淋巴或血液循环,在其他组织器官生长并形成继发肿瘤的过程。肿瘤的血管生成和肿瘤的血管密度与肿瘤的转移有关。有研究报道肿瘤的血管密度越高,肿瘤病人的生存率越低。通过对人肿瘤的组织切片进行内皮细胞的标志染色可以定量肿瘤的血管密度,应用这种方法可以发现血管的密度与肿瘤的浸润和转移的发生之间存在正相关性。

肿瘤的转移是一个多因素、多步骤并且涉及细胞间相互作用的复杂的病理生理过程。血管生成对原发性肿瘤的转移是必需的,它受到促血管生成因子和抑血管生成因子的调控,这些调控因子可以来源于肿瘤细胞,也可来源于肿瘤周围的宿主细胞,它们诱导肿瘤血管生成并且向肿瘤组织迁移。这些新生成的血管内皮细胞经历形态的变化并形成毛细血管样网络。

肿瘤细胞的转移必须通过数道屏障,才能在靶组织存活和生长。首先,肿瘤细胞必须穿过肿瘤内皮细胞进入原发肿瘤的血管内。肿瘤细胞通过分泌VEGF和bFGF诱导纤溶蛋白酶原激活物和胶原酶的表达,降解血管外基膜。目前发现:肿瘤细胞可以释放多种基质降解酶,其中基质金属蛋白酶最为重要。这些酶可以选择性地降解基膜成分中的胶原,层黏蛋白和肝素盐糖蛋白。在未血管化的肿瘤,肿瘤细胞需要穿过结构正常的毛细血管壁,才能进入血流。虽然绝大多数的实体肿瘤含有丰富的毛细血管,但这些血管是不同于正常组织的血管,它们在细胞组成、通透性、血管稳定性和生长调节等方面都与正常组织血管存在明显差异。肿瘤新形成的毛细血管结构具有明显的缺陷,部分区域缺乏血管内皮细胞,部分管壁甚至完全由肿瘤细胞组成,使相当比例的肿瘤细胞与血液直接接触。即使在有血管内皮细胞的新生血管其内皮下基膜也常常残缺不全。因此,肿瘤新生血管管壁的缺陷有利于肿瘤细胞进入肿瘤血管。其次,肿瘤细胞在进入血液后只有黏附于靶器官的微血管并通过毛细血管的后静脉进入靶组织才能得以幸存。另外,肿瘤的微型转移细胞必须在新的靶组织内通过诱导血管的生成才能自我增殖,形成转移瘤。

一般说来,良性肿瘤是没有血管化并且生长非常缓慢的,而恶性肿瘤是高度血管化并且生长非常迅速的。产生这种差别最基本的原因是两类细胞诱导血管生成的能力有很大不同。肿瘤的高度血管化增加了肿瘤细胞转移的可能性。虽然并非所有高度血管化的肿瘤都会发生转移,但抑制肿瘤血管生成能够干扰原发及转移肿瘤细胞的生长防止肿瘤临床转移的形成。

对肿瘤的生长,血管生成是必需的,而口腔癌主要是通过淋巴途径转移的。根据最近的分析,功能性的淋巴管在实体瘤往往是缺乏的,然而,在肿瘤的周边常常可以发现扩大的淋巴管。VEGF-C 是促血管和淋巴管形成的生长因子,它的受体在胚胎发育时期主要表达在淋巴内皮细胞。通过 VEGF-C 和(或)VEGF-D 激活 VEGFR-3 为最经典的肿瘤淋巴管生成的信号通路。在 VEGF-C 基因敲除鼠,既不诱导淋巴管的形成也不发生肿瘤转移,而在高表达 VEGF-C 的转基因鼠,VEGF-C 诱导胰岛瘤周围淋巴管的形成,结果导致肿瘤细胞转移到胰腺周围的淋巴结。这一结果表明虽然肿瘤本身缺乏淋巴管,但 VEGF-C 的过度表达诱导肿瘤周围淋巴管的形成有利于肿瘤转移。近来有研究表明 VEGF-C 的表达与 OSCC 的局部复发和远处转移相关。由于口腔鳞状细胞癌易于局部淋巴结转移,VEGF-C/VEGFR-3 信号通路可以成为重要的潜在治疗靶点。

(八) 肿瘤干细胞与口腔癌转移

肿瘤干细胞(cancer stem cells,CSTs)是指存在于肿瘤组织内的极少数具有自我更新能力并能产生异质性肿瘤细胞的细胞,它极有可能是肿瘤发生、耐药、复发及转移的根源。最近研究发现口腔癌中也存在具有干细胞特性的肿瘤细胞。

肿瘤干细胞具有异质性,它们有不同的表型,并非每一个肿瘤干细胞都具有转移的能力,肿瘤干细胞通过克隆演进被赋予转移能力才可发生转移,这些具有转移能力的肿瘤干细胞被称为转移性肿瘤干细胞,区别于原发灶中的静止性肿瘤干细胞。转移性肿瘤干细胞离开原发灶到达转移器官并形成转移灶的过程中需要多种细胞、细胞外基质及细胞因子的参与,它们共同构成了肿瘤干细胞壁龛(stem cell niche),预转移器官中的肿瘤干细胞壁龛,在肿瘤的转移中发挥着至关重要的作用,它可以分泌多种调控细胞生长增殖和分化的细胞因子,如 BMPs 及其抑制物 Gremlin1 等。除转移器官中的微环境外,越来越多的研究还表明肿瘤的原发灶也可以通过分泌多种可溶性的细胞因子和蛋白质诱导转移灶的形成。例如,肿瘤原发灶可以释放基质细胞衍生因子-1(SDF-1),SDF-1 的受体是趋化因子受体4(CXCR4)。SDF-1/CXCR4 轴不仅在正常干细胞的定向迁移和归巢中起着关键作用,而且在肿瘤干细胞的转移中扮演着重要的角色。人们在研究胰腺癌的转移时发现,只有极少数的表达 CXCR4 的肿瘤干细胞可以形成转移灶,CXCR4 阴性的肿瘤干细胞似乎只有形成原发瘤的作用。CXCR4 阳性的肿瘤干细胞可以沿着 SDF-1 浓度梯度趋化到高表达 SDF-1 的器官,包括肺脏、肝脏、骨髓和淋巴结等,这可视为肿瘤转移嗜器官性的原因之一。至于口腔癌的肿瘤干细胞有无 CXCR4 的表达还未知,有待于进一步的研究。此外,肿瘤干细胞的转移过程中还伴有上皮间充质的转化现象(EMT)。EMT 是指上皮细胞在特定的生理及病理情况下向间充质细胞转化的现象,它主要表现为上皮细胞失去极性,与周围细胞和基质间的黏附能力减小,迁移性和运动能力增强,以及其细胞表型发生改变。这些发生转化的细胞的细胞核内都高表达 β-catenin。已有研究证实,这种细胞核内 β-catenin 高表达与肿瘤高转移率和肿瘤患者低生存率相关。同时,Wnt/β-catenin 信号转导途径是肿瘤干细胞自我更新和 EMT 机制的共通点,上皮性肿瘤中的 EMT 现象与细胞的抗凋亡、迁移、侵袭和转移能力提高相关,而且,为了维持和促进转移器官中肿瘤的生长,这些细胞还可发生间质上皮转化现象(mesenchymalepithelial transition, MET)。

对口腔癌 CST 转移关键亚群的分离鉴定和进一步深入研究,将使我们重新认识口腔癌区域及远处转移的机制,并为其治疗提出新的方向。

(李铁军)

第五节　口腔癌的分子诊断及治疗靶点

一、分子诊断的意义和应用现状

早期诊断和早期治疗是恶性肿瘤治疗的最理想的策略,口腔癌也不例外。而对于大多数中、晚期恶性肿瘤患者,通过肿瘤标志物的应用,对影响治疗和预后的主要生物学特性做出定性和定量判断,达到正确预测治疗效果和预后的目的,做到真正意义上的基于循证医学(evidence based medicine, EBM)的肿瘤个体化治疗(individualized therapy),从根本上改变传统的治疗方案制定和效果判断的模式,建立治疗前治疗效果预测的新模式。这无疑是提高恶性肿瘤患者生存率和生存质量最有效和最经济的方法。实现上述目标的基础是分子分类诊断技术的研究和应用。

口腔癌分子分类诊断就是对其发生、发展、浸润、转移、耐药、放射抵抗和预后等与恶性生物学特性和表型相关的分子进行筛选、验证和确定,以此为基础建立能对该类型肿瘤的早期分子诊断、化疗和放疗抵抗、转移诊断、预后预测的诊断技术。目前,针对口腔癌的诊断方法仍然是依赖传统的形态学病理诊断方法,诊断的标准是组织细胞的形态学变化,而且是依赖典型的恶性肿瘤的形态学变化,这些多是晚期癌变组织和细胞才具有的特征性变化。而在癌组织细胞形态发生改变前几年甚至更长时间,基因、蛋白、信号通路分子等分子水平的变化早已发生,故基于分子水平的分类诊断能使口腔癌诊断提前几个月甚至几年。另一方面,传统的病理诊断和分类,并不能很好地对肿瘤的生物学特性、治疗前效果和预后做出准确的预测和判断,因为,同一病理组织类型的肿瘤对相同临床治疗方案的反应和预后常常存在很大的差异。分子分类诊断的优势,不但可以使口腔肿瘤的性质和类型尽早得到明确的诊断,为患者的治疗提供最宝贵的时间和机会,而且能对复发、转移、放化疗抵抗和预后等临床指标作出定量的判定,为个体化有效治疗方案的制定和实施提供相对最准确和最合理的指导。

和其他恶性肿瘤一样,口腔癌也是一个多基因参与的、多步骤发生的分子遗传异常产生的一类慢性疾病。Weinberg 等在 2000 年给出了恶性肿瘤的 6 大生物学特征,主要包括:自给自足的生长信号(self-sufficiency in growth signals)、抗生长信号的不敏感(insensitivity to antigrowth signals)、逃避凋亡(evading apoptosis)、潜力无限的复制能力(limitless replicative potential)、持续的血管生成(sustained angiogenesis)、组织浸润和转移(tissue invasion and metastasis)。2011 年研究报告,Weinberg 等将过去的 6 个特征扩增到 10 个恶性肿瘤特征,新增加的 4 个特征为:逃避免疫破坏(avoiding immune destruction)、肿瘤相关炎症的促进(tumor promotion inflammation)、细胞能量代谢异常(deregulating cellular energetics)以及基因组不稳定和突变(genome instability and mutation)。其中,参与癌变过程的一系列细胞抑癌基因、癌基因、周期蛋白、端粒酶基因等,在这个多阶段的致癌过程中均发挥了不可缺少的重要作用。

肿瘤组织中的这些基因出现缺陷并逐渐累积,编码的蛋白功能失调,从而导致调控细胞生长、分化、凋亡等生理过程的信号转导通路失控,细胞出现无限增殖,肿瘤细胞和肿瘤间质细胞分泌细胞因子(cytokine),引起非可控炎症的持续作用,进一步加重癌发生相关基因和信号通路的异常积累,导致肿瘤周围血管和淋巴管的生成,最终导致肿瘤细胞癌变、进一步促进了肿瘤的局部侵袭和转移。绝大多数肿瘤基因和蛋白分子的改变是口腔癌的早期事件,可以应用分子生物学的技术和方法从组织和体液中检测到,从而为口腔癌的早期分子诊断和分子分类提供有效的方法。

20世纪后期以来,聚合酶链反应(PCR)、比较基因组杂交(CGH)、差异 mRNA 显示技术、荧光原位杂交(FISH)、荧光定量 PCR,基因芯片(gene chip)、蛋白质芯片、组织微阵列(tissue microarrays)等一大批先进生物学技术的相继发展和被推广应用,极大地促进了分子生物学的发展,在分子水平上进行口腔癌分类诊断成为可能。利用基因组学、转录组学、蛋白组学和代谢组学等手段寻找肿瘤诊断和治疗的标志物,进而发展分子分类技术已经成为了二十一世纪国际肿瘤防治研究领域的重点,并成为生物医学研究方面最具有商业化价值的领域。

反映恶性肿瘤生物学特性的标志分子,如基因和蛋白的表达具有部位和时相特异性,在头颈鳞癌中标志分子的表达也随着部位和临床分期的不同而改变。一项利用高通量组织芯片技术,对 547 例原发性头颈部鳞癌标本采用免疫组化的方法,对 Cyclin D1、c-Myc、Erb B1 和 Erb B2 等蛋白表达水平进行了检测和分析,发现 Cyclin D1、c-Myc、ZNF217 在头颈部鳞癌中表达上调。Erb B1 和 Erb B2 多是在口腔鳞癌中高表达。Cyclin D1 的表达增高主要发生在临床晚期患者。为了弄清在基因水平上的差别,对 609 例鳞癌患者利用荧光原位杂交技术,对 5 个癌基因扩增率进行了分析,结果其扩增率分别是 *Cyclin D1* 34.5%、*EGFR* 12.7%、*c-Myc* 8.8%、*ZNF217* 6.2%、*Erb B2* 3.6%。其中喉部鳞癌 *ZNF217* 的扩增率比口腔鳞癌低。这 5 个癌基因在头颈部鳞癌中不同部位的表达不同,说明在头颈部不同部位的鳞癌,其发生具有不同的分子机制,对于口腔颌面-头颈癌的分子诊断,不能以头颈癌笼统的概念进行研究,必须分别对口腔鳞癌、口咽癌、喉癌、鼻咽癌标志分子分别进行筛选和验证。

(一) 可能成为口腔癌分子诊断标志物的分子

口腔上皮细胞发生癌变的关键是细胞基因组本身发生了异常。目前口腔癌分子分类诊断可以采取以下策略:①检测口腔癌的相关抑癌基因、癌基因等功能基因的突变、扩增和表达水平变化;②检测口腔癌中表观遗传学的改变;③检测口腔癌端粒酶的改变;④检测口腔癌非编码微小 RNA(microRNAs,miRNAs)等调控因子的变化。总之,能够反映口腔上皮癌变发生和发展过程的基因和其上游调控因子、下游转录、翻译产物的改变,都有可能成为分类诊断的肿瘤标志物(tumor marker)。

(二) 抑癌基因和癌基因与口腔癌的分子诊断

在口腔上皮的癌变过程中,首先发生抑癌基因(cancer suppressor gene)的失活和癌基因(oncogene)的激活,抑癌基因和癌基因在肿瘤发生、发展过程中的不同阶段,分别都发挥着决定性的作用。抑癌基因对口腔上皮细胞分裂、增殖和分化进行严格的控制,使细胞按正常程序进行周期分裂、生长和程序化死亡,能防止细胞周期失调而导致细胞无限制地生长,防止细胞向口腔癌前病变和癌方向的发展。事实上,癌基因是存在于正常口腔上皮细胞内的基因,编码生长因子、生长因子受体、蛋白激酶、GTP 结合蛋白、核转录因子、甲状腺素受体及类固醇激素受体等,主要生理功能是调控细胞生长、增殖和分化,当过度表达和(或)表达时空不对时,则使正常口腔上皮细胞发生恶性转化,获得无限增殖的能力和其他癌细胞的表型。目前发现在口腔癌中涉及多个抑癌基因和癌基因的改变,同时基因改变的频率也不同。这些基因包括有:*Rb*、*p16*、*p53*、*RARβ*、*PTEN*、*APC*、*Ras*、*p65*、*Cyclin D1*、*Myc*、*EGFR* 等。

在口腔癌中,抑癌基因和癌基因异常改变是复杂的,涉及许多个基因的不同表达模式。在肿瘤的不同发生、发展阶段,不同的个体之间存在差异,要找出一个有价值的分子诊断标志物,必须注意这方面的复杂性,同时还要对每个基因在肿瘤发生过程中的具体作用机制进行深入的研究和阐述。

(三)　表观遗传学变化与口腔癌分子诊断

近年来研究发现,DNA 的异常甲基化,尤其是启动子区 CpG 岛的高甲基化(hypermethylation)已成为继基因缺失、突变后抑癌基因或相关基因失活的第三种重要机制,并且是某些基因失活的唯一途径。DNA 甲基化是基因的表观遗传学(epigenetic)改变,是 DNA 通过自身的化学修饰完成的,由 DNA 甲基化转移酶(DNA methyltransferase,DNMTs)介导,在胞嘧啶(cytosine,C)的第 5 位碳原子上加上一甲基基团,使之变成 5-甲基胞嘧啶(5-mC)的过程,主要发生在基因启动子区富含胞嘧啶鸟嘌呤的 CpG 岛(CpG islands)上。在高等真核生物,正常情况下的甲基化是宿主基因的一种保护机制,可以控制基因表达、维护染色体的完整性、调节 DNA 重组的某些环节等。而启动子区 CpG 岛的高甲基化阻止了转录因子与启动子的结合,导致基因转录受阻,基因功能失活。研究发现,CpG 岛的高甲基化与肿瘤的关系涉及细胞信号通路多方面,包括细胞周期、凋亡、DNA 修复和转移等。其中,与口腔癌关系密切的基因有 *E-Cadherin*、*p16*、*MGMT*(O^6 -methylguanine-DNA-mehtyltransferase)、*RAR-β*、*DAPK*(death association protein kinase)、*RASSF1A*、*MAL* 等。在人类乳腺癌、前列腺癌、肺癌、口腔鳞癌及胃癌中的研究,均不同程度地表明了这些基因异常甲基化与肿瘤的关系。

基因启动子异常甲基化的本质是一种 DNA 分子异常(DNA alteration),在口腔癌发生过程中是一个早期事件,是导致许多口腔癌相关基因表达异常的一个重要原因。同时这种改变比其他各种类型的 DNA 分子异常,如基因点突变(point mutation)、基因缺失、微卫星(microsatellite)DNA 多态性、基因异常扩增等,在口腔癌中出现的频率高。因此,从这方面入手进行口腔癌的早期分子诊断标志物的研究,可能是一条途径。

在口腔癌变和发展过程中,各个基因启动子出现甲基化的频率是不同的,因此选择哪些基因作为诊断指标,需要对癌组织中这些基因发生甲基化的频率有一个全面的了解,并需要与临床病理特征相关性进行分析。在口腔黏膜白斑的患者中存在高频率的甲基化现象,主要检测的基因是 *p16*、*p14*、*MGMT*,其中 *p16* 和 *MGMT* 启动子区域出现甲基化超过了 50%,*p14* 有 12%,这为口腔癌前病变恶性转化提供了一个十分有利的监测指标。在口腔癌组织中,*p16^INK4A*、*p15^INK4B*、*p14^ARF*、*DCC*、*DAP kinase*、*MINT1*、*MINT2*、*MINT27* 和 *MINT31* 出现不同频率的高甲基化现象,且 *DAP kinase*、*MINT1* 甲基化与基因的表达缺失有密切的联系。*DCC* 甲基化与牙龈癌的骨侵犯、舌癌的侵袭性、生存率的降低有密切关系;*MINT1*、*MINT31* 甲基化提示预后较差;*p14^ARF* 甲基化提示预后较好。

关于 DNA 甲基化在涎腺腺样囊性癌中的作用,有报道发现 70% 的临床标本中存在有 *E-cadherin* 启动子的甲基化,并且甲基化与其表达负相关。腺样囊性癌临床标本中 *p16*、*RASSF1A*(RAS association domain family protein 1A)、*DAPK*、*MGMT* 甲基化状况检测表明,基因甲基化是该肿瘤的常见事件,76.7%的肿瘤至少出现了一个基因的甲基化。其中 *RASSF1A* 最有意义,其甲基化率随着病理分级($P<0.01$)、临床分期($P<0.01$)、肿瘤转移($P<0.05$)的增高而显著增加,而 *p16* 的甲基化与神经侵犯有显著的相关性($P<0.05$)。这些研究结果表明,腺样囊性癌发生、进展和转移过程中 *E-cadherin*、*p16*、*RASSF1A* 基因甲基化扮演了重要角色。

肿瘤相关基因的甲基化状态是一种有前景的肿瘤分子生物标志物(biomarker),从理论上讲口腔癌相关基因的甲基化状态也可以在外周血及体液中检测到,为肿瘤的早期诊断提供非常有价值的信息。尽管已经发现在口腔癌中发现高频率的甲基化改变,但是作为诊断的指标还有很多工作需要去做,还有待进一步深入研究。如各种不同致癌因素对甲基化的影响,甲基化与基因表达的关系、大量样本的对照研究确定诊断意义,与基因结构改变联合实现早期诊断等。相信随着对口腔癌发病基因甲基化研究的深入,肿瘤相关基因甲基化状态有望成为早期分子诊断的一个重要指标。

(四) 端粒酶检测与口腔癌分子诊断

在口腔癌早期分子诊断中,最理想的靶点就是口腔癌特有而在正常组织细胞中不存在的物质。端粒酶活性的改变在口腔鳞状上皮细胞发生恶变的早期阶段就已经发生,激活并维持细胞的无限增殖能力,是异常上皮增生和口腔癌区别于正常细胞的重要特征之一,也是细胞维持永生化的物质基础。因此,端粒酶已成为口腔癌早期诊断研究的热点。端粒酶(telomerase)在口腔癌的发生过程中,主要是存在三方面的变化:端粒酶的活性、端粒酶组成成分表达水平变化、表达端粒酶组成成分的细胞分布发生改变。利用端粒酶常用的检测方法 TRAP(telomeric repeat amplification protocol)和 RT-PCR 方法对培养的正常口腔鳞状细胞和口腔鳞癌细胞进行端粒酶活性和端粒酶各组分表达进行对比研究,同时利用原位杂交对端粒的组分在正常口腔黏膜、癌前病变和癌组织中进行定位。在正常口腔黏膜上皮中,hTEP1、hTR 和 hTERT 主要表达在基底层细胞中;在口腔黏膜白斑中表达在基底上层;在癌组织中的表达没有层次差别,分布于整个肿瘤组织中。端粒酶及其组分的改变,不仅说明了在口腔癌在发生过程中端粒酶组分功能的不同,同时为口腔癌诊断指标的选择提供了方向;端粒酶组分也可以作为口腔癌分子诊断的指标。其中 hTRT 与端粒酶活性表达基本一致,可以代替端粒酶活性检测。已有研究证实,在口腔癌诊断中检测 hTRT 的表达与检测端粒酶活性相比更敏感。

除了在组织标本中检测端粒酶的活性之外,还可以通过脱落细胞和体液进行检测。这些方法其标本来源方便、创伤小,在检测灵敏度和特异性方面优于细胞学检查,极有可能成为诊断和监测口腔鳞癌进展的有效方法。在口腔正常组织中,端粒酶的阳性率较低,一般低于25%;而口腔癌组织中检出率较高,一般高于85%,与其他的口腔癌分子诊断指标相比这种差异是很显著的,因此在口腔癌的早期诊断中端粒酶具有重要地位。端粒酶活性检测如果与其他口腔癌诊断标志联合应用将会更有临床价值和实用意义。

(五) 非编码微小 RNA 在分子诊断中的价值

微小 RNA(microRNA, miRNA)是一组非编码的、平均长度 18~24 个核苷酸大小的 RNA,它在调节基因转录后表达方面发挥着重要作用。通过对 mRNA3' UTR 多个位置的序列特异性结合,miRNA 能阻止靶基因 mRNA 的翻译或降解 mRNA。通过计算机预测,人类大概有 2000 个 miRNAs,目前已有 1000 多个 miRNAs 在人类基因组中被发现,在转录后水平,超过 30% 的蛋白编码基因被至少 1 个 miRNA 调节。因此找出 miRNA 在 HNSCC 中的表达特点可以更好理解这种异质的、复杂的疾病遗传基础,并且 miRNA 可能被用作诊断和预后的标记物。miRNA 作为癌生物标记物具有组织敏感性,能够以促进肿瘤生长的癌基因方式或抑制潜在恶性细胞生长的抑癌基因方式发挥作用,也就是说,miRNA 在一部分恶性肿瘤组织中是过表达或"打开"的,而在另一部分恶性肿瘤组织中是则表现为低表达或"关闭"的。miR15a 和 miR16-1 在慢性淋巴细胞性白血病中表现为下调或缺失。有关 miRNA 在癌症领域的研究逐渐成为热点,其在癌症发生、发展、转移、耐药、预后评价及药物靶点筛选中发挥的作用逐渐被认识,并日益受到重视。

1. miRNA 在口腔癌中差异表达的研究　有研究比较了 2 种口腔鳞癌细胞系在正常含氧量和低含氧量情况下 miRNA 表达特点,发现在含氧量不同的情况下出现差异表达的 miRNA 基因有 47 个,在低含氧量情况下出现表达明显上调的 miRNA 基因有 20 个,表达明显下调的 miRNA 基因有 14 个。对舌、口咽、喉及下咽等不同部位的 9 种鳞癌细胞系进行 261 个 miRNA 表达的芯片检测,统计分析发现有 54 个 miRNAs 在所有 9 种鳞癌细胞系中都有表达,其中 33 个 miRNAs 为高表达,其余 21 个 miRNAs 为低表达。在鳞癌细胞系以及正常组织和肿瘤组织中观察 662 个 miRNAs 的表达情况,发现鳞癌细胞系和肿瘤组织间有 67 个 miRNAs 存在共同明显差异表达。在正常组织和肿瘤组织间有 18 个 miRNAs 有差异表达。在上述研究中,细胞系和组织中差异表达的 miRNA 种类及表达结果不尽相同,且检测样本数量较少,为了发现最有特异性和敏感性的 miRNAs,有必要进行大样本检测,以便更有针对性地阐明 miRNA 在疾病发生、发展中所起的作用以及为临床应用提供可信的实验基础。

2. 在口腔鳞癌中发挥癌基因或抑癌基因作用的 miRNAs　研究证实,miRNA 基因常位于癌症相关基因组区域、脆弱位点、杂合性缺失(LOH)的最小区域、扩增的最小区域或常见的断裂点区,这说明 miRNA 可能是一类新的参与肿瘤发生的基因。HNSCC 细胞中表达增加的 miRNA 被认为是癌基因,表达降低的则被认为是抑癌基因,它们的平衡状态被破坏也会导致包括癌症在内的疾病发生、发展。miR-211 定位于染色体 15q13 上,其高表达和口腔癌淋巴结转移、血管浸润和不良预后有密切关系。在转染 miR-211 到高分化肿瘤细胞后,可以增加口腔癌细胞增殖、转移和软琼脂克隆形成,被转染细胞移植瘤生长速度明显加快。miRNA-184 在舌癌中过表达可能在抗凋亡和增殖过程中发挥作用,抑制其在 3 种舌癌细胞系(Cal27、HN21B 和 HN96)中的表达可诱导细胞凋亡(apoptosis)和增殖(proliferation)。血浆中 miRNA-184 水平可能和舌癌肿瘤负荷有关,患者血浆 miRNA-184 水平显著高于正常人,手术切除原发肿瘤后,其水平明显降低,这有可能作为诊断和判断预后的指标之一。在舌癌细胞中 miR-133a 和 miR-133b 表达的明显下降与实体肿瘤中可能致癌的 M2 型丙酮酸激酶(PKM2)基因的表达上调相关,并且通过舌癌组织的免疫组织化学染色得到证实。

3. miRNA 表达与头颈鳞癌的诊断、转移、预后及化疗药物耐药性的关系　在癌前病变和癌组织中,miRNA 的表达变化发生在癌变早期,因而可以被早期发现,miRNA 的表达特点是可以用于早期癌症诊断。miR-221/miR-375 表达比例可以区别肿瘤和正常组织,其敏感性和特异性分别为 92% 和 93%,可能成为一种有效地诊断方法。miR-205 表达对鳞状上皮有高度特异性,在正常淋巴组织中不表达,所以在口腔癌淋巴结组织中观察 miR-205 的表达,可以推断是否有淋巴结转移,避免微转移灶(micrometastasis)的遗漏。hsa-miR-222 通过减少基质金属蛋白酶 1(MMP1)和超氧化物歧化酶 2(SOD2)的表达,来抑制有不同转移潜能的舌鳞癌细胞系浸润,调节 MMP1 机制包括直接正向调节及间接反式调节。

化疗作为癌症治疗的重要手段之一,癌细胞对化学药物的敏感性决定了化疗效果及患者预后。miRNA 与化疗反应关系的研究也有报道,高迁移率组 A2(HMGA2)蛋白是一种无组蛋白结构的转录因子,其在癌细胞中的表达与细胞对拓扑异构酶Ⅱ抑制剂、阿霉素化疗敏感性有关。低氧环境下,miRNA-98 的高表达可导致 HMGA2 表达受阻,使头颈鳞癌细胞对顺铂和阿霉素产生耐药。

临床上对头颈鳞癌的预后的预测,决定着患者的后续治疗计划的制订和实施,研究表明 miRNA 的失调与多种癌症的预后有相关性。研究表明 miR-205 低表达和局部区域复发呈显著相关,let-7d 和 miR-205 的共同低表达与头颈鳞癌患者的不良预后密切相关。已有研究结果提示,miRNA 的表达水平可作为头颈鳞癌预后的候选标记物。

二、基因表达谱

口腔癌分子诊断的基因筛选主要目的是确定与口腔癌关系密切、在口腔上皮恶性转化和发展过程中起关键作用,同时在肿瘤发生的早期、中期和晚期能提供具有分子分类诊断价值的基因。

(一) 概述

口腔癌的发生具有多因素、多步骤发展的特点。在这个发展过程中肿瘤分子生物学改变,主要包括口腔上皮细胞基因的变异以及 DNA-染色质结构的改变。上皮细胞基因的变异主要包括 DNA 一级结构的改变,如 DNA 序列突变、丢失、扩增、易位及重排等,以及与基因调控相互关系。DNA-染色质结构的改变主要是 CpG 序列中胞嘧啶的甲基化、去甲基化,染色质主要成分组蛋白的乙酰化、去乙酰化。这些改变会引起相应基因调控的异常,从而导致口腔癌的发生。目前在对基因变异进行大量研究的同时,人们逐渐认识到了 DNA 染色质空间构型的改变与细胞的基因调控有着密切的关系,并成为新的研究热点。

在口腔癌的发生过程中,涉及细胞分裂、信号转导、细胞的代谢、细胞的结构、细胞因子水平、肿瘤的抑制基因等方面。这些基因在口腔癌的发生过程中,组成了一张有功能联系的网络。每一个基因都是基因网络上的一个环节,每一个基因都受上游基因的调控,又对下游的基因产生调控作用,同时又有可能存在通过其表达产物互相调控的可能。可见在口腔癌发生的相关基因之间的相互作用是极其复杂的,在这些基因相互作用的网络中,要寻找到能够作为诊断标志的基因,不仅仅需要筛选在肿瘤的发生过程中哪些基因发生了早期的改变,同时还需要对这些基因的相互作用途径有充分的了解,这样才能够找到起关键作用的一个或一组基因作为口腔癌的诊断标志,这样的诊断标志才能具有早期性、特异性和准确性。

基因的筛选是一个系统化的工程,需要分析肿瘤在发生、发展过程中,增殖周期中不同的阶段、不同的病理分期、不同的生物学行为以及在不同的诱导环境下口腔癌细胞的基因表达与正常组织的差异,从而对这些基因表达的个体特异性、组织特异性、分化阶段特异性、部位特异性、外界刺激的特异性进行综合的判断,确定几个或多个基因作为口腔癌分子分类诊断的指标,并且指标的确定也离不开对单个基因功能的深入研究。

生物芯片的兴起和其在口腔癌基因研究中的应用,大大推动了功能基因筛选的研究进程。尤其是口腔癌的基因表达谱研究在国内外都成为了一个新的热点,通过对口腔癌基因表达谱的研究,可以更加深入地了解鳞癌发生的分子变化,有助于找出肿瘤的早期诊断指标、治疗靶点、治疗应答和预后指标,有着广泛的应用前景。目前国内、外应用较多的是基因微阵列技术,应用这种技术可以高效平行地检测到肿瘤细胞的基因转录表达图谱,通过与对应正常细胞的表达图谱的对比,进一步分析与恶性转变相关的基因。

(二) 口腔鳞状细胞癌基因表达谱研究

高通量微阵列技术(high-throughput microarray technology)已经广泛用于鉴定一些肿瘤中异常表达的基因表达谱,通过分析和验证得到相关的标志物,以此对肿瘤进行分子分类。这一技术成功应用的重要前提条件,一方面是表达谱芯片对表达基因检测的敏感性,另一方面是对多基因表达模式的有效生物学统计和分析,对于区分背景和那些低丰度的重要功能基因而言,这两点是十分重要的。尽管一些新的计算方法和统计学方法可对微阵列进行分析,但目前所用的每种方法都有自身的优点和缺点。由这些方法获得的微阵列结果的可靠性常常受到怀疑,所以基因芯片检测所得到的结果,需要用传统的分子生物学手段做进一步的验证和证实。

1. 主要研究方法介绍

(1) 组织收集:经医学伦理学委员会同意和患者知情同意条件下,选择病理学诊断确诊为鳞状细胞癌患者,同时收集同一患者的肿瘤组织和配对的正常组织。组织块切成约3mm×3mm×3mm大小,立即放入液氮中,随后转移至-80℃冰箱储存。正常组织切取部位是肿瘤对侧的正常黏膜。肿瘤组织来源自口腔颌面头颈部不同部位,包括不同的病理阶段。

(2) RNA提取:总RNA的提取是使用Trizol RNA的提取试剂(invitrogen)。标本匀浆后加入预冷的Trizol,随后采用氯仿抽提,异丙醇沉淀,并将沉淀溶解于不含RNase的水中。采用RNeasy的柱子进一步纯化RNA。调整RNA至终浓度$1\mu g/\mu l$,以保证每组使用的RNA起始量一致。

(3) RNA标记和芯片杂交和扫描:按照Affymetrix芯片推荐实验方法,纯化后的RNA反转录合成cDNA的第一链,随后采用poly(A^+)合成cDNA双链。双链内同时引入了T7 RNA聚合酶的位点并采用体外转录反应(IVT),获得生物素标记的cRNA探针。将$15\mu g$ cRNA碱水解成35~200bp的片断。随后取$10\mu g$片断化后的cRNA探针与HG-U95Av2的基因芯片进行杂交(hybridization)、扫描、分析。扫描结果依次用Affymetrix MAS 5.0软件从原始的.DAT文件到.CEL文件,然后进一步采用RMA算法对不同芯片的检测信号进行均一化处理。

(4) 微阵列的结果统计分析的方法和计算机分析:不同芯片上各探针的信号值经RMA均一化处理后,进行如下数学统计学方法综合分析。

1) 分析步骤1:采用7种统计方法处理均一化的数据:①t-test参数分析:方差不齐(Parametric, variance not assumed equal);②秩和分析:非参数秩和检验(Wilcoxon rank-sum test:Non-parametric);③上述两种检验方法是采用Genespring软件进行,用Benjamini和Hochberg校正来降低假阳性率;④配对检验(t-test);⑤采用斯坦福大学提供的软件进行SAM(1.10)分析;⑥预测用基因的挑选:应用Genespring软件,进行分类预测"class prediction";⑦理想等级最小距离分析(minimal distance to ideal ranking, MDIR);⑧最小相邻交换距离分析(weighted punishment on overlap, WEPO)。

2）分析步骤 2：将步骤 1 中的各种分析方法所获得的结果分成 3 组，即 A、B 和 C：A 组中包括步骤 1①～③中按 3 种传统的统计学方法挑选到的基因的交集；B 组中包括步骤 1④、⑤中微阵列显著性分析（significant analysis of microarrays，SAM）和类别预测所获得的基因的交集；C 组由 COM 构架等级列表（ranking list form COM framework）构成，称为 M，它由步骤 1 中⑥和⑦中 MDIR 所获得的 M1 基因群和 WEPO 获得的 M2 基因群共同组成；COM 构架 可以用于分析多探针表达情况。COM 等级列表合并了 MDIR 和 WEPO 所获得的 M1 和 M2 的列表，对每条探针取其等级的平均值。M=COM（M1，M2）代表了 M1 和 M2 的联合。

3）分析步骤 3：对步骤 2 中获得的差异表达基因 A、B、C 求取交集，得到一群新的基因，理论上认为该群基因与头颈鳞癌的关系最为密切，用其对头颈鳞癌进行分子分类最为可靠。

（5）实时定量 PCR（real-time PCR）验证：参考 Affymetrix 网站上提供的探针序列，采用 LC 探针软件设计要验证的 *EMP1*、*CEACAM1*、*MMP1*、*PLAU* 基因的 PCR 引物。实时定量 PCR 在 Roche 的 LightCycler 进行。采用 RNA 扩增试剂盒（SYBR Green Ⅰ Kit）。实验按试剂盒提供方法进行，结果用 LightCycler 软件分析。

2. 主要研究结果分析　应用上述每种分析方法，能够挑选到差异表达基因群。

（1）通过分析方法步骤 1 得出如下结果。

采用传统的统计学分析方法（①～③），经 RMA 算法处理过的信号值（所有的 12 626 条探针）再经 GeneSpring 和 Gene Traffic 提供的过滤功能对其进行初步过滤。在所有样品中，绝对信号值低于 50 者被过滤掉后，剩余探针 10 929 条。信号强度比值（肿瘤/正常）范围<2 者被过滤掉后，剩余探针 9802 条。联合以上两项过滤原则，最后选择了 9281 条基因。采用 Genespring 软件中的 Benjamini 和 Hochberg 矫正处理，以降低实验中的假阳性率。随后采用 t 检验和秩和检验处理数据。经过参数、方差不齐 t 检验，最终选择到 502 条探针，其 $P<0.05$。采用非参数秩和检验，在 $P<0.01$ 时，选择到 469 条探针。在 $P<0.0001$ 时，配对 t 检验选择到 464 条探针。

微阵列 SAM 用来发现那些过表达或不表达的重要探针，以此对配对资料进行分析。分析标准为数字序列（number of permutation）定为-100；ξ 值设为 1.50940，倍数变化设定 2，阳性误差（false positive）设定为 0.52927。在上述条件下共获得 182 条探针。

预测参数（predict parameter values）被用来筛选能预测恶性肿瘤和正常标本的差异探针，使用所有的 44（22×2）样品作为训练组进行自身预测，在使用未经过滤的 12 626 条探针进行预测，当 neighbor 设定为 10，cutoff P 值设定为 0.4 时，使用分析选择的 93 条探针预测，可获得最佳效果，在所有的 44 例样品中，41 例样品能够正确预测，3 例样品不能预测（没有预测错误者）。使用等级排列分析，当 M=COM（M1，M2），M1 和 M2 分别得自 MDIR 和 WE-PO。

（2）通过分析方法步骤 2 得到综合分析结果。

7 种统计方法分成 3 组后，分别统计后得到如下结果：1）应用三种传统的统计学方法（①～③）交集获得 246 条探针。2）SAM 法和基因预测（predictor genes）算法（④、⑤）的交集获得 55 条探针。3）合并两种分级算法（⑥、⑦）中显著性最高的探针选择到 200 探针。

分析最后一步（步骤 3）是选择差异表达的基因；对步骤 2 中获得的 3 群基因进一步分析，求取交集，最后得到 42 个探针。

（3）对选择到的基因进行验证：通过多种方法对筛选到的 42 个探针进行验证。

1）聚类分析：对所有探针进行无监督的分等级聚类（unsupervised hierarchical clustering），发现对恶性肿瘤和正常组织聚类结果并不理想。然而，用分析步骤 3 得到的 42 个探针分析，可以清楚地区分肿瘤组织和正常组织。一些正常组织与肿瘤组织的聚类距离很近，可能是因为这些临床上和组织病理上认为是"正常"的组织可能已经有了一些分子学上的变化，正在成为第 2 个原位癌，这一点在头颈癌中已有报道。同一基因的多探针检测点分析：在选择差异表达的 42 条探针中，27 条基因在芯片上只有 1 个探针，其余 15 个探针对每条基因而言在芯片上有多个探针。其中 3 条基因对应的 2 个探针均被选择到，因此，共计 27 条探针对应 12 条基因。被重复选择到的基因是：*ACPP*、*SPP1*、*COL1A2*。

2）为证实上述统计学方法和算法所获得的基因芯片结果的可靠性，研究随机在基因上调组和基因下调组中选择了 *MMP1*、*PLAU*、*EMP1*、*CEACM1* 等 4 个基因，应用实时定量 PCR 进行了验证。PCR 的条件和产物的大小都经过严格的验证；所获得的 PCR 产物经回收、测序，检测结果证实，一致性良好。

很多研究者试图利用高通量（high throughput）的方法检测头颈癌相关基因的表达谱。但是，这些研究往往用了很少的正常和肿瘤配对组织或细胞系。而且，如何从基因芯片所提供的大量表达谱信息中获得重要的基因也是目前面临的一大困难。采用单一的倍数改变或是利用信号值直接进行聚类分析，不能满足研究者试图对多样品多基因进行比较的要求。因此，这造成了长期对芯片分析结果缺乏一致性。目前使用的微阵列分析方法的优点和缺点：使用的参数检验（parameter test）如 *t* 检验等是根据正常和肿瘤组织中差异表达基因的平均值（配对 *t* 检验）或平均值的差异进行分析。非参数统计（nonparametric statistics）方法，如 Wilcoxin rank sum test（相当于 Mann-Whitney test）是根据两组数据 Rank sums 的差异进行分析的。如果检测样本的变异系数符合正态分布，则参数分析的方法比较合适，但是，在多数情况下，检测样本都不符合正态分布。另一方面，如果这两组数据的 Rank sums 能够真实地反映样品的特性、疾病的类型、生物学特性以及生理学特征的化，非参数分析将是一个十分有利的工具。但是，Rank sums 的差异所代表的涵义却很难评估，因为生物学体系本身十分复杂。SAM 是一种常用于微阵列数据分析的有力工具。它采用一种称为平衡置换（balanced permutations，BP）方法来测量预期基因表达和观察到的变异之间的关系。SAM 结合了参数统计和非参数统计方法的一些优点，不需要假设样品的表达成正态分布。该方法通过一种散点图分析观测到的相对差异和与其真实差异间的关系，以鉴定那些可能重要的基因表达的改变。只要数据成平衡置换，该统计学方法就适合。因此，所预期的相对差异，可以真实地反映标本的生理学特性和进一步应用于诊断。类别预测是一种使用 K-nearest neighbor 为分类方法的辅助分析软件，适合于寻找那些能够区别正常标本和肿瘤标本的基因。但是这种方法受到所设模型参数和所测试样品的双重限制。

MDIR 和 WEPO 是一种分级评价系统，能够给每一条探针一个指定的分数。这两种方法能够根据每条探针所得分数对样品分类。在求取样品的评分总数时，不是使用常用的秩（Wilcoxon）分级评价方法来计算 *P* 值，而是通过计算评分标准和理想评分标准之间的距离来寻找差异表达的基因。应用达到最理想等级最小距离法（MDIR），计算最小相邻交换距离，而 WEPO 则求取任何相邻样品均一化 Z 值差异总和。MDIR 和 WEPO 这两种方法和非参数统计方法有同样的缺点。

COM 框架联合使用 MDIR 和 WEPO 这两种方法，以增加其适用性能。该方法的效果取决于选择合适的分析方法如分级、计分、加权等方法的总和。统计中使用多种标准,实际上是两种不同方法的结合:A 和 B 基因群的交集和 COM 框架(C 基因群)。通过使用这些方法,目的是试图保留不同统计方法高敏感性的优点(参数/非/参数/混合,差异平均值/平均值的差异)。聚类分析在处理微阵列的数据时,特别是根据相似性和差异(指距离)对样品进行分类时特别有用。但是,也充分认识到它是一种无管理性的非常主观的统计方法。而且,它也不能提供基因表达差异方面的统计学信息。多种不同的方法可以测量这种距离,从而导致聚类结果的差异。

(三) 口腔颌面-头颈部鳞癌相关基因的筛选和确定

人类基因组计划(human genome project,HGP)研究结果表明,人类基因组中包含了约 3.5 万个不同的功能基因(functional gene),这些基因的选择性表达决定了整个机体的生命过程,基因表达的变化处于控制生物学调节机制的中心位置。人类功能基因组学研究的一个重要目的是筛选、鉴定与疾病发生、发展和转归密切相关的致病基因,为疾病的诊断、治疗和预后判断提供基因靶点,从而为疾病的诊断、治疗和预后判断提供有效的方法。恶性肿瘤是多基因分子疾病,基因的功能并不独立,一个基因表达的上调或是下调,往往会影响上游或下游几个基因转录、表达水平的改变,并进一步导致相关基因之间复杂表达模式的改变。要阐明恶性肿瘤的发生机制,设计有效、安全的诊治方案,需要全面地认识这种关系,研究不同个体、不同组织、不同时间、不同环境条件下肿瘤组织表达谱的信息,进而筛选影响肿瘤发生、发展、侵袭和转移、药物耐受和敏感性等生物学行为的相关靶点基因。这些所依赖的正是生物芯片技术的发展,它通过设计不同的靶标阵列,使用特定的分析方法进行快速的、高通量的生物信息分析,其应用领域广泛。目前,各国已有许多肿瘤表达谱的分析研究,并对恶性肿瘤的相关功能基因和有应用潜力的基因靶点进行深入的功能研究,有些已制作成相关的功能芯片用于癌症的临床检测、治疗和预后判断,这些研究在一定程度上揭示了肿瘤的发生、发展机制,为癌肿的新型诊断方法和筛选治疗药物靶点提供了条件。

在口腔肿瘤方面,采用基因表达谱芯片技术,分别对大小不等的样本量研究发现,口腔颌面鳞癌差异表达基因主要涉及细胞生长分化的调控、血管生成、细胞凋亡、细胞周期和信号转导通路。许多基因参与口腔颌面部癌的发生,如 *NMU*、*FN1*、*PTK*、*ALDH10*、*ADH7*、*ALDH8*、*COX Vb* 和 *GST-II* 等。口腔颌面部癌组织中高表达的基因在癌前病变中也有高表达,相同病程和临床分级的口腔颌面部鳞癌标本的基因表达差异较大,提示现有病理和 TNM 分级系统还需要分子标志物的进一步补充和完善。

一项研究采用"microarry analysis"和"head and neck squamous cell carcinoma"或"oral squamous cell carcinoma"为主题词,在 NCBI 网站上的 PubMed 公众数据库中进行检索,查阅 2000—2006 年期间有关应用基因表达谱芯片,筛选口腔颌面-头颈鳞癌差异基因研究的文献,对这些入选文献按照以下条件进行基因筛选。

1. 3 篇以上文献报道过该基因为口腔颌面-头颈鳞癌差异表达基因,且该基因在所有文献报道中仅为升高或降低。

2. 基因表达谱芯片分析中,该基因在肿瘤组织相对于正常组织的单一信号值倍数改变大于 2 倍或(和)$P<0.05$。

结果共检索到符合要求的有关口腔颌面-头颈鳞癌基因表达谱芯片研究文献 42 篇,共筛选出 76 个差异表达基因,其中上调基因 47 个,下调基因 29 个。这些上调和下调表达基因结果详见表 14-5-1 和表 14-5-2。将筛选到的口腔颌面-头颈鳞癌差异表达基因进行 GO 分类,得到如表 14-5-3 所列出的以生理功能为基础的基因分类,这些基因参与的生理功能有免疫反应、炎症反应、生长发育、周期调控、细胞骨架、应激反应、信号转导、细胞骨架组装、细胞凋亡、细胞增殖调控、组织发生、细胞分化、细胞黏附等 21 种生理功能。

口腔颌面-头颈鳞癌分子分型诊断新技术的研究和应用,有望对该类肿瘤的诊断和治疗产生重要影响,从根本上解决现行诊断方法和标准不能对其生物学特性做出准确的判定问题,使分子分型诊断指导的个体化方案制定和实施成为可能。

表 14-5-1　基因表达谱芯片筛选的上调基因

基因名称	被筛选次数	基因名称	被筛选次数
5T4	3	Integrinα6	6
ALDH3A2	3	IL-8	5
APC	3	Jagged 1	3
C1S	4	p38	3
Cadherin-3	4	MMP-1	7
Cadherin-6	3	MMP-10	4
CCND1	9	MMP-14	3
CDKN2A	3	MMP-2	3
CK10	3	MMP-7	4
COL1A1	5	MMP-9	5
COL1A2	5	MYC	3
COL4A1	5	OB-cadherin-2	3
COL4A2	3	OPN	3
COL5A2	3	PARP1	3
CTSL	3	PDGFA	6
EGFR	4	PLAU	8
FGF3	3	RhoA	4
FGF6	3	RhoC	3
FN1	7	SERPINE1	3
GRO1	3	SPARC	6
IAP	4	STAT-1	3
VEGF	3	TGFβ	4
VEGFC	5	TGFβ1	3
IL-8	5		

表 14-5-2 基因表达谱芯片筛选的下调基因

基因名称	检到次数	基因名称	检到次数
Cadherin-6	3	MAPK1	3
CCNG2	3	NMU	3
Cip1	3	PAI-2	4
CK1	4	TGM3	7
CK13	6	Deoxyribonuclease1-like 3	3
CK14	4	EMP1	5
CK15	7	ERBB2	3
CK17	5	ERBB3	3
CK18	3	IGFBP5	3
CK19	4	Integrinα6	6
CK4	10	IL-1RN	4
Creatine kinase	3	IVL	3
CYP3A5	3	JUP	3
LAGY	3	KIAA0089	4
MAL	4		

表 14-5-3 口腔颌面鳞癌相关基因 GO 分类结果

生理功能	基 因 名 称
生长发育	TGM3、VEGF、ERBB3、ALDH3A2、ERBB2、jagged 1、MAL、APC、TGFβ、CK4、COL1A1、COL1A2、Frizzled、VEGFC、GRO1、IAP、MAPK p38、PDGFA、ERK1、FGF3、EGFR、CK17、CK14、CDH3、CK18、PDGFA、IL-8、S100A7、FGF6、PARP1
周期调控	CCND1、Cip1、CDKN2A、CCNG2、PDGFA、STAT1、FGF6、VEGFC、ERK1、VEGF、FGF3、APC、EGFR、MYC、IL-8、MAPK p38
信号转导	C1S、IL8、GRO1、NUM、ITGA6、jagged1、TGFβ、EGFR、MAPK p38、ERBB3、STAT1、MAL、PLAU、FGF6、VEGFC、ERBB2、ERK1、FGF3、APC、Frizzled、RhoA、RhoC、PDGFA、FN1、SPARC、TIMP3、COL1A2
转录因子	STAT1、MYC、CDKN2A、PARP1
细胞迁移	FN1、OB-cadherin-2、VEGF、EGFR、jagged1、IL-8、5T4、TGFβ
代谢相关分子	MMP-2、MMP-14、MMP-9、MMP-7、MMP-1、MMP-10、S100A7、MYC、ALDH3A2、CYP3A5、KIAA0089、DNase1-like 3、FN1

续表

生理功能	基 因 名 称
细胞骨架组装	*CK17、CK4、RhoA、PDGFA、GRO1*
细胞增殖调控	*MYC、jagged 1、Cip1、SPP1、CK4、EGFR、ERBB2、VEGFC、IL-8、GRO1、CDKN2A、PDG-FA、TGFβ、EMP1、CK17、FGF6、FGF3、CCNG2*
蛋白质水解酶	*SERPINE1、PLAU、CK1、C1S、P11、MMP-2、MMP-14、CTSL、MMP-9、MMP-7、MMP-1*
蛋白磷酸化	*MAPK p38-AT、ERBB3、EGFR、TGFβ、CCND1、ERBB2、ERK1、STAT1、PDGFA*
组织发生,细胞分化	*COL1A1、EMP1、TGM3、ALDH3A2、CK15、CK17、CK1、CK10、CDKN2A、CK13、CK14、MAL、Frizzled、FGF6、VEGFC、Jagged 1、APC、CCND1、CDH3、OB-cadherin-2、CDH6、SPP1、CK4、S100A7、IVL、TGFβ*
DNA 损伤反应	*MAPK p38 AT、Cip1、PARP1、ERK1、FN1*
应激反应	*MAPK p38、EGFR、FN1、S100A1、MYC、ERK1*
趋化因子	*MAPK p38、IL-8、GRO1、PLAU、SPP1、VEGFC*
细胞凋亡	*Cip1、MYC、TIMP3、MAPK p38、MAL、SPP1、VEGFC、IAP、DNase1-like 3、STAT1*
转录调控	*MYC、TGFβ*
细胞黏附	*FN1、SPP1、JUP、ITGA6、IL-8、thrombospondin 2T、CDH3、OB-cadherin-2、5T4、CDH6、COL6A2、APC、EGFR、COL6A2*
免疫反应	*C1S、B2M、IL-8、GRO1、IL-1RN、S100A7、SPP1*
炎症反应	*IL-8、GRO1、IL-1RN、TIMP3、CDH3*
骨矿化	*SPP1、EGFR、SPARC*

三、蛋白表达谱

　　随着人类基因组学计划的完成,人们逐渐发现,基因研究和阐明并不能解决一切问题。遗传信息的中心法则,遗传信息从 DNA(基因)转变为中间转载体 mRNA,然后再合成各式各样的结构蛋白和功能蛋白,构成一个复杂的有机体。蛋白在体内加工、修饰,并转运到细胞适当的位置才发挥正常的生理作用。因此不难发现,基因只能是生命长河的源头,而蛋白才是生命的执行者。蛋白在其中任何一个环节发生改变都会影响生命活动。

　　蛋白质组的概念在 1994 年首次被提出,是指"一个细胞或者一个组织基因组所表达的全部蛋白质"。和基因组学类似,它也是以高通量扫描手段为基础的科学。蛋白质组学技术被广泛应用于肿瘤研究中,主要有两个方面的内容:一是建立肿瘤的全蛋白表达谱,精确肿瘤的分类鉴定;二是研究肿瘤与正常细胞、肿瘤不同生物学特征,如转移与非转移等蛋白的差异表达,即"差异蛋白组学"。通过研究正常、肿瘤组织、血清、唾液和体液中的特异蛋白作为候选生物标记物,可能为筛选肿瘤发生、发展、转移、耐药、复发或与预后相关的蛋白特征谱,发现肿瘤发生的机制提供帮助。肿瘤蛋白组学在临床上今后可能应用在以下 3 个方面:①肿瘤的早期诊断;②检测肿瘤侵袭和转移潜能;③预测肿瘤化(放)疗敏感性和预后。

（一）肿瘤蛋白组学在口腔鳞癌中的应用

1. 肿瘤早期诊断　虽然口腔肿瘤因其所发生的部位较易被人发现，但是个别发生于舌根、咽侧壁等深部的肿瘤必须借助一定的设备才能被发现。其次，某些早期鳞癌还应与白斑、溃疡、增生等良性病变或癌前病损及时区分，使其早期即得到合理有效的治疗。因此，如果能在肿瘤组织、血清、唾液中发现明确的口腔肿瘤标志物，就能大规模筛查口腔癌的高危人群或对口腔癌患者早期诊断、及早治疗。

2. 肿瘤侵袭、转移的检测　约 30% 临床未发现淋巴结转移的口腔鳞癌患者，实际上都已发生隐蔽的淋巴结转移。这可能是部分患者复发或预后不好的原因之一。因此，对于临床上未发现淋巴结转移的患者，是否应当进行颈淋巴结清扫及颈部的放疗一直是临床医生比较棘手的问题。相反地，约 10% 的晚期口腔鳞癌患者病理检查仍未发生颈淋巴结转移。因为一直未找到口腔鳞癌是否转移的明确指标，约 70% 的无淋巴结转移潜能的口腔鳞癌患者仍在接受不必要的颈淋巴结清扫或颈部放疗。因此，寻找口腔鳞癌侵袭、转移相关的分子标志物，能在肿瘤治疗前明确肿瘤的转移潜能，能更好地指导临床治疗手段，减少不必要的手术，降低手术风险，减轻病人痛苦，也可使病人得到合理的治疗，提高生存率和生存质量。

3. 预测肿瘤放（化）疗敏感性和评价预后　口腔鳞癌的治疗手段是以手术为主的综合序列治疗，虽然 90% 的口腔鳞癌患者需要手术治疗，但是某些情况，如特殊部位、晚期多处转移、侵袭重要的大血管或神经等，则需要姑息治疗或术前诱导化疗、术后辅助放疗。但是，不管是放疗还是化疗，都有一定程度的副作用。如脱发、恶心、呕吐、贫血、放射性骨坏死等。这些副作用甚至是致命的。因此在治疗早期预测肿瘤对（放）化疗方案的敏感性，可以指导临床医生实施个体化的放（化）疗方案，减轻病人痛苦和经济负担。

（二）口腔鳞癌组织蛋白组学

1. 口腔鳞癌组织蛋白组学　对于口腔鳞癌蛋白组学的研究，最多的是利用口腔鳞癌肿瘤组织与正常组织或癌前病变如白斑做比较，即"比较蛋白组学"，旨在发现口腔鳞癌发生、发展相关的分子标志。美国国立癌症研究院（National Cancer Institute，NCI）采用抗体芯片的高通量蛋白组分析方法，分析了口腔磷状细胞癌组织的蛋白表达在上皮细胞中有多种蛋白的表达发生改变（定量和定性），与肿瘤发生相关。另外在上皮细胞周围和邻近上皮细胞的基质中也有多个蛋白的表达发生改变，直接与上皮肿瘤的发生相关。经过鉴定，涉及的蛋白与信号传递路径相关。猜测上皮与基质之间涉及多重细胞信号的广泛分子信息在口腔癌的发生中起关键作用。

采用双向电泳（two-dimensional electrophoresis）和基质辅助激光解吸离子化-飞行时间质谱检测 10 位舌癌组织和与之匹配的正常黏膜切片的蛋白表达谱表明与匹配的正常黏膜切片相比，舌癌组织中的热休克蛋白 HSP60、HSP27、B-晶状体球蛋白、ATP 合成酶、钙结合蛋白 B、肌浆球蛋白、原肌浆球蛋白和半乳糖结合蛋白 1 的表达发生改变，与肿瘤相关。这些肿瘤相关蛋白可用于肿瘤的诊断和监测肿瘤的复发。所利用蛋白组学技术分析口腔鳞癌组织，鉴定与肿瘤相关的蛋白，作为肿瘤的生物标记物或分子靶点表明除了 B-晶状体球蛋白表达下降外，在肿瘤组织中有许多蛋白的表达过量，上述蛋白包括糖分解酶、热休克蛋白、肿瘤抗原、细胞骨架与解毒和抗氧化系统相关的酶，与线粒体和细胞内信号传递相关的蛋白。广泛的蛋白表达的变化表明肿瘤的发生与多种细胞途径相关，许多蛋白可同时作为疾病诊断的标记物。至少鳞癌细胞抗原、G 蛋白、谷胱甘肽硫转移酶、锰超氧化物歧化酶、膜联蛋白、电压依赖的阴离子通道、亲环素 A、stratifin 和半乳糖结合蛋白 7 是后选的靶蛋白。上述发现表明,利用蛋白组学分析可以获得丰富的蛋白质信息,利于较完整地理解肿瘤发生和发病机制,是设计诊断和治疗方法的基础。

虽然很多口腔鳞癌候选生物标志物被发现,但是蛋白组学的研究需要加强。随着研究技术和仪器的逐渐改善,新的候选标志物也逐渐被发现。有研究利用口腔鳞癌标本与正常对照比较,发现了 811 个差异蛋白,其中包括结构蛋白、信号分子、酶、受体、转录因子和伴侣分子。通过验证证实了 YWHAZ、stratifin 和 S100-A7 在口腔鳞癌中高表达,可能是潜在的肿瘤标志物。此外,很多标志物都被陆续报道,如 C-反应蛋白、肌酸激酶、半乳凝素-7、热休克蛋白 27、热休克蛋白 60、谷胱甘肽 S-转移酶在口腔鳞癌中高表达;相反,膜连蛋白 1、热休克蛋白 20、肌球蛋白等表达明显下调。

有研究应用双向电泳-质谱-生物信息学为核心的蛋白组学技术,分析 20 例口腔鳞癌新鲜标本及配对癌旁正常组织的蛋白表达谱,得到 57 个上调蛋白点和 20 个下调蛋白点。运用 Western Blot、免疫组织化学法对 RACK1 蛋白进行验证,证明 RACK1 蛋白在口腔正常组织、口腔白斑和口腔鳞癌中表达依次递增。通过 RNA 干扰 RACK1 基因可显著促进口腔鳞癌细胞的凋亡。因此,RACK1 可能作为口腔鳞癌的候选治疗靶标。此外,也有研究发现 β-纤维蛋白、磷酸丙糖异构酶(triose-phosphate isomerase)等也在鳞癌中表达与正常黏膜相比有明显差异。

除了应用临床组织标本外,细胞系(cell lines)也是常用的一种研究材料。采用荧光双向电泳对人正常口腔角化细胞(HNOKs)和口腔鳞状细胞癌细胞系(HSC-2 和 HSC-3)进行蛋白组学分析,对感兴趣的斑点分类,并用基质辅助激光解吸离子化-飞行时间肽质谱进行指纹鉴定。与 HNOKs 相比,口腔鳞状细胞癌细胞系有 22 种蛋白的表达发生改变,其中 9 种蛋白表达上调,13 种蛋白表达下调。上述蛋白中包含有癌相关蛋白;膜联蛋白 A1、热休克蛋白 27、核纤层蛋白 A/C、白细胞介素 1 受体拮抗剂、丝氨酸蛋白酶抑制剂 clade B5、stathmin 1 和超氧化物歧化酶 2,部分靶点与其他研究报道的肿瘤组织研究结果相似。鉴定的蛋白可用于研究癌症发生,或作为口腔磷状细胞癌诊断的标记和治疗靶点。

2. 口腔癌血清蛋白组学　随着检测手段的不断进步,检测的中介物范围也不断扩大。除常规采用血清作为检测的中介物以外,其他的体液也逐渐被用于临床辅助诊断,有关在血清以外的体液中检测肿瘤标志物研究相关疾病的报道不断涌现,包括尿液、支气管灌洗液、胸腔积液、腹水、乳头溢液、唾液等。在所有体液中,与口腔鳞癌相关的体液主要是血清和唾液。口腔鳞癌血清方面的蛋白质组学研究,涉及动物实验和临床检测 2 个方面。将口腔鳞癌细胞系细胞注入裸鼠皮下,经过 2 周时间,收集裸鼠的血清。采用比较蛋白质组学方法筛选到成瘤裸鼠血清中 SCC-A1 表达上调,并且通过临床口腔鳞癌患者得到了验证,动物实验为临床研究提供了一定的参考价值。采用磁珠亲和提纯方法结合 MALDI-TOF MS 技术,比较口腔癌患者和正常人血中差异蛋白质的表达情况,结果发现了 6 个经校准后具有显著差异的峰。分别位于 2664(1)、2850(1)、3250(1)、7735(2)、7927(2)和 9240(2)Da,其中 2664(1)被鉴定为纤维蛋白原 α 链(fibrinogen alpha chain,FGA),其临床检测敏感度和特异度分别为 100% 和 97%。因此,认为这种蛋白质组学研究方法在寻找疾病相关体液中新的肿瘤标志物方面具有较好的应用前景。利用 SELDI-TOF-MS 检测头颈鳞癌患者治疗前后的血清蛋白,发现 181 个差异蛋白,经分析发现 16 个蛋白可能与疾病状态有关,在复发患者血清中,激肽原、丝氨酸蛋白酶抑制因子 C-1 抑制因子、血管紧张素原、丝氨酸半胱氨酸蛋白酶抑制因子分化体 G 成员 1(serine/cysteine proteinase inhibitor clade G member 1)表达下调,而巯基特异抗氧化蛋白(thiol-specific antioxidant protein,TSA)、载脂蛋白 A1 和前载脂蛋白、表皮细胞角蛋白 2 等表达上调。这些发现,可能对提前预测肿瘤复发提供参考。

3. 口腔癌唾液蛋白组学　唾液(saliva)方面的研究目前尚处于起步阶段。但已经呈现出较好的研究前景。因为唾液作为检测中介,具有取材安全无创、操作方法简便、样品可以反复采集等优点。目前,采用蛋白质组学方法检测唾液蛋白质成分的研究日益增多,主要集中在分析不同唾液腺分泌的蛋白质和全唾液中蛋白质的比较。对于口腔癌患者唾液中的检测研究相对较少。采用 2-DE 和质谱技术分析得出口腔癌患者唾液中 IL-8 和 thioredoxin 2 个蛋白质较正常人显著升高,并且从 mRNA 水平和蛋白质水平得到验证,认为采用蛋白质组学方法有利于在唾液中发现药物靶标、评估药物有效性和安全性。运用 3-D 分离鉴定法,即等电聚焦、强阳离子交换色谱及毛细管反向色谱方法分离口腔鳞癌患者全唾液蛋白,共得到1000 多种蛋白,其中包含口腔鳞癌信号及肿瘤发生相关的通路。STAT3(signal transducer and activator of transcription 3)、PIPK2(recepto-interacting serine/threonine-protein kinase2)、IκBβ(inhibitor of nuclear factor κB kinase subunit β)和 PRDX3(thioredoxin-dependent peroxide reductase,mitochondrial)是 4 种与口腔鳞癌信号通路相关的蛋白。STAT3 是与 IL-6 反应元件结合的核转录因子。PIPK2、IκBβ 都可以激活 NF-κB 通路。PRDX3 可以与 MAP3K 协同作用调节 NF-κB 通路活性。此外,还发现在口腔鳞癌组织中,SCCA1 和 SCCA2 是与口腔鳞癌黏附和生长有关的蛋白;此外,CD82、SLC3A2、LY6D 和 TACSTD2,还有 30 多种口腔细菌相关蛋白,这些也可能与口腔鳞癌有关。

虽然口腔鳞癌的组织、血清和唾液候选标志物不断有报道,但是这些标志物并非口腔鳞癌特异性标志物,而且如何指导临床诊断和治疗方法,还需要大量样本及规范的前瞻性研究(prospective study)结果提供依据。随着实验技术及仪器的不断进步,可能检测到更多的低丰度蛋白,有希望发现与口腔鳞癌特异的蛋白标志物或者与肿瘤发生相关的关键蛋白,还可能作为口腔鳞癌治疗的药物靶点。

四、分子诊断芯片

(一) 概述

目前,临床上绝大多数良恶性肿瘤的诊断方法仍然是依赖于传统的形态学病理诊断方法,诊断的标准是组织细胞癌变整个过程中、晚期的特征性变化;而基于基因表达水平的分子诊断能使癌肿诊断提前几个月甚至几年。毋容置疑,筛选和鉴定那些能够进行早期分子诊断和准确预测病人对治疗反应和预后判断的分子靶点,进而制备基因芯片供临床应用已成为恶性肿瘤研究的热点。

传统的方法分析组织中基因的表达情况却十分麻烦,无法用于临床。高通量微阵列技术的发现使快速全面分析基因表达谱成为可能。加上人类基因组测序计划的完成,进一步为鉴定头颈部正常上皮细胞恶变成鳞癌细胞的可能分子机制奠定了基础,基因芯片的产生和应用对头颈鳞癌进行分子分类提供了可能。但全基因测试也存在严重缺点,过多无关的基因检测信号对重要功能基因的信号造成影响,甚至掩盖有用的一些信息。因此,如何使目前所有的全基因组扫描芯片真正做到小型化和专用化,一直以来是研究者们极为关心的研究课题。

此前,大量基础研究致力于寻找各种类型的肿瘤分子靶点,并试图使用这些分子靶点来做到早期诊断,并预测肿瘤患者对放射、化疗反应和疾病的预后。针对口腔癌,以往多是单个分子靶点的研究,如 p53、c-Myc、EGFR、CCND1、VEGF 等;但是,临床研究最终发现,这些单一的分子靶点始终没有能够为临床提供确切的早期诊断、预后判断和疗效预测的信息。研究者们越来越意识到,很少存在任何单一的分子能够对肿瘤的生物学行为进行预测,事实上,癌基因和抑癌基因之间复杂的相互作用也不可能通过分析 1 个或几个分子靶点获得。正确评估某一生物学现象背后的发生机制,需要同时评估一群基因的表达变化,功能基因芯片的研究和应用使人们看到了其诱人的前景。

随着后基因组计划(post genome)的来临和各项平台技术的突破,大量的基因数据进入到临床诊断和个体化治疗的前沿,以应用基因组学为基础的分子分型诊断方法成为肿瘤研究的热点。临床诊断方法逐渐从定性诊断发展到半定量和定量诊断,从单基因发展到多基因。随着对肿瘤发生、发展、转归的分子机制认识的深入和各种靶向药物(targeted medicine)的开发和应用,以检测疾病发生发展和治疗过程中的关键分子为目标的分子分类,被赋予了新的内涵。分子分类能够提示早期诊断、预测特定人群或个体患病的风险、对放化疗的反应、复发和转移的风险等信息,从而指导临床对肿瘤进行早期诊断、监控肿瘤的复发、预测肿瘤患者对放化疗的反应和疾病预后,协助临床医生设计个体化治疗方法,为肿瘤生物靶向治疗提供用药依据。分子分类、分子靶向药物和个性化治疗方案相结合,正在将恶性肿瘤的传统治疗反应性模式转变为个体化主动预测模式。

Kuriakose 和 Chen 等应用 Affymetrix HU95A 基因表达谱芯片,完成了头颈鳞癌及其对应正常组织标本基因表达谱的检测,进一步应用 7 种统计学和生物信息学分析方法,分析得到 39 个与头颈鳞癌关系最为密切的独立基因,应用反转录 PCR 和实时荧光定量 PC 技术以及免疫组化染色,对 39 个基因的 mRNA 和蛋白表达水平进行了组织标本的验证,结果表明 FN、MMP1、OPN、PTHLH 等多个基因表达变化与口腔癌发生转移和预后有密切关系,为口腔癌诊治基因芯片的研究打下了基础。Chen 等还利用基因微阵列技术研究了与口腔癌淋巴结和血循环转移相关的基因表达谱,共发现 29 个基因与转移密切相关,进一步标本验证和基因功能研究发现,有多个基因与肿瘤的转移发生和发展存在密切关系。课题组还应用口腔鳞癌耐药和敏感细胞系为研究对象,经过基因表达谱芯片检测及生物信息分析结果表明,有 24 个基因和口腔癌耐药密切相关,这些基因涉及到 DNA 修复、能量代谢、细胞 G1/S 期控制、FGF、Wnt 信号通路,为口腔癌耐药机制、逆转和耐药性判断研究提供了依据。通过口腔鳞癌基因表达谱的研究,结合国内外对口腔鳞癌生物标志物和基因表达谱的研究成果,综合分析、筛选和验证与口腔鳞癌发生、发展、转移、耐药、预后等主要生物学特性相关的基因,最后共筛选出 82 个基因与口腔癌生物学特性密切相关,用其作为分子分类的靶点。对口腔鳞癌进行分子分类诊断,需要达到的目标主要有以下 3 个:①确定口腔癌各类有关生物特性的基因表达谱标准;②找出头颈癌早期分子分类、转移诊断、放化疗抵抗性和预后判断的分子靶点;③制备和验证可供临床推广应用的各类口腔癌的功能芯片。

(二) 口腔癌寡核苷酸功能芯片的制作

通过以下主要步骤制作了寡核苷酸芯片。

1. 芯片点制　根据前期研究确定 82 个分子分类诊断候选靶点基因,在 GenBank 中查找相应基因 mRNA 全长,设计 55mer 长的寡核苷酸探针,末端行氨基修饰。寡核苷酸探针溶于改良的 3×SCC 溶液,点样于特制的玻璃基片上。取 11 个管家基因作为阳性对照,2 个阴性对照制作矩阵,每张玻片上重复 5 次。采用 Cy3/Cy5 荧光法检测基因表达谱。

2. 口腔癌肿瘤组织 RNA 的提取和纯化　参照芯片制作要求和 QIAGEN 公司随试剂盒提供的操作手册,提取组织总 RNA,mRNA 纯化和浓度标定。1% 琼脂糖电泳鉴定样品 mRNA,28S,18S 条带清晰。一步法合成 cDNA 第一链和第二链,接着合成 cRNA,然后 cRNA 探针纯化,并进行 cRNA 荧光标记。通过扫描仪(Agilent Scanner)来获取图像,所得到的图像经 Split-tiff 软件分割成单色荧光图像。将图像导入图像分析软件 Imagene,经过自动和人工定位与排列,确定杂交点的范围,过滤背景噪音,提取得到基因表达的荧光信号强度值,以列表形式输出,将扫描得到的图像定量转化为数值。输出的数据通常需要包括信号强度、背景、信噪比(signal to noise ratio)等参数,通常为文本文件。由于样本差异、荧光标记效率和检出率的不平衡,需对 cy3 和 cy5 的原始提取信号进行均衡和修正才能进一步分析实验数据,标准化正是基于此种目的。数据导入分析软件 Genespring,对数据进行标准化,计算得到比值(两种荧光 cy3 与 cy5 的比值)。

通过建立各种不同的数学模型,可以得到各种统计分析结果,确定不同基因在表达上的相关性,从而找到未知基因的功能信息或已知基因的未知功能。基因聚类(gene cluster)就是根据统计分析原理,对具有相同统计行为的多个基因进行归类的分析方法,归为一个簇的基因在功能上可能相似或关联。本研究使用 GeneSpring 和 Cluster 分析软件进行聚类分析,方法有 Gene tree,experiment tree、K-means、SOM、PCA 等。由 Cluster 软件得到的分析结果,可通过 treeview 软件以图形显示。

3. 基因芯片临床标本分子分类诊断试用

(1) 基因芯片口腔癌分子诊断临床验证:应用 30 例口腔鳞癌肿瘤组织和 30 例正常口腔黏膜上皮组织,按照上述介绍的方法抽提 RNA、荧光标记、基因芯片杂交、扫描,信号、数据读取、数据标准化和聚类分析。结果表明肿瘤组织相对于正常组织,有稳定的一组显著升高的基因和显著降低的基因,表明该型肿瘤有特异的基因谱型。

(2) 口腔鳞癌耐药性的分类判断:应用 3 例顺铂(cisplatin,CDDP)化疗敏感的肿瘤组织和化疗耐药的 3 例口腔鳞癌组织,按照常规方法抽提 RNA、荧光标记、基因芯片杂交、扫描,信号、数据读取,数据标准化和聚类分析;结果表明,化疗耐药和敏感组织能被基因芯片检测结果分为两组(彩图 14-5-1,见文末彩色插页)。

上述临床标本的分子分类验证结果表明,该口腔鳞癌特异性基因芯片能够用来对该类型恶性肿瘤进行分子分类。大量样本的验证和分析,以及专家诊断标准系统的建立是下一步需要攻关的主要任务。相信随着生物芯片制作、检测和分析技术和软件设计的成熟,该基因芯片有望应用于临床、造福于患者。

五、分子治疗靶点

(一) 概述

化学治疗(chemotherapy)简称化疗,能够提高口腔肿瘤患者的治疗效果并改善肿瘤患的生存质量,但目前口腔肿瘤患者的化疗效果并不理想。以口腔鳞癌常用的化疗药物顺铂为例,有超过一半的口腔鳞癌患者对顺铂的化疗效果耐受。因此,寻找有效的化疗增敏剂、逆转肿瘤细胞的耐药性,对提高肿瘤患者的化疗效果具有重要的临床意义。肿瘤对化疗药物的耐药性(drug resistance)是目前影响口腔鳞癌临床化疗效果的一个重要因素,寻找和应用有效的化疗增敏作用靶点、提高临床化疗效果是目前口腔颌面-头颈肿瘤医师所面临的一大难题。针对化疗耐药密切相关的细胞周期信号传导通路及凋亡信号通路上的关键分子,细胞周期蛋白 D1(Cyclin D1,CCND1)及 cIAP-1(inhibitorof apaptosis proteins,IAPs),分别设计合成小分子 siRNA 片段及 shRNA 慢病毒载体,观察沉默 CCND1 及 cIAP-1 对口腔鳞癌细胞顺铂耐药性的影响,结果发现,CCND1 及 cIAP-1 的基因沉默后能够有效地逆转口腔鳞癌耐药细胞的耐药性,是恶性肿瘤耐药性诊断和治疗的候选靶点基因,具有潜在的临床应用价值。

(二) 耐药治疗靶点

采用 Affymetrix U133A 表达谱芯片检测了 3 对口腔鳞癌顺铂敏感和耐药细胞系差异表达基因,随后采用生物信息学软件分析发现其差异表达基因主要涉及细胞周期调控、细胞凋亡、生长因子等多个信号转导通路。重点研究细胞周期调控及凋亡相关信号通路上的 2 个重要基因 CCND1 和 cIAP-1 的异常表达与耐药的关系,以明确作为逆转口腔鳞癌耐药性的作用靶点的可能性。

1. 逆转口腔鳞癌耐药性的分子靶点 CCND1 　CCND1 是细胞 G1/S 期的重要调节分子,其表达升高往往会引起细胞 G1 期变短、细胞周期加快和细胞生长失控。在口腔鳞癌中常常有 CCND1 表达水平的升高,而 CCND1 表达升高往往提示患者预后差,对传统放化疗不敏感。

为了证实 CCND1 的表达是否能够提高耐药细胞对化疗药物的耐药性,分体外和体内两部分进行研究。体外研究部分,首先合成了 CCND1 siRNA 的正义链 5'-3' GGAGAACAAA-CAGAUCAVCTT 和反义链 5'-3' GGATTGGAAAT GAACTTCACA。优化转染(transfection)条件后比较不同浓度比例的 siRNA 和 siPORT™ NeoFX™ 的转染效果,确定最佳转染条件和 siRNA 的用量,使其转染效率达到 90% 以上。siRNA 抑制 CCND1 基因表达的浓度效应观察结果表明,随着 siRNA 浓度的升高,细胞内 CCND1 mRNA 水平逐渐下降,当 siRNA 浓度达到 100nM 以上时,其对细胞内 CCND1 的抑制效应达到平台期。siRNA 抑制 CCND1 mRNA 表达的时间依赖性研究表明,转染后 24 小时、48 小时和 72 小时的 CCND1 基因表达的抑制率分别达到 81.6%、80.7% 和 94.3%。siRNA 抑制 CCND1 蛋白表达呈时间依赖性,转染后 24 小时和 48 小时 siRNA 对 CCND1 蛋白表达的抑制率为 85.2% 左右,在 72 小时时达到 96.8%。上述结果证实,CCND1 siRNA 下调 CCND1 基因表达后,体外能显著提高顺铂对耐药恶性肿瘤细胞的杀伤作用。

化学合成法获得的基因的 siRNA 在细胞内的作用时间较短,一般 72 小时后其对 CCND1 mRNA 的抑制作用迅速下降,为了能够在动物体内观察 RNA 干扰的效果,研究采用慢病毒 pLK0.1-puro 载体构建了 CCND1 shRNA 载体。同时为保证得到可靠、有效的沉默效果,针对 CCND1 mRNA 的不同位点,分别设计了 5 条插入序列,并采用 GFP siRNA 作为对照,随后包装成病毒颗粒。shRNA-pLK0.1-puro 转染效率为 95% 左右。5 条 CCND1 shRNA-pLK0.1-

puro 病毒颗粒(编号为 38、39、40、41、42)对 *CCND1* mRNA 抑制率别为 73% ±0.94,62% ±0.11、77% ±0.63、29% ±0.29 和 63% ±0.20。5 条 *CCND1* shRNA-pLK0.1-puro 病毒颗粒对恶性肿瘤耐药细胞内 CCND1 蛋白水平的抑制率分别为:52.25%、85.94%、72.32%、1.08%、1.23%。

CCND1 shRNA-pLK0.1-puro(38、39、40、41 和 42 号)病毒颗粒转染耐药细胞,并建立稳定表达细胞株后研究发现,不同浓度的顺铂(CDDP)(0.125μg/mL、0.25μg/mL、0.5μg/mL、1μg/mL、2μg/mL、4μg/mL、8μg/mL)作用细胞 48 小时后,测得顺铂作用上述转导 5 个病毒颗粒细胞的 IC_{50} 值分别为 1.24μg/mL、2.39μg/mL、1.16μg/mL、2.51μg/mL 和 3.88μg/mL,空白载体对照组的 IC_{50} 值为 5.01μg/mL。转染 *CCND1* shRNA-pLK0.1-puro 病毒颗粒的细胞,CDDP(4μg/mL)处理后细胞凋亡率明显增加。

为评价沉默 *CCND1* 基因体内抗瘤效果,*CCND1* shRNA-pLK0.1-puro 病毒颗粒稳定转染的肿瘤细胞,按 5×10^5 接种于裸鼠皮下。待空白载体组裸鼠皮下成瘤体积达到约 4mm×4mm×4mm 后,各组动物开始接受连续 5 天的 CDDP 腹腔注射[剂量为 5mg/(kg·d)]。观察 4 周后,肿瘤重量差异分析结果显示,和空白载体组相比,CDDP 对 *CCND1* shRNA-pLK0.1-puro 稳定转染组 38、39、40、41、42 组的移植瘤抑制率分别为 85.3%、97.8%、85.9%、69.2% 及 80.4%。结果分析表明,顺铂对 *CCND1* shRNA-pLKO.1-puro 稳定转染细胞移植瘤(xenografted tumor)抑制率与空白载体组存在明显差异,$P<0.05$,证实顺铂对 *CCND1* 沉默各组的抗瘤敏感性得到不同程度的提高。

研究还采用 TUNEL 法检测 CDDP 作用后的移植瘤模型内凋亡情况,结果表明,*CCND1* siRNA 能够有效增强 CDDP 所诱导的耐药鳞癌细胞的凋亡。转染 *CCND1* siRNA 的肿瘤组织内 PCNA 阳性率明显低于转染组,表明其增殖明显受到抑制。转染 *CCND1* siRNA 的肿瘤组织内 $p21^{WAF}$ 阳性率明显高于未转染组。

CCND1 shRNA 沉默耐药细胞系细胞内 CCND1 的表达,不仅有效抑制了耐药细胞的增殖,而且提高了耐药细胞对顺铂的敏感性。CCND1 是口腔鳞癌耐药治疗的靶点,CDDP 联合 CCND1 抑制剂治疗口腔鳞癌具有临床应用价值。

2. 治疗耐药性靶点基因 *cIAP-1*　*cIAP-1* 是细胞凋亡抑制蛋白家族的一员,其功能包括调节细胞凋亡、细胞周期、细胞内信号转导。因其抗凋亡功能远强于 Bcl-2 家族而成为近年来研究的热点。

为了证实 *cIAP-1* 耐药靶点的有效性,从体外体内来进一步验证。根据 GenBank 提供的 *cIAP-1*(NM_001166)序列,设计 siRNA1、siRNA2、siRNA3、siRNA4 等 4 条针对 *cIAP-1* 基因 cds 区的 siRNA 序列,同时设计 1 条阴性对照序列用于对照组实验。根据 5 条 siRNA 序列,设计 5 对互补的单链 DNA。常规构建 pSIH1-H1-copGFP shRNA 载体。在 293T 细胞中 4 个序列质粒 pSIH-siRNA1、pSIH-siRNA2、pSIH-siRNA3、pSIH-siRNA4 48 小时后转染效率为 90.4%。体外干扰效率检测表明,pSIH-siRNA3 转染的 293T 细胞内 *cIAP-1* mRNA 的表达量同空白载体组相比下调了 64.0%,pSIH-siRNA3 干扰效果为 71.4%。制备 pSIH-siRNA3 和 pSIH-negative 空白载体穿梭质粒(shuttle plasmid)慢病毒上清液。转染耐药细胞株细胞。Real-time PCR 检测 pSIH1-siRNA3 对 *cIAP-1* mRNA 的干扰效果达到 63%,对 cIAP-1 蛋白表达水平的干扰效果达到 62.0%(图 14-5-2)。

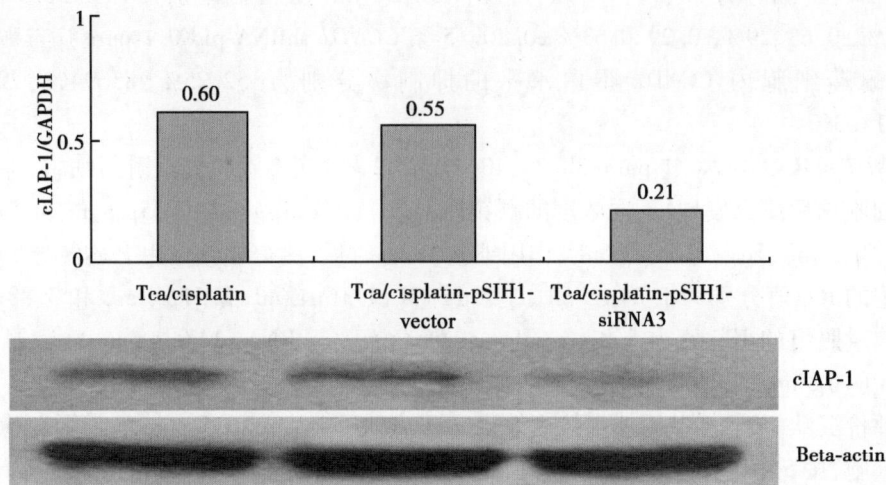

图 14-5-2 稳定转染细胞内 cIAP-1 蛋白的表达

CDDP（3μg/ml）处理转染 pSIH1-siRNA3（cIAP-1）细胞，凋亡率明显增加，作用 72 小时凋亡率为 58.63%。稳定转染 pSIH1-siRNA3 细胞，顺铂作用的 IC_{50} 减低 46.7%。结果表明 cIAP-1 siRNA 对顺铂耐药的口腔鳞癌细胞具有增敏（sensitization）作用。稳定转染 *cIAP-1* shRNA 细胞表现为对 CDDP 诱导的细胞凋亡敏感性增加。提示 *cIAP-1* shRNA 能提高顺铂耐药的口腔鳞癌细胞对顺铂的敏感性，作为 CDDP 的增敏的分子靶点有潜在的应用前景。

（陈万涛）

第六节 口腔肿瘤干细胞

一、肿瘤干细胞学说

干细胞（stem cell）是一类具有无限或者永生的自我更新能力的细胞，多向分化潜能和自我更新是干细胞的两大基本特征。对肿瘤的研究发现，恶性肿瘤细胞的增殖、分化等特性与干细胞特点惊人地相似，进而推测肿瘤的发生起源于干细胞，并提出肿瘤干细胞学说。近年来，有研究者先后从血液系统肿瘤（如：急性髓性白血病）、乳腺癌和脑肿瘤（星形细胞瘤、成神经管细胞瘤、胶质细胞瘤等）等恶性肿瘤中分离出有干细胞样功能的肿瘤细胞，为这一理论提供了有力的实验室证据。

（一）肿瘤干细胞假说的由来

肿瘤干细胞（cancer stem cells，CSCs）假说认为，在肿瘤细胞中存在着极少一部分有增殖和形成新肿瘤能力的细胞，肿瘤干细胞（图 14-6-1）是肿瘤的起源。

早在 150 年前病理学家 Cohnheim 和 Durante 就已观察到，胚胎组织与肿瘤在增殖和分化等能力相似，提出肿瘤可能起源于少数组织干细胞，静止期的胚胎干细胞可能留在成体组织内，当这些细胞被激活时，它们可能获得成瘤的能力。

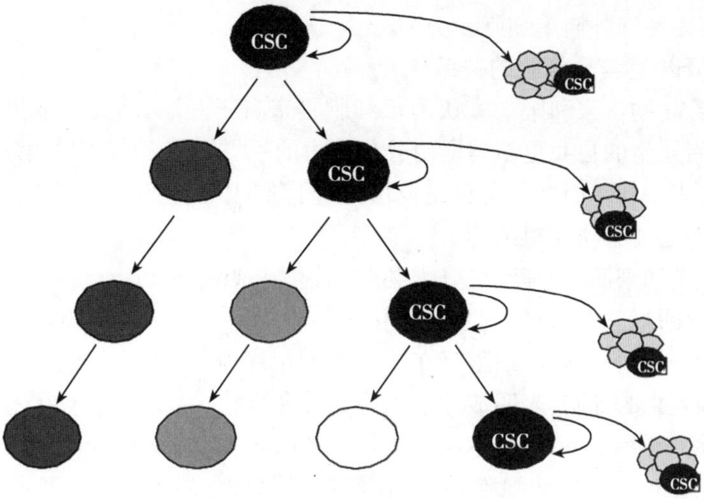

图 14-6-1 肿瘤干细胞

肿瘤干细胞理论模型。癌细胞具有明显异质性,仅有肿瘤干细胞具有
不断增殖和形成新肿瘤的特性

　　Furth 等用未分化的白血病细胞在小鼠之间移植并获得成功,第一次证明了白血病细胞
有和正常干细胞相似的自我更新能力。但是,以上研究都没有在生物学水平上阐述不同的
肿瘤细胞具有不同的功能。

　　1950 年一个著名的移植瘤实验表明,只有当自体移植注射多于 10^6 的肿瘤细胞时,移植
才可能成功。同样的方法将人类的肿瘤细胞注射到小鼠体内也获得成功。有两种理论来解
释这种现象:一是随机理论,认为肿瘤中每个细胞都有潜在的成瘤能力,但是能够进入细胞
周期成瘤的机率却很低;二是层级理论,认为肿瘤是功能性异质的,其中只有有限数量的细
胞有致癌基因,可以形成肿瘤。虽然两种理论生物学机制完全不同,但他们都认为是少部分
肿瘤细胞形成的肿瘤。这为肿瘤干细胞假说的提出提供了方向。

　　1960 年第一个实验性证据证明了造血干细胞(hematopoietic stem cell)的存在,研究发现
来自小鼠腹水中的骨髓瘤细胞能在体外形成克隆。肿瘤细胞克隆形成的差异提示白血病细
胞是具有明显异质性(heterogeneity)的,多数白血病细胞不能过度增殖,只有少数的细胞亚
群能不断增殖形成克隆。

　　1990 年,Dick 和他的同事首先发现了人类造血潜能的干细胞,随后又从急性粒细胞性
白血病(AML)中分离和纯化了 $CD34^+CD38^-$ 细胞,它们可以被转移至 NOD/SCID 鼠中,在其
体内形成 AML,清楚地证明了大部分的白血病细胞是不能够无限增殖的,只有少部分细胞具
有无限增殖和分化的能力。

　　2000 年有研究指出,干细胞和肿瘤干细胞在生物学有相似性(similarity),并再一次提出
肿瘤可能是起源于静止期的、被激发而产生突变的组织干细胞(即肿瘤干细胞)。而肿瘤干
细胞的概念最初是在 1994 年由 Stewart 提出,他认为肿瘤起源于组织中的正常干细胞。

　　目前,随着在分离、定性鉴定和识别信号通路技术上的进步,肿瘤干细胞假说越来越成
熟,形成了肿瘤干细胞理论,即肿瘤起源于肿瘤干细胞,而肿瘤干细胞是由人体正常干细胞
"分化阻滞"突变而来的。这个理论很好地解释了为什么目前肿瘤化疗药物只能缩小而不能

根除肿瘤。因为,目前抗肿瘤药物的靶标只是针对绝大多数普通的肿瘤细胞,而不能有效杀死因相对静止而耐药的肿瘤干细胞。

(二) 肿瘤干细胞与干细胞的关系

目前,大多数生物学家和医学家认为干细胞是来自于胚胎、胎儿或成体内,在一定条件下,具有无限或者永生的自我更新与增殖分化能力的一类细胞,首先它能够产生至少一种类型、高度分化的、表型与基因型与自身完全相同的子细胞,也能产生组成机体组织、器官的已特化的细胞,同时还能分化为祖细胞。

按照组织发生和来源,干细胞可分为胚胎干细胞(embryonic stem cell,ESC)和成体干细胞(somatic stem cell)。胚胎干细胞具有分化出各种组织和细胞的潜能,表明胚胎干细胞具有全能性(totipotency)。成体干细胞存在于机体的组织中,可以分化成多种细胞类型,以补充该组织衰老和死亡的细胞,表明成体干细胞具有多能性(multipotency)。按照分裂形式,干细胞可分为对称分裂(symmetry division)和不对称分裂(asymmetry division)。对称分裂是一个母细胞分裂成一对(子)姐妹细胞,是细胞增殖、数目增加的主要模式。不对称分裂是一个母细胞分裂成一个自身细胞和一个子细胞,是成体干细胞自我更新的模式。总之,有多向分化潜能和自我更新能力是目前所认为的干细胞的最基本特征。

近年来,科学家越来越多的目光转向了对干细胞和肿瘤细胞关系的研究和认识。早在20世纪70年代,人们就注意到肿瘤细胞在增殖和分化等方面与干细胞具有极为相似的地方,并提出肿瘤是一种干细胞疾病的概念。Buick 等首先提出,恶性转化可能限制正常多潜能干细胞的分化能力,并引用白血病病人骨髓中的实验来支持"分化受阻"的模型,认为是骨髓中正常干细胞突变并恶性转化,使得骨髓中细胞分化受阻,不能成熟。有越来越多的证据表明,正常的干细胞是突变的靶标。是突变"打击"了正常干细胞的自我更新能力,使之成为突变的目标,肿瘤细胞的增生是由突变来的肿瘤干细胞所调控的。

肿瘤干细胞这一假说的提出是基于肿瘤干细胞与正常组织干细胞有很多的相似性,研究显示,肿瘤干细胞与干细胞相似的特性总结如下:

1. 都有无限增殖能力。

2. 自我更新机制相似　肿瘤的生长增殖是由肿瘤干细胞引导的。肿瘤干细胞与肿瘤的生长密切相关,并且会抵抗目前传统的化学治疗和放射治疗。这两个特点也正是目前所认为的干细胞的基本特征。

3. 多向分化(multi-directional differentiation)潜能　可以分化或形成多种组织类型。

4. 异质性和表面标志物,肿瘤的异质性表现为一个克隆来源的肿瘤细胞在生长过程中,其侵袭能力、生长速度、分化程度、对激素的反应及对抗癌药物的敏感性等方面有不同的亚克隆。即肿瘤干细胞在不同的选择压力下,向不同功能方向分化,形成个体差异。干细胞的异质性表现为可以分化成为各种组织器官的细胞。白血病干细胞表面有 $CD34^+CD38^-$ 的标志物,和人造血干细胞一样,而在成熟分化的细胞中是没有的。人乳腺腺癌干细胞表面表达 $CD44^+CD24^{-/low}$ 的标志物。人脑肿瘤中的肿瘤干细胞表面标志物与正常脑干细胞相同,而与已分化的成熟细胞不同。

5. 相似的调节性信号转导通路　已有研究报道,Bmi-1,Wnt 信号通路是正常干细胞和肿瘤干细胞自我更新所必需的,且当干细胞突变时异常的信号通路还会引起肿瘤。Shh(Sonic hedgehog)、Wnt、Notch 等信号通路对调控肿瘤干细胞及干细胞的自我更新和增殖分化,并对平衡它们的分化和凋亡发挥重要作用。Bmi-1 在调节干细胞、白血病干细胞的增殖活性、自我更新能力方面也有重要的作用。

6. 寿命长,可以长期静止地存在于体内　异质性是肿瘤组织的一大特性,表现为同一肿瘤组织中包含着很多具有不同遗传型和表型的细胞亚群。最近的研究发现,在恶性肿瘤的这些细胞亚群中,其实只有一小部分具有高度增殖能力和分化潜能,通常在肿瘤组织中所占比例较少,其生物学特征很容易被群体表型所掩盖。将乳腺癌标本制备成单细胞悬液,根据其表面蛋白标志将肿瘤细胞分成两群,并分别注射到 SCID(sever combined immunoleficient disease)小鼠体内,结果发现,只有很少一部分(约 2%)表面标志物为 CD44$^+$/CD24$^{-/low}$ 的细胞能在小鼠体内形成肿瘤。同时发现,未经分选的乳腺癌细胞至少需要 1×10^6 个才能在 SCID 鼠体内成瘤,而 100 个 CD44$^+$/CD24$^-$ 的细胞即可成瘤,且其所形成的移植瘤模型和人乳腺癌组织具有相同的表型,提示 CD44$^+$/CD24$^-$ 的细胞具有极强的自我更新能力和不断的分化能力,也就是具有干细胞样的特性。在白血病、乳腺癌、神经胶质瘤、肺癌组织及细胞系中都发现了类似细胞亚群的存在,由于其具有高度的自我更新能力和无限增殖潜能,并驱动了肿瘤的形成和生长,具有干细胞样特性,也被称为肿瘤干细胞。"肿瘤干细胞"学说中肿瘤被视为一个异常器官,是由于积累突变而产生的肿瘤干细胞引发,由具有无限增殖潜能的肿瘤干细胞、移行细胞和丧失了无限增殖潜能的成熟肿瘤细胞构成。目前以肿瘤干细胞为靶标的白血病治疗已经获得了很好的临床疗效,并在实体肿瘤研究方面进行了的尝试,并得到一些进展。

(三) 肿瘤干细胞研究现状

随着分离和鉴别技术的发展,研究者已先后从造血组织肿瘤、乳腺肿瘤、脑肿瘤等恶性肿瘤中分离提取了相应的肿瘤干细胞。具体研究总结如下:

1. 造血系统肿瘤中的肿瘤干细胞　造血组织是研究白血病干细胞最好的组织。

一项研究发现,来自小鼠腹水的骨髓瘤细胞中有很少一部分(1/10 000 ~ 1/100)能在体外形成克隆,另外,只有1% ~4%移植的白血病细胞能在脾脏形成克隆。这些白血病细胞被认为是白血病的肿瘤干细胞,这是第一次用实验方法证明白血病干细胞(Leukemic stem cells,LSCs)的存在。大部分白血病细胞不能无限增殖,只有少数固定的细胞亚群能不断的增殖形成克隆。已报道 AML 细胞中只有 0.2% ~1% 的 LSCs(Thy1$^-$/CD34$^+$/CD38$^-$)(表面标志物与正常造血干细胞相似)可以在 NOD/SCID 小鼠体内持续增殖,肿瘤细胞克隆形成的差异提示白血病细胞是异质性的。

目前有两种理论来解释这种情况。因为造血干细胞比成熟的体细胞有更多突变的机会,某些类型的白血病是由于造血干细胞不能凋亡,突变从而获得自我更新能力形成的。另一种认为,白血病干细胞是由祖细胞、甚至是已分化成熟细胞重新获得干细胞样的能力再突变形成的。

2. 乳腺肿瘤中的肿瘤干细胞　有研究发现并分离出乳腺癌肿瘤干细胞,将这些细胞移植到 NOD/SCID 小鼠体内可以重新生成肿瘤。发现这些肿瘤细胞的 CD44$^+$ CD24$^{-/low}$ 和 B38.1 表达阳性等特点,有肿瘤源性。在 NOD/SCID 小鼠的乳腺癌模型上发现乳腺癌肿瘤干细胞呈 CD44$^+$CD24$^{-/low}$,表明乳腺癌细胞是异质性的。

3. 脑肿瘤中的肿瘤干细胞　在多种脑肿瘤如成神经管细胞瘤,低分化胶质瘤中发现了脑肿瘤干细胞,且这些细胞均高表达 CD133 分子。在培养液中,这些细胞能够分化成和体内脑肿瘤类似的、有临床特征表型的肿瘤细胞。小儿脑肿瘤中存在神经干细胞样、可能引发肿瘤的细胞,基因表达分析发现,整个肿瘤即肿瘤来源的神经球细胞能表达神经干细胞及其他干细胞的一些基因特征,如:CD133、Sox2、Mudsdhi-1、Bmi-1 等。其中 Bmi-1 的高表达,提示肿瘤细胞的自我更新能力。

4. 其他肿瘤中的肿瘤干细胞　随着肿瘤干细胞理论的提出及其在血液系统肿瘤、乳腺肿瘤、脑肿瘤中的发现,人们陆续在其他系统肿瘤干细胞研究中取得了一些进展。大约只有1/1 000 ~ 1/5 000 的肺癌细胞、卵巢癌细胞或成神经细胞瘤细胞可以在琼脂上形成克隆。在人前列腺癌上皮干细胞上也表达 CD133 分子,在研究前列腺癌的分子生物学特性时发现,前列腺癌中的 CSC 是来源于可表达角蛋白特征的正常细胞。从一名进展期的卵巢癌患者的腹水中分离出有肿瘤源性的细胞克隆,人卵巢癌的侵袭性很可能就是卵巢干细胞转化和功能失常的结果。还有研究报道在非小细胞癌、乳腺癌、永生化乳腺细胞(MECs)中都发现有Bmi-1 的表达,提示在这些肿瘤中可能有干细胞样细胞的存在。

二、口腔肿瘤干细胞的初步分离及相关研究

有研究采用器官培养体系(organotypic culture),证实了在口腔鳞癌中仅有很少量的细胞具有克隆形成能力,即使是在体外长期培养扩增的人口腔鳞癌细胞也包含着不同类型的肿瘤细胞亚群,分别与正常口腔黏膜上皮的干细胞和 TA 细胞相对应,而其中一小群细胞似乎具有干细胞样特征。细胞发生恶性转化过程中至少需要 3 ~ 6 次基因突变,这种突变进程往往和口腔肿瘤恶性表型进程相关。以口腔鳞癌为例,口腔鳞癌的发生需要数月到数年的时间,由于正常人口腔上皮更新速率约为 14 ~ 24 天,绝大多数上皮细胞没有足够的时间来积累其恶变所需要的基因突变,也就是说,在口腔上皮中只有干细胞才有足够长的寿命来积累这些突变。虽然说肿瘤干细胞的无限增殖能力和干细胞自我更新相似,但和正常干细胞相比,肿瘤干细胞的这种无限增殖能力显然是处于一种失控状态(out of control)。这些证据充分证明口腔鳞癌是具有异质性的,提示我们在口腔鳞癌中很有可能含有肿瘤干细胞。

侧群细胞(side population cell,SP 细胞)是一个新名词,这是通过化学、物理方法分离出有干细胞潜能的细胞。侧群细胞最早是在 20 世纪 90 年代,由 Goodell 等人提出的。它的含义是用荧光染料 Hoechst 33342 染色骨髓或多种组织细胞悬液后,存在少部分染色阴性或弱阳性的细胞,用流式细胞仪分析时,这群细胞位于绝大部分细胞群的边缘,因此称之为侧群细胞。SP 细胞在造血潜能的干细胞中较高表达,具有干细胞的特性。SP 细胞群目前的重要特征是具有外排活细胞染料 Hoechst 33342 的能力,表现为荧光阴性或弱阳性的细胞群体,能与非 SP 细胞区分。SP 细胞群保留干细胞自我更新的潜能,但大部分时间处于沉默和静止状态,可能是肿瘤复发、转移的重要源头,是生命科学研究的一个新热点。SP 细胞群存在于大部分传统意义的干细胞中,含量不等,在多种肿瘤细胞系(肿瘤干细胞)、成体细胞(成体干细胞)、胚胎中也有发现。SP 细胞被认为是一种特殊类型的细胞,在很多正常组织和一些肿瘤中是祖细胞和未分化细胞的富集。目前由于缺乏表面标志而无法有效分离干细胞,很多作者认为在肿瘤干细胞标志物不明的情形下,不妨把 SP 细胞当作干细胞的富集。因此,SP 细胞鉴定识别被认为是一种有前途的物理化学分离肿瘤干细胞的方法。

目前,已发现有 SP 细胞存在的正常组织和器官有很多,比如脐血、骨骼肌、乳腺、肺、肝、

表皮、前脑、睾丸、心脏、肾、角膜缘和前列腺等。SP 细胞还存在于成神经细胞瘤、乳腺癌、肺癌和胶质瘤细胞系中。在 C6、MCF-7、B104 和 Hela 4 个细胞系中检测到了 SP 细胞,并进一步证明 C6 胶质瘤细胞系中的 SP 细胞是一小群肿瘤干细胞样细胞的富集。从 C6 胶质瘤细胞分离的 SP 细胞可以分化成神经元和神经胶质细胞,证实了 SP 细胞具有多向分化潜能,在一定条件下可以分化为多种组织细胞类型。检测恶性肿瘤细胞的 SP 表型,发现 SP 细胞存在类似干细胞的不对称分裂方式,即 SP 细胞可以产生非 SP 细胞,而非 SP 细胞只产生非 SP 细胞,而且增殖能力有限,很快就死亡。利用流式细胞仪(flow cytometry)分选出 Huh7 和 PLC/PRF/5 细胞株的 SP 细胞和非 SP 细胞,并移植到非肥胖性糖尿病联合免疫缺陷(NOD/SCID)小鼠身上,发现只需 1×10^3 个 SP 细胞就可以成瘤,而 1×10^6 个非 SP 细胞没有一只小鼠成瘤。这些结果都表明,SP 细胞具有很强的致瘤性。进一步实验证明,SP 细胞培养 4 周后,细胞中既存在 SP 细胞又存在非 SP 细胞,最终 SP 细胞和非 SP 细胞的比例维持在最初分选前的水平。人们推测具有 SP 表型的肿瘤细胞可能是干细胞样肿瘤细胞或者就是肿瘤干细胞。提示 SP 细胞鉴定识别是适用于肿瘤干细胞检测与分选的一种方法。

SP 细胞能够泵出 Hoechst 染料,是由于其细胞膜上存在耐药基因 ABC 转运蛋白家族成员(ABCG2/Bcrpl)基因产物。ABCG2/Bcrp1 是一个 ABC 半转运蛋白(half transporter),与米托蒽醌(mitoxantrone)等药物的抗性相关。该蛋白在不同来源的侧群细胞中均高表达;有学者构建了表达 ABCG2 基因的反转录载体,并通过转染细胞使该基因高水平表达,发现细胞对 Hoechst 33342 的排出能力大大提高,证实了该基因表达与 SP 细胞表征密切相关。还有学者应用基因剔出技术使小鼠的 ABCG2 缺失,发现这种小鼠的骨髓和骨骼肌组织中 SP 细胞明显减少甚至缺失,表明 ABCG2 是 SP 表型存在的重要决定分子。

三、口腔肿瘤干细胞相关的分子调控机制

目前大部分肿瘤干细胞表面标志物并不明确,如何有效分离和鉴定肿瘤干细胞是研究工作的一大难题,也是进一步研究肿瘤干细胞的生物学特性,明确肿瘤干细胞导致肿瘤形成的分子机制以及肿瘤干细胞内异常的信号转导途径的关键。由于正常干细胞和肿瘤干细胞之间有着很多惊人的相似之处,因此研究者认为可以借鉴正常干细胞的原则和研究方法来研究肿瘤干细胞的特性和生物学行为。SP 细胞在 AML、乳腺癌、成神经细胞瘤、卵巢癌、胃肠癌、肝癌(细胞株)、肺癌(细胞株)、大鼠胶质瘤(细胞株)和鼻咽癌(细胞株)中都有发现,且这些细胞表达某些干细胞样的特性。这些 SP 细胞表面都有 ATP 结合蛋白 ABC 转运子,高表达转运蛋白 ABCG2/BCRP1,并大多同时表达有相应肿瘤干细胞的标记分子。鉴于此,可以将侧群细胞作为切入点来研究口腔鳞癌中的干细胞。

目前分离鉴定肿瘤干细胞的标准为:体外培养具有多向分化能力;具有异常的自我更新能力;致瘤性(理论上单细胞来源的细胞克隆能够形成肿瘤组织);具有与所在组织干细胞相似的表型抗原标志物,或原始细胞的表面标志物。多数研究认为,肿瘤干细胞表型原始,可以通过各种分化标志物,如 involucrin 和 CK13 等加以判别其分化状态。口腔鳞癌细胞的增殖能力往往和其黏附能力(adhesive capacity)密切相关,而黏附能力强的鳞癌细胞往往有 CD44、CD29、E-cadherin、β-catenin 等蛋白的高表达。有报道,只有 CD44⁺ 的头颈鳞癌细胞能在免疫缺陷小鼠体内成瘤,而且,有 Bmi-1 的高表达。发现 CD29^{hi} 的口腔鳞癌细胞也比

CD29$^{-/low}$的口腔鳞癌细胞体外黏附能力更强,而同时会有更多的 Bmi-1 和 NSPc1(与 Bmi-1 同属 Polycomb 组蛋白甲基化转移酶家族,维持着干细胞的自我更新和增殖)表达。这些标准为鉴定口腔鳞癌肿瘤干细胞的相关生物学特性提供了基础。

四、肿瘤干细胞研究存在的问题与展望

随着肿瘤干细胞假说的提出,并先后从造血系统肿瘤、乳腺肿瘤、脑肿瘤等中分离出肿瘤干细胞,该领域的研究越来越受到关注。现存的最大问题是,如何识别和鉴定肿瘤组织中的肿瘤干细胞,目前大部分实体肿瘤中是否存在肿瘤干细胞还停留在进一步验证、分离或证实阶段。究其原因可能有以下几点:

1. 肿瘤干细胞理论的提出是基于肿瘤干细胞与干细胞的相似之处提出的,而对肿瘤干细胞本身的特异性生物学特点还未能够充分认识。

2. 缺乏对肿瘤干细胞有效的表面标志物和独特的信号通路的认识。

3. 目前鉴定和分离的技术还不十分完善。

目前临床上传统治疗肿瘤的方法还是针对大部分已经分化成熟的肿瘤细胞,因此,治疗结果只能使肿瘤体积变小,并不能彻底消除肿瘤。故而,治疗后肿瘤还可能出现复发和转移。一旦能够识别出肿瘤干细胞独特的信号通路(signal pathway),就可以针对于它的作用靶点、应用联合治疗方法同时作用于肿瘤干细胞和肿瘤细胞,而不靶向正常的组织干细胞,从而达到减小、消除肿瘤,副作用轻微的目的。分离出的肿瘤干细胞也可以从分子水平阐述肿瘤的发生机制,对肿瘤进行有效的早期诊断,并提供有效的分子水平的靶向治疗方法。而且,肿瘤干细胞理论对干细胞的基因治疗(gene therapy)也应该有一定的指导作用。

未来的研究工作将重点放在肿瘤干细胞基因表达谱和相关信号转导通路研究,标志分子的筛选和确定,表型和基因型关系的探讨,生物学特性阐明等方面。针对肿瘤干细胞治疗靶点筛选,靶向性药物的开发和应用。相信随着干细胞分离、定性、细胞信号通路研究技术的进步,更多的肿瘤干细胞能被识别和分离出来,将更加完善肿瘤干细胞理论,进一步阐明肿瘤干细胞和肿瘤发生、发展和转归的关系,从而为恶性肿瘤的诊断,预防和治疗提供更有效的手段。

(陈万涛)

参 考 文 献

1. 陈谦明,江潞,曾昕,等. 口腔黏膜癌变相关基因研究. 中华口腔医学研究杂志(电子版),2008,2(3):1-61

2. 潘红芽,张志愿,王存玉. 口腔癌侵袭与转移的分子调控机制研究进展. 中华口腔医学杂志,2009 年增刊,69-73

3. ALITALO K,TAMMELA T,PETROVA T V. Lymphangiogenesis in development and human disease. Nature,2005,438:946-953

4. AVISSAR M,CHRISTENSEN B C,KELSEY K T,et al. MicroRNA Expression Ratio Is Predictive of Head and Neck Squamous Cell Carcinoma. Clin Cancer Res,2009,15(8):2850-2855

5. BAGAN J V,SCULLY C. Recent advances in Oral Oncology 2007: epidemiology,aetiopathogenesis,diagnosis and prognostication. Oral Oncol,2008,44(2):103-108

6. BOWMAN T,GARCIA R,TURKSON J,et al. STATs in oncogenesis. Oncogene,2000,19:2474-2488

7. BRENNAN J A. Molecular assessment of histopathological staging in squamous cell carcinoma of the head and neck. N Engl J Med,1995,332(7):429

8. CANTLEY L C,AUGER K R,CARPENTER C,et al. Oncogenes and signal transduction. Cell,1991,64:281-302

9. CHILDS G,FAZZARI M,KUNG G,et al. Low-Level Expression of MicroRNAs let-7d and miR-205 Are Prognostic Markers of Head and Neck Squamous Cell Carcinoma. Am J Pathol,2009,174:736-745

10. CHOI S,MYERS J N. Molecular pathogenesis of oral squamous cell carcinoma:implications for therapy. J Dent Res,2008,87(1):14-32

11. CHOI S,MYERS J N. Molecular pathogenesis of oral squamous cell carcinoma:implications for therapy. J Dent Res,2008,87(1):14-32

12. CROCE C M. Oncogenes and Cancer. N Engl J Med,2008,358:502-511

13. DANIAL N N,KORSMEYER S J. Cell death:critical control points. Cell,2004,116:205-219

14. DENCHI E L,DE LANGE T. Protection of telomeres through independent control of ATM and ATR by TRF2 and POT1. Nature,2007,448(7157):1068-1071

15. FORASTIERE A,KOCH W,TROTTI A,et al. Head and neck cancer. N Engl J Med,2001,346:1890-1908

16. HANAHAN D,WEINBERG R A. The hallmarks of cancer. Cell,2000,100:57-70

17. HUNTLY B J,GILLILAND D G. Summing up cancer stem cells. Nature,2005,435(7046):1169-1170

18. KRIAKOSE M A,CHEN W T,HE Z M,et al. Selection and validation of differentially expressed genes in head and neck cancer. Cellular and Molecullar Life Science,2004,61:1372-1384

19. MAO L,HONG W K,PAPADIMITRAKOPOULOU V A. Focus on head and neck cancer. Cancer Cell,2004,5(4):311-316

20. MARX J. Mutant stem cells may seed cancer. Science,2003,301(5638):1308-1310

21. PATMORE H S. Unraveling the Chromosomal Aberrations of Head and Neck Squamous Cell Carcinoma:A Review. Annals of Surgical Oncology,2005,12(10):831-842

22. PATRAWALA L,CALHOUN T,SCHNEIDER-BROUSSARD R,et al. Side population is enriched in tumorigenic,stem-like cancer cells,whereas ABCG2+ and ABCG2-cancer cells are similarly tumorigenic. Cancer Res,2005,65(14):6207-6219

23. RIES J C,HASSFURTHER E,STEININGER H,et al. Correlation of telomerase activity,clinical prognosis and therapy in oral carcinogenesis. Anticancer Res,2001,21(2A):1057-1063

24. SINGH S K,CLARKE I D,HIDE T,et al. Cancer stem cells in nervous system tumors. Oncogene,2004,23(43):7267-7273

25. WANG J,GUO L P,CHEN L Z,et al. Identification of cancer stem cell-like side population cells in human nasopharyngeal carcinoma cell line. Cancer Res,2007,67(8):3716-3724

26. WANG Z,FENG X,LIU X,et,al. 2D-DIGE proteomic characterization of head and neck squamous cell carcinoma. Otolaryngol Head Neck Surg,2009,141(5):626-632

27. XU Q,ZHANG Z Y,ZHANG P,et al. Antisense oligonucleotides and all-trans retinoic acid have a synergistic anti-tumor effect on oral squamous cell carcinoma. BMC Cancer,2008,8:159

28. YEH K T,CHANG J G,LIN T H,et al. Epigenetic changes of tumor suppressor genes,p15,p16,VHL and p53 in oral cancer. Oncol Rep,2003,10(3):659-663

29. ZHANG P,ZHANG Z Y,ZHOU X J,et al. Identification of genes associated with cisplatin resistance in human oral squamous cell carcinoma cell line. BMC Cancer,2006,6(1):224

30. ZHOU X J,ZHANG Z Y,YANG X,et al. Inhibition of cyclin D1 expression by cyclin D1 shRNAs in human oral squamous cell carcinoma cells is associated with increased cisplatin chemosensitivity. International Journal of Cancer,2009,124:483-489

31. KHAN Z. ,BISEN P S. Oncoapoptotic signaling and deregulated target genes in cancers:special reference to oral cancer. Biochim Biophys Acta,2013,1836(1):p. 123-145

32. MURUGAN A K,MUNIRAJAN A K,TSUCHIDA N. Ras oncogenes in oral cancer:the past 20 years. Oral Oncol,2012. 48(5):p. 383-392

33. LEEMANS C R,BRAAKHUIS B J,BRAKENHOFF R H. The molecular biology of head and neck cancer. Nat Rev Cancer,2011,11(1):p. 9-22

34. MOLINOLO A A,AMORNPHIMOLTHAM P,SQUARIZE C H,et al. Dysregulated molecular networks in head and neck carcinogenesis. Oral Oncol,2009,45(4-5):p. 324-334

第十五章 口腔遗传病相关基因的 定位、克隆与鉴定

第一节 概　　述

一、医学遗传学概念

医学遗传学(medical genetics)是遗传学与医学相结合的一门边缘学科,它研究疾病产生的遗传机制、遗传方式及其诊治和预防的策略和措施。由于现代遗传学的发展,遗传学已渗透到医学的各领域和分支学科。传统的单基因遗传病、染色体病和常见复杂病的发生都直接或间接地与遗传物质的变化有关。甚至可以说,大部分疾病都受遗传因素的影响。

人的健康决定于人的遗传结构与其周围生活环境相互作用的平衡。遗传物质的改变或环境因素改变均可导致这种平衡的破坏而产生疾病。遗传物质改变而产生的疾病称为遗传病。由于新方法、新技术的引入,人们对遗传病的认识不断深化,发现的遗传病日渐增多。

虽然遗传病是由遗传物质变化为基本特征的疾病,但遗传病的发生也受到环境因素不同程度的影响,根据遗传因素在疾病发生中作用的大小,遗传病主要有以下 3 种类型。

1. 遗传因素决定发病　这类疾病似乎完全由遗传因素决定发病,例如先天聋哑、甲型血友病和遗传性牙釉质发育不全等。

2. 基本是由遗传因素决定发病　但需要环境中一定的诱因才能发病,例如苯丙酮尿症的发病除纯合隐性的基因型(aa)外,还要摄入高苯丙氨酸食物才能诱发本病。

3. 遗传因素和环境因素都在疾病发生中发挥作用,但作用大小不同。这种遗传因素作用的大小称为遗传度(heritability),如哮喘病的遗传度为 80% 左右,环境因素仅有 20% 的作用;消化性溃疡的遗传度只有 30% ~ 40%,而环境因素却为 60% ~ 70%。以上三类疾病都具有遗传基础,属遗传病。

近年的研究发现牙周炎虽然是细菌感染性疾病,但宿主对菌斑的敏感性存在着遗传差异,因此,牙周炎亦应属遗传病。

遗传病通常表现出家庭聚集性,但应注意不是所有家族性疾病都是遗传病。在一些环境因素所致的疾病中由于家庭人员长期生活在同一环境,可能产生发病的家族聚集现象。

如某些地区或某家族特别偏爱食糖,其家庭成员龋病发病增加就不能归于遗传因素。很多遗传病表现为发育畸形,因此,出生时即可诊断,但并非所有先天性疾病(congenital disease)都是遗传病。如怀孕期前 3 个月因感染风疹病毒使胎儿发生先天性白内障,或孕期内母亲服用某些药物,或因某种机械原因胎儿一些器官或肢体产生畸形,这些疾病和畸形虽是先天性的但却不是遗传性的。

二、口腔颌面部遗传病的特点

口腔颌面部是人体系统的重要部分,除包括皮肤、黏膜、肌肉、血管、神经、骨组织等共有组织,还包括牙齿、味蕾等特殊组织器官,同时,口腔颌面部与呼吸道、消化道相通连,是人体与外部环境相通的门户,因此,既具有遗传病产生的共同基础与规律,又有特异的表现形式。

由于口腔颌面部组织、器官位置表浅,一些影响发育的遗传病在出生时即被早期发现,如唇、腭裂、面部畸形等。同样由于位置表浅,可直视、触摸与探查,有利于量化疾病的严重程度,便于诊断及治疗、预后评估。由于损害发生于颜面部,除影响咀嚼、语言和美观外,还带来严重的心理创伤。因此在进行家系调查时,有些病人出于避讳不愿意承认患病史。依病损范围,可将口腔遗传病分为两个大类:

1. 病变范围主要局限于口腔颌面部,如遗传性缺牙、牙本质发育不全、牙釉质发育不全、遗传性牙龈纤维瘤病等,这类病人由于无其他系统病损,故常在口腔科就诊时发现,如果口腔科医师未能及时诊断,则此类病可能长期误诊。

2. 病变除涉及口腔颌面部外,还合并有其他系统障碍,如由于编码 I 型胶原的 *COL1A1* 基因突变除导致牙本质发育不全外,还伴有严重的骨骼系统发育障碍。因此,这类病人既可能来口腔科首诊,也可能先到其他临床科室就诊。早期识别与诊断口腔颌面部遗传病除有利于治疗、心理疏通及遗传咨询外,还能指导患者预防或早期预警其他严重并发症。如痣样基底细胞癌综合征(nevoid basal cell carcinoma syndrome,NBCCS),常以颌骨牙源性角化囊肿为主要症状,合并基底细胞癌、大脑镰钙化、骨骼异常等症状,在患者以牙源性角化囊肿为主诉就诊时,如果能及时诊断为 NBCCS,则可提出对该患者及其后代的基底细胞癌的预警,有利于患者避免日光暴晒及其他致癌敏感因素,同时定期检查以早期发现肿瘤的发生。

发生于口腔颌面部的遗传病并不少见,但由于种种原因,口腔医学教材中对遗传病的描述较少,临床医生对口腔遗传病的认识也存在盲区,缺乏我国口腔遗传病流行病学资料,总体研究水平仍有待提高。

20 世纪 90 年代启动的人类基因组计划于 2003 年公布人类基因组"完成版",又接着于 2005 年最后完成了全部染色体的测序,解译了人类遗传密码,明确了人类基因组的基本特征。为后基因组时代功能基因组学研究奠定了基础。目前,由于方法与新技术的不断涌现,对遗传病的致病机制、基因型与表型的相互关系认识愈来愈深刻,将对遗传病的早期诊断、治疗及遗传咨询产生重要的推动。

第二节　遗传病的分类

遗传病是遗传物质改变所导致的疾病。遗传物质是指细胞中的 DNA，主要分布于染色体上。根据遗传物质改变的不同，可将遗传病分为以下几类。

一、单　基　因　病

人类体细胞中染色体是成对的，其上的基因也是成对的。如果一种遗传病的发病涉及一对等位基因，它所导致的病就称为单基因病。单基因病有两大类型，一种为引起疾病的突变基因在杂合状态下可引起疾病，即两个等位基因的任何一个发生突变，即使另一个正常，亦可引起疾病，这种类型称为显性遗传。另一种类型为引起疾病的突变基因必须在纯合的状态，才可引起疾病，即两个等位基因必须都发生突变，没有正常基因的情况下，才能引起疾病，这种类型称为隐性遗传。由于在男性 X 和 Y 染色体上的基因呈半合状态，任何一个基因突变均可导致正常基因功能的缺失，故与性染色体连锁的隐性遗传病的男性只需要单个突变即可致病。

1. 常染色体显性遗传病　主基因位于 1～22 号常染色体上，杂合时即可发病。

2. 常染色体隐性遗传病　主基因位于 1～22 号常染色体上，纯合时才发病，杂合时并不发病。

3. 性染色体连锁遗传病　有 X-连锁遗传病和 Y-连锁遗传病。

（一）常染色体显性遗传病

一种疾病，其致病基因位于 1～22 号常染色体上，如果遗传方式是显性的，杂合时即可发病，这种病就称为常染色体显性（autosomal dominant，AD）遗传病。人类单基因遗传病中，约 50% 以上属常染色体显性遗传病。

在遗传学中，基因可以用符号来表示，显性性状的基因用大写英文字母表示，如 A；隐性者用小写英文字母表示，如 a。体细胞中的基因是成对的，一对基因彼此相同，如 AA 或 aa，称为纯合子（homozygote）。如果彼此不同，如 Aa，则称为杂合子（heterozygote）。纯合或杂合的基因型（genotype）决定相应的表型（phenotype）。

人类的致病基因最初都是由正常基因（也称野生基因）突变而来的，突变频率很低。因此，对 AD 病来说，患者常有杂合的基因型（Aa），很少看到纯合基因型（AA）的患者。

由于纯合受累个体很罕见，常染色体显性遗传中通常是正常纯合子个体 aa 和杂合子患者 Aa 之间的婚配，如图 15-2-1 所示杂合子患者产生两种类型配子，1/2 概率是含有携带突变等位基因 A 的染色体，1/2 概率是含有携带正常等位基因 a 的染色体，正常人只产生一种类型配子即携带正常等位基因 a 的染色体，随机受精后子代中约有 1/2 概率发病，1/2 为正常。未受累的正常个体由双亲都获得了带有正常等位基因 a 的染色体，其后代都正常。

典型的常染色体显性遗传具有下述特征：

1. 由于致病基因位于常染色体上，它的遗传与性别无关，男女均有相同的概率获得致病基因，故男女患病的机会均等。

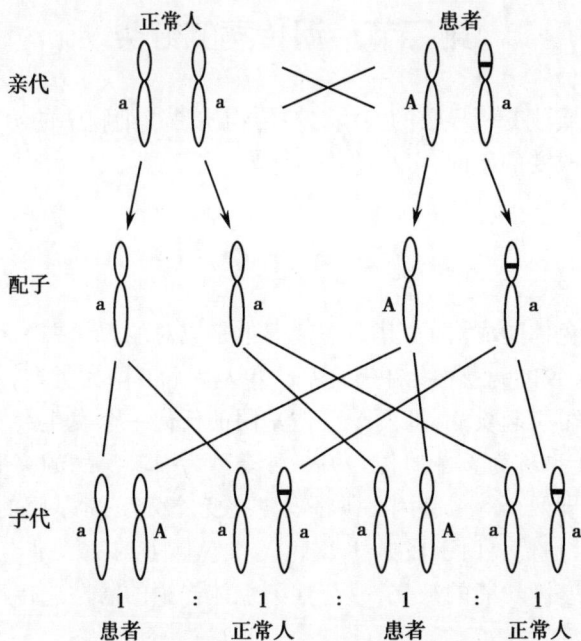

图 15-2-1　AD 病正常人与患者的婚配生育图解

2. 致病基因在杂合状态下,即可致病。

3. 患者的双亲中,有一个患者,患者的同胞中,有 1/2 的可能性为患者。

4. 无病患个体的后代不会患病。

5. 在系谱中,疾病连续相传,一般无间断现象。

6. 相当一部分散在病例起因于新产生的突变,这种情况易常表现为家系中个别人(如无后代)患病,易误诊为其他遗传模式。

(二)　常染色体隐性遗传病

一种疾病,其致病基因位于 1～22 号常染色体上,如果传递方式是隐性的,即纯合时发病,而杂合时并不发病,而携带着致病基因向后代传递,称为携带者,这种病就称为常染色体隐性(autosomal recessive,AR)遗传病。

AR 病患者常常是两个携带者之间的婚配所生的后代,所以,患者的双亲又称肯定携带者(obligate carrier)。两个杂合的携带者(Aa)婚后所生子女中,将有 1/4 个体是该病患者(图 15-2-2)。

典型的常染色体隐性遗传具有下列特征:

1. 由于致病基因位于常染色体上,它的遗传与性别无关,男女均有相同的概率获得致病基因,故男女患病的机会均等。

2. 致病基因只有在纯合状态下才会致病。

3. 患者的双亲表型正常,但均为携带者,患者的同胞中有 1/4 的可能性为患者。

4. 近亲婚配时,发病率升高。

5. 在系谱中,患者的分布是散在的,通常看不到连续传递的现象。

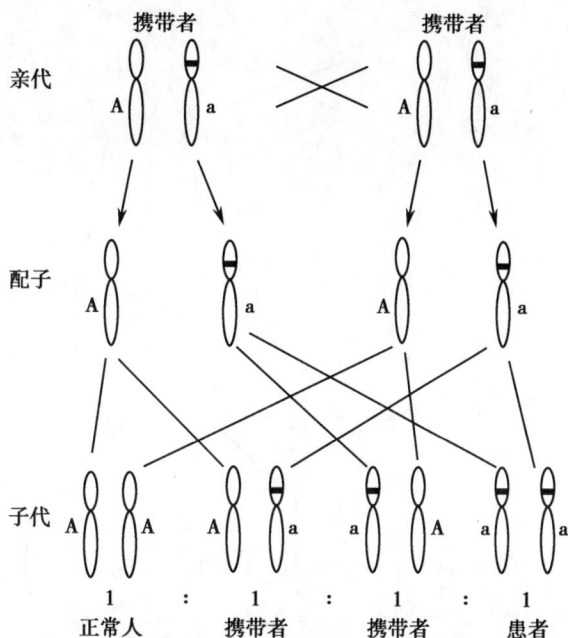

图 15-2-2　AR 病两个携带者的婚配生育图解

（三）X 连锁隐性遗传病

致病基因位于 X 染色体上，它在上下代之间随着 X 染色体而传递，称为 X 连锁遗传（X-linked inheritance）。

X 连锁遗传中，基因的传递方式不同于常染色体上的基因。父亲 X 染色体上的基因不能传给儿子，只能而且一定传给他的女儿。因此，男性的 X-连锁基因只能从母系传来，将来只能传给他的女儿。

如果致病基因位于 X 染色体上，杂合时并不发病，称为 X 连锁隐性遗传（X-linked recessive，XR）病。X 和 Y 虽然是一对染色体，但是，它们之间同源序列很少而是各有其独特的基因。因此，对 X 连锁基因来说，男性只有一条染色体，称为半合子（hemizygote）。在 XR 病中，男性虽然只有一个致病基因，因为 Y 染色体上无等位基因，所以也会表达出相应的疾病。

XR 病中常见的为男性患者，因为男性是半合子，有致病基因即可发病，所以男性的发病率即为致病基因频率。女性必须纯合才发病，所以女性的发病率为致病基因频率的平方。如果男性发病率为 1/100，女性发病率即为 1/10 000，携带者频率为 1/50。

女性携带者与正常男性婚配后，后代中女性 1/2 为携带者，男性 1/2 为患者（图 15-2-3）

在个别情况下，女性在杂合状态下也可患病，但症状较轻。

典型的 X-连锁隐性遗传具有下述特征：

1. 人群中男性患者远多于女性患者，对于单个系谱而言，往往只见到男性患者。

2. 双亲无病时，女儿不会发病，但儿子可能发病，儿子如果发病，母亲则是携带者，女儿亦有 1/2 的可能性为携带者。

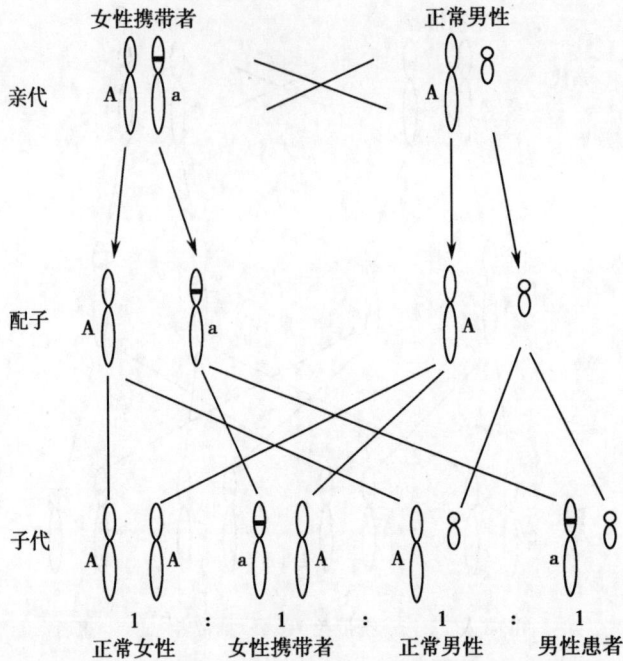

图15-2-3　XR病女性携带者与正常男性婚配生育图解

3. 男性患者的兄弟、外甥、外孙以及母方的血缘男性亲属如外祖父、舅父、姨表兄弟等也可能是患者。

4. 相当一部分散发病例起因于新产生的突变。

（四）X连锁显性遗传病

一种病的致病基因位于X染色体上，杂合时即发病，称为X连锁显性遗传（X-linked dominant，XD）病。

X-连锁显性遗传病较少见，其传递方式具有下列特征：

1. 因为女性中的两条X染色体上任何一条有致病基因都将会发病，而男性只有一条X染色体，所以女性的发病率为男性发病率的2倍。然而，男性患者病情较重，女性患者的病情较轻且个体间存在差异，这可能与另一个正常X染色体的存在以及X染色体的失活机制有关。

2. 女性杂合患者与正常男性婚配后，子女中，各有1/2为该病患者（图15-2-4）。

3. 男性患者与正常女性婚配后，子代中女儿都将发病，儿子则都正常（图15-2-5）。

4. 在系谱中，疾病连续传递，无间断现象。

某些罕见的X连锁的显性遗传病几乎只见于女性患者，而不见男性患者，这是由于这种病在男性中具有早期的致死效应所致。

（五）Y连锁遗传病

一种疾病的致病基因位于Y染色体上，它必将随Y染色体而传递，从男性传给男性，即父-子传递，称为Y连锁遗传（Y-linked inheritance）病，又称为全男性遗传。

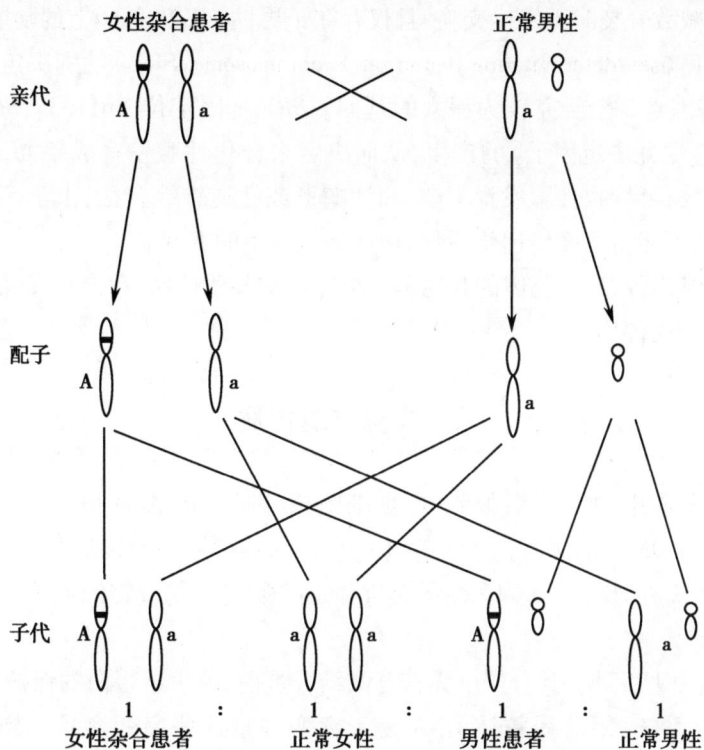

图 15-2-4　XD 病杂合女性患者与正常男性婚配生育图解

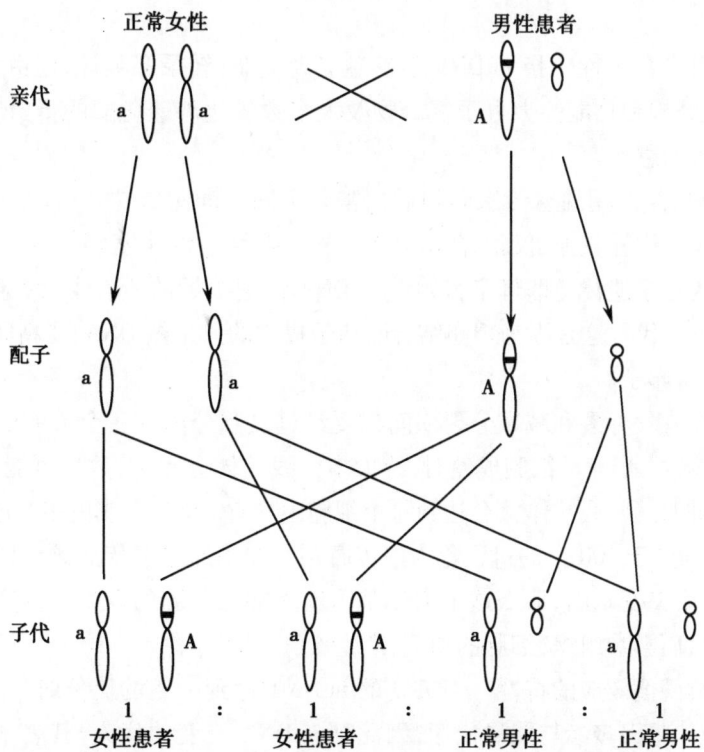

图 15-2-5　XD 病男性患者与正常女性婚配生育图解

　　Y染色体在减数分裂时不发生交换,且仅存在于男性。Y染色体上的功能基因最少。Y染色体性别决定区(sex-determining region on Y chromosome,SRY)性别决定基因 *SRY* 和无精子因子 *AZF* 基因是2个研究较为深入的基因。*SRY* 基因定位Yp11.3。*SRY* 基因激活导致转录因子TDF(睾丸决定因子)的产生,从而决定未分化性腺发育成睾丸,如果 *SRY* 基因发生点突变或缺失,可导致性腺发育不全、两性畸形或性逆转综合征,由于 *SRY* 基因缺陷个体一般不能生育,不能将突变传递给后代,往往是新发生的突变。

　　除上述几个基因外,Y染色体的其他基因可能影响某些性状,目前在Y染色体上尚未发现可传递给后代的遗传病。

二、线粒体遗传病

　　线粒体是细胞质中独立的细胞器,也是细胞核外唯一的含DNA的细胞器,人线粒体DNA(mitochondrial DNA,mtDNA),是一个16 569bp的双链闭合环状分子,编码13种蛋白质、22种tRNA和2种rRNA。这13种蛋白质都是呼吸链酶复合物的亚单位。mtDNA结构紧凑,没有内含子。

　　mtDNA与核DNA不同,其分子上无核苷酸结合蛋白,缺少组蛋白的保护,而且线粒体内无DNA损伤修复系统,因此线粒体DNA易于突变并且这些突变容易得到保存。线粒体DNA的另一特点是每一个细胞中含有数百个线粒体,每个线粒体内含有2~10个拷贝的mtDNA分子,由此每个细胞可具有数千个mtDNA分子,构成细胞mtDNA杂质性的分子基础。

　　1. mtDNA具半自主性　指mtDNA能够独立地复制、转录和翻译,但由于核DNA编码大量维持线粒体结构和功能的大分子复合物及大多数氧化磷酸化酶的蛋白质亚单位,故其功能又受核DNA的影响。

　　2. 线粒体基因组所用的遗传密码和通用密码不同　mtDNA中UGA编码色氨酸,而非终止信号。tRNA兼用性较强,仅用22个tRNA来识别多达48个密码子。

　　3. mtDNA为母系遗传　即母亲将她的mtDNA传递给她的所有子女,她的女儿们又将其mtDNA传给下一代。这是因为精卵结合时精子提供的只是核DNA,受精卵中的细胞质包括线粒体全部来自卵子。

　　4. mtDNA在有丝分裂和减数分裂期间都要经过复制分离　一个人的卵母细胞中大约有100 000个线粒体,当卵母细胞成熟时,绝大多数线粒体会丧失,数目可能在10~100个。经过胚胎细胞早期分裂,线粒体又会达到每个细胞中含有1 000个或更多。这种线粒体数目从100 000个减到少于100个的过程称为遗传瓶颈。如果通过遗传瓶颈保留下来的一个线粒体碰巧携带一个突变基因,那么这个突变基因就能够在胚胎的发生和发育中随机分布到各类组织细胞中,而影响组织、细胞的功能,产生疾病。

　　5. mtDNA具阈值效应的特性　当突变的mtDNA达到一定的比例时,才有受损的表型出现。由于线粒体基因多参与能量代谢,因此具mtDNA突变的病人,其表型与氧化磷酸化缺陷的严重程度及各器官系统对能量的依赖性密切相关。

三、染 色 体 病

染色体病是先天性染色体数目异常或结构畸变而引起的疾病。

染色体是遗传物质——基因的载体。人类的单倍染色体组上约有结构基因30 000个。如按平均计算,每条染色体上约有上千个基因。各染色体上的基因有严格的排列顺序,各基因间的毗邻关系也是较恒定的。人类的24种染色体(1~22号常染色体和X、Y染色体)形成了24个基因连锁群(linkage group)。所以染色体如果发生数目异常,甚至是微小的结构畸变,都必将导致许多基因的增加或缺失。染色体畸变如涉及1~22号染色体,称常染色体病,涉及X、Y染色体的称性染色体病。染色体异常常涉及多个基因,故表现为具有多种畸形的综合征,故又称染色体综合征。这些综合征包括多发畸形、智力低下和生长发育迟缓。性染色体异常的患者,除上述特征外,还可出现内、外生殖器异常或畸形。染色体畸变还将导致胎儿死产或流产。外表正常的染色体易位携带者,他(她)们所携带的异常染色体是造成子代流产、死胎、新生儿死亡和先天畸形的重要原因。

四、多基因遗传病

人类许多遗传性状或疾病不是由一对等位基因决定的,而是由多对等位基因的微效作用及累积效应所致,此外,多基因性状或疾病还受环境因素的影响,因此这种遗传方式称为多基因遗传(polygenic inheritance)。

由于多基因遗传的性状由多个基因和环境因素相互作用而产生,通常表现为数量性状(quantitative character),而不是质量性状(qualitative character),在群体中连续分布,常近似正态分布(normal distribution),例如身高、血压。许多常见疾病往往也是以数量性状为基础的,即在正常数量的基础上的增加或减少,例如高血压主要表现为血压增高,糖尿病表现为血糖增高,口腔颌面部疾病如牙周病、非综合征唇腭裂等亦属于多基因遗传病。这些疾病的遗传易感性是多个基因座遗传变异的累积效应,因此又称为多基因病(polygenic disease)。

多基因病的遗传常见如下的特点:

1. 发病有家族聚集倾向 患者亲属的发病率高于群体发病率,但仅表现为中等程度的家族聚集性,绘成系谱后,不符合任何一种单基因遗传方式,同胞中的发病率远低于1/2或1/4,即不符合于AD、AR、XD或XR。

2. 患者双亲、同胞、子女的亲缘系数相同,均为1/2,有相同的发病风险。这与AR病不同,AR病患者双亲和子女一般并不发病,而是肯定携带者,患者同胞的发病风险为1/4。随着亲属级别的降低,患者亲属的发病风险迅速降低,群体发病率愈低的病种中,这种特征愈明显。

3. 近亲婚配时,子女的发病风险也增高,但不如AR病那样显著。

4. 发病率有种族差异,这表明不同种族的基因库是不同的。

5. 存在诊断的不确定性 病例和正常的界限模糊或存在不同的诊断标准。

6. 患者病因中,常可追踪发现众多流行病学危险因素。这些危险因素常包括吸烟、不良饮食习惯、长期紧张和工作压力、过度暴露于毒物和放射性物质等。

第三节　单基因遗传病致病基因的确定

一、单基因遗传病的家系调查

　　人类性状或疾病的孟德尔式遗传方式是通过观察这些性状或疾病在家系内分离或传递而推断的,常用系谱分析法(pedigree analysis)。系谱是指从先证者入手,追溯调查其家系所有成员的亲属关系及某种遗传病或性状为依据,按一定格式绘制成的图解。先证者(proband)是指某个家庭中首先被医生或遗传研究者发现的罹患某种遗传病的患者或者具有某种遗传性状的成员。

　　在临床上常用系谱分析来判断某种病的遗传方式。系谱是表明一个家族中,某种疾病发病情况的一个图解。系谱中常用的符号见图 15-3-1。

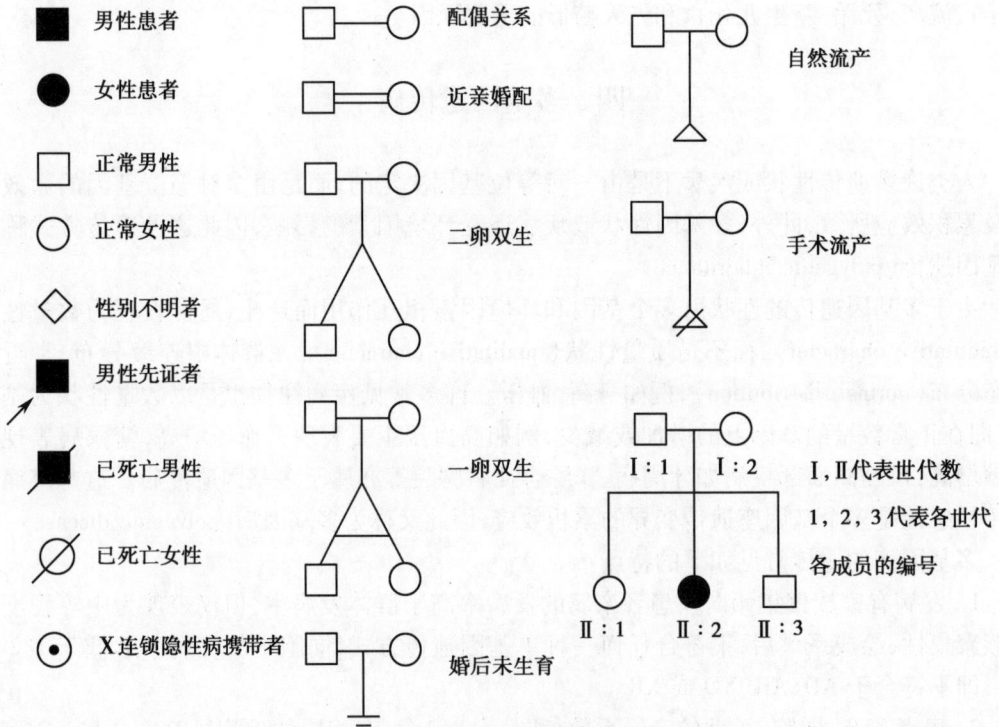

图 15-3-1　系谱常用符号

　　在绘制系谱过程中应注意:①对家庭中各成员的发病情况,不应只凭患者或其亲属的口述,应亲自检查,以求准确无误;②检查时,除主要临床表现外,对发病年龄、某些家族成员的死亡原因、死亡年龄也应注意;③一个家族中检查的人数愈多愈好,大家系才能提供更多的信息;④在进行家系调查及取样前需获得伦理委员会批准,调查资料应予以保密,以保护患者及其家庭的稳私。

　　对某一种性状或遗传病进行系谱分析时仅依据一个家庭的系谱资料有时不能反映出该

病的遗传方式,通常需要多个具有相同遗传性状或遗传病家族的系谱作统计学分析,才能做出准确而可靠的判断。

二、致病基因定位

人类的基因定位或基因制图(gene mapping)的目的在于明确不同的基因在染色体上的位置。一条染色体是一条独立的 DNA 链,同一条染色体上的基因在该染色体上呈线性排列。人类的约 30 000 个基因分布在 24 种染色体上,它们在染色体上的位置可通过两种制图方法来表示:①物理图谱(physical map),即确定基因之间的绝对物理学距离,通常用 Mb(百万碱基对)或 kb(千碱基对)来表示。②遗传图谱(genetic map),即确定基因之间的遗传学距离,用 cM(centimorgan,分摩)表示。一个分摩表示在减数分裂过程中,同一染色体上的两个基因座位之间有 1% 的概率发生染色单体的交换。基因在染色体上的位置也可用细胞遗传学的方法来表示,用染色体的显带技术可在人类的 24 种染色体上显示出来 400 ~ 1000 条深浅相间的带纹,平均每条带纹约为 3 ~ 10cM。

由于人类基因组测序工作已基本完成,对于已知基因的位置可以从基因组测序图谱中查找,但寻找与鉴定单基因病的致病基因仍是研究的热点,以下介绍两种常用定位致病基因座的方法。

(一) 染色体畸变法

染色体畸变通常涉及至少两个位点,如果这两个位点之一正好位于某一功能基因所在的位置,染色体的畸变则可能破坏该基因的正常功能而引起疾病,根据染色体畸变的位置和疾病发生的关系,可将致病基因定位于染色体的某一特定位置上。

运用染色体畸变进行基因定位方法的优点在于相对简单、直接而经济,无需收集大的家系,因为收集大的家系对某些遗传病而言是相当困难的,而且克隆染色体畸变的位点可能直接导致致病基因的克隆。但应用该法的成功有时亦依赖于多个家系畸变的重叠分析,当畸变范围大时,定位区域范围宽,不易鉴定致病基因,而当畸变范围小时,又可能运用染色体分带技术无法分辨,当畸变范围小而又能分辨则是研究者的幸运。

(二) 家系分析法

家系分析法的基本原理是连锁分析(Linkage analysis)。在人类的基因组中,存在有大量的多态标记(polymorphic marker)。目前常用微卫星标记(microsatellite marker)、单核苷酸多态(singlemucleotide polymorphism,SNP)等。

在构建生物基因组图谱时,需要利用遗传标志,即利用可遗传的、特殊的、易于识别的等位基因表现形式。

1. 微卫星　是一类由 2 ~ 6 个碱基对构成的串联重复序列,如(CA)n、(AT)n、(GC)n、(GATA)n 等,其中 n 代表重复的次数,一般在 10 ~ 100 之间,在一个固定位点,微卫星的重复次数在个体之间,和同一个体的一对同源染色体之间均可能不同,从而表现出丰富的多态性,因被用于作为标记。常用 PCR 的方法来检测微卫星。

2. 单核苷酸多态　是指不同个体基因组 DNA 序列之间单个核苷酸的差异,在 SNP 共有 4 种转换形式,即 C→T(G→A)、C→A(G→T)、C→G(G→C)和 T→A(A→T),其中以 C→

T（G→A）转换最为常见。

SNP 作为遗传标记的优越性表现在：①位点丰富，数量多，分布广泛。SNP 是目前为止分布最为广泛、数量最多的一种遗传多态性，在基因组中，大约每 1000bp 存在一个 SNP，它在基因组的非编码区和编码区同时存在；②具有较高的遗传稳定性，SNP 可以分析不同个体特定位点上的基因型、不同个体之间表型差异的遗传基础以及特定基因在群体中的基因频率等；③易于基因分型，SNP 二态性有利于基因分型，在基因组筛选中往往只需+/-的分析，而不用分析片段的长度；④SNP 适于快速、高通量检出。目前已发展出一次检测 50 万 SNP 的芯片技术。

3. 连锁分析（linkage analysis）　基因组中的任意两个位点如分别位于不同的染色体上，则在配子形成的减数分裂过程中，随机分离和组合，两个位点同时进一个子细胞或进入不同子细胞的可能性均为 50%。如该两位点位于同一条染色体上，则两位点随同一染色体同时进入一个子细胞的可能性大于 50%，而进入不同细胞的可能性则可能小于 50%，两个位点在同一染色体上的距离越近，在减数分裂中两个位点之间发生交换的可能性就越小，同时进入同一子细胞的可能性就越大，同一染色体上两个位点之间的遗传学距离用两个位点之间重组的频率—分摩（centimorgan，cM）来表示。1cM 表示同一染色体上两个位点之间的重组率为 1%，这一距离大致相当于 DNA 序列的 1Mb 即 100 万个碱基对。

在单基因病的致病基因定位中，最常使用的定位方法为 LOD（logarithm of odds）或 Z Score 法。LOD 值反映的是两个位点在一定的遗传学距离上连锁在一条染色体上的可能性对不连锁在同一染色体上可能性的比值的对数值。LOD 值等于-1 表示两个位点连锁对不连锁可能性的比值为 1∶10，反对连锁；LOD 值等于 1 表示两个位点连锁的可能性对不连锁的可能性的比值为 10∶1，支持连锁；LOD 值等于 2 表示两个位点连锁对不连锁可能性的比值为 100∶1，支持连锁；当 LOD 值等于 3 时，表示两个位点连锁对不连锁可能性的比值为 1 000∶1，支持连锁，LOD 值等于或大于 3 通常是两个位点之间存在连锁而被接受的关键数据。在大多数情况下，这一数据大致相当于传统统计学上的 95% 的可信水准。

在对一个遗传性牙龈纤维瘤病家系作基因定位时，通过全基因组扫描发现致病基因位于 2q21～23 的 *D2S2221*～*D2S390* 之间（图 15-3-2），在用多态标记的 *D2S390* 与致病基因位点作两点连锁分析时，获得无重组的最大 LOD 值 Z（θ=0）为 3.45（表 15-3-1）。

表 15-3-1　遗传性牙龈纤维瘤病致病基因连锁分析

标志物	遗传学距离（单位：cM）	LOD 值							最大值	
		0.00	0.01	0.05	0.10	0.20	0.30	0.40	Z_{max}	θ_{max}
D2S1358	42.65	-∞	0.20	1.33	1.59	0.44	0.98	0.43	1.59	0.1
D2S2221	44.09	-∞	1.52	2.01	2.03	1.71	1.18	0.55	2.03	0.1
D2S1324	45.83	1.11	1.09	1.00	0.88	0.63	0.37	0.12	1.11	0
D2S174	46.90	2.74	2.69	2.49	2.23	1.69	1.11	0.49	2.74	0

续表

标志物	遗传学距离 （单位：cM）	LOD 值							最大值	
		0.00	0.01	0.05	0.10	0.20	0.30	0.40	Z_{max}	θ_{max}
D2S1322	47.97	2.36	2.32	2.13	1.89	1.40	0.90	0.41	2.36	0
D2S405	47.97	1.10	1.07	0.95	0.81	1.40	0.90	0.41	1.10	0
D2S390	48.50	3.45	3.38	3.14	0.85	2.18	1.47	0.67	3.45	0
D2S1788	55.51	$-\infty$	0.95	2.04	2.25	1.99	1.39	0.60	2.25	0.1
D2S2230	56.15	1.53	1.51	1.40	1.25	0.93	0.58	0.21	1.53	0
D2S1346	59.36	$-\infty$	1.16	1.63	1.63	1.30	0.81	0.28	1.63	0.1
D2S2220	59.36	$-\infty$	0.70	1.25	1.36	1.21	0.84	0.37	1.36	0.1
D2S1356	64.29	$-\infty$	0.65	1.75	1.97	1.76	1.21	0.51	1.97	0.1
D2S2739	73.61	$-\infty$	-4.29	-1.66	-0.67	0.05	0.23	0.17	0.23	0.3

最高 LOD 值位于标记 *D2S390*，为 3.45

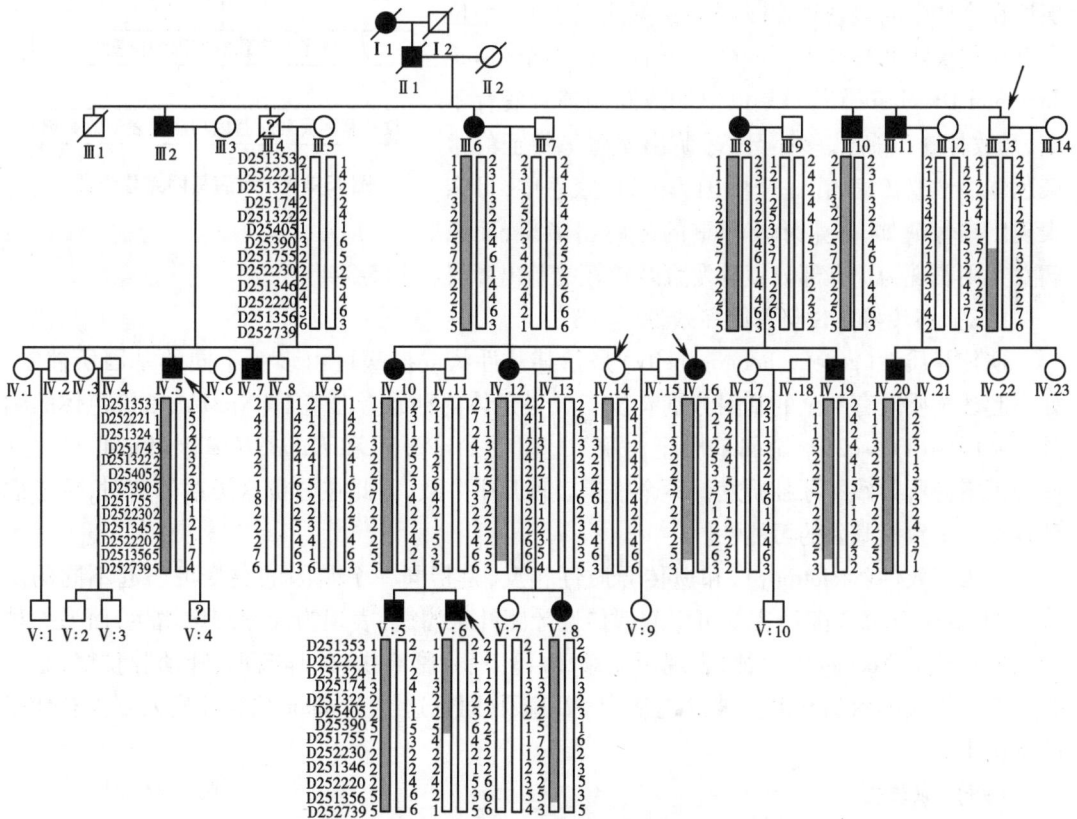

图 15-3-2　遗传性牙龈纤维瘤病家系单体型图
（箭头示提供定位信息的个体）

三、单基因遗传病分析中的几个概念

(一) 外显率

外显率(penetrance)是指在一个群体中带有某一致病基因的个体表现出相应疾病表型的比率,一般百分率来表示。如果带有致病基因的杂合子个体100%表现出相应表型,就称为完全外显(complete penetrance);如果只有一部分人表现出相应表型而另一部分人未表现出相应表型,则称为不完全外显(incomplete penetrance)。在不完全外显中,外显率高的可达70%~80%,外显率低的仅为20%~30%。对一个个体来讲外显率表现为"全或无"现象,携带有显性疾病基因的个体如果不表现疾病,那么该个体是未外显的。如该个体育有子女,则可能表现为隔代遗传现象。当家系较小时,外显不全还有可能使我们将显性遗传误判为隐性遗传病(图15-3-3)。

(二) 表现度

表现度(expressivity)是指基因决定的某一性状或疾病在个体中的表现程度。同一家系成员、同一个位点突变但疾病的程度不同。颅骨锁骨发育不全(Cleidocranial Dysplasia,CCD)是以单侧或双侧锁骨发育不全、开放骨缝和前囟、多生牙、牙萌出障碍等特征的常染色体显性遗传病,在一个中国人CCD家系中,母亲表现出锁骨缺如,多生牙及严重的牙萌出障碍,而患

```
┌─────────────────────────┐
│   临床诊断、家系样本采集     │
└─────────────────────────┘
            ↓
┌─────────────────────────┐
│      全基因组连锁分析        │
│   微卫星、SNP芯片等         │
└─────────────────────────┘
            ↓
┌─────────────────────────┐
│   致病基因的定位及范围确定    │
└─────────────────────────┘
            ↓
┌─────────────────────────┐
│      候选基因的筛选          │
└─────────────────────────┘
            ↓
┌─────────────────────────┐
│   测序发现致病基因的突变      │
└─────────────────────────┘
            ↓
┌─────────────────────────┐
│ 致病基因突变对基因功能及表型的影响│
└─────────────────────────┘
```

图15-3-3　致病基因克隆步骤

病女儿则表现为仍有部分锁骨发育及较轻的萌出障碍(图15-3-4)。

(三) 遗传异质性与基因多效性

遗传异质性(genetic heterogeneity)是指某一性状或疾病可由多个不同的基因所控制。如引起牙釉质发育不全的基因分别有位于X染色体的釉原蛋白基因(Xp21)、常染色体的釉蛋白基因(4q11~q21)、金属基质蛋白酶20基因(11q22.3)和*Fam83H*基因(8q24.3)。这些基因突变所导致的牙釉质发育不全临床表现几乎一致,因此在分析这类遗传病时,要考虑到存在多个致病基因的可能性。

基因多效性(pleiotropy),和遗传异质性相反,是指同一个基因的突变可引起不同的疾病。如*SOS1*基因(2p21)突变可引起遗传性牙龈纤维瘤病,表现为牙龈纤维增生,而另一种颅面发育畸形Noonan综合征,表现为宽额、眼睑下斜、腭高拱、外耳畸形、肺动脉狭窄、心肌肥厚等。该病的致病基因亦被发现是*SOS1*基因,而且这类Noonan综合征病人不伴有牙龈纤维增生。

(四) 拟表型

拟表型(phenocopy)是指由于环境因素的作用所产生的疾病或表型与某一特定基因突变所产生的表型相同或相似的现象。遗传性牙龈纤维瘤病就是一个很好的例子,因精神疾病、器官移植或心血管疾病而长期服用苯妥英钠、环孢菌素和硝苯地平可导致药物性牙龈纤

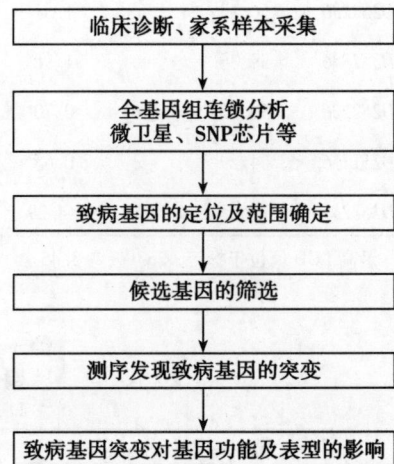

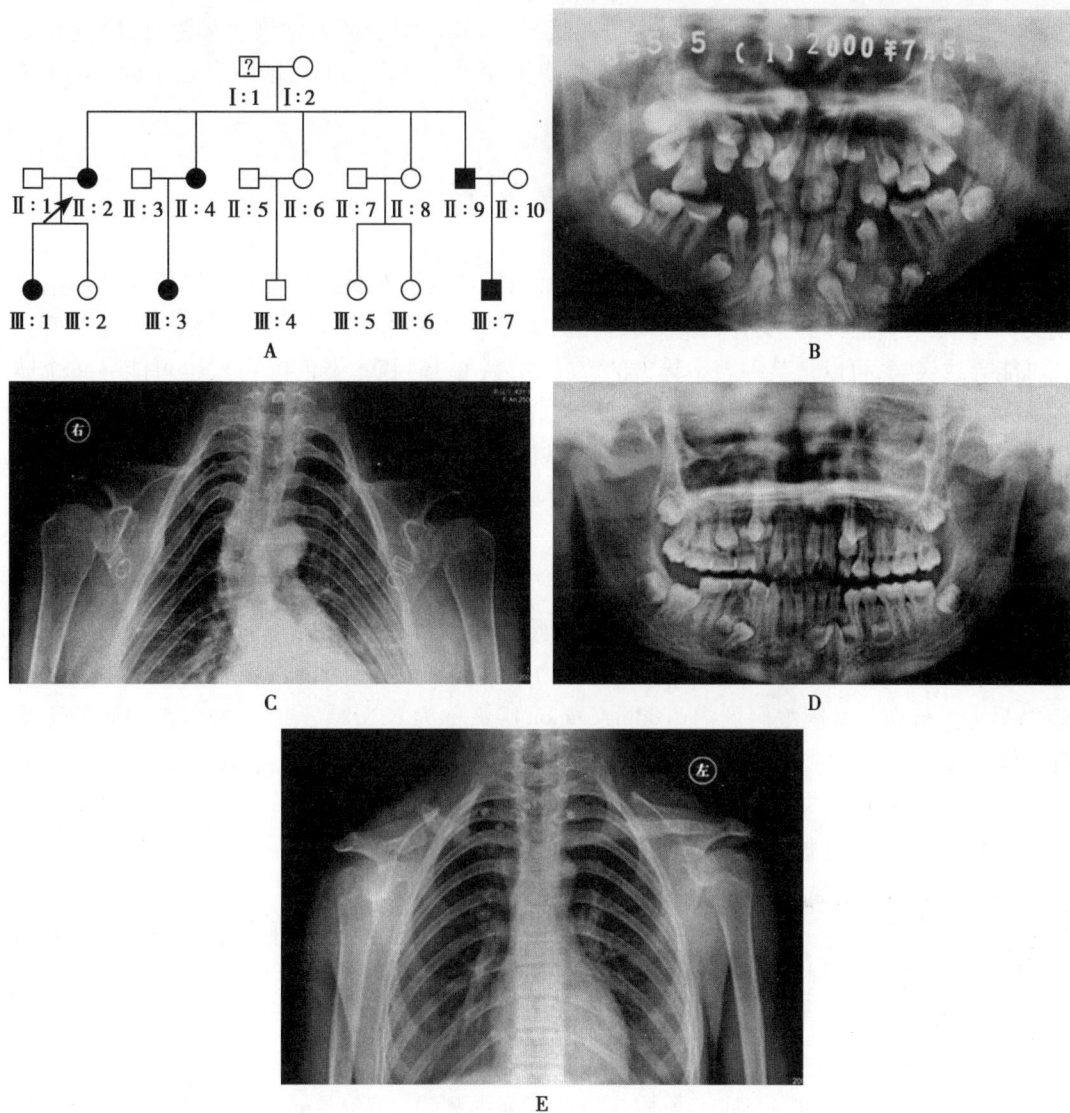

图 15-3-4　CCD 家族成员疾病表现度差异

A. 家系图　B. 患病母亲(Ⅱ:2)全颌曲面断层片　C. Ⅱ:2胸片　D. 患病女儿(Ⅲ:1)全颌曲面断层片　E. Ⅲ:1胸片

维增生,其临床表现与遗传性牙龈纤维瘤病相似,但一个由遗传因素引起,可向下传递,一个由环境因素引起,不会遗传给后代。笔者曾遇到一对母女共患癫痫病而长期服药所致的牙龈纤维增生,在这个病案中,应注意区别遗传的是癫痫病而不是牙龈纤维增生。

（五）同一基因突变呈现显性和隐性遗传

同一个基因突变可产生不同的遗传模式,其原因不明,可能与突变位点不同相关。如一种以颌面部畸形为主的 Weyer 颅颌骨发育不良综合征表现为轻度身材矮小、轴后多指、唇系带异常增多、指甲发育不良、牙齿发育不良或缺牙,为常染色体显性遗传。而另一种 Ellis-van Creveld(EvC)综合征表现出与上述 Weyer 综合征相似,但更为严重的表型,另还伴有房间隔、室间隔缺损、单个心房和泌尿、生殖系统畸形,EvC 综合征为常染色体隐性遗传,现已发现,位于 4p16 区的 *EVC* 与 *EVC2* 的不同位点突变可以分别在不同家系引起 Weyer 和 EvC 综合征。

四、基因多态与突变

人类基因组的 DNA 并非是一个静态实体,相反基因组不断进行各种不同类型的可遗传改变,这些改变,或称之为变异,是生物进化的原动力,也是生物多样性的根源。但这些变异也可能导致疾病,可以是某种表型异常的直接原因(单基因病、染色体病),也可能导致个体对于疾病易感性增加(多基因病)。

根据已完成的人类基因组计划数据看,基因组存在广泛的变异,平均杂合度(mean heterozygosity)约为 0.08%,即等位基因序列之间平均每 1250 个碱基中有一个不同。这些变异可以包括:

(一) 单核苷酸多态

仅涉及单一核苷酸被一个不同的核苷酸所替换。SNP 既可能在基因序列间,也可能在基因序列内,因此可以将基因组中的 SNP 分为两类,一是遍布于基因组非编码区中大量的 SNP;另一类分布于基因编码区内(coding region),又称为 cSNP。从对生物状态的影响上来看,cSNP 又可分为两种:①同义 cSNP(synonymous SNP),即 SNP 未改变氨基酸序列,人类基因组上约 70%~80% 的 cSNP 属此类;②非同义 cSNP(nonsynonymous SNP),指 SNP 导致了编码氨基酸的改变,这种改变更有可能改变状态。

(二) 拷贝数变异

拷贝数变异(copy number variation)是指某一 DNA 序列数量的变化,在基因组上,除 2 个至数百个核苷酸序列的串联重复(微卫生、小卫星等),还可能发生是几十至上百 kb 片段的重复,目前的研究发现,拷贝数变异在人基因组上广泛存在。

(三) 缺失与插入

缺失(deletion)是指一个或多个核苷酸从序列中删除。插入(insertion)指一个或多个核苷酸插进序列中。缺失与插入如发生在编码序列中,则可能影响氨基酸序列的变化。

由于 DNA 存在多种形式的多态,因此在分析单基因遗传病致病基因时,鉴定一个变异是属于 DNA 多态还是导致疾病的突变十分重要。任何一个 DNA 多态在正常人群中的分布频率应大于 0.01。

从广义上讲,基因突变是指在 DNA 水平遗传物质的变化,在本章中为了与 DNA 多态相鉴别,将导致单基因病的遗传变异称为致病性突变。

大范围的染色体畸变涉及染色体的丢失、获得或染色质的断裂与重组。而小范围的突变最常见的是单个碱基的替换、单个或数个碱基的缺失或插入。如大小不同的片段缺失和插入。突变不仅可产生在编码序列,也可发生在内含子、启动子和剪切部位。

(四) 点突变

点突变(point mutation)也是单个碱基置换。置换有两种:一是不同嘌呤间或嘧啶间的相互置换,称转换(transition);另一是嘌呤与嘧啶间的置换,称颠换(transversion),转换较颠换更为常见。两种替换如发生在基因的编码序列中,则会对转录和翻译产生的蛋白质出现不同的效应,因此又分3种突变。

1. 同义突变(same sense mutation) 是指碱基替换后,一个密码子变成了另一个密码子,但所编码的氨基酸还是同一种。实际上并不发生多肽序列的改变。这是因为这类突变常发生于密码子的第三个碱基,因为遗传密码的兼并性,所以不会改变其编码的氨基酸。例如,TTA 编码亮氨酸,如果 DNA 中一个碱基对替换,使 A 变为 G,mRNA 上的密码子 TTA 变为 TTG,TTG 仍为编码亮氨酸密码子,结果与没有发生过碱基替换时一样,多肽链并没有变化,常不产生表型的改变,所以这种突变又称沉默突变(silent mutation)。但也有例外的情况,在 1 名肢带型肌营养不良患者中发现钙激活蛋白酶基因第 16 号外显子发生了同义突变,该突变发生于一个密码子的第 3 碱基位置,所编码的氨基酸(甘氨酸)没有改变,似乎是一个沉默突变。然而,该突变仍然被认为具有致病性。这种替换导致了第 16 外显子内的一个隐蔽剪接供体序列(AGGGCAAAAG)的激活,导致第 16 外显子编码序列的丢失和移码引入的异常剪接(图 15-3-5)。

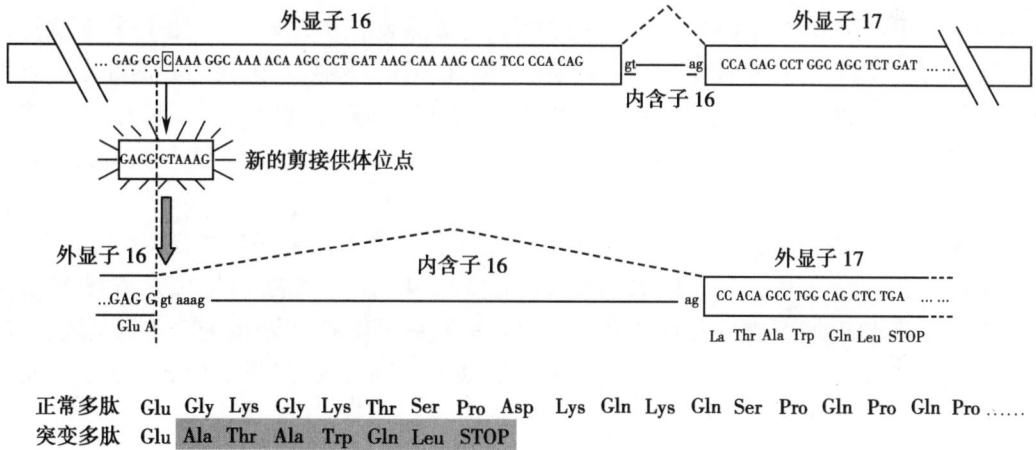

图 15-3-5 同义突变引起剪接异常

2. 错义突变(missense mutation) 指碱基替换后形成了新的密码子,导致所编码的氨基酸发生改变,可能影响基因产物的功能。错义突变大多数发生在密码子的第一位或第二位碱基。例如 TCG 是编码丝氨酸的,第一个碱基 T 被替换为 C 后,突变的密码子 CCG 编码脯氨酸,结果产生了活性减低、无活性或无功能的蛋白质。这类突变又可分为两类:

(1) 保守性替换:将导致一种氨基酸被另一种与其在化学上相近的氨基酸所替换。通常,这类替换对蛋白质功能的影响相对较小,因为新氨基酸的侧链可能与被替换氨基酸的侧链功能相似。

(2) 非保守性替换:将导致一种氨基酸被另一种具有不同侧链者所替换。有时将造成电荷差异,其他改变可能包括极性侧链被非极性者取代,或者相反的情况。第一和第二密码子位置的碱基替换将常导致非保守性替换。

如前所述,由于在编码区存在非同义 SNP,因此在分析这类突变时应合并其他证据。

3. 无义突变(nonsense mutation)　指一个编码氨基酸的密码子,在点突变后变成了一个终止密码子,使多肽合成提前终止,产生了缺失原有羧基端片段的截短了的肽链。在多数情况下,截短的蛋白质片段往往是没有活性的。

(五) 移码突变

基因的编码序列中发生核苷酸增加或缺失的突变,使处在突变发生位置下游的密码子组成发生改变,从而造成移码突变(frameshift mutation)。移码突变将合成错误的往往是没有生物学活性的蛋白质,或是形成终止密码子,使肽链合成提前终止。

当插入或缺失连续排列的核苷酸数目是 3 的整倍数时,其结果是仅导致密码子的插入或缺失突变,而不引起移码突变。这种整码插入或整码缺失称为整码突变(inframe muta-tion)。

移码突变常常是致病性突变,而整码突变在部分情况下可以是多态。Ⅱ型牙本质发育不全(DGI-Ⅱ)是一类仅涉及牙本质发育障碍的遗传病,致病基因是位于 4q21 区的 *DSPP* 基因,*DSPP* 基因编码 DSP 与 DPP 两条多肽,在蛋白合成后裂解分别发挥功能。DPP 多肽富含丝氨酸与天冬氨酸,是人体中磷酸化程度最高的蛋白,DPP 的高度磷酸化与其诱导牙本质矿化密切相关。在 DGI-Ⅱ病人中发现了 *DSPP* 基因中 DPP 编码序列的插入与缺失,引起移码突变,导致突变区下游氨基酸序列改变,失去了大部分磷酸化位点(彩图 15-3-6,见文末彩色插页)。

有趣的是,在进行基因分析时发现,在正常人群中 DPP 基因编码存在着大量的多态,以一个中国人群样本(110 人)为例,共发现 25 个多态,其中 14 个插入与缺失,6 个非同义 SNP,5 个同义 SNP,所形成最大的 DPP 蛋白含 839 氨基酸残基,最小的为 782 氨基酸残基,两者相差 57 个氨基酸,这些插入与缺失均未改变 *DPP* 基因阅读框(彩图 15-3-7,见文末彩色插页),也不会影响 DPP 蛋白的功能。

(六) 动态突变

在人类基因组中有大量的重复序列,其中不少是微卫星 DNA 或称为短串联重复序列(short tandem repeat,STR)。有些 STR,尤其是三核苷酸重复,在靠近基因或位于基因序列中时,它们的重复次数在一代一代传递过程中会发生明显的增加,从而导致某些遗传病,称为动态突变(dynamic mutation)。目前这类突变主要发现于人神经系统疾病,例如,脆性 X 综合征就是由于三核苷酸(CCG)n 重复序列的拷贝数增加所致。

(七) 剪接位点突变

剪接位点突变(splice site mutation)是指破坏外显子-内含子正常剪接的突变。剪接位点突变可以是点突变,也可以是插入或缺失突变。人类基因转录产生的初级转录物(primary transcript)包含了基因的全部序列,即外显子和内含子序列全都被转录,随后该初级转录物将在核内发生 RNA 剪接,将内含子剪除,使外显子序列连接而形成成熟的 mRNA。

对剪接至关重要的保守序列包括:基本恒定不变的 GT 和 AG 双核苷酸,位于内含子始端(5')与末端(3'),分别称为剪接供体(splice donor)与剪接受体(splice acceptor);影响剪切序列还包括内含子末端之前的多嘧啶束(polypyrimidine tract),以及剪接分支位点(splice branch site)。此外,剪接还受外显子和内含子中均存在的剪接增强序列(正性调节)和剪接沉默序列(负性调节)的调节。

目前研究最多的是改变内含子末端保存守的 GT……AG 序列的突变,可以产生不同的后果。

1. 内含子保留(intron retention)　由于剪接的完全失效所致。常发生于当内含子较小,且邻近序列中缺少可供选择的合理剪接位点或隐蔽剪接位点(cryptic splice site),其结果就是内含子被保留在 mRNA 内,而 mRNA 中内含子的保留通常意味着该 mRNA 将留在细胞核中,以避免与翻译机制相接触(如果被翻译,将产生翻译阅读框的移码)。

2. 外显子跳跃(exon skipping)　剪接供体序列的突变常引起其上游的外显子跳过;而剪接受体序列的突变则常引起其下游的外显子跳过。当外显子跳跃发生时,也可能出现使用备选的外显子或内含子内的隐蔽剪接位点。当一个外显子被跳过时,如果该外显子中的核苷酸数目不能被删除,移码将引起一个提前出现的终止密码子,常常导致一个不稳定的 RNA 转录物而不产生多肽。如果外显子跳跃并不引起移码。取决于这些氨基酸对于蛋白质功能和(或)结构的重要性,正常编码的氨基酸的缺乏常常将导致一个无功能或异常的多肽。

3. 隐蔽(或潜在的)剪接位点[cryptic(latent) splice site]　该序列与真正的剪接位点的序列类似,存在于外显子和内含子中,正常情况下不用于剪接,当出现①突变直接改变了序列以至于剪接装置此时将其识别为一个正常的剪接位点(直接激活);②真正的剪接位点发生了突变,引起剪接供体或剪接受体的缺陷,在这种情况下,剪接装置将扫描可能的替换并选择一个隐蔽剪接位点(间接激活)。内含子中隐蔽剪接位点的启用将引入新的氨基酸;外显子隐蔽剪接位点的启用则将引起编码 DNA 的缺失(图 15-3-8)。

(八) 变异与突变的描述

1. 核苷酸替代(nucleotide substitution)　通过以"g"代表基因组、以"c"代表 cDNA 为开头,起始密码子 ATG 的 A 为+1,它的前一个碱基为−1,没有 0,在核苷酸变异之前给出其顺序号。对于内含子中的变异,如果知道完整的 cDNA 序列,用内含子序号 IVSn 或距离最近的外显子的位置序号来注明。

g. 952G→A:952 位点鸟嘌呤被腺嘌呤所替代。

IVS6+1G→T:第 6 内含子第 1 个碱基由 G 变为 T。

2. 氨基酸替换　当描述氨基酸残基的变化时,以"p."开头来表示蛋白质,采用单字母代码:

A. 丙氨酸	C. 半胱氨酸	D. 天冬氨酸	E. 谷氨酸	F. 苯丙氨酸
G. 甘氨酸	H. 组氨酸	I. 异亮氨酸	K. 赖氨酸	M. 蛋氨酸
N. 天冬酰胺	P. 脯氨酸	Q. 谷氨酰胺	R. 精氨酸	S. 丝氨酸
T. 苏氨酸	V. 缬氨酸	W. 色氨酸	Y. 酪氨酸	X. 终止密码子,也可以采用三个字母代码

正常剪接

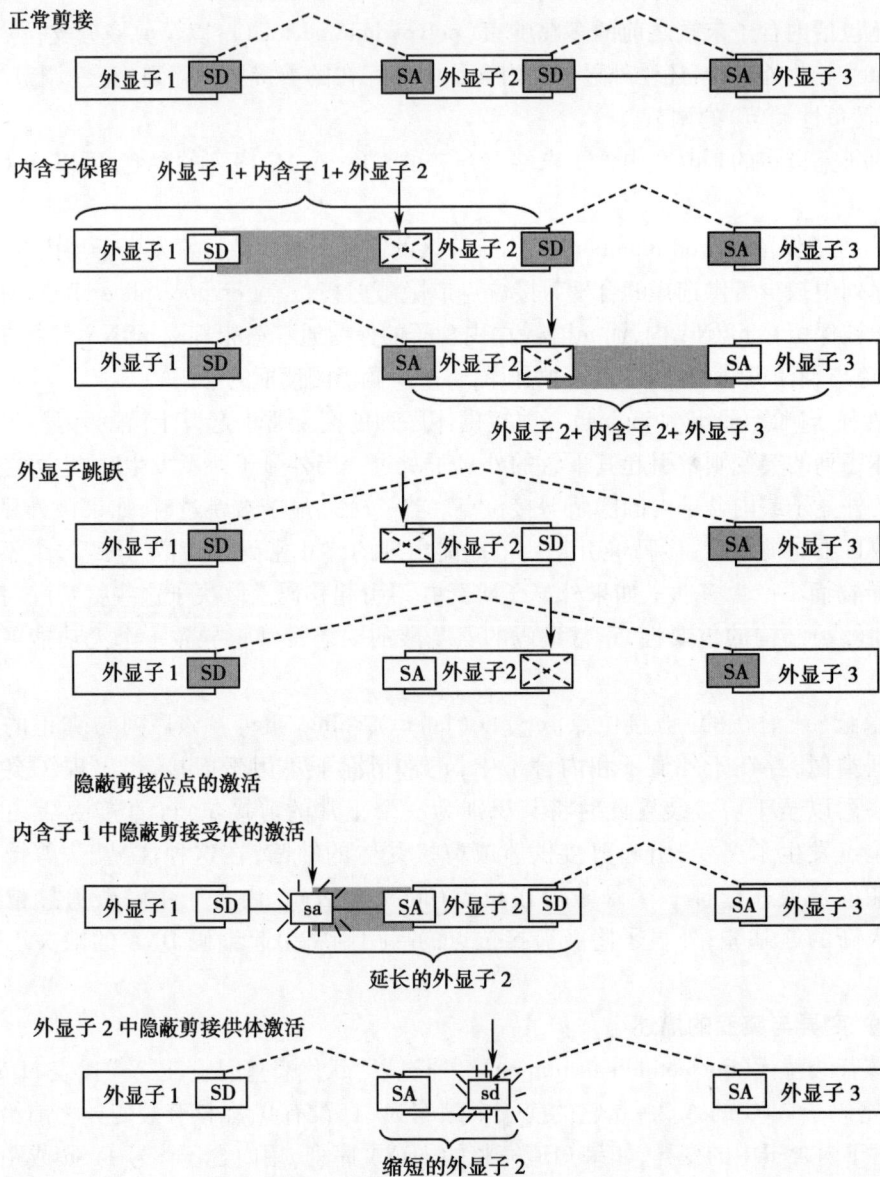

内含子保留　　外显子1+内含子1+外显子2

外显子2+内含子2+外显子3

外显子跳跃

隐蔽剪接位点的激活

内含子1中隐蔽剪接受体的激活

延长的外显子2

外显子2中隐蔽剪接供体激活

缩短的外显子2

图 15-3-8　剪接突变的形式
SD:剪接供体　SA:剪接受体　↓示突变位点

p. R182S 或 Arg 182 Ser:182 位精氨酸被丝氨酸替代(起始的蛋氨酸为密码子1)

p. G351x 或 Gly351 Stop:351 位甘氨酸被终止密码子替代

3. 缺失和插入(deletion and insertion)　用 del 表示缺失,ins 表示插入。同上,对于 DNA 变异,首先指出核苷酸位点或间隔,对于氨基酸变异,首先给出氨基酸的代码。

p. G360 del:360 位甘氨酸缺失

c. 5971-5977 del 或 c. 5971-5977 delATAAGAT:由 cDNA 的 nt5971 处开始,缺失 7 个核苷酸。

g. 381-382insC：基因组 DNA 在 nt381 和 382 之间插入 C。

（九）如何判断单基因病的致病性突变

当在单基因病患者中发现 DNA 变异时，判断这个变异是否是致病性突变十分重要，由于基因组存在广泛的多态，有时鉴定致病性突变不是一件容易的事。

1. 变异的位点 位于基因内序列变异导致疾病的可能性大于基因间序列，位于外显子中的序列变异导致疾病的可能性大于内含子的序列变异，这种经验来源于研究方法的限制，因为位于外显子的变异相对易于发现与判断。

2. 变异的性质 整个基因的缺失、无义突变以及移码将几乎肯定破坏基因的功能。大部分内含子中旁侧序列保守的 GT…AG 核苷酸的突变影响剪接，并消除基因的功能。许多其他的序列改变也能够影响剪接，但相对难以证实。

由于非同义 cSNP 的存在，在判断错义突变时应更为谨慎。错义突变如果影响了一个蛋白中的功能重要部分，则更可能是致病性的，对于蛋白质结构的计算机建模，有助于提示哪些残基更为重要。

位于 Xq12-q13 的 *EDA* 基因突变可导致先天性外胚叶发育不全，主要表现为缺牙，皮肤附件发育障碍，在 *EDA* 基因 9 号外显子的 c.855 del G 突变导致移码，导致编码蛋白的变异并提前产生终止密码子，同时通过计算机建模，预测蛋白结构变化，发现该突变使蛋白结构产生了较大的变化（彩图 15-3-9，见文末彩色插页）。

如果某个氨基酸在有亲缘关系的基因中保守，该氨基酸的改变则可能影响功能（种间同源或种内同源），而非同义 cSNP 更多发生于非保守区。氨基酸替换如果为非保守性（将一个极性氨基酸替换为非极性的，或一个酸氨基酸替换为碱性的）将更可能影响功能。

3. 突变在人群中的分布

（1）与表型（疾病）共分离：如果家系足够大，家系既有患者，也有正常人，则该突变在家系中的分布可以提供重要信息，突变与表型共分离是指该家系患病成员均存在突变，而正常人则没有突变。

（2）在其他相同疾病的家系或散发患者中发现同一致病基因的突变（可能是不同的突变位点），也辅助支持该基因突变与疾病的关系。

（3）如为新突变，则在正常双亲中不存在，但在新发疾病者中存在。

（4）该突变在正常对照人群不存在。已知 SNP 的发生频率>1%，但由于抽样误差的影响，通常要选同种族 50 人以上（100 条等位基因）作为对照。如为错义突变，对照人群样本还应扩大。

（5）功能研究表明该变异具致病性。

第四节 口腔遗传疾病与综合征

涉及口腔的遗传性疾病种类众多，这些疾病一方面具有医学遗传学的一般特点，另一方面又有口腔医学的特殊表现，是遗传性疾病的一个重要方面，正日益受到口腔及遗传界学者的广泛重视。明确这些疾病的临床表型、遗传特点和病因及致病机制将有助于疾病的早期诊断，为进一步预防疾病和改进治疗手段提供依据。

一、牙体硬组织的遗传性疾病

牙齿是口腔内最突出和特殊的硬组织,担负着咀嚼、美观及辅助发音等重要功能。发生于牙体硬组织的遗传性疾病包括牙齿结构异常、数目异常和形态异常等,有独立发生于牙体硬组织的遗传性疾病,也有全身综合征伴发的牙齿表现。

(一) 牙本质发育异常

发生于牙本质的发育异常主要有两大类,一类为牙本质发育不全(dentinogenesis imperfecta,DGI),另一类称为牙本质生成不全(dentin dysplasia,DD),各自又分为不同的亚型,以牙冠变色、磨耗及髓腔改变为主要特征,通常为常染色体显性遗传(彩图15-4-1,见文末彩色插页)。

1. 独立发生于牙本质的发育异常

(1) 临床表型:根据 Shields 的分类,独立发生于牙本质的发育异常主要有牙本质发育不全Ⅱ型(DGI-Ⅱ,MIM #125490)、牙本质发育不全Ⅲ型(DGI-Ⅲ,MIM #125500)和牙本质生成不全Ⅱ型(DD-Ⅱ,MIM #125420)。DGI-Ⅱ 即通常所指的遗传性乳光牙本质,国外报道患病率约 1/6000~1/8000,患者乳、恒牙列均受累,牙齿呈特征性半透明琥珀色或乳光色,常过度磨损致明显缩短,根管部分或全部闭塞,可伴发双侧进行性耳聋。DGI-Ⅲ 最初特指发生于美国马里兰州隔离人群中特殊的遗传性乳光牙本质,目前在其他人群中也有报道,患者乳牙及恒牙萌出后冠部迅速磨耗,髓腔暴露,牙本质呈光滑的琥珀色,X 线片显示乳牙呈典型"壳牙"表现,恒牙髓腔可变小或消失,也可出现较大髓腔。DD-Ⅱ 在乳牙列类似 DGI-Ⅱ 的表现,但继承恒牙颜色正常,髓腔呈蓟形并有髓石,根管细小或消失。另外,Shields 分类中的牙本质发育不全Ⅰ型(DGI-Ⅰ)属成骨发育不全的一种口腔表型。牙本质生成不全Ⅰ型(DD-Ⅰ,MIM #125400)主要表现为牙根短小,呈锥形或无根牙,牙易松动脱落,乳恒牙均可受累,颜色可正常或有轻度乳光浅蓝色,髓腔消失或呈楔形,通常出现不明原因的多发性根尖暗影,可伴发其他部位的骨硬化。

(2) 致病基因:应用微卫星标记对 DGI-Ⅱ、DGI-Ⅲ 和 DD-Ⅱ 家系进行连锁分析,将三者致病基因定位于染色体 4q21 上一个重叠区域。我国科学家首先克隆出该区域内牙本质涎磷蛋白(Dentin sialophosphoprotein,DSPP)基因为 DGI-Ⅱ 致病基因,两个独立的科研小组于 2001 年同时在《自然遗传》杂志上报道 DSPP 基因突变引起伴或不伴发双侧进行性耳聋的 DGI-Ⅱ。牙本质基质中两种主要的非胶原蛋白牙本质涎蛋白(Dentin sialoprotein,DSP)和牙本质磷蛋白(Dentin phosphoprotein,DPP)为同一目的基因 DSPP 编码的表达产物。DSPP 主要在成牙本质细胞和前成釉细胞中表达,包含 5 个外显子,外显子 1~4 编码 DSP,外显子 5 编码 DSP 的 C 末端及整个 DPP。DSP 为酸性糖蛋白,占牙本质非胶原蛋白 5%~8%,可能对牙本质形成起重要作用。DPP 约占牙本质非胶原蛋白的50%,富含天门冬氨酸和磷酸化丝氨酸,对钙离子有高度亲和性,在羟磷灰石的晶核形成过程中起重要作用。

已证实 DSPP 基因的多个突变可导致牙本质发育不全。国内研究分别在 3 个 DGI-Ⅱ 家系中发现 DSPP 无义突变(p. Q45X),预测该突变将严重影响 DSP 和 DPP 表达,患牙超微结构显示牙本质结构异常及釉牙本质界和邻近釉质的结构紊乱,表明 DSP 和 DPP 可能参与釉牙本质界及邻近釉柱的形成。国内外学者分别在不同种族的 4 个家系中鉴别出 DSPP 错义突变 V18F,该突变可造成伴或不伴耳聋的 DGI-Ⅱ,也可引起 DGI-Ⅲ表型。错义突变 p. P17T 在中国人家系中引起伴发耳聋的 DGI-Ⅱ,错义突变 A15V 在欧美人家系中引起 DGI-Ⅱ表型,剪接位突变 IVS3+1 和 IVS2-3 分别在中国和韩国人家系中导致 DGI-Ⅱ。以上突变均位于 DSP 编码区或剪接位,产生临床表型以 DGI-Ⅱ为主。由于 DGI-Ⅱ和 DD-Ⅱ在乳牙列表型相似,DGI-Ⅱ与 DGI-Ⅲ在恒牙列表型相似,且均处于同一基因位点,提示三者可能为等位基因突变造成。DSPP 信号肽区的错义突变 p. Y6D 使得编码的蛋白不能正常转位到胞质中内质网,导致 DSP 及 DPP 功能丧失,引起 DD-Ⅱ表型。DSPP 基因敲除小鼠表现出髓腔增大、牙本质矿化不全及牙髓暴露等表型,与人类 DGI-Ⅲ表型类似。DPP 蛋白编码区结构复杂,含有广泛的三核苷酸重复序列,序列分析困难,我国科研人员成功进行具有高度重复序列 DPP 编码区序列分析,发现 DPP 的多个移码突变引起 DD-Ⅱ和 DGI-Ⅱ,为牙本质发育异常遗传病因提供了新认识,并阐明了正常人群中 DPP 编码区序列变化特征,提出 DPP 区的框内插入或丢失及错义 SNP 不会对牙本质的形成产生影响(图 15-4-2)。

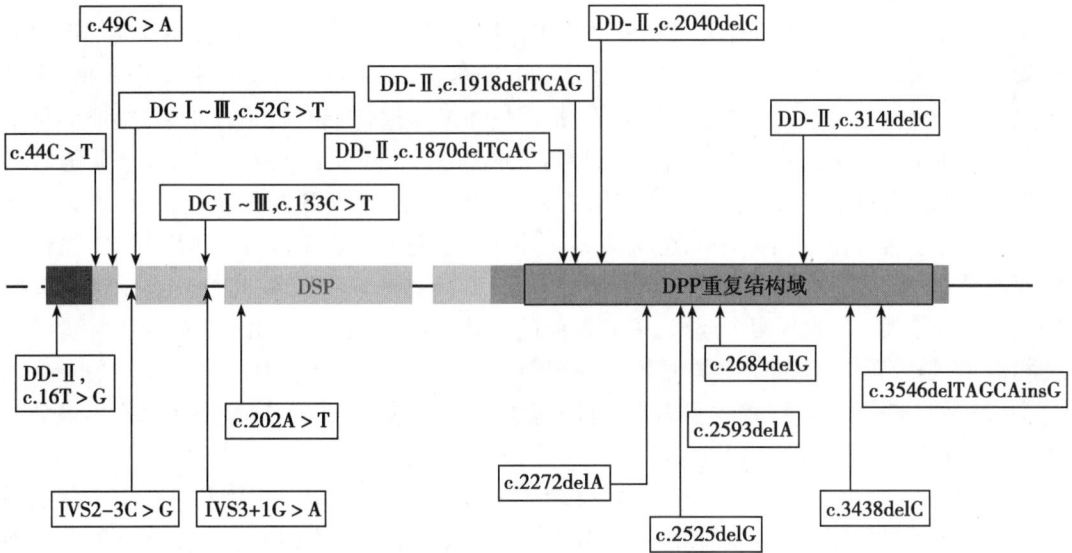

图 15-4-2　*DSPP* 结构和基因突变图

DSPP 是目前唯一被确认的 DGI-Ⅱ、DGI-Ⅲ及 DD-Ⅱ致病基因,此三种疾病存在相似表型,故已有提议将 *DSPP* 突变导致的三种牙本质发育异常 DGI-Ⅱ、DGI-Ⅲ及 DD-Ⅱ作为同一种遗传性疾病,根据各表型的严重程度再分为不同的亚型。

2. 伴发牙本质发育不全的全身性疾病　伴发牙本质发育不全的全身性疾病主要介绍成骨不全。成骨不全(Osteogenesis imperfecta,OI,MIM #166240)又称为脆骨症,是中胚层发育障碍所致的全身性结缔组织疾病,通常呈常染色体显性遗传。人群中患病率约 1/100 000 ~5/100 000。以不同程度的骨折、蓝巩膜、牙本质发育不全及听力下降等为特征。近年根据 OI 临床表现将其分为Ⅰ~Ⅶ型,其中仅Ⅲ型和Ⅳ伴发有牙本质发育不全,近似 DGI-Ⅱ表现,Ⅰ型症状最轻,Ⅱ型最严重,常于胎儿期死亡。Ⅰ~Ⅵ型为Ⅰ型胶原基因 *COL1A1* 和 *COL1A2* 突变所致,Ⅴ~Ⅶ型约占 OI 患者 4%,致病基因未明确。编码Ⅰ型胶原

蛋白 α1 链的 *COL1A1* 基因和 α2 链的 *COL1A2* 基因分别位于染色体 17q21.3-q22 和 7q22.1。Ⅰ型胶原由 2 条 α1 链和 1 条 α2 链组成,每条链的螺旋部分包含多个重复的甘氨酸-脯氨酸-羟化脯氨酸结构,甘氨酸对于 3 条胶原链形成一个 3 股螺旋的正确构象十分重要。目前已发现 300 多种 *COL1A1* 和 *COL1A2* 基因突变,其中多数为错义或无义突变,突变分布于整个基因,多数错义突变引起胶原链螺旋部分的甘氨酸被替代,从而影响胶原链正确构象的形成。

(二) 釉质发育不全

1. **遗传性釉质发育不全**　遗传性釉质发育不全(Amelogenesis imperfecta, AI)为一组影响釉质形成的遗传性疾病,表现为釉质数量、结构和组成的改变,具有明显的临床和遗传异质性。主要的临床特点是同时累及乳、恒牙列的牙釉质广泛丧失,常伴有前牙开𬌗及牙齿敏感症,在人群中的患病率从 1/800 ~ 1/14 000 不等(彩图 15-4-3,见文末彩色插页)。

(1) 临床表型:AI 临床表型多样,文献多引用 Witkop 提出的四型分类系统。Ⅰ型,釉质发育不全(hypoplastic),釉质未达正常厚度,X 线片显示釉质与牙本质对比度正常,此型又分为 A、B、C、D、E、F、G 7 个亚型。遗传方式有常显、常隐及 X-连锁显性遗传。Ⅱ型,釉质成熟不全(hypomaturation),釉质有色泽和斑块改变,厚度正常,但较正常釉质软,探针尖端可用力刺入,易剥脱。X 线片显示釉质放射密度近似于牙本质。此型有 A、B、C、D 4 个亚型,多呈常染色体隐性遗传,也有 X-连锁隐性遗传,常染色体显性遗传偶有报道。Ⅲ型,釉质钙化不全(hypocalcified),萌出时釉质为橘黄色,厚度正常,由钙化不良的基质组成,该基质随后迅速失去而暴露牙本质,X 线片上釉质的阻射性低于牙本质,有 A、B 两个亚型,遗传方式分别为常染色体显性和隐性遗传。Ⅳ型,釉质成熟不全及发育不全伴牛牙症(AIHHT),常见位于唇面的黄棕色或白色斑块状凹陷,磨牙有牛牙症(Taurodontism)表现,X 线片显示釉质放射密度近似牙本质,有 A、B 两个亚型,多为常染色体显性遗传,此型 AI 由于经常与毛牙骨综合征相混淆,是否属于 AI 的一个类型存在争议。

(2) 致病基因:对 AI 致病基因研究目前有较多报道,已在不同 AI 家系中鉴别出多个基因位点和致病基因。分述如下:

1) *Amelogenin*(*AMELX*):定位于 Xp22,主要在前成釉细胞、成釉细胞和上皮根鞘剩余中表达。编码的釉原蛋白是成釉细胞的主要产物,占成釉细胞分泌的细胞外基质的 90%。釉原蛋白对维持釉质结构和晶体生长起重要作用,*AMELX* 突变小鼠表现出釉质厚度减少,缺乏特征性釉柱结构。在人类已发现 *AMELX* 基因多种突变可导致 X 连锁 AI,包括大片段缺失、错义突变、移码突变和无义突变。表型从发育不全到矿化不全到釉质成熟不全不等。

2) Enamelin(*ENAM*):定位于 4q11 ~ q21,主要在发育中釉质组织中表达,编码的釉蛋白约占釉质总蛋白量的 1% ~ 5%,在釉蛋白的降解产物中,32kDa 多肽片断稳定集中在成熟期釉柱和柱间釉质的深层组织,可能对釉质矿化及釉原蛋白加工起重要作用。体内诱变的小鼠 *ENAM* 基因多个点突变导致切牙和磨牙产生多种表型釉质发育不全。在人类,常染色体遗传是 AI 最常见的遗传形式,其表型可由轻度的点状缺损到釉质全层厚度减少,已在不同人种的 AI 家系中鉴别出 *ENAM* 基因多个突变形式,包括无义突变 c.157A>T 和 c.737C>A 以及剪接位突变 IVS5−2A>C、IVS7+1G>A 和 IVS8+1delG 等,表型以发育不全为主。移码突变 c.1258_1259insAG 与伴发开𬌗的常隐发育不全 AI 相关。*ENAM* 是第一个确定的常显 AI 致病基因。

3) *KLK4* 和 *MMP20*：已报道的引起常隐成熟不全型 AI 基因为位于 19q13.4 的 *Kallikrein 4*（*KLK4*）基因和 11q22.3-q23 的 *MMP20* 基因。编码的 MMP20 和 KLK4 蛋白为釉基质中的两种蛋白酶，在釉质形成的分泌期到成熟早期 MMP20 起主导作用，降解 Amelogenin 和 Enamelin，在转换和成熟期 KLK4 发挥主要作用，降解余下的釉基质蛋白，并进一步降解 32kDa 的 Enamelin 多肽。消除 *MMP20* 活性的突变小鼠表现出严重的釉质发育不全表型，证明 *MMP20* 在釉质形成过程中起关键的蛋白加工作用。在人类 AI 家系中，*MMP20* 剪接位突变 IVS6−2A>T 和消除了酶水解活性的错义突变 c.678T>A 以及 *KLK4* 的无义突变 g.2142G>A 均导致常隐成熟不全 AI 表型。

4) *FAM83H*：常染色体显性遗传钙化不全型 AI 致病基因定位于染色体 8q24.3，对该区域内的基因进行序列分析，揭示 *FAM83H* 基因 C 端的移码或无义突变引起疾病表型。目前已报道 14 个该基因的突变，均位于最后一个外显子，造成蛋白翻译提前终止。*FAM83H* 基因功能未知，该基因最初是进行人类基因组序列计算机分析时发现的，表达序列标签（Expressed sequence tags，ESTs）表明它在多种组织中表达。对小鼠不同发育阶段的牙胚进行原位杂交检测发现，从分泌前期直到分泌期成釉细胞、成牙本质细胞以及发育的牙槽骨中均表达 *FAM83H*，提示该蛋白在成釉细胞分化和釉基质的矿化中起重要作用。亚细胞定位研究显示 Fam83h 位于细胞内，主要在高尔基体附近，与核周的基质小泡相关，表明 Fam83h 属非分泌性蛋白。

5) 其他候选基因：与 AI 相关的候选基因还包括位于 1q21 的 Tuftelin（*TUFT1*）基因、4q11~q21 的 Ameloblastin（*AMBN*）基因和近年发现的 Amelotin 基因。*AMBN* 编码的成釉蛋白约占釉基质总蛋白量的 5%，错误表达 *AMBN* 转基因小鼠表现出纳米水平上明显的釉质缺陷。*TUFT1* 编码的釉丛蛋白可能作为羟磷灰石晶体的成核中心，对釉质的矿化和结构排列起重要作用，过表达 *TUFT1* 小鼠出现釉质微晶纵横比改变，产生明显的釉质缺陷。Amelotin 基因编码的 Amelotin 蛋白为最近发现的成釉细胞特异性蛋白，可能对釉质形成起重要作用。

AI 表型复杂，可能还存在没有被认识的表型，Amelotin 基因、*AMBN* 和 *TUFT1* 是否对未诊断的 AI 表型起作用有待认识。筛查目前发现的 AI 候选基因，许多 AI 家系仍未鉴别出致病基因，遗传连锁分析表明还存在其他的 AI 位点。

2. 伴发釉质发育不全的综合征型疾病

（1）毛-牙-骨综合征（tricho-dento-osseous syndrome，TDO，MIM #190320）：TDO 的主要临床特点为釉质发育不全、牛牙症、毛发卷曲，部分病例有骨硬化及指趾甲松脆。本症呈常染色体显性遗传，多数病例具有釉质发育不全和牛牙症，其他表型在不同家系和个体间表现不一。TDO 与前面所述的 IV 型釉质发育不全不同，后者缺乏 TDO 患者指趾甲、毛发及骨的改变。位于 17q21~q22 的 *DLX3* 基因 nt3198 4bp 缺失为 TDO 致病原因。*DLX3* 为 *DLX* 家族成员之一，在颅面和牙的发育中起重要作用。在鼠牙形成的早期，*DLX3* 主要在牙胚间叶组织中表达。小鼠出生前胡须和毛囊高表达 *DLX3*。在鼠鳃弓致密的间叶组织可检测到 *DLX3* 表达，此部位随后逐渐骨化形成头骨和面部骨。有研究报道位于 17q21~q22 位点的 *DLX3* 基因外显子 3 上碱基 CT 缺失导致了伴发牛牙症 AI（AIHHT）表型。

（2）釉质发育不全合并视锥-视杆营养不良综合征（cone-rod dystrophies，MIM #217080）：视锥-视杆营养不良属于遗传性视网膜变性疾病，遗传方式有常染色体显性、常染色体隐性及 X 连锁遗传。视锥-视杆营养不良合并 AI 的病例已多次报道，由于该病变由

Jalili 于 1988 年首次报道，有学者将此病变称为 Jalili 综合征。主要临床表现为 AI、畏光、水平向眼球震颤及中心视力减弱，昼盲症的表型也有报道。进展型视锥-视杆营养不良通常与发育不全型和（或）矿化不全型 AI 相伴，牙齿常表型为发育不良、黄色或棕色、几乎看不到釉质。连锁分析将该综合征的致病基因定位于染色体 2q11。最新研究对该位点进行精细定位和候选基因序列分析筛查，发现 *CNNM4* 基因的多个纯合突变导致釉质和肾脏的两种疾病表型，突变形式有导致编码蛋白提前终止的移码突变，发生于高度保守区的错义突变及大片段缺失等。*CNNM4* 基因功能未知，推测其编码蛋白为金属转运蛋白，该蛋白在视网膜及发育中的成釉细胞中表达已被证实。

（3）釉质发育不全合并肾钙质沉着症：AI 合并肾钙质沉着症（nephrocalcinosis，MIM # 204690）是少见的综合征，目前报道的病例数仅 20 余例。由于肾钙质沉着需超声检查才能发现，可能存在某些合并肾钙质沉着的 AI 患者被漏诊的情况。此综合征共同特征是患者血浆钙正常、釉质薄或缺乏、牙髓钙化、牙石沉积、牙齿延迟萌出、牙龈增生以及双肾钙质沉积。报道的病例有源于近亲家庭，也有非近亲的家庭。尽管有些病例在儿童时期超声检查即可有典型强回声，但肾功能受损可延迟到成人期才出现，且程度不等。有关 AI 和肾钙质沉着之间的内在联系目前仍未知。有学者建议对所有的 AI 进行肾脏超声检查以排除肾钙质沉着。本综合征的致病基因还不明确，目前仅在 1 例表现为成熟不全型 AI、双侧唇腭裂、肾钙质沉着、及 15 岁时出现血尿的患者中发现 *MSX2* 基因的错义突变（T447C）。

（三）先天缺牙

先天缺牙是牙胚发育异常引起的牙齿数目先天不足。缺牙 6 个以下称为牙发育不全（hypodontia），6 个和 6 个以上（第三磨牙除外）称为少牙畸形（oligodontia），全口牙缺失称为无牙症（anodontia）。按表型不同可分为非综合征型单纯缺牙和伴发其他症状的综合征型缺牙，以非综合征型先天缺牙常见。

1. 非综合征型先天缺牙　非综合征型先天缺牙仅牙齿数目先天缺少，其他器官和系统无异常，多呈常显遗传，已确定的致病基因有位于 14q12 ~ q13 位点 *PAX9* 和 4p16.1 的 *MSX1*。中国科学家发现的一种先天恒牙缺失，命名为贺-赵氏缺牙症，定位于 10q11.2，该区域致病基因尚未克隆。

MSX1 在胚胎发育中参与上皮与间充质间相互反应，对牙齿发育起重要作用。*MSX1* 在牙发育各个时期的许多组织中表达，是 FGFs、BMPs 信号转导通路的重要调控因子。小鼠纯合子 *MSX1* 缺失表现为切牙缺失，磨牙发育阻断在蕾状期，并伴发腭裂。在人类 *MSX1* 基因突变主要表现为牙发育不全、唇腭裂及颅面畸形。目前已报道多个 *MSX1* 基因缺陷，部分突变与常显非综合征缺牙相关，部分突变主要为无义突变导致缺牙和唇腭裂表型或引起以少牙畸形和指/趾甲发育不全为特征的 Witkop 综合征。位于 *MSX1* 同源结构域的错义突变（p. A219T）与常染色体隐性遗传缺牙相关。

PAX9 是 PAX 基因家族成员之一，*PAX9* 基因包含 4 个外显子，编码的高度保守 128 个氨基酸的成对结构域（paired domain，PD）位于外显子 2，具有和基因启动子区特定核苷酸结合从而调控目的基因转录活性的功能。*PAX9* 在牙形态形成之前已在间充质的不同位置表达，*PAX9* 纯合缺陷小鼠出生后即刻死亡，牙胚发育阻断于蕾状期，并出现腭裂、咽囊缺失及颅面、脏器和骨形成紊乱。目前在人类已发现 10 余种 *PAX9* 基因突变与非综合征常染色体显性遗传的多数牙缺失有关，包括无义突变、错义突变、移码突变及缺失突变。对部分突变的

功能研究发现突变蛋白丧失了与靶 DNA 的结合能力及转录激活功能。

分析不同家系中 *MSX1* 和 *PAX9* 基因突变引起的缺牙模式，发现特定的牙缺失通常对称性出现，与 *MSX1* 基因突变相关的缺牙常有上下颌第二前磨牙和上颌第一前磨牙缺失，最显著的特征是上颌第一前磨牙缺失，与 *PAX9* 相关的缺牙最主要的特征是上、下颌第二磨牙的缺失。不同基因缺陷导致不同部位的牙发育受阻提示不同牙的发育受不同的基因调控。

AXIN2 是第三个发现的引起独立发生的先天缺牙基因。该基因位于 17 号染色体，无义突变 1966C>T（R656X）引起常显遗传少牙畸形。新发（de novo）移码突变 1994—1995insG 产生严重的少牙畸形。在 Arg656Stop 突变的家系中多数患者还表现出结肠癌及相关癌前病变。Axin 2 为 Wnt 信号转导拮抗剂，通过促使 β-catenin 下降而起作用。突变将导致 Axin 2 功能降低或丧失从而引起 Wnt 信号通路的活化。*AXIN2* 突变引起少牙畸形表明了 Wnt 信号对人类牙列发生起重要作用。

非综合征型先天缺牙除由单-基因突变引起的孟德尔遗传形式外，在人群中更多见的是散发形式，缺牙个体无明显的遗传特点。此类缺牙最多见的是上颌侧切牙、下颌中切牙及前磨牙的缺失。有关其致病基因的研究目前还处于初期阶段。基因缺陷动物模型证实在牙发生中部分表达活跃的转录因子及信号因子的缺失可导致牙发生障碍。与缺牙有关的基因如 *MSX1*、*TGFA*、*PAX9*、*IRF6* 和 *FGFR1* 的某些多态变化间的彼此关联与缺牙发生相关。病例对照研究显示位于 *PAX9* 基因 5'端侧翼序列的两个紧密连锁的 SNP，在先天缺牙患者中出现频率较正常对照高，其可能机制是，其中一个 SNP 等位基因的高频出现影响到了转录因子的结合位点。对波兰 55 名先天缺牙的散发患者的研究表明，*AXIN2* 基因中 2 个 SNP 高频出现，其中位于外显子 7 的 SNP 等位基因将一预测的剪接增强子位点变成了剪接抑制作用位点，从而可能引发缺牙表型。对那些无明显功能改变但又与缺牙表型相联系的 SNP，该多态变化也许不是导致缺牙的直接原因，该 SNP 可能与某邻近 SNP 处于连锁不平衡状态，而邻近的 SNP 则可能是导致缺牙表型的病因。在牙发生过程中，有近 200 种基因参与了牙胚形成和牙发育，是多分子、多通路共同参与的极其复杂的过程。

2. 伴发缺牙的综合征型遗传性疾病　综合征性遗传性缺牙多达 50 余种，主要介绍以下几种。

（1）无汗性外胚叶发育不全（anhidrotic ectodermal dysplasia, EDA）：EDA 在多种外胚叶发育不全中最为常见，发病率约 1/1 000 000，以汗腺、毛发及牙齿等外胚层组织发育不良为特征，缺牙和（或）牙形态异常、毛发稀少、少汗或无汗是其典型临床表现（彩图 15-4-4，见文末彩色插页）。通常呈 X 连锁隐性遗传，致病基因为位于染色体 Xq12 ~ q13 区的 *ED1* 基因。

ED1 基因有多个选择性剪接体，其中编码的 Ectodysplasin A1（EDA-A1）蛋白由 N 端胞内区、胞外蛋白酶水解位点、胶原结构域和 C 端 TNF 样结构域组成。将 *EDA-A1* 转基因表达在 *ED1* 缺陷鼠中，转基因鼠表现出头发、汗腺和磨牙几乎完全恢复，表明 EDA-A1 在外胚叶发育中起重要作用。*ED1* 突变小鼠釉结较正常小，牙齿发育各时期的标志分子表达减弱，提示 *ED1* 对牙齿形态发育具有调控作用。在人类，目前已发现 80 余种 *ED1* 突变引起 EDA，以错义突变多见，主要集中在编码蛋白 C 端的 TNF 样结构域、胶原结构域和蛋白酶水解位点。研究显示 TNF 样结构域内的突变大大降低了 EDA 蛋白与受体结合，影响了信号传递。胶原结构域内的突变可影响 TNF 样结构的折叠，进而影响三聚体形成和蛋白功能。蛋白酶水解位点的突变可能通过干扰蛋白水解释放而影响信号传导。对中国人 EDA 家系调查和 *ED1*

突变分析发现,突变类型也是以错义突变为主,有位于 TNF 样结构域的 *ED1* 突变,也有位于跨膜区以及不在已知保守功能域的错义突变,说明跨膜区结构和某些非保守区域对于 Ectodysplasin 蛋白功能也有重要影响。

(2) Rieger 综合征:Rieger 综合征的主要特点是上颌切牙缺失、眼球前房畸形及脐部异常,发生率约 1/200 000。本病呈常染色体显性遗传,已发现 4q25、13q14、6p25 和染色体 11 共 4 个与之相关的基因位点。1996 年在 4q25 位点克隆了第一个致病基因 *PITX2*,又称为 *RIEG* 基因。13q14 位点内基因目前仍未克隆。6p25 内与青光眼发病相关的 *FOXC1* 基因突变也是部分 Rieger 综合征的致病原因。11 号染色体上 *PAX6* 基因小片断缺失与 Rieger 综合征相关。*PITX2* 基因是 Rieger 综合征最多发的致病基因,目前国内外学者已发现数十种 *PITX2* 突变与该病相关,突变类型包括错义、无义、移码、缺失/插入以及剪接位突变。*PITX2* 在小鼠胚胎的眼周间叶细胞、上下颌的上皮细胞以及脐部均有表达,与 Rieger 综合征临床表型相对应。*PITX2* 和 *DLX2* 为早期牙齿发育中的表达标志,已证实 *PITX2* 可与 *DLX2* 启动子结合并活化该启动子,不能转录活化 *DLX2* 启动子的 *PITX2* 突变产生包括牙发育异常的 Rieger 综合征,而不影响 *PITX2* 活化 *DLX2* 启动子的突变导致的临床表型可不出现牙异常的表现。

(3) Witkop 牙-甲综合征(Witkop tooth-nail syndrome,MIM #189500):Witkop 牙-甲综合征又称少牙畸形和指(趾)甲发育不良(Hypodontia and Nail Dysplasia),由 Witkop 首先提出,其特点是牙齿先天缺失和指(趾)甲发育不全(nail/toe nail dysplasia)。主要的临床表现为多颗恒牙先天缺失或为锥形牙(Cone-shaped tooth),部分患者乳牙也有上述异常,下切牙、第二磨牙及上尖牙最常出现缺失,牛型牙在该综合征中出现极少,指甲和(或)趾甲发育不良,呈勺形,生长缓慢;部分患者的毛发细软,生长缓慢,显微镜下检查未见明显结构异常,汗腺正常。鉴别诊断包括 X 连锁和常染色体隐性遗传的少汗性外胚叶发育不全综合征,这类患者具有典型面容,毛发细而稀疏、生长缓慢,汗腺减少,多数牙缺失,指(趾)甲通常无发育不全。Witkop 牙-甲综合征通常为常染色体显性遗传,致病基因定位于 4p16.1,在一个 3 代受累的牙-甲综合征家系中鉴别出 *MSX1* 基因的无义突变与以上表型共分离,功能研究发现,*MSX1* 缺陷小鼠中,*MSX1* 敲除小鼠除表现出牙发育终止外,指、趾甲产生明显发育缺陷,较野生型小鼠薄,进一步表明 *MSX1* 在牙和指、趾甲发育中起重要作用。

二、牙周组织的遗传性疾病

(一) 遗传性牙龈纤维瘤病

遗传性牙龈纤维瘤病(hereditary gingival fibromatosis,HGF,MIM #135300) 是一种罕见的以牙龈组织弥漫、渐进性纤维增生为特征的良性病变。人群中患病率国外报道 1/750 000,国内尚无确切统计。临床上多数患者表现为以牙龈增生为独立症状的非综合征型,另有部分表现为牙龈增生合并其他全身症状的综合征型。患者多有家族史,偶尔也呈散发。遗传方式以常染色体显性遗传为主,少数为隐性遗传。此外,一些钙离子通道阻滞剂类药物可诱导产生药物性牙龈增生,与 HGF 在临床上难以鉴别。HGF 错综复杂的临床表型及遗传方式提示该病具有高度遗传异质性。

非综合征型 HGF 多于恒牙萌出期出现,外显率和表现度在人群中存在差异,即便是同一家系的不同个体,牙龈增生的范围与严重程度亦可有所不同。主要表现为全口牙龈广泛纤维性增生,表面光滑或呈结节状,质地坚韧,但牙龈颜色正常,探诊不易出血,增生的牙龈覆盖部分牙冠,有时达到甚至超过咬合面,严重影响咀嚼、语言、美观以及口唇闭合,形成的牙间隙还易诱发错𬌗畸形。在少数出生后不久或乳牙萌出期发病的患者,可出现萌出困难或乳牙滞留。综合征型 HGF 常作为表型之一与有全身多处病变的罕见综合征伴随出现,常见的有合并多毛、智力低下和(或)癫痫为特征的三联征,在服用抗癫痫药物后易与药物性牙龈增生产生的表型模拟(phenocopy)相混淆(彩图 15-4-5,见文末彩色插页)。

　　HGF 最主要的病理表现就是 I 型胶原的过量积聚,牙龈上皮钉突增长。HGF 牙龈组织表皮生长因子(epidermal growth factor,EGF)和 EGF 受体(EGFR)的表达显著低于正常,但在上皮钉突部表达高于正常,并与上皮钉突的细胞增殖相关,而 EGF 有抑制成纤维细胞 I 型胶原表达的作用,表明 HGF 胶原过度积聚可能与 EGF/EGFR 表达减少有关。在 HGF 成纤维细胞中,热休克蛋白 47(Hsp47)在 mRNA 和蛋白水平均增加,Hsp47 能抑制前胶原在内质网的降解,提示 Hsp47 可能在过度合成的 I 型前胶原的翻译后过程中发挥重要作用,导致 HGF 牙龈胶原的过度积聚。对巴西一个非综合征型 HGF 家系进行遗传学分析,将致病基因定位于 2p21～p22(命名为 GINGF 位点)。对中国 5 个 HGF 家系进行了基因定位,将其中 4 个家系的致病基因定位于 2p21,另一家系的致病基因定位于 5q13～q22(命名为 GINGF2 位点)。在 GINGF 位点发现 SOS1 基因突变引起 HGF,突变的 SOS1 基因丧失了与上游蛋白 Grb2 结合域,且活性增强。转基因小鼠模型研究证实丧失 Grb2 结合域的 SOS1 转基因小鼠表现出多个乳头状瘤和皮肤肥大表型。通过对一个 5 代的中国 HGF 家系进行遗传学研究,致病基因定位于 2p22.3～p23.3(命名为 GINGF3 位点),且与以前的报道没有任何重叠。进一步的研究表明 HGF 还存在另外的基因位点。目前仅在一个 HGF 家系发现 GINGF 位点内 SOS1 基因的移码突变,引起 HGF 的主要致病基因还没有揭示,GINGF2 位点、GINGF3 位点以及不断发现的新基因位点内的致病基因及相关功能均有待进一步研究和阐明。

(二) 牙周破坏-掌跖角化综合征

　　牙周破坏-掌跖角化综合征(keratosis palmoplantaris with periodontopathia)又称 Papillon-Lefèvre 综合征(Papillon-Lefèvre syndrome,PLS,MIM #245000),是一种罕见的常染色体隐性遗传性疾病,于 1924 年由 Papillon 和 Lefèvre 发现。主要表现为掌趾皮肤角化和严重的早发性牙周炎,导致乳恒牙过早脱落。本病儿童发病率约为 1/4 000 000。男女发病机率相同,没有种族特异性,大约 1/3 的患病家系为近亲结婚。

　　1. 皮肤表现　在 2～4 岁间,掌、跖开始发红并出现鳞屑。手掌的过度角化可达掌缘、鱼际隆凸及腕部。足跖角化通常更为严重,可延伸至跟腱处。部分患者膝部、肘部、外踝、胫骨粗隆、指/趾关节背部的皮肤也会发红并出现鳞屑。病变程度具有波动性,冬季较严重,皮肤病变随年龄增长可有所改善,但一些患者的掌跖角化伴随终生。约有 20% 的患者有复发性脓皮病。

　　2. 口腔表现　乳牙的发育、萌出过程正常。牙周组织的破坏几乎是紧随最后一个乳磨牙的萌出而出现,牙齿受累与萌出的顺序基本一致。在出现掌跖过度角化症的同时,牙龈肿胀、出血,口臭明显。深牙周袋形成导致牙齿脱落,到 4 岁左右几乎所有乳牙脱落。牙齿脱落后炎症减轻,牙龈恢复正常表现,一直维持到恒牙萌出时,则又重新出现牙周组织破坏过程,牙槽突通常彻底被破坏,14 岁左右大部分牙齿脱落。一些病例中第三磨牙可不脱落。

PLS 致病基因定位于染色体 11q14,该区域内组织蛋白酶 C(cathepsin C,*CTSC*)基因的点突变引起该疾病。*CTSC* 基因全长 44.17kb,由 7 个外显子和 6 个内含子组成,编码含 463 个氨基酸的多肽,可使蛋白质氨基酸末端脱二肽,同时具有内切酶活性。它在免疫细胞(如多形性白细胞和巨噬细胞)、肺、肾和其他上皮组织中高表达,推测组织蛋白酶 C 参与多种免疫与炎症反应,包括吞噬细胞和 T 淋巴细胞的激活及激活后对病原微生物的清除。目前,在不同种族的 PLS 患者中已发现 *CTSC* 基因的 40 多种突变方式,有错义、无义、插入及缺失等多种突变形式,多数突变位于基因第 7 外显子。突变导致组织蛋白酶 C 活性丧失,抑制了病原微生物在牙周组织感染中所引发的免疫反应,最终导致牙齿过早脱落。

(三) 牙周炎

牙周炎是一种主要累及牙龈和牙周组织的炎症性口腔感染性疾病。除了传统观点认为菌斑感染和环境因素是牙周炎发病的主要因素外,越来越多的证据表明,个体对牙周炎的易感程度有很大差异,某些基因的多态性是牙周炎发生、发展的危险因素。近年来研究证实,人类白细胞抗原-Ⅱ(human leucocyte antigen-Ⅱ *HLA*-Ⅱ)、白细胞介素-1(interleukin-1,IL-1)、IL-4、IL-6、IL-10 肿瘤坏死因子-α(tumor necrosis factor-α,TNF-α)、维生素 D 受体(vitamin D receptor,*VDR*)、Fcγ 受体(FcγR)、T 细胞受体 β 链可变区域(receptor β-chain variable region by T cell)、雌激素受体(estrogen,ER)、Toll 样受体(Toll like receptor,TLR)、组织非特异性碱性磷酸酶(tissue nonspecific alkaline phosphatase,TNSALP)等基因多态性与牙周炎相关。同时,一些牙周炎全身相关性疾病如关节炎、心血管疾病、糖尿病等疾病的某些易感基因与牙周炎也有一定的关系。这些研究都证实了个体的遗传背景在牙周炎的发生、发展过程中有着重要的作用。

三、骨组织的遗传性疾病

(一) 巨颌症

巨颌症(cherubism,MIM #118400)是一种少见的以颌骨对称性、无痛性增大为主要特征的遗传性疾病。下颌发病多见,也可上下颌同时受累。病变区大量纤维组织替代正常骨组织,导致骨组织缺损,骨皮质变薄及界限明显的多房性放射透光区为其典型 X 线表现。巨颌症的临床表现在不同个体间差异较大,病变轻微者,仅仅通过 X 线片才能被发现,而病变严重者,纤维异常增生可致密质骨缺失,面部严重畸形,并引起发音、咀嚼及吞咽等功能障碍,甚至继发感染直至死亡。

该病发病年龄多为 2~4 岁,通常表现为双侧颌骨无痛性增大,病损出现越早,发展越快,7 岁左右病变进程减慢直至青春期后停止,随后病损可产生自发性退化,上颌退化较下颌早,部分病例数 10 年后面部畸形可恢复正常。组织病理学改变类似于颌骨中心性巨细胞肉芽肿,病变组织由多核巨细胞、血管及纤维组织组成。部分病例可见血管周围嗜伊红胶原纤维套,即巨颌症典型病理改变。巨颌症需要结合病史、临床表现、X 线诊断、组织病理学特点进行诊断,并且不合并明显的全身其他疾病和异常表型。

巨颌症通常为常染色体显性遗传,外显率男性 100%,女性 50%~70%。也有仅单侧颌骨受累及无明显家族史的病例报道,单侧发病可能是由于不完全外显所导致,散发病例可能为隐性遗传或新发基因突变所致。已在多个巨颌症家系中发现位于染色体 4p16.3 位点的

SH3BP2 基因多个错义突变引起巨颌症,包括 P418L、P418R、P418H、G420E、G420R、R415P、R415Q、D419N 和 D419G 等多种氨基酸改变,以上错义突变均位于 *SH3BP2* 基因第 9 外显子,导致了从第 415 到第 420 的 6 个氨基酸范围内的核苷酸替换,使蛋白质的结构发生改变。*SH3BP2* 基因突变分析提示与破骨细胞分化和活化密切相关的 RANK 信号通路可能在巨颌症病变中发挥作用,*SH3BP2* 突变 P418R 转基因小鼠模型出现系统性炎症、骨丧失及 TNF-α 血浆水平升高,表明 P418R 突变可使 SH3BP2 蛋白功能活化,导致骨髓细胞来源的细胞因子 TNF-α 增加,进而引起骨丧失和炎症,提示了 SH3BP2 参与破骨性病变的可能信号通路。

(二) 牙源性角化囊性瘤及痣样基底细胞癌综合征

牙源性角化囊肿(odontogenic keratocyst,OKC)是颌骨内具有潜在侵袭性可引起颌骨局限性破坏的常见囊肿,具有术后复发倾向。2005 年 WHO 头颈部肿瘤分类中已将牙源性角化囊肿命名为牙源性角化囊性瘤(keratocystic odontogenic tumor,KCOT)。通常好发年龄在 10 ~ 29 岁之间,在 30 ~ 49 岁也可出现第二个发病高峰期,男性较女性多见,KCOT 可以在颌骨内以单个或多个囊肿单独发病,以下颌多见,多累及下颌磨牙及升支部,囊性瘤主要沿颌骨前后方向生长,多数患者无明显症状,常在 X 线检查时偶然发现。有症状者主要表现为局部颌骨膨大,肿瘤继发感染时可出现疼痛、肿胀,形成瘘管时可伴有囊液流出,部分病例囊肿持续生长甚至引起病理性骨折或面部麻木等。X 线表现为单房或多房性透射区,边缘呈扇形切迹。囊壁主要病理表现为 5 ~ 8 层皱褶状复层鳞状上皮,表层角化或不全角化。

痣样基底细胞癌综合征(nevoid basal cell carcinoma syndrome,NBCCS,MIM #109400)又称为 Gorlin 综合征、基底细胞痣综合征、颌骨囊肿-基底细胞癌-肋分叉综合征等,是少见的常染色体显性遗传性疾病,发病率约 1:56 000,具有完全的外显率及明显不同的表现度。可累及多种组织或器官,以多个皮肤基底细胞癌、颌骨牙源性角化囊肿、手掌和脚底多个点状凹陷、大脑镰钙化、骨骼异常以及发生多种类型的肿瘤等为特征。牙源性角化囊性瘤是 NBCCS 最常见的特征,约 90% 的 NBCCS 患者可有 KCOT 表现,约 5% 的 KCOT 病例可同时伴发痣样基底细胞癌综合征。

NBCCS 患者上下颌骨可出现多个牙源性角化囊肿,也可为单个囊肿,可含牙或不含牙。囊肿发生较早,10 岁左右即可引起症状而发现,好发部位多为第三磨牙区和尖牙区,手术切除后常复发,复发率 40% ~ 60%。主要临床表现、X 线特征及组织病理与 OKCT 相似。

根据 NBCCS 的诊断标准,确诊 NBCCS 应至少有两个主要特征,或者一个主要特征加两个次要特征。主要特征包括:两个以上的皮肤基底细胞癌或 20 岁前即出现一个基底细胞癌;组织学证明的颌骨 OKCT;3 个或更多的手掌或脚底点状凹陷;脑镰钙化;分叉、融合或过度张开的肋骨;以及一级亲属出现 NBCCS。巨头症、先天畸形、其他骨骼异常、卵巢纤维瘤及成神经管细胞瘤等属于次要症状。

已证实 *PTCH* 基因是 NBCCS 的致病基因。*PTCH* 基因定位于 9q22.3,由 23 个外显子组成,为编码一个 1447 个氨基酸蛋白的抑癌基因。PTCH 蛋白包含 12 个疏水的跨膜区、2 个亲水的大的细胞外环以及细胞内的 N 端和 C 端,在 Hedgehog(Hh) 信号转导通道中作为 Hh 配体的受体分子,其细胞外环为 Hedgehog 信号连接处。Hedgehog 信号通道是从果蝇到人类高度保守的发育性信号通道。Hedgehog 信号在细胞膜上通过受体复合体接受和转导信号,该复合体由原癌基因 *SMO* 和抑癌基因 *PTCH* 的蛋白表达产物组成。活化 *SMO* 及抑制 *PTCH*

活性的基因突变将可能导致 hedgehog 通道的活化。由 *PTCH* 突变引起的 C-末端截断可使得 Smo 不再被抑制。*PTCH* 缺陷小鼠解释了该基因在正常发育和细胞分化中的作用，*PTCH* 纯合突变小鼠引起四肢、脏器及神经系统的多个异常，在胚胎第 9 天死亡，*PTCH* 杂合突变小鼠可存活，但发生类似 NBCCS 患者的肿瘤，包括基底细胞癌样损害、成神经管瘤及横纹肌肉瘤等。人类 *PTCH* 突变大多数为无义或移码突变产生提前终止密码子使得编码蛋白质截短，也有错义及剪接位突变。突变在各区域分布无规则，目前尚未发现突变热区。*PTCH* 基因杂合性丢失在 NBCCS 最具特征性的病变—基底细胞癌、牙源性角化囊肿和成神经管细胞瘤中均有检出，*PTCH* 基因失活在 NBCCS 患者通常是通过二次打击模式（Two-hit model）来实现，生殖系突变代表了第一次打击，局部野生型等位基因的杂合性丢失为第二次打击；非综合征 OKCT 仅表现为颌骨内囊肿，不伴发其他病变，*PTCH* 的杂合性丢失与体细胞突变可与部分非综合征 OKCT 形成有关。在一例中国 NBCCS 家系中，发现 *PTCH* 基因家族中另一个基因 *PTCH2* 突变，该突变 g. 2157G→A 位于第 15 号外显子，导致 R719Q，该突变影响了 *PTCH2* 基因对细胞增殖的抑制功能。

（三）颅骨锁骨发育不全

颅骨锁骨发育不全（cleidocranial dysplasia，CCD，MIM #119600）是以单侧或双侧锁骨发育不全、开放骨缝和前囟、多生牙、短小身材以及其他骨骼改变为特征的骨骼发育不良。在口腔的典型表现为恒牙延迟萌出、正常恒牙与多生牙混合阻生于颌骨内，常因缺牙或错𬌗就诊口腔门诊。

CCD 具体的临床表现涉及多个部位。头颅部：前顶部突出；开放骨缝和前囟；上颌骨发育不良、骨矿化延迟；鼻梁塌陷，鼻骨矿化延迟或缺失；眶距增宽等。胸和肩：窄的斜肩，双肩可向前极度靠拢；单侧或双侧锁骨发育不全或中断；锥形胸腔；肩胛骨发育不良等；骨盆和臀：耻骨骨化延迟，女性患者通常生产为剖腹产；髂骨翼发育不良；骶骨关节增宽等；脊骨：驼背，脊柱侧凸等；手部：短指（趾），指尖细，远端指骨发育不良；指、趾甲发育不良；第五手指弯曲；X 线片可见短中指、趾骨及短第Ⅲ～Ⅴ掌骨、跗骨等；牙列：正常乳牙列；恒牙迟萌，拥挤多生牙，错𬌗等。

正常乳牙列、恒牙延迟萌出及多个拥挤的多生牙是 CCD 的典型口腔表现，结合颅骨、锁骨等骨异常可明确诊断。

CCD 可呈常染色体显性或隐性遗传，也可散在发病。致病基因定位于染色体 6p21，该位点内 *RUNX2* 基因突变可引起该疾病。*RUNX2* 基因包含 7 个外显子，编码 507 个氨基酸组成的 RUNX2 蛋白，由三个结构域组成：N 端富含谷氨酰胺和丙氨酸的 Q/A 结构域，中间保守的 runt 结构域，C 端富含脯氨酸、丝氨酸和苏氨酸的 PST 活性结构域。其中 runt 结构域为 128 个氨基酸组成的高度保守区，具有与靶基因启动子区相结合的能力。RUNX2 蛋白的主要功能是在成骨细胞形成和分化过程中起重要调控作用，*RUNX2* 缺陷小鼠成骨细胞不能有效分化，小鼠膜内和软骨内的骨化成骨均不能发生。迄今，在人类 CCD 患者中已鉴别出近百种不同类型 *RUNX2* 突变，包括错义、无义、缺失、插入以及剪接位点改变等多种类型的突变，所有这些突变分布于 *RUNX2* 基因外显子 1～7，以发生于 runt 结构域内的突变最多，大部分典型的 CCD 患者 *RUNX2* 基因改变都集中在 runt 结构域，该区域大部分突变导致编码的转录因子失去与靶 DNA 序列相结合的能力。*RUNX2* 其他区域的突变则主要导致不典型的 CCD。采用亚等位基因突变 CCD 小鼠模型，发现 *RUNX2* 基因在胚胎形成过程中对骨组织形成的作用主要表现为剂量依赖,下降到野生型 Runx2 水平的 70% 以下将导致 CCD 表型,而能达到 79% 以上则产生正常骨组织,因此 CCD 患者的骨异常表型主要是由于具有功能活性 *RUNX2* 量的减少造成。

(四) Ellis-van Creveld 综合征和 Weyers 颅面骨发育不良

Ellis-van Creveld 综合征(EvC,MIM #225500)是一种以骨骼、外胚层和心脏等发育不良为主要特征的常染色体隐性遗传病。骨骼病变表现为短肢、不成比例的身材矮小、短肋、胸廓发育不良、轴后多指(趾)等。外胚层发育不良表现为指(趾)甲发育不良和先天缺牙。口腔表现还有系带异常增多、新生儿牙、牙齿萌出延迟及牙釉质异常等。约 60% 患者有先天性心脏病,最常见为房间隔缺损或房室隔缺损及单个心房。另外,约 20% 患者可发生泌尿生殖系异常,以尿道上裂或尿道下裂常见。

Weyers 颅面骨发育不良(Weyers acrofacial dysostosis,MIM #193530)是一种与 EvC 综合征临床表现极其相似的另一种遗传病,两者的区别在于 Weyers 颅面骨发育不良呈常染色体显性遗传,且症状稍轻,患者一般不出现心脏损害。临床上以轻度身材矮小、轴后多指(趾)和(或)并指(趾)、指甲发育不良及牙齿异常等为特征,牙齿异常主要表现为不规则的小锥形牙、单个中切牙、缺牙等。尽管上述两种疾病具有许多相似之处,但它们的显著差别是各自的遗传模式和表型严重程度不同。

对不同地区的 EvC 家系进行连锁分析将 EvC 致病基因定位于染色体 4p16.1。对一个大的 Weyers 颅面骨发育不良家系的基因位点也定位于该区域。进一步的研究发现位于此位点的 *EVC* 基因突变可分别导致 EvC 综合征或 Weyers 颅面骨发育不良两种遗传病,随后的研究发现 *EVC2* 基因突变也可引起 EvC 综合征,近年发现 *ECV2* 基因突变也可以导致 Weyers 颅面骨发育不良,所有报道的突变类型以移码和无义突变为主。说明 EvC 综合征和 Weyers 颅面骨发育不良是共等位基因的遗传病。致病基因 *EVC* 和 *ECV2* 基因无同源性,两者任何一个发生突变都会导致 EvC 综合征或 Weyers 颅面骨发育不良,但其突变引起疾病的机制仍不清楚。*EVC* 和 *ECV2* 基因在基因组上存在的位置在不同物种间高度保守,属无同源性的基因对,两者在染色体上以紧密连锁的头对头的构象排列,在人类基因组中两者仅间隔约 2.6kb 的序列。这种以头对头结构排列的基因在人类基因组中广泛存在,有证据表明以这种构象排列的基因对可能共有相同的调控序列。*EVC* 和 *ECV2* 在基因组中头对头的特殊排列方式提示它们的编码产物可能在同一信号通路中协同发挥作用。

四、先天性面裂

先天性面裂中以唇腭裂最为常见,发生率为 1:500 至 1:1000。唇腭裂是新生儿最常见的出生缺陷,系胚胎发育期多因素作用下上颌突与球状突、侧腭突彼此未能融合或融合不全引起。根据是否伴有其他组织器官缺陷,唇腭裂可分为综合征型(syndromic cleft lip and/or palate,SCLP)和非综合征型(nonsyndromic cleft lip and/or palate,NSCLP),其中 70% 为非综合征型,仅以单纯唇腭裂为唯一表现,又分为唇裂、唇裂合并腭裂(cleft lip with or without cleft palate,CL±P)及单纯腭裂(cleft palate only,CPO)。综合征型是指除唇腭裂外,患者还合并有其他的全身症状。唇腭裂畸形在亚洲黄种人、美洲印第安人中高发,白人次之,黑人少见。

中国人是唇腭裂的高发人群,由于唇腭裂发病率高且具有很强的遗传倾向,对其遗传背景的研究已引起极大关注。

（一）范德伍德综合征

范德伍德综合征(Van der Woude syndrome,VWS,MIM #119300)是最常见的综合征型唇腭裂,也叫下唇瘘综合征,占全部唇腭裂的 2%。发病率约为 1/34 000,在黄种人中比例更高。下唇瘘管或凹陷为 VWS 的首要症状,是 VWS 和非综合征型唇腭裂的唯一区别,80% 的患者可出现此症状。下唇瘘表现为下唇唇红部的凹陷或瘘管,大小和数目因人而异,可为单侧不对称或双侧对称的瘘管,瘘口常伴有清亮的分泌液体流出。唇腭裂可为单纯唇裂、唇裂合并腭裂或单纯腭裂,裂隙程度在个体中有很大差异,从单侧不完全唇裂、黏膜下隐裂、悬雍垂裂到双侧完全唇腭裂均有;25% 患者可合并缺牙,以双尖牙和前牙缺失为主。

VWS 以常染色体显性遗传为主,也可散在发病。VWS 相关基因位点有 2 个,分别是 1q32~q41 和 1p34,位于 1q32~q41 上的 $IRF6$(Interferon regulatory factor-6)基因突变被证实为部分 VWS 患者的遗传病因。1p34 位点内的基因尚未克隆。$IRF6$ 属干扰素转录因子基因家族成员,该家族成员都含有一个高度保守的螺旋-转角-螺旋 DNA 结合域和一个相对不保守的蛋白结合域(Smad-interferon regulatory domain,SMIR)。该基因在小鼠及人的牙胚、上下颌骨、唇腭部、皮肤、肢体等部位均有表达,可能与胚胎期唇、腭部各个突起的融合有关。目前已报道 70 余种该基因不同的突变,在欧洲人中以 $IRF6$ 的无义突变和移码突变为主,并且约 70% 以上的突变位于 $IRF6$ 的关键功能域内,在 8 个中国人 VWS 家系中发现 7 个不同的突变,其中 5 个突变位于 $IRF6$ 关键功能域以外。$IRF6$ 功能目前还不清楚,可能参与病毒感染后调节干扰素-α、β 表达的免疫反应。$IRF6$ 基因缺陷导致唇腭裂、缺牙症状,说明 $IRF6$ 直接参与唇腭和牙齿发育。

（二）先天性缺指（趾）-外胚叶发育不全-唇/腭裂综合征

先天性缺指（趾）-外胚叶发育不全-唇/腭裂(ectrodactyly, ectodermal dysplasia and clefting,EEC,MIM # 604292)综合征,又称唇腭裂虾爪综合征或者 Walker-Clodius 综合征,是一种以常染色体显性遗传为主的综合征型唇腭裂,具有明显的遗传异质性。$p63$ 基因是本病的主要致病基因。临床上,EEC 患者表现为双侧手(足)先天性缺指(趾)、并指(趾)或手足裂、外胚层发育不全、唇裂或唇裂合并腭裂三联征。

外胚层发育不全的临床表现主要涉及皮肤、毛发、指甲和牙齿,主要包括:①毛发发育异常,睫毛眉毛和头发稀疏;②牙齿发育异常,乳牙和恒牙完全或部分缺失,牙齿形态异常且排列不齐;③唾液腺发育不全,唾液少;④指甲混浊、变厚、表面粗糙、凹凸不平;⑤汗腺发育不全,皮肤干燥,夏季天气炎热时不能正常出汗,体温升高;⑥具有典型外胚层发育不全面容,颧骨高而宽,鼻梁下塌,严重时呈现鞍鼻,鼻尖小而上翘,呈愚型面容。根据 Van Bokhocen 等建立的标准,患者必须具备以下 3 种症状:①手足先天缺指(趾);②患者有皮肤、指甲、毛发、牙齿等外胚层发育不良症状;③唇裂或唇裂合并腭裂,无单纯腭裂。

致病基因 $p63$ 是 $p53$ 基因家族成员之一,含有 2 个独立的启动子,第 2 个启动子位于下游 30kb 的内含子内。$p63$ 基因在结构上可分为反式激活区 DNA 结合域、寡聚区和 SAM 结构域。现已证实 $p63$ 基因在各种上皮组织的发育、分化和形态发生以及胚胎形成过程中外胚层的发育和分化中起重要作用。SAM 结构域存在于许多参与组织发育和分化的信号蛋白中。*p63* 基因在人体组织中广泛表达,食管、肺、皮肤、肌肉、乳腺、脾、淋巴细胞、神经组织、消化系统和泌尿生殖系统等都有不同程度的表达,但在这些组织细胞中的构成和亚细胞定位却有所不同。*p63* 基因的几个功能结构域上都报道有突变发生,包括错义、无义和移码突变等,在 EEC 综合征中以错义突变为主,且仅在特定 DNA 结合域的氨基酸改变才会导致 EEC 表型,而在基因其他位置的突变则导致 EEC 类似综合征,如 LMS、AEC 等。迄今为止,EEC 综合征患者中已发现 30 余种突变,包括 5 个突变热点(R204、R227、R279、R280 和 R304)。这些突变中,除 1 个发生在 SAM 结构域起始部分的移码突变外,其余均为错义突变,绝大多数位于 *p63* 基因的 DNA 结合域,影响 *p63* 基因与 DNA 的结合,造成其转录活性的降低。SAM 结构域在组织发育和分化过程中参与蛋白质之间的相互作用,推测发生于此结构域的突变会抑制特异性蛋白质之间的相互作用。

(三) 非综合征型唇腭裂

非综合征型唇腭裂的病因复杂,目前认为它是一种多基因遗传病,由多个基因和环境因素共同作用的结果。研究表明 CL±P 和 CPO 具有完全不同的发病机制。有许多基因位点与非综合征型唇腭裂有显著的相关性。遗传学研究已鉴别出多个与非综合征型唇腭裂相关的基因位点,主要有 2q37、11p12-14、12q13、16p13. 11-p12、10p13(染色体转位区)、16p13. 3(*MMP25*)、3p21. 2(*WNT5A*)、16q24. 1(*CRISPLD2*)。已经发现多个与唇腭裂发生相关的基因,综合征型唇腭裂致病基因可能对 *NSCLP* 的易感性起作用,位于 *IRF6* 基因内和外周的 SNP 与 NSCLP 相关。家系关联研究提示 *p63* 的一个下游基因 *JAG2* 可能在 NSCLP 中起作用。连锁不平衡分析显示 16q24. 1 内 *CRISPLD2* 基因变异与 NSCLP 发生显著关联。*TGFA* 与 NSCLP 间存在显著的连锁不平衡关系。由于唇腭裂病因的复杂性,目前人们对其致病基因的定位还处于初级阶段,相关致病基因仍有待进一步发现,其功能研究需更加深入,易感基因与环境因子间相互作用、基因间的相互作用也需阐明。

对口腔遗传性疾病的相关基因研究已从多方面取得显著进展,今后的研究方向将侧重于许多基因未明的疾病表型、多基因口腔遗传性疾病以及疾病基因的功能深入研究,揭示基因与表型间相关关系,为进一步在分子水平上预防和治疗疾病创造条件。

(边　专)

参 考 文 献

1. 边专. 现代牙髓病学. 北京:人民卫生出版社,2008
2. 刘正. 口腔生物学(第 3 版). 北京:人民卫生出版社,2007
3. 孙开来. 人类发育与遗传学(第 2 版). 北京:科学出版社,2008
4. 夏家辉. 医学遗传学. 北京:人民卫生出版社,2006
5. 赵寿元. 现代遗传学(第 2 版). 北京:高等教育出版社,2008
6. FAN Z,LI J,DU J,et al. A missense mutation in PTCH2 underlies dominantly inherited NBCCS in a Chinese family. J Med Genet,2008,45:303-308
7. SONG Y L,WANG C N,FAN M W,et al. Dentin phosphoprotein frameshift mutations in hereditary dentin disorders and its variation patterns in normal human population. Journal of Medical Genetics,2008,45:457-464
8. STRACHAN T,READ A P. Human Molecular Genetics. 3rd ed. New York:Carland Science,2004
9. XIAO S,YU C,CHOU X,et al. Dentinogenesis imperfecta 1 with or without progressive hearing loss is associated with distinct mutations in DSPP. Nat Genet,2001,27:201-204

10. YE X,SONG G,FAN M,et al. A novel heterozygous deletion in the EVC2 gene causes Weyers acrofacial dysostosis. Human Genetics,2006,119:199-205

11. YE X Q,SHI L,CHENG Y,et al. A novel locus for autosomal dominant gingival fibromatosis,GINGF3,maps to chromosome 2p22. 3-p23. 3. Clinical Genetics,2005,68:239-244

12. ZHANG X,ZHAO J,LI C,et al. DSPP mutation in dentinogenesis imperfecta shields type II. Nat Genet,2001, 27:151-152

第十六章 口腔微生态及口腔免疫分子生物学基础

第一节 口腔微生态系

一、口腔微生态的概念及分类

口腔微生态系统是人体最复杂的生态系统之一,由人体口腔及定植于其中的微生物共同构成。作为口腔微生态系统的主要组成部分,口腔微生物数量庞大且种类繁多,包括细菌、真菌、病毒、支原体、衣原体、原虫等。当与宿主处于平衡状态时,这些微生物不但可阻止外源性致病菌的入侵发挥生理性屏障作用,还可刺激宿主免疫系统。而与宿主之间关系的失衡,不仅是常见口腔疾病如龋病、牙周病的始动因子,同时也是全身系统性疾病,包括风湿病、心血管疾病、糖尿病、早产及低出生体重儿的危险因子。因此,口腔微生态系统一直是人体微生物研究的热点。

口腔微生态学是研究人体正常口腔微生物群的生物学性状、功能以及与机体相互关系的科学,其目的是研究口腔组织器官与口腔微生物群相互之间关系,并阐明口腔组织器官与微生物之间相互作用的生态平衡与生态失调的机制,指导临床维护口腔微生态平衡,防止微生态失调,为口腔疾病现有的治疗材料及手段提供更合理、更完善的科学依据。口腔微生态学是与牙周病学、牙体牙髓病学、口腔黏膜病学、口腔材料学、儿童口腔病学、口腔预防医学等学科关系极为密切的医学课程,它着重研究口腔内的微生物菌群与人体生理、病理之间的关系关系,并以微生态学理论指导及完善临床实践。其主要分类有龋病微生态、牙髓根尖周病微生态、牙周病微生态、口腔黏膜病微生态、口腔颌面部疾病微生态、口腔正畸及修复微生态等。

二、常见口腔微生态分子生物学研究技术

众所周知,人类对微生物的研究始于第一台光学显微镜的诞生——借助于自制的简易装置,列文·虎克从牙齿表面的白色残垢中首次观察到了细菌这种微小的生命体。显微镜技术的发展,如扫描电镜、透射电镜、荧光显微镜等显微技术的出现,使我们不仅能够从直观上对微生物的外部形态及内部结构进行观察,而且让观察具有了一定的特异性,避免了肉眼所造成的误差。在实验室中使用固体、半固体或者液体培养基在有氧、微需氧或者厌氧环境中进行微生物的培养,进而进行特定的诸如细胞菌落形态、生长适温、生长最适 pH 值、代谢

特征等方面的鉴定则是传统微生物多样性研究的主要方法。

尽管依赖于培养和显微镜等技术的传统微生物研究方法原理简单,对性状的研究直接有效,直到今天依然是进行微生物研究的基本工具,但是由于用于分离培养的培养基的种类有限,并具有很强的选择作用,同时一些微生物经常处于"活的非可培养状态"(viable but non-culturable state,VBNS),难以有效监测。根据 Staley 的观点,低于 1% 的微生物可以在实验室环境下生长,提示以培养技术为基础研究口腔微生物菌群的复杂性具有严重偏差。

自微生物学出现以来,历代微生物学家都不断地进行着微生物多样性的研究。为了研究方便,往往将微生物归类进行认识,分子分类(molecular systematics)则是通过遗传物质的相识度对微生物进行归类,在基因水平上研究微生物的多样性的一种方法。20 世纪 70 年代早期,Woese 等开始采用核糖体组成成分之——16s rRNA 的编码基因来研究原核生物的进化关系并对其进行分类,这种分类方式被微生物研究者普遍采用。20 世纪 80 年代末 90 年代初,以核酸为基础的分子生物学技术迅速发展,采用分子生物学技术对 16s rRNA 编码基因进行比较分析被普遍用于微生物群落组成多样性研究及分析检测工具的设计中。目前,用于 16s rRNA 编码基因分析的常用分子生物学技术包括 PCR 技术、基因指纹图谱技术、DNA 分子杂交技术及测序技术四大类,分述如下。

(一) PCR

PCR 是分子生物学中一种体外特异性扩增 DNA(或 cDNA)的常规技术,近年来被广泛应用于口腔微生物研究中。应用范围包括微生物种属的鉴定、流行病学调查以及龋病、牙周病等常见感染性疾病的病因学研究,如毒性克隆基因等。

PCR 采用碱基互补配对共价结合的原理,以待扩增的两条 DNA 链作为模板,由一对人工合成的寡核苷酸引物介导,以 dNTP 为底物,通过 DNA 多聚酶促反应于体外快速扩增特异性 DNA 序列,DNA 片段可扩增至百万倍以上。将扩增产物做凝胶电泳,即可分析结果。将 PCR 技术与核酸探针有机结合,可使其检测的敏感性大为提高。PCR 技术的引入,使得微生物学的研究开始步入非培养依赖的时代。然而,由于引物的设计需要充分了解目的基因的碱基组成,因而这一方法无法检测到新的菌种。此外,由于每种引物仅针对特定的菌属,因而完全基因 PCR 技术的微生物学研究通量很低,费事费力。

(二) 基因指纹图谱法

1. 变性梯度凝胶电泳(denaturing gradient gel electrophoresis,DGGE)和温度梯度凝胶电泳(temperature gradient gel electrophoresis,TGGE)　DGGE 和 TGGE 是目前研究微生物多样性的两种较成熟方法,可用来对样本中的生物多样性进行定性和半定量分析。提取样本中的总 DNA,对特定的 DNA 片段进行 PCR 扩增,在含有连续变性梯度或者连续温度梯度的凝胶中加入扩增产物。这些大小相同的扩增产物,因其碱基排列不同,变性时所需要的变性剂浓度或者变性温度不同,借此彼此分开。如果变性剂的浓度梯度平缓,这一技术的灵敏度足以将相差一个碱基对的 DNA 片段分开。从理论上讲,DNA 条带的数量一定程度上代表了环境中优势微生物种群数量的多少,条带的相对亮度反映了种群的相对数量。将凝胶上的条带进行回收、克隆及测序,还可鉴定对应微生物的种属。

DGGE 和 TGGE 在口腔微生物研究中的作用被大量发掘,该技术被用于研究唾液微生物组多样性及龋病、牙髓感染、根尖周感染等口腔常见疾病微生物谱的研究。DGGE 方法具有很多优点。首先,这种方法可以比较快速地检测多个样品,并能提供样品间的微生物群落的不同和变化等信息;其次,这种方法比较适合用于检测复杂样品;第三,可以把变性胶中的特征条带切下回收并测序,与已知片段比对分析微生物的种类。然而,变性胶所能分辨的条带最佳长度为200~500bp,此种长度的片段为微生物的分类所提供的信息是有限的。除此之外,DGGE 及 TGGE 对样本中含量大于1%的 DNA 片段才具有较高的敏感性,也就是说通过这种方法检测到的均为一些优势菌种,不利于稀有物种的检测。

2. 限制性片段长度多态性分析(restriction fragment length polymorphism,RFLP)、扩增性 rDNA 限制性酶切片断分析(amplified ribosomal DNA restriction analysis,ARDRA)与末端限制性片段长度多态性分析(terminal restriction fragment length polymorphism,T-RFLP)RFLP 技术利用限制性内切酶处理扩增产物,得到长度与数量不同的 DNA 片段,通过电泳分离得到特异性的电泳图谱,对特异型的谱型的分析便可了解样品中所包含的微生物信息。使用通用引物对 16S rRNA,23S rRNA 基因或转录间隔区(ITS)进行 PCR 扩增,然后选择限制性内切酶对扩增产物进行 RFLP 分析,被称作 ARDRA。T-RFLP 也是在 RFLP 技术的基础上建立起来的,其技术原理是用荧光物质标记一个通用引物的5'末端,对提取待分析样的 DNA 进行 PCR 扩增,所得到的 PCR 产物的一段就带有这种荧光标记,使用合适的限制性内切酶对扩增产物进行酶切消化后,仅检测末端带有荧光性标记的片断,简化了 RFLP 图谱,并且每一个条带都代表一个核型或者分类单元。由于不同长度的末端限制性片断必然代表不同的细菌,通过检测这些末端标记的片断就可以反映微生物群落组成情况。RDP 数据库已经建立了 T-RFLP 数据库,研究者只需把 T-RFLP 片段类型与数据库已知类型比较,不必测序即可知道菌株的系统类群。末端限制性片段长度多态性分析分辨率高、易于实现自动化操作,已成为发掘口腔微生物组成多样性的一项重要手段。

3. 单链构象多态性(single stranded conformation polymorphism,SSCP) 与 DGGE 和 TGGE 相似,单链构象多态性也是根据与碱基序列有关的二级结构的不同来达到分离 DNA 片段的目的。该方法中的正向引物没有经过磷酸化,而反向引物是被磷酸化的。PCR 扩增后,用核酸外切酶消化磷酸化的 DNA 链除去 DNA 反义链得到相同长度的单链 DNA。由于各 DNA 单链碱基序列不同导致其在凝胶中的迁移率不同,进而可以把同等长度的片段分开。电泳条带可后续回收,进行 PCR 再扩增、克隆、测序。单链构象多态性技术在口腔微生物组成多样性的研究中应用处于起步阶段,仅有少量学者采用该技术研究种植体表面、种植体周围黏膜炎、种植体周围炎的研究。

(三)杂交技术

1. 荧光原位杂交(fluorescence in situ hybridization,FISH) FISH 是一种成熟的荧光标记方法,通过一个荧光标记的特异性探针检测特定种属细菌及其分布和生长的状况等,被广泛用于诊断和科研中。Pardue 和 John 研究小组在1969年建立原位杂交技术(ISH),在保持细胞形态完整的情况下,检测出细胞内特定的核酸序列,利用 DNA/RNA 探针,通过原位杂交将特定的 DNA/RNA 序列在细胞或染色体上标示出来。在此基础上,采用同位素、荧光酶、地高辛、生物素等荧光物质标记探针,便形成了 FISH 技术。1988年,Giovannon 等首次将 FISH 技术引入细菌学研究。1989年,Delong 首次使用荧光标记寡核苷酸探针检测单个微生物细胞。近几年,FISH 技术由于其灵敏、快速、使用安全、特异性好等特点,已经成为医学、生态学、遗传学、环境微生物学研究的有力工具。

FISH 的基本原理是用已知的荧光信号分子标记单链核酸(一般为 DNA)为探针,按照碱基互补的原则,与待检样品中未知的单链核酸进行结合,形成可被检测的杂交双链核酸。细菌学常用的 FISH 是以 16S rRNA 为靶点,不同探针可以特异性标记不同种属的细菌、细胞。实验时要用交联剂先将样品固定,然后加入探针,并使探针在适当的条件下和目标的 DNA 或 RNA 杂交,之后再洗去非特异性杂交的探针。由于 DNA 与 RNA 杂交时会产生静电排斥,二者结合的强度会被减弱,因此人们在 FISH 探针上进行了诸多改进,肽核酸探针是其中应用广泛的一种。它是寡核苷酸的模拟物,它的糖-磷酸骨架被不带电的 N-(2-氨基乙基)甘氨酸骨架所代替。尽管肽核酸在结构上相对寡核苷酸有了显著的改变,但其与互补核酸之间的结合仍遵循碱基互补配对原则,肽核酸为模板的探针具备了一些单链核酸探针无法比拟的特性,如比天然核苷酸具有更高的亲和力,有较强的抗核酸酶和蛋白水解酶降解的能力等。

FISH 相关的迅速发展的研究方向,主要是 rRNA-FISH 同其他技术的联用提供了额外的信息,如①靶细胞特定基因或 mRNA 分子的存在;②特定的代谢活动;③环境参数的重要性,如检测到的周围化合物的浓度等。目前,rRNA-FISH 和 CARD-FISH 已经同许多其他的技术或者染色方法联用,显微放射自显影术(micro-autoradiography)、微电极测量(microelectrode measurements)、拉曼显微光谱学(Raman microspectroscopy)以及纳米次级离子质谱(Nano-SIMS),逐渐形成了从单色到多色、从中期染色体到粗线期染色体再向 DNA 纤维的发展趋势,灵敏度和分辨率也大大提高,FISH 技术还与其他技术相结合,为环境微生物的研究提供更多信息。随着技术的不断进步,FISH 的准确性和灵敏度将进一步提高,必将在微生物生态学研究领域得到更加充分的应用。

2. 基因芯片技术(gene chip,DNA chip)　又称寡核苷酸阵列或 DNA 微阵列(DNA microarray),这种技术在固相载体上很小面积内按照预定位置固定了千万个核酸分子所组成的微点阵阵列。在一定条件下,载体上的核酸分子可以与来自样品的序列互补的核酸片段杂交。如果把样品中的核酸片段进行标记,在专用的芯片阅读仪上就可以检测到杂交信号。

基因芯片与传统的核酸检测技术相比,使用玻片等载体的基因芯片用于环境微生物研究具有更多优势:第一,以 DNA 为基础的基因芯片技术是研究功能基因组学的有力工具,可全面地研究不同条件下活细胞的生理学;第二,基因芯片技术不需要知道保守序列,不同种群的同一功能组的所有多态性基因序列可以构建在芯片上,并且以此作为探针来检测他们在环境样品中的相应分布;第三,不需要枯燥费时的配对杂交;第四,基因芯片需要的样品量少,适宜于环境微生物检测;第五,基因芯片具有定量特性。在基因芯片技术面市的 20 多年时间里,它的研究和应用取得了巨大的进步,基因芯片技术在发现新基因、基因表达测定、突变检测、基因多态性、基因组文库作图、临床诊断、新药筛选等领域得到了广泛应用。

根据探针排列的类型,可以将用于环境研究的基因芯片主要分为 4 类。

第一类是含有系统标记基因如核糖体核酸(rRNA)基因探针的系统发育寡核苷酸芯片(phylogenetic oligonucleotide arrays,POAs),该芯片主要是用于微生物群落组成和结构的系统发育分析。由美国波士顿 Forsyth 牙科中心推出的人类口腔微生物组芯片是一种专门用于口腔微生物组的系统发育寡核苷酸芯片。此技术是将约 300 种被可探测物质标记的常见口腔细菌基因探针(根据细菌 16S rRNA 编码基因设计)按规律固定在固体载体上,然后将样品与之杂交,根据杂交信号的强度和分布情况分析样品中微生物群落结构,其有效性已被诸多研究证实。

第二类是功能基因芯片（functional gene arrays，FGAs）。功能基因芯片着重分析微生物群落功能结构，通常建立在催化生化反应的关键功能基因之上，这些基因包括了那些与研究对象有确定关系的基因，或至少是与研究对象的关系有待考证的基因，他们参与编码了不同生物化学循环过程中的关键酶和其他功能基因序列，涉及碳、氮和硫循环以及能量代谢平衡、抗生素抗性、金属抗性、噬菌体、应激、毒力、氨基酸合成和运输、脂肪酸生物合成和代谢、碳水化合物合成和代谢等多个范畴功能基因。该技术可以用于检测自然环境中微生物群落的生理状态和功能活动。

第三类是含有整个 DNA 基因组的群落基因组芯片（community genome arrays，CGAs），该技术将可培养微生物的全基因组 DNA 作为探针，根据可培养的成分描述未知微生物群落结构，特异性高，可以鉴定到种甚至菌株水平，敏感性高，只需 0.2ng 的待分析基因组 DNA 就可检测。

第四类是宏基因组芯片（metagenomic array，MGA）。宏基因组芯片是一种将芯片技术和宏基因组技术结合起来的高通量文库筛选新技术，该技术无需分离培养菌株，无需了解菌群的基因序列，通过构建环境 DNA 的宏基因组文库即可获得探针。一般来说，探针来源于环境 DNA 的宏基因组文库，通过大肠埃希菌作为宿主来构建，MGA 所包含的探针为 1kb 左右。该技术可以分析环境样品微生物结构和功能，可以通过不同环境样品宏基因组芯片的比较分析获得某环境样品菌群的代表 DNA 探针，因此在环境方面将具有巨大的应用价值。

（四）测序技术

测序技术能够真实地反映基因组 DNA 上的遗传信息，因而能够比较全面地揭示基因组的复杂性和多样性。1977 年 Sanger 等发明的双脱氧核苷酸末端终止法和 Gilbert 等发明的化学降解法，标志着第一代测序技术的诞生。双脱氧核苷酸末端终止法在 4 个 DNA 合成反应体系中分别加入一定比例的带有放射性同位素标记的某种 ddNTP 中断 DNA 合成反应，通过凝胶电泳和放射自显影后根据电泳带的位置确定待测分子的 DNA 序列。化学降解法与 Sanger 法类似，不同之处在于该法先用特定的化学试剂标记碱基再用化学方法打断待测序列，而 Sanger 法是通过 ddNTP 随机中断合成待测序列。

尽管第一代测序技术已经帮助人们完成了大量的测序工作，但由于其存在成本高、数据输出量小等方面的不足，并不是最理想的测序方法。经过不断的开发和测试，进入 21 世纪后，以 Roche 公司的 454、Illumina 公司的 Solexa 技术和 ABI 公司的 SOLiD 技术为代表的第二代测序技术诞生。第二代测序技术靠的是连接测序或者合成测序（包括焦磷酸测序和可逆性的链终止法）。测序过程均包括单链文库构建、文库扩增及测序三大步骤。这三种不同测序技术的差异在于：①文库扩增技术不同：454 技术及 SOLiD 技术采用乳液 PCR（Emulsion PCR）进行文库扩增，而 Solexa 技术采用桥式 PCR（Bridge PCR）扩增文库；②测序方法不同：454 采用焦磷酸测序技术，Solexa 技术采用可逆链终止物和合成测序法而 SOLiD 技术采用连接测序法。Roche 平台的优势在于其有效序列读长可以有效覆盖 16/18S rDNA、内转录间隔区（internal transcribed spacer，ITS）可变区，得到对微生物多样性群落结构种系关系精确的解析；Illumina 平台总测序量大，测序成本只有 Roche 的 1/10，但有效序列读长短，通常需要对测得序列进行后续拼接。SOLiD 的独特之处在于其双碱基编码（two base encoding）的 DNA 连接酶测序，即每种荧光信号与 4 种碱基对绑定，且每个位置测定两次，这样的纠错设计让 ABI SOLiD 成为第二代测序平台中最为准确的。

近期推出的 HeliScope 单分子测序技术、SMRT 技术被认为是第三代测序技术而 Oxford Nanopore Technologies 公司正在研究的纳米孔单分子技术则被称作第四代测序技术,与前两代技术相比,他们最大的特点是单分子测序。HeliScope 测序不需要对 DNA 进行扩增,避免聚合酶链反应(polymerase chain reaction,PCR)引起的偏倚,首次实现了单分子测序和 RNA 直接测序,但是 HeliScope 和 SOLiD 技术用于微生物组学却鲜有报道。

新一代的测序技术为大规模样品平行群落解析提供了可能,已被广泛应用于微生物群落分析的研究中。在为认识微生物群落结构和功能差异提供良好契机的同时,其产生的海量数据也给后期数据存储、分析带来了巨大的挑战。如何快速、合理、深入地提取数据中的生物学意义均是摆在研究者面前亟需解决的重大问题。

三、口腔微生态的分子生物学研究进展

人类口腔是一个结构复杂、微生物活动频繁的环境,仅被唾液接触的表面积就达约 $215cm^2$。相比人体其他微生物定植表面,如皮肤、肠道、鼻腔及阴道仅有脱落表面,口腔既含有脱落表面黏膜,也有非脱落的固体表面。由于口腔环境的特殊性(温度、湿度、丰富的营养、复杂的结构以及理化性质的不同),为口腔内各种微生物的生长、繁殖和定居提供了非常适宜的环境,因而,也就造成了口腔微生物的多样性。口腔微生物群落定植于这些表面,与周围的环境一起共同构建了舌、软硬腭、黏膜牙面等多种不同的生境(niche),生境内微生物宿主之间的相互作用与相应部位组织器官的健康或疾病状态密切相关。作为各生境的主要组成成分,目前已发现超过 700 种微生物。

口腔感染性疾病多由口腔微生物群诱发。这种致病方式意味着,决定口腔微生物是否导致疾病的关键在于口腔微生态系内成员的协同-拮抗平衡是否被破坏,而并非某一种或几种微生物的增加或缺如。因而,基于"还原论"思想,以研究一种或者少数几种微生物致病性以期发现口腔微生物导致疾病关键机制的思路存在着很大的局限性。采用非培养依赖性的分子生物学技术,从微生物群落整体出发,是当前研究微生物与疾病之间的关系的热点和趋势。

分子生物学技术在口腔生态系及其与口腔疾病之间关系研究的发展主要包括以下两方面:一是揭示口腔生态系群落多样性(即微生物组成及丰度)的变化及演替;二是从功能基因角度出发,探索疾病及健康状态下群落功能基因组成及改变并筛选新的功能基因。近期,由于细菌 RNA 富集及宿主 RNA 去除技术的发展,从转录层次上研究口腔生态系初见端倪。值得注意的是,微生物主要通过其合成分泌的各种蛋白质及代谢产物引起宿主免疫防疫破坏而非 RNA,且基因转录水平的改变无法完全反映蛋白表达及蛋白功能的真正改变,因而蛋白组学及代谢组学的研究在口腔生态系研究中同样具有里程意义。随着宏基因组学和其他"组学"技术的发展,不仅使得口腔微生物群落的研究思路与方法不断拓展,同时为口腔不同生境中的可培养和未培养微生物研究提供了强有力的理论基础和技术支撑,更多新基因的挖掘、口腔微生物间相互作用新机制的提出、微生物代谢定向调控以及益生菌微生态防治口腔疾病等都将成为现实。

(一)龋病微生态

龋病是发生于牙齿硬组织的一种慢性、进行性、破坏性疾病,从病因学上讲,它是一种感

染性疾病,微生物是龋病发生的主要病因之一。口腔微生物以牙菌斑生物膜的形式在牙面上生存并通过其代谢产物引起牙硬组织脱矿、有机物分解,最终导致牙齿破坏甚至缺失。龋病的不断进展,不仅会导致牙体组织的破坏,还会导致牙髓根尖周、牙周,甚至远隔器官感染。对龋病状态下口腔微生物组多样性进行研究,标本多取自龈上菌斑、唾液及感染的牙本质。研究的热点集中于乳牙列的严重早期儿童龋、成人龋活跃性患者及老年人根面龋。

严重早期儿童龋(S-ECC)是发生于幼儿的一种猛性龋。与S-ECC发生相关的细菌包括链球菌属(如副血链球菌)、韦荣菌属、放线菌属、颗粒菌属(如苛求颗粒链球菌)、纤毛菌属、硫单胞菌属、双歧杆菌、普雷沃菌等。治疗前菌斑中的变黑普氏菌及二氧化碳嗜纤维菌比例高的S-ECC患儿再次出现龋损的风险也相应较高。如果S-ECC得到了较好的控制,菌斑中变异链球菌丰度将会降低。链球菌、乳杆菌、放线菌、丙酸杆菌、韦荣菌等也被认为是与成人龋发生相关的细菌。龋活跃性成人唾液微生物组成之间的个体差异较无龋人群更高。除此之外,普雷沃菌属的多种菌株在成人龋活跃及无龋患者唾液中的比重不同。更为有意义的是,在龋活跃患者菌斑中,可检测到产酸相关性基因、DNA摄入及应激态相关基因的大量表达。奇异菌属丙酸杆菌及新月单胞菌属均参与了根龋的发生发展;从根龋患者的健康根面、白垩斑表面、龋损表面甚感染的牙本质内菌可检测到大量的乳杆菌,这与健康根面人群菌斑中没有乳杆菌检出形成鲜明对比。

在龋病发展的进程,龋损部位的微生物也存在着动态变化。龋活跃者的健康牙表面牙菌斑、龋损部位的白垩斑、龋洞表面菌斑到深部感染的牙本质,细菌的多样性呈现逐渐降低的态势。在龋病发生的不同阶段,优势菌也在发生改变:从以非变异链球菌的链球菌及放线菌为主,逐渐过渡为变异链球菌、乳杆菌及双歧杆菌为主。乳牙及恒牙龋在龋病发展的相同阶段,其优势菌并不完全一致。乳牙及恒牙的白垩斑表面的牙菌斑中,唾液链球菌及副血链球菌为优势菌。乳牙龋洞表面检测到的主要是液链球菌、副血链球菌、棒状杆菌、杰锐斯放线菌而恒牙龋洞表面检测到的优势菌为液链球菌、副血链球菌、弯曲菌及新月单胞菌。深部感染牙本质均含有大量的变异链球菌、乳酸杆菌、丙酸杆菌等产酸菌。

(二)根尖周微生态

根尖周炎是发生于牙齿根尖周组织的感染性疾病,根管系统内定植的微生物是其主要的致病因素。尽管拟杆菌门、厚壁菌门、放线菌门、梭杆菌门和变形菌门细菌感染根管内最常检出的五大优势菌群,但该疾病的发生并非是某一种或者某几种细菌所引起,而是根管内细菌以群体的方式和宿主相互作用的结果。

感染根管内的微生物谱不仅具有个体差异性(即不同个体感染根管内的微生物群落并不完全一致),同时还具有根管内分布异质性(即某一特定感染根管内近根尖端与近冠方的微生物组成不同)。尽管大部分的根尖周炎可通过根管治疗得到有效控制,少数人群中可出现感染复发或长期持续存在。与原发感染根管相比,再感染根管中的微生物多样性更低且根管间的微生物组成差异更大。在少部分病例中,微生物可在根尖孔外形成生物膜,引起根外感染,临床表现为感染持续存在的难治性根尖周炎。目前认为,在根尖孔外生物膜的主要细菌包括丙酸杆菌、牙龈卟啉单胞菌、中间普氏菌、口腔普雷沃菌、微小微单胞菌、牙髓卟啉单胞菌、具核梭杆菌及福赛斯坦纳菌。

传统培养方法已经证实根管感染是多细菌引发的感染而分子生物学检测手段的大量运用,不仅使得与根管感染相关微生物的了解增加,在一定程度上甚至引起了根管感染病因学认识的转变。长期以来,根尖周炎出现的一些症状,如疼痛、肿胀被认为与一些特定的革兰氏阴性菌感染有关。借助于非培养依赖性的分子生物学手段,研究者们已经发现这些所谓的"症状相关性革兰氏阴性菌"在有无症状的根管内其丰度接近。因而,目前新的观点认为,根管内微生物群落整体结构的一些特殊改变,如根尖周微生物群落多样性增高,才是导致临床症状出现的真正原因。

(三) 牙周微生态

牙龈炎是指发生于牙龈的炎症性疾病,与牙面菌斑的堆积及菌斑内微生物-宿主之间的相互作用密切相关。随着牙龈炎的发展,龈下菌斑的优势菌由链球菌逐渐变成放线菌、二氧化碳噬纤维菌、弯曲菌、艾肯菌、梭杆菌、普雷沃菌等。牙龈炎患者口腔内不同牙位的龈上、龈下菌斑的微生物多样性相类似,但与健康人群之间存在差异,但是唾液微生物组并不会因为罹患牙龈炎而发生明显改变。

与牙龈炎相比,牙周炎不仅影响牙龈组织,还可导致深部支持组织如牙周膜、牙槽骨等破坏,甚至诱发远隔器官病变。长期以来,革兰氏阴性菌被认为龈下菌斑的主要微生物成分。借助于基因克隆测序等手段,新的研究结果表明,定植于龈下菌斑的微生物多为非革兰氏阴性菌。培养技术的选择性、长时间培养革兰氏染色性质改变及对整龈下菌斑微生物组成认识的不完整性均有可能是造成偏颇认识的潜在原因。牙周炎患者龈下菌斑中微生物的组成变化极其复杂,借助于分子生物学手段,超过 400 种细菌已在牙周炎发生部位检出。除牙龈卟啉单胞菌、齿垢密螺旋体和福赛斯坦纳菌外,其他多种细菌被认为与牙周炎的发生密切相关:拟杆菌、隐藏真杆菌、牙髓卟啉单胞菌、栖牙普雷沃氏菌、微小消化链球菌、消化链球菌、龈沟产线菌、脱硫球茎菌,小杆菌、互养菌、龈沟螺杆菌等;而链球菌属、韦荣菌属、贫养菌属、弯曲菌属、二氧化碳噬纤维菌属、孪生球菌及奈瑟菌被认为是牙周有益菌。作为牙周炎重要的危险因素,吸烟不仅仅可使牙周炎患者龈下菌斑内牙周致病菌的比例增加,同时还可引起这些微生物之间共存关系的改变。例如,不吸烟的患者,其龈下菌斑中的高丰度链球菌可减少微单胞菌属的比重;然而吸烟患者的龈下菌斑中,虽然链球菌可维持较高的丰度,然而微单胞菌属的检出水平依然很高。简而言之,吸烟可降低链球菌在于微单胞菌的竞争力。戒烟可引起患者龈下菌斑中的牙周致病菌比例下降,有益菌如小韦荣菌比例升高。

牙周炎一直是口腔微生物学研究的前沿和热点。宏基因组学及宏转录组学技术的引入,为深入微生物在牙周炎发生中的作用提供了强有力的手段。四川大学周学东课题组联合使用 16S rRNA 高通量测序技术及人体微生物功能基因组芯片技术,深入研究了微生物多样性组成及微生物群落功能基因组成在牙周炎患者龈下菌斑中的改变。其研究发现 39 个菌属在牙周炎与健康组之间的分布有显著的差异;伴随微生物多样性改变的是群落整体功能结构组成的大幅度调整,编码毒力因子、氨基酸代谢、糖胺聚糖代谢和嘧啶代谢相关的基因在牙周炎患者中富集。2014 年,美国福赛斯牙科研究中心的学者们首次采用 RNA Seq 技术比较了牙周炎患者与健康受试者龈下菌斑宏转录组的差异。他们的研究结果提示牙周炎患者龈下菌斑中,绝大多数表达上调的致病因子主要来自一些以往被认为是非主要致病菌的微生物。这些研究结果,不仅为探索牙周炎致病机制提供了线索,同时也可为口腔其他疾病的研究提供借鉴。

(四) 口腔微生物组与全身健康

1. **糖尿病** 糖尿病是由胰岛素合成缺陷和(或)胰岛素功能缺失诱发的一组临床症候

群。由于牙周炎的发生发展与糖尿病之间关系极其密切,因此牙周炎又被称作是糖尿病的第六大并发症。糖尿病对口腔菌群是否会产生影响尚存争议。Hintao 等发现 1 型糖尿病病人龈上菌斑中部分细菌如齿垢密螺旋体及血链球菌丰度高而龈下菌斑中的细菌分布无差;而另外一些学者指出糖尿病可增加 2 型糖尿病患者牙周菌群中牙龈卟啉单胞菌、真菌的丰度而减低福赛斯坦纳菌的丰度。鉴于糖尿病患者的高血糖特征及糖尿病对免疫系统的破坏,糖尿病患者与健康人群之间存在差异更具有可能性。

2. 肿瘤　微生物诱发的炎症参与 15% ~ 20% 人体肿瘤的发生。肿瘤患者口腔微生物的改变、口腔微生物组中寻找进行肿瘤早期诊断的标记物及肿瘤治疗对口腔微生物的影响均是研究的着眼点。以口腔内最常见的恶性肿瘤鳞癌为例,口底癌患者唾液中机会性致病菌的比例较健康人群明显增加。同时,不同的癌症患者之间唾液微生物组之间的相似度较之健康人群间的相似度更高。这种改变并非仅局限于口腔局部肿瘤患者中,口腔微生物也可能参与了远隔器官肿瘤的发生或被远隔器官发生的肿瘤所影响。例如,急性白血病儿童的龈上菌斑微生物组成和健康儿童存在明显差异,显示为患病儿童与健康儿童分别形成不同的聚类(cluster)。

3. 心血管疾病　动脉粥样硬化是常见的心血管系统疾病,多由脂肪代谢紊乱、神经血管功能失调引起,常导致血栓形成、供血障碍。口腔常见细菌,如链球菌、伴防线放线杆菌、齿垢密螺旋体、韦荣菌、牙龈卟啉单胞菌、具核梭杆菌及奈瑟菌在动脉粥样硬化斑块中均有检出,其中牙龈卟啉单胞菌的检出率几近 100% ,而具核梭杆菌及福赛斯坦纳菌的检出率也超过 50% 。梭杆菌、链球菌、奈瑟菌的分布水平还与该疾病的危险信号如血浆胆固醇的水平相关。

4. 菌血症　侵入性的口腔医疗措施(如拔牙、牙周洁刮治)及日常口腔卫生措施均可使细菌突破黏膜屏障进入血液,其中最常见的细菌为链球菌(缓症链球菌、口腔链球菌及血链球菌),其次包括微小消化链球菌、小韦荣菌。这些绝大部分为一过性的菌血症可能是远隔器官感染的危险因素。如链球菌的血小板凝集能力就是细菌性心膜炎及血栓形成的可能致病原因。

5. 其他系统性疾病　分子生物学方法的使用不断地扩展了人类对口腔微生物与系统性疾病之间关系的认识。如 Docktor 使用人类口腔微生物组芯片发现克罗恩病的儿童患者舌部微生物的多样性较健康儿童低。Han 在流产妇女子宫内发现来自口腔的具核梭杆菌。Goodson 甚至提出口腔微生物可能参与了肥胖的发生过程。

（五）口腔非细菌性微生物

迄今为止,口腔微生态的研究主要集中于细菌域。然而,作为生态系的其他组成部分,在保持系统的平衡方面依然起着举足轻重的角色。

1. 口腔真菌组(mycobiome)　口腔内可检测到的所有真菌的总和即为口腔真菌组。目前,从人口腔中可检测到约 90 种真菌,其中 74 种均可在实验室培养。每个个体携带的真菌种类变异很大,9 ~ 23 种不等且其分布具有性别及种族差异性。口腔中最常见的真菌是假丝酵母菌。在含有高丰度假丝酵母菌的老年人唾液中,同时可观察到降低的微生物多样性。假丝酵母菌与口腔黏膜疾病之间的关系毋庸置疑,除此之外,近年来该菌在龋病、牙周病发生发展过程中的潜在机制也日渐受到研究者的广泛关注。

2. 口腔病毒组(virome)　人体病毒组相对较低,估计有 1 500 种基因型。这些病毒多为噬菌体,绝大部分具有溶源性作用,提示这些病毒可能与人口腔微生物多样性的塑造密切相关。除了噬菌体外,仍有相对数量的真核病毒,如疱疹病毒、乳头瘤病毒等。口腔病毒组与呼吸道、肠道唾液组的差异提示定植部位是影响对病毒组的组成可发挥重要的选择作用。

病毒在牙周病的发生中可能扮演了极为重要的角色。在慢性牙周炎患者的牙周袋内,巨细胞病毒、EB 病毒、I 型单纯疱疹病毒、人类疱疹病毒 6 ~ 8 型均可检出。更为有意义的是,巨细胞病毒、I 型巨细胞病毒与一些牙周致病菌的分布及牙周炎的严重程度正相关。推测病毒可诱发牙周组织释放破坏性细胞因子、启动细胞毒性及免疫病理途径、促进牙周致病菌的生长活力等机制参与牙周炎的发生。需要值得注意的是,高于健康人群的病毒检出率及丰度也可能来自于炎症样本中大量聚集的淋巴细胞,因而对于病毒在牙周炎发生过程的作用依然是一个争议性很强的议题。

3. 口腔古菌组　　口腔是人体古细菌检出的主要部位之一,口腔古细菌多为产甲烷菌。口腔甲烷短杆菌、史氏甲烷短杆菌和斯氏甲烷球形菌是目前可在实验室培养。其他古细菌如甲烷八叠球菌属、热原体属和嗜盐古菌可检出但是无法培养。口腔古细菌的研究主要集中于该微生物与在牙周炎、根尖周炎、种植体周围炎、智齿冠周炎的关系。虽然慢性牙周炎患者的牙周袋中古细菌的丰度明显增高而显效的牙周治疗后丰度会下降,目前的主流观点认为,古细菌仅可促进牙周病变确立后的组织破坏而不会参与牙周炎的发生。

第二节　口腔免疫学

一、现代免疫学技术

免疫学(immunology)是一门新兴的学科。它是研究机体免疫系统的组织结构和生理功能的科学,免疫系统的重要生理功能就是对"自己"和"非己"抗原的识别及应答。免疫系统是机体的一个重要的功能系统,担负着免疫防御、免疫监视与免疫自稳的功能。免疫系统在免疫功能正常的条件下,对"非己"抗原产生排异效应,发挥免疫保护作用,如抗感染免疫和抗肿瘤免疫。免疫系统以它识别和区分"自己"和"非己"抗原分子的能力,起着排导和维持自身耐受的作用。运用免疫学理论和方法对相关疾病进行预防、诊断和治疗的研究也是当代免疫学研究中的重要领域。免疫学经历了经验免疫学时期、经典免疫学时期、近代免疫学时期,从 20 世纪 60 年代起进入了现代免疫学的发展阶段。

随着分子生物学的兴起和人类基因组、后基因组计划的展开,免疫学原理和技术相辅相成,相互促进,得到了迅速发展。现代免疫学技术更是以免疫学理论为基础,已可从分子、细胞、器官乃至整体的各个层面上研究,在疾病研究和临床应用中起着重要桥梁作用。现代免疫学技术按应用可简单分为:抗体的应用(包括单克隆抗体制备、基因工程抗体制备)、抗原抗体反应技术的应用(免疫荧光法、免疫酶法、免疫金银法、免疫放射自显影法)、免疫细胞分离及功能测定技术的应用和分子免疫学技术的应用。其中酶联免疫吸附剂测定(enzyme linked immunosorbent assay,ELISA)长期以来被视为蛋白质定量分析的"标准方法",目前在 ELISA 基础上发展出的 Luminex 技术,不仅同样通过双抗体选择而具有高特异性,同时也具有 ELISA 的高通量、操作简便、测量准确等优点,而且可以在一次实验中完成对多种目标分子的分析,从而改变了过去的分析模式,建立了更加高效快速的分析平台。

二、口腔疾病研究中的免疫检测技术

现代免疫学技术在口腔医学中的应用主要有：抗原制备、抗体制备、免疫细胞分离和纯化、免疫细胞功能和亚群检测、口腔组织液相关抗原抗体检测、口腔细菌的免疫学鉴定、免疫组织化学技术、免疫荧光技术、流式细胞术、实验动物免疫细胞功能测定和生物芯片等。在实际研究中，常常是根据研究目的，选择合适的研究手段，最终多种手段结合以完成研究。譬如：免疫检测技术是确定口腔黏膜病的重要指标，天疱疮的检查常用免疫组织化学和ELISA；慢性盘状红斑狼疮和类天疱疮的检查常用免疫荧光。人类免疫缺陷病毒（human immunodeficiency virus，HIV）的检查常用抗体检测、病毒抗原检测、HIV核酸检测、$CD4^+T$细胞计数、病原体检查等。肿瘤的免疫学诊断常见的有：肿瘤抗原检测、肿瘤抗体检测和肿瘤放射免疫显像诊断。对肿瘤患者免疫功能状态的评估有：T淋巴细胞亚群检测、自然杀伤细胞（natural killer，NK）细胞及其活性检测、细胞因子检测如ELISA和Luminex等。

（一）口腔天然抗原的制备技术

凡是能够刺激机体免疫细胞活化、增殖、分化、产生抗体等免疫效应性物质并能与相应的产物在体内外发生特异性反应的物质称为抗原（antigen，Ag）或免疫原（immunogen）。抗原有免疫原性（immunogenicity）和抗原性（antigenicity）两个基本性能，即具有免疫原性和抗原性的抗原称为完全抗原（complete antigen），只具有抗原性没有免疫原性的抗原称为不完全抗原（incomplete antigen）或半抗原（hapten）。口腔中的细菌、病毒以及组织蛋白大多数属于完全抗原，而多糖、脂类、核酸和药物均属于半抗原。根据抗原的来源可分为外源性抗原和内源性抗原。外源性抗原又可分为天然抗原、人工抗合成抗原和基因工程抗原等类别。

口腔天然抗原主要指存在于口腔中的细菌抗原、组织、细胞内及细胞膜上的蛋白核酸等抗原成分。抗原物质的制备大致要经过以下过程：材料的选择和预处理，组织细胞的破碎，提取，分离和纯化，浓缩与保存，鉴定。

应用实例之一：口腔变异链球菌抗原Wap A的制备。

细菌抗原属于典型的颗粒性抗原。将用于制备抗原的细菌用液体或固体培养物经集菌后处理。H抗原用0.3% ~0.5%甲醛处理，而O抗原则需要100℃加温2~2.5h后应用。Vi抗原则应在杀菌后再加0.5% ~1%氯化钙溶液。细菌一些特殊的抗原成分，可按照上述可溶性抗原的制备方法制备，如制备变异链球菌壁相关蛋白A（wall associated protein A，Wap A）。

口腔微生物中的变异链球菌是人类龋病主要致病菌，Wap A又称抗原A或抗原Ⅲ，是变链的表面抗原，影响变链菌细胞表面结构，进而影响非蔗糖依赖性的细胞与细胞间直接的集聚及生物膜结构。现将口腔变异链球菌抗原Wap A的制备方法简述如下：

1. 细菌培养在100mL BHI培养液中接种变异链球菌（ATCC6715或其他菌株），厌氧培养36h，培养液4 000g离心15min，弃上清，沉淀用5mL蒸馏水洗2次，离心。

2. 细菌破碎可采用超声波或反复冻融的方法破碎细菌。

3. 蛋白的提取采用直接乙醇沉淀法。

4. Wap A的分离与纯化采用冷酚抽提法、Sevag法、蛋白酶K法去除杂蛋白质。

5. Wap A的鉴定包括：①Wap A的定性测定和分子量的鉴定：测定分子量一般采用

SDS-PAGE 电泳法,具体可参见临床生化检验技术;②纯度鉴定:常采用区带电泳法鉴定和化学分析法,具体可参见临床生化检验技术;③免疫活性鉴定:常采用双向琼脂扩散试验;④抗原的定量测定:采用分光光度汁测量法。该法首先测定 280nm 和 260nm 的吸光度(A),再用经验公式计算蛋白含量。蛋白含量(mg/mL)= A280×1.45−A260×0.74。

应用实例之二:多形性腺瘤组织抗原的制备。

多形性腺瘤是口腔最常见的唾液腺肿瘤,S-100 蛋白在其肿瘤性肌上皮细胞高表达,现将多形性腺瘤的 S-100 蛋白抗原制备步骤简述如下:

1. 多形性腺瘤组织粗抗原的提取把新鲜肿瘤组织切碎,研磨后加到等体积匀浆缓冲液中,以高速组织捣碎机匀浆 2 分钟后离心取上清。过滤后保存于密闭容器中。

2. 抗原的纯化　①粗纯化:取肿瘤组织粗抗原液到活化后的 DE52 中搅拌,4℃孵育 2～3 小时。以不同浓度(0.15、0.35、0.5、1.0M NaCl,pH 7.2)洗脱液在真空玻璃漏斗中洗脱,各洗脱液每 30ml 收集一管。取各管洗脱成分对标准抗 60 000 SSA 抗体行对流免疫电泳(counter immuno electrophoresis,CIE),收集阳性洗脱液于磷酸盐缓冲液(PBS)中透析过夜。浓缩(PEG 20 000)洗脱液,行免疫扩散(immuno diffusion,ID)和免疫印迹(immuno blotting test,IBT)法检测 S-100 蛋白抗原活性,−20℃保存。②进一步纯化:取 25g Sephadex G2100 活化后装柱(L 46cm,D 214cm),接到层析装置上,PBS 平衡。0.12% 蓝色葡聚糖 2 000 检查装柱质量。加入柱床体积 1%～2% 的粗提纯抗原,以 PBS 缓冲液洗脱,收集各洗脱峰分别浓缩。以 ID 和 IBT 法检测各洗脱峰,−20℃保存含 S-100 蛋白抗原的阳性洗脱液。

3. 浓缩并检测,−20℃保存。

4. 鉴定包括　①定性测定;②分子量的鉴定:测定分子量一般采用 SDS-PAGE 电泳法,具体可参见临床生化检验技术;③纯度鉴定:常采用区带电泳法和化学分析法鉴定,具体可参见临床生化检验技术;④免疫活性鉴定:常采用双向琼脂扩散试验;⑤抗原的定量测定:采用分光光度计测量法。该法首先测定 280nm 和 260nm 的吸光度(A),再用经验公式计算蛋白含量。蛋白含量(mg/mL)= A_{280}×1.45−A_{260}×0.74。

(二)　口腔防龋疫苗的制备技术

目前口腔疫苗的研究主要集中在龋病疫苗的研究,防龋疫苗的研究经历了全菌疫苗、多肽疫苗、亚单位疫苗、基因工程疫苗等过程。近年来国内防龋 DNA 疫苗的研究也得到了发展,免疫防龋的研究主要集中在 DNA 防龋疫苗、蛋白质多态疫苗、基因工程全菌疫苗、转基因植物疫苗的研究,包括疫苗的构建、免疫效果及安全性检测等方面。防龋免疫主要依赖黏膜免疫反应,即黏膜表面及腺体分泌液中 sIgA 的产生:抗原通过接触肠道、鼻腔、支气管或泌尿生殖道等部位的黏膜相关淋巴组织,不仅可以在诱导部位产生免疫反应,而且能够在远离诱导部位的局部黏膜产生免疫反应。目前研究的免疫途径有皮下或非经肠道的免疫,口服或经肠道的免疫,鼻腔内免疫,局部免疫。目前核酸疫苗的口服免疫途径的研究日益深入,口服接种是理想的免疫途径之一,也是目前防龋疫苗最可能突破的方向。

应用实例:GTF-PAc 融合防龋 DNA 疫苗。

鉴于变形链球菌的主要毒力因子包括葡萄糖耐受因子(glucose tolerance factor,GTF)和表面蛋白(cell-surface protein antigen,PAc),樊明文等通过分子克隆技术将变形链球菌的 PAc 两个保守区域克隆进真核载体 pCI,构建 DNA 疫苗,获得重组蛋白 pCIA-P,通过定菌鼠唾液腺免疫,发现可以诱导抗龋免疫应答。随后将变形链球菌 GTF-1 的编码葡聚糖结合区

GLU 的序列和 pac 基因 A 区到 P 区全长 A-P 基因序列克隆到真核载体 pCI 中获得 pGLUA-P,制备成 pGLUA-P 融合防龋疫苗。将 pGLUA-P 融合 DNA 防龋疫苗以颌下腺周围区域皮下注射(TSG)和股四头肌注射途径分别免疫定菌 SD 大鼠,以 ELISA 法检测血清和唾液中的抗体水平,采用 Keyes 法评估大鼠磨牙患龋情况。结果发现 pGLUA-P 经 TSG 免疫组的血清抗PAc 的 IgG 抗体水平明显增高、唾液抗 PAc 的 IgA 抗体水平明显增高、釉质龋和牙本质浅龋、牙本质中龋记分最低,且 pGLUA-P 防龋效果优于 pCIA-P。提示 GTF-PAc 融合防龋 DNA疫苗可以有效地诱导机体的免疫反应,抑制龋病的发生和发展。

(三) 口腔局部组织中免疫细胞的分离技术

由于口腔免疫以局部为主,对口腔局部免疫细胞生物学特性的研究是口腔免疫的主要内容。通过 Ficoll 密度梯度离心从口腔组织、唾液分离的单核细胞是极为复杂的异质性群体,包含了一大类表面标记(surface marker)和功能不同的免疫细胞群与亚群,包括 T 细胞、B细胞、NK 细胞等,进一步的选择性分离纯化可采用上述外周血淋巴细胞选择性分离纯化的常规方法。

应用实例:口腔唾液单核细胞梯度分离,如图 16-2-1 所示。

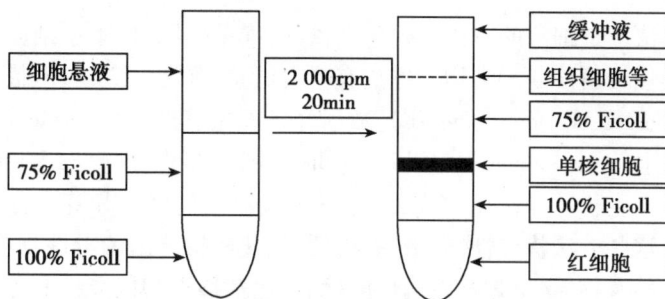

图 16-2-1　口腔组织中单个核细胞的分离示意图

1. 将唾液置含肝素(终浓度 5IU/mL)的离心管中,2 000r/min 离心 5min。用含 2% 灭活小牛血清的 Hank 液重悬细胞并洗涤 2 次。最后用含 2% 灭活小牛血清的 Hank 液悬浮细胞至原容量。

2. 用无菌吸管向过滤后的细胞悬液中加入等体积的 Hank 缓冲液。

3. 在无菌离心管中加入 5mL 100% Ficoll,其上再缓慢加入 75% Ficoll 5mL,然后缓慢加入样本细胞悬液。

4. 2 000r/min 离心 20min,收集 100% Ficoll 界面的单核细胞(最下层为红细胞,其上是100% Ficoll 层、单核细胞层、75% Ficoll 层)。

(四) 口腔组织液相关抗原抗体的检测技术

口腔组织液相关抗原抗体的检测是研究口腔疾病的发病机制、诊断、治疗和预后评价的重要手段。抗原与抗体能在一定的 pH、温度、电解质、适当的抗原/抗体比例条件下形成可见的特异性、可逆性结合。根据抗原的性质、结合反应的现象、参与反应的成分因素,可将抗原抗体反应分为凝集反应、沉淀反应、补体参与的反应、采用标记物的抗原抗体反应等。根据使用的仪器材料不同,相应的检测方法分为血清学试验(凝集反应和沉淀反应)、免疫酶标记实验、Western Blot 等。

（五）口腔细菌的免疫学鉴定技术

口腔环境条件复杂,目前鉴定出的口腔寄居细菌有 700 多种,主要为微需氧菌、兼性厌氧菌和厌氧菌。口腔细菌大多数为常居菌,寄居在口腔各个部位,在口腔内各部位构成复杂的微生态平衡,对人体无致病性。但当细菌的数量、寄居部位或机体免疫应答发生改变时,这些细菌就可成为机会致病菌。口腔同整个机体一样,对外来细菌、病毒及有毒物质的入侵存在着免疫应答。细菌与龋病、牙周病关系密切,因此口腔细菌的分离培养和鉴定,是研究龋病、牙周病的重要途径。口腔细菌分离鉴定的基本实验技术包括厌氧培养技术、染色标本的形态学鉴定、细菌生化鉴定、气-液相色谱技术、分子生物学诊断、免疫学方法和细菌毒力检测等。

免疫学技术检测细菌是利用受检细菌的单克隆或多克隆抗体,与其表面抗原特异结合,通过荧光标记或酶联反应等标记技术检测靶细菌。这种相应的抗原、抗体的体外试验称为血清学试验。血清学试验包括血清学鉴定和血清学诊断。血清学鉴定指用已知抗体测定患者标本或培养物中的未知细菌或细菌抗原,以确定致病菌的种或型。血清学诊断指用已知细菌或其特异性抗原检测患者体液中有无相应特异抗体和其抗体效价的动态变化,作为某些疾病的辅助诊断。

利用免疫学方法鉴定细菌的方法主要包括:检测细菌抗原,标本中细菌特异性抗原的检出可作为感染特异性细菌诊断。常用的方法有凝集试验、沉淀反应等,但最常用的是免疫荧光技术(immune-fluorescence technique,IF)、放射性核素免疫检测(radio immune-assay,RIA)、ELISA、免疫金标记技术(immunogoldlabelling technique)和蛋白印迹法(Western Blot,WB)等直接检测标本中的微生物特异性抗原成分,也可用气液相色谱法和荧光分析技术来分析微生物的抗原组成。这些方法特异性高、敏感、简便、快速。检测细菌毒性物质:细菌的毒性物质既是某些细菌的特有物质,也是其致病性的标志,包括毒素和侵袭性酶等。口腔细菌的某些生理特征,如对硬组织表面的黏附、代谢产酸能力、利用蔗糖合成胞外多糖的能力以及内毒素活性等往往是其致病的毒力因子,对这些因子的检测有助于鉴别致病菌。在细菌因素中,内毒素的致病作用已受到普遍关注。内毒素血症常用鲎实验检测,毒血症常用毒素-抗毒素中和试验和其他免疫学方法(ELISA、RIA)方法检测。此外,也可借助动物实验检测微生物的毒素,还可检测与致病性相关的酶等。检测机体对细菌感染产生的特异性抗体:利用已知病原体或其抗原成分去检测患者血清中特异抗体及其抗体效价的动态变化,可作为某些感染性疾病的辅助诊断,适用于抗原性较强、病程较长的感染性疾病的诊断。

应用实例:ELISA 检测口腔细菌。

ELISA 是一种固相载体反应体系,用它检测患者血清厌氧菌抗体的水平,其阳性率明显高于培养法,特异性也较好。Fung A 等利用 ELISA 建立了稳定的诊断系统,可以高效敏感地从口腔唾液中检测出变异链球菌等病原微生物。Patil C 等在研究伴放线放线杆菌是侵袭性牙周炎主要致病因子试验中,用 ELISA 量化伴放线放线杆菌产生的蛋白酶水平,研究其致病机制。陈莉丽等应用 ELISA 测定了成年人牙周炎和青少年牙周炎患者血清中厌氧菌的抗体水平,发现产黑色素类杆菌、牙龈类杆菌、伴放线嗜血杆菌和具核酸杆菌是牙周炎患者龈下优势菌群。

（六）流式细胞术的应用

流式细胞术(flow cytometry,FCM)最广泛的用途是检测细胞表面的各种抗原、受体和其他成分的表达,还可以检测分析细胞的 DNA 含量及细胞周期。

1. 检测口腔相关组织细胞表面分子 制备活性高的口腔组织细胞悬液(口腔肿瘤培养细胞系、原代口腔组织培养细胞、外周血单个核细胞、组织浸润淋巴细胞等),对不同标记的抗体进行筛选和分选(fluorescence-activated cell sorting,FACS)。

2. 诊断口腔肿瘤 由于细胞周期的变化可以准确反映细胞的异常增殖即癌化的潜在状态,异倍体的出现为癌变的标志。因此用 FCM 检测肿瘤异倍体已被广泛应用于肿瘤的早期诊断、鉴别、预后判断及疗效评价等领域。FCM 检测出异倍体准确可靠,在舌癌中的检测率高达 100%。利用实体瘤标本或穿刺标本,唾液等少量活检组织等制备成单细胞悬液,用荧光染料碘化丙啶(propidium iodide,PI)染色后对细胞的 DNA 含量进行分析,将不易区分的群体细胞分为三个亚群(G0/G1 期、S 期、G2 期),DNA 含量直接代表细胞的倍体状态,通过肿瘤细胞异倍体测定,鉴别口腔良性与恶性肿瘤,预测各种癌的预后,同时可作为肿瘤病理诊断的一个有益补充。FCM 还可根据化疗过程中肿瘤 DNA 分布直方图的变化去评估疗效,了解细胞动力学变化,以及选用有效的药物对肿瘤细胞达到最大的杀伤效果。近年来发展起来的细胞周期素(cyclin)、DNA 多参数 FCM 能将细胞周期分为 G0 期、G1E 期、G1L 期、S 期、G2 期、M 期 6 个细胞群体,这样就为细胞周期监测点的分析提供科学的理论依据,为临床肿瘤的诊断和预后判断提供更为敏感的新检测手段。

3. 检测口腔相关组织细胞凋亡 细胞凋亡是细胞受基因调控的一种生理性死亡,在生命活动中起着重要的作用。流式细胞术是定量检测细胞凋亡的经典方法,主要有 DNA 含量测定、Annexin V/PI 双参数法。DNA 含量测定,为 PI 单染,PI 是一种核酸染料,不能透过完整的细胞膜,但在凋亡中晚期,由于细胞膜通透性的改变,PI 能够透过细胞膜而使细胞核红染。用 PI 染色后分析,可在二倍体 G0/G1 峰前出现亚二倍体峰,即细胞凋亡峰,根据凋亡峰可计算出凋亡细胞百分比。PI 单染灵敏度较差,不能检测细胞凋亡早期 DNA 断裂,因此纳入 Annexin V 参数,可以检测凋亡早期细胞,再结合 PI 参数区分坏死和凋亡,结果更可靠,是目前最为理想的凋亡定量检测方法。

4. 检测胞内细胞因子 细胞因子检测对于某些疾病的诊断、治疗具有重要价值,在单细胞水平研究细胞因子的表达更加重要。流式细胞术与胞内细胞因子(intracellular cytokine,ICK)染色技术相结合,可提供一种有效的在单细胞水平研究细胞因子的方法。与 ELISA 法相比较,其显著优点在于流式细胞术检测 ICK,不仅可以检测出不同细胞因子的表达,确定产生细胞因子的阳性细胞的百分比,而且可同时确定阳性细胞的表型,可快速检测出靶细胞。虽然聚合酶链反应(polymerase chain reaction,PCR)和 ELISA 都能检测培养基上清液中的 mRNA 和释放出来的细胞因子,但上清液中 mRNA 和细胞因子的水平不能准确反映合成细胞因子的蛋白水平。

应用实例:Annexin V/PI 双参数法分析细胞凋亡。

将悬浮细胞收集到 10mL 的离心管中,每个样本细胞数为$(1\sim5)\times10^6$/mL。用孵育缓冲液洗涤 2 次。然后用 100μL 的标记溶液重悬细胞,室温下避光孵育 10~15min。离心沉淀细胞,再用孵育缓冲液洗 1 次,加入荧光溶液,4℃避光孵育 20min,上流式细胞仪分析,激发光波长用 488nm,用波长为 515nm 的通道滤器检测 FITC 荧光,用另一波长大于 560nm 的滤器检测 PI。

凋亡细胞对所有用于细胞活性鉴定的染料(如 PI)有抗染性,坏死细胞则不能。细胞膜有损伤的细胞 DNA 可被 PI 染色产生红色荧光,而细胞膜保持完好的细胞则不会有红色荧光产生。因此,在细胞凋亡的早期 PI 不会着染而没有红色荧光信号。正常活细胞与此相似。在双变量流式细胞仪的散点图上,左下象限显示活细胞,为(FITC-/PI-);右上象限是非活细胞,即坏死细胞,为(FITC-/PI+);而右下象限为凋亡细胞(FITC+/PI-),如彩图 16-2-2(见文末彩色插页)所示。

(七) 生物芯片在口腔医学中的应用

近年来,随着生物芯片在其他学科领域所取得的成绩,口腔学者也利用其独特的优点在细胞、细菌、肿瘤及器官发育等方面进行了深入研究。

根据生物芯片应用目的样品即固化的生物材料不同,生物芯片可分为:基因芯片、蛋白质芯片、细胞芯片和组织芯片。其中基因芯片应用最成熟,目前已开发出的产品有:单核苷酸多态性芯片(single nucleotide polymorphisms,SNP)、突变检测芯片、比较基因组杂交芯片、DNA 甲基化检测芯片、信使 RNA 和小 RNA 表达谱芯片等。通过基因芯片技术,研究者可以获取不同来源的细胞的基因表达图谱,从而发现不同细胞或相同细胞不同处理对细胞的基因表达的影响,然后通过 PCR、Western Blot,从 mRNA 和蛋白水平证实,再对该基因进行过表达和干涉表达,最终证实不同细胞的生物学特征和某些具体基因相关。基因芯片技术现已广泛用于干细胞研究、口腔细菌研究、肿瘤研究、口腔发育研究等方面。蛋白质芯片则继承了基因芯片快速、准确、并行检测的优点,能在蛋白质层次提供信息,如转录因子活性谱分析芯片是基于寡核苷酸阵列的转录因子分析方法,它能在蛋白质水平高通量检测具有结合活性的转录因子,具有在检测中不需要转录因子抗体及标记待测转录因子蛋白的优点。另外,肿瘤研究中会经常用到组织芯片技术,通过寻找、处理组织标本,并按照病理特征将组织标本排列在一个微阵列中,先寻找规则的具有代表性的组织标本蜡块,在合适区域挖取圆柱状组织,再以规则阵列方式将不同圆柱状组织包埋入同一石蜡块内,然后用组织芯片切片装置切片,得到组织芯片。最后用检测试剂标记组织芯片,用荧光原位杂交、mRNA 原位杂交和免疫组化等手段研究组织靶点的变化。

三、口腔疾病的免疫治疗研究进展

(一) 龋病疫苗的可能性

龋病是在口腔环境中以细菌为主的多因素影响下,牙齿硬组织发生的一种慢性、进行性破坏为主的细菌感染性疾病。变异链球菌属与人类龋病密切相关,其中以变异链球菌和远缘链球菌为最重要的致龋细菌。因此,众多研究集中于发现备选的可用作有效的疫苗抗原的目的分子。

理想的防龋疫苗应该具有特异性和有效性,作用时间长且副作用小。历史经验告诉我们,成功的疫苗会使系统产生直接针对一个目标的抗体,且疫苗会引起记忆细胞的生成从而提供记忆反应,或对接种疫苗产生记忆,引起对感染源的长期抵抗作用。

针对变异链球菌的疫苗接种是一个特殊的挑战。研究发现在口腔的大部分固体表面,系统产生的抗体水平很低。实际上,唾液中的免疫球蛋白大部分都是分泌性免疫球蛋白(secretory immunoglobulin A,sIgA)。目前尚未确定某种抗原能代表其重要的功能,可以消除微生物定植口腔的能力,或者消除其引起龋病的能力,这也可能是以后的研究方向。然而,就目前已经被确认的某些抗原来说,消除这些抗原可以明显降低大鼠模型的龋病发生。此外,对龋病疫苗的研究会为最终研究出针对变异链球菌和其他可能的能定植于人体湿表面的感染源的疫苗提供帮助。接下来的讨论针对当前的疫苗研究的状态和存在的挑战。

目前如何研制龋病疫苗的难点依然在于,不清楚如何针对抗原产生长期的免疫球蛋白(immunoglobulin,Ig)反应。目前针对啮齿类和人类的研究显示 Ig 的增高表达可以持续数周或数月,但很少持续数年以上。很多研究显示直接针对唾液(和其他外分泌腺体分泌)中的变异链球菌的 sIgA 水平可以反复升高,但分泌水平在数周或数月后都会减少,需要随后实施抗原的接种。

另外一个主要问题是特异性,该方面目前存在两个障碍需要解决,第一个是致病微生物的确定;第二个是毒力因子的确定,消除毒力因子可以减少疾病的发生。如前所述,牙菌斑能保护细菌在低 pH 值的环境下生存,变异链球菌并不是牙菌斑中唯一的能引起龋齿发生的病原菌。然而,大量证据提示变形链球菌高度参与该过程。因此,针对发展龋病疫苗的研究者主要集中在两个关键目标:变异链球菌产生的抗原自然成为理所当然的疫苗候选;刺激产生口腔内长期存在的免疫反应。两种策略都有根据,因为微生物黏附在牙齿表面从而开始生长,如果能阻断其黏附,就可以减少其数量,从而降低疾病的发生率。

分泌性 Ig 是唾液中主要的抗体,人类 sIgA 在口腔中的量是最多的,IgA 有两类,IgA1 和 IgA2,两者的区别在于 IgA1 抗体有一个糖基化的铰链。不幸的是,许多黏膜病原菌会产生并分泌一种 IgA1 蛋白酶,从而剪切该分子,从而降低其聚集细菌的能力。不过,唾液 sIgA 中大约有 40% 属于 A2 亚型。分泌型 IgA 可以由所有的唾液腺产生,包括次要的腺体如唇腺、腭腺等。大部分唾液来自较大的唾液腺,早期研究利用该特点,通过直接注射抗原到唾液腺附近的淋巴组织或直接注射进唾液导管,从而刺激抗体产生。直接注射的结果可以促进 IgA 水平在唾液中的表达升高,该预处理可以阻止变异链球菌在口腔内的定植。该免疫方法没有在人群中通过大样本量实践,且直接注射这种免疫途径并不吸引人,因此探索能刺激分泌免疫系统的其他方式有待进一步研究。随后的关于 sIgA 的研究方法主要集中在提高 sIgA 生成,及纯化可以使用的潜在抗原方面。

有关通过注射达到组织靶向抗原的研究显示,啮齿类的鼻黏膜相关淋巴组织可能是一个有效的抗体生成的靶向,在人类,相同的位点是扁桃体和 Waldeyer's 扁桃体环,这些解剖结构都和健康的免疫反应有关。然而,人类和啮齿类的唾液免疫之间的关键不同之处在于大鼠唾液中 IgG 的可用性。因为大鼠的切牙持续萌出,IgG 从牙龈颈部渗出至口腔内。持续不停地咬食物或材料时会促进 IgG 分泌,而 IgG 的存在有利于清除大鼠口腔内的微生物。因此,作为疫苗发展的重要阶段,大鼠疫苗的作用必须解释唾液抗体成分的内容物,且最终的资料必须是针对龋病或其他口腔感染疾病是行之有效的。

目前研制的 DNA 疫苗大都面临在大动物或人体上免疫原性差的问题,因此研究热点转移到如何提高 DNA 疫苗的免疫效能,防龋 DNA 疫苗也同样面临如何进一步提高免疫效果的问题。

(二) 牙周病的免疫学进展

目前公认牙周病是一种多因素疾病,除始动因子菌斑生物膜造成牙周组织的直接损害外,微生物激发的宿主免疫应答是导致牙周组织广泛破坏的重要因素。

牙周病的固有免疫应答和适应性免疫应答如同一把双刃剑,即具有对入侵病原微生物的防御清除作用,又可因免疫应答的不适当而导致宿主牙周组织损伤。

牙周炎固有免疫应答中,细菌脂多糖(lipopolysaccharides,LPS)通过巨噬细胞和树状突细胞表面的 CD14、Toll 样受体与单核巨噬细胞作用,从而诱导细胞因子和炎症因子的生成。白细胞介素 1(interleukin 1,IL-1)与骨破坏机制和溶胶原活性相关,为牙周炎中主要的细胞因子通路,从基因方面调控易感病人对 LPS 刺激的 IL-1 生成的高敏性。另外,LPS 与单核巨噬细胞交互作用,会导致前列腺素类的合成和分泌,尤其是前列腺素 E2(prostaglandin E2,PGE2),在丧失黏附的牙周位点龈沟液(gingival cervicular fluid,GCF)中浓度增高,PGE2 很可能在牙周炎中促进骨吸收过程中起作用。动物模型及病人实验已经证实,通过非甾体类抗炎药物治疗,抑制 PGE2 生成,可以减少牙槽骨的吸收。

牙周炎获得性免疫应答中,早期牙周病,临床表现为牙龈炎,其病理学表现和 T-helper 1(Th1)反应的预期结果一致。Th1 反应促进 IL-12 的生成,从而诱导 IFN-γ 生成,导致巨噬细胞激活,增加了其吞噬活性,从而保护自身免疫力。另一方面,已确定和晚期的牙周病损,临床表现为牙周炎,组织病理学上与 Th2 反应的特点一致,譬如 IL-4、10、13 的产生,并导致抗体生成。目前研究检测了牙龈组织细胞的细胞因子生成、mRNA 表达,或细菌和白细胞的交互关系,结果均显示为 Th1 和 Th2 细胞因子混合物共同作用,或其中一个比另外一个占优势。这些研究的局限性,不仅在于技术上的难点和不同细胞来源,还包括从非激活病损和不同的疾病表型中鉴定区别出活性病损的难度。越来越多的研究结果倾向于将 Th2 反应与慢性牙周炎联系起来,这可能为以后的基础研究及临床研究提供依据。

免疫细胞和骨细胞之间的直接功能联系可以解释牙周炎中可见的骨吸收现象。骨吸收和骨重建相关的因子包括 TNF-TNFR 超家族蛋白 RANK-L(receptor activator of NF-κB ligand),RANK 以及抑制蛋白 OPG(osteoprotegrin)。RANK-L 的受体是 RANK,在破骨细胞前体细胞上有表达。在骨中,RANK-L 在成骨细胞中表达,并能被多种骨调节激素譬如 IL-1、IL-6、IL-11、IL-17,肿瘤坏死因子(tumor nectosis factor-alpha,TNF-α),PGE2 所上调。RANK-L 上调能诱导破骨细胞生成和激活。骨重建和骨吸收受到 RANK-L/RANK 和 OPG 之间的平衡所调控。T 细胞表达 RANK-L,并能被抗原激活所上调,且能直接诱导破骨细胞生成。目前研究也提示牙周炎的免疫和炎症微环境通过 RANK-L 和 OPG 为骨吸收的免疫调节提供了一个环境。

(三) 牙髓炎的免疫学和研究现状

牙髓炎的发生、发展过程与免疫活性细胞有关。正常牙髓组织中免疫活性细胞主要有 T 细胞、巨噬细胞和树突状细胞等。研究发现,牙髓组织中炎症细胞的数量随着从正常牙髓到可逆性牙髓炎、不可逆性牙髓炎顺序递增。可逆性牙髓炎时,炎症细胞浸润中 CD4$^+$T 细胞明显增多,CD4$^+$T 细胞主要是 Th 细胞,被激活的 Th 细胞产生多种淋巴因子,既能协助 B 细胞分化为浆细胞产生抗体,又能够协助其他 T 细胞亚群分化成熟,参与细胞免疫。因此,在牙髓炎症的发生过程中,B 细胞和 Th 细胞介导的免疫应答在牙髓免疫病理改变中起着重要作用。

牙髓组织内所产生的免疫应答主要是针对外来抗原,即多为针对感染性细菌的代谢产物或毒素等,产生特异性免疫应答。除了微生物及其毒素抗原外,临床上常用的一些药物如甲醛、甲酚类具有半抗原性,通过与牙体组织中某种蛋白载体结合获得免疫原性,从而也可以引起牙髓组织的免疫应答。参与这种免疫应答的主要细胞是淋巴细胞,即 T 细胞和 B 细胞。T 细胞受到抗原刺激后还可以促进 B 细胞产生抗体。

近年来，大量研究证实牙髓炎组织中存在大量免疫活性细胞，在免疫应答中起核心作用的是淋巴细胞。T 细胞主要参与细胞免疫，同时通过增加 B 细胞功能或抑制 B 细胞功能来调节体液免疫。在牙髓炎中浸润的 T 细胞能释放出多种细胞因子，作用于巨噬细胞的因子可使巨噬细胞大量聚集活化，并释放 IL、TNF、干扰素 β（interferon beta，IFN-β）、转化生长因子等，具有调节免疫、介导炎症、增强免疫效应的功能；作用于 B 细胞的因子能促进 B 细胞向浆细胞转化并产生 Ig。有研究报道牙髓内的 Ig 以 IgG 为主，其次为 IgA 和 IgE。慢性牙髓炎急性发作时，B 细胞明显增多，可能为大量抗原突然进入机体或机体免疫应答功能的改变导致 B 细胞增殖。处于免疫应答状态下的慢性牙髓炎，一旦受到抗原的过量刺激或形成过量的免疫复合物不能被及时吞噬清除导致局部强烈的急性炎症，引起牙髓严重损害。

（四）根尖周炎的免疫学和研究现状

引起根尖周病免疫应答的抗原性物质，主要来自于感染牙髓，因此根尖周炎的免疫学与牙髓炎的免疫学类似。感染根管内的细菌是根尖周免疫最重要的抗原物质，微生物虽然结构简单，但化学组成相当复杂，含有多种性质不同的蛋白质、与蛋白质结合的多糖和脂质，是具有多种抗原成分的复合体。根尖周病主要是有革兰氏阴性厌氧杆菌为主的混合感染导致的根尖周组织炎症，感染根管内细菌种类复杂，数量多，细菌本身及其代谢产物、毒素等是主要的抗原物质。除此之外，变性坏死的牙髓组织也是抗原刺激物。机体本来不会把自己的组织变成异物或抗原，即自身组织一般对机体没有抗原性，但炎症或坏死的牙髓组织经过某种修饰后可能会获得抗原性，刺激机体产生免疫应答。

近年来研究表明，根尖周病变组织中包括了参与非特异性免疫反应、特异性细胞免疫及体液免疫的绝大部分免疫细胞，有中性粒细胞、嗜酸性粒细胞、嗜碱性粒细胞、巨噬细胞、T 淋巴细胞、B 淋巴细胞、肥大细胞、NK 细胞以及补体成分等。有研究者采用间接免疫酶标技术检测根尖周病变组织中的 T 淋巴细胞、B 淋巴细胞，发现所有病变组织中都存在这两种细胞，对同一标本来说，T 淋巴细胞多于 B 淋巴细胞。而对根尖周病变组织中浆细胞研究发现，主要以产生 IgG 的浆细胞最多，而产生 IgA、IgM、IgD 及 IgE 的浆细胞较少。同时也说明根尖周病有体液免疫参与。

目前关于根尖周病的免疫学研究主要集中在感染源的免疫生物活性方面，细菌是根尖周病变组织中的主要抗原物质，是造成根尖周组织免疫损伤的主要刺激物，它的免疫学作用与其免疫生物活性密切相关。感染根管内的细菌及其代谢产物在根尖周病变的免疫介导方面具有十分重要的作用，可以明显诱导根管和牙周袋渗出液及血清中的 IgG 水平上升。目前实验证明根尖周病变组织中抗体的存在与根管内细菌抗原的诱导有关。除了诱导机体抗体生成外，感染根管内细菌还具有丝裂原作用，能刺激淋巴细胞分化增殖转化为致敏淋巴细胞，从而介导根尖周病。

（五）口腔黏膜病的免疫学和研究现状

口腔黏膜作为口腔特殊的组织结构，多种黏膜疾病的发病因素与免疫因素相关，与体液免疫、细胞免疫交互影响。

有研究表明细胞免疫在白塞病发病中起着重要作用，白塞病活跃期的患者血清中出现 IL-10 上升，与此相关的 IL-12 和 TNF 受体水平也上升，用流式细胞仪检测白塞病患者血清中 CD3、CD4、CD8、CD4/CD8、CD16⁺/CD56⁺细胞水平。结果白塞病组 CD8 显著高于对照组，

CD4、CD4/CD8 比值及 NK 细胞 CD16$^+$/CD56$^+$细胞显著低于对照组,而 CD3 两组无显著性差异。应用免疫组化及流式细胞仪对活动和缓解期白塞病外周血 T 细胞进行研究,结果发现活动期白塞病分泌 IL-2 的 CD4$^+$CD8$^+$T 细胞明显高于缓解期白塞病,并且有效的免疫抑制治疗可减少该细胞的数量。提示分泌 IL-2 的 CD4$^+$CD8$^+$T 细胞在白塞病免疫发病机制中起重要作用。

扁平苔藓免疫反应的机制研究提示,Th1/Th2 平衡失调可能是重要原因。人类 Th1 细胞主要产生 Th1 类细胞因子干扰素-γ(IFN-γ)、IL-2、TNF-α;主要介导细胞免疫应答。其中 IFN-γ 是最典型的 Th1 型细胞因子,其主要作用是诱导巨噬细胞产生 IL-12,IL-12 又作用于 Th1 细胞的分化。Th2 细胞主要产生 IL-4、IL-5、IL-6、IL-10、IL-13,主要介导体液免疫应答,辅助抗体生成。机体正常时,Th1 和 Th2 细胞功能处于动态平衡状态,维持机体正常的细胞免疫和体液免疫功能,而扁平苔藓的发生过程中,Th1 类细胞因子会导致基底层细胞损伤与破坏。为使免疫应答达到平衡,一方面,局部 Th2 类细胞因子分泌增加,活性增强,以对抗 Th1 类细胞因子的作用;另一方面,机体也可通过 TGF-β 抑制两类细胞因子的产生而减轻损伤。但是,由于扁平苔藓患者病变部位抗原性一直存在,Th1 和 Th2 类细胞因子所介导的炎症反应持续性存在,最终导致慢性可见的扁平苔藓损伤,出现扁平苔藓的免疫病理特征。

大疱性疾病中,诊断天疱疮时,在临床、病理及细胞学诊断均有困难时,免疫组织化学具有重要的诊断价值。经典的方法是直接免疫荧光法,直接法能定位显示棘细胞层间的抗细胞粘结物质的抗体。除了组织化学的方法,还可以通过血清学检测患者血清中存在的抗基底细胞的细胞质内、棘细胞层的细胞间质以及棘细胞内的循环抗体,经典的方法是间接免疫荧光法。一般抗体效价达到 1:50 即有意义。真核表达系统表达的重组抗原具有天疱疮抗原的天然构象,有吸引天疱疮抗体的构象,在此基础上建立的 ELISA 是一个简便、敏感、特异性高的诊断方法。血清仅对桥粒芯糖蛋白(desmoglein3,Dsg3)呈阳性反应可诊断为寻常天疱疮,仅对 Dsg1 呈阳性反应可诊断为落叶天疱疮。

艾滋病由人类获得性免疫缺陷病毒(human immunodeficiency virus,HIV)引起,常常表现有口腔症状,实验室检查是确定 HIV 感染和艾滋病的重要指标,常用方法均为免疫学技术。抗体检测是目前临床诊断 HIV 感染的金标准,ELISA 和 WB 方法是临床应用最广,敏感性和特异性均高的血清学方法。ELISA 敏感性和特异性均高,可作初筛,需检测两次阳性,才可确定为阳性;WB 测定病毒的结构蛋白,特异性很高,常作为确诊实验,其确认的 3 种主要抗原是核蛋白 P24、包膜蛋白 gP41 和 gP120/160。病毒抗原检测时,常用 ELISA 夹心法检测 P24 抗原,在临床上主要用于窗口期和新生儿的早期诊断。HIV 核酸检测则可以定性 HIV 前病毒 DNA 检测和定量 HIV-RNA 检测,可用于辅助诊断急性 HIV 感染、血清学检测结果不确定或感染 HIV 母亲所生的孩子的感染情况、预测慢性感染患者的进程、检测治疗效果。在判断疾病分期、判断治疗反应和预后时,则常用 CD4$^+$T 细胞计数,正常 CD4$^+$T 细胞数为 500~1 400/mm^3,症状感染期 CD4$^+$T≤200/mm^3,CD4$^+$/CD8$^+$比值<1.0(正常 1.75~2.7)。

(六) 头颈部肿瘤的免疫学和研究现状

根据机体抗肿瘤免疫效应机制,将肿瘤的免疫治疗方法分为主动免疫治疗、被动免疫治疗。主动免疫治疗中,非特异性主动免疫治疗是指应用一些免疫调节剂通过非特异性地增强机体的免疫功能,激活机体的抗肿瘤免疫应答,以达到治疗肿瘤的目的,常用各种细菌菌苗,包括卡介苗(BCG)、短小棒状杆菌菌苗等,还有免疫因子,如转移因子、免疫核糖核酸等。

特异性主动免疫治疗是调动宿主自身的抗肿瘤免疫机制,可采用"瘤苗"(tumor vaccine)给患者接种以诱导特异性肿瘤免疫反应。目前治疗用的瘤苗主要有肿瘤细胞瘤苗、基因工程疫苗、抗独特型抗体瘤苗、抗原提呈细胞为基础的瘤苗,可分为肿瘤细胞疫苗、肽或蛋白质疫苗、重组病毒疫苗、基因疫苗、抗独特型抗体疫苗及树突细胞疫苗。

被动免疫治疗是指给机体输注外源的免疫效应物质,由这些外源的效应物质在机体发挥治疗肿瘤的作用。目前主要有以下两大类:

1. 抗体导向治疗　主要是利用高度特异性的抗体作为载体,将细胞毒性物质靶向性地携至肿瘤病灶局部,可以比较特异的杀伤肿瘤。此外,还可将具有细胞毒作用的杀伤因子与单克隆抗体偶联制成"生物导弹",并利用单抗能特异性结合肿瘤抗原的特性使杀伤因子"导向"集中到肿瘤病灶,杀伤肿瘤细胞。

2. 过继免疫疗法(adoptive immuno-therapy,AIT)　是将自身或异体的抗肿瘤效应细胞的前体细胞,在体外采用 IL-2、抗 CD3 单抗、特异性多肽等激活剂进行诱导、激活和扩增,然后转输给肿瘤患者,提高患者抗肿瘤免疫力,以达到治疗和预防复发的目的。常见的免疫效应细胞有:LAK 细胞(lymphokine-activated killer cells,LAK)、TIL 细胞(tumor-infiltrating lymphocytes,TIL)、CD3AK 细胞、细胞毒性 T 淋巴细胞(cytotoxic lymphocyte,CTL)。

肿瘤的基因治疗还处于基础研究阶段或实际临床应用的早期阶段,仍存在有效性、安全性、稳定性及免疫性的问题,但肿瘤基因疗法正从实验进入临床阶段,肿瘤的靶向基因治疗是攻克肿瘤的有效手段,其前景非常乐观。

肿瘤治疗的目的基因主要包括能改变肿瘤细胞恶性表型、提高肿瘤细胞的免疫原性及药物敏感和耐药的基因,具体为各类细胞因子、主要组织相容性抗原(major histocompatibility complex,MHC)分子、协同刺激分子、抗癌基因、反义核酸、肿瘤药物相关基因及病毒基因等。细胞因子基因治疗包括以下几个方面:细胞因子基因治疗所选用的目的基因可以是编码表达包括 ILs、IFNs、CSFs 以 TNF 等在内的各种细胞因子及其受体的基因;而其选用的靶细胞则通常为:肿瘤细胞,以主动免疫治疗的原理为基础,将细胞因子(IL-2、IL-12、IFN-γ、TNF-α等)基因转入肿瘤细胞;免疫效应细胞,包括 CTL、TIL、NK 细胞、LAK 细胞及巨噬细胞等;成纤维细胞等,利用成纤维细胞等易于获取和培养、生命周期较长的载体细胞将细胞因子携入体内,在体内较长时间地持续、大量产生细胞因子,产生抗肿瘤作用。目前看来,最具有应用价值的靶细胞是免疫效应细胞,尤其是具有较好靶向性的 TIL 细胞,只是其收集、培养不如肿瘤细胞及成纤维细胞方便。

(七) 干细胞的免疫治疗和研究现状

干细胞治疗自身免疫疾病的机制是间充质干细胞是一类具有高度自我更新和多向分化潜能的干细胞。在不同的诱导条件下,可分化为多种造血细胞以外的组织细胞,并具有免疫调节和组织修复的作用。间充质干细胞具有免疫调节作用,其一是通过分泌可溶性细胞因子介导;其二是通过调节性 T 细胞发挥免疫抑制作用。目前应用于临床的多为造血干细胞(hemopoietic stem cell,HSCs)、间充质干细胞(mesenchymal stem cell,MSCs)。

1. HSCs 治疗自身免疫疾病的研究　HSCs 又称专能干细胞,是存在于造血组织中的一群原始造血细胞,是一切血细胞(其中大多数是免疫细胞)的原始细胞。造血干细胞具有多潜能性,即具有自身复制和分化两种功能。近年来,学者们一直在探索如何用干细胞来治疗自身免疫的异常。

以红斑狼疮（systemic lupus erythematosus，SLE）为例，HSCs 的治疗目标是破坏成熟的、长寿命的并具有自身反应能力的免疫细胞并生成一个新的、能正常履行功能的免疫系统。这些实验中，大多数患者自身的干细胞都使用了一种所谓的自身固有的（即从"自身"）造血干细胞移植。首先，患者接受一种生长因子，通常采用粒细胞集落刺激因子（granulocyte colony-stimulating factor，G-CSF，$5 \sim 16 \mu g/kg$）每日皮下注射，使得大量的造血干细胞从骨髓进入血液中，第 4 或 5 天时开始采用血浆分离法从血液中收集这些细胞，并将其与成熟的免疫细胞中分离开来，再进行存储。当获取足够量的干细胞后，对患者用细胞毒药物和（或）放射治疗，以除去成熟的免疫细胞。然后，将造血干细胞通过输血的方式输入到循环血中，它们会进而移居至骨髓并开始分化成为成熟的免疫细胞，机体的免疫系统由此会得以重建。Burt RK 等发现在进行干细胞移植后，患者 T 细胞种类恢复到了健康人的水平，同时对 7 位患有 SLE 并进行了这种治疗的患者进行了一项长期的跟踪调查（$1 \sim 3$ 年），发现患者在移植后不使用免疫抑制治疗的情况下没有活动性 SLE 的发生，病情也持续好转。这一发现证明干细胞移植可能有利于重建 T 细胞自身耐受，因此可降低疾病再次发生的可能性。

2. MSCs 免疫抑制的临床研究 MSCs 所具有的分化潜能及免疫抑制能力，使其能很好地处理与宿主免疫系统的关系。除 HSCs 外，使用 MSCs 调节免疫反应可能是最早将干细胞应用于临床治疗的方法。MSCs 在治疗多种疾病，尤其是与免疫反应和再生修复相关的疾病上具有极大的应用潜力。近几年的研究揭示 MSCs 在特定条件下具有良好的免疫抑制能力，这为细胞疗法用于副作用小的免疫抑制治疗提供了契机。

除移植物抗宿主病（graft versus host disease，GVHD）之外，MSCs 已经被用来治疗多种炎症疾病：心肌梗塞、结肠炎、肝功能衰竭、肾功能衰竭、克罗恩病、中枢神经系统损伤、自免疫疾病等。尽管 MSCs 治疗机制尚未明确，目前仍有许多临床试验正在进行，以评估它们的安全性和有效性。在这些应用当中，刚开始 MSCs 的多向分化能力被认为是起作用的主要机制，然而随后的许多研究，包括体外共培养和体内移植的研究证明移植后 MSCs 缺乏明显的长期定植，提示 MSCs 可能通过分泌可溶性因子、调节免疫细胞功能、提供营养支持从而促进治疗效果。

MSCs 不仅可以作为传统的多向分化干细胞，还可以作为细胞药物转运载体。表面上，针对不同的疾病状态，MSCs 通过不同的机制对免疫系统提供免疫支持，根据不同的应用，MSCs 分泌的不同产物将是至关重要的，通过评估这些向局部的炎性周围环境中分泌的分子因素的影响，我们将最终能够评估其治疗应用中的有效性。为了有效地评估，我们必须了解伴随着相应病症的特异性细胞介质，然后根据 MSCs 调节特定的免疫细胞功能的能力对 MSCs 的影响进行评估。MSCs 作为成功的治疗手段时，MSCs 靶向的效率和在损伤部位的持久性同样重要，而 MSCs 在体内的丰度和持久性将可能成为治疗评估和临床转化的关键。最终，治疗可以量身定制，并可最大限度利用这些相互作用。

3. MSCs 免疫抑制作用的机制研究 在临床或实验中发现的 MSCs 存在不同的治疗效果，很大程度上是由于 MSCs 免疫抑制的分子机制不甚清楚，还不足以准确高效地指导临床治疗。因此，对 MSCs 免疫抑制机制的进一步了解，对基础及临床研究均有很大的指导意义。

MSCs 应用于免疫治疗的机制在于其具有特定的归巢能力和治疗性免疫调节能力，从而可以促进有效的细胞免疫疗法的潜在发展,和用于各种炎症相关的疾病的应用。譬如,MSCs 能直接消除 T 细胞、巨噬细胞、树突状细胞(dendritic cells,DC)、嗜中性粒细胞和 B 细胞的促炎功能,而 MSCs 介导的 T 细胞、巨噬细胞和 DC 的免疫抑制会导致 Ⅱ 型抗炎功能细胞的某些表型的出现。具体而言,MSCs 调节 T 细胞行为的主要功能是阻止促炎介质(T_h1 和 T_h17)方向的分化和扩展,同时促进控制免疫调节行为的 T 细胞表型(T_h3 和 T_{reg})的出现,此外 MSCs 显示出阻断 CTL 和 NK 细胞的功能。总体来说,MSCs 决定 T 细胞功能,抑制获得性免疫反应,增强它们在 T 细胞相关疾病的应用(图 16-2-3)。MSCs 促进巨噬细胞向 M2 表型分化,同时抑制 M1 功能;通过 PD-1 表面受体,抑制 B 淋巴细胞分化,从而减少免疫球蛋白和趋化因子分泌;通过人类白细胞抗原 g(human leukocyte antigen,HLA-g)和 IL-6 阻止中性粒细胞的促炎分泌和迁移功能(图 16-2-4)。DC 是潜在的抗原递呈细胞(antigen presenting cells,APC),多方面调控获得性免疫反应,MSCs 阻止单核细胞向 DC 方向分化及其随后的成熟,还有利于成熟 DC 细胞的 DC2 表型而抑制 DC1 表型出现,结果提示 MSCs 处理的 DC 有利于体内 Ⅱ 型 T 细胞免疫功能(图 16-2-5)。然而,到目前为止,对 MSCs 免疫抑制机制还没有达成统一的认识。

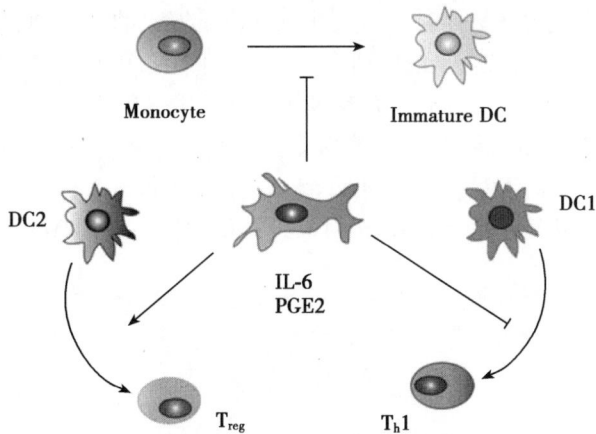

图 16-2-3　MSCs 调控 T 淋巴细胞分化和效应器功能

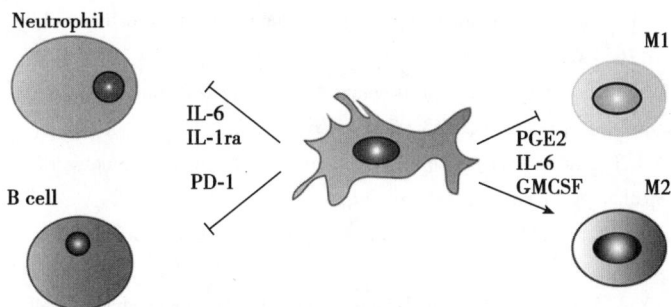

图 16-2-4　MSCs 调控巨噬细胞、B 淋巴细胞、中性粒细胞的促炎功能

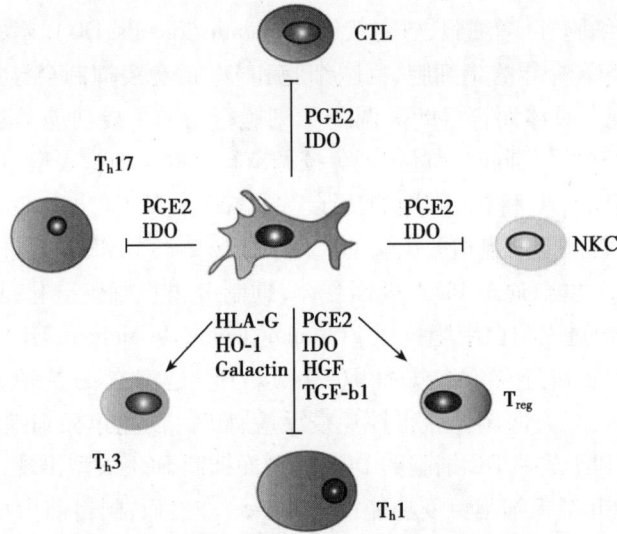

图 16-2-5　MSCs 阻止 DC 成熟,增强其抗炎功能

　　尽管目前 MSCs 在绝大多数条件下应用仍被认为是安全的,但它们对免疫功能的长期影响及引发肿瘤的可能性仍然未有系统的研究。此外,目前的 MSCs 免疫抑制模型是通过何种代谢通路发挥作用仍不甚清楚,其与研究较多的 STAT、NF-κB 等通路存在怎样的关联,如何协调控制免疫系统的稳态等问题都还有待探索。MSCs 在免疫抑制过程中如何感受细胞因子的刺激,在细胞内又如何调控一氧化氮合酶(诱导酶)[inducible nitric oxide synthase(enzyme),iNOS]和相关趋化因子的表达等问题都还有待解决。同时 MSCs 在不同物种中的免疫抑制机制仍需进一步研究。

(叶　玲)

参 考 文 献

1. LI Z,JIANG C M,AN S,et al. Immunomodulatory properties of dental tissue-derived mesenchymal stem cells. Oral diseases,2014,20(1):25-34

2. SINGH A,GAUR P,SHUKLA N,et al. Differential dendritic cell-mediated activation and functions of invariant NKT-cell subsets in oral cancer. Oral diseases,2015,21(1):105-113

3. SU Y,SHI S,LIU Y. Immunomodulation regulates mesenchymal stem cell-based bone regeneration. Oral diseases,2014,20(7):633-636

4. MAKINO Y,YAMAZA H,AKIYAMA K,et al. Immune therapeutic potential of stem cells from human supernumerary teeth. Journal of dental research,2013,92(7):609-615

5. BURT R K,VERDA L,OYAMA Y,et al. Non-myeloablative stem cell transplantation for autoimmune diseases. seminars in immunopathology,Springer,2004,vol 1-2,pp57-69

6. LAMONT R J,BURNE R A,LANTZ M S,et al. Oral microbiology and immunology. Washington,DC:ASM press,2006

7. BARMINKO J,GRAY A,MAGUIRE T,et al. Mesenchymal stromal cell mechanisms of immunomodulation and homing. Mesenchymal Stem Cell Therapy. Clifton:Humana Press,2013

8. GSCHWENG E,OLIVEIRA S,KOHN D B. Hematopoietic stem cells for cancer immunotherapy. Immunological reviews,2014,257(1):237-249

第二篇

口腔实验动物模型

第十七章　口腔实验动物模型概述

第一节　实验动物和动物模型研究的现状

一、实验动物学

实验动物科学诞生于 20 世纪 50 年代,我国兴起于改革开放以后。1980 年,中华人民共和国农业部邀请了美国马里兰州立大学医学系主任徐兆光教授到我国讲学,他在北京举办了第一个高级实验动物人才培训班,开启了我国实验动物科学现代化发展的里程。之后国务院委托原国家科学技术委员会(简称国家科委)主管全国实验动物科学工作,原国家科委在 1982 和 1985 年,先后两次召开全国实验动物科学工作会议,大大地加快了我国实验动物科学走向现代化的进程和步伐。20 多年来,我国实验动物科学飞速发展,缩短了与先进国家的距离,21 世纪人类将步入生命科学的新时代,实验动物学作为生命科学研究的基础学科,越来越受到世界各国政府的高度重视,更得到科学家的密切关注。

二、实　验　动　物

实验动物(experimental animals)是指经人工培育,对其携带微生物实行控制,遗传背景明确,来源清楚,可用于科学实验、药品、生物制品的生产和检定及其他科学研究的动物,是"活的精密仪器",为生命科学研究的四大支撑条件之一。实验动物一般具有三大特点:其一,是从遗传学角度要求,必须经人工培育,遗传背景明确,来源清楚;其二,是对其携带的微生物、寄生虫实行人工控制;其三,是其应用目的都是为了科学实验。实验动物与实验用动物都起源于野生动物,然而实验动物不同于实验用动物,实验用动物是指一切能用于科学实验的动物,其中除实验动物外,还包括野生动物、经济动物和观赏动物。

经人工培育的实验动物,依据其基因纯合(homozygosity)的程度,常划分为近交系、突变系、杂交系和封闭系动物四大类群。所有实验动物都是在人工严格监控微生物、寄生虫的条件之下繁育的。目前,根据对微生物、寄生虫控制程度,我国将实验动物划分为四个等级:一级为普通级动物;二级为清洁级动物;三级为无特定病原体动物;四级为无菌动物,其中包括悉生动物。三级和四级动物对其携带的微生物、寄生虫不仅实行人工监控,而且动物本身必须是经人工剖宫产净化而获得的。

19 世纪末—20 世纪 60 年代期间,近交系动物、免疫缺陷动物和悉生动物的培育成功为当今的实验动物学发展奠定了基础。近交系(inbred line)实验动物的培育是从小鼠开始,至今,世界各地已培育出数以千计的各种近交系实验动物,其中大鼠和小鼠近交系已有1500多个。近交系实验动物的培育成功,为生物医学科学研究提供了一种遗传几乎完全均一的实验动物,提高了实验动物的准确性和均一性。悉生动物(gnotobiotic animals)的发展,满足了实验过程中消除实验动物自身所携带的微生物和寄生虫对实验结果影响的要求,是随着无菌动物的发展而发展起来的。除无菌悉生动物外,随着饲养管理和实验目的需要,又发展了已知菌动物和无特定病原体动物。免疫缺陷动物(immunodeficiency animals)的建立首先来自于先天性胸腺发育不全的裸小鼠,后来相继发现和培育了裸大鼠和具有免疫缺陷的其他动物,如牛、豚鼠、兔、犬、猫等,包括胸腺缺陷、无胸腺、无脾脏、既无胸腺也无脾脏等动物。

除上述实验动物外,20世纪以来还建立了很多其他种类的实验动物,如同源导入近交系动物、同源突变近交系动物、重组近交系动物、分离近交系动物、嵌合体动物、单亲纯合二倍体动物等。

据资料报道,目前常用于医药卫生、生命科学研究和教学生产的实验动物主要包括:两栖纲的青蛙、蟾蜍,爬行纲的蛇,鸟纲的鸡、鸭、鸽,哺乳纲啮齿目的小鼠、大鼠、豚鼠、地鼠、长爪沙鼠、棉鼠等,兔形目的家兔,食肉目的猫、狗、雪貂,有蹄目的羊、猪和灵长目的恒河猴、猩猩、狒狒、绒猴、食蟹猴等30余种,其中最常用和用量最大的是哺乳纲啮齿目动物,如小鼠、大鼠、豚鼠等,其次是兔形目和食肉目的兔、狗、猫等。虽然非人灵长类动物在生物进化与解剖结构等方面都与人十分接近,是医学研究领域中理想的实验动物,但是由于其数量有限,繁殖较慢,价格昂贵,饲养管理费用高,所以在使用中受到一定限制。

多年来,我国实验动物科学飞速发展,缩短了与先进国家的差距,但由于起步较晚,发展水平还很低。目前,全国实验动物生产使用单位有2 000多家,工作人员近9 000人,全国用于实验动物生产繁育的设施超过50万平方米,其中清洁级及SPF级(specific pathogen free)设施已占到一半,用于动物实验的设施超过30万平方米,全国年产大鼠、小鼠、地鼠、豚鼠、兔、犬、猪等实验动物几千万只。在实验动物的使用上,清洁级动物已经被推广应用,SPF级动物的应用也越来越多。

虽然我们的实验动物研究起步较晚,但近年来在实验动物新品种、品系的研发方面还是取得了一定的发展。一些实验动物的质量也具有相当的竞争能力。如我国特有的实验小型猪:贵州香猪、广西巴马小型猪、版纳微型猪、五指山小型猪培育,以及新品系的培育,如SCID同源导入系、IRM-2近交系,野生动物实验动物化包括东方田鼠、灰仓鼠等。

近年来灵长类研究成为未来中国最有希望的重点研究领域,实验灵长类将成为促进中国生命科学某些领域取得发展和突破的一个重要载体,如药物开发、神经科学、基因组学和进化生物学、干细胞以及治疗性克隆的基础研究。国家啮齿类实验动物种子中心和国家遗传工程小鼠资源库建立以来,在实验动物种质的收集、整理、保存、研发等方面做了大量的工作,逐步形成了具有中国特色的实验动物种质资源保存和共享服务体系。我国具有丰富的野生动物资源,许多具有很好的开发前景,如拉萨犬、鼠兔、黑线姬鼠、土拨鼠、雪貂等,虽然还没有完全达到实验动物化的要求,但有些动物种类已在某些领域的研究中显示出良好应用前景。

三、动 物 模 型

人类疾病动物模型(animal model of human diseases)是指生物医学院研究中所建立的具有人类疾病模拟表现的动物实验对象和相关实验材料。人类疾病动物模型的研究,实质上是有关实验动物的应用科学。研究人员利用各种动物的生物学特性和疾病特点与人类疾病进行比较研究,从而加强对人类疾病发生发展、机制乃至防治策略的认识。因此,在生物医学研究中如何正确使用动物模型,受到广大医学科技工作者的重视。

生物医学研究中常常使用动物模型作为临床和实验假说的实验基础。动物模型的使用可以避免人类实验造成的危害,可提供发病率低、潜伏期长和病程长的疾病材料,可以严格控制实验条件,增强方法学上的可比性。此外,动物模型不仅在群体的数量上容易得到满足,而且可以通过投服一定剂量的药物或移植一定数量的肿瘤等方式,限定可变性,取得条件一致、数量较大的模型材料,便于样本收集和简化实验操作,有助于全面地认识疾病本质。

20 世纪 60 年代,学术界正式提出了"动物模型"概念。从 1961 年美国国立卫生研究院(NIH)首次提出加强开发人类疾病模型研究以来,各国的研究工作不断取得成果。1968 年,美国出版了《生物医学研究的动物模型》,在这段时间内美国科学家研究人类 Kuru 病(一种致死性神经疾病),用患者脑组织提取物注射给黑猩猩后,成功地复制出了 Kuru 病动物模型,成为当时研究动物模型的经典例子。1972 年,美国又出版了《人类疾病动物模型手册》,该手册至今已达数 10 分册。据 1982 年出版的《动物模型目录》一书记载,自发性动物模型有 1 200 多种,诱发性动物模型有 2 700 多种。20 世纪 80 年代后,转基因技术不断发展,并把这一技术应用到动物模型研究上来,建立了各种转基因动物模型和基因剔除动物模型等,从而大大加快了动物模型的发展速度。

近年来,我国的实验动物研究取得了一定的成绩,建立了一些人类疾病动物模型,包括人幽门螺旋杆菌胃炎小鼠模型、多种肿瘤动物模型;建立了一些转基因小鼠,例如:人突变载脂蛋白转基因小鼠高脂血症模型、四环素调控的 HCV 嵌合体小鼠等。此外,还建立了很多中医证候动物模型。

四、口腔科学动物模型

口腔科学的实验动物模型(experimental animal model for oral science),是用于开展口腔科学研究的动物实验对象和相关实验材料。随着科学技术的迅猛发展和应用,近年又开展了以转基因、基因敲除等模式生物技术建立的口腔疾病动物模型,为研究基因功能和口腔科学疾病的分子发生机制奠定了基础。

第二节 实验动物的分类和质量的控制

一、实验动物的分类

(一)按微生物学控制实验动物分类
不同微生物学等级的动物(图 17-2-1)具有不同特点,其体内寄生的细菌、传染性、动物的存活率、试验结果等,都有不同的影响。以下简单介绍微生物学控制动物种类。

1. 普通级动物 没有被疾病控制的动物,排除烈性传染病、人畜共患病,饲养于普通环境下。

微生物级别	英文名称	缩写	饲育环境要求
普通动物	CONVENTIONAL ANIMALS	CV	开放环境
清洁动物	CLEAN ANIMALS	CL (MF)	屏障环境、层流架、IVC
无特定病原体动物	SPECIFIC PATHOGEN FREE	SPF (DF)	屏障环境、层流架、IVC
无菌动物及悉生动物	GERM FREE AND GNOTOBIOTIC	GF、GN	隔离环境(隔离器)

图 17-2-1　微生物学等级动物比较

2. 清洁级动物　仅对于我国国情而定,微生物控制高于普通动物,幼子来源于 SPF 动物(剖宫产),饲养于清洁级环境下,排除规定的寄生虫、微生物(排除对动物危害大和对科学研究干扰大的病原体)。

3. SPF 级动物(specific pathogen free)　无特定病原体动物,没有特定的微生物、寄生虫,可能有特定以外的微生物和寄生虫。SPF 级动物需要在屏障环境下进行饲养,屏障环境是空气净化的要求(图 17-2-2),如此才能保证动物生活环境中无特定病原体动物,没有特定的微生物和寄生虫等特殊要求。

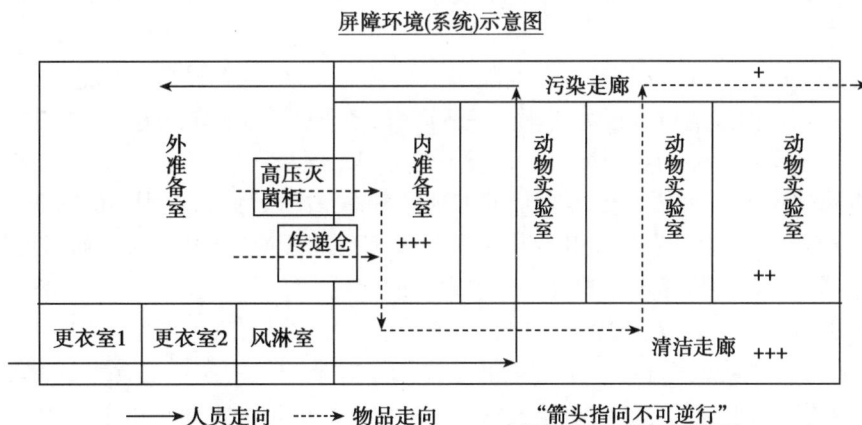

图 17-2-2　屏障环境是空气净化的要求

4. 无菌动物(germ free)　没有能被检查出微生物、寄生虫的动物。妊娠末期,通过剖宫产、子宫切除手术,将无菌取胎的仔鼠放在隔离器内无菌条件下进行饲养的动物。

（二）遗传学控制实验动物分类

1. 近交系(纯系动物)　近交系是指经 20 代以上同胞兄弟姐妹之间或亲代与子代之间的交配培育出来的动物品系,交配传代越多,则其异质基因(杂合度)越少,遗传基因纯化度越高。现在世界上至少已有纯系小鼠 500 多种、大鼠 200 多种、豚鼠 12 种、家兔 6 种,应用最广泛的是纯系小鼠。

2. 突变系(mutation gallery)　能以基因符号来表示基因型,或者虽然不能以符号来表示其特征,但是通过选择和淘汰,能保持特定遗传性状的品系动物。突变系是将基因突变的动物留种,扩大数量,定向培育而成。

3. 封闭群(远交系)　在一定群体内,以非近亲交配方式育成的动物品系,连续15代不从外部引入新的动物种群,或者来源于近交系的种群,在封闭条件下至少经过4代繁殖的动物,都称为封闭群(closed colony)。除少数小鼠、大鼠以近交系或突变系保种和生产外,实验动物绝大多数以封闭群的形式繁育生产。

小鼠封闭群如:KM(昆明鼠)、ICR、NIH、CFW等系。

4. 杂交一代　是指由两个不同的近交系动物杂交产生的第一代动物,常用F1来表示。其特点是既具有近交系动物的遗传特点,又获得了杂交优势,生命力强,繁殖率高,生长快,体质强健,抗病力强等。它与近交系动物有着相同的实验效果。

二、实验动物的环境控制

实验动物生长发育、繁殖交配赖以生存发展的特定场所和外在条件,称为实验动物的环境。动物的健康和质量与实验动物的设施环境密不可分。设施环境可将其分为外部环境(outside environment)和内部环境(inside environment)。

(一)　实验动物设施外部环境因素

实验动物设施外部环境与实验动物生活区域的经纬度有关系,而且随季节的变更而变动,即使在一昼夜内,外部环境也有很大的变动,比如凌晨与中午外部环境的多项指标变化都很大。

1. 温度(temperature)　外环境温度随季节交替而变动,并与设施所处的地理位置相关联,即使在一昼夜内温度也有很大变化。一般而言,冬季寒冷、夏季炎热,北方气温普遍低于南方,特别是冬季这种差别更是突出。昼夜中的正午温度最高、午夜温度最低。南方地区夏季炎热,设施建设主要考虑夏天制冷,而北方地区冬季寒冷,设施建设则多侧重于冬天加温。由于温度对实验动物生长发育及其对接受实验处理后的反应影响巨大,如何尽可能地节省能源,降低消耗是各种屏障设施建设时必须重视的问题。

2. 湿度(humidity)　外环境空气中含有水汽,因而为湿空气。湿空气中含水汽的多少用绝对湿度和相对湿度来表示。绝对湿度是指每立方米空气中实际的含水量;相对湿度是把湿空气中的实际水蒸气分压与该温度状态下能够存在的最大水蒸气压之比,用"%"表示。湿度过高或过低都会影响实验动物生长发育及健康状况。一般认为在40%~70%相对湿度范围内,实验动物能很好适应。在我国南方地区梅雨季节外界环境湿度达90%~100%,因此,防湿是设施建设时需注意的问题,北方特别是西北干旱地带,空气干燥,因而屏障设施建设时要考虑空气加湿。

3. 大气尘　大气尘的现代概念,不仅指固体尘,也包含液态微粒的多分散气溶胶。我国《大气环境质量标准》中的"总悬浮微粒"(T.S.P)则是既包括$10\mu m$下的悬浮微粒,又包括$10~100\mu m$的沉降微粒。

屏障设施建设中的净化目的主要是控制大气中的微粒进入屏障设施影响动物的健康,而且大气尘含量直接影响屏障设施中洁净设备的使用寿命,因此实验动物屏障设施建设选址时应尽可能选大气含尘量低的区域,在城市中大气尘的发生源主要形式为点(如烟囱等排放装置、交通繁忙的道路)和面(工业区或矿区)。很多因素都可以影响空气中的含尘量,如距离地面高度的不同,含尘量是有差异的。一般实验动物屏障设施在高层建筑中应尽可能放置于上层,单层建筑尽可能设置在上风地带。大气尘浓度还受湿度的影响,绿化也可以降低大气尘的浓度。

4. 空气微生物(air germs)的分布 实验动物屏障设施洁净要求属生物净化,所以建设时需考虑空气中微生物含量。一些研究结果表明,细菌和真菌在空气中的分布有一定的规律。

（1）一天内空气中细菌和真菌在7:00和22:00有2个高峰。

（2）一天内空气中细菌和真菌在13:00和1:00产生2个低谷。

（3）空气中菌浓度与大气尘浓度成正相关。

（4）风沙大的季节空气中菌浓度升高,如北京的9、10、11月和3、4、5月比6、7、8月和12、1、2月浓度高。

5. 噪声(noise) 噪声是指频率高、声压大、带冲击性具有复杂波形的声音。噪声不仅影响实验动物的生长发育和各种生理常数,而且还影响实验动物的繁殖生长。

因此,实验动物屏障设施建设选址时应远离噪声源,如矿山、采石场、工厂,同时还应注意控制设施运行中自身产生的噪声。

6. 光照 实验动物的生理节律,特别是生殖周期明显受光照的影响。如实验动物屏障设施建设时不采取完全封闭或人工照明,应当考虑到冬季和夏季光照时间的长短差异,冬季光照时间明显缩短,因此要适当根据实际情况补充人工光照,其明暗之比不小于1。

（二）实验动物设施内部环境

实验动物设施内部环境指实验动物和动物实验设施内部,即动物直接生活的场所。内部环境又可分为内部大体环境和局部微环境。

1. 实验动物内部大体环境 即设施内部大环境,是设施建造时必须考虑的各种环境控制指标标定范围。

（1）物理化学因素(physiochemical factors)。

1）CO_2和O_2含量:此因素有风量和换气次数的调节。

2）粉尘:主要由垫料引起。

3）臭味:主要是实验动物排泄的粪尿和体味混合的气味。

（2）居住因素(habited factors):主要是实验动物的饲养笼器具。

（3）营养因素(nutritional factors):主要与饲料的配方组成、加工方式、贮运条件有关,还有水的洁净度对屏障设施维护亦有特别重要的意义。

（4）生物因素(biological factors)。

1）同品种实验动物因素:如在某一群体中社会地位、势力范围、咬斗、饲养方式和密度等。

2）不同品种的生物种的影响:微生物、人及其他动物都会不同程度影响到实验动物的生长发育及繁殖能力。

（5）照明和噪声。

1）照明:实验动物屏障设施建成后,如采用全封闭光照方式来照明,则采用人工光照,明暗比值在1.0~1.4范围;若借用自然光源,考虑到随着季节的交换自然光照不够,则需酌情补加人工光照;

2）噪声:除了外部环境影响屏障设施内噪声水平外,设施内部的噪声源主要是空调机、送风机、排风机以及风管的振动所产生的各种噪声。噪声一般要求不得超过60dB。

2. 实验动物局部微环境　是指特定的、个别的或少数实验动物所生活的微小环境，包括实验动物笼盒结构款式、所处的位置、垫料的种类以及实验动物的密度等。

单个或数个实验动物的生活区构成此类动物的局部微环境。与设施大环境相比，局部微环境具有以下几个特点：

（1）温度、湿度较高：由于笼盒内饲养有实验动物，所以笼盒内温度及湿度均较高，而动物的密度越大，温度、湿度升高就愈明显。笼盒位于室内不同位置，其温度、湿度也会有差异。

（2）氨浓度及臭气浓度高于外界环境：实验动物的代谢产物和排泄物使空气臭气增大。

（3）照度：笼盒内照度低于室内大环境。

（4）CO_2和O_2含量：笼盒内O_2含量少，而CO_2含量增加。

（5）粉尘含量：高于内部大环境。

一般依据饲养动物的种系不同，需要的设施环境指标——实验动物环境指标的（表17-2-1）要求也是不同的。

表 17-2-1　实验动物设施环境指标

项目	指标					
	小鼠、大鼠、豚鼠、地鼠			犬、猴、猫、兔、小型猪		
	普通	屏障	隔离	普通	屏障	隔离
温度（单位：℃）	18～29	20～26		16～28	20～26	
日温差（单位：℃）	–	4		–	4	
相对湿度（单位：%）	40～70					
换气次数（单位：次/h）	8～10	10～20	20～50	8～10	10～20	20～50
气流速度（单位：m/s）	0.1～0.2					
压强梯度（单位：Pa）	–	20～50	100～150	–	20～50	100～150
空气洁净度（单位：级）	–	10 000	100	–	10 000	100
落下菌数（单位：个/皿）	30	3	无检出	30	3	无检出
氨浓度（单位：mg/m³）	14					
噪声（单位：dB）	60					
工作照度（单位：lx）	150～300					
动物照度（单位：lx）	15～20			100～200		
明暗交替时间（单位：h）	12/12 或 10/14					

三、实验动物饲养

在动物房舍设施内使用于动物饲养的器具和材料，主要包括笼具、笼架、饮水装置和垫料等，还有层流架、隔离罩和运输笼等。这些器具和物品与动物直接接触，产生的影响最直接,务必予以重视。其中,层流架和隔离罩等设备可在房舍设施中独立使用,隔离罩更是现今用于无菌动物饲育和实验的主要设备。

(一) 笼具和笼架

在笼外环境符合质量控制标准的情况下,包围动物小环境的质量很大程度取决于笼具、笼架的情况。笼具要求能给动物提供足够的活动空间,通风和采光良好,坚固耐用,里面的动物不会逃逸,外面的动物不会闯进,操作方便,适合于消毒、清洗和储运,成本低廉,经济实用。现在国内已有多家厂商,生产各种式样和质量档次的笼具。

笼架是承托笼具的支架,使笼具的放置合理,有些还设有动物粪便自动冲洗和自动饮水器。要注意笼具和笼架的匹配,方便移动和清洗消毒。

(二) 饮水设备和灭菌设备

动物饲养用的饮水设备,一般采用饮水瓶、饮水盆和自动饮水器。小动物多使用不易破碎的饮水瓶,大动物,如羊、犬等多使用饮水盆。这些器具的制造材料要求耐高温、高压和消毒药液的浸泡。自动饮水器有方便操作、节省劳力的优点,但易漏水,供水管道不易清洗、消毒,国内使用不普遍。大型的实验动物设施,往往装设无菌水生产设备,用过滤系统和紫外线照射清除细菌、真菌和病毒。实验动物的饮水一般无需作蒸馏、离子交换(ion exchange)或反渗透等处理,有助于动物对微量元素的利用。

(三) 层流架和隔离罩

层流架带有空气净化装置和通风系统,置于普通房间内,可作清洁级动物短时间饲养或实验操作及实验后的观察等使用,如果放置在清洁级房舍内,可用作 SPF 级动物的饲养或实验观察。层流架根据实验的需要也有正、负压之分。层流架结构简单,投资少无需辅助设备,可独立运转,适合于小型和短期使用,该设备只能控制空气洁净和通风指标,而其他环境指标如温度、湿度等,要由设施内加以控制,所以使用有较大的局限性。

隔离罩是保持罩内无菌环境的全密封装置,是无菌动物饲养、实验操作和实验观察的唯一设备。它主要是作无菌控制,其他环境指标由罩外设备控制,好的设备可维持 1 ~ 3 年的罩内无菌状态(aseptic condition)。用于无菌动物的隔离罩是正压装置,而做烈性感染实验应采用负压隔离罩。

(四) 运输笼具和垫料

国际上常用的运输笼具带有空气过滤通风系统和控制温度、湿度的装置,运输车辆上也装有各种环境指标的控制系统,形成一个可移动的实验动物饲养设施。我国目前尚未有此类设备,动物运输时,多采用在普通饲养盒外包无纺布的简易运输笼,经运输后的动物就可能达不到质量控制指标了,研制符合标准又适合国情的运输笼具实在是当务之急。垫料能吸附水分、动物的排泄物,维持笼内和动物本身的清洁卫生,垫料应不含挥发性、刺激性物质,无毒性,不会干扰动物实验。垫料的原料常用锯末、木刨花、木屑、碎玉米芯等。垫料的原材料常会携带各种微生物和寄生虫,使用前要经加工处理、消毒灭菌、除虫等。欧洲国家多用白杨木屑做垫料,而美国多用碎玉米芯,考虑到了材料的毒性因素和取材的难易。

四、实验动物的疾病

随着医学的不断发展,对实验动物的要求也越来越高,既要求遗传上的纯化,又要求实验动物健康无病。由于实验动物被人为地集中饲养,其密度大、数量多、繁殖快,在整个生活过程中的食宿和排泄等均固定于一定范围内,易造成疾病的发生和流行。在实验动物中,一旦造成疾病流行,会造成极大的经济损失和生物制剂的污染,会干扰动物实验的顺利进行,也会危害人类的健康。实验动物的常见疾病包括病毒性疾病、细菌性疾病以及寄生虫病等,下面主要介绍一些对实验动物危害比较大的常见疾病。

(一) 病毒性疾病(viral diseases)

1. 鼠疫 鼠疫又名脱脚病,为小鼠的一种常见急性传染病。

(1) 病原体:鼠疫病毒。

(2) 临床症状:可分为急性型、亚急性型和慢性型。急性型:患病小鼠往往还未出现临床症状,即可大批死亡。亚急性或慢性型:患病小鼠四肢、尾部肿胀、发炎和坏疽脱落呈"脱脚"畸形,为其主要特征。

(3) 病理变化:主要表现为肝、脾、淋巴结、胸腺的广泛性坏死,肠出血,十二指肠浮肿,肾、膀胱出血,心包积液。肉眼可见肝、脾肿大。在皮肤表皮增生及糜烂部位的上皮细胞、肝细胞及肠黏膜上皮细胞等处易见胞质包涵体。

(4) 诊断:可根据临床症状作出初步诊断,但在急性期未出现典型症状时,可依据流行病史、死亡率或个别先驱症状来作初步考虑。实验室诊断可用动物接种、病毒分离、血清学诊断、包涵体检查等方法进行。

(5) 预防和控制:小鼠购入后应隔离2~3周,并经常进行检测。定期对小鼠作血清学监测,加强日常饲养管理,定期消毒,定期免疫接种,对死亡小鼠进行无害化处理。

2. 淋巴细胞性脉络丛脑膜炎 淋巴细胞性脉络丛脑膜炎是一种急性传染性人畜共患病。

(1) 病原体:淋巴细胞脉络丛脑膜炎病毒。

(2) 临床症状:实验动物得病后临床症状大多不明显,少数可表现为以下三种情况。①大脑型:患病鼠呆滞、昏睡、不愿动、闭眼、弓背、消瘦,有时候出现结膜炎和脸部水肿。肢体痉挛性收缩,头部震颤,后肢强直,1~3天后死亡。人感染后主要表现出脑脊髓炎症状;②内脏型:患病鼠被毛粗乱、结膜炎、消瘦、腹水、昏睡而死亡;③迟发型:主要感染9~12月龄鼠,被毛粗乱、行动异常、蛋白尿、发育不良、生长缓慢。

(3) 病理变化:胸、腹腔积液,肺出血、水肿,肝脂肪样病变,脾脏肿大,脉络丛和脑膜受损,并有淋巴细胞浸润。

(4) 诊断:动物接种、血清学方法、病毒分离。

(5) 预防和控制:消灭野鼠和吸血昆虫,坚持卫生消毒制度,定期进行检疫,对污染鼠群最好淘汰。

3. 流行性出血热 流行性出血热主要发生在大鼠的烈性传染病,也是一种人畜共患的自然疫源性传染病。

(1) 病原体:流行性出血热病毒。

(2) 临床症状:多数成年鼠感染后无症状,人感染后,潜伏期为14天,主要表现为高热、头痛、出血、皮肤充血、肾功能受损和循环衰竭等,严重时可导致死亡。

(3) 病理变化:幼鼠脑内接种感染后主要表现为全身小血管充血及灶性出血,脑神经细胞变性坏死,肾、肺有轻度炎症和出血。

(4) 诊断:主要采用血清学方法,如间接免疫荧光法、免疫酶染色法、酶联免疫吸附法和血凝抑制试验等,其次还可进行病毒分离。

(5) 预防和控制:①严格防止野鼠和感染鼠等进入动物饲养室与动物实验室;②防止媒

介昆虫造成的虫媒传染;③加强血清学监测,发现抗体阳性者,立即淘汰并采取净化措施;④对饲养人员定期体检,以保护工作人员健康。

4. 仙台病毒(HVJ)感染

(1) 病原体:为仙台病毒,其感染后的主要特点是:传播快、流行广呈急性肺炎变化。幼鼠发病,成年鼠呈阴性感染。

(2) 临床症状:类似感冒症状,患病鼠打"呼噜",被毛粗乱,发育迟缓,体重下降,易继发支原体感染。

(3) 病理变化:初期为支气管、细支气管上皮细胞坏死、溃疡,并伴发上皮显著增生,后期血管与气道周围淋巴细胞与浆细胞浸润,肺泡细胞呈腺瘤样增生。

(4) 诊断:依据病理学诊断、动物接种、病毒分离、补体结合反应、放射免疫试验和酶联免疫吸附试验等方法。

(5) 预防和控制:本病毒可由空气传播而感染,故不易控制,需采取综合措施,对已感染的鼠群可采取以下措施:①消灭感染鼠群,用无菌技术重新繁殖或引种;②从感染群中除掉所有新生鼠、断乳子鼠和妊娠鼠,只保留健康的雄性成年鼠,静置 2 个月等该病毒消除后再重新繁殖。

5. 小鼠肝炎　小鼠肝炎是一种特有的传染病。

(1) 病原体:小鼠肝炎病毒(hepatitis virus)。

(2) 临床症状:表现为肝炎、脑炎和肠炎。急性型病例中,患病鼠表现为精神抑郁、被毛粗乱、营养不良、脱水、体重减轻、甚至死亡等症状,老龄动物多发生腹水或消瘦。神经型病例中,患病鼠表现为后肢弛缓性麻痹。

(3) 病理变化:断乳和成年小鼠无论感染何种毒株,均以肝脏病变为主,肝脏表面散在出血和坏死性病灶。

(4) 诊断:依据血清学检查,如补体结合实验、酶联免疫吸附实验等。患病动物可通过检查病原体和病理学表现进行诊断。

(5) 预防和控制:此病毒是实验鼠群难以消除的病毒之一,控制其感染比较困难,较为有效的方法是:①对有重要价值的繁殖品系通过剖腹取胎的方式进行繁殖;②繁殖周期短的品系可以短期停止繁殖,使群体免疫力得以发展;③将被污染的动物房腾空、彻底消毒,再引进未感染的种群并在屏障系统下繁育。

6. 乳鼠流行性腹泻　乳鼠流行性腹泻是实验小鼠较为常见的爆发性肠道传染病。

(1) 病原体:小鼠轮状病毒(mouse rotavirus)。

(2) 临床症状:主要感染 4～17 天龄的乳鼠,特征性症状是排黄色稀便、脱水,成年鼠虽可感染并排毒,但不出现明显临床症状。

(3) 病理变化:剖检结肠可见其内有黄色的稀软混有黏液内容物,感染早期病变主要见于小肠绒毛,特别是绒毛顶端的上皮细胞。光镜下,感染细胞呈空泡状,完全脱落或破裂。

(4) 诊断:血清学诊断,如补体结合试验、酶联免疫荧光实验等可检出抗体。患病动物可取粪便或肠内容物检查抗原。

(5) 预防和控制:①在繁育群中应对雌鼠定期进行检疫,发现有轮状病毒抗体者实行淘汰;②对周围环境进行卫生管理和消毒;③采用剖腹取胎净化的方法,饲养在屏障系统中。

7. 狂犬病　狂犬病是一种急性直接接触为主的人畜共患病。

(1) 病原体:狂犬病毒(rabies virus)。

（2）临床症状：潜伏期2～8周，最短4天，最长可达数月或数年，病变可分为三期，即前驱期、兴奋期和麻痹期。前驱期或沉郁期：举止异常、瞳孔散大、反射功能亢进。兴奋期或狂暴期：病犬狂躁不安、攻击性强（袭击别的犬只、其他动物和人类）、自咬、无目的的奔走、流涎、声音嘶哑、下颌下垂。麻痹期：以麻痹症状为主，反应迟钝，四肢麻痹，最后因中枢衰竭而死。

（3）病理改变：有诊断价值的病理变化为大脑海马、大脑皮质、小脑和延髓等部位神经细胞的胞质中可见界限明显、圆形或卵圆形嗜酸性包涵体，即内基小体。脑血管扩张充血、出血和轻度水肿，血管周围淋巴间隙内有淋巴细胞、单核细胞浸润，构成明显的血管"袖套"现象。在白质和灰质中可见神经胶质小结。

（4）诊断：①根据典型病例的临床症状，结合咬伤病史，可作出初步诊断；②病原学检查；③血清学检查。

（5）预防和控制：①严禁从疫区购入实验用狗、猫；②加强动物管理，引进犬要检疫，发现病犬，马上捕杀，可疑犬也应杀掉、焚烧或深埋；③接种狂犬疫苗进行预防。

8. 兔病毒性出血症　兔病毒性出血症（viral haemorrhagic disease of rabbits）是兔的一种烈性传染病。

（1）病原体：兔流行性出血热病毒。

（2）临床症状：根据病程不同可分为急性型、亚急性型和慢性型。急性型：患病兔迅速死亡，无任何症状。亚急性型：患病兔食欲骤减，精神很差，蜷缩不动，皮毛无光，体温高达41°以上，喜饮水，迅速消瘦，一般病程为12～48h。死前突然兴奋挣扎，在笼内狂奔，嘴咬笼具，然后两前肢伏地，后肢支起，全身颤抖，侧卧，四肢抽搐，死前惨叫。慢性型：多见于3月龄小兔，患病兔精神欠佳，食欲较少或废食，喜饮水，被毛无光，消瘦，体温41°左右，病程较长。多数患病兔可耐受而逐渐康复。

（3）病理变化：出血性支气管肺炎、出血性或坏死性肝炎、卡他性胃肠炎、淋巴器官的出血和坏死，即实质器官淤血、出血等症状。在干细胞和神经细胞核内可见嗜酸性包涵体。

（4）诊断：根据流行病学特点、临床症状和病理变化可作出初步诊断，也可进行病毒分离和血清学实验，排除或确定感染病毒的种类（表17-2-2）。

表17-2-2　小鼠应排除的病毒项目

淋巴细胞脉络丛脑膜炎病毒	lymphocytic choriomeningitis virus
汉坦病毒	hantavirus
鼠痘病毒	ectromelia virus
小鼠肝炎病毒	mouse hepatitis virus
仙台病毒	sendai virus
小鼠肺炎病毒	pneumonia virus of mice
呼肠孤病毒Ⅲ型	reovirus type Ⅲ
小鼠细小病毒	minute virus of mice
小鼠脑脊液病毒	theiler's mouse encephalomyelitis virus
小鼠腺病毒	mouse adenovirus
多瘤病毒	polyoma virus

（5）预防和控制：①加强饲养管理和环境卫生消毒工作；②发现患病兔及时淘汰；③定期进行兔免疫监测；④引进种兔要检疫；⑤定期注射组织灭活疫苗。

（二）细菌性疾病（bacterial disease）

1. 沙门菌病

（1）病原体：沙门革兰氏阴性杆菌,常见的有鼠伤寒菌和肠炎沙门菌。

（2）临床症状：①急性型：未出现特异性症状之前就大量死亡；②亚急性型：表现为行动呆滞、蜷缩一隅、被毛蓬松、食欲不振,有的出现结膜炎、眼睑封合,或出现腹泻、颤抖、摇晃,病程延续 7~10 天,终至死亡；③慢性型：消瘦,体重减轻,或康复或死亡。哺乳期小鼠发病率最高,可达 70% 左右,尤以 9~11 天龄为甚,常以下痢为主要症状。

（3）病理变化：尸检可见脾脏肿胀,肝、脾表面有针尖样散在的白色点状结节,肠系膜淋巴结肿大,肠内含有黏性泡沫状的黄白色内容物,肠黏膜充血,有的出现腹膜炎和腹水,组织学检查肝、脾组织坏死,结节周围被淋巴细胞和成纤维细胞包围。

（4）诊断：细菌分离培养；血清学、生化学和噬菌体鉴别诊断。

（5）预防和控制：①饲料妥善保管,严防野鼠、苍蝇和粪便的污染,用具、生活环境定期消毒；②增加饲料中的蛋白质含量；③发现患病动物及时隔离、淘汰；④各种实验动物分类隔离饲养,减少密度,控制和减少相互交叉感染的机会；⑤对实验动物定期进行检测。

2. 巴氏杆菌病（pasteurellosis）

（1）病原体：对实验动物有致病作用的巴氏杆菌主要有多杀性巴氏杆菌和嗜肺巴氏杆菌。

（2）临床症状：表现出鼻炎、肺炎、中耳炎、脓肿等特异性症状。典型的症状是鼻炎,连续剧烈的喷嚏,随之排出浆液性或白色黏液脓性鼻涕。重症病例则鼻孔周围充满渗出液,有时表现为呼吸困难。无论何种情况,在感染群体中的死亡率并不高。

（3）诊断：细菌分离培养；血清学方法诊断,包括血凝反应和被动血凝反应。

（4）预防和控制：①对动物群定期进行细菌学监测,发现本病及时采取措施,隔离或消毒,大动物亦可进行治疗；②工作人员定期进行健康检查,发现有感染者应停止与动物接触,必要时治疗。

3. 志贺菌病

（1）病原体：志贺菌痢疾杆菌。

（2）临床症状：可表现为急性典型、急性非典型、慢性菌痢急性发作及慢性迟缓型等四型。①急性典型：发病急、高热、呕吐拒食、排脓血便。1~2 天后体温和血压下降,出现明显的脱水和循环衰竭。2~3 天内死亡；②急性非典型：先发生水性腹泻,排泄物的黏液量逐渐增加,3~5 天后排脓血便,此型应及时治疗,可治愈；③慢性菌痢急性发作：过去有菌痢史,发作时呈现急性典型菌痢症状,病程较短,治疗后症状消失,有的会自行痊愈；④慢性迟缓型：有菌痢史,经常发病,排稀糊状或水样粪便。症状消失后又排羊粪样硬质粪便。消瘦、皮毛粗乱、预后不良。

（3）病理变化：主要表现为盲肠和结肠出血性结肠炎或化脓性出血性结肠炎,或呈现急性卡他性肠炎的变化,有时可见到溃疡和出血。

（4）诊断：主要依据临床症状和实验室检查：细菌培养、粪便显微镜检查、细菌荧光抗体法检查。

（5）预防和控制:口服痢疾菌苗,或以药物进行犬群体预防。

4. 泰泽菌病

（1）病原体:泰泽氏菌,又称为毛发样芽孢杆菌。

（2）临床症状:主要有肠型和肝型两种。①肠型:突然发生严重腹泻,次数频繁,粪便呈水样或黏液状,肛门周围和尾巴上常有粪便污染。②肝型:往往无腹泻而突然死亡。

（3）病理变化:尸检可见到出血性肠炎表现。肝型多发生肝肿大,微小坏死灶,坏死灶周围肝细胞中可见成束的菌体。

（4）诊断:在肝、肠或其他组织中找到毛发状芽孢杆菌即可确诊;间接免疫荧光抗体法对诊断本病比较敏感。

（5）预防和控制:改善饲养条件;建立健康群,淘汰发病群。

5. 肺炎链球菌病　肺炎链球菌病是一种人畜共患病。

（1）病原体:肺炎链球菌。

（2）临床症状:主要引起豚鼠和大鼠肺炎、胸膜炎等,感染后被毛松乱,拱背,食欲不振,蜷缩一隅,呈腹式呼吸或出现啰音,急性发病2～3天死亡,慢性发病呈结膜炎,呼吸困难。

（3）病理改变:尸检可见肺出血、充血。

（4）预防和控制:定期检疫实验动物,淘汰患病动物;改善环境卫生。

6. 鼠棒状杆菌病

（1）病原体:鼠棒状杆菌(murine pseudotuberculosis)。

（2）临床症状:患病鼠除少数呈急性败血症外,大多数自然病例均呈慢性经过,外观上几乎没有异常,仅可见到被毛无光泽,行动不活泼。

（3）病理改变:尸检可见肺、肝、肾等器官上的针头或豆大化脓性坏死灶,肠系膜淋巴结肿大或化脓,有的可见皮肤溃疡,肢体关节肿胀。

（4）诊断:自肠道分离病原体培养,血清学诊断。

（5）预防和控制:加强饲养管理,定期对动物进行细菌监测;稳定饲养环境。

（三）寄生虫病

1. 兔球虫病

（1）病原体:秋虫。

（2）临床症状:患病家兔食欲减退或废绝,精神沉郁,俯卧不动,唾液及眼鼻分泌物增多,腹泻与便秘交替出现,尿频,肠膨胀,膀胱积尿和脾肿大。患病鼠虚弱、消瘦,结膜苍白,可视黏膜轻度黄染。后期患病幼兔常出现神经症状,四肢痉挛、麻痹,衰竭而死。

（3）病理变化:①肝球虫病,肝表面和实质内可见多个白色和淡黄色结节,压片镜检可看到不同发生阶段的虫体;②肠球虫病,可见肠壁血管充血,十二指肠扩张、肥厚、黏膜发生卡他性炎症,黏膜充血,有小的出血点。肠黏膜可见小的化脓性、坏死性病灶。

（4）诊断:依据临床症状和病理解剖结果初步诊断,饱和盐水漂浮法检查粪便中的卵囊可确诊。

（5）预防和控制:①兔场保持干燥;②幼、成年兔分笼饲养,出现病兔立即隔离治疗;③注意环境卫生。

2. 兔螨病　兔螨病是一种慢性皮肤病。

病原体:疥螨和痒螨。

临床症状:患病兔的鼻、嘴周围及脚爪发病,剧痒,病兔不安,用脚搔嘴、鼻,患部结痂、变硬。病变部位出现皮屑和血痂。患部脱毛,皮肤增厚形成皱褶。患病鼠外耳道发炎,耵聍分泌过盛,干涸成痂,嵌于耳道内呈纸卷样,病变可延至筛骨及脑部,引起癫痫。

诊断:依据临床症状,病变部位刮除物检查,如发现大量虫体可确诊。

预防和控制:①发现患病兔立刻隔离,并把笼具彻底消毒;②保持兔舍干燥,通风,清除粪便,保持家兔皮肤卫生;③加强饲养管理,增强家兔的抗病力。

3. 弓形虫病 弓形虫病是一种世界范围分布的人畜共患原虫病

(1) 病原体:弓形虫。

(2) 临床症状:人感染多数是无症状的隐性感染。临床上分为先天性和获得性两类。先天性感染只发生在妇女孕期。只发生在母体原虫血症时,弓形虫经胎盘转移,可引起流产、死胎或婴儿出现弓形虫病症状,如脑积水、小脑畸形、脑钙化灶、精神障碍、眼球畸形等。获得性感染常见,表现为淋巴结肿大、较硬,伴有长时间的低热、疲倦、肌肉不适,部分患者有暂时性脾肿大,偶尔出现咽喉肿痛、头痛和皮肤出现斑疹或丘疹。如侵犯其他器官则出现相应的症状,如心肌炎、肺炎、脑炎等。

(3) 诊断:①病原学诊断:脏器涂片检查、集虫检查、动物接种;②血清学诊断:色素实验、间接血凝实验、间接荧光抗体法检查。

(4) 预防和控制:①防止实验动物的饮水、饲料被猫粪污染;②消灭野鼠;③接触实验动物后严格消毒。

第三节 常用实验动物和动物疾病模型分类

一、常用实验动物

(一) 小鼠

生命科学研究中最常用的小鼠是野生鼷鼠的变种,在生物分类学上属于哺乳纲(mammalia)啮齿目(order rodentia)鼠科(family murinae)鼠属(genus mus)。

小鼠是啮齿目中体型较小的动物(彩图 17-3-1,见文末彩色插页)。新生小鼠 1.5g 左右,周身无毛,皮肤赤红,21 天断乳时体重为 12~15g,1.5~2 月龄体重达 20g 以上,可供实验使用。小鼠发育成熟时体长小于 15.5cm,雌小鼠成年体重 18~35g,雄鼠成年体重 20~40g。小鼠成熟早,繁殖力强,寿命 1~3 年。

(二) 大鼠

实验大鼠(rat,rattus norvegicus)属脊椎动物门,哺乳纲,啮齿目,鼠科,大鼠属(genus rattus)。大鼠体型较小,遗传学和寿龄较为一致,对实验条件反应也较为近似,常被誉为精密的生物工具。新生大鼠重约 5~6g,成年体重雄鼠 300~400g,雌鼠 250~300g。大鼠性情温顺,行动迟缓,易捕捉,不似小鼠好斗,但受惊吓或捕捉方法粗暴时,也很凶暴,常咬人。大鼠成熟快,繁殖力强,寿命依品系不同而异,平均为 2.5~3 年,40~60 天性成熟。

大鼠(包括小鼠)心电图中没有 ST 段,甚至有的导联也测不到 T 波。

(三) 豚鼠

豚鼠(guinea pig),属哺乳纲(mammalia),啮齿目(rodentia),豚鼠科(cavidal),豚鼠属

（cavia）。豚鼠又被称为荷兰猪、天竺鼠、土拨鼠等，属草食动物，豚鼠性情温顺，胆小，耳蜗管发达，听觉灵敏，对外界刺激极为敏感。豚鼠的生理生化值常随年龄、品系、性别、环境和测定方法的不同而有很大差异。红细胞指数（红细胞、Hb 和 MCV）较其他啮齿类低，外周血细胞和骨髓细胞的形态与人相似。白细胞中有一种特化了的单核细胞，称为 Kurloff 细胞，该细胞含有一个由黏多糖组成的胞质内包涵体（inclusion body）。正常情况下，Kurloff 细胞分布在血管和胸腺中，在妊娠期间或有外来刺激时，胸腺及胎盘中的 Kurloff 细胞增多。豚鼠的体温调节能力较差，对环境温度的变化较为敏感，饲养的最适温度为 18～20℃。豚鼠体内缺乏维生素 C 合成酶，自身不能合成维生素 C，需从外界完全补给。豚鼠对抗生素（antibiotics）非常敏感，尤其是青霉素以及杆菌肽、红霉素、金霉素等，轻者发生肠炎，重者造成死亡。

（四）家兔

兔属兔形目（lagomorpha），兔科（leparidae）。生物医学研究中常用的家兔均为欧洲兔的后代，使用最多的有新西兰兔、大耳白兔、青紫兰兔、荷兰兔、弗莱密西兔。家兔为草食性动物，性情温顾，胆小易惊，善居安静、清洁、干燥、凉爽、空气新鲜的环境，耐冷不耐热，耐干不耐湿。兔耳大，表面分布有清晰的血管。嘴小、喉部狭窄，气管插管困难，在进行吸入麻醉时，易导致喉痉挛。心脏传导组织中几乎没有结缔组织，主动脉窦无化学感受器，仅有压力感受器，因而减压神经即主动脉神经与迷走神经、交感神经干完全分开。单胃，盲肠发达，约占腹腔的 1/3，在回肠末端有一个淋巴组织样结构，开口于盲肠，是一个中空、壁厚的圆形球囊，灰白色，有发达的肌肉组织，囊壁内富含淋巴滤泡，该结构除具有消化吸收功能外，还有类似鸟类腔上囊的功能。单乳头肾，易于插导管。体温的正常范围为 38.5～39.5℃。静态时以腹式呼吸为主，每分钟 20～120 次。腮腺及颌下腺的分泌速度比狗、猫、猪、绵羊低，胃常处于排空状态，不会呕吐。每天胆汁分泌量按体重计算是狗的 10 倍多，小肠的吸收功能与人、豚鼠一样，不能透过大分子物质，钙、镁的代谢主要是通过肾。有特殊的血清型和唾液型，血清型分为 α′、β′、α′β′和 O 型四种。α′、α′β′型易产生人 A 型抗体，β′、O 型易产生人 B 型抗体。唾液型分两种：排出型与非排出型。排出型易获得人血细胞 A 型物质，非排出型不易获得，这种 A 型物质与 A 型抗体产生能力有关，因此，要获得 A 型抗体，应选用非排出型的 α′、α′β′血清型兔。

（五）犬

犬属哺乳纲、食肉目、犬科。主要品种有小猎兔犬（beagle），原产于英国，是猎犬中较小的一种。其体型小，短毛、形态和体质均一，禀性温和，易于驯服和抓捕，亲人，对环境的适应力、抗病力较强、性成熟期早（约 8～12 月龄），产仔数多，因为有这些优点，被公认为是较理想的实验用犬，已成为目前实验研究用标准动物，此种犬多用于长期的慢性实验。它已被广泛地应用于生物化学、微生物学、病理学、病毒学、药理学以及肿瘤学等基础医学的研究工作中。四系杂交犬有较大的体躯，较大的胸腔和心脏，耐劳和不爱吠叫的优点。中国繁殖饲养的犬品种也很多，如中国猎犬、西藏牧羊犬、狼犬、四眼犬、华北犬、西北犬等。华北犬和西北犬广泛用于烧伤、放射损伤、复合伤等研究。华北犬耳较小，后肢较小，颈部较长，前肢较大，而西北犬正好与此相反。两种犬各部体表面积的百分比有一定的差异。狼犬适用于外科、脏器移植等实验研究。

犬生物学特性：易于驯养，有服从人的意志的天性，并能领会人的简单意图，经短期训练能很好地配合实验。可杂食或素食，为使犬正常繁殖生长及达到正常生理、生化指标，饲料中需要有一定的动物蛋白质与脂肪。犬齿呈食肉动物的特点,善于咬、撕,臼齿能切断食物,但咀嚼较粗。犬齿分乳齿和恒齿世代。犬的乳齿有28个,其中有12个切齿、4个犬齿、12个臼齿,恒齿为42个,其中有12个切齿、4个犬齿和26个臼齿。犬骨骼可分为中轴骨骼和四肢骨骼两部分,中轴骨骼由躯干骨和头骨组成,四肢骨骼包括前肢骨和后肢骨。头骨形态变异很大,有的头形狭而长,有的头形宽而短。犬的头骨连着颈椎,犬有7节颈椎,13节胸椎,7节腰椎,3节融合在一起的脊椎成为一块骶骨,尾椎8~22个。犬的前9根肋骨为真肋,后4根为假肋。犬具有发达的血液循环和神经系统以及大体上和人相似的消化过程,在毒理方面的反应和人比较接近,内脏与人相似。犬的嗅脑、嗅觉器官和嗅神经极为发达。鼻黏膜上布满嗅神经,能够嗅出稀释一千万分之一的有机酸,特别是对动物性脂肪酸更为敏感,犬嗅觉能力超过人的1200倍。犬的听觉也很灵敏,比人灵敏16倍,可听到55 000Hz的声音,因此鼠类的吱吱声,人兽的脚步声及其他人听不到的声音犬都可能听到。犬是红、绿色盲(daltonism,red-green colorblindness),故不能以红、绿色作为条件刺激来进行条件反射实验。犬的汗腺很不发达,只有鼻和指枕有较大的汗腺,所以散热很少。犬在炎热天气时,靠加速呼吸频率,舌头伸出口外喘式呼吸加速散热。犬有五种血型,即A、B、C、D、E型。只有A型血(具有A抗原)能引起输血反应(transfusion reaction),其他四型血可任意供各型血的犬受血,包括A型血犬在内,无输血反应(指溶血问题)。犬的染色体为78条。性周期180(126~240)天,妊娠期60(58~63)天,哺乳期60天。每胎产仔2~14只。雄犬有阴茎骨,阴茎根部有两个很清楚的海绵体。犬的寿命一般为15年左右。

(六)小型猪

小型猪是生物医学研究中应用最广泛的非啮齿类大型实验动物之一,具有其他实验动物不可替代的优越性,而且作为异种器官移植最可能的供体成为研究热点,小型猪的研究和开发利用受到生物医药界的普遍关注。小型猪是在特定自然条件和农牧业水平较低的环境中,经过长期近亲交配繁殖选育形成的,外观特点黑、短、圆、肥。纯种小型猪体型小,皮毛呈黑色,毛密且有光泽,头长额平,额部皱纹纵横,耳朵薄且向两侧平伸,眼睛周围明显有无毛区域,吻端呈粉红色或黑色,背腰微凹,腹大而圆,四肢细短,尾巴细长似鼠尾,部分尾端及蹄部呈白色,奶头5~6对。由于猪的器官在生理功能以及形态大小上和人都非常接近,所以被认为是开展人异种器官移植的理想器官供体。

中国实验用小型猪的培育比较医学表明,猪在心血管系统、消化系统、皮肤结构、营养需要、矿物质代谢、多项生理生化正常值与人类有较大的相似性,故猪用于人类疾病模型、药物学、中医学等多项领域研究优于其他实验动物。

采食习性:小型猪既是杂食动物,又是食甜食动物,舌体味蕾能感觉甜味,具有广泛的遗传多样性,气味内分泌腺分布在整个胃内壁上,与人很接近,应以大麦、米糠、麸皮等粗饲料为主饲喂,但对断奶的仔猪则要饲喂配合饲料。

活动习性:具有翻拱天性,力气较大。因此,饲养时必须将每个圈内的料草和水具固定好。猪舍要求冬季暖和,无穿堂风,夏天凉爽通风并有遮荫处。小型猪活泼好动,又胆小怕惊吓,所以要保持安静。

饲养习性:小型猪生长的适宜温度为18°~25°,相对湿度为40%~60%。猪是一种十分爱清洁的动物,能在圈内固定地点大小便,喜居勤换铺垫物、清扫洗刷干净的猪舍。

繁殖特性:小型猪耐近交,遗传基因较为稳定,自然繁殖公、母猪比例按1:8~1:10较合适,有条件的地方最好是采取人工授精(artificial insemination,AI)方法,提高繁殖率,母猪一般在4~5月龄配种为宜,怀孕115天左右,每年可产仔2窝以上,每窝产仔猪7~12头,成活率达90%以上。尽管小型猪配种采用自然繁殖,而且简便易行,受精率也较高,但仍应选择好种公猪。种公猪一般要求健康、活泼、不厌食,雄性强,具有明显的爬跨行为。同样,种母猪也要求健康、活泼。小型猪110天左右开始发情,发情周期18天左右,持续约4天左右,远比一般猪种早,因此必须适时配种、早繁殖。配种阶段,无论公母猪,除正常饲料外,还应添加一些精饲料,如玉米、豆饼,以满足其营养需要。特别注意的是,小型猪性成熟早,公猪2月龄8公斤左右就会出现爬跨行为,追逐母猪。

人们很早就开始着手家猪小型化和微型化的工作了。到目前为止已培育出了不少有价值品系。猪性情温驯,毛色白、黑、黑白及褐色,汗腺不发达,幼猪和成年猪都不耐热,性成熟早,寿命最长达27年,平均16年。小型猪体型矮小,成年体重30~60kg。染色体数2n=38。

中国农业大学成功地获得我国第一头体细胞克隆猪,这是我国独立自主完成的首例体细胞克隆猪,填补了我国在这一领域的空白。猪的体细胞克隆难度比牛、羊大得多,此前仅有英国、日本、美国、澳大利亚、韩国及德国获得过猪的体细胞克隆后代,因而我国成为第七个拥有自主克隆猪能力的国家。开展猪的体细胞克隆具有极其重要的意义,在医学上可以为人类异种器官移植研究以及疾病模型研制提供理想的材料,在农业上可以丰富地方猪品种改良以及地方优良猪种保种的手段。体细胞克隆猪的成功为小型猪模型的优化和改良提供了可行的技术。

在有些实验领域内有用小型猪取代犬的趋势。近年来,我国应用小型猪进行的科研工作大幅度上升。小型猪已广泛应用于下列研究:

1. 组织移植研究 用猪组织活体进行多种组织移植的研究已成为近年来的研究热点。猪的皮肤与人非常相似,包括体表毛发的疏密,表皮厚薄,表皮具有的脂肪层,表皮形态和增生动力学,烧伤皮肤的体液和代谢变换机制,故猪是进行实验性烧伤研究的理想动物。临床上,可用于烧伤创面敷盖。

2. 肿瘤研究 80%的美洲辛克莱小型猪于出生前和产后有自发性皮肤黑色素瘤。这种黑色素瘤有典型的皮肤自发性退行性变。有与人黑色素瘤病变和传播方式完全相同的变化。瘤细胞变化和临床表现很像人黑色素瘤从良性到恶性的变化过程,是研究人黑色素瘤的动物模型。

3. 免疫学研究 猪的母源抗体只能通过初乳传给仔猪。剖宫产仔猪,在几周内,体内γ球蛋白和其他免疫球蛋白很少,无菌猪体内没有任何抗体,一旦接触抗原,能产生极好的免疫反应(immunoreactions),可利用这些特点进行免疫学研究。

4. 心血管病研究 猪冠状动脉循环,在解剖学、血液动力学上与人类相似。对高胆固醇食物的反应与人一样,很容易出现动脉粥样硬化的典型病灶。幼猪和成年猪能自发动脉粥样硬化,其粥样硬化病变前期可与人相比。老龄猪动脉、冠状动脉和脑血管的粥样硬化与人的病变特点非常相似。因此,猪可能是研究动脉粥样硬化最好的动物模型。此外,研究猪心脏病的病因和病理发生可能对人类心脏病的研究有很高的价值。

5. 营养学研究 仔猪和幼猪与新生婴儿的呼吸系统、泌尿系统和血液系统很相似。仔猪像婴儿一样,也患营养不良症,蛋白质、铁、铜和维生素A的缺乏症。因此,仔猪可广泛应用于儿科营养学研究。

6. **遗传疾病研究**　如先天性红眼病、卟啉病、先天性肌肉痉挛、先天性小眼病和先天性淋巴水肿的遗传性疾病。

7. **口腔科研究**　利用猪颌面骨、牙齿解剖结构与人的相似性,可进行颅颌面发育、诊断和治疗方法的研究,给予致龋菌和食物可复制出良好的龋齿(dental caries)动物模型。王松灵等研究报道,小型猪还是颌骨放射性骨坏死的良好模型。小型猪的唾液腺和人的比较,解剖和组织结构有很多相似性,用来进行唾液腺疾病研究的良好模型。另外,小型猪还是研究唾液腺基因治疗的最理想模型。

8. **外科手术方面的研究**　在猪腹壁拉链是可行的,且对猪的正常生理功能无较大干扰,保留时间可达40天以上。这为解决治疗和科研中进行反复手术的问题提供了较好方法。猪的颈静脉插管可保留26~50天,这为进行频繁采血提供了良好而方便的手段。

9. **其他疾病研究**　猪的病毒性胃肠炎可做婴儿病毒性腹泻动物模型。支原体关节炎可做人的关节炎动物模型。双白蛋白血症只见于人和猪,更是特有的动物模型。Von Willebrand猪是血友病模型。乌克兰小型猪是糖尿病研究模型,人工注射水合阿脲可形成碘性急性糖尿病。此外,还可用猪研究十二指肠溃疡、胰腺炎、食物源性肝坏死等疾病。

二、实验动物疾病模型分类

(一) 按产生的原因分类

1. **自发性动物模型(spontaneous animal models)**　是指实验动物未经任何有意识的人工处置,在自然情况下所发生的疾病。包括突变系的遗传疾病和近交系的肿瘤疾病模型。突变系的遗传疾病很多,可分为代谢性疾病、分子疾病和特种蛋白质合成异常性疾病。如无胸腺裸鼠、肌肉萎缩症小鼠、肥胖症小鼠、癫痫大鼠、高血压大鼠、无脾小鼠和青光眼兔等。它们为生物医学研究提供了许多有价值的动物模型。近交系的肿瘤模型随实验动物种属、品系的不同,其肿瘤的发生类型和发病率有很大差异。很多自发性动物模型在研究人类疾病时具有重要的价值,如自发性高血压大鼠、自发性真性糖尿病的中国地鼠、各种自发性肿瘤的小鼠、自发家族性甲状腺肿的山羊等。利用这类动物疾病模型来研究人类疾病的最大优点,就是疾病的发生、发展与人类相应的疾病很相似,均是在自然条件下发生的疾病,其应用价值很高,但是这类模型来源较困难,不可能大量应用。由于诱发模型和自然产生的疾病模型是有一定差异的,如诱发的肿瘤和自发的肿瘤对药物的敏感性是不相同的,加之有些人类的疾病至今尚不能用人工的方法在动物身上诱发出来,因此,近年来十分重视对自发的动物疾病模型的开发,有的学者甚至对狗、猫的疾病进行大规模的普查,以发现自发性疾病的病例,然后通过遗传育种,将这种自发性疾病模型保持下来,并培育成具有特定遗传性状的突变系,以供研究应用。近年来许多动物遗传病的模型就是通过这样的方法建立的。在这方面小鼠和大鼠的各种自发性疾病模型开发和应用最多。这类模型在遗传病、代谢病、免疫缺陷病、内分泌疾病和肿瘤等方面的应用正日益增多。

2. **诱发性或实验性动物模型(experimental animal models)**　实验性动物模型是指研究者通过使用物理、化学的和生物的致病因素作用于动物,造成动物组织、器官或全身一定的损害,出现某些类似人类疾病时的功能、代谢或诱发动物患相应的传染病,比如用化学致癌剂、放射线、致癌病毒诱发动物的肿瘤等。诱发性疾病动物模型具有能在短时间内复制出大量疾病模型,并能严格控制各种条件,使复制出的疾病模型适合研究目的需要等特点,因而为近代医学研究所常用,特别是药物筛选研究工作所首选,但诱发模型和自然产生的疾病模型在某些生物学和病理学方面毕竟存在一定差异。因此在设计诱发性动物模型要尽量克服其不足,发挥其特长和优势。

(二) 按动物系统范围分类

1. 疾病的基本病理过程动物模型(animal model of fundamentally pathologic processes of disease) 这类动物疾病模型是指各种疾病共同性的一些病理变化过程的模型。致病因素在一定条件下作用于动物,使动物组织、器官或全身造成一定病理损伤,出现各种功能、代谢和解剖、形态结构的变化,其中有些变化是各种疾病都可能发生的,不是各种疾病特有的一些变化,如发热、缺氧、水肿、炎症、休克、弥漫性血管内凝血(DIC)、电解质紊乱、酸碱平衡障碍等,这些被称之为疾病的基本病理过程。

2. 各系统疾病动物模型 各系统疾病动物模型(animal model of different system disease)是指与人类各系统疾病相应的动物型。如心血管、呼吸、消化、造血、泌尿、生殖、内分泌、神经、运动等系统疾病模型,还包括各种传染病、寄生虫病、地方病、维生素缺乏病、物理损伤性疾病、职业病和化学中毒性疾病的动物模型。

(三) 按模型种类分类

疾病模型的种类包括整体动物,离体器官和组织、细胞株(系)移植模型。疾病的动物模型是常用的疾病模型之一,是研究人类疾病不可或缺的工具。

(陈万涛)

参 考 文 献

1. 陈主初. 实验动物学. 长沙:湖南科学技术出版社,2006
2. 李凤奎,王纯耀. 实验动物与动物实验方法学. 郑州:郑州大学出版社,2007
3. 刘恩岐,尹海林,顾为望. 医学实验动物学. 北京:科学出版社,2008
4. 邵义祥. 医学实验动物学教程. 第2版. 南京:东南大学出版社,2009
5. 施新猷. 现代医学实验动物学. 北京:人民军医出版社,2000
6. 中华人民共和国国家科学技术委员会令第2号.《实验动物管理条例》. 北京:国家科学技术委员会

第十八章 肿瘤动物模型

第一节 人口腔肿瘤组织裸鼠移植瘤模型

包括口腔颌面部恶性肿瘤在内的头颈部癌(head and neck cancers)是常见类型的肿瘤之一。在我国,口腔颌面部恶性肿瘤、口咽癌和鼻咽癌约占全身恶性肿瘤的5.6%,尽管随着各种治疗方法和手段的不断发展,口腔癌患者的生存质量得到了一定的改善,但患者的5年生存率仍徘徊在50%～65%。统计资料显示,其死亡率已经高于宫颈癌、霍奇金淋巴瘤、脑肿瘤、肝癌、前列腺癌等。建立合适的口腔癌动物模型,是进一步深入研究其确切发生机制并寻找有效预防和治疗方法的基础。

一、肿瘤模型的建立

(一) 移植组织块的选择

常用的方法是采用已经建系的口腔癌细胞系(株)植入裸鼠皮下建立移植瘤模型,该方法十分简便,而且肿瘤细胞系在免疫缺陷动物体内生长良好。缺点是这些肿瘤细胞系在建系过程中往往经过长期体外培养,其生物学特性已经较临床组织有了较大的变化,所形成的移植瘤生物学特性和临床肿瘤组织存在较大差异。和细胞系移植瘤动物模型相比,新鲜的肿瘤组织块动物移植瘤能更接近临床肿瘤组织的真实情况,更能代表临床口腔癌的特性和特征。目前已经有研究报道将结肠癌、乳腺癌、肺癌、卵巢癌、黑色素瘤、胃癌、淋巴瘤、宫颈癌、软组织肉瘤和骨肉瘤等肿瘤组织块移植于裸鼠体内,约40%左右的肿瘤生长并可传代。

(二) 实验动物的选择

自1969年在裸鼠体内异种移植(xenotransplantation)人类恶性肿瘤(malignant tumor)以来,裸鼠移植瘤模型已成为研究恶性肿瘤生物学特性和筛选抗癌药物必不可少的工具。其裸鼠体内的异种移植瘤模型能为研究该病的体内生物学特征和药物临床前试验等提供较理想的实验对象。

1. 裸鼠品系及遗传背景　裸鼠通常指的是裸小鼠(nude mouse),属免疫缺陷动物(immunodeficient animal),其他品系还有裸大鼠(nude rat)、严重免疫缺陷小鼠(severe combined immunodeficient mice,SCID)、NK细胞(natural killer cell)缺陷鼠(bg/bg)等。目前,研究常用的品系是nu/nu Balb/c,即近交系Balb/c裸鼠。

2. 裸鼠周龄、性别、重量 尽管裸鼠无胸腺,表现为 T 细胞缺陷,但其 NK 细胞活性依然存在,且裸鼠体内 NK 细胞活性与鼠龄有关。鼠龄越大,NK 细胞活性越高,移植瘤的生长和转移也受到影响。因此,学者一致选用 4~6 周龄,体重 16~20g 的裸鼠来建立移植瘤模型,至于动物的性别和重量,除了实验要求的均一性和激素相关外,无特殊要求。

3. 饲养环境 裸鼠属于 SPF 级动物(specific pathogen free animal),目前国际上对此级别的动物质量控制标准不一致。一般而言,只要饲养环境能够既排除对动物群有害的病原体,又能够排除对实验研究有干扰的微生物和寄生虫即可。即恒温(24~26℃),笼具、垫料、饮水及饲料经消毒处理,无菌操作。

(三) 移植部位和方法的选择

所有的组织标本均在离体后 1 个小时内无菌收取,放入含 10% 胎牛血清(fetal bovine serum)的培养液中。将收取的口腔肿瘤组织用 PBS 冲洗 2 次,切成约 1mm×1mm×1mm 小块。用 20 号穿刺套管针将瘤块移植于动物的前肢背侧皮下,每点 2~3 块。接种后 1 周开始观察移植瘤的生长情况,用游标卡尺测量瘤体的长(a)和宽(b),按公式($V = a×b^2/2$)计算瘤体体积。组织块接种后 8~12 周,移植组织块形成肿瘤(彩图 18-1-1,见文末彩色插页)。采用颈部脱臼法处死裸鼠,切除移植瘤组织,一部分经 10% 甲醛(formaldehyde)固定,石蜡切片,苏木素-伊红(HE)染色,常规病理检查;另一部分可切成 $1mm^3$ 小块,再次植入裸鼠皮下,方法同前,观察移植瘤生长情况。

二、肿瘤模型的生物学特点

(一) 成瘤率及成瘤时间

上海交通大学医学院附属第九人民医院口腔肿瘤生物学实验室研究表明,人口腔鳞癌组织裸鼠异种移植成瘤率为 56.4%,成瘤时间 15~84 天不等。将已形成的移植瘤组织再次植入裸鼠背部皮下,几乎全部能够成瘤,移植成活率达到 95%,成瘤时间明显缩短,一般不超过 3 周。

(二) 移植瘤病理特点

大体病理观,肿瘤呈球状,单结节或多结节,表面光滑,有包膜。光镜下观察,移植肿瘤和原发肿瘤在组织病理学上非常相似,均有数量不等的鳞状肿瘤细胞,中高分化,呈条索、团块状排列,浸润生长,细胞异形程度不一,癌巢(cancer nests)中央可见明显的角化珠(keratin pearl)形成;可见核分裂、核多型性,多核巨细胞等典型的口腔癌病理特征(彩图 18-1-2,见文末彩色插页)。

人口腔鳞癌裸鼠异种移植成功率高低不一,一般在 26%~77% 之间。组织块成瘤率出现高低不一的原因,可能有以下几个方面:①原发肿瘤分化的程度不同;②原发肿瘤可能伴有微生物污染;③被移植组织的裸鼠鼠龄和免疫状态不同;④移植组织块的数目和大小不同;⑤移植后观察的时间不同。将已成瘤的组织标本在裸鼠皮下进行二次或多次移植,因其已在裸鼠体内生长、增殖,比较适应裸鼠的体内环境,可大大提高移植的成功率。有报道用这种方法将鼻咽癌肝转移裸鼠移植瘤成功率从原代的 14% 提高到 100%,并且潜伏期短,生长速度加快。

三、肿瘤组织块移植瘤模型在口腔肿瘤研究中的应用

建立人体肿瘤移植模型必须具备三点:①移植瘤能在动物体内持续增殖和长期传代;②移植瘤的形态和功能与原人体肿瘤保持一致;③从遗传角度证明移植瘤来源于人体而不是受体动物。

稳定的肿瘤组织块移植瘤模型可用于研究口腔癌的生物学特性、探索口腔癌早期诊断、预防和各种治疗方法,还能为口腔癌细胞系和细胞株的建立提供瘤源。

第二节　肿瘤细胞系裸鼠移植瘤模型

一、肿瘤模型的建立

人类(动物)肿瘤细胞系裸鼠移植瘤模型,是指把人或动物的肿瘤细胞系移植到动物(裸鼠)体内,从而模拟人类肿瘤发生、发展的过程。人类肿瘤裸鼠移植瘤模型建立是开展各种肿瘤基础和临床研究的前提。至于选择动物源性肿瘤细胞系建立同种移植动物模型,还是选用人体肿瘤细胞系在免疫缺陷动物体内建立异种移植模型,要依据实验目的和需要而定。当进行抗肿瘤药物筛选时,往往优先考虑选择人类肿瘤组织裸鼠移植瘤模型。

裸鼠移植瘤模型被广泛应用于肿瘤研究是由其基本特性决定的。一般说来,裸鼠属于免疫缺陷动物,已在体外建株的细胞系较多,这些肿瘤细胞系的组织学类型明确、移植成活率、生长速度、自发消退率、宿主荷瘤寿命、侵袭(invasion)和转移(metastasis)等生物学特性比较明确和稳定,背景资料比较清楚,动物接种一定数量的肿瘤细胞后,可以使一群动物带有同样的肿瘤,生长速率比较一致。个体差异相对较小,移植接种成瘤率明显高于用手术后人类癌组织标本的移植,大多数肿瘤成瘤率可达100%,宿主的荷瘤寿命比较接近,易于客观地判断疗效和实验结果,而且移植瘤可进行连续传代,模型重复性好,实验周期一般均比较短,而且其实验结果便于与体外水平的研究相比较。

肿瘤移植于动物体内不同的部位,其移植成功率和生长速度也不相同,移植部位血供丰富和组织疏松是肿瘤良好生长的必要条件。皮下是肿瘤异种移植的最常用部位,具有操作简单、肿瘤表浅、便于观察、潜伏期短、个体差异小等优点,是进行肿瘤移植的较好途径,在抗肿瘤实验研究和药物筛选中应用广泛。皮下移植时,各部位都能成瘤,以腋下为最佳,考虑到肿瘤生长、圆整度和实验观察方便等综合因素,移植部位一般选择颈背部或背侧部皮下等部位;但皮下移植肿瘤达到一定大小后,由于肿瘤血供差,瘤体内部较易出现坏死,而且皮下移植肿瘤的生长脱离了原肿瘤生长的微环境,使得一些生物学特性发生了不同程度的改变,出现浸润和自发转移的概率较小,即使发生转移,定位也主要在肺,与人体实际情况有一定的差距。有些实验中,也可采用腋下移植,由于血管丰富,既易使肿瘤成活,又能保持肿瘤长得较大也不影响裸鼠本身的活动。

肿瘤细胞系建立的移植性模型,体内传代2～3代以上可视为基本达到稳定。值得注意的是,传代次数太少肿瘤生物学特性不易稳定,传代次数太多则生物学特性容易发生变异。将人体肿瘤细胞系(株)直接接种于免疫缺陷小鼠皮下,待移植瘤长至一定大小后重新进行

原代培养,大量扩增后再接种于免疫缺陷小鼠,这样建立的模型不但方法简单、体内适应性好,而且实验均一性和重复性也佳,在国外已较多应用于抗肿瘤药物筛选等研究领域。

建立细胞系移植性肿瘤动物模型主要过程和注意事项详述如下:①实验要严格遵照无菌操作原则,所用物品要在使用前严格消毒灭菌,实验要在超净工作台内完成;②培养的肿瘤细胞要快速进行处理及移植,尽可能在 2h 内完成;③为防止污染,可使用少许抗生素;④瘤细胞株接种时要取对数生长期(logarithmic phase)细胞,活细胞数大于 95%,用无血清培养液、PBS 或生理盐水调整细胞浓度,制备成所需要的细胞悬液,每只小鼠的接种体积通常为 0.1~0.2mL;⑤实验中如需要麻醉剂(anesthetic),要根据实验时间长短选择适当的麻醉剂,同时要注意麻醉剂的用量,要达到对动物机体干扰最小而疼痛抑制效果最大为最佳。麻醉过浅影响手术操作,麻醉过深易致动物死亡。进行肿瘤细胞悬液接种时最好选用 4 号或 4.5 号注射器,以免针头太粗引起接种的细胞倒流。小动物进行原位移植时,脏器手术应使用较细的缝合线以减少对脏器的损伤。手术后的动物要与清醒动物分开饲养,以免积压、踩踏、咬伤,待动物度过术后恢复期后按实验需要分组饲养。移植肿瘤后要加强对动物的护理,应注意保持动物实验室合适的温度、湿度,以及笼具、垫料、饲料和饮水等物品的洁净。裸鼠皮下移植瘤模拟肿瘤发生、发展过程也存在一定不足,由于裸鼠皮下与人类皮下组织结构不同,即裸鼠皮下组织和肌肉之间有一层疏松的组织间隙,移植瘤多生长于这一间隙内,并常有包膜将肿瘤和周围组织分开,因此裸鼠的移植瘤常常生长至较大体积仍无明显的侵袭和转移现象。因此裸鼠皮下移植瘤模型不能很好地模拟临床实际情况中肿瘤组织的淋巴道(lymphatic metastasis)或血道转移。要模拟临床肿瘤的转移情况,往往需要建立裸鼠淋巴道或血道肿瘤转移模型。

裸鼠淋巴道肿瘤转移模型多数按淋巴引流方向建立,首先到达局部淋巴结,然后转移至下一站的其他淋巴结,最后可经胸导管进入血流再继发血道转移。目前常用的是足垫皮下移植淋巴道转移裸鼠模型,往往几周后就可看到腘窝淋巴结的转移,切除带瘤的下肢可提高其侵袭程度和转移率。

建立裸鼠血道肿瘤转移模型,目前最常用的方法是尾静脉接种产生的实验性血道转移模型,这种方法建立的模型主要是发生肺转移(pulmonary metastasis),后期可能伴随其他器官的转移。接种时,取对数生长的瘤细胞常规制成悬液,一般稀释成 $1\times10^7/mL$ 细胞浓度,取 0.1mL 自尾静脉注射入裸鼠体内,不同细胞系或不同细胞数都可影响转移率,但较多的细胞系长期观察都可达到 50% 的转移率。需要注意的是,接种时细胞要充分混匀,缓慢注射,浓度不宜太高,以免引起血管栓塞造成动物死亡。

二、肿瘤模型的生物学特点

建立裸鼠移植瘤模型时要很好地选择移植部位和移植途径,因为移植部位、移植途径可以影响人癌转移瘤的生物特征。通常情况下,皮下接种一般不发生肿瘤的浸润和转移,腹腔内接种则显示癌细胞的恶性行为。如人食道癌细胞株移植于裸鼠体内,发现皮下接种癌组织仅是局部生长且生长速度缓慢,癌组织周围有完整的纤维包膜,接种腹腔内则发生广泛性浸润转移,癌组织纤维包膜不明显。再如用乳腺癌、胃癌、肺腺癌、肺鳞癌移植于裸鼠皮下和腹腔,也证实皮下移植形成包膜,不向周围组织侵袭,而腹腔、肌肉内移植多数发生侵袭性生长,包膜不完整。有些肿瘤需要接种在裸鼠的特定部位才能成活,如人肺小细胞癌颅内接种途径优于皮下途径,皮下接种需要细胞量的十分之一就可以在颅内全部成瘤,而且皮下移植瘤无浸润发生,而颅内移植瘤常发生于脑膜和浸润破坏脑组织。对激素依赖性生长的人乳腺癌细胞株 MCF-7 接种于裸鼠皮下未形成移植瘤,而在乳腺脂肪垫中接种则 70% 成瘤,在脑内接种,产生高度浸润生长的瘤,移植到子宫周围组织,裸鼠移植瘤则快速生长,原因可能是乳腺脂肪垫、脑内、子宫周围组织是具有丰富的雌激素(estrogen)集中部位,而一般皮下可能缺乏雌激素,故不能成瘤,并且 MCF-7 在内源性雌激素作用下能快速生长。

近年来,开始将人癌细胞移植于肿瘤原发部位相应的裸鼠脏器内,肿瘤的环境与人类肿瘤更为相似,这种移植法称为常位异种移植(orthotpic heterot-ansplantation)。其优点为具有肿瘤移植成功率高,需要细胞数目小,移植瘤的生物学行为和药物动力学更接近于人体的原发瘤,能很好地克服皮下接种产生皮下移植瘤在浸润转移表达上的缺陷。缺点为操作相对复杂和不易直接观察肿瘤。相信随着该领域的深入研究,必将在人类肿瘤的生物学特性和分子生物学基础的研究中发挥越来越大的作用。常位异种移植目前已经开展了肺、脑、肾、结肠、膀胱、胰腺、眼球内等脏器内肿瘤的移植。另外有些抗癌药物不能通过机体屏障系统如血脑屏障或血眼屏障,虽然对接种于皮下的脑瘤和眼内肿瘤有效,但实际上对于临床人脑内、眼内肿瘤依然无效。若用常位异种接种脑瘤模型作抗癌药物筛选,结果更为可靠。

裸鼠移植瘤模型要具有相对稳定性,重复多次传代后,肿瘤的一般生物学特性仍保持相对一致,包括成瘤率、潜伏期、生长速度、荷瘤寿命、浸润和转移程度、对化疗药物的敏感性等。自发消退率应控制在 5% 之内。裸鼠移植瘤模型组织学形态及结构与原肿瘤细胞一致,染色体分析应保持恶性肿瘤的染色体特征和原有种属的染色体核型(karyotype),同时仍保持原发瘤某些肿瘤标志物的高表达和某些特殊生物学特性,这些特性对肿瘤靶点治疗等生物治疗药物的研发有着重大的意义。

裸鼠转移瘤模型需要满足两个最重要的条件:第一,尽量模拟临床上患者恶性肿瘤的转移情况;第二,建立的动物模型容易进行操作和使用,并且在相同的实验条件下具有较稳定的转移率,可对转移部位、转移程度和出现时间进行预测。足垫皮下移植淋巴道转移裸鼠模型建立方便,易于观察,移植成功率高,可以较好地模拟临床肿瘤转移至引流淋巴结的病变过程。尾静脉注射肿瘤细胞悬液形成裸鼠肺转移模型操作方便,转移率高,常用来筛选抗肿瘤转移药物,但值得注意的是肿瘤的转移需要三个环节,首先是形成原发瘤(primary tumor),然后突破基底膜,最后进入淋巴道或血道发生转移。尾静脉接种裸鼠血道转移模型只是模拟了肿瘤细胞自血道到达肺组织形成转移瘤的过程,与实际的肿瘤转移过程还存在一定差异。

三、肿瘤模型在口腔肿瘤研究中的应用

裸鼠皮下移植肿瘤模型在口腔肿瘤研究中得到了广泛的应用,大部分的口腔鳞状细胞癌或腺癌细胞系都可以在裸鼠皮下成瘤,肿瘤在体和大体病理观察(彩图 18-2-1,见文末彩色插页),肿瘤呈球状,单结节或多结节,表面光滑,有包膜。肿瘤组织细胞形态观察有以下特点(彩图 18-2-2,见文末彩色插页):光镜下,移植肿瘤和原发肿瘤在组织病理学表现有一定差异,有密集的鳞状肿瘤细胞,中低分化,散在排列,细胞异形程度不一,一般无角化珠形

成,可见核分裂、核多型性,多核巨细胞常见;透射电镜下见细胞核大,核浆比例大,核仁丰富,有丰富的微绒毛结构。另外,在口腔肿瘤动物体内研究中,也成功建立了舌原位移植瘤模型。

第三节　化学诱导鼠口腔肿瘤模型

一、肿瘤模型的建立

化学诱导口腔肿瘤动物模型是指利用化学致癌因素(carcinogens)在实验条件下诱发动物发生肿瘤。它是进行肿瘤实验研究的常用方法,在肿瘤病因学、肿瘤遗传学、肿瘤生物学特性、肿瘤实验性治疗等方面得到了较多应用,尤其在肿瘤的病因学(etiology)研究中占有重要地位。

相对于自发性肿瘤模型来说,诱发性肿瘤模型制作方法简便,较易人为控制,容易操作。诱发性肿瘤所形成的癌变率远高于自然发病率,恶性程度相对也高,更易利用诱发的肿瘤组织建立相应的肿瘤细胞系和移植性肿瘤动物模型。同时,诱发性肿瘤动物模型在相对短的时间内可以大量复制,而且基本模拟了癌变发生的过程,所以在肿瘤实验研究中优于自发性肿瘤。

诱发的肿瘤模型与自发产生的肿瘤模型在发病机制和疾病的内在特征方面有所不同,而且有些肿瘤难以用人工方法诱发出来。此外,诱发的肿瘤模型诱发时间较长,成功率多数达不到100%,肿瘤发生的潜伏期个体差异较大,不易同时获得病程或瘤块大小较均一的动物,诱发的肿瘤浸润和转移能力低,恶性行为表达有限。

建立诱发性肿瘤动物模型的方法应简便易行,重复性好,诱发率高,易于推广应用。建立诱发性肿瘤模型需要选择对特定致癌物质敏感的动物品系,大鼠是诱发性肿瘤模型中最常用的动物,与小鼠和其他动物相比,它对许多致癌物都更为敏感。此外,金黄地鼠(golden hamster)也是经常使用的诱发性肿瘤模型动物。金黄地鼠的颊囊对可诱导肿瘤发生的病毒敏感,免疫排异能力稍差,能成功移植某些正常或肿瘤的组织细胞,可应用于肿瘤移植、增殖、致癌、抗癌药物筛选及放射线治疗等研究。

建立诱发性肿瘤动物模型时,必须选用合适的致癌物剂量,应能保证动物存活率高而诱发期短,并可诱发出百分率足够高的肿瘤。采用复合的诱癌方法可减少致癌物的剂量,缩短诱发期,提高诱发率,如在诱癌的同时加上促癌剂,在诱发肝癌时切除部分肝叶,都能取得比较理想的结果。

采用化学诱发剂所诱发的肿瘤应尽量模拟人类肿瘤的部位、形态结构及组织学类型,使其生物学特性与人类肿瘤相一致。

一般说来,使用化学致癌物质诱发动物发生肿瘤的途径包括口服、涂抹、注射、埋藏等,经口给药法是最常用的方法之一,它是将致癌物溶于饮水中或混合于动物的饲料中经自然喂养或灌喂动物使之发生肿瘤。皮肤或黏膜涂抹法(smear method)是将致癌物质配制成溶液反复涂抹皮肤或黏膜形成肿瘤。注射法(injection method)是将致癌剂制成针剂,注射于静脉、腹腔、皮下等形成肿瘤。埋藏法(embedding method)是采用外科手术方法,将致癌物质包埋于皮下或其他组织内,也有将经致癌物质作用的器官组织移植于自体或同种系动物皮下,诱发出有该器官组织特点的肿瘤,由于将肿瘤组织移植到皮下,便于观察,如接种时加用一些降低免疫力的措施或适量放射线,效果更好。

化学诱发性肿瘤模型从病因学分析与人类肿瘤较为近似,从癌变过程看可以完整表现人类肿瘤发生发展的全过程,所以此类模型常用于特定的深入研究。此类肿瘤往往生长较慢,瘤细胞增殖比率低,倍增时间较长,这与人类肿瘤细胞动力学特征颇为相似,所以在人类综合化疗或肿瘤预防方面也具有较大的应用价值。

虽然少数化学诱发模型的发生步骤与人类十分相似,但大多数化学性诱发肿瘤的发生部位、组织结构、组织发生等与人类肿瘤不尽相同,因为化学诱发的条件相对比较单一,而且用于诱发的药物毒性较强,用量较大,这与实际情况中环境致癌物引发人类肿瘤疾病差异较大。此外,随着环境保护意识的增强,从事致癌物合成和纯化的机构减少,同时对相关实验室的防护要求和限制也在增加,这也在一定程度上限制了化学诱导动物肿瘤模型的使用。

二、肿瘤模型在口腔肿瘤研究中的应用

诱发口腔癌时,多用水溶性致癌剂 4-硝基喹啉-1-氧化物（4-nitroquinoline-1-oxide,4NQO）以 0.002% 的浓度加入自然饮水中的方式,从而无局部刺激"自然"诱发大鼠舌癌模型。该模型具有建立方法简单、癌变靶器官代表性强、潜伏期长、生长缓慢、病变典型、具有与人口腔癌相似的生物学行为等特点。

4NQO 诱导 SD 大鼠舌根部鳞癌模型建立（彩图 18-3-1,见文末彩色插页）,正常大鼠舌根部黏膜红润、光滑,乳头分布均匀,舌体柔软而富有弹性。随着 4NQO 自然饮水时间的延长,大鼠舌根部黏膜病变外观呈现进行性加重,用药 9～12 周时,部分大鼠舌根部黏膜局部充血、发白,其中可见散在的乳白色小点,扪之略显粗糙;用药 16～24 周时,多数大鼠舌根部黏膜呈乳白色斑块状,扪之稍硬,部分大鼠舌根部出现乳头状新生物,表面粗糙,刺激时易出血;用药 24～36 周时,部分大鼠舌根部出现菜花状新生物,局部糜烂,大鼠进食困难,消瘦呈恶病质（cachexia）状。4NQO 饮水诱发大鼠形成舌癌后,多数大鼠出现了精神萎靡,毛发枯黄、脱落,体重减轻等症状,推测可能与大鼠机体的免疫功能下降有关,此改变与口腔癌患者存在免疫功能低下相类似,可以作为研究各种提高肿瘤患者免疫力药物疗效的理想模型。

金黄地鼠的颊囊涂布 0.5% 的二甲基丙酮（dimethylacetone）,从而诱发黏膜上皮发生异常增生,模拟人体口腔上皮的正常上皮到异常增生到癌变的生物学过程,研究参与此过程的相关基因、蛋白的变化和各自的功能。

第四节　口腔癌淋巴转移模型

口腔鳞状细胞癌（oral squamous cell carcinoma）具有较高的淋巴结转移率,总体转移率约30%。在探索恶性肿瘤转移机制及治疗时,由于受到伦理学等方面的限制,很难在人体上完整获得对转移全过程的检查、取材等方面的资料。因此,建立合适的恶性肿瘤动物转移模型,就成为研究肿瘤转移必不可少的环节。合适的舌鳞状细胞癌转移动物模型的建立,对舌鳞癌及其他口腔癌淋巴结转移机制及治疗的研究具有重大意义。

研究者们一直试图建立口腔鳞癌的转移相关模型和细胞系,希望探明侵袭与转移的相

关机制,开发转移诊断和治疗的新技术和手段。分别将口腔鳞癌细胞 OSC-19 和 OSC-20 接种于裸鼠的舌体与口底黏膜下,建立了一种口腔鳞癌的原位模型,发现舌体和口底黏膜的移植瘤呈浸润生长,较传统的包膜内生长更符合人体肿瘤的实际情况。同时发现,OSC-19 和 OSC-20 细胞接种组各有 81.0% 和 13.6% 的颈淋巴结转移率以及 9.5% 和 9.1% 的肺转移率。在 1 例牙龈鳞癌的转移淋巴结中建立的 MSCC-1 细胞系中进行侵袭性筛选,即让 MSCC-1 细胞在特制的培养小室中培养 6h 后,收集通过生物性滤膜移动到下层的细胞,继续培养,建立了具有高侵袭能力的 MSCC-In1 和 MSCC-In2 亚细胞系。

理想的口腔鳞癌转移模型,能模拟人类鳞癌的局部浸润性生长和较高的转移率。由于口腔中舌体具有丰富的淋巴及血液循环,机械运动频繁,舌鳞癌常发生早期淋巴结转移,且转移率较高,故成为舌鳞癌防治的难点和重点。Tu686 和 686LN 是由美国 M. D. Anderson 癌症中心头颈外科建系,分别来自于舌腹黏膜鳞癌原发灶和淋巴结转移灶。通过体内筛选的方法从 686LN 细胞系中筛选建立了 4 株高转移潜能亚系(686LN-M3a、686LN-M3b 等),并建立了淋巴结转移模型。此外,兔 VX-2 细胞舌鳞癌移植瘤模型被认为是较理想的舌鳞癌研究模型。VX-2 肿瘤是实验室常用的肿瘤之一,它是一种来源于 shope 病毒所诱发的乳头状瘤(papilloma of papilla)恶变后,经过兔传代而形成的鳞状上皮细胞恶性肿瘤。该瘤株建株于 1940 年,具有诱导时间短,种植成功率高,生物学性质稳定,具备血管生成能力等特点。

一、淋巴转移模型的建立

(一) 686LN 高转移细胞 686LN-Ms 淋巴结转移模型的建立

1. 细胞培养 686LN-Ms 细胞培养于 DMEM(DMEM/F12,1:1)培养基,其中含 10% 胎牛血清和 200U/mL 青霉素(penicillin)和链霉素(streptomycin)。培养条件:37℃,5% CO_2 培养箱。细胞呈贴壁生长,梭形或多角形,生长较快。

2. 裸鼠淋巴结转移模型建立 选用的实验动物是裸鼠,4~6 周,雌雄不限。686LN-Ms 细胞胰酶(pancreatic enzyme)消化,D-Hank 液重悬细胞,细胞计数,调整细胞浓度为 1~5× 10^5 个细胞/0.05mL。细胞注射裸鼠口底下颌舌骨肌位置,模拟口底鳞癌,每只裸鼠注射 0.05mL。肿瘤约在接种后约 10 天出现,注射 3 周后手术切除肿瘤原发灶,继续饲养裸鼠,待 5~8 周后处死裸鼠,切取肿瘤原发灶和颈部肿大淋巴结。

3. 裸鼠实验性肺转移模型的建立 实验动物是 4~6 周裸鼠,雌雄不限。686LN-Ms 细胞消化收集,D-Hank 液重悬,注射裸鼠尾静脉,每只注射 $2×10^6$ 个细胞。约 30~45 天后,肺部形成肿瘤转移灶。

4. 裸鼠转移模型的生物学特性 686LN-Ms 接种于口底黏膜,其淋巴结转移率约为 50%,其实验性肺转移率约为 83%。

(二) 兔 VX-2 舌鳞癌淋巴转移模型的建立

兔 VX-2 舌鳞癌转移模型的建立有两种方法,包括 VX2 舌鳞癌组织块植入法和 VX-2 瘤细胞悬液注入法。

1. VX-2 舌鳞癌组织块植入法

(1) 实验动物及麻醉方法:选用的实验动物是纯种新西兰大白兔,雌雄不限,体重约

3.0kg左右。麻醉用3%戊巴比妥钠(30mg/kg)耳缘静脉给药,全身麻醉下完成操作,所有动物术前禁食12h。

(2) 荷瘤种兔的制作:取冻存VX-2瘤细胞悬液,复苏,离心5min,加入Hank液轻轻吹打混匀,反复洗涤2~3次,除去上清液,加入RPMI-1640完全培养液,台盼蓝染色并做活细胞计数,调整到每毫升$5×10^7$个活细胞密度。动物麻醉后,仰卧位固定,8% Na_2S脱毛,消毒后将1mL细胞悬液经皮注入兔后腿内侧肌肉,4周左右在接种部位扪及一直径为3~4cm的实质性包块,即制成荷瘤种兔。

(3) 组织块植入制作移植瘤模型:切取荷瘤兔肿瘤边缘生长旺盛的鱼肉样组织,仔细剔除周围肌肉结缔组织及中心坏死组织,Hank液冲洗2遍,用锋利眼科剪剪成1mm×1mm×1mm大小的组织块(含有10^6~10^8个活细胞),置于含10%胎牛血清和1%青霉素链霉素的RPMI-1640培养液中备用。用套管针经舌黏膜下隧道,于舌侧缘中1/3处推入1个瘤组织块,缓慢退出针头,并用无菌纱布块压迫针孔数分钟。术毕肌肉注射青霉素40万U/只和庆大霉素4万U/只,每天1次,连续5天,预防感染以提高成瘤率。

2. VX-2瘤细胞悬液注入法 选用的实验动物及麻醉方法与组织块植入法相同。切取荷瘤兔肿瘤组织,用锋利眼科剪剪成细糊状,加入适量Hank液并过200目金属细胞筛,RPMI-1640完全培养液重悬2次,收集单细胞悬液,调整到每毫升$5×10^8$个细胞密度,用5号皮试细针头在种植部位前约1cm处入针,于舌侧缘中1/3舌黏膜下潜行注入0.1mL瘤细胞悬液,以防止瘤细胞渗漏。

3. 转移模型的生物学特点

(1) 成瘤率(tumor formation rate):有研究报道,通过组织块植入法成瘤率为83.3%,瘤细胞悬液注入法的成瘤率为91.7%。绝大多数肿瘤无自发消退现象。

(2) 移植瘤生长特性:潜伏期为3~5天,生长高峰在术后2~3周,肿瘤体积迅速增大,后期生长缓慢,复合Gompertz曲线。所有荷瘤兔于肿瘤晚期会出现恶病质现象、拒食、极度消瘦、活动受限并伴有呼吸急促、发绀,最后全身衰竭而死亡,荷瘤兔自然生存期为39.4天。无论是组织块植入法还是瘤细胞悬液注入法,均可于术后2~3周左右扪及同侧颈部直径1~2cm、质地较硬的肿大淋巴结。瘤细胞悬液注入组的转移率较高,颈淋巴结转移率为100.0%,肺转移率为81.3%。瘤组织块植入组颈淋巴结转移率71.4%,肺转移率35.7%。

(3) 移植瘤组织病理学特点:大体观可见瘤体呈灰白色,类椭圆形,结节状,稍欠规则,边界尚清晰,无包膜,质较硬,剖面呈鱼肉状,其内可见丰富的供养血管。早期移植瘤呈局限性生长,表面光滑,剖开见球形瘤结节,无包膜;晚期瘤体越过中线,甚至占据舌体大部,中心坏死,黏膜溃烂,气味腐臭。转移灶可见多个肿大颈深淋巴结,未突破包膜,与周围组织无粘连,质较硬。肺组织表面可见灰白色粟粒状瘤结节呈弥散性分布,部分融合。原发灶组织病理学观察:低倍镜下见瘤结节被舌肌包绕,癌细胞呈实体巢状紧密排列,浸润周围组织,较大的瘤结节中央,癌细胞有不同程度的变性、坏死,周围组织中可见散在小癌巢,邻近小血管、淋巴管内可见癌栓形成;新生微血管丰富,多数呈不规则增生;结缔组织较少,间质分界不清,其内可见淋巴细胞、浆细胞浸润。高倍镜下未见角化珠,癌细胞深染,大小、形态不一;细胞质丰富,呈淡红染色;核大畸形,核膜清楚,染色质颗粒较粗,核仁明显,可见多个核仁,病理核分裂象多见。以上提示为中分化鳞状细胞癌。颈淋巴结及肺转移灶中肿瘤组织的病理学表现与原发灶一致。

二、肺转移模型的建立

腺癌细胞和口腔鳞癌细胞系可以通过尾静脉注射建立裸鼠血道实验性肺转移模型。具有肺高转移潜能的腺样囊性癌(adenoid cystic carcinoma,ACC)细胞系,裸鼠尾静脉注射肿瘤细胞 $1\sim2\times10^6$,肺转移率可以达到90%以上,这一模型的建立和应用(彩图18-4-1,见文末彩色插页),为临床抗肿瘤转移药物的筛选和转移分子机制研究提供动物模型。

三、转移模型在口腔鳞癌中的应用

(一)口腔鳞癌转移机制的研究

兔 VX-2 舌鳞癌淋巴转移模型是研究口腔鳞癌转移机制较理想的动物模型,其原因是:①VX-2 舌鳞癌模型瘤体无包膜,外周有较丰富的肿瘤血管,较传统的舌鳞癌动物模型,更符合人体舌鳞癌的实际情况;②VX-2 舌鳞癌转移模型在术后 2~3 周左右扪及同侧颈部直径 1~2cm、质地较硬的肿大淋巴结,淋巴结转移率71.4%~100%。晚期发生肺转移,转移率在35.7%~81.3%之间。转移较为稳定,类似人舌鳞癌的实际情况,即较易发生淋巴结转移,少数病例发生肺转移。且 VX-2 模型淋巴结较易扪及,利于实验中的观察;③新西兰大白兔是有正常免疫功能的动物,较传统的免疫缺陷动物如裸鼠转移模型更能反映人体内肿瘤免疫的情况,能较好地研究肿瘤与免疫的机制。

(二)口腔鳞癌前哨淋巴结的研究

口腔鳞癌患者是否有颈淋巴结的转移是肿瘤分期、选择治疗方案及判断预后的主要原因之一。因此,正确处理颈部淋巴结尤为重要。对于已发生淋巴结转移的患者在手术同时进行颈淋巴结清扫(cervical lymph node dissection)、放射治疗(radiotherapy)以及二者联合使用。但是,目前对于早期口腔鳞癌临床和影像学检查未发现转移淋巴结(clinical N_0,cN_0)的处理目前仍有争议。近来国外有研究显示口腔鳞癌隐匿性颈淋巴结转移(occult cervical metastases,OCNM)的机率超过20%。因此,有学者提出"前哨淋巴结"的概念,是指恶性肿瘤向淋巴结引流通道上的第一站淋巴结,期望通过前哨淋巴结的研究在口腔鳞癌手术前期能正确判断 cN_0 患者是否有隐匿性颈淋巴结转移。兔 VX-2 舌鳞癌转移模型为该研究提供了较理想的动物模型。将 VX-2 肿瘤组织块接种至新西兰兔舌部,能模拟人口腔鳞癌的一般情况,生物学行为与人舌鳞癌基本一致,肿瘤生长到一定程度后发生颈部淋巴结转移,且转移部位相对恒定。兔颌下及颈部淋巴结的解剖与人较为相似,以 VX-2 舌鳞癌模型作为研究对象,辅以其他影像学、病理学、分子生物学等检查手段,能更好地反映人舌鳞癌转移的情况。

(三)口腔鳞癌转移靶向药物的筛选

肿瘤靶向药物的研究一直是学术界的热点,目的是尽量减轻放(化)疗所产生的副作用。但是由于伦理学问题,药物的筛选及前期的临床试验,不可能直接应用于人体,这时实验动物模型就提供了不可或缺的资源,尤其是裸鼠的肿瘤转移模型在药物筛选方面非常有优势。在动物模型上筛选药物有以下优势:①肿瘤模型建立及对药物的反应周期短,可在较短的时间观察肿瘤对药物的反应,有利于药物的快速筛选;②实验动物体重轻,易于达到有效的血药浓度,实验所需药物少,减少浪费;③可同时监测心、肝、肾等其他器官对药物的反应,观察药物副作用;④可随时停药或设立安慰剂(placebo)组,避免伦理学问题;⑤构建肿瘤转移的动物模型,转移率较为恒定,避免个体差异,有利于实验组与对照组的比较。

四、模型应用实例

研究报道,应用 VX-2 细胞的淋巴结转移特性,进行舌鳞癌前哨淋巴结(sentinel lymph node,SLN)、肿瘤放射敏感性和机制等相关研究。下文以"SPIONP 在增强 MRI 检测兔舌 VX-2 鳞癌 SLN 中的作用"研究为例,说明 VX-2 舌鳞癌淋巴结转移模型的应用。

头颈部区域的淋巴引流具有复杂多变和不可预测的特点,增加了前哨淋巴结检测和定位的研究难度。用 VX-2 肿瘤组织块注入新西兰大白兔舌部不同舌分区(彩图 18-4-2,见文末彩色插页),1 周后有肿瘤形成,2 周后观察,发现受植区成瘤率为 75% 以上,个别肿瘤出现自行消退。成瘤的 VX-2-SCC 最早在第 3 周出现颈部肿大的淋巴结转移灶,最晚的在第 6 周出现转移淋巴结。舌前缘 1/3 的 VX-2-SCC 可转移至下颌前淋巴结和下颌后淋巴结,舌缘中 1/3 及舌中线的 VX-2-SCC 可转移至下颌后淋巴结,转移率为 70%。

由此可见,口腔癌转移动物模型为口腔癌研究提供了很好的工具,以它作为载体,可观察疾病的发生、发展状态,研究肿瘤转移机制,发现肿瘤侵袭和转移的标志物,或进行药物的筛选和临床检测的优化,更好地指导临床诊断和治疗。

第五节　口腔肿瘤转基因动物模型

一、转基因动物的原理和技术方法

转基因动物模型可以弥补传统的自发性动物模型和常规诱发性动物模型在种类、数量上的不足以及对于人类疾病模拟性差的缺点,能够最大限度地模拟体内基因发挥作用的真实环境,为人类精确地研究基因与疾病的相关关系提供了可能,从而更加容易和准确地探讨该基因的生物学功能及表达调控机制,是目前认为理想的疾病动物模型。

转基因动物(transgenic animal)是通过基因工程技术将新的遗传物质导入生殖细胞、早期胚胎干细胞和早期胚胎中,并在其基因组内稳定地整合,进而获得稳定遗传的一类动物。导入的基因称为转入基因(transgene),而相关的技术手段则称为转基因技术(transgenesis techniques)。

利用转基因技术,人们可以在动物基因组特定的位点引入所设计的基因突变(gene mutation),模拟造成人类遗传性疾病的基因结构或数量异常;可以通过对基因结构进行修饰,在动物发生、发育的全过程研究体内基因的功能及其结构与功能的关系;可以在动物基因组引入病毒基因组以模拟病毒性疾病的发病过程;可以通过引入具有重要药用价值蛋白的编码基因(encoding gene),使动物成为该药物蛋白的生产场所;可以将所研究诱变剂造成的 DNA 损伤和诱发基因突变的规律。转基因研究渗透到了生物学、医学、畜牧学等学科的广泛领域,为发育中基因表达调控、癌基因作用机制、免疫系统中细胞及因子的相互作用等基础理论研究提供了大量用其他方法所不能得到的宝贵资料。

转基因技术的原理是将目的基因或基因组片段经体外加工、修饰与可表达的载体连接后,用显微注射、胚胎干细胞或反转录病毒载体等方法注入实验动物的受精卵或着床前胚胎细胞,然后将此受精卵或着床前胚胎再植入受体动物的输卵管或子宫中,使其发育成携带有外源目的基因的转基因动物。在建立转基因动物时,外源基因可能只整合入动物的部分组织细胞的基因组,也可能整合进动物所有组织细胞的基因组中。把只有部分组织的基因组中整合有外源基因的动物,称为嵌合体(chimera)动物。这类动物只有当外源基因整合进去的"部分组织细胞"恰为生殖细胞时,才能将其携带的外源基因遗传给子代,否则外源基因将不能传给子代。

转运外源目的基因并整合进入实验动物基因组中是转基因动物技术中最重要的一个环节。迄今为止,被证明可以有效地进行外源基因转运的方法可分为受精卵原核显微注射法、反转录病毒载体法、精子载体法、胚胎干细胞介导法、体细胞核移植技术。

(一) 受精卵原核显微注射法

这是目前制作转基因动物应用最广、效果最好的方法。自 Palmiter 等采用显微注射法获得转基因"超级小鼠"后,采用显微注射法分别获得转基因兔、转基因绵羊、转基因猪、转基因牛、转基因鸡、转基因鱼和转基因山羊。此方法是将在体外构建的目的基因在显微操作仪下用极细的微吸管直接注射到处于原核时期的受精卵的原核中,当受体胚胎在进行 DNA 合成或修复时,把外源基因整合到基因组中。其优点是可以把不同长度的重组 DNA 片段注入原核,实验动物物种广泛,转基因阳性动物能有效地表达外源基因,是获得转基因动物最可靠的方法。但这项技术有许多制约因素,最主要的限制是 DNA 只能增加,不能删除或在某个位点修饰,而且外源 DNA 是随机整合的,整合位点和拷贝数(copy number)无法控制,由此可能导致基因表达不稳定,随机整合也可能破坏基本内源基因序列或激活致癌基因,这两种因素都会对动物健康产生有害影响。

(二) 反转录病毒载体法

反转录病毒的核酸是一条单链的 RNA 分子,当进入细胞后,在反转录酶(reverse transcriptase)的作用下,反转录为双链 DNA,依靠反转录病毒的整合酶和末端核苷酸序列,DNA 可以整合到宿主的染色体上。由于反转录病毒的长末端重复序列(LTRs)具有转录启动子的活性,将外源基因连接到 LTRs 下部进行基因重组,再包装为高滴度的病毒颗粒,直接感染受精卵或注射到囊胚腔中,携带外源基因的反转录病毒的 DNA 可以整合到宿主的染色体上。反转录病毒感染法的优点是操作简单,外源基因的整合率较高。动物病毒所具有的启动子不但可以引发一些选择标记基因的表达,还能引发所导入的外源基因的表达。在各种基因转移方法中,通过反转录病毒载体把基因整合到受体细胞核基因组中是最有效的方法之一。但是反转录病毒载体容量有限,不能插入大的外源 DNA 片段,它们只能转移小片段 DNA(<10kb),并且外源基因植入生殖系统的成功率较低。此外,携带外源基因的病毒载体在导入受体细胞基因组过程中有可能激活细胞 DNA 序列上的原癌基因或其他有害基因,安全性令人担忧。

(三) 精子载体法

近年来利用精子作为外源基因的载体来建立转基因动物十分令人注目。用携带外源基因的精子与卵子受精,形成的受精卵就携带有外源目的基因,实现了转基因。具体方法是将外源目的基因与精子共同培育,再通过电穿孔或脂质体介导等方法将外源基因导入成熟的精子,使精子携带外源目的基因进入卵子中受精,从而使外源基因整合到受体细胞的染色体上。由于这种方法整合率高,技术相对简单,利用人工授精过程就可以产生转基因动物,成为近年来转基因新技术热点,尤其对于大动物的转基因研究更加具有重要意义。但是,本方法的重复性较差。

(四) 胚胎干细胞介导法

胚胎干细胞(ES)是早期胚胎(囊胚期)的内细胞团分离出的没有分化的全能性细胞,这种细胞与胚胎细胞相似,具有无限繁殖和高度分化的潜能。当将胚胎干细胞注入到受体胚胎时,能够参与各种组织、器官的发育,形成嵌合体。当将外源基因转移到 ES 细胞中,重新导入囊胚或经筛选后将转入外源基因的 ES 细胞进行克隆,可培育出转基因动物。具体方法是,将完整的囊胚取出,胰蛋白酶消化并打散内细胞团,体外培养,使其大量增殖并保持未分化状态,形成胚胎干细胞系。通过分子生物学技术将外源基因整合到胚胎干细胞基因组内的某一非必需基因位点上,并进行阳性筛选。筛选出正确整合基因和生长良好的胚胎干细胞,经培养后微注射转入囊胚腔内,产生子代的部分生殖系细胞就是由转基因胚胎干细胞形成的,由此发育成的个体就携带有特定的外源基因。该方法基因转移操作简便,体外培养细胞阶段即可进行分子鉴定,提高了效率。但目前可用于该系统的 ES 细胞系大多数来源于小鼠,适用物种较少。

(五) 体细胞核移植技术

1997 年,通过体细胞核移植技术产生克隆羊"多莉"后,利用体细胞核移植法制作转基因动物的方法逐渐建立起来。该方法以体外培养的哺乳动物体细胞为材料,通过普通的哺乳动物细胞基因转移技术,获得相应的经过遗传修饰的细胞后,直接利用核移植介导的哺乳动物体细胞克隆技术,即将该体细胞的细胞核移入去核的卵细胞中,并将所得细胞移入代孕动物(surrogate animal),获得转基因动物克隆个体。该系统不仅具有胚胎干细胞介导法的全部优点,而且物种适用面广,无需经过嵌合体育种就可直接获得纯合个体,实验周期短,效率高。但作为一个较新的技术体系,体细胞克隆技术在基础理论和实验技术上尚待进一步的完善。从目前已有的几个体细胞克隆动物的实验结果看,普遍反映实验的成功率较低。该体系的成熟和推广应用依赖于受精卵和核移植卵发育程序的准确启动和精细调控,而这方面的基础研究较为薄弱,目前尚难在规模水平上开展。

二、转基因动物表型和基因型的鉴定

转基因整合的鉴定是进行转基因动物生产的重要环节之一。对于模式动物进行纯合子转基因动物的筛选,不仅能获得基因型完全一致的动物个体,而且有利于动物的保种。由于外源基因是随机地整合在动物染色体上的,转基因的整合大部分为单位点、少数为多位点整合,整合的拷贝数在 1~200 之间。每个原代转基因动物作为同一祖先繁殖产生的后代均为单系。因此,转基因动物纯合子的筛选必须以同胞(全同胞或半同胞)交配的方式进行。采用表型观察以及分子生物学的技术,可以帮助实验者准确鉴定纯合子(homozygote)转基因动物。

(一) 转基因动物的表型(phenotype)观察

通常,实验者对于转基因动物导入的转移目的基因往往已经有了比较深刻的认识或者成熟的基因功能假说。对于转基因动物整体性状和生理功能变化的观察,既可以直接反映转移目的基因的生物学功能及表达调控机制,也可以通过巧妙设计帮助转基因动物纯合子的判断。

常用的一种通过利用转基因动物产生的可见特定表型变化来区分纯合子、杂合子转基因动物的表型观察法方法是酪氨酸酶色素基因法。该方法通过将酪氨酸酶色素基因与目的基因共注射来制备转基因动物。酪氨酸酶（tyrosinase）是黑色素生物合成链中的一个关键酶，酪氨酸酶基因位于小鼠的 C 位点，该基因可援救 C 位点的突变以及阻滞白化的发生。将酪氨酸酶的编码基因与其他目的基因共同注射可导致两者在染色体单一位点共整合，整合的结果使得纯合子小鼠有较深的毛色，而杂合子小鼠毛色较淡。因此，根据毛色在 F_2 代或随后的世代中的颜色变化就能确定合子类型。用这种方法来筛选纯合子转基因动物的方法简单、直观。但是，这种方法缺少准确定量标准，容易产生假阳性和假阴性。

（二）实时定量 PCR 法

与常规 PCR 法相比，实时定量 PCR 法灵敏度更高，误差更小，且可以达到很好的定量效果，已被广泛应用于 DNA 和 RNA 的定量检测中。

具体方法是将已知起始拷贝数的标准品系列稀释后与实验样品一起进行反应，获得相应的 CT（Threshold Cycle，临界循环数）值。CT 值与反应中模板的初始拷贝数的对数值呈反比关系。因此，依据每个稀释度标准参照 RNA 的初始拷贝数的对数值和它们相应的 CT 值，可以做出一条标准曲线，获得初始拷贝数的对数值与 CT 值之间的线性方程。根据每个实验样品的 CT 值，结合标准曲线（线性方程）就能计算出每个实验样品的具体初始拷贝数，纯合子的拷贝数是杂合子（heterozygote）的 2 倍左右。此方法获得成功的关键依赖于引物的高特异性以及标准品的选择，目的 DNA 和标准参照 DNA 的扩增片段大小要尽可能相近，Tm 值基本相同，PCR 扩增效率基本一致。与其他方法相比，此法能较快速地筛选出纯合子动物。

（三）Southern Blot 杂交法

Southern Blot 印迹杂交技术是通过探针和已结合于硝酸纤维素膜或尼龙膜上的经酶切、电泳分离的变性 DNA 链杂交，检测样品中是否存在目的 DNA 序列的方法。该法不仅灵敏而且准确，因而广泛用于转基因阳性动物的筛选和鉴定。

Southern Blot 杂交用于纯合子转基因动物的筛选要利用 2 种不同的探针：一种是针对转基因特异的，另一种是针对内源性基因特异的。这样，在与转基因动物 DNA 杂交中出现 2 个特异条带（一是转外源基因，一是内源性基因），扫描杂交信号的密度可定量计算每个样品的转基因杂交信号与内源性基因杂交信号的比值，根据此比值来判断合子的类型。

（四）染色体原位杂交法

染色体原位杂交（FISH）是确定转基因在染色体上确切位置的重要手段，其原理是利用碱基互补的原则，以放射性同位素或非放射性同位素标记的 DNA 片段作探针，与染色体标本上的基因组 DNA 在"原位"进行杂交，经放射自显影或非放射性检测体系在显微镜下直接观察出目的 DNA 片段在染色体上的位置。

该方法用于纯合子鉴定时，通常采用外周血培养分裂中期细胞，使转基因信号在染色体上显示出来。纯合子转基因动物显示的信号强度为杂合子转基因动物的 2 倍。这种方法能将转基因准确地定位于染色体上，且很容易区别合子类型，但染色体准备过程较为复杂。

三、口腔肿瘤转基因动物模型介绍

（一）转多型性腺瘤基因 PLAG1 基因动物模型

PLAG1 基因，即多形性腺瘤基因（*pleomorphic adenoma gene 1*，*PLAG1*），由 Kas 等首先从

多形性腺瘤(pleomorphic adenoma)组织中克隆并报道。位于人染色体8q12,大小为7313bp,包含5个外显子。编码一种锌指蛋白(zinc finger protein),被广泛认为可能与多形性腺瘤及其他唾液腺肿瘤的发病有关。Kas等认为PLAG1基因是一个新的"良性癌基因"(benign oncogene),并预言它可能会是一个唾液腺良恶性肿瘤鉴别诊断的标志。

尽管PLAG1基因高表达是多型性腺瘤组织的明显特征,但是其与唾液腺肿瘤发生之间的关系缺乏直接证据,亦未见动物整体水平的研究报道。为了更确切地了解PLAG1在多型性腺瘤发生中的作用,设计了PLAG1基因转基因动物模型。首先,通过分子生物学的方法,利用组织特异性启动子质粒载体,克隆构建了仅在乳腺、唾液腺等腺体组织内表达的PLAG1转基因载体。然后,通过受精卵原核显微注射法,建立了PLAG1转基因动物模型。实验结果显示(彩图18-5-1,见文末彩色插页),转基因阳性动物,在出生后3个月后,颌下腺区全部出现颈部肿块,且肿块生长速度迅速。解剖实验动物后发现,新生肿块瘤体为上皮样实质性,细胞排列成片状,中间可见导管样结构。病理表现符合唾液腺组织来源的良性肿瘤,部分偏向低度恶性,细胞形态特征与人的多形性腺瘤相似。对于实验动物的进一步Southern杂交鉴定表明,与阴性动物比较,阳性转基因动物的唾液腺组织中的PLAG1有明显表达。该项目组还进一步对转PLAG1基因动物产生下颌下腺多形性腺瘤的分子机制进行了深入的研究,结果表明Wnt信号转导通路过度激活是该基因诱导动物产生肿瘤的分子机制。该项研究在生物活体内直接证明了PLAG1的表达与多型性腺瘤发生的关系,同时排除了转基因对小鼠内源性基因功能干扰致肿瘤发生的可能性,这个转基因小鼠模型的建立不仅为研究PLAG1基因功能及其在肿瘤发病机制中的作用创造了良好条件,也为临床上多型性腺瘤新型治疗方案的探索提供了一个理想的疾病动物模型。

(二) 转多瘤病毒Mid-T抗原基因动物模型

多瘤病毒(polyoma virus)是一种小DNA病毒,自1953年被发现以来,众多学者对其在肿瘤发生发展中的作用进行了深入研究,发现在体外,它能使细胞恶性转化;在小鼠的乳腺、唾液腺、骨、皮肤等器官组织,能诱发多种肿瘤,如血管瘤、癌、肉瘤、淋巴瘤等。有研究发现怀孕母鼠感染多瘤病毒后,新生小鼠患血管瘤的机率大大增加,许多学者推测多瘤病毒中的Mid-T抗原基因整合到小鼠正常基因序列中是其罹患血管瘤(hemangioma)的重要原因。但是,这些推测并不能被很好地证明,因为二者之间的联系缺少直接的证据。为了阐明多瘤病毒中的Mid-T基因与血管瘤发生的关系,设计、建立了转多瘤病毒Mid-T基因的动物模型。首先将多瘤病毒的Mid-T抗原基因通过受精卵原核显微注射的方法示成功建立了的转基因动物模型(彩图18-5-2,见文末彩色插页),通过对于转基因动物的表型观察、组织学检查、基因型鉴定,证实通过导入多瘤病毒的Mid-T抗原基因,可以产生全身泛发的血管瘤样新生物,新生物组织结构类似于海绵状血管瘤,瘤组织中血管上皮Ki-67蛋白染色均为阴性。转基因阳性动物均表达多瘤病毒的Mid-T抗原基因,而阴性动物则既无目的基因表达,也没有血管瘤样新生物的发生。这个转基因动物模型的建立,成为连接特定基因表达和模式动物表型发生之间的桥梁。通过动物的系统发育,说明了多瘤病毒的Mid-T抗原基因对于小鼠血管瘤发生的直接影响。但是,实验过程中,发现阳性转基因动物产仔率及出生率均较普通转基因动物要低,提示多瘤病毒的Mid-T抗原基因具有一定的鼠胚胎致死性(embryonic lethality)。为了克服这一模型缺陷,进一步设计了一种四环素诱导调控的条件化多瘤病毒的Mid-T抗原基因质粒,以此改良目的基因进行转基因动物模型的建立,可以在体外诱导血管瘤的表达,从而避免 *Mid-T* 基因对于鼠胚胎产生毒性。该实验可以模拟人血管瘤疾病发生及疾病状态,是一个典型的疾病转基因动物模型的建立模式。

通过对以上 2 个转基因疾病动物模型的介绍,可以了解一个转基因动物模型从假设、实验设计、实验操作、结果分析到实验改进的完整过程。同时,也可以看到目前转基因动物模型发展趋势,即目的基因表达的时空表达调控。基因工程(gene engineering)技术的进步,使目的基因在特定的组织或细胞类型的表达或者在不同发育时期的表达调控成为可能。

(陈万涛)

参 考 文 献

1. 沈毅,孙坚,周晓健,等. 兔舌不同部位 VX-2 鳞癌与颈淋巴结转移模型的生物学特性. 上海口腔医学,2007,16(5):497-501

2. 张燕,张萍,陈万涛. 人口腔鳞癌手术标本组织块裸鼠移植瘤模型的建立. 口腔颌面外科杂志,2008,18(4):256-260

3. 张志愿. 口腔颌面肿瘤学. 济南:山东科学技术出版社,2004

4. 赵旭东,杨雯君,王龙,等. 多形性腺瘤基因 1 高表达转基因小鼠动物模型的建立. 中华医学遗传学杂志,2003,30(5):390-394

5. 郑艳利,刘进忠. 口腔癌动物模型的建立. 国际口腔医学杂志,2007,34(2):112-114.

6. JIANG C H,YE D X,QIU W L,et al. Response of lymphocyte subsets and cytokines to Shenyang prescription in Sprague-Dawley rats with tongue squamous cell carcinomas induced by 4NQO. BMC Cancer,2007,7:40

7. WANG Y A,ZHEN J W. A novel transgenic mice model for venous malformation. Transgenic Res,2009,18(2):193-201

8. XU Q,CHEN W T,WANG Z G,et al. Mice transgenic with SV40-late-promoter-driven polyomavirus middle T oncogene exclusively develop hemangiomas. Transgenic Res,2009,18(3):399-406

9. ZHANG X,LIU Y,MICHAEL Z,et al. A lymph node metastatic mouse model reveals alterations of metastasis-related gene expression in metastatic human oral carcinoma sublines selected from a poorly metastatic parental cell line. Cancer,2002,95:1663-1672

10. ZHAO X D,REN W H,YANG W J,et al. Wnt pathway is involved in pleomorphic adenomas induced by over-expression of PLAG1 in transgenic mice. Int. J. Cancer,2006,118:643-648

第十九章　口腔常见感染性疾病的动物模型

用于生物医学研究患有与人类或其他动物类似疾病的动物称为疾病动物模型(animal models of disease,AMD)。动物模型(animal models)是用生物医学或生物工程手段在动物身上造成或模拟疾病状态,既可以全面系统地反映疾病的发生、发展全过程,也可以体现某个系统或局部的特征变化,其按产生原因可分为自发性动物模型和诱发性动物模型。本章主要介绍口腔感染性疾病动物模型,属于诱发性动物模型,通常依据口腔感染性疾病相关的致病因素,采用物理、生物、化学等方法模拟致病因素的作用,人为诱发出具有类似人类口腔感染性疾病特征的动物模型。该类动物模型广泛应用于深入探讨龋病、牙髓病、根尖周病、牙周病及牙龈增生的发病机制和防治措施等实验研究。

第一节　龋病的动物模型

一、动物选择

实验性龋病动物模型在龋病病因学、病理学以及龋病预防、治疗方面的研究起十分重要的作用。龋病动物模型属于诱发性动物模型,在致龋微生物和致龋饮食共同作用下,可在动物牙齿上诱发龋病形成。为了形成理想的实验性龋病动物模型,动物的选择尤为重要,所选用的动物不仅要求形体适中便于实验,而且由此得出的实验结果要能够较好地反映或模拟人类的龋病变化过程。研究者一般选择猴、大鼠,小鼠,仓鼠及小型猪做龋病的动物模型研究,具体选择何种动物进行龋病模型的建立可根据实验目的而定,选用的动物必须有规范、高级别的饲养管理,且动物实验的进行必须征得各国各地动物管理组织委员会许可。

猴作为龋病动物模型的实验动物最为理想,从遗传学角度,猴是离人类最近的物种,猴的生理结构特征和人类非常接近,牙齿解剖形态及生理、龋病病理表现及进展和人类龋齿病变类似。但由于多种原因,如伦理道德问题、动物保护协会组织的干涉、作为大型动物来源有限、实验费用昂贵等原因,其广泛应用受到限制。

鼠和仓鼠对龋病高度易感,给它们饲以糖类致龋食品并感染致龋微生物,极易造成龋损。鼠和仓鼠类啮齿动物体积小,便于大量地应用于实验,重复性好;同时,形成龋损速度相对较快,能近似模拟人类龋病。啮齿动物易于获得,实验周期较短,饲养方便及费用较适中,因此在研究中最常用于建立龋病动物模型。需要注意的是鼠的门齿是不断生长的,不适用于龋齿研究,而且各种系鼠类不同的生理特征和生活习惯,使其对实验因素的反应有所不同,因而在观察不同的实验指标时，有必要选择不同的鼠系以便观察记录并更好地控制实验结果。

除猴、鼠外，给猪喂以含糖饮食并接种致龋菌同样可诱发龋损。但是猪体积大、价格贵，给重复实验带来不便。现有学者用小型猪制作龋病动物实验模型，价廉、饲养简单、便于操作。

猫和狗因其呼吸特征、饮食习惯、唾液组分、牙齿形态和咬合习惯的特殊性，对龋病不敏感，不宜用作龋病的实验研究。食草类动物如牛、羊也有类似于龋齿样损害，但是，食草类动物龋损表浅，不像人类龋蚀那么严重，而且，这类动物体积庞大、饮食特殊并有独特的反刍习惯。因此，食草类动物不宜用作龋病研究。其他的动物，如豚鼠和兔，由于它们磨牙的形态特殊，并可不断萌牙，因而也不宜作为龋病研究的实验动物。

二、模型建立与损害类型

龋病是一种以细菌破坏为主的多因素疾病，其致病因素包括细菌、食物和宿主。细菌因素中变异链球菌、唾液链球菌和发酵乳杆菌等起着重要作用。食物因素中蔗糖和淀粉与龋病发生关系密切。宿主因素中牙齿的发育状况及唾液的量和性质对龋病的发生影响显著。因此，龋病动物模型主要围绕这三大致病因素复制。

在实验性动物龋病形成过程中，何时以何种比例接种何种细菌显得相当重要。人类龋病与变异链球菌属密切相关，不同种株的变形链球菌致龋能力亦不同。导致龋病发生的重要亚群是 S. mutans 和 S. sobrinus，S. mutans（血清 c 型）作为最主要的致龋菌广泛地应用在实验性动物龋病模型的建立上。近年来，一些学者研究发现，S. sobrinus 在大白鼠实验中比 S. mutans 产酸更多、致龋能力更强，也是比较理想的动物致龋菌。早期学者用幼龄大白鼠作模型发现在牙齿始萌期或者断奶期间接种致龋细菌效果最佳，此时的鼠磨牙对龋病最为敏感，龋坏会很快累及鼠磨牙的所有牙面。后来 Konig 等用常规动物在相对定菌条件下进行实验，取得了较为理想的效果，这种方法一直延用至今。具体方法是使用一定剂量的广谱抗生素（氨苄西林、氯霉素、羧苄西林等）抑制动物口腔微生物的生长，然后在适当的时期接种一种或几种致龋微生物于动物口腔环境中，同时饲以致龋饮食，一段时间后即可形成实验性动物龋病。

在实验性动物龋病形成过程中饮食因素亦相当重要，一方面它是宿主动物的营养来源，另一方面它能给口腔微生物提供营养。多数学者认为致龋食物中除了要求足够含量的糖及蛋白质外，对促进实验动物生长发育所必需的各种维生素及微量元素的要求也非常高。最经典的致龋食谱是 Keyes 为小鼠和仓鼠致龋所配制的 2000#食谱：蔗糖 56%、全麦粉 6%、精炼奶粉 28%、苜蓿粉 3%、脱水全肝粉 1%、酵母 4%、盐 2%，保证了实验鼠的健康生长，并成功地形成了实验性龋病模型。此外也有学者提出的 305#低糖食谱也能使小鼠磨牙所有牙面很快致龋，它包含 5%蔗糖、62%玉米淀粉、20%乳清蛋白、3%棉籽油、6%纤维素、1%多种维生素混合物、3%无机盐混合物。这亦是一套十分可靠并且有效的致龋食谱。

最经典的致龋模型是以 S. mutans（血清 c 型）作为最主要的致龋菌，以 2000#食谱为致龋饲料，现以大鼠为实验动物详细叙述龋病定菌鼠模型的建立方法：

选取 18 日龄 Wistar 大鼠（雌雄均可），均无龋齿，随机分组。给予致龋饲料 2000#，适应性喂养 2 天，鼠龄 20～22 天在饮水和普通饲料中分别加入氨苄西林钠（浓度分别为 4000U/mL 和 4mg/g），或给予含广谱抗生素（氯霉素、氨苄西林、羧苄西林，1g/kg 饲料）的致龋饲料 2000#，并于抗生素使用结束后取大鼠口腔唾液样本观察抗生素抑菌效果。鼠龄 24～28 天，恢复给予致龋饲料 2000# 并持续至实验结束,并在大鼠牙面连续接种新鲜培养 18h 的 *S. mutans* 8148,浓度为 2×10^9 菌落形成单位(CFU)/mL,每只鼠口腔中棉签涂拭菌液 200μL,涂拭后 1 小时内禁食禁饮,间隔 30 分钟后再接种 1 次。细菌接种前后(即鼠龄第 23 天和第 29 天)用无菌棉签采集大鼠口腔内牙菌斑样本经 MSB 固体培养基培养以确定细菌接种成功。

鼠龄 56 ~ 64 天时称重后处死大白鼠。分离上、下颌骨,于 2% 氢氧化铵溶液中浸泡 30min,清洗后干燥,置于 0.4% 的紫脲酸铵染液 12h,然后清水冲洗,室温下自然干燥,避光保存。金钢砂片沿上、下颌磨牙𬌗面近远中向矢状片切,用清水洗净残屑,室温下自然干燥。根据 Keyes 经典评分标准在体视显微镜下分别记录每只鼠釉质龋(E)、牙本质浅龋(Ds)、牙本质中龋(Dm)的情况并进行评分。

前面介绍的定菌鼠致龋模型是最广泛应用的模型,除此以外还有其他龋病模型:

1. 去唾液腺动物模型 唾液的成分、流速等均与龋病的发生发展、龋病的类型和治疗预后等有着密切的联系。由于药物副作用、放射治疗、自身免疫性疾病等因素导致唾液腺功能受损时将影响唾液清除率、缓冲能力及抗菌作用,从而易发龋病,另外,去唾液腺的动物对远缘链球菌高度敏感,可以快速形成广泛的龋损。因而,为了缩短动物模型龋病形成时间,去唾液腺的动物模型被广泛采用。此模型也可以用于研究唾液与龋病的关系,从而为唾液减少患者的口腔龋齿提供恰当的研究方法。

2. 根龋动物模型 近年来许多动物模型被用于根龋的研究。早在 1977 年 Doff 等就利用稻鼠的固有口腔细菌在高糖饮食条件下诱导牙龈退缩,在 3 个月的实验期内形成根龋。随后 Behbehani 等给仓鼠接种放线菌并饲以高糖饮食,在 6 个月内成功的构建了根龋模型。Bowen 等在 1985 年将 SD 大鼠作为实验动物来诱导根龋,将主要的唾液腺部分或全部去除,同时给予动物高糖饮食,在 5 周内大量形成根龋。Firestone 等将 SD 大鼠的牙龈切除,接种远缘链球菌和粘性放线菌,并提供高糖饮食,大量根面龋在 7 周内形成。根龋动物模型的建立为探索根龋的病因和设计预防措施提供了可靠的研究手段。

目前仅大鼠、仓鼠和某些种类的猴实际应用于龋病的研究,除了这些动物易于获得、背景知识清晰外,最重要的是这些动物牙齿上发生的龋损在组织病理形态上及发生总量上与人类一致,其主要生物学特性包括两种类型的磨牙损坏。

(1)光滑面龋:大鼠的光滑面龋常常发生于上、下颌磨牙的颊面,如果龋坏严重也可累及其他牙面,这些病损首先表现为靠近牙龈缘边的牙面上出现白色的斑点,以大鼠磨牙的牙冠最常见,随后病变可以进展累计磨牙的整个牙面,用探针尖部探诊时釉质易崩裂。

(2)邻面龋:常见于大鼠磨牙深窝沟点隙的釉质壁或两个磨牙的邻接点。这些部位的龋损与光滑面龋发生不同在于:其较少暴露于口腔环境中,这些部位由较多的滞留区组成易于食物残渣滞留形成特殊的微生态区,该环境中能分离到外部环境中的特殊微生物。

三、龋齿动物模型样本制作及记录方法

1. 龋齿染色方法

(1)硝酸银染色:利用硝酸银与龋损部位的磷酸盐发生反应,生成黄色的磷酸银,磷酸银较不稳定,很快被热和光还原成黑色的银。龋损区域具有特征性的黑色损坏,可与不成熟

釉质的黑色染色区分。具体方法是:将大鼠的头颈离断后,将 2~3 滴 1% 硝酸银溶液滴至大鼠口腔,溶液浸泡 1~2min 后,将大鼠的头颅高压蒸熟,分离颌骨。

(2) Schiff 染色:为 König 于 1958 年提出,主要是利用醛基的蛋白裂解中间产物而发生阳性反应。具体方法是:10% 福尔马林溶液固定颌骨 24~48h 或者更长时间,去除软组织,制作包含磨牙的颌骨连续切片。颌骨切片在空气中干燥数小时或者在 50℃ 烤箱干燥 1h 后,用一滴 Schiff 试剂进行颌骨切片的染色,持续 15s,然后迅速用水流冲洗以防止染色非特异性扩散。龋损的釉质和不成熟釉质呈现红色或者紫罗兰色,而健康的牙本质和成熟釉质不被染色。

(3) 紫脲酸胺染色:利用龋损部位的钙与染色试剂发生显色反应。例如:运用 Kernechtrot B 盐的饱和溶液进行染色。更为常用的是紫脲酸胺溶液(浓度为 0.06%,溶剂为 70% 乙醇溶液)。具体方法是:分离和清理颌骨,空气干燥,浸没于紫脲酸铵染色溶液中 5~10h。龋损的釉质即被染成红色或粉红色,成熟健康的釉质则不被染色。潜掘性龋损则呈现出中央白垩色周围红色状。染色后的牙齿避光干燥可以保存较长时间。

2. Keyes 龋齿记分方法

(1) 颌骨处理:实验结束后将实验动物处死后,分离上下颌骨,去除颌骨周围软组织,将颌骨浸入 1%~2% 氢氧化铵溶液中进一步清理 30min,然后再置于饱和 Kernechtrot B 盐溶液染色 24~48h,加入一定量的 10% 中性福尔马林溶液防止颌骨在染色过程中腐烂。染色结束后,立即进行冲洗、片切和干燥。将干燥后的颌骨放入盛有苯或二甲苯的平皿中,可以增加龋损的诊断率。光滑面龋损应在未经染色的颌骨上通过检查湿润的颌骨尽快进行诊断,因为其可在压缩空气的蒸汽中迅速干燥。

(2) 片切技术:将合适大小的钢片钜安装在牙科用直机头上,用小的直止血钳握持湿润的颌骨,小量的流水作用下从近远中矢状平面对上下颌磨牙进行半切。

(3) 龋损类型及评分标准:计分时应当对一个平面上的龋损线性范围进行肉眼评估,按照四个程度记录龋损浸润深度:釉质龋(E),牙本质浅龋(Ds),牙本质中龋(Dm),牙本质深龋(Dx)。牙本质浅龋(Ds)指由龋引起的牙本质和釉质的轻微分离,或者是龋损浸润到大约牙本质 1/4 范围内。龋损浸润到牙本质 1/4~3/4 可被视为牙本质中龋(Dm),大于 3/4 者则为牙本质深龋或称广泛性龋(Dx)。计分时将每个计分单位内的龋损分别计入相应的类别中。当牙本质广泛受累(Dx)时,浸润的单位应该同时记录在牙本质浅龋(Ds)和中龋(Dm)的分类中,即 Ds 分类中的总计分中应当包括 Dm 和 Dx,因为 Dm 和 Dx 的病变一定都经过了 Ds 的阶段。类似地,被诊断为 Dm 的病变计分也应该计入 Ds。

(4) 光滑面龋损:磨牙颊面龋损的计分可通过颊面釉质受损的范围进行简单评估。大鼠磨牙光滑面计分单位的分布见图 19-1-1。

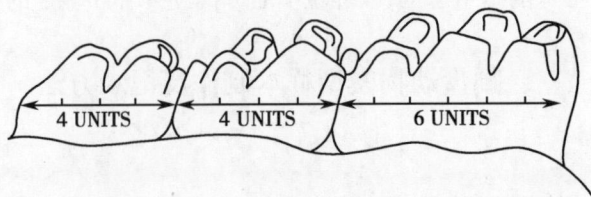

| 4 UNITS | 4 UNITS | 6 UNITS |

图 19-1-1 大鼠下颌磨牙颊舌面计分单位分布

Keyes 计分记录的是龋损累及的计分单位的总数。其中第一磨牙的近中面通常忽略不计,只有在该磨牙的龋损只限于此牙面时(非常罕见),该近中面记为一个颊面单位。第三磨牙的远中面被看作是颊面的扩展,已包括在第三磨牙颊面的四个单位中。两个或更多小的或点状的损害可合并看成为一个。冠部龋损不包括牙颈部龋和根面龋,如果有这些龋损存在,则应列为单独的一类。舌侧龋损的评价方法与此类似。

如有需要,应当对损害进行探诊从而评估牙本质受累的深度。所有的评分应该快速进行,并且不做半个分值的记录。在两个连续的评分之间可能有微小的重叠,但是在不连续的两个评分间这种重叠就可忽略不计,并且生物学上的显著性差异可以远远超过这些评分之间的重叠。

龋损的宽度除了与浸润深度相关时,一般不做考虑。如果釉质发生潜掘性损害,应以其下方牙本质受累的程度对釉质龋损进行计分,因此牙本质龋的计分从来不会超过釉质龋的计分。

(5) 窝沟龋损的评价:对于主要窝沟的龋损,应当对片切后的沟裂平面进行评估,并按之前的计分方法对浸润深度进行分类计分。下颌第一,第二,第三磨牙的沟裂数分别为 3 个、2 个和 1 个;上颌第一,第二,第三磨牙的沟裂数分别为 2 个、1 个和 1 个。大鼠下颌磨牙窝沟计分单位的分布见图 19-1-2。

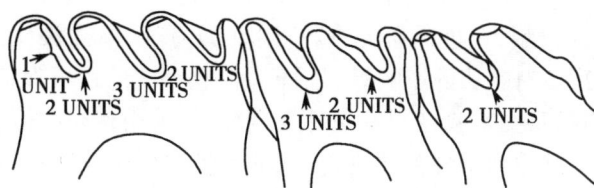

图 19-1-2　大鼠下颌磨牙窝沟计分单位分布

对于半切的磨牙,应当将所有沟裂视为一个整体(例如将几个沟裂视为一个),对受累的线性范围进行相对快速的评估。另一半标本也需同时进行评估,每颗牙的最后计分以受累更严重的那一半确定。下颌第一磨牙颊沟被分为两个单位,这可以作为其他沟裂评价的一个指导或者标准。沟裂龋损的计分中,釉质龋损的计分也不应低于牙本质龋损。

(6) 邻面龋损:每个邻面计为一个单位,龋损浸润深度也按照 E、Ds、Dm、Dx 的分类进行评分。

(7) 次要牙尖和次要窝沟龋损:这类龋损的评价可以通过对受损牙尖或次要窝沟的数目进行简单的计数,也是将所有的损害按照轻微、中度和广泛进行分类描述。

(8) 联合龋损:如果实验周期过长,联合龋损可能造成大的龋洞。窝沟、邻面和光滑面颊舌面的联合龋可能造成牙冠的广泛破坏。很多学者认为,实验应当在广泛的联合龋损发生之前终止,才能做出准确和有意义的评价。如果广泛的龋洞包括了牙冠的大部分,则应将其分为轻微、中度、严重和全部的冠部破坏。

四、龋病模型的应用

龋病动物模型在龋病研究中具有十分重要的地位,与人工口腔及其他的体外理化模型不同,动物模型能在真实的生物环境中模拟人类龋病的自然进程,与人类龋病的发生过程和病理变化具有诸多的相似性,因此龋病动物模型的建立和评估对龋病的病因、龋病的形成和病变进展以及龋病的预防治疗研究具有重要意义。人类对龋病病因、病变进展、龋病过程的复杂性的理解以及确定龋病预防措施很大程度上得益于应用龋病动物模型进行的研究。在过去的半个世纪中,该模型广泛应用于研究龋病的发生机制、各种致龋因素间的相互关系、龋病的各种长短期预防措施和对各种防治方法进行评价等。这些研究涉及评价食物、氟化物、疫苗等相关因素对龋病的影响,有助于揭示龋病多因素病因学,确定促进龋病形成及发展的诸多重要因素,评价预防或减少龋病形成的因子和方法。

龋病病因学研究主要包括微生物致龋力的研究(用于研究某些口腔细菌或人工改建菌株的致龋能力)和饮食致龋性的研究(通常用于研究碳水化合物、微量元素、糖代用品等的致龋能力)。其中饮食对龋病的影响研究最为广泛,人们在初步认识到糖类食物和发酵性食物与龋病发生的关系后,长期以来对食物在龋病发病中的作用,特别是糖的作用,进行了诸多研究。由美国牙科协会在圣安东尼奥市成立的食物、营养和牙齿健康研究组,经 10 多年的研究于 1985 年发表了食物致龋性研究及常规评价的基本指导原则,并于 1999 年进行了补充修订,该大纲显示食物致龋性评价包括动物龋模型、人牙菌斑 pH 值模型、釉质矿化及脱矿模型及食物腐蚀性四个方面,采用动物模型评价食物的致龋性是其中最重要的方面。动物模型已用于多种食物致龋性的评价,包括研究各种不同食物(含营养素)的致龋性能,评价食物中不同营养成分的致龋力,进而研究食物性状(如粉剂、颗粒状、块状或黏性),进食方式,进食时间、频率及次数对龋病的影响等。龋病动物模型实验还可保证对不同食物的不同批次实验进行相互比较,只要实验在同等条件下进行,如采用相同的微生物攻击,采用同一的标准参照食物。如以蔗糖为阳性参照物,与蔗糖致龋性相比较确定每种食物的致龋指数(DI)来量化评价食物的致龋性。值得注意的是,动物实验在对食物致龋性评价方面有其局限性,如动物实验往往是针对单一食物进行评价,而现代人类食物多不是单一的品种,而是组合的。此外,给予动物饲料的方式与人类摄入该食物的方式不尽相同,因此,动物实验结果可能并未全面反映食物对人类龋病发生发展的影响。

龋病预防方面的研究主要集中于化学制剂防龋的研究(多见于氟化物和抗菌药物防龋研究)和免疫防龋(主动免疫及被动免疫对龋病的预防)。

龋病动物模型在研究和评价氟离子或氟化物体系的防龋功能研究领域中发挥了重要作用。龋病动物模型,是任何一个评价氟化物防龋性方案的重要部分,不仅能够为一种含氟新产品的防龋潜能提供证据,预测其临床抗龋效率,反映氟化物临床实际效果,而且还能对其进行剂量效果评价及深入解释相关的防龋机制。防龋效应的相对定量,常常以动物龋齿抑制百分率作为显示动物实验结果的重要参数。理想状况下,模型应能确定与临床相平行的氟的剂量效应,且动物模型中观察到的龋齿抑制百分率应该和临床实验一致。需要注意,采用龋病动物模型评价氟化物时,应该首先明确实验目的,可根据该目的对动物实验进行合理的改良使其能评价该目的,例如氟化牙膏的相对效率可以通过改变每日处理的频率、牙膏的稀释度及实验周期长度,比较分析龋损的严重程度来评价。当然,实验前需要经预示实验确定其具有可重复性、有效性。此外,实验设计中必须以临床已明确有效的氟化物为阳性对照,并设置安慰剂对照组,才能得到有效的数据,并对每次实验结果作出正确的评价。

大鼠、仓鼠等定菌模型已被广泛地应用于免疫防龋的实验研究,用以评价防龋疫苗或策略的防龋效应。无论是主动免疫(各类来源于变异链球菌或茸毛链球菌的抗原制备的防龋疫苗,包括基因工程亚单位疫苗、合成肽疫苗、以细菌为载体的基因重组疫苗和 DNA 疫苗)

还是被动免疫(针对致龋菌抗原的各种抗体)的研究均是建立于动物模型基础上,包括评价不同类型疫苗、免疫接种剂量、免疫途径、免疫程序及免疫佐剂等。这些研究中对防龋免疫效果的评价包括采用 ELISA 的方法检测唾液中特异性的 SIgA 的抗体水平,观察细菌培养计数,确定是否干扰致龋菌在牙面的定植,最可靠的评价还是通过龋齿动物模型测定患龋水平(Keyes 记分)。免疫防龋已在大量的啮齿类和灵长类动物实验中取得了成功,防龋疫苗免疫啮齿类或灵长类动物,可以抵御致龋菌在口腔中的定植,抑制龋齿的发生。目前关于免疫防龋效果的研究主要还是在动物模型上进行,仅有几次小规模的临床研究。动物实验并不能替代临床研究,任何疫苗在正式应用于人体之前都必须进行系统的临床研究,证实其在人体中使用的安全性和有效性,而防龋疫苗还缺乏这方面的研究资料。

龋病动物模型亦可应用于龋病治疗的研究,在实验动物形成早期龋损(釉质龋或牙本质浅龋)后,采取一系列的干预措施,如给予抗生素、疫苗或去龋充填等手段,借以观察干预手段对龋病的发生发展是否具有抑制、逆转或治疗作用。此模型的建立过程,给予干预措施的时机对实验结果相当重要,应当严格控制给予干预措施时实验动物发生的龋损范围。

龋病动物模型广泛应用于龋病的病因、发病过程及龋病的预防等诸多方面的实验性研究,本文仅列举其在免疫防龋方面的应用实例。防龋疫苗的发展主要经历了从全菌疫苗到蛋白疫苗、基因工程亚单位疫苗、合成肽疫苗、以细菌为载体的基因重组疫苗和 DNA 疫苗等阶段,以下选取采用动物模型评价防龋 DNA 疫苗预防龋齿效果的实例:

采用大鼠龋病动物模型探索编码变异链球菌细胞表面蛋白 PAc A-P 区的 DNA 疫苗 PCIA-P 的免疫活性及经不同免疫途径接种的免疫效能和龋齿保护效应。该实验共设置三个实验组,即 DNA 疫苗股四头肌注射组、下颌下腺周皮下注射组、颊黏膜注射组,并设立两个对照组,载体和生理盐水股四头肌注射组。实验流程及模型建立时间见图 19-1-3。龋病模型的建立过程如下:新生雄性 Wistar 大鼠随机分为 5 组,每组 6 只,18 天龄时断乳,喂饲致龋饲料 Keyes 2000。20 ~ 22 天龄时饲料中添加抗生素(氨苄西林、氯霉素、羧苄西林,用量为 1.0g/kg 饲料)以控制大鼠口腔菌群从而利于之后的致龋菌定植,24 ~ 26 天龄时在大鼠口腔定植致龋菌 S. mutans Ingbritt C。在致龋菌定植前后,分别取大鼠牙齿咬合面细菌样本确定口腔菌群的控制情况和致龋菌的定植情况。在给予抗生素饮食后的 2 天后即大鼠 22 天龄时进行第一次免疫,2 周后进行免疫加强。大鼠 63 天龄时收集大鼠唾液和血液样本,获取大鼠颌骨,进行清理、染色、片切及干燥,最后进行龋齿计分。实验对照组大鼠龋齿殆面及近远中向矢状片切见彩图 19-1-4(见文末彩色插页)。

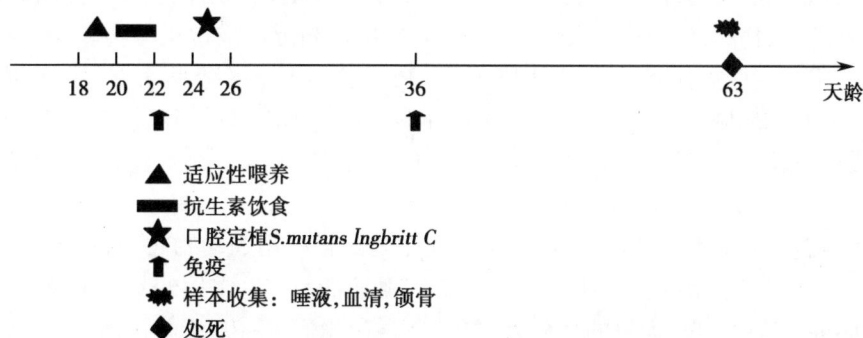

图 19-1-3　防龋 DNA 疫苗大鼠龋齿保护作用实验流程

该实验研究应用龋病动物模型来验证所构建疫苗的龋齿保护效应,是龋病动物模型在龋病预防中的一个常见的应用实例。在模型建立过程中,各处理环节都严格执行并且有一定的质量控制标准,如抗生素饮食和定菌后都应分别采样检测大鼠口腔细菌的组成,如果定菌前未能有效控制口腔其他细菌或所定植细菌活力不强、定菌时间不足等,都有可能导致龋病动物模型的失败。另外,整个实验过程中应持续供应致龋饲料,其成分、性状、味道等都有可能影响大鼠的饮食模式。本研究中的处理因素为接种疫苗,其接种时间、途径、次数及剂量等都由实验目的决定。如在疫苗防龋的动物模型中,疫苗接种的合适时机应当在定菌前后,而如需研究疫苗的治疗性作用,则需待致龋动物已发生一定龋损后再行疫苗接种。在侵入性的疫苗接种如本研究中的下颌下腺注射等途径中,也应当注意不要损伤相关的腺体组织以免造成腺体损伤或软组织瘢痕影响实验动物的生存质量或其饮食模式。致龋动物一般在龋病发生的早中期,即一定程度的牙本质龋发生后即可处死进行龋齿计分和评价,过长的实验周期可能会造成大范围的龋损对精确的龋齿计分造成困难从而可能部分掩盖了处理因素的效用。

第二节 牙髓病动物模型

一、动 物 选 择

牙髓病为发生于牙髓组织的一类疾病,包括牙髓炎、牙髓坏死和牙髓退变。牙髓炎是最常见的口腔疾病之一,牙髓炎发作时,牙髓外周伤害感受器和中枢神经元处于痛觉致敏状态。痛觉致敏的外周感受器刺激阈值降低,兴奋性增加,而中枢神经元也出现感受域扩大等变化,患者表现为冷热刺激痛和自发痛、放射痛的症状。牙髓炎的发生、发展及转归过程有许多核心问题迄今尚不清楚,动物模型的建立应尽可能模拟牙髓炎症的发病过程,以便观察炎症的发生、发展和转归,因此建立和牙髓炎形成过程相似的实验动物模型是非常必要的。

对于牙髓病的研究,除了对牙髓炎、牙髓坏死、牙髓变性的经典研究外,近来也出现了很多新兴的研究热点,如牙髓微生物免疫学、牙髓再生医学等均可采用动物模型进行相关研究,多种动物可用于建立牙髓病动物模型。

猕猴又称恒河猴,属哺乳纲、灵长目、猴科。牙齿的形状和数目与人相似,只是尖牙大一些,第三磨牙有 5 个牙尖,其余有 4 个牙尖,组织结构和生理习性也与人近似,是理想的实验动物。国内外有不少用猴牙作牙髓病、根尖周病实验模型的报道,但恒河猴繁殖不快,饲养困难,又属自然保护动物,价格昂贵,所以用恒河猴作为实验动物必然受到一定限制。

狗属哺乳纲、食肉目、犬科。犬牙与人牙不同,但较相近。最常用的实验用犬类是比格犬(beagle),因为其大小合适并且性情温顺。犬类也有乳恒牙两套牙列,其恒牙列为 I(3/3),C(1/1),Pm(4/4),M(2/3)。I(3/3)外形似人的切牙,C(1/1)为尖牙,冠粗大,根管也粗大,质地虽较人牙脆易折,但易拔除,可作牙髓组织学观察。狗生长期长,繁殖快,易饲养,容易管理,麻醉安全可靠,施术方便,比猴价廉。

大鼠属哺乳纲、啮齿目、鼠科。在医学实验中是最常使用的动物之一,亦多为口腔医学研究采用,尤其多用于龋齿、牙周病、黏膜病、口腔肿瘤的研究。常用的品系为 Wistar 大鼠或 Spraque-Dawley(SD)大鼠,大鼠的寿命为 2~3 年。出生后 8~10 天长出门齿,一般至 35 天左右时三对磨牙基本萌出,繁殖周期短,产仔多,生长速度快。20 世纪 60—70 年代国内外学者用大鼠作了大量的牙髓实验观察,但是,大鼠磨牙根管狭小,不易利用,而且大鼠仅第一磨牙易于应用于实验,因此同一实验所需动物数量较多。

兔属哺乳纲、啮齿目、兔科,寿命 4～9 年。切牙(I 2/2) 细长,根部长度数倍于牙冠,比人恒牙未发育完全时的根还要大几倍。牙冠釉质薄,易钻,无犬齿 (C),家兔易得、易养、易麻醉、易处死,用作观察牙髓病的动物实验模型已有不少报道。因为啮齿类动物的切牙不断磨耗,观察时间受限制,故切牙不宜用作牙髓病实验动物模型。

家猪属哺乳纲、偶蹄目、猪科。作为实验研究的猪一般为 3～15 月龄,体重 7～15kg 的小型猪。小型猪的牙分为乳牙及恒牙列。乳牙列齿式为:D(3/3)、DC(1/1)、DP(2/2)、DM(2/2),共 32 颗牙。恒牙列齿式:I(3/3)、C(1/1)、P(4/4)、M(3/3),共 44 颗牙。小型猪作为实验动物近年已引起学者们极大的兴趣。猪的免疫功能与人相似,易患龋齿等疾病。

家猫属哺乳纲、食肉目、猫科。在动物实验中采用猫比狗、兔、鼠少。家猫共有 30 颗牙齿,除 I(3/3)、C(2/2)外,其他为锐利的假磨牙和真磨牙,通常上颌的后假磨牙和下颌第一磨牙特别粗大,猫容易操纵和麻醉。猫具有可用于牙髓实验的髓腔解剖特点以及价廉易得等优点,但国内尚未见以猫作牙髓动物实验模型的报道。

二、模型建立的方法

牙髓病动物模型的建立,首先要根据实验目的选好动物,尽可能地模拟人体牙髓病变的发生、发展及转归的机制。目前,国内外关于大鼠实验性牙髓炎建模方法较多,不可复性牙髓炎建模可以采用软龋置入法、内毒素脂多糖诱导法、开髓开放法等,可复性牙髓炎可采取简单的釉质磨除酸蚀牙本质法建模。由于软龋置入法实验条件难以控制,实验研究中较少使用这种诱导方法。

内毒素脂多糖诱导法:大肠杆菌内毒素(LPS),用生理盐水稀释至浓度为 5μg/μL 的 LPS 溶液,大鼠用 10% 水合氯醛腹腔注射麻醉,取仰卧位,四肢及上颌固定于手术板上,75% 乙醇消毒左侧上颌第一磨牙,用 1/4 钨钢球钻在殆面偏远中开髓,深度能探及穿髓孔,将浸润 LPS 的纸尖置于窝洞后暂封,正常环境下饲养。

开髓开放法:动物经麻醉后,使用 1/4 高速球钻开髓,注意降温,最好在显微镜的辅助下钻入一个球钻深度,至露髓,可用 8 号、10 号锉探查,开髓后,将髓腔直接暴露于口腔自然环境中,在国内外通常采用牙髓腔直接暴露于口腔自然环境中,常规饲养。

釉质磨除酸蚀牙本质法:大鼠以 10% 水合氯醛按 3ml/kg 体重的剂量腹部注射麻醉,仰卧固定于实验台上。用备好的高速涡轮钻分别在大鼠左右上颌第一磨牙殆面进行机械性不喷水钻磨,均匀磨除釉质厚度约 0.5mm,然后用牙釉质酸蚀凝胶处理暴露的牙本质表面 5min。

三、生物学特征

牙髓病可分为急性、慢性、牙髓变性、牙髓坏死。临床上,牙髓炎急性期,疼痛剧烈难忍,表现为自发痛、阵发痛、夜间痛,还可出现持续性跳痛、放射痛。牙髓变性、坏死者,牙变色,多无症状。动物模型中,可以通过观察动物的行为判断牙髓炎疼痛的发生和程度。

根据不同的实验目的,选择不同的实验方法和实验动物,其在疾病病程及严重程度上也就不一致,但是不同动物牙髓病的组织病理特征是相同的。以下是用内毒素脂多糖诱导法建立的 SD 大鼠急性牙髓炎的发展过程的组织病理生物学特性。

牙髓炎大鼠模型建立后,其模型的生物特性随时间变化而出现不同病理特征。6h 后穿髓点下方可见少量中性粒细胞浸润,成牙本质细胞层排列轻度紊乱,部分成牙本质细胞变性,血管轻度扩张,根髓基本正常。12h 后表现为急性炎症渗出反应,牙髓组织充血、水肿及渗出明显,穿髓点下方大量中性粒细胞浸润,局部见有微小脓肿,成牙本质细胞层排列轻度紊乱,可见少许坏死,根髓基本正常。24h 后穿髓点下方大量中性粒细胞浸润伴有局限性小脓肿形成,病变周围成牙本质细胞层紊乱、变性,血管充血,部分冠髓变性坏死,根髓部位的成牙本质细胞层排列轻度紊乱,血管扩张、充血。48h 后大部分动物以穿髓点为中心的坏死区向根髓扩散,冠髓区脓肿明显,根髓散在大量中性粒细胞,血管扩张充血显著,成牙本质细胞为急性炎性细胞替代,有的动物出现牙槽骨脓肿。

四、牙髓病模型的应用

(一) 病因学研究

引发牙髓病的原因很多,主要有微生物感染、理化刺激以及免疫反应等,其中微生物感染是牙髓病的主要发病因素,越来越多的研究者通过牙髓病动物实验来探究微生物与牙髓炎症之间的联系。20 世纪 60 年代,Möller 等的研究将猴的牙髓组织暴露后立即封闭或者与口腔固有菌接触一段时间后封闭,半年后组织学发现,后者有明显的牙髓根尖周炎症,而前者则未见明显的病理改变。

与其他感染性疾病的研究一样,大量关于牙髓病的研究均致力于寻找特异的病原微生物。根管系统是一个可以使一些细菌优先于其他细菌生长的选择性栖居地。目前根管内细菌学的研究表明,专性厌氧菌是感染根管内的优势菌。Fabricius 于 1982 年在猴的根管系统内进行细菌组成动态变化的分析,他们使猴根管感染口腔固有细菌后封闭,并进行长达 3 年的研究,3 年后,可以培养的细菌 98% 都是专性厌氧菌。

(二) 病变过程研究

牙髓组织可因病原刺激物的性质、强度、作用时间和机体抵抗力的不同而经历各种病理过程,如充血、炎症、变性、坏死和牙内吸收,因此牙髓病的病变过程主要包括牙髓炎症与免疫反应以及牙髓牙本质复合体修复反应。牙髓病动物模型则可以尽可能模拟牙髓病的病变过程,通过动物标本的处理和分析来更好理解炎症反应、免疫反应和修复反应的病理改变。在受到外界刺激或损伤时,牙髓组织能够对侵入的细菌及其毒素产生免疫反应,这与牙髓中免疫防御细胞有关,参与防御反应的细胞主要有淋巴细胞、单核吞噬细胞、树突状细胞和粒细胞等免疫细胞。此外,成牙本质细胞和成纤维细胞也在牙髓组织防御反应中起重要作用。而修复性牙本质的形成是一个复杂的生物学过程,包括牙髓干细胞(祖细胞)的增殖、迁移和向成牙本质细胞样细胞的分化,最终在受损的部位形成修复性牙本质。

(三) 治疗方法研究

牙髓病的治疗方法很多,其中根管治疗术是目前最主要的方法之一,进而出现了越来越多有关根管治疗术材料、方法和器械等方面的动物研究,以期获得更好的临床应用。2002 年吴海珍、王林艳等通过大鼠建立病变模型,比较 FC 和氢氧化钙在根管治疗术中的封药效果,发现氢氧化钙用于根管治疗术的根管封药,除了具有较好的杀菌作用外,还能诱导根尖孔及根尖周组织的钙化,且无 FC 类消毒剂的组织刺激性,对促进根尖牙髓断面的愈合和根尖孔的封闭具有独特的优点。2009 年王萍、张劲松等对狗进行根管治疗术,通过选用不同的冲洗液,得出了 2% 氯己定溶液杀菌效果好于 3% 过氧化氢,且明显优于 0.9% NaCl 溶液的结论。

除了对根管治疗这一主要方法的经典研究外,盖髓术、牙髓再血管化近来已成为热点研究的内容,而动物实验则是其中很重要的一环。Masoud Parirokh 等通过建立狗的牙髓炎模型,选用 MTA 盖髓剂作为实验组,研究发现 MTA 可以减少炎症细胞反应和促进修复性牙本质的形成。2014 年徐稳安等为了探究骨髓来源细胞在牙髓再血管化过程中的作用,建立小鼠病变模型,通过组织学和影像学的观察验证了牙髓再血管化过程中进入根管的细胞有多种组织来源,其中骨髓来源细胞迁移进入根管腔并形成成牙本质细胞、牙周膜、血管组织、神经组织参与牙髓再血管化过程。

采用动物模型对牙髓病进行相关研究,除了对牙髓炎、牙髓坏死、牙髓变性的经典研究外,近来也出现了很多新兴的研究热点,如牙髓微生物免疫学、牙髓再生医学。微生物感染是导致牙髓病及根尖周病的最主要因素,侵入组织的细菌及其产物作为抗原,诱发了宿主的免疫反应,导致牙髓及根尖周损伤,牙髓的非特异性免疫是目前牙髓免疫反应研究的热点。牙髓再生是为替代损伤的由成牙本质细胞、血管、连接组织和神经等构成的牙髓组织而设计的以生物学组织工程为基础的一个过程,而成牙本质细胞再生、牙髓血运重建、神经再生和支架移植是牙髓再生研究的中心内容。

五、牙髓病模型的应用实例

采用大鼠牙髓开髓法制备动物模型,观察 MTA 对大鼠牙髓的影响,具体实验步骤如下:

1. 动物准备　雄性 Wistar 大鼠(体重约 200～250g,9 周龄)随机分组。乙醚吸入麻醉后,腹腔注射 10% 水合氯醛(350mg/kg 体重)。用棉线将大鼠的四肢和头部固定于手术台上。

2. 动物手术　用碘伏和 75% 乙醇进行口腔术区消毒。在上颌第一磨牙近中邻面的牙颈部用四分之一球钻制备 V 类洞。在备洞过程中及时用生理盐水进行冲洗降温,棉球隔湿。待肉眼观测到洞底牙本质透红但未穿髓,用 10 号 K 锉在洞底透红处轻轻戳至穿髓。然后用无菌小棉球按压止血,调制 MTA,置于穿髓孔,无菌小棉球按压至洞底。清理窝洞,按说明书调制玻璃离子水门汀后充填,充填完毕将适量医用凡士林涂布于玻璃离子水门汀上进行隔湿,降低对殆牙咬合。注意:如在戳穿数秒后穿髓孔出血未止,则考虑剔除该实验对象。术后 2 天内喂食泡软的 SPF 级鼠粮以避免玻璃离子脱落。

3. 标本收集及制备　按照大鼠分组情况分别在术后 0 天、7 天、14 天麻醉后处死大鼠(0 天组为手术后立即处死),分离上颌骨,修剪标本,PBS 清洗后,4% 多聚甲醛固定 48h。标本固定完流水冲洗过夜,置于 10% EDTA 中脱钙 2 个月,脱钙过程中及时修剪标本以便提高脱钙效果。脱钙完毕后冲水过夜,50%～100% 梯度乙醇进行标本脱水,正丁醇透明 48h,预浸蜡 2h,浸蜡 2h,石蜡包埋。制备切片,并经 HE 染色和免疫组化染色。

4. 实验结果　实验切片经 HE 染色后光镜下观察牙髓组织形态学变化:在直接盖髓术后第 0 天,正常牙尖下方,成牙本质细胞层排列有序,形态正常。穿髓孔下方排列紊乱,无炎性细胞浸润,无修复性牙本质形成(A、D)。术后第 7 天,穿髓孔下方血管增生明显,血管内充血:有少量炎症细胞浸润,穿髓孔下方有不规则的修复性牙本质形成,新形成的成牙本质细胞样细胞围绕在修复性牙本质内部或周围可见成牙本质细胞样细胞(B、E)。术后第 14天,穿髓孔下方血管增生明显,大量不规则的修复性牙本质围绕在穿髓孔的下方并且完全将穿髓孔封闭,形成修复性牙本质桥。于不规则的修复性牙本质内部或周围可见成牙本质细胞样细胞(C、F)。

第三节　根尖周病动物模型

一、动 物 选 择

　　根尖周病是口腔内科临床常见多发病,由于无法在人体上进行根尖周病的动态研究或观察疾病时根尖周组织解剖结构及病理学变化。因此,选择合适的动物建立根尖周病动物模型是研究根尖周病的经典方法。根尖周病是由牙髓病发展累及到根尖周组织形成的,其重要的致病因素是细菌感染,特别是由于深龋时口腔中寄生菌侵犯牙髓而引起,因此牙髓病根尖周病动物模型主要采用细菌感染牙髓进行复制。理想条件下建立根尖周病模型动物应选择与人类牙齿根尖解剖结构、口腔环境及微生物组成类似的动物,一般可供选择的动物包括猴、狗、鼠等。

　　在所有供选择的动物中,猴的仿真性最好。猴为灵长类动物,其牙齿形态、数目及根管形态、数目与人类极为相似,是研究根尖周病的理想实验动物,可用于根尖周病多方面的研究,实验周期较长。但因价格昂贵且来源有限,难以广泛应用。

　　狗牙齿的解剖形态、组织结构及生理特点等诸多方面与人的牙齿有着相似之处,而且狗的牙髓炎、牙周炎的组织病理学及其病因与人类相似,所以狗作为根尖周病动物模型的研究是极为理想的。狗牙牙根较长,牙弓形态与人类类似,有前后牙之分,狗牙较大,便于操作且费用适中,所以从操作和经济方面考虑,其较多应用于研究根尖周炎病因学、评价临床治疗方法及治疗材料、根尖周组织愈合观察。狗可用于实验的牙齿较多,可以选择前磨牙、上颌磨牙、下颌磨牙等多颗牙齿,但需注意不同的牙位会对实验结果有影响,需要采用随机分组,保证实验组在动物和牙位之间随机分布。

　　大鼠磨牙的组织解剖结构及根尖周组织的细胞组成与人的牙齿相似,口腔环境、口腔菌群、根尖周炎的微生物组成、炎症细胞种类及病变的发生、发展等都比较接近于人类,暴露大鼠牙髓不仅成功地诱发了根尖周炎,且与临床根尖周炎发生条件近似,所以在研究牙髓病和根尖周病的病理变化方面,大鼠已成为理想的实验动物。大鼠体积小,易于抓捕,价格低廉,颌骨骨质密度低,钙化程度也较低,实验周期短,值得推荐。但是,大鼠磨牙根管狭小,不易利用,不适合用于评价观察根尖周炎临床治疗方法及材料的治疗效果和根尖周组织愈合情况。此外,猴和狗可供实验的牙齿较多,而大鼠仅第一磨牙易于应用于实验,因此同一实验,所需动物数量较多。

二、模型建立的方法

　　根尖周病的常见类型均由细菌感染所致。1890 年 Miller 首次证实了在人坏死牙髓组织中有细菌存在。此后一系列的研究结果进一步证明了根尖周病与细菌的密切关系。在根尖周病模型的建立过程中,逐步形成了采用被动感染和主动感染的两种细菌感染方式,即主要采用单纯开髓后开放,利用口腔中菌群自然感染诱导,髓腔内植入特异性细菌诱导,或髓腔内植入细菌内毒素诱导。

开放牙髓暴露方法:动物经麻醉后,使用1/4高速球转开髓,注意降温,最好在显微镜的辅助下钻入一个球钻深度,至露髓,可用8号锉探查,注意不要损伤磨牙根分叉区。开髓后,将髓腔直接暴露于口腔自然环境中,常规饲养。如有必要还可穿通根尖孔,即用扩孔钻多次刺激根尖周组织,加重对根尖的刺激不放棉球,开放于口腔环境中,造成根尖周病变。实验周期一般不超过3个月。

根管内细菌或内毒素植入法:经麻醉后75%乙醇口周消毒,1%碘酊消毒术野,高速气涡轮牙钻机在喷水条件下将实验牙从舌侧常规开髓。用15号K锉伸入根管内,到达距根尖孔0~2 mm处,顺时针旋转,以截断牙髓使其失活然后缓慢将K锉逆时针旋转退出,留下牙髓在根管内。然后用27号一次性无菌注射器向根管内注入各组相应处理液体0.025mL(细菌或内毒素),并用K锉引导液体到达根管的根尖部分。将一个小棉球置于根管口压实,用另一个干棉球吸干多余水分,洞壁用酒精棉球清洁干燥,用窝洞暂封剂暂封,适当调整咬合。根管内细菌植入法中可选择单一细菌,如根管优势厌氧菌具核梭杆菌、中间普氏菌、微小消化链球菌等,或接种几种细菌混合物。

开放牙髓暴露法:将牙髓开放直接暴露于口腔环境中,为口腔天然存在的菌群感染牙髓创造条件,所诱导出现的根尖周病更贴切疾病的自然发生状态,但这一发展过程较为缓慢,而且个体差异较大。根尖周病多继发于牙髓感染,而牙髓内的细菌感染主要来源于口腔内常驻菌群,但也不排除部分外源性细菌的侵入。用髓腔内植入特异性细菌感染牙髓或涂布LPS的方法建立根尖周病模型,在研究该类细菌或LPS在根尖周病中的作用有特殊意义,但难以反映根尖周病是由口腔内常驻菌群混合感染这一实际情况,而且封入方法形成的根尖周病,由于没有细菌及其他毒性产物的作用,因而难以反映及观察根尖周病的真实发展过程。

三、生物学特性

根尖周病动物模型可以采用多种方法进行,选择多种动物建立,模型建立是否成功可以采用组织学和X线检查确定,不同的实验方法和实验动物的疾病病程及严重程度不一致,但是其根尖周组织病理学和X线改变是相同的。本文仅介绍机械法暴露大鼠牙髓并旷置口腔,通过口腔菌群的自然感染来诱导牙髓炎和根尖周病,动态描述大鼠根尖周病疾病发展过程的组织病理及X线检查方面的生物学特性。

采用外科暴露牙髓方法建立大鼠模型观察根尖周病的病因学机制模型中,根尖病变迅速发展,术后0~15天为急性期,随后为慢性阶段,并迅速建立与人类相似的G^-厌氧菌群。病变处混合炎性细胞浸润,包括T淋巴细胞、B淋巴细胞,中性粒淋巴细胞、巨噬细胞及浆细胞。急性期以辅助性T细胞为主,而慢性期多见抑制性T细胞。根尖病损包括骨吸收,病损急性扩展期骨吸收活性表现明显。

术后不同时间根尖周组织学表现:正常大鼠磨牙牙髓成牙本质细胞排列正常,牙髓腔很少见炎症细胞,牙周膜纤维排列整齐,呈束状,牙周膜无增宽现象,牙槽骨无吸收,未见或仅见极少数破骨细胞。术后 3 天,冠髓和近根管口处根髓坏死,在坏死组织与活组织之间存在一炎症反应区带,中性白细胞大量聚集,可见少量巨噬细胞和淋巴细胞,血管充血,红细胞外渗,病损区成牙本质细胞排列紊乱甚至消失,部分结缔组织基质降解,已分解的细胞残屑与尚正常的组织并存。根髓有轻度炎症表现,根尖区见散在的中性粒细胞。术后 1 周,冠髓及部分根髓坏死,有大量炎性细胞如中性粒细胞、巨噬细胞、淋巴细胞浸润,以中性粒细胞为主。根尖周牙周膜中有炎性细胞浸润,成牙本质细胞排列紊乱甚至消失,根管壁有少量修复性牙本质形成,根尖周组织表现为中度炎症反应,牙槽骨呈虫蚀样轻度吸收,并见有少量破骨细胞。术后 2 周,根髓几乎完全坏死,成牙本质细胞完全消失,根尖周炎症加重,呈急性浸润状态,中性粒细胞、巨噬细胞、淋巴细胞多见,伴有牙槽骨和牙骨质吸收,偶见小脓肿形成。根尖区破坏的水平长度和垂直长度随炎症进展而增加,术后 1 ~ 2 周发展速度最快。术后 3 周,根尖周脓肿,脓肿周围炎细胞浸润以中性粒细胞、淋巴细胞为主,可见浆细胞及单核细胞,牙槽骨吸收明显,并可见较多的破骨细胞及 Howship 陷窝,表明该期具有高度骨吸收活性。术后 4 周,根尖周炎性细胞减少,进入慢性炎症阶段,细胞浸润以浆细胞及多核巨细胞为主,成骨细胞分化成短柱状。

平面 X 线测量分析结果显示,术后 1 周,根尖周即出现间隙增宽阴影,2 周时,阴影面积增大,3 周时达高峰。根尖区阴影随着根尖炎症的加重而逐渐增宽,并呈现出与时间的正比关系。

Micro-CT 测量重建结果显示:0 天大鼠牙周膜间隙均一,无根尖周骨缺损。大鼠开髓后 7 天即出现根尖周骨缺损,7 ~ 21 天缺损范围逐渐增大,并向各个方向发展,21 天时骨缺损范围达到高峰。术后的 21 ~ 35 天骨吸收趋于稳定进入慢性期,根尖周破坏无继续扩大的趋势。

四、根尖周病动物模型的应用

根尖周病是口腔内科临床的常见多发病,其发病机制尚不明确。虽然根管治疗术是目前治疗根尖周病常用的有效手段,但由于根管感染和根管系统的复杂性,以及操作技术规范的差异,目前仍有一些根管治疗后难以愈合的病例。根尖周病动物模型的建立和评估对根尖周病的病因、病程以及治疗的研究有着决定性作用。国内外学者多采用建立根尖周病动物模型来研究其发病机制,评价根管治疗药物和充填材料的疗效等。

1. 病因研究　经过长期的研究得知导致根尖周病的原因有很多,主要有细菌感染、物理化学刺激以及免疫反应等。其中细菌感染是主要因素。1965 年一项研究将无菌鼠和普通鼠的牙髓暴露于口腔,结果普通鼠出现了牙髓坏死和根尖周病变,而无菌鼠仅发生了轻微的牙髓炎症反应。这一研究表明了细菌在根尖周病中的重要地位。直到 20 世纪 70 年代以前,根管内细菌学的研究主要提示了兼性厌氧菌的存在。70 年代以后,通过动物模型的更多研究表明,厌氧菌才是感染根管的优势菌。70% 以上的感染根管内可分离出多种厌氧菌。研究表明,厌氧菌尤其是专性厌氧菌是感染根管内的主要细菌,根管内通常是 5 ~ 8 种细菌的混合感染,其中以 1 ~ 2 种细菌为优势菌。较常见的优势菌为卟啉单胞菌,普氏菌、梭形杆菌,放线菌,真杆菌,韦荣球菌。但是对于根尖周病变部位是否存在细菌,学术界存在较大争议。利用实验性猴根尖周病模型进一步证明在根尖病变组织内只有胞内感染,而无细菌的定植。但是根尖孔的细菌可能污染标本,造成假阳性的研究结果。

2. 病变过程研究　利用免疫组织化学和酶组织化学的方法对根尖周动物模型的组织标本进行进一步处理和分析,使研究人员对根尖周病变中针对细菌的侵入,局部组织所发生的非特异性炎症反应和特异性免疫反应过程有了更加深刻的了解。尤其是在根尖炎症的局部防御过程中,不可避免地会造成组织的损伤和破坏,这对根尖周病的发生有着重要作用。一系列针对大鼠根尖周病变组织的免疫组织化学分析,证明了在根尖周病中有许多细胞因子的介入,特别是白介素1、白介素2、白介素6(IL-1、IL-2、IL-6)、肿瘤坏死因子α、肿瘤坏死因子β(TNFα、TNFβ)等细胞因子。白介素1、白介素6对炎症细胞有趋化作用,白介素1还可刺激破骨细胞的形成。由巨噬细胞分泌的肿瘤坏死因子则可活化破骨细胞和抑制胶原的合成。通过在大鼠模型上注射依靠辅助性T细胞来抑制白介素2生产的药物他克莫司(tacrolimus),证明白介素2的减少可能加剧根尖周病的发展。

3. 治疗方法研究　在根管治疗方法上,在1966年就通过在大鼠模型上进行的根管充填实验提出,发生超充后,在超充材料和根尖组织之间有大量炎性细胞,如巨噬细胞、多形核白细胞,会影响根尖周病变的愈合。传统用氧化锌丁香油糊剂加牙胶尖作根管充填,虽可促使根尖周组织肉芽再生,但其促进硬组织生长的作用较弱,病变愈合往往需要2年或更长的时间,有些还是纤维性瘢痕愈合。随着现代材料学,尤其是生物材料学的迅猛发展,根管充填材料不断改进,充填技术也有了很大的提高,对新材料疗效的评估进行体外细胞培养,动物实验也是必不可少的一环。彭华光等所进行的研究就是利用内毒素诱发狗的根尖周病模型,将由rhBMP-2、磷酸三钙、胶原和甲硝唑制成的复合rhBMP-2治疗剂作为根尖屏障用于根尖周病的治疗,并行X线及组织学观察治疗效果同时,根尖周病的诊断方法也需依靠实验性动物根尖周模型,验证其准确性和可重复性。Jorge等利用狗的根尖周模型证明即使在炎症初期,X线体层扫描也可以检查出病损,因此建议将其推广应用于临床。

五、根尖周病动物模型应用实例

如前文所述,根尖周病动物模型广泛应用于根尖周病病因、病理、治疗等各个方面。有关病因学的经典实例就是有关无菌鼠和普通鼠的开髓实验,证明了细菌在根尖周病中的重要地位。其他方面有如下实例:

1. 病理研究　彭彬课题组建立大鼠根尖周病变模型,利用免疫组织化学和酶组织化学的方法分析根尖周病变区域与破骨细胞生长、分化相关的细胞因子。张晓磊等将25只SD大鼠随机均分为5组,全麻后开髓,将髓腔直接暴露于口腔环境中,分别于术后0、7、14、21和28天时各处死1组,分离下颌骨。常规组织学处理,$6\mu m$连续近远中矢状切片,取可显示根尖孔的切片进行HE染色。并观察根尖周组织学变化。免疫组织化学SP法检测标本中RANKL的表达。酶组织化学方法检测抗酒石酸酸性磷酸酶,观察破骨细胞。在高倍视野下单盲法随机选取根尖周牙槽骨区域内的5个视野对RANKL阳性细胞和破骨细胞进行细胞计数,计算平均值,并进行统计学分析。结果表明在正常根尖周组织中未见RANKL阳性细胞,它偶尔出现在根尖周牙槽骨代谢活跃的区域。在根尖周病变过程中,RANKL的表达同破骨细胞在各组中的变化呈相同趋势,且均在14天组呈现高峰。这些提示了RANKL在诱导破骨细胞分化中的重要作用,可能参与了根尖周病变的病理过程。

2. 治疗方法研究 利用犬根尖周病模型,分析比较不同糊剂对根尖炎症的影响。选用3 条健康成年杂种犬上、下颌 P2、P3、M1 共 36 个实验牙(共计 78 个根管),随机分为 CPC(国产注射型自固化磷酸钙)组、Vitapex(进口注射型氢氧化钙)组及空白对照组。应用 CPC、Vitapex 作为根管充填材料,在人为造成犬根尖周炎后进行根管充填并使其超充,定期拍摄 X 线片,观察比较两种糊剂的吸收、根尖周稀疏区的变化,以及根尖周组织的修复情况。结果显示:CPC 组、Vitapex 组超填材料均可吸收,根尖周稀疏区缩小,两组材料组织切片显示在根尖孔附近均有新骨形成,而且 CPC 组根管内材料吸收情况较 Vitapex 组严重。这表明 CPC 糊剂对根尖周组织无刺激,适量超充可促进根尖周骨缺损修复,超充材料可完全吸收。

第四节　牙周炎动物模型

一、动物选择

牙周炎是一种常见的、多发的感染性破坏性口腔疾病,直接危害口腔健康,是成人失牙的重要原因之一。牙周炎发生在牙齿支持组织上,包括牙周软、硬组织炎性紊乱与破坏,涉及多种组织和病理变化。由于伦理考虑和体外细胞培养过于单一的环境,仅凭临床观察和体外实验是难以深入探讨其发病机制及治疗反应。建立简单、稳定、可靠的实验性牙周炎的动物模型,尽可能接近人类牙周炎病理过程,可以为探讨牙周炎病因学、病理学和防治提供科学可信的实验依据。与体外培养相比,动物模型的局限性小,其显著特征是能够检测宿主和细菌间相互作用,而采用单一细胞群的研究则无法做到。与临床研究相比,动物模型更能深入确切地研究病因及干预措施的治疗效果。而且,对动物模型使用抑制剂或者激活剂,或者使用转基因动物来确定因果关系,并取得所需要的组织。因此,动物模型广泛地应用于牙周炎研究。

牙周炎的发展可以分为几个阶段:致病生物膜的形成、细菌及其产物的入侵、机体炎症反应的发生、炎症消退障碍,最终导致组织破坏。动物模型可以分别检验与每一个阶段相关的猜想,但很难在同一种模型上实现牙周炎各个方面的实验,故建立动物模型时,应该评估该模型与实验目的的关系,正确选择。本文回顾了目前常用于建立牙周炎的动物模型,从解剖生理、菌群组成、免疫反应、实际使用等方面分析其优劣势。

1. 非人类灵长类动物(non-human primate) 所有非人类灵长类动物体型各异,如特定的狨猴(marmoset)体重 300~350g,而黑猩猩(chimpanzee)和大猩猩(gorilla)则可以达到和人类类似的大小。非人类灵长类动物有乳牙和恒牙两套牙列。猕猴(macaque)、狒狒(baboon)和黑猩猩(chimpanzee)的恒牙列和人类一样:I(2/2)、C(1/1)、Pm(2/2)、M(3/3)。狨猴则不一样:I(2/2)、C(1/1)、Pm(3/3)、M(2/2)。它们的牙齿冠根解剖形态与人类非常接近,而且组织学上牙周组织的结构也与人类的相似。

微生物学方面,通过对猕猴的研究发现,其龈上菌斑为革兰氏阳性杆菌和球菌,龈下菌斑为厌氧革兰氏阴性杆菌。其牙周炎症反应也与人类十分相似,牙周结缔组织被淋巴细胞、中性粒细胞、浆细胞等浸润。但松鼠猴(squirrel monkey)和狨猴则很少有炎症浸润,这使他们不适合做牙周炎病理过程的模型。另外,恒河猴(rhesus monkey)、食蟹猴(cynomolgus monkey)和狒狒有自发性牙周炎倾向。

尽管非人类灵长类动物的牙周炎与人类最接近,但它们昂贵的价格和特殊的饲养要求限制了其广泛使用,因此难以获得足够的样本数量。另外,应考虑伦理及法律,避免使用自然保护动物。

2. 犬　最常用的实验用犬类是比格犬,因为其大小合适并且性情温顺。犬类也有乳恒牙两套牙列,其恒牙列为 I 3/3,C 1/1,Pm 4/4,M 2/3。但犬的上下牙列关系为开𬌗,所有的前磨牙无咬合接触,而且大部分犬不存在龈沟及龈沟液。

犬有自发性牙周炎的倾向,其严重程度随着年龄增大而增加,发展速度甚至比人类更快,但病因学与人类一致。其龈上菌斑最主要由革兰氏阳性球菌组成,而龈下菌斑则主要是厌氧革兰氏阴性杆菌和球菌(牙龈卟啉单胞菌、具核梭杆菌、嗜二氧化碳噬细胞菌)。炎症早期局限于牙龈边缘,中性粒细胞、单核细胞和浆细胞浸润,随后炎症向根向发展,炎症细胞大量持续浸润,形成牙周袋。

3. 啮齿动物(rodent model)

(1) 大鼠(Rat):大鼠是实验性牙周炎模型中最常用的啮齿动物,常用的品系为 Wistar 大鼠或 Spraque-Dawley 大鼠。典型的牙列是 I(1/1),C(0/0),Pm(0/0),M(3/3)。大鼠口腔内的病原体、菌斑的形成及其生长发育、繁殖等都与人类口腔相似。除了其切牙终生持续生长,不能进行研究外,大鼠磨牙牙周组织结构、组织病理与人类近似,也存在牙龈上皮、结合上皮、牙周纤维、牙槽骨、牙骨质等,而且牙龈的沟内上皮表面有角化。大鼠的牙龈组织结构与人类的类似,龈沟较浅,牙齿表面附着结合上皮。但是大鼠在另外一些方面与人类存在明显差别:龈沟上皮存在角化,牙龈上皮最表面细胞与结合上皮的非角化细胞通过桥粒连接。

在正常情况下,大鼠很难发生牙周炎,但可以通过丝线结扎、细菌接种等方法诱导牙周炎。接种革兰氏阴性菌诱导的大鼠牙周炎的炎症反应有别于人类,结缔组织中主要是中性粒细胞浸润,存在少量的淋巴细胞,但没有浆细胞。在起始阶段,炎症可能并不局限于结合上皮。随后,火山口样骨吸收开始出现,结合上皮出现溃疡破损。

(2) 小鼠(mouse):小鼠同样也拥有典型的啮齿动物的牙列:I(1/1),C(0/0),Pm(0/0),M(3/3)。前牙不断地生长而后牙随着年龄增加表现出复杂的生理学变化。另外还存在以下生理现象:咬合磨耗,近根尖处牙骨质高度增生。牙周炎的骨吸收在舌腭侧比颊侧更加严重,牙齿之间和牙根之间也存在火山口样缺损。其炎症反应相对较轻。

(3) 仓鼠(hamster):最常用的品系是叙利亚金仓鼠(golden Syrian hamster),又名金黄地鼠。牙列同样是 I(1/1),C(0/0),Pm(0/0),M(3/3)。其磨牙位置随着颌骨生长和咬合磨耗而改变。组织学上,其牙周组织结构和大鼠相似,但由于体型更小,所以牙齿之间间隔组织更窄。通过给予特殊的饮食,可以诱导仓鼠自发性牙周炎。炎症反应主要由中性粒细胞介导。由于牙间牙槽嵴太窄,骨吸收主要发生在牙齿根间,而且腭侧破骨活性高于颊侧。

啮齿类动物价格便宜,饲养要求相对不高,而且容易获得,可以保证足够的样本数量。同时,磨牙结构与人类相似,操作简单,常用于牙周炎模型的建立。

4. 其他动物

(1) 绵羊(sheep):绵羊的恒牙列为 I(0/3),C(0/1),Pm(3/3),M(3/3)。其切牙存在生理性移动并且牙根很短。牙周炎发生后切牙迅速形成深牙周袋和严重的骨吸收。组织学上,牙周袋壁是典型的壁上皮,上皮下结缔组织中浆细胞浸润。

（2）兔：兔的口腔生物菌群包括许多致病菌，包括具核梭杆菌（F. nucleatum）、解肝素普氏菌（P. heparinolytica）、普雷沃菌属（Prevotella spp）、米勒链球菌群（S. milleri group）、衣氏放线菌（A. israelii）、溶血隐秘杆菌（A. haemolyticum）等，和人类牙周炎致病菌群相似。

（3）小型猪：小型猪牙的大小、形态及牙周组织与人类近似，并可发生自发性牙周炎。此外，小型猪在消化系统、皮肤结构、骨骼发育、营养需要以及矿物代谢等方面与人类有较大相似性。小型猪在 6 个月时通常有牙龈炎，出现菌斑和牙石累积，探诊出血。如果炎症持续发展，则在 16 个月龄时出现和人类十分相似的牙周炎。

上述很多动物都能作为牙体、牙周炎研究的实验动物，但各有其适宜范围，且到目前为止没有任何一种动物模型可以满足所有实验要求，需要根据具体的实验目的和条件，选择适宜的实验动物、部位，以期获得最佳的实验结果。

二、模型建立的方法

牙周炎是以牙菌斑为始动因子的多因素疾病。牙周炎病因学显示外源性和内源性两大因素促使牙周炎的发生。外源性因素主要包括口腔卫生、牙结石、食物嵌塞等，它促使菌斑聚集、细菌侵袭。内源性因素主要包括免疫缺陷、内分泌失调、代谢紊乱等。菌斑是牙周炎病因中起决定作用的外源性局部因素，诱发早期的炎症过程，而口腔卫生不良、咬合创伤等局部因素及内分泌障碍、免疫状态、遗传等全身因素，影响牙周炎的发生、发展。牙周炎的破坏过程是菌斑和宿主反应共同作用的结果。因此，实验性牙周炎模型需具备促使口腔局部菌斑堆积形成和降低宿主防御能力的条件，可以围绕内、外源性因素复制牙周炎动物模型。设计造模方案时可根据研究目的，采用物理、化学、生物学方法强化及放大上述某些因素，获得相应的动物模型。单纯局部结扎、接种致病微生物、高糖黏性饲料喂饲、改变免疫状态、扰乱内分泌以及多种因素联合作用均能构建出相应的牙周炎动物模型。

（一）局部因素诱导牙周炎形成

1. 物理机械刺激制模　物理机械刺激制模即局部结扎实验动物的磨牙或前磨牙。结扎线作为一种菌斑形成的促进因素，容易造成菌斑的持续积聚、炎症细胞的持续浸润，从而造成牙周结缔组织破坏和牙槽骨丧失。常用的结扎材料是丝线，也有用棉线、弹性橡皮圈、正畸用钢丝作为结扎材料的。动物麻醉后，用结扎线于动物的牙颈部结扎，注意确保结扎线位于牙龈下。大鼠一般选用上颌第二磨牙颈部，并在前庭处打结，以保证丝线位于腭侧龈下。猴可选用多颗牙，如上颌第一前磨牙、第一磨牙、下颌侧切牙颈部等。为防治结扎丝线滑脱，在磨牙的近中和远中作一浅的切迹，以固定 2-0 结扎丝线，或用丝线结扎牙齿并在牙龈上缝 2 针固定，每周观察结扎线情况 3～4 次，若丝线脱落需立即再放置。如使用正畸用弹性橡皮圈结扎，则需每隔 2 周更换橡皮圈 1 次，以保证橡皮圈的弹性。采用结扎线法是较为成熟且被广泛应用的建立牙周炎动物模型的方法，此法操作简单，而且能在短期内造成牙周炎，是建立牙周炎的简便易行的方法之一。这种模型的建立只被推荐用作短期观察实验。

2. 饲给高糖黏性饲料　饲给高糖黏性饲料即利用高糖黏性软食易黏附于牙面，从而促使动物口腔中的自然菌群的附着滋生，以达到菌斑堆积的目的。给予动物高糖食谱，也称致牙周炎食谱(Keyesdiet 2000),该食谱配方为100g食物中包括蔗糖56g、全脂奶粉28g、全麦粉6g、酵母粉4g、肝粉1g、食盐2g、新鲜蔬菜4g。动物4~6周即可出现牙龈炎的各种表现,3个月后可观察到重度牙周炎症状。近来有些学者同时加以牙龈剥离造成牙周软组织的急性炎症,牙龈局部剥离为细菌附着和高糖饲料提供固着点,同时易造成食物嵌塞,再配以黏性较强的高糖饲料,则更易形成牙周炎。此外,高胆固醇饮食也可以造成牙周组织的氧化性损伤、破坏。

3. 单纯局部接种致病菌 采用单纯在口腔及牙龈缘部位接种牙周炎可疑致病菌的方法也可建立牙周炎动物模型,一般选择人类口腔中与牙周炎致病相关的细菌,如伴放线放线杆菌和牙龈卟啉单胞菌等,可以接种单种细菌,也可定植混合菌。通常在接种致病菌前,给实验动物使用抗生素,抑制杂菌滋生,然后用单一菌株或混合菌株,通过在食物中添加细菌、牙龈局部反复涂抹或在龈沟局部注入冲洗,每天接种1次,连续3~7天,致使细菌在局部滞留、堆积。也可采用以细菌菌液浸湿的棉线结扎于前磨牙或磨牙颈部,每天更换1次。还可采用细菌龈沟接种加局部剥离的方法,将新鲜培养的细菌直接接种于磨牙龈沟内,同时剥离接种区牙龈,降低牙周结合上皮对致病菌的抵御能力。上述各种方法中,接种后6周~4个月左右,可出现牙龈红肿以及牙槽骨吸收等牙周炎的症状。其中通过致病菌接种于食物的方法,使得细菌定植在口腔的过程更接近自然的感染过程,而通过直接注射或局部涂抹细菌建立的模型,缺乏疾病的初级阶段,忽略了宿主在疾病发生中的重要作用。

4. 植入牙石 采用植入牙结石的方法诱导牙周炎。很多学者采用植入牙结石的方法诱导牙周炎。局部麻醉下分离动物上下前牙唇侧的牙龈。使之形成1cm左右的牙周袋。然后植入备用的牙结石(选择临床上1个月内局部及全身未服用抗生素的牙周炎患者的牙石放入肉汤管内,置37℃恒温箱中24小时后使用),每周放1次。也可采用人工去除牙槽骨形成骨缺损,然后植入人的牙石以诱导牙周炎。术后1个月发现手术牙局部牙龈红肿。牙周袋深6mm,易出血,X线片示牙槽骨吸收,随即再进入手术复查证实骨缺损存在,说明牙周炎模型已经建立,且病变与人相似。

5. 注射脂多糖 内毒素是革兰氏阴性菌细胞壁外膜中的LPS成分,对牙周组织有很高的毒性,被认为是牙周炎的重要病因之一。用脂多糖或内毒素诱导的牙周炎模型简便,可比性强,具有可重复性。一般采用局部注射一定剂量的LPS(10 $\mu g/\mu L$),于磨牙近中侧进针后,尖端移向远中,保证注射部位位于第一、第二磨牙间的龈乳头处。还可在牙龈内注射脂多糖等。注射剂量和注射次数与脂多糖种类相关,可由预实验确定。

6. 化学药物 硫酸葡聚糖钠(dextran sodium sulphate,DSS)和三硝基苯磺酸(trinitro-benzene sulfonic acid,TNBS)通常用来诱导肠道的急慢性炎症。DSS作用于上皮屏障,并激活免疫细胞,诱发先天免疫导致组织破坏。TNBS发挥类似抗原作用,使自体蛋白改建,诱导T细胞介导的免疫反应,造成类似自体免疫反应样反应。动物口服给予DSS或TNBS超过18周会在口腔出现慢性黏膜炎症和牙槽骨丧失。在小鼠的饮食中2周1次地加入DSS会使之产生系统炎症,同时也会造成明显的牙槽骨吸收。口腔服用TNBS可以在上下颌造成牙周软硬组织丧失,并随服用时间增加而加重。而向牙龈组织注射TNBS则造成大量炎症细胞快速浸润和骨吸收。

7. 多种方法联合应用 丝线结扎法、接种牙周可疑致病菌和高糖饲料喂养是较为成熟的建立牙周炎模型的方法,单独使用某种方法,存在着建立牙周炎模型可控性差的特点,目前常采用多种方法的联合应用,以缩短实验性牙周炎动物模型建立所需的时间,从而建立符合实验要求的模型标本。但应注意过多的方法联合应用使得牙周致病因素不易控制,对于实验结果的影响不能确定具体是哪一种因素起主导作用,也有可能会影响待测因子的检测结果。

(二) 局部因素和全身因素相结合

内分泌障碍、免疫状态等全身因素,是牙周炎发生发展的促进因素,全身因素通常与局部因素联合应用以建立牙周炎模型。

1. 降低实验动物的免疫力　宿主对某些病原体的易感性,存在明显的个体差异。宿主的免疫系统功能正常,可以使炎症在早期得到控制,甚至恢复正常。降低实验动物免疫系统的防御功能:如注射甲氨蝶呤或泼尼松龙等免疫抑制剂,可以加重牙周炎炎症。

2. 注射激素　经肌肉注射激素(醋酸泼尼松龙、糖皮质激素)联合丝线结扎方法建立的牙周炎动物模型,激素注射后动物会出现进食下降、少动倦怠等表现,提示其模拟出中医肾虚型牙周炎。

3. 龈下灌注凝胶　采用牙龈剥离结合糖饲料及凝胶培养基方法造模,直接引胃火上行,且培养基经动物慢慢吞食后,对胃有一定刺激,同时引起菌群失调,进一步产生胃火,形成胃火型牙周炎。具体方法为:实验第 1 天将磨牙牙周与牙根面分离,深度 4mm,喂养糖饲料和冷开水。于分离后第 3 天起每天在大鼠右侧龈下灌入凝胶 0.2ml,尽量缓慢灌入牙周,避免直接吞服,灌后禁水 4h。

(三) 几种特殊的实验性牙周炎动物模型的建立

牙周骨缺损的修复重建一直是研究的热门课题,很多学者以犬为实验动物,采用手术方法建立各种牙周骨缺损模型,为研究牙周组织的再生提供了可能和方便。

1. 骨上缺损　动物(如犬)术前禁食一晚,戊巴比妥钠(20～30mg/kg,静脉注射)麻醉,并在手术部位作浸润麻醉。在下颌尖牙至第二磨牙的颊舌侧分别作沟内切口,翻开黏骨膜瓣,去除第三、第四前磨牙釉牙骨质界(CEJ)至根方的牙槽骨约 6mm,并磨去根面牙骨质,拔除第一和第二前磨牙,将第一磨牙牙冠降至牙槽嵴水平,以减少咬合创伤。从而建立了第三和第四前磨牙骨上缺损模型,此模型可用于牙周组织再生的研究。

2. 骨下缺损　用比格犬建立一壁骨下缺损,来研究移植材料对牙周愈合的影响。常规麻醉比格犬后,在实验性手术前 2 个月拔除下颌第一和第三前磨牙,使牙槽窝愈合。在实验性手术时,翻开颊舌侧黏骨膜瓣,在下颌第二前磨牙的远中面和第四前磨牙的近中面去除牙槽骨,平整根面,在缺损底部的牙根面做一切迹,形成 4mm×4mm×4mm 类似盒状的一壁骨下缺损。

3. 根分叉病变　将比格犬麻醉后,翻开下颌第一磨牙黏骨膜瓣,去除颊侧骨组织,暴露根分叉,在根分叉处水平向去骨 3mm,冠根向去骨 4mm,用 Gracey 匙刮除根面牙骨质,形成Ⅱ度根分叉骨缺损,然后将乙烯基聚硅氧烷印模材料放置在骨缺损处以诱发炎症缺损。复位缝合全厚瓣并覆盖根分叉缺损处,1 周后拆线。术后 4 周,进行实验操作时需再次手术暴露炎症根分叉处,去除肉芽组织,平整根面,并作水平向切迹。

4. 骨开窗　采用骨开窗法研究牙周再生。麻醉下刮除杂种犬尖牙牙面可见的菌斑和牙石。翻开全厚瓣至尖牙根中 1/3 与冠 1/3 的交界处,在颊侧面磨出一个直径为 8mm 的标准圆形缺损,平整暴露的根面,在根面周作连续切迹,在暴露的圆形根面中心作一切迹,切迹深约 1mm,从而建立骨开窗模型。

评价牙周炎模型是否成功,可按照牙周炎诊断标准进行检测:①牙龈指数:检测牙龈的炎症程度;②龈沟出血指数:同样了解牙龈炎症情况;③菌斑指数:检测龈上菌斑以及牙龈边缘菌斑的量;④牙周袋深度;⑤龈沟液渗出水平;⑥组织病理学:必须观察到牙周袋形成、牙槽骨吸收,以及显著的病理性成骨才能确定牙周炎的形成。前 5 项检测指标不低于 2 项,第 6 项必须具备。研究中往往采用临床观察、组织病理学检测及 X 线检查。

三、模型的生物学特征

牙周炎模型建立中常常采用临床观察、组织病理学检测及 X 线检查来确定牙周炎病变是否发生,发生的时间,病损的发展及转归等。成功的牙周炎模型临床表现和组织病理学方面的生物学特征如下(采用单纯丝线结扎法造大鼠牙周炎模型的生物学特点):

1. 临床表现　正常牙龈呈粉红色,质地致密坚韧,富有弹性,牙龈质地菲薄,与牙面贴附紧密,探诊不出血。术后 1 周牙龈略有水肿,龈缘发红,但黏膜表面发白。术后 2 周牙龈炎症明显,主要表现为向冠方龈肿胀,色泽暗红,龈沟加深,探诊后出血。丝线结扎打结处有轻微龈增生。术后 4 周大鼠的牙龈呈暗红色,边缘圆钝,可探及浅牙周袋,探诊后袋内壁有出血,附着丧失。术后 6 周,牙龈呈现暗红色,水肿消失,探诊牙周袋深度增加,且探诊后出血明显。牙龈退缩达釉牙骨质界以下,牙龈糜烂、坏死减轻,牙根暴露,有时可见到根面牙石形成。

2. 组织病理学改变　正常牙周健康大鼠,牙龈上皮结构完整,牙龈结合上皮为无角化的鳞状上皮,无上皮钉突,没有破骨细胞和骨陷窝形成。结合上皮附着位点位于釉牙骨质界附近;牙周韧带纤维排列整齐,上皮下结缔组织内无炎症细胞浸润;牙槽骨形态结构完整,表面光滑牙槽嵴顶尖锐。

结扎 1 周时,大鼠牙龈上皮钉突增长,数目增多,结合上皮水肿,但附着位置未见明显变化。结缔组织内出现炎症细胞浸润,毛细血管数目增多,呈现一个急性渗出性炎症反应,为早期牙周炎的病理表现。

结扎 2 周时,大鼠牙龈上皮出现溃疡、糜烂,牙龈结合上皮钉突增生,伸入结缔组织中,钉突向结缔组织深部延伸;炎症向结缔组织深部发展,结缔组织内炎症细胞弥漫,有大量的淋巴细胞、中性粒细胞浸润,毛细血管扩张充血;胶原纤维受到破坏,出现断裂,排列紊乱,炎症细胞充斥其间,但未出现明显的骨破坏,呈现为急性炎症反应,为确立期牙龈炎或牙周炎活动期。

结扎 4 周时,大鼠牙龈组织中结合上皮向根方增殖、延伸,形成牙周袋,纤维结缔组织显著增生,龈沟壁处有大量炎症细胞浸润,以中性粒细胞居多,牙周膜胶原变性、降解,牙周膜间隙增宽,出现破骨细胞及骨吸收陷窝,牙槽嵴顶及固有牙槽骨吸收破坏。此为典型的牙周炎。

结扎 6 周时,大鼠龈沟内淋巴细胞浸润减少,结合上皮增殖减轻,出现较浅的牙周袋,牙龈结合上皮继续加深,形成深的牙周袋,上皮下结缔组织的基质及胶原纤维变性、溶解,破骨细胞活跃,其周围有密集的炎症细胞,牙槽骨呈垂直吸收,其中可见明显的破骨细胞和骨吸收陷窝。

定量骨组织学评估牙槽骨的吸收情况可以采用牙槽嵴顶距离釉牙骨质界的距离,正常牙槽嵴顶与釉牙骨质界水平相当,而随着牙周炎的进展,牙槽骨发生吸收,牙槽嵴顶与釉牙骨质界距离增加(图19-4-1)。

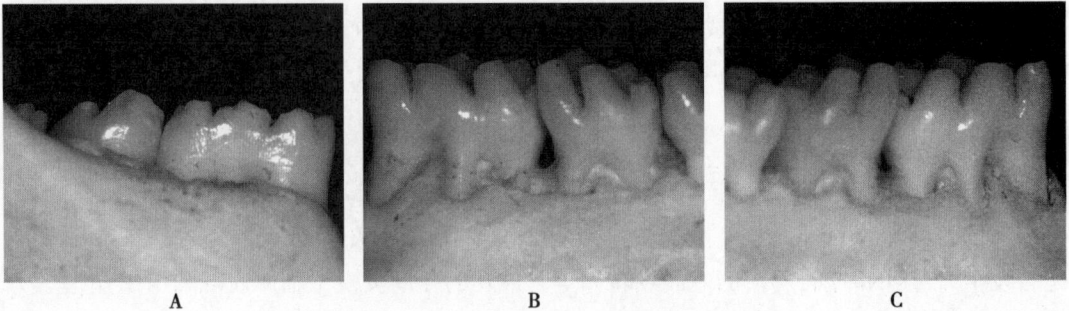

图 19-4-1 大鼠牙周炎牙槽骨吸收
A. 对照组 B. 丝线结扎4周 C. 丝线结扎6周

采用 Micro-CT 对牙槽骨扫描后,选择某磨牙下方松质骨固定区域进行三维重建,牙槽骨高度较正常组降低,牙槽骨发生了骨质疏松改变,分析所得三维体视学数据,表现为:牙槽骨骨小梁碎裂,骨小梁间隙增大,结构松散。骨组织结构参数测定结果显示:牙周炎组的牙槽骨平均骨密度(BMD)、骨体积分数(BV/TV)、骨小梁数目(Tb. N)均低于正常组,骨小梁分离度(Tb. Sp)明显高于正常组。

四、牙周炎动物模型的应用

(一)牙周炎病因病理学研究

牙周炎是多因素疾病,其病因尚未完全清楚,牙周炎动物模型常用于牙周炎病因学研究。

1. 牙周可疑致病菌研究 到目前为止,牙周炎的致病菌仍然是一个悬而未决的问题。口腔中存在的众多口腔细菌及其毒力因子能否引起牙周炎,是否是牙周炎的可疑致病菌,往往通过给实验动物牙周组织接种该种细菌或毒力因子,观察其牙周组织是否遭受破坏来确定或筛选。

2. 牙周炎全身因素的研究 全身因素可降低或改变牙周组织对外界刺激的抵抗力,促进牙周炎的发展。通过建立牙周炎动物模型,对牙周炎相关的全身因素加以调控,如去除实验动物腺体改变激素水平、改变实验动物的免疫功能、通过高糖饮食诱发糖尿病等,观察这些因素对牙周炎病损是否有抑制或促进作用。

3. 牙周炎病理学研究 牙周炎的发展包括破坏和修复两个过程,可先后发生,也可同时或者交替发生,是多种致病因素和机体防御机制相互作用的结果,在不同时间点不同的动物模型上可呈现出不同的病理学变化。研究者们常利用牙周炎动物模型进行组织学研究,探索炎症细胞、免疫细胞及其亚群、细胞因子或信号通路等在牙周炎发生发展过程中的作用。

(二)牙周炎的治疗

1. 药物治疗 药物治疗是牙周炎常见的治疗方法。用于牙周炎的药物有抗生素、细胞因子、中草药等。使用方法包括口服、静脉等全身应用,牙周塞治、冲洗、缓释药膜等多种局部应用方式。牙周炎动物模型常用于评价全身或局部用药对于牙周炎破坏是否具有保护作用,通过给已诱发牙周炎的实验动物全身或局部用药,与未给药组对比,观察实验动物牙周组织炎症细胞浸润,骨组织丧失高度,胶原纤维丧失面积等多种指标获得药物治疗牙周炎的信息。此模型建立过程中应当注意把握给药方式、剂量、时机以及观测时间点的选取。

2. 组织工程 组织工程常用于修复牙周炎造成的骨组织缺损以及诱导性牙周组织再生等领域中。在此类型实验研究中,通常需要牙周病变相对严重,骨组织已有明显吸收或缺损。为了缩短实验周期和实验的可控性,实验者通常采用骨开窗等手术方法快速形成骨缺损,常见有骨上缺损、骨下缺损、根分叉病变等,然后植入修复材料,通过观测骨组织再生情况,修复材料吸收代谢等指标来评价和筛选临床适用的骨修复材料。

牙周炎动物模型已经广泛应用于牙周炎的防治及发病机制等项目的研究。现举例简要介绍牙周炎动物模型的建立及其在牙周炎药物治疗和病理研究中的应用。

该研究的目的是探索消退素 E1(resolvin E1,RvE1)促进牙周炎中软硬组织修复的作用。RvE1 是一种从 omega-3 二十五碳五烯酸中提取的脂质分子,可有效地促进炎症消退,同时对组织进行保护。研究采用 RvE1 对牙周炎进行治疗,并与结构上相关的脂质分子白三烯 B4(LTB$_4$)和前列腺素 E2(PGE$_2$)进行比较。研究选择 39 只新西兰兔(雄性,3.5~4.0kg)作为牙周炎动物模型,联合应用丝线结扎和牙龈卟啉单胞菌接种。具体流程为:新西兰兔在全身麻醉(40mg/kg 氯胺酮和 5mg/kg 甲苯噻嗪)下,用 3-0 丝线结扎双侧下颌第二前磨牙颈部,随后的 6 周内,每周一、三、五向丝线涂抹牙龈卟啉单胞菌泥浆(10^9 CFU 细菌和羧甲基纤维素混合而成),并且检查丝线结扎情况,如有松动或者脱落则重新结扎。在 6 周的结扎和细菌接种结束后,随机选取 5 只(第一组)进行安乐死,以确定实验中牙周炎的基线。其余动物随机分配到另外四组:第二组 10 只,仅用 8μl 95% 乙醇进行局部涂抹;第三组 4 只,RvE1 治疗组,将 4μg RvE1 溶于 8μl 95% 乙醇进行局部涂抹;第四组 5 只,LTB$_4$ 治疗组,将 4μg LTB$_4$溶于 8μl 95% 乙醇进行局部涂抹;第五组 5 只,PGE$_2$治疗组,将 4μg PGE$_2$溶于 8μl 95% 乙醇进行局部涂抹;上述局部涂布均为 1 周 3 次,共进行 6 周,之后处死。

6 周后,所有的动物都显示牙周炎的表现,软硬组织破坏。5 只兔子被处死,以此来确定该实验中牙周炎的基线水平。通过形态观察和定量组织学评估测量骨丧失的量,研究发现在后 6 周的干预后,只有 RvE1 组的软硬组织没有继续破坏,而是在基线水平出现了修复,恢复了大部分骨丧失。而其他三组(乙醇、LTB$_4$、PGE$_2$)的骨丧失则在基线水平上继续加重。另外,研究还检测了临床指标(牙周袋深度、垂直骨吸收量和牙齿松动度),发现了同样的趋势,即除了 RvE1 组的牙周炎出现了恢复,其他三组继续加重。对脱钙样本的 HE 染色及其组织形态学分析,发现 RvE1 组的炎症细胞浸润明显减少,组织出现修复,垂直骨吸收也明显恢复。硬组织切片发现 RvE1 组的牙周膜、牙骨质、牙槽骨出现了修复。另外 TRAP 染色切片观察发现 RvE1 组几乎没有或很少有阳性细胞,而针对骨钙蛋白的免疫组织切片则发现RvE1 组成骨活性明显增强。另外,本研究还测定兔子牙菌斑的组成,在头 6 周结束之后,厌氧菌的比例明显增高,但是 RvE1 使用后,牙龈卟啉单胞菌等牙周致病菌明显减少。最后,考虑到牙周炎与全身疾病的关系,研究检测了血浆中 C 反应蛋白(CRP)及白介素 1β(IL-1β)的变化,结果显示 RvE1 组的 CRP 和 IL-1β 水平明显低于基线组,接近健康水平,而其他组则明显高于健康水平和基线水平。综上所述,研究的结论是 RvE1 对牙周炎引起的软硬组织破坏起明显的修复作用,促进炎症的消退。

上述研究是牙周炎动物模型在牙周炎治疗及相关机制研究中一个常见的应用实例。如前所述,牙周炎动物模型的建立有多种方法,可根据不同的实验目的和实验条件加以选用。本研究用兔子作为模型,采取丝线结扎法和接种致病菌联合的方法,造模时间相对较短,在第6周牙周炎确立之后,对兔子采取了不同的干预措施,体现出了牙周炎的确立、加重、恢复等不同病理阶段,实验结果采用了临床指标、定量形态观察、组织学观察、牙菌斑成分测定、全身炎症因子的测定,结果丰富而全面,有说服力。不同的研究有不同的研究目的,我们应该合理选择构建模型,并且在恰当的时间点终止实验,测定相应的指标。

第五节 牙龈增生动物模型

一、动 物 选 择

牙龈增生是指某些由于局部刺激以外的因素引起的牙龈非炎症性增生。包括药物性牙龈增生和遗传性牙龈纤维瘤病,多伴发牙龈慢性炎症。药物性牙龈增生是长期服用某些药物引起的牙龈实质性增生,涉及的药物主要有抗癫痫药苯妥英钠、免疫抑制剂环胞菌素、钙通道阻滞剂硝苯吡啶等,此病只发生于有牙区,通常发生于全口牙龈,在上、下前牙区较严重,拔牙后或停药数月内,增生的牙龈组织可自行消退,彻底行洁治术也有助于增生组织的消退。遗传性牙龈纤维瘤病是一种罕见良性增生性病,又称为家族性或特发性牙龈纤维瘤病,病因不明。一般在牙齿萌出后(少数在乳牙期),牙龈即出现普遍增生,波及龈乳头、边缘龈及附着龈,甚至到达膜龈联合。治疗以手术切除为主,若不注意口腔卫生,术后可反复发作。若术后保持良好的口腔卫生,可不复发或复发极慢。

由于在人体进行体内实验有明显的伦理学限制,目前有关药物性牙龈过度生长的临床研究只是回顾性调查,研究者利用在不同动物体内构建的病理模型,对药物性牙龈过度生长的发病机制进行实验研究,目前采用大鼠、小鼠作为牙龈增生的动物模型,此外还可选用猎兔犬、猫、荷兰猪、雪貂等。

1. 啮齿类 早期牙龈增生实验常常用较大的动物建模,但是使用大型动物存在一些缺陷和困难。实验动物价格较贵,较难达到需要的样本量。而且,大型动物的检测试剂有限,不利于进行深层的机制探讨。而小鼠以其体积小、便于操作、重复性好,检测的试剂(如抗体)商品化、易于获得、实验周期短、费用较低等优点成为近代牙龈增生建模的新宠。尽管用小鼠建模有诱导模型变化不易用肉眼观察、操作比较困难等缺点,但可用体视显微镜测量和病理检测观察增生模型情况等方法弥补。大鼠磨牙的牙周组织结构与人类相近,对药物的敏感性与人类一致,个体差异小且在获得途径、饲养管理和实验条件控制方面显示明显的优势因而成系实验大鼠成为药物性牙龈过度生长研究中一种比较理想的模型动物。常用的实验大鼠品系有SD系、Wistar系和Fischer系。

2. 猴 人类和老鼠在生理、解剖以及组织上有很多差异,在灵长类身上重新制造疾病会更有指导意义。从遗传学的角度来看,猴比鼠更接近于人类。猴除了牙列大小与人有差异外,每一型牙的数目、前牙间隙以及牙和牙周的解剖与人的极为相似,理论上是研究牙龈增生最理想的模型,但是价格昂贵,不易购买,难以进行大规模的临床实验,对体现病理规律有一定限制。

3. 猎兔犬、雪貂　猎兔犬的牙龈增生镜下表现和人类相似,动物易于获得,实验犬的体型在标本取材及病理分析方面具有一定优势,因此猎兔犬作为动物模型在牙龈增生病理研究中也较常见。雪貂牙龈增生易感区域和人类的不同,牙龈增生的镜下表现与人类的有显著差别,因此不是理想的牙龈增生动物模型。

二、模型建立方法及生物学特性

正常的牙龈呈粉红色,略有光泽,比较紧密地附着在牙颈部。牙龈增生后,严重者甚至可把牙冠全部覆盖,增生部位有的在前牙,有的满口牙都发生,有的质地松软容易出血,而有的质地十分坚韧。

1939年最先报道苯妥英钠可引起牙龈的过度生长,而由免疫抑制剂造成的牙龈过度生长则是近年来才引起关注的,由于对患者咀嚼器官和身心健康存在潜在威胁,药物引发牙龈过度生长的发病机制值得深入研究。本文将以环孢素A(CsA)作为牙龈增生的诱导剂,以小鼠为实验动物详细叙述牙龈增生模型的建立方法。

CsA作为一种高效免疫抑制剂,已广泛用于预防和治疗组织、器官移植后的排斥反应。但该药在临床应用时,可对机体产生一定的肝毒性、肾毒性及神经毒性等副作用。20世纪80年代以来,国外学者普遍观察到该药在口腔内的重要副作用是药物性牙龈增生。CsA可通过唾液、血液、龈沟液途径作用于牙龈组织的靶受体,引起牙龈组织发生牙龈上皮增生、上皮层数增多、棘层增生及上皮钉突延长、分叉形成或在固有层内钉突相互连接成网状、结缔组织内细胞外基质成分大量堆积、血管扩张等病理改变。将CsA微乳化胶囊的油状药剂溶解于高质橄榄油中,搅拌振荡混匀制成浓度为2.4mg/mL溶液,即配即用。取6~8周、体重18~22g的清洁级ICR雄性小鼠每天胃饲上述溶有CsA的高质橄榄油(按30mg/kg体重给药,即12.5mL CsA榄油溶液/kg体重)一次,连续胃饲4周后颈椎脱臼法处死,立刻取整个下颌前部标本固定于10%中性甲醛缓冲液中约48h。于体视显微镜下测量模型动物下颌前牙牙龈垂直高度、近远中宽度及唇舌间厚度,并计算三者之积,约为牙龈体积。将上述标本用100g/L EDTA脱钙20~24天,常规脱水与包埋,按牙体长轴矢状面作下颌前牙龈纵向连续切片,HE染色,光镜下观察牙龈上皮和牙龈结缔组织的病理改变。同时光镜下,利用图像分析系统测量小鼠下颌前牙舌侧牙龈缘上皮厚度。

1. 硝苯吡啶诱导的牙龈增生小鼠动物模型　出现牙龈增生需15天,撤药后牙龈恢复到正常需45天,硝苯吡啶通过阻滞Ca^{2+}内流,使胞内Ca^{2+}浓度降低,抑制牙龈组织凋亡,引发小鼠牙龈增生,一定时间内通过增加药物作用时间可使牙龈增生程度加重,达到最大增生后,即使再延长作用时间牙龈组织增生程度也不会加重。

2. CsA诱导的牙龈增生小鼠动物模型　体视显微镜下牙龈体积测量显示下颌前牙舌侧牙龈4~8周明显增大,此时光镜下开始出现明显的牙龈增生病理表现:上皮增厚、上皮钉突明显且变宽、牙龈结缔组织增厚、基质和成纤维细胞增生、血管扩张等。龈缘上皮厚度测量2周时上皮增厚,4周增厚更明显,持续至8周。

三、牙龈增生模型的应用

在确认的病理模型体内进行的一些药物性牙龈增生的研究使我们对相关病理机制有了

初步的了解,对临床防治牙龈过度生长有重要借鉴,进一步应用病理模型,与临床和细胞及分子生物学研究结合将最终揭示药物性牙龈增生的病变规律。通过动物体内的实验研究,有关药物性牙龈过度生长的某些机制已逐渐显现。很多临床观察和体外实验均表明,牙龈增生只发生在原有炎症表征的部位,在健康和无炎症部位并无此病变,即局部因素和相关的炎症是牙龈增生的一个重要病因。苯妥英钠加结扎丝可引起雪貂明显的牙龈增生而单独给药组和单独结扎丝组牙龈增生不明显,由此证实局部因素和相关的炎症是牙龈增生的一个重要病因。

在人体进行体内实验有明显的伦理学限制,因此在动物体内建立病理模型,开展牙龈增生的动物实验研究对探讨相关病理机制,疾病的治疗和预防就显得尤为重要。本章主要列举动物模型在药物性牙龈增生病理机制的应用实例。目前已知三类药物可引发牙龈过度生长,即抗惊厥药物苯妥英钠(phenytoin)、钙离子通道阻滞剂如硝苯地平(nifedipine,NIF)和免疫抑制剂环孢素A(cyclosporineA,CsA)等。尽管各类药物的药理作用和主要靶点组织不同,但所致的牙龈增生却具有相同的组织病理学特点,即增生处有大量的纤维结缔组织,增厚的棘层上皮细胞伴含角化珠的长钉突和不同程度的上皮下炎症浸润。通过动物体内的实验研究,有关药物性牙龈增生的某些机制已逐渐显现。

1. 胶原代谢水平的改变 通过鼠牙龈增生模型试验发现,α2-整合素+807C 等位基因在牙龈增生模型中表达频率增加,而成纤维细胞中α2-整联蛋白的表达抑制了成纤维细胞吞噬胶原的功能,造成牙龈结缔组织中大量Ⅰ型胶原聚集。此外,CsA 还能削弱基质金属蛋白酶的作用。由此牙龈组织的胶原代谢水平下降,可引起胶原蓄积。

2. 细胞因子 细胞因子的改变在形成药物性牙龈过度生长的过程中可能起关键作用。Chen 等采用雄性 SD 大鼠建立 CsA 诱导牙龈增生模型的实验中,发现 CsA 能增加 TGF-β1 和 VEGF 基因的表达及蛋白的分泌。TGF-β1 能刺激成纤维细胞分泌胞外基质,而 VEGF 具有刺激上皮细胞生长及促进新生血管形成的作用,这两者很可能都参与了牙龈的过度生长。

3. 程序性死亡 BCL-2 蛋白能抑制和延缓各种刺激所致的程序性细胞死亡,对细胞增殖和细胞分裂无影响,BCL-2 蛋白表达上调可能在药物性牙龈增生发病机制中起重要作用,用免疫组织化学检测喂饲不同浓度硝苯地平的 SD 大鼠牙龈组织 BCL-2 蛋白的表达时发现,给药组 BCL-2 蛋白阳性细胞数明显增多,增多的数量与给药剂量及药物作用时间呈正相关。用原位末端脱氧核苷酸转移酶标记技术对硝苯地平诱导的大鼠增生牙龈上皮进行程序性细胞死亡检测,并用溴脱氧尿苷染色检测了细胞增殖及其生活周期情况,结果发现牙龈上皮细胞的程序性细胞死亡受到抑制。

(樊明文)

参 考 文 献

1. FAN M W,BIAN Z,PENG Z X,et al. A DNA vaccine encoding a cell-surface protein antigen of Streptococcus mutans protects gnotobiotic rats from caries. J Dent Res,2002,81:784

2. FOUAD A F,WALTON R E,RITTMAN B R. Induced periapical lesions in ferret canines:histologic and radiographic evaluation. Dental Traumatology,1992,8(2):56

3. GAO B,CHEN W,HAO L,et al. Inhibiting periapical lesions through AAV-RNAi silencing of cathepsin K. J Dent Res,2013,92(2):180-186

4. GRAVES D T,KANG J,ANDRIANKAJA O,et al. Animal models to study host-bacteria interactions involved in

periodontitis. Front Oral Biol,2012,15:117-132

5. HUANG G T,DO M,WINGARD M,et al. Effect of interleukin-6 deficiency on the formation of periapical lesions after pulp exposure in micel. Oral Surgery,Oral Medicine,Oral Pathology,Oral Radiology & Endodontics,2001, 92(1):83

6. JORGE E,TANOMARU-FILHO M,GONÇALVES M,et al. Detection of periapical lesion development by conventional radiography or computed tomography. Oral Surgery,Oral Medicine,Oral Pathology,Oral Radiology,and Endodontology,2008,106(1):56

7. KEYES P H. Dental caries in the molar teeth of rats. II. A method for diagnosing and scoring several types of lesions simultaneously. J Dent Res,1958,37:1088-1099

8. MUTOH N,TANI-ISHII N. A biocompatible model for evaluation of the responses of rat periapical tissue to a new zinc oxide-eugenol sealer. Dent Mater J,2011;30(2):176-182

9. NAVIA J M. Animal models in dental research. Tuscaloosa:University of Alabama Press,1977

10. OZ H S,PULEO D A. Animal models for periodontal disease. J Biomed Biotechnol,2011,(2):754-857

11. OZ H S,EBERSOLE J L. A novel murine model for chronic inflammatory alveolar bone loss. J Periodontal Res, 2010,45(1):94-99

12. SMITH D J TAUBMAN M A. Immunization experiments using the rodent caries model. J Dent Res,1976,55 Spec No:C193-205

13. YAMASAKI M,MORIMOTO T,TSUJI M,et al. Role of IL-2 and Helper T-Lymphocytes in Limiting Periapical Pathosis. Journal of Endodontics,2006,32(1):24

14. ZHANG X,PENG B. Immunolocalization of receptor activator of NF kappa B ligand in rat periapical lesions. J Endod,2005,31(8):574-577

第二十章　口腔黏膜病动物模型

口腔黏膜病是指发生在口腔黏膜的各种疾病,其中大多数疾病的病因和发病机制仍不清楚,因而给临床治疗带来了极大的困难。黏膜病动物模型在该类疾病的研究工作中正充当着越来越重要的角色。本章主要介绍比较成熟的口腔黏膜病动物模型的建立与应用。

第一节　口腔白斑动物模型

上皮源性肿瘤的发生大多经历了一个"正常细胞→癌前病变→癌"的动态发展过程。癌前病变是指一种已发生形态学改变、与相应的正常组织相比更易发生癌变的病损。对癌前病变的预防、抑制和逆转已经成为医学界挑战肿瘤的重要领域之一。口腔白斑(oral leuko-plakia,OLK)是世界卫生组织确认的癌前病变,在口腔癌的发生中占有重要比例,建立口腔黏膜白斑的动物模型将有助于密切观察此病的发生发展规律,探讨其发病机制,并对口腔肿瘤的防治具有重要意义。

一、动　物　选　择

目前已有较多建立口腔白斑及癌前病变模型的报道。主要采用的动物有:大鼠、小鼠及金黄地鼠。动物的选择主要是由其自身的特性及模型建立方法决定的。

(一) 大鼠

建立口腔白斑动物模型主要采用 SD 大鼠。用化学致癌剂 4-硝基喹啉-1-氧化物(4-nit-roquinoline 1-oxide,4NQO)饮水法可成功诱发大鼠舌癌,并成为近年来广泛应用的模型。用于实验的大鼠鼠龄一般是 6 ~ 8 周,体重为 150 ~ 180g。但大鼠主要存在与人类亲缘性较远、喂养费用较高和用药量较大等缺点。

(二) 小鼠

小鼠温顺,容易饲养,是建立口腔癌前病变模型的一种常用动物。虽然 4NQO 饮水法和涂布法均能诱发 CBA 小鼠产生舌癌,但通过比较发现饮水法舌癌发生率(100%)远远高于涂布法舌癌的发生率(5%),而且,4NQO 饮水法对两个不同品系小鼠(CBA 和 C57BL/6)舌癌的诱发率均为 100%。另外,近交系小鼠 Balb/c 对 4NQO 饮水法亦较敏感。用于实验的小鼠鼠龄为 6 周,体重约为 18 ~ 25g。

（三）金黄地鼠

金黄地鼠因存在特殊的解剖结构颊囊而被广泛用作诱癌动物。颊囊位于同侧颊肌之下,深度为 3.5~4.5cm,直径为 2~3cm,一直延续到耳后颈部,为贮存食物之用。颊囊还可以由后向前翻出,易于检查。颊囊被覆角化复层鳞状上皮,对致癌剂敏感,常作为诱发癌变的部位。1979 年,Marafet 首次采用化学致癌剂并配合机械刺激法,在金黄地鼠舌部诱发出了颗粒型白斑,组织学检测显示为不典型增生。金黄地鼠颊黏膜癌发生模型被认为是当今最好的口腔黏膜癌模型系统,能较好地反映人类口腔黏膜癌前及癌变相关损害,在认识人类口腔黏膜癌发生生物学和防治策略等方面起着重要作用。用于实验的金黄地鼠最适宜的鼠龄是 5 周,体重一般是 60~80g。

二、模型建立方法及生物学特性

（一）模型建立方法

1. **机械摩擦法** 流行病学研究显示吸烟及机械刺激是发生口腔黏膜白斑的重要相关因素。采用香烟丝提取液并配合机械刺激建立口腔白斑模型的具体方法如下:

（1）实验动物:选择 8 周龄,体重约为 150g 的雌性 SD 大鼠,全身和口腔健康,经观察生活状况良好者作为实验对象并随机分组。

（2）实验分组:第一组:慢性机械刺激及 50% 香烟烟丝丙酮提取液涂擦;第二组:慢性机械刺激及 50% 香烟烟丝酒精提取液涂擦;第三组:慢性机械刺激组。

（3）实验方法:第一组:先用 1% 氯己定液涂擦,清洁口腔。拭干后,在舌左侧缘中后 1/3 偏腹侧及左颊部中份黏膜处,以拔髓针轻刮数次至发红或出现少量出血点,再涂以 50% 香烟烟丝丙酮液,每周 3 次,共 15~25 周;第二组:实验方法、部位及时间同第一组,局部涂 50% 香烟烟丝酒精液;第三组:实验方法、部位及时间同第一组,局部涂蒸馏水。

（4）实验结果及模型评价:采用肉眼观察大鼠颊、舌黏膜颜色,是否有粗糙、增厚,颗粒病变及范围等,并结合组织学进行观察。结果显示三个组白斑的发生率为 60%~70%,均较高。肉眼观察为白斑者其组织学改变均为单纯过度角化,肉眼观察白斑不明显者,组织学改变亦有单纯过度角化。组织病理学表现主要为单纯过度角化及上皮细胞增生,未见癌变,有轻度不典型增生。此结果表明局部慢性机械刺激及烟丝提取液不但可以造成单纯性白斑,而且可以造成癌前白斑。若刺激加强及时间延长,有可能形成口腔癌。

2. **化学致癌剂诱导法** 化学致癌剂诱导生成法是应用最广泛、效果最好的建立实验性口腔黏膜癌前病变动物模型的方法。最常用的化学致癌剂主要有:4-硝基喹啉-1-氧化物(4NQO)和二甲基苯丙蒽[7,12-dimethylbenz（a）anthracene, DMBA],由于其特点不同,所以建立模型的方法也有差异。

（1）4NQO 诱导法

1）4NQO 的特点及致病机制:4NQO 属芳香胺杂环化合物,是一种前体致癌剂。其本身对真核细胞无毒害作用,通常在体内代谢成具有亲电作用的形式才能与 DNA 上的亲核部位发生不可逆反应,从而影响基因表达。4NQO 的代谢过程:在体内通过 4NQO 还原酶的作用形成 4-羟氨基喹啉-1-氧化物,进一步经脯氨酰基化作用代谢为终致癌物 4-乙酰氨基喹啉-1-氧化物,最后与靶器官 DNA 亲核结构结合,形成 DNA 加成物,使鼠第 7 号染色体上 *H-ras1*

基因第 12 位密码子发生胍→腺苷(G→A)转换,从而造成染色体损伤。4NQO 的主要解毒通路是通过谷胱甘肽 S 转移酶(GSTs)的作用形成谷胱甘肽(GHT)轭合物。该通路与上述代谢通路间的平衡失调是导致 4NQO 诱发肿瘤的主要原因。作为水溶性诱癌剂,4NQO 已经被越来越多地应用于口腔癌及癌前病变动物模型的研究中。

2) 实验动物:选取 6 周龄,Balb/c 近交系小鼠,或者 Wistar 大鼠,将其分为实验组及对照组。

3) 实验方法:实验组,4NQO 用蒸馏水配制成 0.01% 浓度,置 4℃ 冰箱避光保存。用时以普通自来水稀释成 0.001% 浓度,置于避光瓶内,供动物自由饮用;对照组,普通自来水置于透明塑料瓶中,供动物自由饮用。实验共进行 16～20 周。在此过程中,每周观察记录一次小鼠的饮水量及体重。在乙醚轻微麻醉状态下,每 2 周观察记录一次小鼠的舌黏膜变化。16 周及 20 周时,乙醚麻醉小鼠,颈椎脱臼法处死,进行大体及组织病理学观察。取小鼠全舌、颊、腭、食管、前胃、肝、肺等组织标本,肉眼观察并标记测量标本的大体损害,并将标本置于 10% 中性福尔马林液中固定。24h 后每个样本切取舌前、中、后各 3 张切片进行 HE 染色,光镜下观察病理改变。

4) 实验结果及模型评价:大体观察表明 12 周时个别实验小鼠开始出现舌背、舌后部黏膜白斑样变,范围较小。14 周时出现白斑样变小鼠增多且改变逐渐明显。16 周时半数实验小鼠舌背及舌后部黏膜呈片状白斑样改变,局部黏膜可出现 1～2mm 大小白色斑点或斑块,呈 1～2 个灶性分布,略高出黏膜表面。20 周时绝大部分实验小鼠舌背及舌后部黏膜呈大面积白色斑片状改变,略高出黏膜表面,表面粗糙,可呈颗粒样外观,舌背人字沟附近的黏膜明显(彩图 20-1-1A,见文末彩色插页)。对照组及实验组小鼠舌黏膜均未见炎症和坏死(彩图 20-1-1B,见文末彩色插页)。

组织病理学观察显示实验组小鼠均出现了癌前病变,总发生率为 100%。16 周时病变以轻度和中度异常增生为主,表现为棘层增厚,钉突伸长、变宽(彩图 20-1-1C,见文末彩色插页)。20 周时以中度和重度异常增生为主。中度异常增生表现为鳞状上皮明显增生,基底细胞层次增加,核深染,棘层以上局部上皮可见明显增厚。重度异常增生表现为鳞状上皮显著增生,基底细胞呈多层样,核深染增多,细胞及核异型性,滴状钉突相互融合(彩图 20-1-1D,见文末彩色插页)。颊、腭、食管、前胃、肝、肺等组织器官大体和镜下组织病理学检查均未发现异常。

由此可见,4NQO 饮水法建立 Balb/c 小鼠舌癌前病变模型,方法简单,靶器官代表性强,病变典型,具有与人类口腔黏膜癌前病变相似的致病过程,为实验性口腔癌前病变研究提供了较理想的动物模型。

(2) DMBA 诱导法(DMBA-induced precancerous lesion):DMBA 是一种多环芳香烃类化合物,主要是通过微粒体的羟化酶经过羟基化、环氧化等代谢过程,产生最终致癌物。在某些器官组织活跃增殖的情况下,更容易导致肿瘤的产生。

1) 实验动物的分组:目前最常用的是金黄地鼠,6～8 周龄,体重 70～80g,分为实验组及对照组。

2) 实验方法:实验组,DMBA 用分析纯丙酮配成 0.5%(W/V)溶液,避光保存备用。用 4 号油画笔蘸 0.5%DMBA 丙酮液,在预先确定的金黄地鼠右侧颊囊前静脉前方约 1cm² 范围内涂抹,涂后禁食禁水 2h,每周 3 次,共进行 16 周;对照组,不予处理。

实验过程中,肉眼观察病变出现的时间、范围及色、形、质的变化,以及动物全身状况。在不同的时间点(例如:实验开始后 3、6、9、12 和 16 周末)随机分批处死实验组及对照组金黄地鼠,切取颊黏膜、肝、肾、肺及颈淋巴结,进行组织病理学观察,并按 WHO 标准进行组织学评价。

3) 实验结果及模型评价:大体观察表明涂抹 DMBA 3～4 次后,黏膜充血水肿,个别出现糜烂。2 周时充血水肿消退。3 周时,黏膜稍增厚呈粉红色,隐约可见血管。6 周时,黏膜明显增厚,似均质型白斑改变,血管模糊。9 周时,黏膜表面粗糙,出现细小红点或白色颗粒,少数动物有结节状突起。12 周时,大多数动物黏膜出现结节状或乳头状外生物(直径约 0.5～5.0mm)。16 周时,实验组所有动物出现 1 个或多个外生型肿瘤,表面形成溃疡,触之易出血,与周围组织粘连。

组织学观察显示 DMBA 涂抹 3 周,颊黏膜上皮呈单纯增生改变,结缔组织内成纤维细胞增多,散在炎性细胞浸润,以中性粒细胞为主,血管扩张充血。6 周表现为轻中度异常增生为主,结缔组织内成纤维细胞和炎性细胞浸润不如 3 周时明显,后者主要是淋巴细胞,血管数目增多。9 周时,上皮主要为中重度异常增生,血管增生、成纤维细胞活跃及炎性细胞浸润较 6 周时明显。12～16 周所有动物颊囊区均有癌变形成,主要表现为外生型乳头状鳞癌和接近肌层的浸润癌,分化程度高,结缔组织改变进一步加剧。

DMBA 涂布法诱导金黄地鼠颊囊癌是目前很成熟的动物模型,操作简便,并且可以监测从"正常黏膜组织→癌前病变→癌"的发展过程,是进行实验性口腔癌前病变研究较理想的动物模型。

(3) 4NQO 及 DMBA 诱导法的比较:用 DMBA 涂布金黄地鼠颊囊产生了颊囊癌,此后,DMBA 涂布金黄地鼠颊囊诱发口腔癌的动物模型被认为是最成功的动物模型并沿用至今。但颊囊在解剖结构、组织学以及生理等方面与人相比有较大的差别。尤其是颊囊属于一种"免疫豁免区",有可能使肿瘤干预实验的真实性受到限制,因此,DMBA 涂布法尚存在争议。同时,在动物口腔黏膜局部涂擦致癌剂也不可避免地混杂了机械刺激等因素,且诱发的癌前病变和肿瘤也仅限于涂擦的部位。

与 DMBA 相比,4NQO 是水溶性的致癌剂,通过饮水的方式给予 4NQO 与人化学致癌过程基本一致。此外,4NQO 诱导的口腔肿瘤及癌前病变与人类口腔黏膜癌变各阶段病理学特征非常相似,在分子水平上也有很多相似之处,因此,目前 4NQO 诱导法越来越广泛地用于口腔黏膜癌前病变模型的建立。

(二) 模型生物学特性

对口腔癌前病变及恶性病变的研究表明基因水平的改变与病损有相关性。从良性向不典型增生以致最后向恶性转变的过程首先表现为基因水平改变,其次是分子水平(即表型改变),最后才是组织病理学及临床表现的改变。通过微卫星 DNA 标记(microsatellite DNA markers)(即基因组中短链 DNA 重复序列)检测口腔癌前病损组织中特异性染色体基因序列的不平衡及杂合性丢失(loss of heterozygosity,LOH),发现了恶变风险高的基因和分子。其结果显示,在病损进展过程中,基因早期改变出现在 2 个特异性染色体位点,即 3p14 和 9p21。

研究表明,在没有基因改变的情况下,正常组织向癌前病变及肿瘤发展的风险是极低的,然而在染色体 3p 及 9p 基因缺失的情况下,恶变风险为中度。当 3p、9p 缺失并同时伴有其他染色体(包括 4q、8p、11q、13q 或者 17p)缺失,恶变风险是无基因改变时的 33 倍。由于分子水平改变往往早于病理水平改变,对分子标志物进行检测将有助于评价口腔白斑、红斑、红白斑等癌前病损恶变风险的高低。同时运用白斑及癌前病变动物模型对各种分子标志物的进一步研究,将有助于对口腔癌前病变及恶性病损进行早期诊断、风险评估及预后分析,对口腔临床治疗也有重要的指导意义。

三、动物模型应用实例

(一) 应用

化学致癌剂诱导法建立口腔黏膜癌前病变的动物模型已基本成熟,是目前最为常用的一种方法。动物模型与人类口腔黏膜病变有良好的相似性,而且操作和观察方便,不受时空的限制,是监测和研究口腔黏膜癌变过程的理想模型。其应用主要包括以下方面:

1. 口腔黏膜癌变的机制及相关信号通路 口腔肿瘤的发生是原癌基因与抑癌基因异常表达的多阶段过程。分子水平的研究发现口腔癌变的过程是一个基因积累性改变的复杂过程,但口腔上皮恶变过程中相关的分子变化仍不明确。通过建立口腔黏膜癌前病变模型,能够监测癌变发生、发展的全过程,并将大体临床观察、组织病理学观察、免疫组织化学观察以及基因和蛋白表达等多个层面的研究密切结合起来,有助于阐释恶变过程的信号通路及相关调控因子,从而对口腔黏膜癌变的机制有更为清晰和全面的认识。

2. 寻找口腔黏膜癌变的生物标志物 生物标志物改变多发生在癌变早期,与浸润性癌的发生密切相关,这些生物标记物具有精确性高、个体差异低的特点,可用于判断癌变的预后和转归,使化学预防的疗效观察期限缩短。因此明确口腔黏膜癌变的生物标记物将有助于准确判断口腔癌前病损的预后并阻断口腔癌前病变的发展。生物标记物主要包括:①与细胞增殖相关的标记物,如:增殖细胞核抗原(proliferating cell nuclear antigen,PCNA)、核仁组成区(nucleolar organizing regions,NOR)、嗜银蛋白(AgNOR)和端粒酶;②与凋亡相关的标志物,如:环氧化物酶 2 (cyclooxygenase2,COX-2);③特异性基因,如:*p53* 基因及其表达产物。

目前对口腔黏膜癌变相关生物标记物的研究主要是通过分析和比较口腔正常黏膜、白斑和鳞状细胞癌标本,此方法存在较大的个体差异及局限性。由于口腔黏膜癌前病变模型能动态观察到癌变的发展过程,尤其是发生不典型增生及癌前病变早期特异性基因的表达改变,因此有助于对生物标记物进行较为全面的研究。

3. 药物对肿瘤形成的抑制作用 通过建立口腔黏膜癌前病变模型不仅能够获得各种抗肿瘤药物的有效剂量、给药方式和作用周期等药物代谢动力学参数,而且还能够评估药物的疗效及可能对全身各器官系统造成的不良反应,为阻断口腔黏膜癌变及制订临床治疗方案提供了理论依据。

(二) 应用实例

1. 药物对肿瘤形成的抑制或预防作用的研究

(1) 实例一:研究靶向雷帕霉素通路在肿瘤治疗中的作用。

从分子水平研究肿瘤的进展,为新型的靶向治疗提供依据和基础。哺乳动物靶向雷帕霉素通路(mammalian target of rapamycin(mTOR)pathway)是头颈部鳞状细胞癌(head and neck squamous cell carcinomas,HNSCC)常见的分子途径,也是 HNSCC 患者治疗的潜在靶点,然而由于建立口腔黏膜肿瘤及癌前病变模型受到限制,mTOR 通路在肿瘤治疗中的作用尚未得到证实。

1)目的:明确 mTOR 通路在肿瘤治疗中的作用。

2)方法:采用4NQO 饮水法,经过 16 周的时间建立口腔黏膜癌前病变模型。

3)结果:所有实验组小鼠口腔及舌黏膜均出现了癌前病变及肿瘤样改变。在成功建立动物模型的基础上,该研究进一步证实了 Akt-mTOR 分子通路在不典型增生病变中可以检出,是肿瘤发展过程的早期事件。该研究还表明采用雷帕霉素能够抑制 mTOR,并阻止癌前病变的恶性转化。从而进一步证实了 mTOR 抑制剂作为分子靶向治疗药物,能够用于头颈部鳞癌的化学预防和治疗。

(2)实例二:灯盏花在抑制白斑及血管形成中的作用。

1)目的:评价灯盏花在抑制血管形成及肿瘤发生中的作用,并寻求预防白斑向肿瘤转变及阻止血管形成的有效药物。

2)方法:采用 DMBA 涂布法建立金黄地鼠颊囊癌模型,灯盏花作为抑制剂。免疫组织化学分析肿瘤形成过程中的转变,同时检测 α-肌动蛋白的表达。

3)结果:采用灯盏花处理组,白斑转化为肿瘤的比率仅为金黄地鼠颊囊模型组的一半,并且灯盏花处理组正常细胞的比例是模型组的 4 倍。灯盏花组 α-肌动蛋白的表达量显著高于模型组($P<0.001$)。处理组和模型组血管形成部位及密度与对照组相比无差异。

灯盏花能够抑制白斑向肿瘤转变,其产生抑制的机制可能是由于灯盏花上调了 α-肌动蛋白的表达。灯盏花对抑制血管增生及扩张没有明显效果,然而它可以保护血管结构及空间布局,并保护血管壁的完整性,这可能是通过化淤及促进良性血管的形成从而抑制肿瘤的形成。

此外,采用 DMBA 诱导金黄地鼠颊囊癌模型证明了光动力疗法(photodynamic therapy)在去除癌前病变的治疗中极具潜力,有助于治疗包括白斑在内的癌前病变,并可作为区域性癌变的辅助治疗。

2. 口腔肿瘤进展过程中的信号通路及分子标志物研究

(1)实例一:探究 ras 基因在口腔癌发展过程中的表达

研究表明,ras 基因家族与恶性表型密切相关,然而关于口腔鳞状细胞癌(oral squamous cell carcinoma,OSCC)中 N-ras 的表达仍无文献报道。N-ras 激活后,能够引起 MAPK 激酶级联反应,可进一步导致 Fas 调控激酶(fas-regulating kinase,FRK)或胞外信号调控激酶 1 和 2(extracellular signal regulated kinases 1 and 2,ERK1 and 2)以及 ETS-1 蛋白活化。ETS-1 是一种能够与调控区域结合的转录因子,其在肿瘤形成过程中的作用主要是调控与血管形成、侵袭及转移相关蛋白的表达。

1)目的:通过口腔癌的实验动物模型确定 ras 基因激活级联反应导致活化的 ETS-1 是否按肿瘤发展的各阶段顺序表达。

2)方法:将 37 只金黄地鼠分为 A、B、C 三个实验组及一个对照组。采用 0.5% DMBA 涂布金黄地鼠颊囊 14 周建立口腔癌动物模型。分别在涂布 DMBA 后 10 周、14 周及 19 周处死动物,取动物颊黏膜活检,根据病理学将其分为正常黏膜、过度角化、过度增生、发育不良、早期浸润、轻度及中度分化癌。采用免疫组织化学分析 N-ras 及 Ets-1 的表达。

3）结果:ETS-1 在口腔肿瘤形成及早期表达量增高,N-ras 在口腔肿瘤发生过程中表达量逐步降低。对其他类型的肿瘤研究表明,N-ras 和 ETS-1 是同一信号通路,而此研究则显示 N-ras 对 ETS-1 的表达无影响,由此推断口腔肿瘤形成过程中 N-ras 和 ETS-1 的蛋白表达有所改变。此研究还提示 ETS-1 可以作为口腔肿瘤进展预测的标志物。

(2）实例二:探究 E-钙黏蛋白和 P-钙黏蛋白在口腔肿瘤癌前病变的表达

1）目的:了解黏附相关分子 E-钙黏蛋白(E-cadherin,E-CD)和 P-钙黏蛋白(P-cadherin,P-CD)在癌前病变这一阶段中所起的作用。

2）方法:采用 4NQO 饮水法建立大鼠口腔癌模型,免疫组织化学及生化技术检测 E-CD 及 P-CD 的表达。

3）结果:在癌前病变阶段,E-CD 的表达与正常黏膜上皮中的表达无差异。在异型增生阶段,P-CD 表达于棘细胞全层。E-CD 及 P-CD 在癌前病变及口腔鳞状细胞癌阶段表达的部位一致。在癌前病变阶段,P-CD 的表达量明显强于正常口腔黏膜上皮。提示在 E-CD 阳性细胞中,P-CD 表达异常在癌前病变向口腔鳞状细胞癌转变的过程中发挥了重要作用,4NQO诱导的肿瘤形成有可能激活了黏膜上皮细胞的增殖。

四、目前利用白斑动物模型的研究热点

由于白斑的病因和发病机制与口腔癌在某种程度上相同,因此,利用动物模型,研究其癌变的取向性是近年来的研究热点之一。口腔白斑在人群中的发病率约为 0.2% ~3.6%。早期发现其癌变的趋势或开始是临床医生面临的重要挑战。目前的研究结果表明,口腔黏膜(上皮和基质的胶原交汇处)内存在荧光体(fluorophore),主要是烟碱腺嘌呤二核苷酸(nicotinamide adenine dinucleotide,NADH)和黄素腺嘌呤二核苷酸(flavin adenine dinucleotide,FAD)。这种自发荧光体在外部光的照射下,会吸收外部的光子发出低能量的光子,形成人们肉眼可见的荧光,称为自发荧光(autofluorescence)。而且,每种荧光体有其特定的激发和散发光波长。口腔黏膜异常(如炎症,上皮不典型增生等)可改变组织中荧光体的结构和含量,从而改变了组织对光的吸收和散射。目前,研究者正是利用该原理,研究多种光学设备用于早期判断口腔癌前病变的癌变机率和起始。例如,Velscope 利用 400 ~460nm 波长的蓝色激发光,能放大口腔黏膜内的非正常自发荧光现象。通常,正常的口腔黏膜表现为淡绿荧光,而非正常的组织则由于自发荧光性减弱或丧失,表现为深暗色。此外,还有用化学发光(chemiluminescence)染色后,再用相应的光学设备来观察口腔黏膜的改变。然而,目前大多数研究仅限于临床观察与组织病理学的对照,证明这些光学辅助设备的可行性,利用动物模型进行更加详细和深入的研究则很少报道。Farahati 等,用 C57 小鼠建立了 4NQO 诱导口腔黏膜癌变模型,用激光共聚焦内镜(laser confocal endoscope)观察舌部黏膜的变化,并与组织病理切片对照,其结果显示,这种内窥镜清楚地记录了正常黏膜发展为轻度不典型增生、重度不典型增生、原位癌的过程,提示了用于临床的可行性。

第二节　口腔白色念珠菌病动物模型

念珠菌是一种广泛存在于人类和动物的机会致病真菌,在宿主的免疫功能正常的情况下不引起任何疾病。但当机体的局部或全身免疫功能低下或受到抑制,它可引起局部或全身的霉菌感染。虽然很多种念珠菌能引起感染,如热带念珠菌($C.\ tropicalis$),克鲁斯念珠菌($C.\ krusei$),平滑念珠菌($C.\ glabrata$)等等,但白色念珠菌($C.\ albicans$)是最常见的人类共生菌,在健康人群中的口腔黏膜、脚趾间皮肤、肠黏膜和阴道黏膜均可培养出该菌。现代社会由于抗生素的应用增多、免疫抑制治疗和放疗也很普遍、艾滋病发病率的增高等原因,使全身和局部的念珠菌感染的发病率比以往任何时候都要高,在医院感染中,念珠菌感染目前是第四位。念珠菌病的研究是目前生命科学研究的重点之一。

宿主对念珠菌感染的抵御主要有先天免疫(innate immunity)、细胞介导免疫(cell-mediated immunity,CMI)和体液免疫(humoral immunity)。简单来讲,先天免疫是机体抗念珠菌感染的第一道防线,而细胞免疫和体液免疫则分别在局部和系统的抗感染中起重要作用。研究表明,念珠菌感染的动物模型与该病在人类的表现非常相似,是研究念珠菌感染的重要方法。

一、动　物　选　择

(一) 猴模型

理论上,灵长类动物是理想的念珠菌动物模型。第一,因为它们与人类有着密切的同源关系,猴的口腔微生物组成,在质量和数量上与人类非常相似,并且白色念珠菌也是一种常见的口腔共生菌;第二,猴可以戴上类似义齿的装置,它是研究念珠菌性义齿性口炎的先决条件。义齿性口炎常见于义齿配戴者腭部黏膜,其主要病原体是白色念珠菌。猴模型进行的一系列研究发现,这些动物腭部炎症与人类配戴义齿的炎症非常相似。然而,灵长类动物费用昂贵并且难以喂养,加上道德伦理的原因,用几十只猴来进行大规模的实验是相当困难的。还有一些研究人员认为念珠菌在猴的口腔中感染很困难且不可靠。因此猴已经被小鼠类的哺乳动物所替代。

(二) 大鼠模型

SD 和 Wistar 大鼠已经被广泛应用于口腔念珠菌感染研究。大鼠模型两个主要优点是饲养便宜和可以获得足够数量的样本。此外,念珠菌的接种和样品收集也比较容易。但研究表明,大鼠的口腔中有天然寄生的白色念珠菌,使我们不能准确估计实验所定植在大鼠口腔黏膜念珠菌的数量。而且,天然大鼠可能本身已与白色念珠菌形成了一个暂时的低水平的共生状态,先天免疫反应(innate immune responses)对疾病进展的作用难以得到正确的评估。因此,采用这个模型进行研究时,在人工接种念珠菌之前,必须排除先天定居在口腔内的念珠菌数量,即建立念珠菌的基线。

(三) 小鼠模型

小鼠模型是今天最为广泛应用的动物模型,这是因为第一,念珠菌不是小鼠口腔的常居微生物;第二,在评估口腔念珠菌病体液和细胞免疫时,小鼠的免疫特征与人类非常接近,而且,一些基因变异型小鼠有独特的免疫学特征(如 SCID 小鼠、裸鼠等),其所提供的免疫和遗传信息非常稳定而可靠;第三,容易饲养且比较便宜;第四,小鼠口腔念珠菌模型的建立周期短,出结果快,为广大研究人员节约大量的时间;第五,今天的生物技术使基因敲除鼠更容易获取,从而为我们提供了更直接的研究基础。然而,这一模型的缺点是小鼠口腔较小,肉眼很难监测到口腔黏膜的改变。另外,小鼠感染的自限性有时也被认为是缺点之一。所以一些研究人员通过培养组织和器官来确定其是否感染。

(四) 仓鼠模型

仓鼠的颊囊被研究人员用于研究口腔念珠菌病。用仓鼠颊囊的缺点是它的低氧张力和缺乏唾液流动,不能很好地模仿口腔环境。接种白色念珠菌和热带念珠菌于64只成年仓鼠的颊部,只有1/3的动物出现颊部的病理性改变,组织学改变包括上皮中性粒细胞的增多和淋巴细胞、巨噬细胞侵入结缔组织,上皮增生伴随角质层的厚度增加,但没有菌丝的侵入。

二、模型建立方法和模型生物学特性

无论何种念珠菌,在用于感染动物之前,均应在室温下沙堡(Sabouraud)液体培养基中培养24~48h后,用PBS洗涤两次,调到所需的浓度后再用于动物实验。本节中除了注明外,所用的念珠菌均为白色念珠菌。

(一) 方法

1. 大鼠 研究者应根据本实验室或自己的预实验结果调整浓度和方法。常用方法为用棉签或移液管接种一定浓度 [每只鼠$(2×10^6~2×10^7)$念珠菌/0.5mL PBS]的念珠菌在口腔黏膜,在2~4周内,大鼠的口腔黏膜即可培养出超出正常量的念珠菌菌落形成单位(colony forming units,CFU),同时在临床上可以观察到与人类相似的表现,如感染发生在舌背部表面、颊黏膜、游离龈和附着龈。但有一点值得注意,由于念珠菌是大鼠口腔的正常菌群,在接种念珠菌前,往往需要对动物用广谱抗生素食物饲养,使念珠菌成为口腔黏膜的优势菌群。

2. 小鼠 建立小鼠的口腔念珠菌感染模型与大鼠相似,接种一定浓度(每只鼠$1×10^8$/20μL)的念珠菌于口腔黏膜,接种后在不同时间点,用消毒小棉签擦拭整个口腔黏膜后涂布于Sabouraud琼脂培养基,37℃培养48h后,计算菌的CFU值。通常在1~2天后,可以监测到口腔念珠菌的CFU值,并判断口腔黏膜是否感染了念珠菌。但是,由于念珠菌不是小鼠的口腔黏膜正常菌群以及健康小鼠黏膜的免疫防御作用等因素,念珠菌感染在一定的时间内(取决于所接种的念珠菌株、小鼠的遗传背景和免疫状况等,通常是1个月)会被清除。在接种念珠菌时,也有研究者用棉签破坏口腔黏膜的完整性,即造成微创,其目的是让念珠菌在口腔黏膜更易定植。但无创伤方式建立的口腔黏膜的念珠菌感染,更接近于人类的口腔念珠菌感染,念珠菌也是靠其自身的黏附能力附着于黏膜上,也能在一定程度上反映出念珠菌的致病力。

(二) 模型生物学特性

念珠菌感染在不同的动物模型上所表现出的组织病理学特征非常相似,主要表现为:在角质层可以见到念珠菌菌丝,菌丝可渗透至上皮内;上皮角化不全,角化层和棘层增厚,上皮增生;固有层有轻微的炎症反应,炎性细胞浸润和肌肉深层有血管炎症反应;上皮中$CD4^+T$细胞增加,黏膜的病理组织学改变与人类病损高度一致(图20-2-1)。

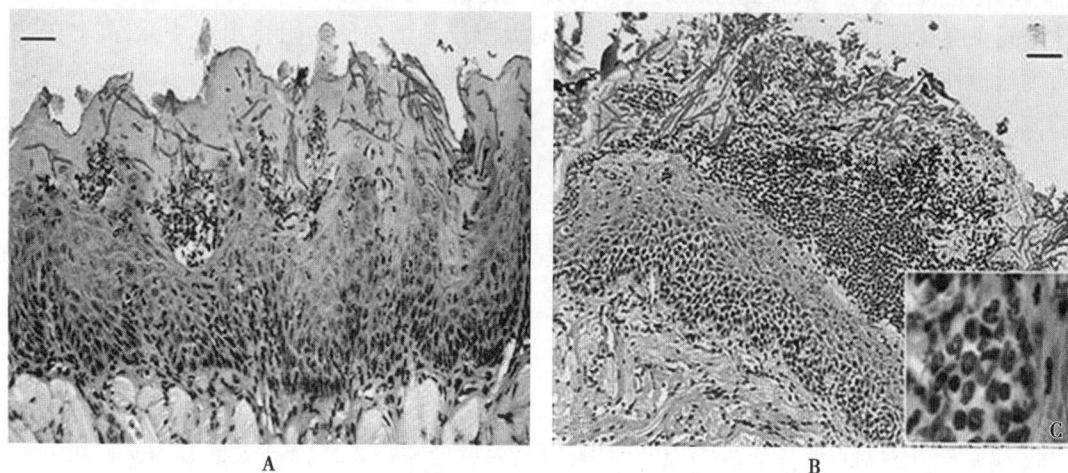

图 20-2-1 免疫缺陷 Balb/c 裸鼠(A)和免疫缺陷 CBA/CaH 裸鼠(B)在口腔接种 10^8 白色念珠菌后,第 6 天舌组织病理切片表现

在角质层可以见到念珠菌菌丝,菌丝可渗透至上皮内,由大量多形核白细胞浸润并形成微脓肿(C)。切片组织采用过碘酸-雪夫(periodic acid-Schiff,PAS)染色法,图标单位为 $50\mu m$(A)和 $100\mu m$(B),总放大倍数为 600 倍(C)

三、动物模型应用实例

(一)大鼠

大鼠模型是最适合的体外观察临床口腔念珠菌病的动物模型,尤其是其口腔较大,易于繁殖和处理。因此,进行长期研究念珠菌定植和慢性感染时可选用大鼠模型。

1. Wistar 大鼠模型

(1)义齿性口炎:用 77 只雄性白化病 Wistar 大鼠进行 6 周的观察,结果证实,戴义齿并接种白色念珠菌是引起腭部炎症的先决条件。上皮的炎症随实验时间而加剧,并且腭部黏膜随着菌丝的渗透而出现萎缩和增生,与人类念珠菌义齿性口炎的后期阶段类似,这个研究不支持不合适的义齿导致的损伤可以引起腭部炎症这个理论。并发现,血清 A 型白色念珠菌比 B 型更容易致病,而热带念珠菌和平滑念珠菌均不能单独引起病理改变,这意味着不同种类念珠菌的毒力存在差异,这个观点被当今的小鼠模型证实。

(2)口腔抗菌剂和抗真菌剂的评估:Wistar 大鼠腭部念珠菌模型可用于评估口腔抗菌剂和抗真菌剂的治疗功效。将一定浓度的醋酸氯己定加入到自凝树脂腭板中,能阻止 Wistar 大鼠腭部念珠菌病,其效果随其浓度的稀释而不断减弱。同样地,将唑类抗真菌剂咪康唑加入丙烯酸树脂的腭板中也能抑制腭部的念珠菌感染。

(3)系统抗真菌药的作用:研究人员发现以酮康唑 7.0mg/kg 的剂量和氟康唑 0.75~1mg/kg 的剂量喂养在腭部戴有丙烯酸腭板的 Wistar 大鼠,可以有效防止腭部念珠菌病的复发。一些工作人员已经利用这个原理将抗真菌剂放入义齿软衬材料来治疗念珠菌性义齿性口炎的病人,已经取得了一定程度的成功。

(4)口腔黏膜的屏障作用:研究人员用 Wistar 大鼠研究念珠菌感染对腭部上皮的屏障

性质和渗透性的影响,观察到健康的大鼠腭部上皮屏障能阻止镧(lanthanum)的渗透,而念珠菌感染存在时,该屏障的渗透性发生改变,对低分子量蛋白质的阻止出现渗漏,高分子物质则选择性渗透。除去义齿后,上皮炎症愈合,而且渗透屏障作用恢复,提示上皮渗透能力的改变与腭部炎症有关。

(5)唾液的作用:研究人员对20只Wistar大鼠进行外科手术,摘除主要的唾液腺,造成口腔的干燥环境,并且每周接种3次念珠菌,持续32周,处死大鼠并对其检测,发现70%的动物有念珠菌病和菌丝入侵舌黏膜,而对照组只有20%,证明了唾液与唾液流动对防止口腔念珠菌病的重要作用。

2. SD大鼠模型

(1)碳水化合物饮食的作用:研究表明,富含碳水化合物的食物能促进SD大鼠口腔念珠菌的生长,且菌丝穿透上皮层也更加明显。

(2)四环素对口腔念珠菌感染的作用:研究人员分别将20只SD大鼠分为实验组和对照组,分别给予含有和不含四环素药物的饮用水,并给这些动物接种念珠菌,在实验初期发现两组中均有80%的动物发生感染,但四环素治疗组的病损比对照组更严重。这个结果提示感染的发生不是由四环素的应用导致的,但感染严重程度与四环素有关。

(3)系统抗真菌药的作用:给已经有舌部病损的SD大鼠喂含有抗真菌剂克霉唑的食物颗粒,舌部病损在1周内恢复,用酮康唑进行治疗也有一定的效果,提示SD大鼠模型是研究抗真菌剂对慢性口腔念珠菌病影响较为理想的动物模型。

(4)念珠菌致病因素的作用:口腔念珠菌病动物模型的组织病理学特征已如前述,但引起上皮增生的因素还不清楚。向SD大鼠的颊上皮注射无念珠菌的念珠菌培养上清液,发现注射31小时后上皮细胞有丝分裂活动增加,提示念珠菌胞外产物可能导致颊上皮增生。

(5)念珠菌株致病力差异:将SD大鼠分为4组(每组10只),用4株念珠菌连续接种25周,其中3组大鼠出现不同程度的口腔念珠菌感染,而有1组则完全没感染。说明4株念珠菌存在致病力的差异。

(6)细胞介导的免疫系统:一般认为宿主的细胞介导免疫应答是其抗真菌感染的主要机制之一。临床发现,有免疫抑制的病人包括器官移植、癌症化疗和HIV感染者都容易患有念珠菌病。在用白色念珠菌和致病力较弱的克鲁斯念珠菌感染大鼠,发现在用免疫抑制剂之前白色念珠菌的定植比克鲁斯念珠菌高12倍。当动物用了环磷酰胺抑制剂后,白细胞数下降,白色念珠菌引起的感染加剧,有意思的是,致病力较弱的克鲁斯念珠菌也使30%的动物感染,这两种真菌的菌丝侵入舌上皮并且停留在棘细胞层。这个研究证实免疫抑制剂通过抑制宿主的细胞免疫而促进念珠菌感染。

3. 实例 念珠菌致病因子的研究

(1)目的:大量的研究表明,白色念珠菌的凝集素样序列(agglutinin-like sequence,ALS)基因所编码的蛋白对其黏附性起着重要的作用,不同株和不同感染部位的念珠菌ALS表达存在差异,本研究的目的是分析和比较动物模型中念珠菌与人类HIV病人口腔中念珠菌的ALS基因。

(2)方法

1)念珠菌:白色念珠菌SC5314和OY-2-76。

2）大鼠:23 天龄 SD 大鼠,在全麻的情况下,切除下颌下腺和腮腺。

3）感染大鼠:手术 7 天后,用浸泡于念珠菌培养液中的棉签涂擦口腔黏膜 3 ~ 5 天。

4）大鼠样本收集:在感染后的第 3、5 天,处死动物,收集颊、腭、舌和咽部黏膜组织,一半固定后,行组织病理学检查,另一半作 RT-PCR 分析。

5）HIV 患者口腔念珠菌的收集:5 位 HIV 患者的口腔均有明显的念珠菌感染,刮取舌部的凝乳状假膜,液氮保存。该样本的一半做 RT-PCR,一半作念珠菌种/株的鉴定。

6）提取 RNA 及 RT-PCR:用 Poly(A)Purist 试剂盒(Ambion)提取样本的 RNA,但小鼠样本先用玻璃微珠将组织捣碎。用引物 3 软件设计 RT-PCR 引物。

（3）结果:两株白色念珠菌在大鼠感染的第 3 天,其组织学改变一样,但在第 5 天时,念珠菌 OY-2-76 则更多是表现为表浅的定植,而 SC5314 的菌丝侵入更为明显。感染最严重的部位是舌和下颌牙龈。*ALS1 ~ ALS4* 在感染的早期(第 3 天)可以表达。第 5 天时,*ALS5* 和 *ALS9* 表达,*ALS6*、*ALS7* 几乎没有表达。微生物学鉴定表明,HIV 患者的所有样本中的念珠菌是白色念珠菌,均表达了 *ALS1 ~ ALS9*,但 *ALS6*、*ALS7* 表达量极低。

（4）意义:本研究证明大鼠口腔念珠菌感染模型与人类感染不仅在组织病理学方面有相似之处,而且,念珠菌致病因子 *ALS* 的表达也非常接近,提示该模型可以用于白色念珠菌 *ALS/ALS* 突变株的研究。

（二）小鼠模型应用

小鼠模型是目前用得最多的动物模型,而且,随着生物技术的发展,各种基因敲除(gene knockout)鼠的问世,给小鼠模型的应用带来了前所未有的机会,使其在近 10 年的动物模型研究中占主导地位。

1. 细胞介导(CMI)局部免疫应答　研究人员发现,局部皮质类固醇的应用导致口腔白色念珠菌的 CFU 值比正常对照组高 40 ~ 400 倍,但是,停药后 10 ~ 15 天,CFU 值恢复到正常。而且,组织学发现,感染动物口腔上皮中 CD4$^+$T 细胞的量是对照组的 3 ~ 4 倍。与之相对应的是,局部皮质类固醇的应用使这些细胞几乎从上皮中消失。而在停药后 24h 内 CD4$^+$T 细胞会大量出现,在 CD4$^+$T 细胞减少的部位口腔念珠菌会增加。这个实验证明了细胞免疫与口腔念珠菌病的关系,也解释了 HIV/AIDS 患者常发生口腔感染的原因。另一个有意义的结果是,小鼠口腔黏膜初次感染了白色念珠菌后,对第二次接种感染具有保护作用,说明其黏膜已建立了局部的细胞免疫力,因此,给希望建立复发性口腔念珠菌感染模型的研究者带来了一定的难度。另外,用念珠菌接种于念珠菌敏感株鼠(CBA/CaH)和耐受株鼠(Balb/c)的裸鼠口腔黏膜,两种鼠形成的慢性迁延性感染比正常鼠严重得多。给这些裸鼠输入天然或免疫的淋巴细胞后,口腔感染得到较快的清除。输入淋巴细胞小鼠的局部淋巴结里可检测到 IL-12,小鼠还表现出了迟发型超敏反应(delayed type hypersensitivity,DTH)。

2. 遗传因素在口腔念珠菌感染中的作用　研究者采用体外培养的念珠菌敏感小鼠(CBA/CaH)和念珠菌耐受小鼠(Balb/c)的和巨噬细胞进行念珠菌杀伤实验,发现前者杀伤能力明显低于后者,提示遗传因素对先天免疫系统的作用(表 20-2-1)。

3. 先天免疫应答(innate immune response)的作用　最近的研究结果揭示,用抗中性粒细胞抗体和角叉菜胶(carrageenan)将 CBA/CaH(念珠菌敏感鼠)和 Balb/c(念珠菌耐受鼠)小鼠的中性粒细胞和巨噬细胞同时剔除,导致口腔黏膜的念珠菌感染的严重程度明显增加。

表 20-2-1　天然小鼠接种同株白色念珠菌后口腔黏膜感染的差异

小鼠种类(品系)	遗传背景		口腔感染
	Hc(allele)	MHC(H-2)	
A/J	0	a	中度
Balb/c	1	d	轻度
C57BL/6J	1	b	轻度
CBA/CaH	1	K	重度

Hc(haemolytic complement gene):溶血性补体基因;MHC(major histocompatibility complex):主要组织相容性复合体

4. 体液免疫应答(humoral immune response)的作用　早期的研究表明,分泌型 IgA (sIgA)可抑制白色念珠菌黏附于颊黏膜的上皮细胞。用白色念珠菌通过口腔途径免疫小鼠后,血清中可检测出白色念珠菌特异性抗体 IgG1,IgG2a 和 IgG2b 被免疫的动物对系统的白色念珠菌感染产生了抵抗性,主要表现为能快速清除肝脏,脾脏,肾脏和大脑的念珠菌。但是,将免疫鼠的脾细胞输给天然鼠,可以产生同样的抵抗力。所以,该结果并不能肯定抗体的作用。最近,有研究者用白色念珠菌接种小鼠口腔,5 周后,再次接种同样浓度的念珠菌,发现小鼠的口腔感染明显轻于初次感染。同时,他们检测了小鼠血清中的念珠菌特异性抗体,发现,在小鼠在初次感染后 5 周,产生了 IgM,该抗体可以识别白色念珠菌的 38kDa、42kDa 和 47kDa 抗原,提示 IgM 可能对口腔黏膜有保护作用。

5. 细胞因子(cytokines)的作用　研究发现念珠菌耐受 Balb/c 小鼠在口腔黏膜感染的早期,区域淋巴结内的 IFN-γ 和 IL-12 增高,与其能快速清除白色念珠菌密切相关;而念珠菌感染敏感 DBA/2 小鼠,IFN-γ 的水平明显低于 Balb/c,提示了 Th1 细胞因子的重要性。然而,基因敲除鼠是研究细胞因子最好的动物模型。研究者用 3 株白色念珠菌感染 IL-12 基因敲除(IL-12 knockout)鼠,令人吃惊的是,这些小鼠几乎不能清除口腔内的念珠菌感染,而且,巨噬细胞的杀伤能力也明显低于正常组。有意思的是在体外巨噬细胞杀伤实验中,加入 IL-12 和 IFN-γ 后,其杀伤能力得到恢复。同样,TNF-α 的作用也在该实验中得到肯定,但 TNF-α 敲除鼠只是在早期(前 2 周)表现出更严重的口腔感染,这些小鼠仍然可以自行清除口腔的念珠菌。

6. 不同念珠菌株间毒力因子的研究　众所周知,从微生物学的角度可将白色念珠菌分为几百株。最近,有研究人员用小鼠口腔感染模型分析不同念珠菌的致病能力,他们分别将三株不同的白色念珠菌接种到小鼠的口腔,发现由人类口腔分离的念珠菌株 3683 引起了最严重的口腔感染,对全身感染能力最弱,由人类系统感染患者而分离的念珠菌株 SC5314 对口腔感染能力最弱,由人类指甲分离的念珠菌株 3630 则介于以上两者之间。该结果与念珠菌的临床来源一致,提示不同念珠菌株对宿主不同部位的感染存在差异。

7. 抗真菌疫苗的研究　抗念珠菌疫苗研究的难点就在于不同白色念珠菌株抗原决定簇及抗体识别表位存在很大差异,难以研制出同时针对多株念珠菌的疫苗。目前研究发现白色念珠菌存在大小约为 45kDa、48kDa 的共同抗原,经分析鉴定,初步确定其为乙醇脱氢酶(alcohol dehydrogenase,ADH1)及烯醇化酶(enolase-1,ENO1)。通过分子克隆的方法,获得纯化的重组 ADH1 及 ENO1 蛋白,免疫 Balb/c 及 CBA/CaH 小鼠,同时采用小鼠建立白色念珠菌感染模型,对重组蛋白的免疫保护性进行检测,将有可能为抗真菌疫苗的研究提供新的思路。

8. 实例

（1）T 细胞在小鼠抗口腔念珠菌感染机制中的作用

1）目的:探索 T 细胞在宿主清除念珠菌感染过程中的作用。

2）方法:①小鼠和白色念珠菌:6~8 周龄的天然小鼠 Balb/c、CBA/CaH 以及同品系的裸鼠。念珠菌 3630 从皮肤黏膜念珠菌病患者的指甲分离而来。念珠菌在 Sabouraud 液体培养基中培养 48h,PBS 洗涤两次后调到所需浓度待用;②口腔感染:$1 \times 10^8/20 \mu L$ PBS 的念珠菌接种到小鼠口腔,在接种后的第 1、4、8、14、21 天用消毒棉签擦拭口腔黏膜,然后涂布于 Sabouraud 琼脂培养皿,37℃培养 48h,记录培养皿的念珠菌 CFU 值。口腔感染小鼠 4~8 周后,提供免疫小鼠脾细胞;③组织病例学检查:在不同的时间点,处死小鼠,取胸腺和口腔组织固定后,做常规 HE 染色光镜观察;④足底注射:$10^7/20 \mu L$ 热灭活的白色念珠菌,观察局部的迟发型变态反应;⑤脾细胞预备:取未感染的天然或念珠菌免疫小鼠的脾脏,用金属网将脾脏捣碎,80μm 的尼龙网过滤,Ficoll 梯度离心分离淋巴细胞,PBS 洗涤两次后,调整细胞浓度,待用;⑥淋巴细胞输入免疫缺陷鼠:在口腔感染的第 6 天,3×10^7 的天然鼠或免疫鼠淋巴细胞通过尾静脉输入免疫缺陷鼠;⑦胸腺移植:在感染的第 6 天,给免疫缺陷鼠的腋下皮下移植 6~8 周龄未感染小鼠的新鲜胸腺;⑧小鼠 CD4⁺T 细胞和 CD8⁺T 细胞的分离和输入:用小鼠富集柱（enrichment columns）从提取的 T 淋巴细胞群中提取 CD4⁺T 细胞和 CD8⁺T 细胞。用 PBS 调到适当的浓度备用。流式细胞术分析表明,细胞分别为 93.7% 和 89.9%。Balb/c 裸鼠在口腔感染第 6 天,输入天然的 CD4⁺T 细胞（2.5×10^6）或 CD8⁺T 细胞（1.5×10^6）或 CD4⁺CD8⁺细胞。另一组小鼠输入所分离的全淋巴细胞（3×10^7）作为阳性对照;⑨细胞荧光染色:用 FITC（CD4）和 PE（CD8）标记,流式细胞术分析;⑩ELISA 和 RT-PCR 从小鼠下颌和颈淋巴节分离的淋巴细胞在体外培养 3 天后,收集上清液,用细胞因子 ELISA 试剂盒检测 IL-4、IL-10、IL-12 和 IFN-γ。RT-PCR 检测口腔组织中的 CD4⁺T 细胞和 CD8⁺T 细胞,用 RNA 提取试剂盒提取口腔组织的 RNA,CD4 和 CD8 引物由 Geneworks 公司合成。

3）结果:①口腔感染:CBA/CaH 和 Balb/c 裸鼠均表现出了比正常小鼠严重的感染,而且,正常小鼠在 21 天内清除了口腔的念珠菌,裸鼠的感染却持续了 70 天以上;②组织病理学检测 Balb/c 和 CBA/CaH 裸鼠有菌丝渗入角化的复层扁平上皮,并且有微脓肿形成;③接受胸腺移植的 Balb/c 裸鼠在第 49 天感染显著减轻;④接受天然或免疫鼠淋巴细胞的 Balb/c 裸鼠在第 49 天基本清除感染,接受天然鼠淋巴细胞的 CBA/CaH 裸鼠在第 49 天也清除了大部分感染,但接受免疫鼠淋巴细胞的 CBA/CaH 裸鼠在第 21 天即可清除感染;⑤接受天然鼠 CD4⁺T 细胞的 Balb/c 裸鼠显著清除了口腔感染并且完全康复。但单独接受 CD8⁺T 细胞的裸鼠不能清除白色念珠菌的感染;⑥接受淋巴细胞及胸腺移植的 Balb/c 和 CBA/CaH 裸鼠足底部皮下注射白色念珠菌后肿胀反应严重,并且接受免疫鼠淋巴细胞的裸鼠反应较接受天然淋巴细胞的裸鼠更明显;⑦接受 CD4⁺ 和 CD8⁺T 细胞后的 Balb/c 裸鼠淋巴结增高表达 CD4⁺和 CD8⁺T 细胞;⑧在口腔组织中检测到 CD4 和 CD8 分子基因的表达。

4）意义:本实验证明了 Balb/c 和 CBA/CaH 裸鼠对口腔白色念珠菌病最易感,提供了一个很好的用于研究口腔白色念珠菌病的动物模型。裸鼠慢性口腔白色念珠菌病模型在不干预的情况下至少可以建立维持 70 天,并且肯定了 T 细胞(CD4$^+$)在清除口腔白色念珠菌感染的重要作用。

(2) 白色念珠菌感染的组织学特征

1) 目的:研究早期白色念珠菌与舌表面相互作用和组织学的改变。

2) 方法:①白色念珠菌:TIMM1768(从白色念珠菌患者血液中提取),TIMM2640(从白色念珠菌感染患者皮肤中提取),在 37℃培养 24h 后,收集白色念珠菌并重悬于含有 2.5% 胎牛血清的 RPMI 1640 培养基,调至 $2×10^8$/mL 浓度接种待用;②实验动物:131 只 6 周龄雌性 ICR 鼠;③小鼠口腔感染:在口腔感染前一天应用泼尼松龙对小鼠进行免疫抑制,皮下注射剂量为 100mg/kg,同时动物饮用水中加入 0.08% 浓度的盐酸四环素。小鼠每只足底肌肉注射浓度为 0.2% 的 50μl 氯丙嗪进行麻醉。最后用棉签蘸取上述菌液进行口腔白色念珠菌的接种;④口腔感染定量检测:将小鼠分成每 5 只一组,在接种后 1h、3h 处死接种过白色念珠菌的小鼠,切除舌组织,无菌生理盐水洗涤 5s,0.25% 胰酶洗涤 10s、37℃孵育 20s,震匀,剩余舌组织标本应用均质器处理。将生理盐水冲洗液、胰酶冲洗液及舌均质液接种念珠菌 GS 琼脂培养皿,37℃培养 20h 进行 CFU 计数。并计算每只小鼠的总 CFU 值;⑤在接种后的第 1、3、6h,取舌部组织进行电镜扫描观察舌组织形态;⑥制作舌组织病理切片进行光学显微镜观察。

3) 结果:①在接种后的 1~3h 期间,舌组织表面有黏液样物质覆盖,内含有白色念珠菌孢子样细胞,成团存在,其数量随时间递增;②附着于舌组织表面的白色念珠菌主要成团存在于舌乳头间隙之中;③接种 3h 后,白色念珠菌开始形成菌丝,并且白色念珠菌很难被胰酶从舌组织表面洗涤掉;④扫描电镜及组织切片显示接种 3h 后,白色念珠菌菌丝形成并进入舌组织内部。

4) 意义:ICR 鼠动物模型表现出典型口腔白色念珠菌感染症状,如接种 3 天后出现白斑等。最重要的形态学改变是感染 3~6h 后白色念珠菌菌丝渗透入舌乳头间隙组织,至少进入到了角质层,并且覆盖在成团白色念珠菌上的黏液性物质在白色念珠菌与舌上皮组织相互作用时发挥重要作用,可能是口腔白色念珠菌感染发生病理改变的第一步。同时证实了念珠菌感染的三步曲:念珠菌黏附于黏膜表面,形成菌丝进而菌丝侵入上皮层。

(3) 重组 ENO1 蛋白对小鼠念珠菌感染的保护作用

1) 目的:研究发现 46~48kDa 烯醇酶(enolase)和乙醇脱氢酶(alcohol dehydrogenase,ADH)是唯一能同时被两种不同遗传背景小鼠免疫血清共同识别 3 株白色念珠菌抗原。已有的研究证实 enolase 及 ADH 具有极强的免疫原性,并且在临床上可作为念珠菌感染诊断及预后的分子标志物。enolase 作为共同抗原,是否能作为通用疫苗(a universal vaccine)的候选靶点,对口腔及系统性念珠菌感染起到免疫保护作用有待研究证实。

2) 方法:

①Enolase 重组蛋白免疫小鼠

Enolase 蛋白免疫组:每组 C57BL/6J 小鼠 10 只,雌性,6 周龄。初次免疫,按照每只小鼠给予 100μg 重组蛋白加等体积的弗氏完全佐剂乳化混合后,于小鼠皮下多点注射。间隔 2 周后,用 50μg 重组蛋白和等体积的弗氏不完全佐剂混合,进行加强免疫,共 2 次。

对照组:采用 PBS 加弗氏佐剂乳化混合后,皮下多点注射。免疫的时间点、剂量及方法与蛋白免疫组相同。

阴性对照组：与蛋白免疫组及对照组在相同的时间点，只给予 PBS，不给予佐剂。

②Enolase 对小鼠白色念珠菌系统及口腔感染的免疫保护作用：重组蛋白免疫小鼠 3 次后，通过尾静脉分别给予 1×10^5 SC 5314 及 3×10^5 3630，于感染后 5 天处死小鼠，取肝、肾、脑、脾、肺，一部分以 4% 甲醛固定，进行 HE 染色、PAS 及 GMS 染色，对组织病理学改变进行观察；另一部分，置于 1mL PBS 缓冲液中，称重、匀浆、10 倍梯度稀释后，取 100μL 均匀涂布与沙保氏平板，37℃培养 48h，计菌落数 CFU 值，评价组织真菌负荷。

重组蛋白免疫小鼠 3 次后，分别给予 1×10^8 3630 及 3683 感染小鼠口腔，于感染后 1 天、4 天、8 天、14 天、21 天及 28 天，擦拭口腔黏膜，涂布于沙保氏平板，37℃培养 48h，计菌落数 CFU 值，评价口腔真菌负荷。

3）结果：纯化的重组 enolase 蛋白免疫 C57BL/6J 小鼠 3 次后，通过建立小鼠白色念珠菌系统性及口腔感染模型，证实 enolase 蛋白免疫组肝、肾、脑、脾、肺真菌负荷显著低于对照组及阴性对照组。组织病理学观察显示各组织器官结构完整，未见明显病理学改变，而对照组则表现为肾小球明显可见炎性细胞浸润，肝小叶点状坏死，大脑神经胶质细胞水肿和空泡性变，部分肺泡壁破坏，形成间质性肺炎。PAS 及 GMS 染色显示对照组脑及肾组织中可见孢子相及菌丝相念珠菌分布。在相同时间点，enolase 蛋白免疫组口腔黏膜真菌负荷也低于对照组，并且其清除速率高于对照组。

4）意义：本研究通过构建小鼠口腔及系统性念珠菌感染模型，证实了 enoalse 对不同致病力念珠菌株系统性及口腔念珠菌感染具有免疫保护作用，为念珠菌疫苗的研究提供新的候选靶点。

（4）细胞因子敲除鼠的应用

1）目的：细胞介导的免疫在宿主黏膜抵抗念珠菌感染中起重要的作用。本课题采用细胞因子基因剔除小鼠研究在念珠菌感染的过程中，IL-10、IL-12 p40、IFN-γ 和 TNF 的作用。

2）方法：①小鼠：6～8 周的 IL-10、IL-12 p40、IFN-γ 和 TNF 基因敲除小鼠，C57BL/6J 小鼠作为对照。IL-4 基因敲除小鼠，Balb/c 小鼠作为对照；②念珠菌：白色念珠菌 3630 和 3683；③口腔感染：小鼠口腔接种 10^8 的白色念珠菌，分别在 1、4、8、14 和 21 时用消毒棉签擦拭小鼠口腔，涂布于沙堡氏凝胶培养基上，37℃培养 48h，计数 CFU 值；④系统性感染：向小鼠尾静脉注射 3×10^5 的白色念珠菌 3630，感染后第 5 天杀死小鼠。收集小鼠的大脑和肾脏，称重，制作匀浆液，接种于沙堡氏凝胶培养基，37℃培养 48h，计数 CFU 值；⑤组织病理学：在不同时间点杀死小鼠，进行口腔组织病理学检查。

3）结果：①口腔感染：IL-4、IL-10 和 IFN-γ 基因敲除小鼠与对照组的口腔感染严重程度和持续期没有差异。感染的早期阶段，TNF$^{-/-}$ 小鼠口腔感染程度明显加重，但在 21 天内，小鼠仍能自行清除念珠菌。而接种菌株 3630 和 3683 的 IL-12 p40$^{-/-}$ 小鼠的口腔感染更加严重，而且这种严重的感染可以持续 3 个月也不被清除（图 20-2-2）；②组织学：IL-12 p40$^{-/-}$ 小鼠表现为上皮广泛的念珠菌丝侵入，但是在侵入的上皮下无明显炎性细胞浸润（图 20-2-3）；③系统性感染：Il-4、IL-10 和 IFN-γ 基因剔除小鼠与对照组相比大脑和肾脏的真菌感染量没有差异。TNF$^{-/-}$ 小鼠肾脏的菌量是对照组的 2 倍，而大脑的菌量和对照组没有差异。

4）意义：本研究证明了不同细胞因子在口腔和系统念珠菌感染中所起的作用有差异。在抵抗口腔念珠菌感染中，TNF 和 IL-12 p40 起更重要的作用，组织学的特点表明，IL-12 可能对炎性细胞的趋化起积极作用。

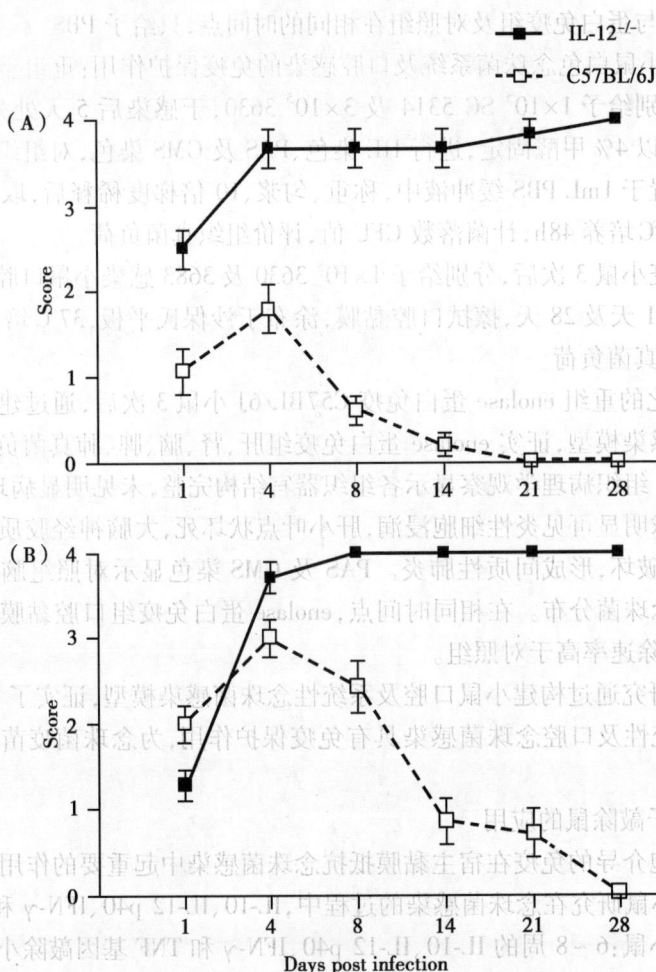

图 20-2-2　应用念珠菌菌株 3630（A）和 3683（B）对 IL-12p40$^{-/-}$小鼠进行口腔感染

所有实验均至少重复 3 次，每次每组 10 只小鼠。在所有时间点，IL-12p40$^{-/-}$小鼠与对照组小鼠的 CFU 有显著性差异（$P<0.01$），但是 3630 及 3683 感染的严重程度和感染持续时间上无明显差异

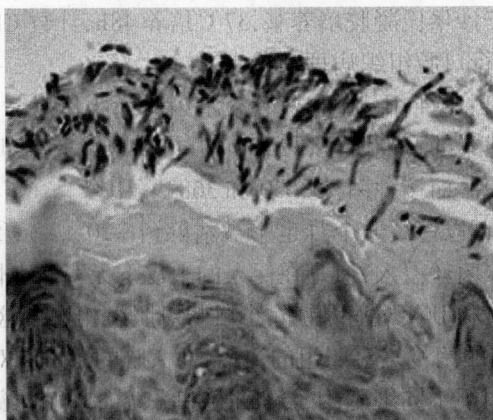

图 20-2-3　白色念珠菌 3630 感染 IL-12 p40$^{-/-}$小鼠口腔黏膜组织病理切片

表现为上皮广泛的念珠菌丝侵入，但是在侵入的上皮下无明显炎性细胞浸润

四、目前利用白色念珠菌感染动物模型的研究热点

尽管目前各种抗真菌药物在临床治疗中取得了较为肯定的效果,但是由于抗生素、免疫抑制剂应用和艾滋病发病率增高,以及念珠菌耐药菌株的出现等原因,侵袭性念珠菌病在免疫抑制患者中仍具有较高的发病率,且治疗效果不理想,甚至危及到患者生命。因此,研究者正致力于寻找有效预防念珠菌病的方法。白色念珠菌疫苗的开发和应用是预防念珠菌感染的有效手段,目前已成为本领域的研究热点。小鼠模型在念珠菌疫苗的相关研究中发挥了重要作用。

(一) 常用的念珠菌疫苗及其靶点

1. 减毒活菌 在疫苗学研究领域,直接以减毒活菌作为疫苗的例子很多,并且均能够高效预防传染性疾病,例如脊髓灰质炎、麻疹、风疹等。减毒活菌作为疫苗的优点在于其能够激活机体内多条免疫途径,并且与疾病的自然感染及免疫状态相似。已有的研究显示,减毒活菌对包括荚膜组织胞浆菌(*H. capsulatum*)、新型隐球菌(*C. neoformans*)以及卡氏肺囊虫(*Pneumocystis carinii*)在内的多种致病性真菌具有免疫保护作用。减毒活菌作为疫苗,能够激活 CD4$^+$ 及 CD8$^+$ T 细胞,并且对免疫抑制患者也具有保护作用。Saville 等学者采用基因工程改建的白色念珠菌 tet-NRG1 菌株作为实验性减毒活疫苗,结果显示其对免疫功能正常及缺陷小鼠播散性念珠菌病均具有保护作用,其保护作用主要依赖于 T 细胞免疫。

减毒活菌存在的主要问题是其使用的安全性。尽管已有研究证明减毒活菌对免疫抑制患者具有保护作用,但是否所有患者都能承受体内存在减毒活菌,该菌在体内是否会引起过敏反应并对患者造成损伤是必须考虑的问题。此外,虽然减毒活菌去除了致病毒性,但是其仍有可能在体内传递异质性抗原,从而引起超敏反应的发生。以上问题制约了减毒活菌作为疫苗在抗念珠菌感染中的应用。

2. 念珠菌胞壁多糖及蛋白 念珠菌胞壁多糖 β-葡聚糖(β-glucan)及甘露糖(mannan)是念珠菌疫苗最常选用的候选靶点。采用 β-glucan 及 mannan 共轭形成的疫苗对于实验性念珠菌病(candidiasis)、曲霉菌病(aspergillosis)以及隐球菌病(cryptococcosis)均具有保护作用。含有 β1,3-glucan 的昆布多糖(laminarin)与白喉毒素(diphtheria toxin)CRM197 共轭形成的疫苗 Lam-CRM 能够诱导抗 β-glucan 抗体产生,其与念珠菌菌丝结合并抑制其生长及增殖。该研究还显示抗 β-glucan 抗体与烟曲霉菌结合后,能够显著地抑制菌丝的形成,从而对致死剂量的烟曲霉菌感染也具有保护作用。还有研究显示,β-glucan 共轭疫苗免疫小鼠后,能够产生抗 β-glucan IgG 抗体。采用 IgG 抗体被动免疫小鼠,对阴道念珠菌病具有保护作用。

甘露糖蛋白(mannoprotein)是致病性真菌胞壁的主要组成成分,其甘露糖及蛋白成分均具有致病毒力及免疫原性。65kDa mannoprotein (MP65)能够迅速被巨噬细胞及 DCs 吞噬,并刺激 IL-6 及 TNF-α 合成。这一结果也提示 MP65 具有激活抗原提呈细胞及 T 细胞的能力,可以作为抗念珠菌感染疫苗的候选靶点。采用念珠菌表面 mannan 与人血清白蛋白共轭免疫兔所获得的血清抗体能够有效抑制念珠菌的生长。此外,采用 mannan 与念珠菌胞壁蛋白果糖二磷酸醛缩酶(fructose-bisphosphate aldolase,Fba)、烯醇酶(enolase)、磷酸甘油酸酯激

酶(phosphoglycerate kinase 1,Pgk1)等共轭后形成的糖肽疫苗能够提高小鼠的存活率,并降低肾真菌负荷。

3. 念珠菌毒力相关蛋白 白色念珠菌热休克蛋白90(heat shock protein 90,Hsp90)免疫C57BL/6J小鼠能够诱导特异性抗体产生,同时增强了NK细胞活性及伴刀豆球蛋白A(concanavalin A,ConA)介导的脾细胞增殖。与对照组小鼠相比,肾真菌负荷显著降低,提示Hsp90对系统性念珠菌感染具有保护作用。

ALS是与白色念珠菌黏附能力相关的重要毒力因子,其作为黏附素能够调控念珠菌对上皮细胞、内皮细胞及细胞外基质蛋白的黏附,并且对生物膜的形成也有重要影响作用。因此,ALS被认为是念珠菌疫苗的候选靶点,能够介导保护性细胞免疫及抗体产生。重组ALS3及ALS1蛋白对于播散性及黏膜念珠菌感染的保护作用已得到证实。

4. DNA疫苗 DNA疫苗(DNA vaccine)又称核酸疫苗,是指将编码某种蛋白质抗原的重组真核表达载体直接注射到宿主体内,使外源基因在活体内表达,产生的抗原激活机体的免疫系统,从而诱导特异性的体液免疫和细胞免疫应答,起到免疫保护的作用。该疫苗具有减毒活菌疫苗的优点,同时安全性很高,因此越来越受到重视。

目前有关DNA疫苗在念珠菌感染中应用的文献报道较少。最近的研究显示,白色念珠菌双链DNA(dsDNA)疫苗免疫后,新生小鼠脾CD4$^+$T细胞数量增多,并且分泌的IFN-γ显著增多,同时能够观察到小鼠胃黏膜念珠菌聚集减少,病理学改变也减轻,从而表明dsDNA疫苗对新生小鼠胃肠道念珠菌感染具有保护作用。

(二) 念珠菌疫苗存在的问题

尽管研究表明上述减毒活菌、念珠菌胞壁多糖及蛋白、DNA疫苗对实验性念珠菌病具有保护作用,为念珠菌疫苗的研究奠定了基础。然而,目前还存在着一些问题。例如,如何能使疫苗对免疫抑制患者起到理想的保护作用;对播散性念珠菌病进行免疫防御的同时,如何能够不破坏念珠菌作为正常菌群的组成;如何避免过敏反应的发生。这些问题都是抗感染性疾病疫苗研究的共性问题。还有一个至关重要的问题是,根据微生物学及遗传学特点,白色念珠菌可分为几百株,并且其致病力及毒性存在很大差异。能否找到一种对不同念珠菌感染都有保护作用的疫苗(a universal vaccine)有待进一步研究。β-glucan作为念珠菌胞壁的重要组成成分,在不同的念珠菌菌株及致病性真菌中具有高度保守性,同时还具有免疫调节能力。已有大量研究显示重组β-glucan,或者将其作为疫苗的共轭成分对系统性及黏膜念珠菌感染具有保护作用,因此,有研究者认为β-glucan有可能成为抗真菌通用疫苗的靶点。目前的疫苗研究,在寻找通用疫苗靶点的同时,也致力于增强疫苗的有效性。例如:通过共轭结合的方式,同时将β-glucan,mannan等多糖成分与Hsp90、Als等蛋白组合,以达到增强抗Th1型反应及产生更多保护性抗体的目的,从而更有效地抵抗念珠菌感染。

第三节 天疱疮动物模型

天疱疮(pemphigus)是一种以皮肤、黏膜损害为主要表现的自身免疫性大疱性疾病,口腔黏膜损害以寻常型天疱疮(pemphigus vulgaris,PV)最为多见,其病理损害的基本特点为上皮内棘细胞层松解(acantholysis)和上皮内疱(intraepidermal vesicles)的形成,免疫荧光等检测发现患者血清中有抗表皮棘细胞间物质的IgG自身抗体(又称天疱疮抗体)。

免疫印迹技术已测定出与天疱疮抗体结合的靶抗原主要为桥粒核心糖蛋白（desmoglein，DSG）。DSG 是桥粒黏附分子中钙黏素（cadherin）超家族的成员，分为三类：DSG1、DSG2 和 DSG3。DSG2 表达于心肌等具有桥粒结构的组织中，DSG1 和 DSG3 主要分布在复层鳞状上皮细胞。研究已经证实 DSG1 为落叶型天疱疮（pemphigus foliaceus，PF）靶抗原，主要分布于表皮上层的角质形成细胞（keratinocyte，KC）表面，以颗粒层和颗粒下层分布较多。DSG3 为 PV 的靶抗原，主要分布于表皮基底层和基底上层的 KC 表面。当天疱疮 IgG 与 DSG3 结合后破坏了钙黏素复合体的稳定性和构象，破坏了上皮细胞间的黏附，导致棘层松解的发生。

为了更好地理解天疱疮的致病机制及提供新的更为有效的治疗方法，动物模型被广泛用于此类疾病的基础研究。理论上来讲，研究天疱疮病理性抗体产生机制最好应用来自天疱疮患者的血清标本，但临床上并不易取到足够数量的研究标本，因此天疱疮动物模型被建立起来并广泛应用，成为研究天疱疮这一疾病的重要手段。

一、动 物 选 择

（一）鼠类

事实上，研究 PV 时应用小鼠模型最多见。根据建立模型的不同方式选择小鼠：被动免疫的方式建立模型多选用 C57BL/6N、Balb/c 的新生小鼠，主动免疫的方式建立模型则需要同时选用 *Dsg3* 基因敲除（*Dsg3*$^{-/-}$）小鼠和 *Rag-2*$^{-/-}$ 免疫缺陷小鼠（小鼠先天缺乏成熟的 T 细胞和 B 细胞，不能产生抗体，也不排斥外源性淋巴细胞）。也有个别研究者应用豚鼠作为动物模型。

（二）犬齿类动物

某些犬齿类动物如中国种尖嘴狗、德国牧羊犬等易出现人类落叶型天疱疮（PF）的临床症状及病理表现，早期有些学者用于比较药物治疗效果，但目前没有研究人员用狗来建立模型。

二、模型建立方法及生物学特性

近年来，研究者们应用不同的方法尝试建立天疱疮疾病的动物模型。随着对天疱疮致病机制的理解加深，动物模型建立方法也由简单到复杂，以期能更加接近人寻常型天疱疮疾病的临床表现及病理生理特征。下面主要以寻常型天疱疮为例介绍天疱疮动物模型的建立及发展过程。

（一）被动免疫

1. 输入人 PV-IgG 抗体

（1）小鼠：为研究天疱疮抗体在 PV 致病机制中的作用，将 PV 患者血清提纯的 PV-IgG 抗体按每天 1.5～16 mg/g 体重腹膜注射新生 Balb/c 小鼠。实验结果显示 70% 注射过 PV-IgG 抗体的小鼠出现与人类 PV 组织学病理学、超微结构及免疫荧光检测结果相似的皮肤水疱和糜烂症状，而注射正常人 IgG 抗体的对照组小鼠未出现异常。高剂量 PV-IgG 抗体可以有效地诱发 PV，并且呈剂量依赖性，抗体滴度与 PV 症状呈正相关。同样，将从 PF 患者血清中提取的 PF-IgG$_4$ 抗体注射到新生 Balb/c 小鼠体内亦会引起症状、组织学及免疫学与人类相似的 PF 疾病，并且进一步证明，PF-IgG$_4$ 抗体的 Fab 片段可以引起新生 Balb/c 小鼠的 PF

表现。

（2）豚鼠：在146只体重150～200g的豚鼠腹腔注射PV病人的PV-IgG抗体及富含单核细胞的疱内容物，2天后，当注射PV-IgG抗体总量达到6mg/g时，在豚鼠背部环形10～15个位点皮下注射疱内容物2.0mL。棘层松解、上皮内疱的形成、天疱疮抗体在棘细胞层沉积和几乎100%的死亡率是豚鼠PV模型的主要特征。若将疱内容物进行处理，如应用地塞米松、抑肽酶、加热（56℃，30min）、与人上皮标本预培养或去除疱内的单核细胞都不会出现豚鼠PV，表明实验动物出现天疱疮症状是天疱疮抗体、激活的单核细胞、补体及内源性蛋白酶的共同作用结果。

以上通过对实验动物被动输入PV患者的血清从而建立PV模型的方法简便、易操作、成本相对较低，适用于试验周期短、不需要检测抗体滴度、易获得PV患者血清的实验。

2. 利用其他动物获得PV-IgG抗体　DSG3分子具有5个串联重复的胞外结构域（extracellular domain，EC），其中EC1、EC2、EC4具有较高的同源性，可以被天疱疮患者的血清特异性抗体识别，因此，这些表位被称为"致病性表位"。特异性识别该表位的抗体则被称为"致病性抗体"，其中EC1、EC2的抗体与天疱疮的发病机制密切相关，影响细胞间的黏附。根据不同种属的天疱疮抗原具有高度保守的结构，将表达KC细胞EC1-2和EC3-4的RNA反转录为cDNA，之后将构建的可以表达EC1-2和EC3-4蛋白的质粒转移至大肠杆菌以获得蛋白。获得的EC1-2和EC3-4蛋白提纯后注射入新西兰大白兔体内，以获取抗EC1-2和EC3-4的血清。之后提纯兔血清中的IgG抗体片段，输入新生Balb/c小鼠体内，小鼠出现了PV表现，并且证明了EC1-2是主要的致病性表位。

相比给动物输入PV患者血清的方法，本方法最大优势为可以通过免疫动物获得来源单一、纯度较高的IgG抗体，使后继实验可信度更高，实验重复性好。

3. 输入PV患者全血清　目前PV致病机制表明大疱的形成不仅仅依赖于PV-IgG抗体的作用，还与血清中其他非PV-IgG抗体的成分有关。例如，天疱疮棘层松解与IL-1α、TNF-α、IL-6和IL-10等细胞因子相关，可能在维持细胞黏附起作用；全血清可以激活以DSG3为目标的蛋白酶如基质金属蛋白酶9（matrix metalloproteinase 9，MMP9）；在PV患者及经血清处理过的单细胞上皮模型中出现KC凋亡；PV患者血清中凋亡蛋白配体（FasL）含量显著增高，而FasL可能是导致棘层松解的重要原因。鉴于上述研究结果，也有学者提出仅单独使用提纯的PV-IgG抗体复制PV模型不能很好地解释非IgG因素，因此提出应用PV患者全血清才是复制动物PV模型并取得最近似人PV的方法。

（二）主动免疫

1. 传统方法　早期有研究者试图使用各种不同的免疫佐剂及鼠重组桥粒核心糖蛋白（rDSG3）多次免疫不同品系的野生型小鼠（如C57BL/6N、Balb/c和C3H/HeJ等），以期打破小鼠免疫耐受（图20-3-1A）。此方法虽有成功的例子，但实验表明被免疫的野生型小鼠体内几乎都不能产生可以结合DSG3的IgG抗体，并且在被免疫小鼠皮肤的KC表面没有任何IgG抗体的沉积。导致这种结果的原因是自身免疫耐受现象的存在，会阻止免疫系统对活体自身抗原的破坏。在免疫系统的发育过程中，暴露于自身成分的淋巴细胞，即自身反应性淋巴细胞会被机体清除或失去活性。因此现在此种方法已经很少应用。

2. 目前应用的新方法　将对DSG3无免疫耐受的*Dsg3*基因敲除小鼠（*Dsg3*$^{-/-}$）体内的脾脏细胞转移到表达DSG3的*Rag-2*$^{-/-}$免疫缺陷小鼠体内（图20-3-1B）。本模型最大的优点

为 $Rag\text{-}2^{-/-}$ 受体小鼠可以持续性产生抗 DSG3 的 IgG 病理性抗体,并且小鼠出现 PV 的临床及病理表现。该方法建立的模型非常稳定,且重复好。该模型也可用于提取抗 DSG3 的单克隆抗体。但其操作过程相对复杂,成本较高。其原理是:由于 $Dsg3^{-/-}$ 基因被敲出,小鼠不表达 DSG3 抗原,淋巴细胞未能暴露于抗原,没有建立免疫耐受,同时针对 DSG3 抗原的淋巴细胞未被清除。此时用 rDSG3 主动免疫 $Dsg3^{-/-}$ 小鼠,淋巴细胞理论上会产生针对 DSG3 的免疫反应,产生抗 DSG3 的 IgG 抗体。但由于 $Dsg3^{-/-}$ 小鼠不表达 DSG3,不会发生抗原抗体反应。但若将 rDSG3 免疫过的 $Dsg3^{-/-}$ 小鼠体内被激活的淋巴细胞选择性地转移到可以表达 DSG3 抗原的 $Rag\text{-}2^{-/-}$ 免疫缺陷小鼠体内(该品系小鼠先天缺乏成熟的 T 细胞和 B 细胞,不能产生抗体,也不排斥外源性淋巴细胞),$Dsg3^{-/-}$ 小鼠的淋巴细胞即可以在 $Rag\text{-}2^{-/-}$ 小鼠体内引发针对受体小鼠内源性抗原 DSG3 的抗原抗体反应。转移的淋巴细胞必须可以持续性的刺激受体小鼠体内产生针对自身 DSG3 抗原的抗体及产生相应的 PV 临床症状。

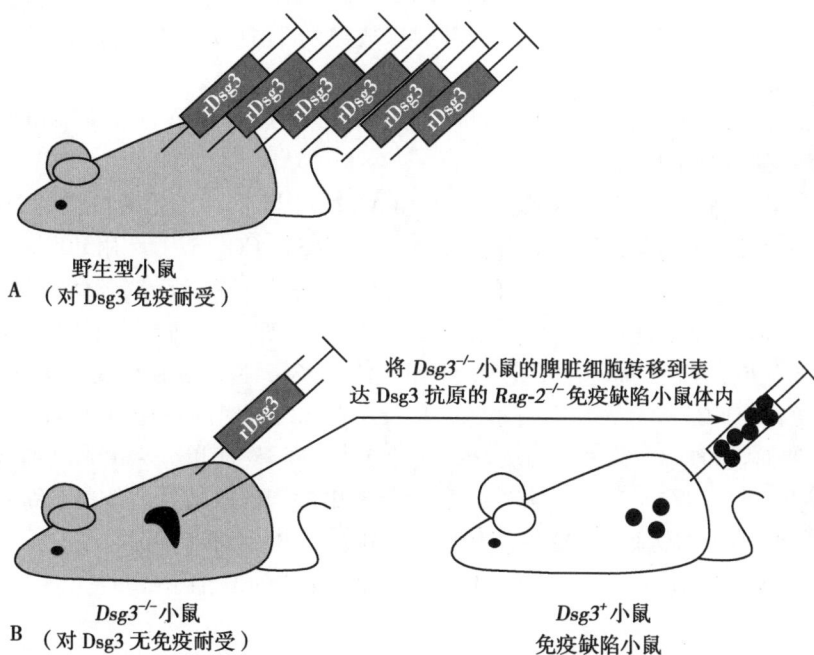

图 20-3-1　通过主动免疫建立 PV 模型
A. 在传统方法中,应用鼠 rDsg3 对各种野生型小鼠进行多次免疫以期打破免疫耐受,但没有小鼠体内能够产生可以与 Dsg3 抗原结合的 IgG 抗体,并且在小鼠皮肤角质形成细胞层未发现 IgG 抗体沉积　B. 在新的方法中,将 $Dsg3^{-/-}$ 小鼠的脾脏细胞转移到表达 Dsg3 抗原的 $Rag\text{-}2^{-/-}$ 免疫缺陷小鼠体内。受体 $Rag\text{-}2^{-/-}$ 小鼠可以稳定持续地产生病理性 PV-IgG 抗体,并出现 PV 的病理及临床表型

三、动物模型应用实例

(一)天疱疮动物模型建立

1. 目的　本方法是将 $Dsg3^{-/-}$ 小鼠的脾脏细胞转移到表达 DSG3 抗原的 $Rag\text{-}2^{-/-}$ 免疫缺陷小鼠体内,以期使 $Rag\text{-}2^{-/-}$ 小鼠可以稳定持续地产生病理性 PV-IgG 抗体,并出现 PV 的病

理及临床表型。

2. 方法

（1）合成鼠 rDSG3 蛋白

1）首先从 GeneBank 上查找到编码小鼠 DSG3 全胞外结构域的 cDNA 的核苷酸序列（GeneBank U86016）。

2）根据 DSG3 核苷酸序列设计并合成一对用于进行 PCR 扩增的特异性引物（如 5′-CCGAGATCTCCTATAAATATGACCTGCCTCTTCCCTAGA-3′ 及 5′-CGGGTCGACCCTCCAGGAT-GACTCCCCATA-3′）。

3）PCR 扩增编码鼠 DSG3 全胞外结构域的 cDNA。

4）扩增的 cDNA 重组于噬菌体克隆上并表达鼠 rDSG3 蛋白。

（2）小鼠的选择：$Dsg3^{-/-}$ 小鼠（雄性 $Dsg3^{-/-}$ 小鼠与雌性 $Dsg3^{+/-}$ 小鼠杂交），该小鼠的基因背景为 129/SV（H-2b）和 C57BL/6J（H-2b）品系小鼠的混合基因。$Rag-2^{-/-}$ 免疫缺陷小鼠为 B6. SJL-Ptprca 小鼠杂交第十代小鼠，其缺少成熟的 T 细胞及 B 细胞，故不能产生抗体或无法排斥外源性的脾脏细胞。

（3）ELISA：鼠 rDSG3 蛋白作为包被抗原，用于检测 rDSG3 免疫 $Dsg3^{-/-}$ 小鼠后不同时间点的 PV-IgG 抗体的产生情况。

（4）角质形成细胞染色：小鼠 KC 细胞株（PAM212）与含 10% 胎牛血清的 DMEM 培养基稀释 20 倍的小鼠血清样本培育 30 分钟，培养条件为 5% CO_2、37℃。用 PBS 漂洗后 -20℃下用甲醇固定 20 分钟。室温下 FITC-羊抗鼠抗体孵育 30 分钟后用荧光显微镜观察。

（5）使用 rDSG 蛋白免疫 $Dsg3^{-/-}$ 小鼠：第 0 天用完全弗氏佐剂与 5μg 的鼠 rDSG3 蛋白腹腔注射初次免疫，第 1、2 周各用不完全弗氏佐剂与 rDSG3 蛋白加强免疫 1 次；第 3、4 周不加佐剂各直接用 rDSG3 蛋白再次免疫小鼠。ELISA 在选定的时间点检测抗体产生情况。

（6）脾脏细胞的移植：第 32 天，从 $Dsg3^{-/-}$ 小鼠与 $Dsg3^{+/-}$ 小鼠分离出脾脏细胞。一般来说，从 2 只免疫的 $Dsg3^{-/-}$ 小鼠或 $Dsg3^{+/-}$ 小鼠中分离出的脾脏细胞用于 10 只 $Rag-2^{-/-}$ 小鼠。每只 $Rag-2^{-/-}$ 小鼠的尾静脉注射量为含 10^7 个脾细胞的 PBS 溶液 500μL。

（7）ELISPOT：检测具有产生抗 Dsg3 的 IgG 抗体能力的 B 细胞数量。

3. 结果

（1）用 rDSG3 蛋白免疫 $Dsg3^{-/-}$ 小鼠产生了抗 DSG3 的 IgG 抗体，在第 11 天 ELISA 检测为阳性结果，之后抗体浓度持续增长。同时这些免疫血清中的 IgG 抗体可以结合到小鼠角质形成细胞表面。另外，虽然免疫的 $Dsg3^{+/-}$ 小鼠也可产生抗体，但浓度大大低于 $Dsg3^{-/-}$ 小鼠，并且来自 $Dsg3^{+/-}$ 小鼠的免疫血清中的 IgG 抗体不能结合到角质形成细胞表面。

（2）免疫 $Dsg3^{-/-}$ 小鼠的淋巴细胞移植到受体 $Rag-2^{-/-}$ 小鼠中，第 4 天就可以在受体小鼠体内检测到抗 DSG3-IgG 抗体，抗体水平迅速增长且不需要 rDSG3 加强免疫，到 21 天左右达到高峰。抗 DSG3-IgG 抗体在小鼠体内一直可以被检测到，甚至超过 6 个月，表明受体小鼠体内的 DSG3 抗原可以持续刺激来自 $Dsg3^{-/-}$ 小鼠的淋巴细胞。ELISPOT 检测到脾脏及淋巴结中的 B 细胞仍有产生抗 DSG3-IgG 抗体的能力。

（3）$Rag-2^{-/-}$ 小鼠出现寻常性天疱疮的病理及临床表征

1）脾细胞移植后的第 25～35 天，接受 $Dsg3^{-/-}$ 小鼠脾细胞的受体小鼠体积显著小于接受 $Dsg3^{+/-}$ 小鼠脾脏细胞的受体小鼠（图 20-3-2）。

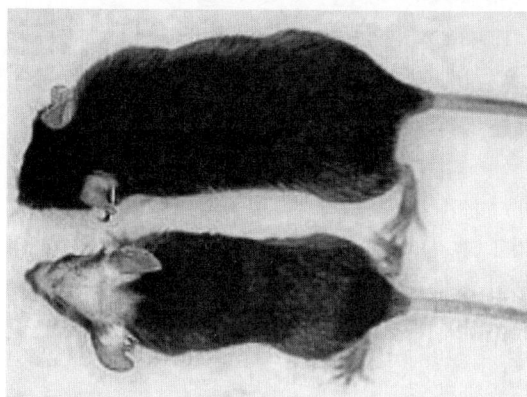

图 20-3-2 脾脏细胞转移后的第 25～35 天,接受 $Dsg3^{-/-}$ 小鼠脾脏细胞的受体小鼠(下)体积显著小于接受 $Dsg3^{+/-}$ 小鼠脾脏细胞的受体小鼠(上)

2）部分小鼠在口鼻颊出现溃疡,原因为小鼠的搔抓(彩图 20-3-3,见文末彩色插页)。

3）小鼠和 PV 患者的组织免疫病理学检查对比:①观察到接受来自 $Dsg3^{-/-}$ 小鼠脾细胞的 $Rag\text{-}2^{-/-}$ 小鼠口角皮肤(图 20-3-4A,见文末彩色插页)的溃疡及硬腭黏膜(图 20-3-4B,见文末彩色插页)处有 IgG 抗体沉积,与 PV 病人食管(图 20-3-4D,见文末彩色插页)情况相似;相反地,在接受来自 $Dsg3^{+/-}$ 小鼠脾脏细胞的 $Rag\text{-}2^{-/-}$ 小鼠硬腭黏膜(图 20-3-4C,见文末彩色插页)处未见有 IgG 抗体沉积;②接受来自 $Dsg3^{-/-}$ 小鼠脾脏细胞的 $Rag\text{-}2^{-/-}$ 小鼠黏膜上皮(图 20-3-4E 硬腭,图 20-3-4F 食管,见文末彩色插页)出现典型的与 PV 病人(图 20-3-4H,见文末彩色插页)相似的上皮内疱;③接受来自 $Dsg3^{-/-}$ 小鼠脾脏细胞的 $Rag\text{-}2^{-/-}$ 小鼠(图 20-3-4G,见文末彩色插页)未出现典型的棘层松解现象;④接受来自 $Dsg3^{+/-}$ 小鼠脾细胞的 $Rag\text{-}2^{-/-}$ 小鼠出现毛发脱落现象(图 20-3-5)。

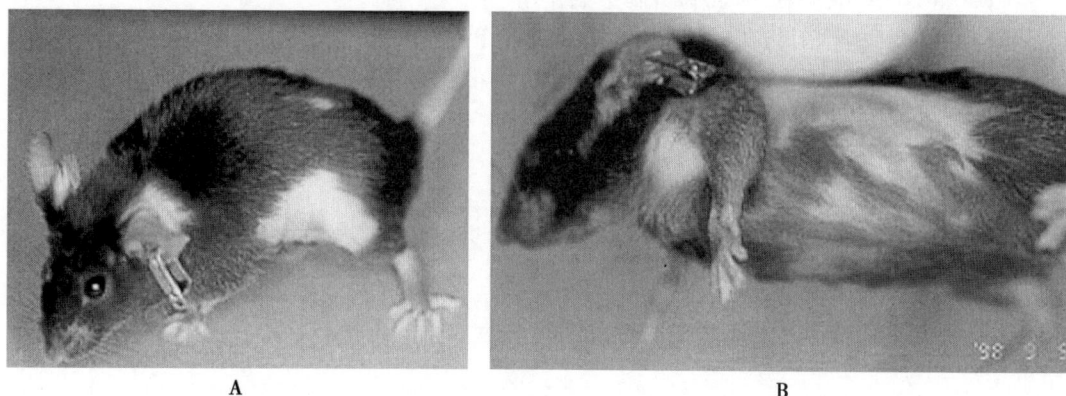

| A | B |

图 20-3-5 接受来自 $Dsg3^{+/-}$ 小鼠脾脏细胞的 $Rag\text{-}2^{-/-}$ 小鼠出现毛发脱落现象

4. 意义　$Rag\text{-}2^{-/-}$ 小鼠天疱疮模型可以稳定地复制,并且小鼠产生抗 DSG3-IgG 抗体及出现 PV 表现的时间过程基本一致,是研究 PV 较好的动物模型,同时也利于研究在 PV 疾病中 T、B 淋巴细胞在致病机制方面的作用。

（二）　动物模型对药物疗效的评价

1. 目的　通过建立小鼠的天疱疮模型，评估 4 种免疫抑制药物（环磷酰胺、硫唑嘌呤、环孢霉素 A、他克莫司）及 2 种糖皮质激素（甲基强的松龙和地塞米松）对该模型的治疗作用，了解小鼠天疱疮模型在治疗研究方面的优缺点。

2. 方法

（1）小鼠：8~10 周龄 $Dsg3^{-/-}$ 小鼠，8~10 周龄 $Rag\text{-}2^{-/-}$ 小鼠。

（2）建立 $Rag\text{-}2^{-/-}$ 小鼠天疱疮模型：应用 rDSG3 蛋白免疫 $Dsg3^{-/-}$ 小鼠，将 $Dsg3^{-/-}$ 小鼠的脾细胞移植至 $Rag\text{-}2^{-/-}$ 小鼠体内。

（3）应用免疫抑制药物：在移植脾细胞前 2 天将 6 种药物通过腹腔注射入 $Rag\text{-}2^{-/-}$ 小鼠体内并持续 4 周。

（4）ELISA 检测 $Rag\text{-}2^{-/-}$ 小鼠抗 DSG3-IgG 抗体滴度。

（5）PV 评分表现皮肤损害程度。

3. 结果

（1）未用药物的 $Rag\text{-}2^{-/-}$ 小鼠均产生抗 DSG3-IgG 抗体并有 PV 病理表现。

（2）用药物的对照组小鼠中，环磷酰胺几乎可以完全抑制 DSG3-IgG 抗体的产生、体重下降及出现 PV 临床表现。

（3）硫唑嘌呤、环孢霉素 A 和他克莫司也在一定程度上表现出对天疱疮的免疫抑制作用。

（4）对人类天疱疮有治疗作用的甲基强的松龙和地塞米松在小鼠模型上无抑制作用。

4. 意义　$Rag\text{-}2^{-/-}$ 小鼠天疱疮模型可以较好的用于评价药物治疗的疗效。其优势在于该模型建立的基础是确定了 DSG3-IgG 抗体在天疱疮疾病中的重要作用，并且模型中 DSG3-IgG 抗体可以持续产生。PV 主要表现在皮肤上，体重的变化也很容易测量，可以在不处死小鼠的情况下进行药物评估。但是本模型不是研究系统性类固醇类药物疗效的理想模型。

（三）　动物模型在天疱疮发病机制研究中的应用

CD40/CD154 分子在 PV 发病机制中的作用

（1）目的：研究 CD40/CD154 分子在病理性 PV 抗体产生及 PV 疾病发展过程中的作用，评估 CD145 单克隆抗体在 PV 预防及治疗方面的疗效，观察阻断 CD40/CD154 分子后对 PV 小鼠模型的长期影响作用。

（2）方法及结果

1）首先常规建立 $Rag\text{-}2^{-/-}$ 小鼠 PV 模型，在移植脾细胞之前将 CD145 单克隆抗体注射入 $Rag\text{-}2^{-/-}$ 小鼠体内，CD145 单克隆抗体即可以完全阻断 DSG3-IgG 抗体的产生，并且小鼠无大疱表现。

2）早期应用 CD145 单克隆抗体可以诱发对 DSG3 抗原的免疫耐受，在停止用药后可以至少持续 70 天。

3）对早期应用 CD145 单克隆抗体的 $Rag\text{-}2^{-/-}$ 小鼠在第 49 天确认无 DSG3-IgG 抗体产生后，在第 53 天再次移植脾细胞，仍然不能产生 DSG3-IgG 抗体及出现 PV 表现。同时将经 CD145 单克隆抗体处理过的 $Rag\text{-}2^{-/-}$ 小鼠体内的脾细胞移植给未接受 CD145 单克隆抗体的 $Rag\text{-}2^{-/-}$ 小鼠体内同样不产生 DSG3-IgG 抗体及不出现 PV 表现，表明这种对 DSG3 的免疫耐受由移植的免疫调节细胞诱导。

4）当 *Rag-2⁻/⁻* 小鼠体内产生了 DSG3-IgG 抗体后,再应用 CD145 单克隆抗体对于 PV 没有治疗性作用,小鼠仍出现明显的 PV 特征。

（3）意义:本实验在 *Rag-2⁻/⁻* 小鼠 PV 模型中证明了预先应用 CD145 单克隆抗体可以很好地阻断 CD40/CD145 的相互作用,抑制抗 DSG3-IgG 抗体的产生及 PV 疾病的发展。但当 DSG3-IgG 抗体产生后应用 CD145 单克隆抗体无明显抑制抗体产生的效果。以上实验结果不仅有助于理解 PV 疾病抗体持续产生的免疫机制,并且提供了以抗体介导治疗自身免疫性疾病的新方法。

四、目前利用天疱疮动物模型的研究热点

近年的研究证明,桥粒并不是一个稳定的结构,相反,它是一个不断进行组装、分解、再组装的动态结构,当细胞在上皮分化期间接收外界的信号后,就可以在上皮内迁移。而天疱疮患者产生了抗 DSG3 的抗体,这种抗体与 DSG3 结合后,耗尽了该蛋白,从而使桥粒的组装无法实现,导致了临床的天疱疮病损——棘层松解。因此,有学者称天疱疮为"桥粒组装缺陷病"。研究还证实,桥粒的粘结状态是处于"稳定的高粘结"（stable hyper-adhesion）与"功能性微弱粘结"（dynamic weak-adhesion）的平衡状态。更进一步的研究表明,抗体与 DSG3 结合激活了 PKC、Src 和 EGFR 信号通路,形成细胞之间的"功能性微弱桥粒粘结",并启动了由 p38MAPK 调节的细胞对 DSG3 的内吞作用,导致 DSG3 耗尽,形成棘层松解。另一方面,T 细胞在天疱疮发病机制中的作用正受到重视。动物模型研究表明,一种称为"桥粒 3 蛋白反应 CD4⁺T 细胞"（DSG3-reactive CD4⁺T cells）可能是导致机体产生自身抗体的原因之一,而这种 T 细胞受 Treg 细胞的调节,因此,Treg 细胞有可能成为治疗天疱疮的新靶点。

第四节 艾滋病口腔表征动物模型

艾滋病（acquired immune deficiency syndrome,AIDS）是人类免疫缺陷病毒（human immunodeficiency virus,HIV）感染引起的一种免疫缺陷疾病。建立 AIDS 的动物模型对研究 HIV-1 引起的免疫缺陷和测定疫苗及抗病毒制剂的治疗效果等都是不可缺少的工具。至今,已经有很多的灵长类动物用于 HIV-1 型感染的动物模型如黑猩猩、长臂猿和恒河猴。非灵长类动物如猫、家兔、转基因小鼠和 SCID 小鼠等作为动物模型也越来越受到各国学者的重视。AIDS 研究中最为广泛采用的是猫免疫缺陷病毒（feline immunodeficiency virus,FIV）和猴免疫缺陷病毒（simian immunodeficiency virus,SIV）所诱导的 FIV/猫和 SIV/猴两种动物模型,而 SIV/猴被普遍认为是目前 AIDS 的最好模型。多数艾滋病患者有口腔表现,与 AIDS 密切相关的口腔病损主要有口腔真菌感染（主要是白色念珠菌病最常见）、毛状白斑、Kaposi 肉瘤、口腔疱疹、非霍奇金淋巴瘤等等。建立 HIV 感染的口腔黏膜病动物模型以治疗 HIV 感染患者的口腔病损也越来越受重视。

由于 HIV 病毒致病性极强,卫计委规定其病毒培养及动物实验必须在达到三级生物安全水平（BSL-3）的实验室,即 P3 实验室内进行,且需极为严格的安全隔离措施。未经培养的 HIV 病毒感染性材料在采用可靠的方法灭活前进行的病毒抗原检测、血清学检测、核酸检测、生化分析等操作必须在 BLS-2 实验室内进行,已经灭活的 HIV 病毒或 HIV 病毒感染材

料的相关分析检测可在 BLS-1 实验室内操作。

一、动 物 选 择

AIDS 的动物模型较多,但是应用于口腔感染的动物模型相对较少。天然小鼠类不能用于 AIDS 动物模型的原因是其不具备 CD4 受体,即使将人的 CD4 受体的 cDNA 导入小鼠细胞并且表达这个基因产物,仍然不能使 HIV-1 病毒感染和复制,而转基因小鼠的出现为 HIV 动物模型的建立开辟了新天地。目前 HIV 感染的口腔念珠菌病动物模型多是采用转基因小鼠。也有学者试图采用非肥大性糖尿病与严重免疫缺陷小鼠(non-obese diabetic/severe combined immunodeficiency,NOD/SCID)和 NOD/SCID B2m^{null} 小鼠建立 HIV 模型进行研究。

二、模型建立方法

(一) 方法

用 HIV 转基因小鼠(如 CD4C/HIV^{MutA})建立口腔念珠菌感染模型的方法与前述相同,即首先培养白色念珠菌,然后收集、离心、PBS 清洗两次,调整浓度为 1×10^8/ml,将念珠菌接种于口腔,在接种后的不同时间点,用消毒棉签擦拭口腔,并涂布于沙堡凝胶培养皿,监测口腔感染情况。

(二) 模型生物学特性

转基因小鼠(CD4C/HIV^{MutA})接种了念珠菌后的第 3 天,口腔的念珠菌量明显增加,接种后前 4 天,感染明显加强。小鼠有 6 ~ 10 周的携菌期,且感染后期,舌背部可见真菌性口炎的症状。组织学观察,白色念珠菌菌丝渗入口腔鳞状上皮(包括舌、腭、牙龈及颊等),有丰富的单核细胞浸润。黏膜表面可见广泛的损伤,大量菌丝从上皮渗入固有层。大量单核细胞从角蛋白层渗入至黏膜下层。同时,小鼠的全身表现与 HIV-1 病人的临床特征非常相似,表现出 AIDS 样的疾病,有消瘦、颓靡、淋巴器官萎缩纤维化、CD4$^+$T 细胞减少、间质性肺炎和小管间质性肾炎。

三、动物模型应用实例

利用转基因小鼠建立起来的口腔黏膜感染模型主要应用于人类有口腔表现的 AIDS 的发病机制、毒力差异分析、药物治疗、疫苗等研究领域,为研究人类 AIDS 提供了重要工具。

(一) 动物模型的应用

1. 念珠菌致病因子研究 有学者采用 HIV-1 转基因小鼠的口腔念珠菌感染模型,进行口腔感染期念珠菌毒力基因表达差异的研究,结果表明:C3H 小鼠和 DBA/2 小鼠发生的急性感染,一般在口腔接种 7 天内即可清除干净,而白色念珠菌会在表达 HIV-1 的转基因小鼠上长期定植直至其死亡。转基因小鼠和其他两种小鼠除了持续表达的某些分泌性天冬氨酸蛋白酶(secretory aspartyl proteinase,SAP)的基因不同外,短期表达的基因如磷酯酶 B1(phospholipase B,PLB1)基因也有显著不同。转基因小鼠在感染期 SAP5 和 SAP9 表达最多。他们的研究表明,HIV 个体与正常个体发生口腔感染时表达的念珠菌毒力基因(SAP 家族基因)

明显不同。

2. 免疫细胞在宿主抗念珠菌感染中的作用 采用 CD4C/HIV^{MutA} 转基因小鼠建立的口咽部念珠菌感染模型对树突状细胞(dendritic cells,DCs)和 CD4$^+$T 细胞进行研究。转基因小鼠的 DCs 呈现衰竭且幼稚的表现型,其 MHC Ⅱ 和 IL-12 的表达量下降。研究还发现口腔黏膜、颈淋巴结及外周血中的 CD4$^+$T 细胞数量减少,表现为 Th2 型的免疫应答,显示了 CD4$^+$T 细胞缺乏是转基因小鼠对慢性白色念珠菌感染易感的主要原因。

同样利用 CD4C/HIV^{MutA} 转基因小鼠建立的口咽部念珠菌感染模型对 CD8$^+$T 细胞和多形核粒细胞在限制黏膜的念珠菌感染的作用进行研究。结果表明,表达 HIV-1 Rev、Env、Nef 基因序列的 CD4C/HIV^{MutA} 转基因小鼠多形核细胞的循环数量和氧爆发量都增强。但与非转基因小鼠相比,这些吞噬细胞的吞噬功能和杀伤力仍然健全。剔除多形核细胞对口腔黏膜的白色念珠菌量并无影响。但如果小鼠的 CD8 基因表达缺陷或者仅表达 HIV-1 的 Nef 基因则会加重转基因小鼠口腔的念珠菌感染。

3. HIV 传播途径研究 用 NOD/SCID 小鼠和 NOD/SCID B2m^{null} 小鼠研究口腔传播 HIV 病毒,将口腔或者腹膜腔内接种不同的 HIV-1 病毒株。接种用的 HIV 病毒株有 HIV-1$_{NDK}$ 和 HIV$_{MN}$ 作为 X4 病毒,HIV-1$_{TH22PF6}$、HIV-1$_{JR-CSF}$ 和 HIV-1$_{JR-FL}$ 作为 R5 病毒及 HIV-1$_{NDK}$、HIV-1$_{MN}$、HIV-1$_{Th22PF6}$ 和 HIV-1$_{JR-CSF}$。病毒接种至口腔分为两种方法:一种方法是直接接种于没有创伤的口腔,作为未受损的口腔感染模型;另一种方法是将病毒接种于有创口(用剪刀在牙周黏膜处制作创口)的小鼠作为受损的口腔感染动物模型。接种后,12~16 小时内不供给小鼠水或者食物。7 天后完成最后一次接种,杀死小鼠分析。结果发现 HIV$_{MN}$ 作为 X4 病毒接种于口腔后,未发现保存的 HIV Gag 和 Env 序列。HIV-1$_{NDK}$ 在高剂量时也不能导致口腔感染。不论是否有口腔创口,也不论剂量是 100 或者 1000HIV-1$_{JR-CSF}$ 和 HIV-1$_{JR-FL}$,R5 病毒都不能导致口腔感染。HIV-1$_{JR-CSF}$ 病毒高剂量时也不能引起小鼠的口腔感染。

(二) 实例

应用 HIV-1 转基因鼠模型研究白色念珠菌感染时巨噬细胞介导的免疫应答反应。

1. 目的 建立 HIV-1 转基因小鼠模型(即 CD4C/HIV^{MutA} 转基因小鼠),该模型 CD4$^+$T 细胞、树突状细胞、巨噬细胞可以表达 Rev、Env、Nef 基因并且发展至 AIDS 相似的临床表现。应用该模型研究念珠菌感染时巨噬细胞的免疫应答反应,为了解黏膜念珠菌感染的 HIV 患者的固有免疫应答和获得免疫应答打下良好的基础。

2. 实验材料和方法

(1) 小鼠:CD4C/HIV^{MutA} 转基因小鼠(特征为小鼠不能长大、消瘦、严重的淋巴器官萎缩及纤维化、CD4$^+$T 细胞丢失和间质性肺炎等)、纯合的 Nos2$^{-/-}$ 小鼠(仅表达 HIV-1 的 Nef 基因,并且 iNOS 即诱生型一氧化氮合酶基因缺失)。

(2) 念珠菌:白色念珠菌 LAM-1。

(3) 建立念珠菌感染的动物模型:口腔感染方法同前述。腹腔接种 2×10^6 念珠菌建立系统感染并设立对照组,3 天后收集腹膜细胞。

(4) 免疫组织化学分析组织黏膜免疫细胞群分类:取小鼠脾、颊黏膜、舌、胃部组织制作冷冻组织切片。一抗为大鼠抗小鼠 F4/80 抗体、仓鼠抗小鼠 CD11c 抗体、大鼠抗小鼠 CD4 抗体和大鼠抗小鼠 CD8 抗体,生物素标记二抗,Vectastain Elite ABC 试剂盒,联苯二胺及苏木素复染。

（5）间接免疫荧光双标法标记黏膜巨噬细胞并结合激光共聚焦显微镜技术对 M1 型（经典活化的巨噬细胞）和 M2 型（替代性活化的巨噬细胞）巨噬细胞进行表型分析鉴定：一抗为大鼠抗小鼠 F4/80 抗体和大鼠抗小鼠 MCP-1 抗体或大鼠抗小鼠 F4/80 抗体和大鼠抗小鼠 CD206 抗体，生物素标记二抗，FITC/R-RE 标记链霉亲和素。

（6）流式细胞术检测黏膜巨噬细胞：制备肠、口腔黏膜单细胞悬液，加入荧光标记的抗小鼠 CD45、CD11b、CD11c、F4/80、I-A^{K+} 单克隆抗体后流式细胞检测。

（7）腹膜巨噬细胞吞噬及杀伤念珠菌能力检测。

（8）腹膜巨噬细胞释放 H_2O_2、NO 及细胞因子能力检测。

（9）腹膜巨噬细胞 M1 型和 M2 型激活标志基因表达检测：提取腹膜巨噬细胞 RNA，应用 RT-PCR 检测 18S、F4/80、TNF-α、NOS2、YM1 和 ARG1。

（10）数据分析。

3. 结果

（1）CD4C/HIV^{MutA} 转基因小鼠口腔及胃部的慢性念珠菌感染可以引发黏膜部位包括巨噬细胞在内的复杂炎症细胞反应。在白色念珠菌感染第 70 天，免疫组织化学分析，念珠菌菌丝可渗透至黏膜固有层并有大量中性粒细胞浸润。黏膜下层大量 F4/80$^+$ 巨噬细胞、CD11c$^+$ 树突状细胞、CD4$^+$T 细胞及少量 CD8$^+$T 细胞聚集。而在无感染的 CD4C/HIV^{MutA} 小鼠无菌丝浸润，并且只有少量分散存在的 F4/80$^+$ 巨噬细胞、CD11c$^+$ 树突状细胞，基本无 CD4$^+$T 细胞及 CD8$^+$T 细胞。以上证明转基因小鼠在树突状细胞及 CD4$^+$T 细胞数量或功能缺陷并受到白色念珠菌长期慢性感染条件下，仍然具有募集炎性细胞群对白色念珠菌做出免疫应答反应。

（2）募集的巨噬细胞易诱导分化为 M2 型巨噬细胞。RT-PCR 分析在白色念珠菌感染时 CD206、YM1 和 ARG1（主要表达于 M2 型）基因表达显著高于 MPC-1、TNF-α 和 NOS2（主要表达于 M1 型）。

（3）转基因或者非转基因小鼠巨噬细胞的百分比相似，但白色念珠菌感染可以减少转基因小鼠巨噬细胞的数量，并且转基因小鼠的巨噬细胞可以增强对白色念珠菌的吞噬能力但杀伤力无明显变化。

（4）研究还发现转基因小鼠对白色念珠菌应答时，巨噬细胞产生的 H_2O_2 减少，IL-6 和 MCP-1 增多，而缺乏 iNOS 的转基因小鼠并不会对口腔念珠菌病或者系统性念珠菌病更易感。

4. 研究意义　本研究表明表达 HIV-1 的转基因小鼠可以募集巨噬细胞抵抗口腔和胃黏膜的念珠菌侵袭，并且巨噬细胞主要分化为 M1 型。在体外，巨噬细胞在念珠菌感染时产 H_2O_2 能力有一定减弱，但产 NO 及杀伤白色念珠菌的能力无影响，并且 NO 不能限制白色念珠菌的增殖及抑制系统性白色念珠菌感染。以上结果提示转基因小鼠黏膜巨噬细胞在念珠菌感染时的免疫应答作用大部分仍得以保留，巨噬细胞没有明显的数量及功能缺陷，这与预期的实验结果相差较远。因为 CD4C/HIV^{MutA} 转基因小鼠的树突状细胞及 CD4$^+$T 细胞数量及功能严重缺陷，理论上预测作为重要的效应细胞，巨噬细胞也应发生功能缺陷导致不能分化为 M1 型巨噬细胞并发生 Th1 型免疫应答。事实上，HIV-1 转基因并不会影响巨噬细胞的活化作用。以上提示我们需要进一步研究导致 CD4C/HIV^{MutA} 转基因小鼠对白色念珠菌易感性增加及其抗念珠菌感染能力缺陷可能存在的其他效应机制。

小鼠的 AIDS 模型及 AIDS 口腔模型已经引起人们的高度重视,并已开始应用于 AIDS 口腔疾病的研究,随着研究的深入,小鼠 AIDS 口腔表征动物模型必将为征服人类 AIDS 做出积极的贡献。

四、目前利用动物模型研究艾滋病口腔表现的热点

利用一种新型的转基因小鼠——人类化小鼠(humanized mice)研究抗艾滋病病毒疫苗和药物是目前的研究热点,例如:①用 gp96(HIV)-Ig 疫苗免疫人类化小鼠,结果发现,小鼠的直肠和阴道黏膜产生了强烈的、以人类 CD8$^+$T 淋巴细胞为主的免疫应答,对其感染有保护作用;②用人类化的小鼠证明,在黏膜预防性给予替诺福韦(tenofovir)或恩曲他滨(emtricitabine)均能有效预防直肠和阴道 HIV 感染;③在阴道应用 Maraviroc 制成的凝胶,可以有效预防小鼠通过阴道感染 HIV。在口腔医学研究方面,则有以下几个方面:①研制一种在口腔黏膜稳定表达并能刺激机体产生抗 HIV 保护免疫的 HIV 抗原疫苗;②口腔黏膜及其先天免疫应答与系统获得性免疫应答的关键机制;③口腔黏膜疫苗的作用机制,包括:口腔树突状细胞和 NK 细胞的作用以及它们相互沟通与系统获得免疫应答的关系,口腔黏膜树突状细胞和 NK 细胞相互沟通(cross-talk)与身体其他部位黏膜的不同,口腔黏膜分泌的可溶性防御分子的特征。

(胡　雁)

参 考 文 献

1. STALEY J T,KONOPKA A. Measurement of in situ activities of nonphotosynthetic microorganisms in aquatic and terrestrial habitats. Annu Rev Microbiol,1985,39(1):321-346

2. WOESE C R,FOX G E. Phylogenetic structure of the prokaryotic domain:The primary kingdoms. Proceedings of the National Academy of Sciences,1977,74(11):5088-5090

3. FISCHER S G,LERMAN L S. DNA fragments differing by single base-pair substitutions are separated in denaturing gradient gels:correspondence with melting theory. Proceedings of the National Academy of Sciences,1983,80(6):1579-1583

4. ZOETENDAL E G,COLLIER C T,KOIKE S,et al. Molecular ecological analysis of the gastrointestinal microbiota:a review. The Journal of Nutrition,2004,134(2):465-472

5. BEN OMAR N,AMPE F. Microbial community dynamics during production of the Mexican fermented maize dough pozol. Appl Environ Microbiol,2000,66(9):3664-3673

6. AHN J,YANG L,PASTER B J,et al. Oral microbiome profiles:16S rRNA pyrosequencing and microarray assay comparison. PLoS One,2011,6(7):22788

7. MAXAM A M,GILBERT W. A new method for sequencing DNA. Proceedings of the National Academy of Sciences,1977,74(2):560-564

8. SANGER F,NICKLEN S,COULSON A R. DNA sequencing with chain-terminating inhibitors. Proceedings of the National Academy of Sciences,1977,74(12):5463-5467

9. METZKER M L. Sequencing technologies［mdash］the next generation. Nat Rev Genet,2010,11(1):31-46

10. KANASI E,DEWHIRST F E,CHALMERS N I,et al. Clonal analysis of the microbiota of severe early childhood caries. Caries Res,2010,44(5):485-497

11. TANNER A C,KENT R L,HOLGERSON P L,et al. Microbiota of severe early childhood caries before and after

therapy. J Dent Res,2011,90(11):1298-1305

12. LING Z,KONG J,JIA P,et al. Analysis of oral microbiota in children with dental caries by PCR-DGGE and barcoded pyrosequencing. Microb Ecol,2010,60(3):677-690

13. BECKER M R,PASTER B J,LEYS EJ,et al. Molecular analysis of bacterial species associated with childhood caries. J Clin Microbiol,2002,40(3):1001-1009

14. BELDA-FERRE P,ALCARAZ L D,CABRERA-RUBIO R,et al. The oral metagenome in health and disease. The ISME journal,2012,6(1):46-56

15. PREZA D,OLSEN I,AAS J A,et al. Bacterial profiles of root caries in elderly patients. J Clin Microbiol,2008, 46(6):2015-2021

16. PREZA D,OLSEN I,WILLUMSEN T,et al. Microarray analysis of the microflora of root caries in elderly. Eur J Clin Microbiol Infect Dis,2009,28(5):509-517

17. GROSS E L,LEYS E J,GASPAROVICH S R,et al. Bacterial 16S sequence analysis of severe caries in young permanent teeth. J Clin Microbiol,2010,48(11):4121-4128

18. AAS J A,GRIFFEN A L,DARDIS S R,et al. Bacteria of dental caries in primary and permanent teeth in children and young adults. J Clin Microbiol,2008,46(4):1407-1417

19. ALVES F R,SIQUEIRA J F Jr,CARMO F L,et al. Bacterial community profiling of cryogenically ground samples from the apical and coronal root segments of teeth with apical periodontitis. J Endod,2009,35(4): 486-492

20. RÔÇAS I N,ALVES F R,SANTOS A L,et al. Apical root canal microbiota as determined by reverse-capture checkerboard analysis of cryogenically ground root samples from teeth with apical periodontitis. J Endod,2010, 36(10):1617-1621

21. SIQUEIRA J F, RÔÇAS I N, ROSADO A S. Investigation of bacterial communities associated with asymptomatic and symptomatic endodontic infections by denaturing gradient gel electrophoresis fingerprinting approach. Oral Microbiol Immunol,2004,19(6):363-370

22. SAKAMOTO M,RÔÇAS I N,SIQUEIRA J F,et al. Molecular analysis of bacteria in asymptomatic and symptomatic endodontic infections. Oral Microbiol Immunol,2006,21(2):112-122

23. WADE W G. Has the use of molecular methods for the characterization of the human oral microbiome changed our understanding of the role of bacteria in the pathogenesis of periodontal disease? J Clin Periodontol,2011, 38:7-16

24. DELIMA S L,MCBRIDE R K,PRESHAW P M,et al. Response of subgingival bacteria to smoking cessation. J Clin Microbiol,2010,48(7):2344-2349

25. LI Y,HE J,HE Z,et al. Phylogenetic and functional gene structure shifts of the oral microbiomes in periodontitis patients. ISME J,2014,8(9):1879-1891

26. DURAN-PINEDO A E,CHEN T,TELES R,et al. Community-wide transcriptome of the oral microbiome in subjects with and without periodontitis. The ISME journal,2014,8(8):1659-1672

27. GHANNOUM M A,JUREVIC R J,MUKHERJEE P K,et al,Naqvi A,et al. Characterization of the Oral Fungal Microbiome (Mycobiome) in Healthy Individuals. PLoS Pathog,2010,6(1):1000713

28. AMAGAI M. Pemphigus vulgaris and its active disease mouse model. Curr Dir Autoimmun,2008,10:167-181

29. CHAKIR J,CÔTÉ L,COULOMBE C,et al. Differential pattern of infection and immune response during experimental oral candidiasis in Balb/c and DBA/2 (H-2d) mice. Oral Microbiol Immunol,1994,9(2):88-94

30. CIRILLO N,GOMBOS F,RUOCCO V,et al. Searching for experimental models of Pemphigus vulgaris. Arch Dermatol Res,2007,299(1):9-12

31. CZERNINSKI R,AMORNPHIMOLTHAM P,PATEL V,et al. Targeting mammalian target of rapamycin by ra-

pamycin prevents tumor progression in an oral-specific chemical carcinogenesis model. Cancer Prev Res,2009, 2(1):27-36

32. FARAH C S,ELAHI S,PANG G,et al. T cells augment monocyte and neutrophil function in host resistance against oropharyngeal candidiasis. Infect Immun,2001,69(10):6110-6118

33. FARAH C S,ELAHI S,DRYSDALE K,et al. Primary role for CD4(+) T lymphocytes in recovery from oropharyngeal candidiasis. Infect Immun,2002,70(2):724-731

34. FARAH C S, HU Y, RIMINTON S. Distinct roles for IL-12p40 and TNF in resistance to oral candidiasis defined by gene-targeting. Oral Microbiol Immunol,2006,21(4):252-255

35. GREEN C B,MARRETTA S M,CHENG G,et al. RT-PCR analysis of Candida albicans ALS gene expression in a hyposalivatory rat model of oral candidiasis and in HIV-positive human patients. Med Mycol,2006,44(2): 103-111

36. GOUPIL M,TRUDELLE E B,DUGAS V,et al. Macrophage-mediated responses to Candida albicans in mice expressing the human immunodeficiency virus type 1 transgene. Infect Immun,2009,77(9):4136-4149

37. HU Y,FARAH C S,ASHMAN R B. Isolates of Candida albicans that differ in virulence for mice elicit strain-specific antibody-mediated protective responses. Microbes Infect,2006,8(3):612-620

38. HU Y,FARAH C S,ASHMAN R B. Effector function of leucocytes from susceptible and resistant mice against distinct isolates of Candida albicans. Immunol Cell Biol,2006,84(5):455-460

39. SAKAKI T,TAMURA I,KADOTA H,et al. Changing expression of E-and P-cadherin during rat tongue carcinogenesis induced by 4-nitroquinoline 1-oxide. J Oral Pathol Med,2003,32(9):530-537

40. TAKAE Y,NISHIKAWA T,AMAGAI M. Pemphigus mouse model as a tool to evaluate various immunosuppressive therapies. Exp Dermatol,2009,18(3):252-260

41. VAIRAKTARIS E,PAPAGEORGIOU G,DERKA S,et al. Expression of ets-1 is not affected by N-ras or H-ras during oral oncogenesis. J Cancer Res Clin Oncol,2007,133 (4):227-233

42. VERED M,YAROM N,DAYAN D. 4NQO oral carcinogenesis:animal models,molecular markers and future expectations. Oral Oncol,2005,41(4):337-339

43. LI W Q,HU X C,ZHANG X,et al. Immunisation with the glycolytic enzyme enolase confers effective protection against Candida albicans infection in mice. Vaccine,2011,29(33):5526-5533

44. KITAJIMA Y. New insights into desmosome regulation and pemphigus blistering as a desmosome-remodeling disease. Kaohsiung J Med Sci,2013,29(1):1-13

45. SPINDLER V,WASCHKE J. Desmosomal cadherins and signaling:lessons from autoimmune disease. Cell Commun Adhes,2014,21(1):77-84

46. TAKAHASHI H,KOUNO M,NAGAO K,et al. Desmoglein 3-specific CD4[+] T cells induce pemphigus vulgaris and interface dermatitis in mice. The Journal of Clinical Investigation,2011,121(9):3677-3688

47. GONZALEZ L,STRBO N,PODACK E R. Humanized mice:novel model for studying mechanisms of human immune-based therapies. Immunol Res,2013,57(1-3):326-334

48. GARCIA-LERMA J G,HENEINE W. Animal models of antiretroviral prophylaxis for HIV prevention. Curr Opin HIV AIDS,2012,7(6):505-513

49. NEFF C P,KURISU T,NDOLO T,et al. A topical microbicide gel formulation of CCR5 antagonist maraviroc prevents HIV-1 vaginal transmission in humanized RAG-hu mice. PLoS One,2011,6(6):20209

第二十一章 颞下颌关节疾病动物模型

因各种原因造成的颞下颌关节疾病,包括炎症、创伤与肿瘤等是口腔医学领域的常见病和多发病,直接关系到口颌系统的生理功能,严重时还可影响口腔颌面部的正常生长发育。通过建立实验动物模型来模拟人类颞下颌关节疾病的发生发展过程,并探寻有效的干预方法来治疗或预防这种疾病,无疑有着十分重要的临床意义。本章将重点介绍最常见的颞下颌关节紊乱病及关节强直等实验动物模型的建立方法与研究现状。

第一节 颞下颌关节紊乱病动物模型

颞下颌关节紊乱病(temporomandibular joint disorders,TMJD)是口腔颌面部常见病,发病隐匿,进展缓慢。由于颞下颌关节位居颅底,体积小,腔狭窄,表面有面神经等重要解剖结构,导致在活体颞下颌关节腔内取材时较其他大关节更为复杂。因此,该类疾病在人群中的研究十分困难。目前对 TMJD 的发病机制尚未完全阐明,因此选择适当的实验动物建立 TMJD 模型,研究其发病机制,探索新的治疗措施,寻找更合理有效的治疗途径是具有重要意义的。本节从 TMJD 实验动物的选择、模型建立的方法以及组织病理学表现等方面概述动物模型在颞下颌关节紊乱病基础研究中的应用。

一、实验动物选择及其生物学特性

实验动物的颞下颌关节解剖结构、组织形态、功能运动、疾病病理过程应尽量与人相似,实验结果才有可比性和实用价值,这是 TMJD 科学研究的重要前提和保证。

颞下颌关节的功能主要是支持各种下颌运动,其中最主要的是咀嚼运动。由于咀嚼运动的形式不同,颞下颌关节在运动中所承受的负荷特征也不同,表现出的组织学特征也有差异,例如食草类动物(如山羊)以左右向研磨运动为主,啮齿类动物(如大鼠)以前后运动为主,而灵长类动物(如猕猴)的下颌运动则类似于人类的多向运动方式。比较解剖学的研究提示,尽管有不同的解剖特征,所有哺乳动物都有形态学和生理学特性相似的颞下颌关节及其相关组织。因此,可以说,所有的动物都可以用于颞下颌关节的研究。啮齿类动物由于生长速度快,通常用于发育方面的研究。羊颞下颌关节的大小、形态学特征与人类相似,不少学者把它用于关节镜和外科手术的研究。黑猩猩和猴子在下颌髁突生长模式方面,与人类有很大的相似性,因此黑猩猩和猴子可用于生长模式的研究。以下从解剖学和组织学的角度出发,阐述各种实验动物建模的特点。

（一）食草类动物——山羊

1. 解剖学特点

（1）髁突:体积较小,髁突关节面仅占颞骨关节面大小的1/2。髁突内外径大于前后径,内极较外极突出,长轴由外前行向内后。髁突外形较薄,呈盘状,横嵴仅在内后1/3隐约可见,在外1/3和中1/3髁突仅有前斜面,没有后斜面,故前斜面显得很宽大,内外向略呈凹形。髁突颈非常短,但翼肌窝从内极处一直延伸到髁突前斜面的中份前缘,乙状切迹很浅,喙突向前上明显突出。

（2）颞骨关节面:呈宽大略突的弧面。从比较解剖学的角度来看,该区域应是关节结节,其关节结节较平坦,而关节窝则应是位于该关节面后方的狭窄的凹槽样结构。在关节窝内侧半可见明显的关节后结节。

（3）关节盘:呈卵圆形,上表面略大,下表面略小,前、中、后三带明显,前后带较厚,中带较薄,内侧较厚,外侧较薄。

2. 组织学特点　成年山羊的颞下颌关节骨关节面表面所覆盖的软骨组织分带明显。致密的表面纤维带主要由水平走行的胶原纤维组成,可见成纤维细胞;增殖带由5~8层未分化细胞构成;肥大软骨带较厚,含15层左右的软骨细胞,表浅部平行于关节面排列,深层呈柱状排列成骨小梁样,并与其下方的骨小梁相联系,其间的间隙与下方的骨髓腔相交通;钙化软骨带有许多钙化的细小骨小梁沿与关节表面垂直的方向呈树枝样排列。髁突表面软骨的层次比较明显,关节结节表面软骨的层次相对不明显,而关节窝表面基本无肥大带,仅散在有软骨细胞群,其深层的骨小梁也比较粗大、致密,与骨关节面平行的特点不明显。关节盘主要由致密的胶原纤维组成,可见有散在的成纤维细胞,胶原纤维的走行方向不完全一致,尤其是中央部纤维断面较多,上下走行的纤维很少见到。

3. 评价　山羊温顺,易于捕捉与麻醉,其颞下颌关节除关节结节平坦外,余者与人类相近,加之羊的颞下颌关节位于颅底侧方,比较浅在,施术容易,术后便于接近观察,且羊的耐受力与抗感染力均强,易于饲养,来源广泛,价格合理,故已成为研究颞下颌关节较佳的实验动物。

（二）啮齿类动物——大鼠

1. 解剖学特点

（1）髁突:外形呈梭形,前后径明显大于内外径,其内外极不明显,没有明显的髁突前斜面或后斜面。髁颈的前后径较大,内外径很小,翼肌窝不明显,喙突较长。

（2）颞骨关节面:呈前下行向后上的槽形,没有关节窝和关节结节的划分。冠状断面呈人字形,内侧壁为颅骨外侧面,外侧面为颧弓根内侧面。

（3）关节盘:有明显的前、中、后三带,前、后带较厚,中带较薄。横断面呈半圆弧形。

2. 组织学特点　髁突表面软骨分带明显,表面纤维带、增殖带、肥大软骨带和钙化软骨带结构清晰、分界清楚、连续性好。肥大软骨带细胞呈柱状排列,与关节表面垂直,约有8~12列软骨细胞,软骨下骨小梁呈指状,与关节表面垂直。颞骨关节面表面软骨较薄,肥大带不明显。

关节盘纤维以前后向走行为主,长梭形的成纤维细胞与胶原纤维平行排列,前、后带均可见纤维横断面。

3. 评价　利用大鼠等啮齿类动物建立 TMJD 动物模型,在成本和操作难易度方面具有优势。由于种属与关节形状的较大差异,以大鼠作为动物模型而获得的实验结果不能直接推到人类,但适用于大鼠的各种生化与免疫检测试剂较易获取,这便于 TMJD 分子发病机制的研究。

（三）灵长类动物——猴

1. 解剖学特点　猕猴或恒河猴的颞下颌关节与人类的颞下颌关节非常相似,包括大体形态及显微结构(图 21-1-1)。但其关节后壁上的关节后结节非常突出,与人类有明显区别,这说明其向后方具有骨性结构的限制,与灵长类间隙处牙的限制作用类似。

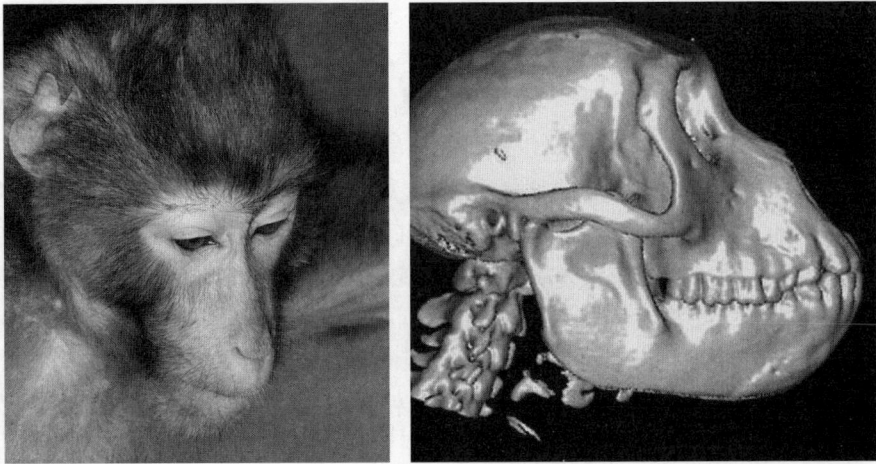

图 21-1-1　恒河猴及其关节外形

2. 组织学特点　髁突及颞骨关节面表面的软骨由表及里四带分界明显。关节表面带由致密的结缔组织纤维构成,纤维排列整齐,平行于关节表面,纤维之间分布着嗜碱性扁平梭形细胞,其长轴与关节面平行。增殖带含大量排列紧密的小细胞,细胞间质较少,细胞长轴与关节表面平行,核较小。肥大带细胞体积逐渐变大,胞质增多,在深层细胞呈圆形,胞核大。最深层软骨细胞逐渐移行并钙化为含软骨细胞的骨小梁,为软骨层到骨层的过渡。髁突颈、髁突前斜面和关节结节后斜面软骨层与骨层的界限不明显,骨小梁呈树枝样伸向软骨层,方向大致与关节面垂直。关节窝表面纤维软骨表面肥大带不明显,其下方为平直连续的骨皮层,骨小梁较粗。关节盘三带明显,后带最厚,中间带最薄,前带厚薄介于两者之间。前后带胶原纤维粗大,与关节表面平行、多方向走行,中间胶原纤维以前后走向为主,排列更致密。关节盘各带中均散布着与髁突表面带中相似的小梭形细胞,前、后带细胞成分较多(图 21-1-2)。

3. 评价　灵长类动物的颞下颌关节与人类非常相似,是研究 TMJD 的理想实验动物模型,但其价格昂贵,来源较少,由于不如山羊等动物温顺,在实验观察中可能具有一定难度。

二、模型建立与鉴定方法

TMJD 包括了多种疾病状态,它们可以单独发生,也可以同时存在。实验中,应根据研究

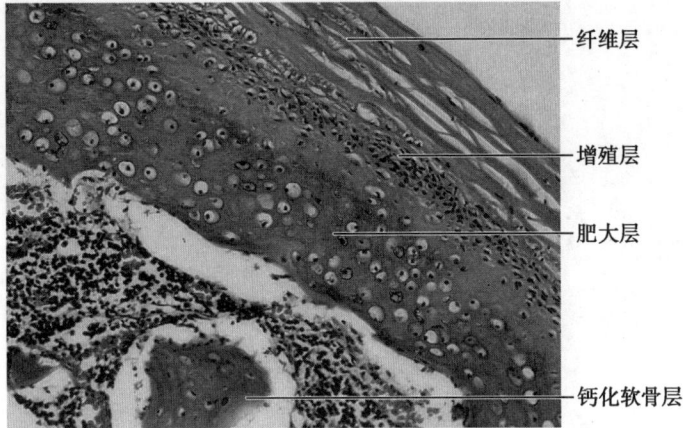

纤维层

增殖层

肥大层

钙化软骨层

图 21-1-2　猴髁突软骨组织学表现

目的的不同,灵活地选择不同的建模方法和合适的实验动物。常用的建模方法有两种:一是手术建模。它是指通过人为的手段直接破坏关节的对称和稳定,另外一种则是在关节腔内注射药物来建立模型。该方法是指通过应用化学药物的伤害性刺激人为地造成关节炎症和损伤,它具有操作简便,可控与重复性好等优点。但是这些方法都是模拟颞下颌关节紊乱病的某一病理过程来诱导疾病的发展,并不符合颞下颌关节紊乱病多因素共同作用、病变发展缓慢以及破坏与重建共存等特点,而且更多地侧重于研究疾病的病理变化,而不是疾病的病因机制。因此,建立有效的 TMJD 实验动物模型应满足以下基本条件:病变应具有一致的可重复性,能在短期内发生,并与被评价的病理状态具有相似性。

（一）手术诱导法

1. 关节盘切除法　在一项选用 5 只雄性恒河猴来进行单侧关节盘切除术对关节结构及咀嚼功能影响的研究中发现,关节盘切除术后颞下颌关节发生了退行性关节病。关节髁突及颞下凹关节表层结构丧失,颞骨关节结节骨质吸收,髁突变得宽大、平坦,关节间隙消失,髁突与颞骨间出现纤维性粘连,髁突前后径增大。这是由于在关节面前份功能区发生了骨赘,而关节髁突的后份几乎没有形态学上的改变所致,表明退行性病变的发生部位与解剖结构及负荷区域有关。咀嚼时,可能在接触受压的区域更易发生。研究发现饲料种类的改变可以导致关节盘切除后退行性关节病指数的变化。分别于盘切除术后 1 个月和 3 个月将磨碎饲料换成粗硬饲料喂养,均使新西兰大白兔颞下颌关节退行性关节病指数升高,退行性病变更加严重(图 21-1-3)。

2. 实验性关节盘穿孔法　手术造成 4 只成年恒河猴双侧颞下颌关节实验性盘穿孔,观察 11~12 周后发现其中 5 侧关节盘穿孔扩大,一侧愈合,一只动物的双侧关节均出现盘的彻底丧失,关节面剥脱裸露,形成骨与骨的直接接触。组织学观察发现:一些关节面增厚、细胞增多,原纤维形成;滑膜明显增生,盘表面及盘穿孔边缘上滑膜细胞的迁移生长;盘与关节面多处粘连;盘的细胞构成增加,盘的血管分布也增加;颞骨纤维关节面中软骨细胞丛形成;髁突及颞骨关节面处骨赘形成,局灶性或完全性关节面剥脱裸露。这些改变中的大多数与骨关节病的诊断一致。进一步的研究还发现实验动物可出现滑膜软骨瘤病。手术造成盘穿孔后,羊颞下颌关节可出现类似骨关节病的退行性改变。但也同时发现有的穿孔可愈合。

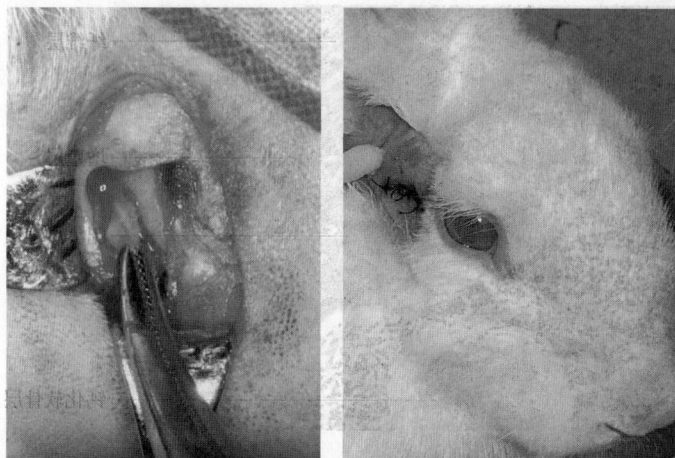

图 21-1-3　切除兔关节盘建模

采用相似的手术方式造成盘穿孔的方法观察了盘穿孔对羊颞下颌关节的影响。术后 8 个月处死动物发现,盘穿孔后在颞下颌关节内发生了增生性改建变化,表现为关节髁突及颞骨关节面软组织层的增生反应,使组织层增厚,却并未发现明显的退行性改变发生。这可能是关节结构的一系列适应性变化。由此可见,盘穿孔法虽然可以造成颞下颌关节骨关节病,但方法较为复杂,且穿孔非病变自然形成,乃人工所为,尚可愈合,病变的发生率也不稳定,可重复性较差。

3. 髁突表层破坏法　该方法常以手术切开关节囊以暴露关节下腔,然后用刀片及骨膜分离器造成髁突表层轻微的破坏。实验采用 5 只羊的双侧颞下颌关节,一侧为实验组,一侧为对照组,并于 90 天后处死观察。结果显示对照侧未见病变,实验侧 X 线片示颞骨关节面无异常,而所有的髁突均表现为明显的骨赘形成、侵蚀及变平。4 侧有皮质骨下囊肿形成,1 侧出现明显的硬化。组织学观察发现所有实验侧关节盘均变薄,3 侧出现穿孔。穿孔边缘胶原纤维撕裂,细胞成分增加。颞骨关节面明显增生改建,但有些标本出现关节软骨层从骨面剥离,髁突无软组织覆盖,完全裸露。有些区域出现吸收及肉芽组织浸润。目前认为关节表层的破坏可能代表着一种原纤维形成的进展阶段。其机制可能是关节面的丧失使其骨组织不再受到保护,而发生微小骨折及滑液渗透所致,继而发展为骨组织的破坏及骨质象牙化,造成关节盘磨耗,使其变薄和穿孔。颞骨关节面的负荷增加,开始表现为增生反应,但在有些关节中也表现为关节面与其下骨质间失去粘着而剥离。

采用破坏骨关节病好发部位的解剖结构,以获得动物模型的方法,似乎难以代表近似临床的发病过程。

4. 手术造成盘移位法　采用手术方法造成兔关节盘前移位的具体方法是在术中于盘后带后 2mm 的后附着上横行切断,然后将关节盘前推,置于髁突与关节结节之间。术后 1 周动物表现出关节功能紊乱症状,此后又消失。2 周后处死,发现滑膜陷窝中细胞增生、血管浸润,关节结节区及髁突软骨各层均明显增厚,可见增殖的软骨细胞丛及其嗜碱性染色加深,可能代表着异常负荷造成的退行性关节病。

此法方法复杂,实验例数尚少;关节盘移位不典型,退行性改变不甚明显,因此要成为颞下颌关节骨关节病的成熟动物模型,尚有较大差距。

（二）注射诱导法

1. 肌肉注射全身用药法 可应用每日肌注醋酸曲安奈德（1.5mg/kg 体重）的方法诱导小鼠的颞下颌关节骨关节病。观察发现 5 周时出现髁突软骨的顺长轴方向的线性裂隙，关节腔内纤维粘着，软骨中出现软骨细胞丛，以后关节软骨呈现出原纤维形成的外观。2 个月后出现骨质疏松，这些改变可能标志着一种潜在的退行性过程，似乎与骨关节病的诊断一致。这种病损在停药后 7 周髁突发生修复，故该病损具有可复性。由此可见，该方法获得的病变与骨关节病尚缺乏可比性。

2. 关节腔内注射法 关节腔内注射法具有简便易行，几乎无机械损伤及可靠性好等优点。此法无需手术暴露关节腔，创伤极小，从而排除或减少了影响实验结果的掺杂因素。

有研究发现使用皮质类固醇药物行关节腔内注射可使髁突软骨纤维面丧失，软骨表层多发性侵蚀、破坏，软骨基质嗜碱性物质染色程度减弱。研究人员认为这可能是一种退行性关节炎。此外，一项长期于年轻狒狒关节内注射大剂量皮质类固醇的研究发现，该法可造成髁突的不可逆损害，同时出现类似甲状旁腺功能亢进的结果。但也有研究显示关节腔内注射类固醇激素可抑制软骨中活性蛋白酶的水平，从而阻碍骨关节病的进程。因此，关于激素关节腔内注射所引起的改变的性质及其与骨关节病的关系尚需进一步研究。况且激素可对动物全身情况产生影响，因此以激素造成的关节病变作为骨关节病的动物模型似有不妥。

3. 促老法（accelerated senescence） 这是一种可促使小鼠发生颞下颌关节退行性关节病的方法。这种小鼠经促老处理后寿命较短，早期即出现各种衰老征象，包括生理活动的改变，毛发失去光泽，脱毛，老年性淀粉样变性等。颞下颌关节发生的退行性关节病变有髁突关节面的粗糙、裂隙及侵蚀，以及同时进行的关节边缘的增生，并造成髁突变形，但未见骨质象牙化迹象。研究人员认为退行性改变的发展不仅与实际年龄增长有关，而且与快速衰老小鼠（senescence accelerated mouse，SAM）普遍发生的衰老也有关。由于膝关节与髋关节无明显的与年龄相关的改变发生，因此可认为在促老法诱导的颞下颌关节退行性改变中，局部因素是重要的病因。

由于这种促老引起骨关节病仅见于小鼠的颞下颌关节，而小鼠的颞下颌关节很小，因此使用促老法建立动物模型尚有一定难度。况且有研究者认为衰老引起的改变与骨关节病是不同的。

（三）建模成功的鉴定方法

TMJD 建模是否成功是通过大体以及镜下关节与关节盘组织形态与结构变化的观察来鉴定。这里重点介绍其组织病理学特征。

1. 关节软骨的损害

（1）原纤维形成（fibrillation）：颞下颌关节关节面覆盖着纤维软骨而不是透明软骨，这是颞下颌关节区别于其他活动关节的特征。软骨表面被覆着一层成熟的纤维组织，其排列方向与关节表面平行。骨关节病的病变早期，在关节接触点区（此处承受负荷最大）发生周缘纤维松解，胶原束间逐渐缺少粘连，束间液体聚集，继而纤维断裂剥脱，进入滑液腔中。发生在颞下颌关节的上述结构改变与发生在其他活动关节的"原纤维形成"相似。电镜下可见关节表面有不同程度的结构改变，即覆盖于正常髁突表面，由一层细纤维丝状物质构成的

"光滑板"完全消失,其下的胶原纤维溶解、脱落,深层胶原纤维暴露于关节腔;胶原纤维变细,高电子密度的无定形物质沉积于胶原纤维间及关节表面。这些改变提示关节表层基质破坏,失去黏着性,使规律交织的胶原纤维束松解破坏,同时胶原本身亦发生变化:胶原纤维有溶解断裂趋势,残存的胶原总量减少。软骨纤维层的丧失不同于软骨其他各层的缺失,并非正常的生理改变。软骨完整性的破坏是骨关节病有别于关节改建过程的关键所在。在纤维关节面的深层中还可见到卷曲的弹力样结构"蚓状小体",可能是关节软骨对应力的反应性组织变性。用印度墨汁表面染色法可将关节软骨的原纤维形成区域显示出来。内窥镜下也可见到颞下颌关节结构表面原纤维形成改变。

(2) 软骨细胞丛(chondrocyte clusters):骨关节病早期软骨的另一改变是表层出现软骨细胞丛(图 21-1-4)。大的软骨细胞丛可能来自反复的细胞分裂,而正常关节软骨则不会出现这种分裂。软骨细胞丛的出现代表着软骨细胞的增殖能力增强。软骨细胞周围常见深染基质构成的晕,表明残存在软骨基质中的软骨细胞合成蛋白多糖的能力增高。在发生骨关节病改变的颞下颌关节软骨中可见软骨细胞丛中表现为"孵育袋式"的结构。

(3) 软骨裂隙(splitting):颞下颌关节骨关节病中关节软骨的纵行裂隙及横行裂隙均可发生。横裂常发生于非钙化软骨与钙化软骨之间。深部区域的横裂常伴发邻近骨髓腔的纤维化。在此区域可见软骨细胞丛。在裂隙发生的边缘区域,常可观察到原纤维的形成。有时,大的横裂可使软骨面全层剥脱,形成软骨下的骨面暴露。

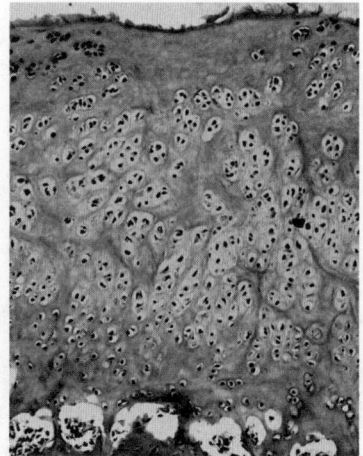

图 21-1-4 软骨细胞丛形成的组织学表现

(4) 基质成分的丧失:关节软骨基质的主要成分为蛋白多糖和胶原成分。骨关节病时蛋白多糖及胶原的合成均增加,但最终又丧失。蛋白多糖的减少程度与病情的严重程度成正比。Kopp 用甲苯胺蓝异染法及阿辛蓝染色法对人颞下颌关节进行的组织化学研究表明:颞下颌关节表面大体所见的骨关节病损与硫酸化氨基多糖的减少有关。关节盘变薄区域异染性明显降低,表明局部区域的硫酸化氨基多糖被分解。蛋白多糖成分的破坏是骨关节病的重要特征,它将减低功能状态时关节软骨对压力负荷的耐受性。许多研究均已证实颞下颌关节软骨发生退行性改变时,胶原纤维发生了溶解、变性。胶原的改变是 TMJD 时组织破坏的主要损害之一。

2. 软骨下骨组织(subchondral bone)的改变

(1) 骨赘(osteophyte):骨赘的主要成分为骨组织,它可与其他的软骨下皮质骨及松质骨融合。骨赘表面覆盖着一层透明软骨和纤维软骨,与邻近的滑膜衬里相连续。骨赘多发生于关节软骨的边缘区域,此处滑膜与纤维软骨融汇,细胞增殖活性高。骨赘的形成是由于髁突的进行性改建和周缘性改建造成的。

(2) 骨质象牙化(eburnation):在软骨全层缺损的区域,软骨下骨组织的骨质增生是很明显的。在这些区域,骨质构成的关节面被磨平,磨平的硬化表面具有光泽,如同象牙,因此称为骨质象牙化。一些小块的新生软骨常常突入硬化骨质的小间隙中。骨质象牙化表面的骨细胞多数发生细胞坏死,表现为空虚的骨陷窝。有时一层新的纤维组织面可自滑膜边缘长入,以重新覆盖裸露的骨面。X 线片、颞下颌关节内窥镜检及组织学检查均说明骨质象牙化(或骨质硬化)是颞下颌关节骨关节病的常见表现。

（3）骨质侵蚀(erosion):病理研究发现,在一些颞下颌关节骨关节病中有严重的骨质侵蚀现象。表现为骨质缺损、髓质骨破坏,髓质间隙中的脂肪及生血成分被纤维组织所代替。这种骨髓腔的纤维化现象可能是由于髓质骨直接与滑液腔向交通而造成。滑液进入髓间隙,似有致纤维化的作用。

3. 关节盘的改变　尽管骨关节病可以在没有颞下颌关节盘移位的情况下发生,而颞下颌关节盘移位与颞下颌关节骨关节病的相互关系尚不清楚,但大量研究表明:颞下颌关节盘的移位与颞下颌关节骨关节病密切相关。在临床上,关节盘的移位应被视为骨关节病的伴发表现,而不是骨关节病的原发病因。颞下颌关节盘变薄、穿孔是骨关节病的常见改变。关节盘的胶原纤维可发生玻璃样变、断裂、纤维排列紊乱。关节盘变薄处甲苯胺蓝异染性明显降低,说明局部区域的软骨基质成分降解。穿孔的关节盘内细胞成分明显增加,血管成分也显著增生,特别是靠近穿孔的游离缘,关节盘表面有许多未分化的间充质细胞。在变薄的关节盘中央区域可见大的、多核的软骨细胞样细胞。颞下颌关节内窥镜下亦可见关节盘上的血管增生、充血的现象。

4. 关节滑膜的改变　尽管骨关节病的基本损害是软骨的耗损和破坏,但滑膜的改变也十分明显。滑膜的病变主要发生在关节盘的双板区,滑膜可增厚,少数变薄或消失。在滑膜增厚的部位,滑膜下层结缔组织水肿,玻璃样变性,血管减少,血管壁增厚,管腔狭窄或闭锁,滑膜的绒毛可发生坏死、脱落。一些滑膜细胞发生凋亡。有的部位滑膜细胞增生,表面细胞呈梭形,细胞核深染呈椭圆形,靠近深部的细胞呈多边形,为 5~8 层细胞。结缔组织内血管增多,扩张充血,并可见出血。有慢性炎症细胞浸润,以淋巴细胞为主,其余为浆细胞和巨噬细胞,炎症主要局限在结缔组织浅层。

5. 关节标本病理改变评价　实验性 TMJD 的病理改变有时需要进行量化研究,特别在评价某种干预措施的作用时。国内外学者报道了一些关于颞下颌关节骨关节病组织学评价系统,下面是研究中常用的一个评价标准,即改良的 Mankin 评分标准(表 21-1-1)。

表 21-1-1　改良的 Mankin 评分标准

结构	表现	评分
	正常	0
	轻度表面不规整	1
	中度表面不规整	2
	重度表面不规整	3
	髁突纤维软骨裂隙	4
	骨裂	5
	软骨全部丧失	6
	结构完全崩解	7

续表

结构	表现	评分
骨髓纤维化	无	0
	轻度	1
	中度	2
	重度	3
骨赘形成	无	0
	轻度	1
	中度	2
	非常明显	3

注:分数值由 0~7 或 0~3 表示病变由无→轻→重,0 为无病变

三、动物模型的应用

骨关节病(osteoarthrosis,OA)是活动关节的一种常见慢性退行性疾病。有关 OA 的病因和发病机制目前仍不够清楚。颞下颌关节结构紊乱病与骨关节病之间密切相关。有实验表明,颞下颌关节骨关节病(temporomandibular joint osteoarthrosis,TMJOA)患者关节滑液中一氧化氮(nitric oxide,NO)浓度显著升高,高浓度的 NO 能抑制软骨细胞增殖、基质合成,加速细胞凋亡,降低软骨细胞的修复能力。另外,NO 与其他细胞因子如 IL-1、TNF-β、IFN 等还存在相互调节和影响的关系。高占巍等利用一氧化氮合酶抑制剂 L-单甲基-精氨酸(NG-methyl-L-arginine,L-NMMA)治疗山羊实验性 TMJOA 取得了一定疗效。

选用四川简阳产成年努比山羊 8 只,体重 15~20kg,年龄 1.5~2 岁,雌雄各半。试验前圈养 1 周,观察无明显全身疾病,无失牙及咬合紊乱,无关节运动异常者方纳入本实验。随机选其中 2 只山羊(雌雄各 1)作为正常对照,不作任何处理。圈养 1 周后处死取标本观察。用 0.5% 胶原酶溶液 0.8ml,注射入 6 只山羊双侧颞下颌关节上腔诱导骨关节病。在注射胶原酶后第 4 周起,每隔 3 天在 6 只山羊的左侧颞下颌关节上腔注射 0.5% L-NMMA 0.5ml,注入后反复回抽 2 次确认是否在关节腔内,共注射 7 次,右侧颞下颌关节上腔同期注射生理盐水 0.5ml 作为对照。注射胶原酶后 12 周,处死所有动物,完整切取双侧关节标本共 12 侧,经修整后置入 10% 中性甲醛液中固定 1 周,0.5mol/L EDTA 脱钙液脱钙 2 周,沿关节的矢状面分别切取关节的内、中、外 1/3 三部分组织块,石蜡包埋后行 4μm 厚组织切片。HE 染色后根据改良 Mankin 骨关节病组织学评价系统对颞下颌关节的病变评分。

结果评价:

1. 一般情况 在注射胶原酶后 1~3 天大部分动物表现咀嚼速度慢,进食时间延长,进食量减少,精神状态差,5~7 天后基本恢复正常。关节内注射 0.5% L-NMMA 后,除 1 只动物关节区有轻微肿胀外,未见其他动物有异常变化。

2. 组织学观察 注射过胶原酶的关节标本均可见 OA 病理改变。右侧关节(注射生理

盐水侧)标本髁突纤维软骨层次模糊,表面不规整,纤维软骨连续性中断,部分区域纤维软骨变性脱落已被排列杂乱的纤维组织取代,部分标本出现骨裂、骨赘。软骨下见有骨组织硬化,骨组织改建活动明显。关节盘后区的滑膜组织增生,滑膜充血增厚,周围可见炎性细胞浸润。关节盘变薄、溃疡,细胞成分增多,有软骨化表现。左侧关节(注射 L-NMMA 侧)标本髁突病变相对较轻,病变多数局限于表层。软骨细胞增生,细胞成分增多,增殖层出现水肿。纤维软骨层基本能分清层次。部分标本出现纤维软骨裂隙。根据改良 Mankin 评分标准对双侧颞下颌关节病变进行评价。结果显示,注射 L-NMMA 侧关节病变较对侧轻,左侧为 3.83(n=6),右侧为 6.33(n=6),用配对 t 检验,显示左右侧关节病变差异有显著性(P<0.01)。

本实验采用胶原酶诱导的山羊 TMJOA 动物模型。在胶原酶注射后第 4 周开始注射 L-NMMA。经与对照侧对比,结果显示,注射 L-NMMA 侧颞下颌关节病变程度明显较注射生理盐水侧轻,表明 L-NMMA 对山羊实验性 TMJOA 的发生和发展有抑制作用。关节腔内注射药物治疗 TMJOA 是目前常用的一类保守疗法,所选药物多为激素,多数研究认为其治疗效果多为对症治疗。本研究为临床选用 NOS 抑制剂治疗 TMJOA 进行了一次新的探索,为 TMJOA 的保守治疗提供了一种选择。但其远期疗效及与其他药物疗效的对比,尚需进行深入研究。

第二节　颞下颌关节强直动物模型

颞下颌关节强直(temporomandibular joint ankylosis,TMJA)是一种由于关节囊内髁突-关节盘复合体与颞骨关节面粘连,而导致下颌运动障碍的疾病。根据发病原因的不同可将其分为两种类型,纤维粘连性和骨性粘连性颞下颌关节强直。这是一种严重的致残性疾病,给病人的身心健康带来多严重损害,如:开口、咀嚼与言语困难,口腔卫生不良,颌面部继发畸形与上呼吸道阻塞等。建立颞下颌关节强直动物模型对于进一步研究其发病机制和探索合理有效的治疗措施具有重要意义。

一、建模方法与鉴定

(一) 动物选择与建模方法

关于颞下颌关节研究实验动物的选择在上一节中已作过系统介绍,与颞下颌关节紊乱病实验动物模型稍有不同的是多选择性情温顺的动物建模。以大鼠作为建模动物通过去除关节盘,破坏颞骨关节面和髁突的方法造成关节强直模型。术后 15 天取关节标本经 HE 染色显示颞骨关节面与髁突之间纤维组织以及软骨形成,术后 30 天 HE 染色显示颞骨关节面与髁突之间骨组织形成,但此骨组织并未在颞骨关节面与髁突之间形成骨性连接,而观察术后 60 天和 90 天 HE 切片均未发现骨组织的继续形成。王琳源等以小型猪为动物模型通过模拟髁突矢状骨折继发关节强直的临界损伤条件,包括去除部分关节盘,破坏颞骨和髁突的关节面,自髁突关节面纵行劈骨,形成髁突内 2/3 斜向下的矢状骨折,限制关节运动等,术后 4 个月 CT 和组织学观察证实有强直骨桥的形成。由于颞下颌关节强直会直接导致动物进食障碍,影响其生存,因此完全的骨性强直动物模型的建立十分困难,通常是建立早期强直或关节纤维性粘连实验模型。目前,已有的文献中仍以羊作为实验动物建立这种关节疾病模型更为常见而成熟。

根据国内外相关报道,目前 TMJA 建模的方法主要是通过切除关节盘,破坏颞骨和髁突的关节面、髁突矢状骨折等手段来诱发颞下颌关节强直。

(二)　生物学鉴定

建模成功的生物学特性主要为动物活体观察(张口受限与进食困难)、大体标本表观(组织粘连)及影像学和组织学改变。通过破坏绵羊的颞骨和髁突关节面并切除其关节盘来成功地建立了颞下颌关节纤维性强直动物模型,其影像学(图 21-2-1)和组织学(图 21-2-2)表现为典型的颞下颌关节强直。

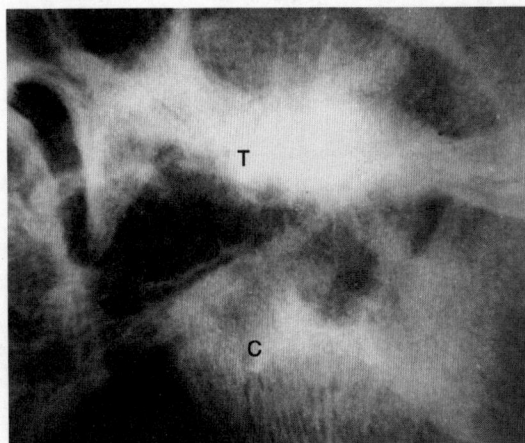

图 21-2-1　术后 3 个月显示髁突(C)吸收,颞骨关节面(T)异常改变,关节间隙模糊不清

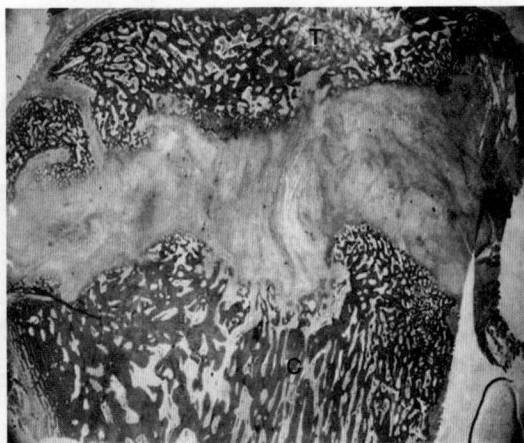

图 21-2-2　术后 3 个月显示纤维性强直形成,关节面与髁突之间充满结缔组织

二、动物模型的应用

在人类,颞肌筋膜瓣常用于填入颞下颌关节成形术的间隙中用来防止关节再强直的发生并维持升支高度,但肌瓣的生物学转归不太清楚。以羊建立颞下颌关节强直动物模型,观察了咬肌瓣在关节成形术中的作用。选取纯种成年绵羊 5 只,体重大约 50kg,以右侧颞下颌关节作为实验组,左侧颞下颌关节作为对照组。手术分为两部分,第一部分,建立颞下颌关节强直动物模型,在麻醉下测量最大张口度,术区消毒铺巾后,破坏山羊的颞骨和髁突关节面并切除其关节盘,并且在颞骨关节面与髁突之间填入一块取自其下颌骨前份的骨块。该骨块大小约 8mm×6mm×3mm。用金属丝线将骨块固定于颞骨和髁突之间。第二部分,在建模后 3 个月,所有实验动物接受第二次手术,即颞下颌关节强直间隙关节成形术,在麻醉下测量最大张口度,术区消毒铺巾后,在第一次手术切口的位置上重新切开,通过裂钻和球钻打断强直粘连部分,完成间隙关节成形术,此时关节间隙的平均值为 25mm。将第一次手术时置入的金属丝线拆除。之后,在右侧下颌角前沿下颌下缘作切口,分离面神经,暴露咬肌,翻瓣,将其置于下颌升支于颞骨关节面之间,用一根尼龙丝线将瓣固定于下颌骨,冲洗、缝合。手术完毕后立即测量最大开口度。术后肌肉注抗生素 3 天。第二次手术后 3 个月处死

全部实验动物,立即测量动物的最大被动开口度,并记录咬合关系,用线锯将整个关节锯下,用于组织学和影像学检查。

结果发现:第一次手术后3个月5只羊的平均体重增加了0.5kg,其中2只羊体重减轻,平均降幅为1.5kg,另外2只羊体重增加,平均增幅约2.75kg,还有1只羊体重保持不变。第一次手术后3个月,4只未感染的动物平均开口度由术前的53.6mm降至35.4mm。解除关节强直后,平均开口度升至51.6mm。第二次手术后3个月,平均开口度为48.8mm,比解除关节强直时稍有下降。并发感染的羊最大开口度大幅下降至30mm。

影像学检查发现在4只未并发感染的绵羊中,颞骨关节面与升支断面间可见清晰的射线透射间隙。并且,颞骨关节面与升支断面均呈现光滑、平整的影像。在另外1只并发感染的动物中,颞骨关节面与升支断面间可见骨样小岛的形成,并且表面粗糙不平。

组织学结果发现在4只未并发感染的羊中,颞骨关节面与升支断面光滑、平整。所移植肌瓣部分活力较好,部分萎缩,部分转变为纤维组织。并发感染的关节中,肌瓣完全消失,颞骨关节面与升支断面间可见骨样小岛。左侧关节中未见任何异常改变。

本研究证实了在羊颞下颌关节强直动物模型中,间隙关节成形术+咬肌瓣隔离术是一种重建颞下颌关节功能十分有效的方法。同样,本研究结果也支持颞肌瓣作为一种良好的隔离物用于人类颞下颌关节成形的观点,该观点已经在临床上得到了普遍认同。与单纯间隙关节成形术相比,间隙关节成形术+肌瓣隔离术有着显著优越性。

(胡 静)

参 考 文 献

1. 高占巍,胡静,王大章,等.L-单甲基精氨酸对颞下颌骨关节病治疗作用的实验研究.中华口腔医学杂志,2003,38(7):295-297
2. 谷志远,傅开元,张震康.颞下颌关节紊乱病.北京:人民卫生出版社,2008
3. 胡波,王大章.颞下颌骨关节病动物模型的建立.中华口腔医学杂志,1995,30(6):370-372
4. 胡建.颞下颌关节紊乱病动物模型的建立.国外医学口腔医学分册,2002,9(6):357-358
5. 胡开进,王大章,李明哲.颞下颌关节骨关节病实验动物模型的建立.第四军医大学学报,1998,19(2):152-154
6. 马绪臣.颞下颌关节病的基础与临床.北京:人民卫生出版社,2000
7. 王琳源,顾晓明,张益.髁突矢状骨折继发颞下颌关节强直动物模型的初步建立.实用口腔医学杂志,2008,24(3):321-324
8. 张娟,张志光.颞下颌关节紊乱病实验动物模型的研究进展.国外医学口腔医学分册,2005,32(06):446-448
9. MIYAMOTO H,KURITA K,OGI N,et al. The role of the disk in sheep temporomandibular joint ankylosis. Oral Surg Oral Med Oral Pathol Oral Radiol Endod,1999,88(2):151-158
10. MIYAMOTO H,KURITA K,OGI N,et al. Effect of limited jaw motion on ankylosis of the temporomandibular joint in sheep. Br J Oral Maxillofac Surg,2000,38(2):148-153
11. PORTO G,VASCONCELOS B,SILVA V Jr. Development of temporomandibular joint ankylosis in rats:a preliminary experimental study. Int J Oral Maxillofac Surg,2008,37(3):282-286
12. SHIMIZU M,KURITA K,ISHIMARU J I. The role of muscle grafts in temporomandibular joint ankylosis:short-term experimental study in sheep. Int J Oral Maxillofac Surg,2006,35(9):842-849
13. ZHU S S,HU J,LI N,et al. Autogenous coronoid process as a new donor source for reconstruction of

mandibular condyle:an experimental study on goats. Oral Surg Oral Med Oral Pathol Oral Radiol Endod,2006, 101(5):572-580

14. ZHU S S,HU J,LI J H,et al. Reconstruction of mandibular condyle by transport distraction osteogenesis:experimental study in Rhesus monkey. J Oral Maxillofac Surg,2006,64(10):1487-1492

第二十二章　口腔颌面放射损伤动物模型

　　1895 年伦琴发现了 X 线,1896 年居里夫人发现了镭,它的生物学效应很快就得到认识。1899 年放射治疗了第一例病人。1913 年 Coolidge 研制成功了 X 线管,1922 年生产了深部 X 线机,1934 年 Coutard 发明了分隔放射,一直沿用至今。20 世纪 30 年代建立了放射的物理剂量——伦琴(r),50 年代制造了钴-60 远距离治疗机,60 年代有了电子直线加速器,80 年代发展了现代近距离治疗,近年来开展了立体定向放射外科、三维适形放射治疗、调强放射治疗、分割放射治疗等。随着放射治疗设备和技术的不断更新,射线的穿透能力不断加强,放射治疗的精确性和准确性不断提高,但头颈部肿瘤的放射治疗仍然不可避免地损伤口腔颌面部的正常组织,临床上主要表现为颌骨放射性骨坏死及唾液腺放射损伤。

第一节　颌骨放射性骨坏死动物模型

一、动　物　选　择

　　下颌骨放射性骨坏死(osteoradionecrosis,ORN)是头颈及颌面部恶性肿瘤经放射治疗后常见的严重并发症。该疾病常导致颌面部组织不愈、器官缺损,严重影响肿瘤患者治疗后的生存质量,其临床表现多样、治疗棘手、预防困难,目前尚无确切满意的预防和治疗方法,对发病机制尚不十分清楚。

　　在国内外研究者用于建立下颌骨 ORN 动物模型选用的动物种类不一,包括鼠、兔、猴、狗、猕猴、猪等。

　　(一)鼠类

　　鼠类(小鼠及大鼠)的生长周期较短,代谢较快,常作为其他科学研究的模式动物,对其研究比较透彻,且品种品系明确,费用相对较低,因此鼠的应用最为广泛。但动物体型小,对放射耐受力差,口内操作困难,颌骨骨量小且颌弓窄,耐受性差,很难兼顾重复的组织学、X线、同位素及其同一个体双侧下颌骨的对照研究。

　　(二)兔

　　兔作为啮齿类动物,与鼠类相似,具有生长周期短、代谢快等优点,但其体型亦相对较小,对放射耐受力较差,颌骨骨量小且颌弓窄,也难兼顾重复的组织学、X线、同位素及其同一个体双侧下颌骨的对照研究。

(三) 猕猴

猕猴作为非人灵长类,在亲缘关系上和人最接近,具有许多与人类相似的生物学特性。虽然其在下颌骨的解剖形态、尤其在牙齿发育方面与人类更相近,但来源困难、喂养条件较高,仍难于作为理想的实验动物。

(四) 狗

使用狗作为下颌骨 ORN 的动物模型,兼具来源和饲养方面的优点,其下颌骨体后份的形态、骨量及局部血管解剖与人类较相似。但其颌骨大小与人类仍有一定差距。

(五) 小型猪

小型猪在解剖学、生理学等方面与人极其相似,且在体重上与人相似,其作为下颌骨 ORN 动物模型,除了具备狗的所有优点外,还具备乳、恒牙两套牙列、牙齿的萌出和退换也与人类有很大的相似性,并患人类的某些口腔疾病,在口腔医学研究领域的应用日益广泛。

二、模型建立技术和方法

放射线引起下颌骨 ORN 常与放射线种类、剂量以及方式有关,其中最主要因素是放射剂量。

(一) 放射线种类

无论外照射、近距离治疗(包括插植治疗和腔内治疗),还是外照射和近距离治疗的结合都可能引起 ORN,术中放疗也会引起 ORN。能量较低的放射线,如深部 X 线,多用于表浅病灶的放射治疗,主要发射光子,产生光电效应和康普顿生物学效应。骨对光电效应的吸收量较大,为软组织的 $2 \sim 2.5$ 倍,对颌骨的损伤较大。能量较高的放射线如 ^{60}Co、电子感应加速器,所产生的均为康普顿效应,穿透力大于深部 X 线,皮肤剂量低,皮肤反应轻,深部组织剂量较高。在同一剂量下,采取 ^{60}Co 或加速器骨吸收量较深部 X 线照射明显减小,对颌骨的损害较小。早期在建立颌骨放射性骨坏死动物模型的研究中多用深部 X 线,近年来由于临床上多采用电子直线加速器照射,因此建模亦基本用此种放射方式。

(二) 放射剂量

下颌骨 ORN 的发生与照射总剂量密切相关,一般认为总剂量在 65Gy 以下出现下颌骨 ORN 的机会较少,高于 70Gy 则发生下颌骨 ORN 的可能性较大。根据线性二次模式总效应方程换算,25Gy 和 28Gy 单一剂量照射剂量分别相当于多次分割照射的 65Gy 和 80Gy,均 $\geqslant 65Gy$ 的临界性指标。临床上难以制定出准确的临界剂量标准,一些学者认为,综合评判放射生物学效应的指标应该是由时间(T)、剂量(D)和分割(F)因素转化的 TDF 因子,并指出 TDF>109 时,易发生下颌骨 ORN。目前,大多数研究均采用根据线性二次模式总效应方程换算的单次大剂量放射建立下颌骨 ONR 的动物模型,但此方法与临床实际情况是否有所差距还是未知;已有学者采用多次分割放射的方法建立下颌骨 ORN 模型,尽管该方法更能模拟临床情况,但因模型均为啮齿类动物,且部分并未能形成临床上常见的 ORN,因此并不十分理想。

(三) 放射方式

随着放射治疗设备的不断更新,射线的穿透能力不断加强,放射治疗的精确性和准确性也不断提高。3D-CRT 是立体定向放射治疗技术的新扩展,它将 CT 扫描定位-计算机治疗计划系统(TPS)-治疗机还原摆位系统有机地结合起来,通过治疗机准直器和挡铅技术、多野或拉弧照射技术,使照射的高剂量区在受体的立体空间上与靶区的实际形状一致,它可以是不规则形状的,以符合靶区实际生长的形状。将照射区域使用3D-CRT一层层(slice by slice)界定,可使射线的高剂量区在立体空间上与靶区的实际形状一致,实验结果的剂量值更精确。这样就摒除了传统放射治疗不能将放射剂量都集中于靶区、靶区空间定位和界定描述精度差、实验结果的剂量值不精确的缺点。同时采用在临床放射治疗中占主导地位的电子直线加速器作为照射源,建立的动物模型与临床实际情况将更相似,能更好地模拟当今放射治疗的临床实际情况。

大量的研究表明,下颌骨ORN的发生与照射总剂量及拔牙、外科手术等创伤因素密切相关。以小型猪为例,在非照射侧下颌骨作为自身对照,采用25Gy和28Gy单一剂量照射,照射结束后2个月拔除双侧下颌第一恒磨牙,非照射侧拔牙创均愈合,而在照射侧下颌骨均可建立有效、可信的下颌骨ORN动物模型。

三、模型表现特点

国内外学者建立颌骨ORN主要用来研究其发病机制。有学者对兔同一下颌骨ORN的动物模型进行颌骨微血管铸型检测,下牙槽动脉及其分支连续性均完好。而在骨坏死区域内血管网络破坏消失,坏死区周边及下牙槽动脉周围可见活跃的毛细血管增殖灶且与X线片上新骨形成的部位相吻合。认为在放疗后低血管、低氧和低细胞的组织结构形成的基础上,局部创伤修复引起毛细血管增殖,进而内皮细胞分裂死亡,微循环衰竭导致局部组织的急剧坏死。另有学者以成年兔为实验对象,通过微血管造影、组织形态学分析高剂量(25、50及100Gy)X射线照射对股骨髁部负重区软骨下骨板影响的远期效果,结果显示,照射后4周,骨内微血管扩张,第12周血管明显减少,至52周时仍无恢复。细胞数目的减少包括内皮细胞、外膜细胞、血管周围的间充质细胞、成骨细胞、骨细胞及破骨细胞。从而认为,放射性骨损伤的早期(4周)是射线对骨细胞的直接杀伤,而后期则为微血管受损出现循环障碍所致。

有学者以大鼠为实验动物,采用深部X线1次1725～2400μGy照射,分别于放疗前、后拔除放射野内的磨牙,结果放疗后拔牙组较放疗前拔牙组下颌骨ORN的发生率显著增高,说明放疗后拔牙导致骨坏死的危险性大。然而,也有人否认放疗后拔牙等创伤因素与下颌骨ORN的发生有关,以深部X线(15～25Gy/次、4次/周)对狗的一侧下颌骨进行照射,然后于照射后1个月拔牙,发现有40%拔牙创能正常愈合,而未愈的拔牙创与下颌骨ORN病灶之间多有明显的骨硬化反应带,牙齿龋坏、松动可见其周边根部的骨组织有ORN形成,其结论是拔牙与颌骨ORN的形成没有直接关系,牙齿脱落是颌骨ORN的结果,而不是病因。

四、动物模型在发病机制及治疗研究中的应用

由于小型猪和人两者的皮肤组织结构相似,脏器重量、釉质、牙本质和牙龈的结构也相似,心血管系统、消化系统、营养需要、骨骼发育以及矿物质代谢等也与人颇为相似,因此是较为理想的下颌骨ORN动物模型来源。

通过对小型猪颌骨放射后病理及电镜早期观察其时序性变化,发现在放射4小时后,病理表现无明显变化,电镜下骨细胞胞浆内细胞器损伤,出现空泡,血管内皮细胞核肿胀,胞浆内多个小吞饮泡,管腔面可见微绒毛;24小时后病理可见哈弗氏管管腔明显变大,有炎性细胞浸润,出现多个核的破骨细胞,电镜下骨细胞胞浆局部崩解;3天后病理见哈弗氏管内出现更多炎性细胞的、不定形坏死物质,破骨细胞胞体更大,板层骨出现破骨细胞性骨吸收陷窝,局部可看到溢出血管的红细胞,部分血管出现局部阻塞,骨质内Ⅰ型胶原明显减少、Ⅲ型胶原增多,电镜下破骨样细胞,多核,靠近骨面,胞内大量线粒体和吞饮泡;7天后病理可见哈弗氏管管腔进一步变大,多个破骨细胞,破骨细胞性骨吸收和出血现象更加明显,骨陷窝明显变大,管腔内大量细胞浸润,电镜下哈弗氏管管腔内,在坏死组织周围出现了大量的吞噬细胞,可看到贴附在骨面上的多核破骨细胞,同时看到了崩解的破骨细胞,少数血管出现了部分栓塞;11天后病理见破骨细胞性骨吸收消失,骨面出现了大量成骨细胞贴附,局部可见细胞沉积在基质中,哈弗氏管内成骨现象明显,管腔逐步变小,电镜下可见贴附于哈弗氏管腔骨面的成骨细胞,胞浆内大量的粗面内质网,提示成骨活跃;15天后病理见在局部仍有成骨征象的同时,其他部位板层骨和哈弗氏管管腔周围出现了淡染粉红色、类似坏死的无细胞物质,胶原断裂、溶解等纤维降解相,同时可见到空的骨陷窝,电镜下骨细胞胞膜和胞浆部分崩解,微血管血管内皮细胞崩解后残存的细胞核残迹。

在对颌骨血流及受放射骨区微管密度及内皮细胞凋亡早期相关的酸性神经鞘磷脂酶的观察发现,在放射后4~24小时,酸性神经鞘磷脂酶显著增高后下降,血液流率应激性地增高;3天后内皮细胞凋亡数量达顶峰,骨内微血管密度显著下降,但血液流率仍达到最高;7天后血液流率降至正常;11天后血液流率继续下降低于正常,微血管密度降低,内皮细胞数量减少;15天后,血液流率下降约50%,微血管密度及内皮细胞数量均降至最低点。这些发现表明放射损伤局部的微血管致局部低血流及低氧状态是ORN发生的关键因素。

这一时序性变化提示,在颌骨受到放射照射2周内,先后出现破骨-成骨的骨改建过程,但由于2周后血流持续减低的影响,破骨及成骨的骨改建活动逐渐停止,在放射后第15天达到最低状态并持续相当长的时间。通过对骨内成骨及破骨相关的基因进行定量RT-PCR检测(骨钙素、碱性磷酸酶、抗酒石酸性酸性磷、组织蛋白酶K等)表明放射损伤2周内有明显的破骨及成骨基因表达升高,功能活跃,呈典型的骨改建表现,但2周后骨改建基因表达均下降。

在对放射侧颌骨拔牙后,ORN发病初期,常为照射区域颌骨局部皮肤发黑,随后黏膜或皮肤破溃、流脓,组织缓慢地坏死并脱落,下颌骨暴露呈灰褐色而失去光泽。周围软组织可继发感染,严重者可出现局部肌肉组织坏死。受放射线影响,周围组织血运很差,有时因肌肉挛缩可出现张口受限。死骨与正常骨质自然分离过程很缓慢,可持续数月至数年。

X线表现早期为骨质疏松区域内骨小梁增粗、密度增高而呈网格状改变,病变周围可有硬化带并常伴有骨膜增厚,病变进一步发展则骨质稀疏程度加重,范围扩大,骨小梁结构消失,出现大小不等、形态不一的死骨甚至病理性骨折。X线片上也可反映出在死骨周围区域骨质吸收的同时亦有新骨生长,表现为斑块状或团状的钙化灶样结构。病变边界多不清楚。颌骨有牙存在,ORN后易继发感染,使病情加重,病变通常从牙槽突开始。当病变以牙槽突为主时,表现为局部骨质疏松及根尖周密度减低影像。骨吸收破坏区下颌管影像多模糊不清。可见大小不等、形态不一的死骨,且不易分离。冠状CT薄层扫描骨窗检查显示出不规则骨质破坏区,骨皮质不连续。

有学者将临床下颌骨 ORN 分为三期。Ⅰ期:只有下颌骨的表浅损害,面部软组织疼痛、肿胀、充血,无瘘管形成或仅为拔牙创口不愈合,无脓性分泌物。X 线片显示为骨质疏松,骨密度轻度减低,无死骨形成。Ⅱ期:除有Ⅰ期软组织的改变外,瘘管形成,下颌骨的损害加重。暴露的皮质骨和下面的一部分松质骨发生坏死,骨面粗糙,有脓性分泌物。X 线片显示下颌骨骨密度明显降低且不均匀,但无游离死骨。Ⅲ期:软组织大面积溃烂不愈,瘘管形成。下颌骨呈弥散性损害,骨质暴露面积较大,有较多脓性分泌物。X 线片显示有较大范围骨密度降低或有游离死骨或病理性骨折。以小型猪建立的 ORN 基本可与Ⅲ期相似。

在小型猪 ORN 模型上常规刮除死骨,用自体骨髓间充质干细胞植入能很好治愈相当于临床Ⅲ期 ORN,骨髓间充质干细胞植入有望成为临床治疗 ORN 有效的新方法。

第二节　唾液腺放射损伤动物模型

一、动物选择

由于头颈部肿瘤放射治疗的放射野中会包括全部或部分唾液腺在内,而这种不可逆的唾液腺放射性损伤的结果是唾液腺的萎缩和功能低下。早在 1911 年就有文献报道腮腺区放射治疗后,患者会出现口腔干燥的表现,从而出现味觉敏感性下降、牙齲坏、口腔黏膜溃疡等一系列的并发症,严重影响患者生活质量。

在近百年的研究中,尽管放射性唾液腺炎的发病机制至今未明,但是在临床研究方面取得了一些进展,如唾液腺放射性损伤的严重程度与放射剂量、方式和照射范围之间的相关性研究等。但由于人体唾液腺放射损伤标本很难获得,唾液腺放射损伤实验动物模型的建立就显得尤为重要了。

在已报道的文献中常用的唾液腺放射损伤实验动物模型主要为鼠、兔、小型猪以及猕猴等。

(一)鼠类

由于鼠类(小鼠及大鼠)生长周期短,代谢较快,同时常作为其他科学研究的模式动物,对其研究比较透彻,且品种品系明确,费用相对较低,因此鼠的应用最为广泛。但鼠类也有其不足之处,如与人在重量和种属之间相差甚远、没有临床上放射性唾液腺炎的急性反应、唾液腺对放射线的耐受性比人强且二者腺体结构有较大的差别等。

(二)猕猴

猕猴属于非人灵长类,在亲缘关系上和人最接近,具有许多与人类相似的生物学特性。但是近年来各国开展野生动物保护使其来源紧张、价格昂贵,所以除非必需,常用其他动物代替。

(三)小型猪

小型猪在解剖学、生理学等方面与人极其相似,且在体重上与人相似,同时,其唾液腺在组织结构和生理功能上有许多方面与人类相近,因此是较为理想的研究唾液腺放射损伤的大型动物模型。

二、模型建立技术和方法

自 1911 年发现放射性唾液腺损伤以来,许多研究人员对这一现象进行了大量的研究,而动物模型建立的技术和方法则是随着临床放射治疗技术的进步而不断地改进。

(一) 放疗方式及方案

由于放射治疗设备和治疗计划的改变,唾液腺放射损伤动物模型建立的技术和方法也在不断地改变,从单次单野放疗到单次双野放疗再到分割放疗、三维适型放疗等。放疗时的防护亦是从全身其他正常组织无防护到用有铅板的特制设备仅暴露靶区。

(二) 常用建模方法

1. Wistar 大鼠唾液腺放射损伤模型建立方法 Wistar 大鼠经腹腔注射戊巴比妥麻醉后,将其放入有 3mm 铅板防护的放疗盒内,仅暴露头颈部。放射治疗使用 250kV 医用 X 线管,操作时用 235kV,15mA,剂量率 32.5mC/min,单次对穿照射。

2. 小型猪腮腺放射损伤模型建立方法 小型猪经氯胺酮+甲苯噻嗪肌注麻醉后,首先进行 CT 模拟定位,扫描范围是实验动物的头部+颈部。再使用 CT 轴位图像来制定照射计划:实验侧腮腺设定为照射靶区,眼睛定为需保护的正常器官。使用三维治疗计划系统设计治疗计划:治疗的等中心常定在体中线与口角水平线相交点,剂量计算的参考点均位于腺体中心,参考点剂量按照实验设计,照射野大小是 12cm×10cm,放射源距皮肤为 95cm,大机架角度(GA)350°和 170°,两个野对穿照射。放射治疗使用 6MV-X 医用直线加速器,7.5Gy 对单侧腮腺腺体进行放疗,连续 5 天。

三、模型的形态及功能特点

1. 鼠腮腺

(1) 重量:放射后第 4 天,腺体重量下降最为明显达 50%,至 16 天时有一个短暂的上升,接着下降到对照组的 40%。

(2) 组织学变化:

1) 腺泡:2000rad 放疗后 1 天以及各时间点可见不同程度的腺泡细胞萎缩、坏死和细胞核退化改变。这些改变呈进行性变化,并在放疗后 4 天时最严重。在放疗后 8 和 16 天时,虽然许多腺泡细胞持续显示细胞核退化改变,但它们仍为正常大小或适度肥大。放疗后 42 天时,全部腺泡细胞再度萎缩,细胞膜破碎成断续样且不清晰。强度在 10~20Gy 照射 24 小时后腮腺组织出现大量多形核粒细胞、嗜酸性粒细胞、浆细胞,腺实质出现退行性改变,如腺泡细胞脱颗粒、胞浆空泡变性、细胞核固缩等。下颌下腺表现为急性炎性细胞的浸润和浆液性腺泡的退行性变,黏液性细胞变化不大。急性期过后,浆液性腺泡细胞体积、数量减少明显。随后出现的就是腺体的纤维化。

2) 导管:放疗后 1h 内,腺体导管轻度扩张内含嗜伊红碎片。放射 1 天后导管上皮细胞从立方形变为复层鳞状。放疗后 4 天时,许多导管腔闭塞,内为同质的嗜伊红物质和细胞碎片或为成层的上皮细胞。放疗后 8 和 16 天时,可见由复层柱状上皮组成的导管。放疗后 42 天时,全部导管上皮化生,在许多原导管位置上可见花瓣状或束状上皮细胞残留。

（3）唾液流率变化

放射后短期观察：Wistar 大鼠头颈部单次放疗 15Gy，放疗后 2 周内，鼠腮腺刺激性唾液流率减少达 20% 以上，不过考虑可能与放射后食物摄入减少、体重下降有关。下颌下腺唾液流率减少不明显，因为下颌下腺腺泡对放射线的敏感性较腮腺低。

放射后长期观察：Wistar 大鼠下颌下腺唾液流率平均为 $36.6\pm6.8\mu L/(100g\cdot15min)$。单次放疗 21Gy 后 16 周时，颌下腺唾液流率下降约 64%，平均为 $13.2\pm3.7\mu L/(100g\cdot15min)$。唾液中钠离子浓度下降，钾离子浓度增加，钙、磷离子浓度无明显变化。

2. 兔下颌下腺

（1）重量：在放射后 4 个月和 16 个月时，放射侧下颌下腺重量较对照侧腺体明显减轻。

（2）组织学变化：放疗后 4 个月和 16 个月时，标本显示腺小叶的大小比对照组小。在腺门处纤维化增加。在放射后 4 个月时，因为微血管扩张和细胞外液的增加，导致原本很窄的腺泡间区域增宽并含有较多的浆细胞。腺泡体积改变并且浆黏液细胞轻度放射损伤。细胞核轻微肿胀，浆黏液颗粒比正常时大。放疗后 10 个月时，放射损害表现比 4 个月时更加明显。腺泡间距离比 4 个月时增宽，内含细胞外液且浆细胞数量增加。腺泡结构改变，一些腺泡变小、部分萎缩，另一些腺泡比对照组大。腺泡内分泌颗粒小，细胞核呈多型性改变。

（3）唾液流率变化：在唾液腺放射性损伤的研究中，以兔为动物模型的情况少见，所以目前未见到对兔唾液腺放射后功能性研究的报道。

3. 小型猪腮腺

（1）重量：单次 15Gy 和 20Gy 组与对照组比在 4 周和 16 周时，腮腺的总重量都减少50% 以上。16 周时，15Gy 组腮腺总重量从照射前的 $36.0\pm1.6g$ 下降到 $16.6\pm1.2g$（$t=21.9$，$P<0.001$），20Gy 组也有相似的减少，减少到 15.7 ± 1.6 克，15Gy 组和 20Gy 组比较没有显著性差别。非放射侧腺体重量 15Gy 组为 $35.8\pm1.5g$，20Gy 组为 $34.9\pm1.4g$，二者没有显著性的下降。

（2）组织学变化：对照组腺体表现为结构清晰，密度均匀的浆液性分泌腺泡，细胞核深染位于基底膜侧，有许多半透明的分泌泡，有正常结构的分泌管。15Gy 组和 20Gy 组腺体在16 周时，显示小叶面积、腺泡体积和数量的减少，腺泡细胞浆内嗜伊红染色减少，脂肪组织增生，间质纤维化，表现为腺泡细胞的萎缩和退化，同时，可见间质中各种炎性细胞浸润，多为单核细胞和散在的中性粒细胞，许多导管肿胀，导管内有细胞残片和浓缩的分泌物。放射后 4 周时，对照组腮腺为 $1003.4\pm87.3nm^2/$腺泡，15Gy 组为 $477.9\pm120.8nm^2/$腺泡（$t=13.6$，$P<0.001$），20Gy 组为 $393.9\pm87.3nm^2/$腺泡（$t=16.6$，$P<0.001$），放射侧腮腺腺泡面积减少大于 50%。15Gy 和 20Gy 两组放射侧腮腺腺泡面积没有明显的差别（$t=0.28$，$P=0.78$），两个放射组分别在 16 周与 4 周时比较没有明显差别（$t=0.22$，$P=0.83$），非放射侧和对照组相比腮腺腺泡面积没有明显减少。

（3）唾液流率变化：小型猪放疗前腮腺唾液流率平均为 $3.117\pm1.024g/10min$。单次放射治疗 15Gy 后 4 周时，放射侧腮腺唾液流率无明显下降，16 周时放射侧腮腺唾液流率下降明显，平均为 $1.192\pm0.328g/10min$，下降约大于 60%。单次放射治疗 20Gy 后 4 周时，腮腺唾液流率下降约 50%，16 周时流率平均为 $0.549\pm0.221g/10min$，下降约大于 80%。放疗后，唾液中的钙和淀粉酶浓度增高，而钾离子浓度下降。

4. 猕猴唾液腺

（1）大体观察：分次放疗总剂量达 50Gy 后 16 周时，放射腮腺和下颌下腺在大小上显著减小。尤其是腮腺的小叶间隔更加明显，下颌下腺周围的纤维结缔组织数量增加。

（2）组织学观察：放射腮腺和下颌下腺的腺小叶大范围萎缩。小叶间隔扩张为粗大的纤维结缔组织束伴有小叶间导管、血管、神经和脂肪组织。腺泡小叶的萎缩主要由大量纤维结缔组织包绕小叶内导管组成。下颌下腺腺小叶几乎全部由小叶内导管伴有少许扩张的腺泡夹杂着扁平衰减的上皮细胞组成。放射下颌下腺有厚的纤维结缔组织。淋巴细胞和浆细胞呈结节状和分散性浸润于腮腺和下颌下腺的小叶间和小叶内纤维结缔组织内。

（3）唾液流率变化：猴刺激性腮腺唾液流率为 0.93 ± 0.27 ml/min/腺体。单次放疗 10Gy 后 1 周时，腮腺唾液流率下降 40%～100%。19 周时，唾液流率下降 50%～90%，平均为 0.27 ± 0.17 mL/min。由于样本量较少，结果的误差较大，其功能变化有待进一步研究。

四、动物模型在预防和治疗基础研究中的应用

（一）应用范围

动物模型用于唾液腺放射损伤发病机制的研究、改进放射治疗方法减小唾液腺损伤的研究、放射损伤的防护研究以及治疗改善唾液腺放射损伤研究等。

（二）具体应用

在唾液腺放射损伤基础研究中发现，在大唾液腺中腮腺对放射治疗最为敏感，其损伤后动态唾液流率下降明显，而下颌下腺在远期观察其损伤也是不可逆的，其主要影响静态唾液流率。

水通道蛋白（AQP）是存在于多种动植物细胞膜上供水分子出入的特异性孔洞，目前已从哺乳类动物中分离出 10 种水通道蛋白，在人类唾液腺腺泡细胞顶膜分布的主要是 AQP5。将水通道蛋白基因转导到唾液腺放射损伤后存活下来的导管细胞中，使这些原本仅具有离子交换功能的细胞转化为具有分泌功能的细胞，改善患者唾液腺的分泌功能。将来源于大鼠下颌下腺的 SMIE 细胞培养在涂有胶原的多聚羧酸酯滤膜上，然后分别将腺病毒介导的人 AQP1 和腺病毒伴随病毒介导的人 AQP1 以每个细胞 100 个病毒颗粒的浓度转染 SMIE 细胞，再在细胞层的上下形成渗透压差，通过细胞层上下液体的流动量来检验细胞膜上 AQP1 的功能。4 小时后，没有转导 AQP1 的细胞液体的渗透量为 75μL，而无论是腺病毒介导的还是腺病毒伴随病毒介导的 AQP1 转染细胞，液体的流量都是对照组的 2～3 倍。用 21Gy 放射线照射大鼠下颌下腺造成放射损伤，使大鼠唾液流率下降了 65%，然后将腺病毒介导的人 AQP1 转导到大鼠的下颌下腺中，转导后大鼠的唾液流率基本恢复正常，对照组动物唾液流率只有治疗组的 1/3。使用猕猴采取同样的方法在一侧腮腺放疗，19 周后，照射侧腮腺毛果芸香碱刺激流率均明显下降（降幅达到照射前的 50%～90%），对侧腮腺流率也有所下降（降幅约 10%～55%）。将腺病毒介导的人 AQP1 基因转导到放射损伤的腮腺中，5 只动物中一只动物的腮腺流率增加近 2 倍，其他动物流率比放疗后增加了 20%～50%。同时，对照组腮腺流率也有 60% 的增加。

五、动物模型应用实例

唾液腺的放射性损伤已经被研究、讨论了近百年,但这一临床现象的发病机制至今不清楚。在实验中所采用的动物模型多为啮齿类动物,且研究周期均较短暂。同时,这些研究所采用的照射方式、放射源、放射野和放射剂量及功能参数均难以一致,所以得出的结果常很难解释和比较。

(一) 大鼠

1993 年有文献报道 Wistar 大鼠大唾液腺对不同剂量放射治疗的反应。Wistar 大鼠经头颈部单次放射治疗来建模(放射剂量为 2.5、5、7.5、10、15Gy)。放疗后 3 天和 40 天,观察其唾液流率的变化。唾液流率减少的情况与放射剂量相关,在放射剂量在 7.5Gy 以上时唾液流率显著减少。实验结果表明腮腺和下颌下腺在同等剂量放疗时,放疗后早期下颌下腺功能的减退晚于腮腺,而在后期二者机能减退相当。1996 年,应用同一模型研究限制食物与水的摄取对唾液腺分泌功能的影响,发现在头颈部放射 15Gy 后 4、8、11、14 天时,对腮腺和颌下腺的唾液流率和体重进行测量。发现在放射后早期,唾液腺流率的下降可能与其黏膜损伤限制了食物和水的摄取有关。1998 年应用大鼠评价头颈部单次放射治疗(2.5、5、7.5、10、15Gy)1 年后,腮腺和下颌下腺功能的影响,发现接受 15Gy 放射的动物未能存活至研究结束,接受 7.5Gy、10Gy 放射的动物体重增加程度显著下降。腺体净重在最低剂量 2.5Gy 时也发生下降。在 12 个月时,各组的动态唾液流率均发生显著性下降。这些结果表明在大鼠头颈部单次放射治疗中,最低剂量 2.5Gy 也可导致唾液腺功能的长期改变。

因为临床接受放射治疗的患者生存时间较长,动物实验与临床越接近越有意义。大剂量放疗后大鼠的远期生存率明显下降,因此这一实验动物不太适合用于唾液腺放射损伤的长期研究。

(二) 小型猪

小型猪腮腺的形态及功能与人类相似。有研究观察了不同放射剂量影响小型猪腮腺结构和功能改变的特点。对小型猪腮腺进行 CT 扫描,然后使用 3-DTP(3-dimensional treatment planning)系统设计放射治疗计划。靶向体积为小型猪一侧腮腺,通过单后野照射计算显示 90% 放射剂量覆盖一侧腮腺。放射野为 12cm×10cm,照射距离皮肤 95cm。照射源用直线加速器,射线平均能量 6mV,剂量率 3.2Gy/min。所有剂量计算以腮腺中心为参考点,15Gy、20Gy 离子射线放射组小型猪腮腺给予 15Gy、20Gy 的单一放射剂量。研究表明单一 20Gy 照射 3 个月后,腮腺的唾液分泌下降了 85% 左右,组织学上腺体明显萎缩,能较好建立小型猪放射损伤动物模型。应用腺病毒介导的人 AQP1 转导小型猪腮腺放射损伤功能重建的研究,发现经腺病毒介导的人 AQP1 转导后,小型猪放射侧腮腺唾液流率在转导后 3 天恢复到放射损伤唾液腺前唾液流率水平的 80%。腺病毒转染的水通道蛋白基因治疗唾液腺放射损伤已获得美国 FDA 批准进入临床试验。腺病毒伴随病毒转染水通道蛋白基因也能明显增加放射损伤唾液腺的唾液分泌功能。同时利用小型猪腮腺放射损伤动物模型发现放射后腮腺组织微血管密度明显降低,与早期放射至血管内皮细胞内磷酸鞘酯酶升高导致微血管内皮细胞凋亡致微血管损伤有关,而且这一发现与小型猪腮腺放射损伤前后转导 VEGF 及 βFGF 等血管保护基因预防和治疗腮腺损伤的研究结果一致。

(王松灵)

参 考 文 献

1. 单兆臣,李钧,欧广飞,等.单一剂量单侧腮腺放射损伤对双侧腮腺结构和功能的影响.华西口腔医学杂志,2006,24(1):83-85

2. 孙勇刚,王光和,邹兆菊,等.下颌骨放射性骨坏死的动物实验模型.口腔医学纵横,1991,7(2):82-85

3. 殷蔚伯.肿瘤放射治疗学.北京:中国协和医科大学出版社,2008

4. 张昕,王松灵,李钧.5种哺乳动物涎腺造影及解剖比较研究.北京口腔医学,2003,11(4):195-199

5. LI J,SHAN Z,OU G,et al. Structural and functional characteristics of irradiation damage to parotid glands in the miniature pig. Int J Radiat Oncol Biol Phys,2005,62(5):1510-1516

6. NAGLER R M,BAUM B J,FOX P C,et al. Effects of X irradiation on the function of rat salivary glands at 3 and 40 days. Radiat Res,1993,136(3):392

7. SHAN Z,LI J,ZHENG C,et al. Increased fluid secretion after adenoviral-mediated transfer of the human aquaporin-1 cDNA to irradiated miniature pig parotid glands. Mol Ther,2005,11(3):444-451

8. TENG M S,FUTRAN N D. Osteoradionecrosis of the mandible. Curr Opin Otolaryngol Head Neck Surg,2005,13:217-221

9. XU J J,YAN X,GAO R T,et al. Effect of irradiation on microvascular endothelial cells of parotid glands in miniature pig. Int J Radia Oncol Biol Phys,2010,57:78(3):897-903

第二十三章　唇腭裂动物模型

先天性唇腭裂作为一种复杂的多基因遗传病,被认为是遗传因素和环境因素综合作用的结果。尤其是在胚胎第 3~8 周的器官发育和形成阶段,有害物质的致畸作用最强,也是导致唇腭裂发生的最关键时期。建立唇腭裂动物模型是研究先天性唇腭裂病因学的重要手段。

第一节　概　　述

先天性唇腭裂模型的最常用模式动物是小鼠,主要原因有以下几个方面:一是小鼠的唇腭发育过程与人类极为相似;二是小鼠具有特征性基因,其基因序列与人类高度同源,达90% 以上;三是某些品系的小鼠具有自发唇腭裂倾向,药物诱导成功率高;四是具有容易饲养、繁殖周期较短(20 天左右)、胚胎数量较多(几只到十几只)和相对便宜等特点。

一、小鼠的唇腭发育

面部发育起源于第一鳃弓(下颌突及上颌突),以及额鼻突衍生的中鼻突(包括球状突)和侧鼻突。唇腭发育分为早期的上唇发育阶段和晚期的继发腭发育阶段。

(一) 唇发育和唇裂发生

上唇和鼻的发育始于小鼠胚胎第 10 天初期(相当于人类胚胎第 4 周末),前脑额侧面向两侧延伸形成一对鼻板,其间充质细胞来自前脑和中脑的神经嵴细胞。小鼠胚胎第 10 到 11天(人胚胎第 5 周),鼻板向前方增生形成鼻凹,鼻凹以后发育成鼻孔。与此同时,第一鳃弓的背侧面向前增生形成上颌突,其腹侧面和近尾端形成下颌突。上颌突的大部分间充质细胞是由中脑和后脑前部的神经嵴细胞迁移而来的,上颌突自两侧向中线方向生长与球状突融合形成上唇,其中球状突形成上唇的近中 1/3 部分,上颌突形成远中 2/3 部分。上颌突和球状突融合处开始时为两个突起上皮的接触,形成前后走向的上皮片,然后上皮裂解消失导致两侧结缔组织的融合。球状突在与上颌突及对侧球状突联合的过程中,向口腔侧水平向增生,形成了前腭突。人类中鼻突和上颌突首先在鼻凹前部的外表面接触,然后中鼻突和侧鼻突在鼻凹内侧接触。小鼠的突起接触融合顺序与人类不同,中鼻突、侧鼻突和上颌突定向生长聚集,中鼻突和侧鼻突首先在外表面发生接触,接着中鼻突和上颌突接触,最后中鼻突和侧鼻突在鼻凹内侧接触。

小鼠唇裂发生是中鼻突与上颌突或侧鼻突未融合或融合不全所导致的,裂隙可经侧方到中线,延伸穿过上唇和腭深入到鼻孔下。唇裂可以是单侧也可以是双侧。另外在面突融合期间,两侧中鼻突发育在面中线形成一个"V"型裂隙,随后中线处和中鼻突组织从后部充填,以及中线周围组织迁移使其变窄。中线的未融合导致正中裂,在发育上区别于唇腭裂,有时提示了神经管腹侧未闭的潜在缺陷。

小鼠唇裂模型可以解释其发病的几种可能机制:①小脑体积变小可导致鼻板位置更居中,中鼻突更偏向中线,拉大了与上颌突的距离,使接触延迟;②中鼻突发育延缓或不足,导致它们不能向侧腭突和上颌突方向伸长,以致于不能充分接触;③侧鼻突发育迟缓或不足,导致其后缘不能与中鼻突融合起始部分接触;④上颌突发育迟缓或不足,导致中鼻突和侧鼻突不能与其充分接触。

(二) 腭发育和腭裂发生

侧腭突发育起始于小鼠胚胎第10.5天(人胚胎第5周),分为腭突垂直生长期、上抬及水平生长期、接触及融合期和完善成熟期等几个阶段。在小鼠胚胎第12.5～14天(人胚胎第6～7周)侧腭突在舌两侧垂直向生长,这是由于舌充满了原始口鼻腔,并且与发育中的鼻中隔接触。在小鼠胚胎第14.5～15.5天(人胚胎第7～8周),舌形态变为扁平,位置下降,侧腭突发生水平向转动,上抬到舌上方,并向中线快速生长,然后双侧腭突在中线处接触并融合。最初的接触位置在紧靠前腭突后方,腭突中嵴上皮细胞DNA合成停止、表层细胞发生细胞凋亡、基底层细胞暴露并融合形成上皮缝,以后形成分散的上皮岛,围绕这些上皮岛的基底膜分解消失,双侧腭突融合。接着侧腭突与前腭突向前联合,两侧侧腭突互相向后联合,侧腭突也同鼻中隔发生融合。腭发育早期是未分化的外胚间充质细胞增殖和凋亡的协调作用,晚期是腭间充质经过分化和骨化而形成成熟的腭结构。

腭裂不仅有软组织畸形,大部分还有不同程度的骨组织缺损和畸形。腭裂主要发生在两个时期:一是在腭器官发育早期,腭突不能上抬或上抬延迟,最终使腭突不能接触而产生腭裂;二是在腭器官发育晚期,腭突接触后不能融合或融合后再裂开而产生腭裂。另外,腭发育还取决于上颌和下颌的适度生长,上颌突和下颌突发育缺陷可导致腭裂。

二、模型分类与动物选择

(一) 分类

先天性唇腭裂模型主要分为三大类型,即自发性模型、化学诱导性模型和基因敲除模型,多用于唇腭裂病因学和发生机制的基础研究。自发性模型是指由特定种系的小鼠自然产生先天性唇腭裂胚鼠,基因敲除模型是通过插入和敲除特定基因而建立起来的。化学诱导性模型是通过在胚胎发育的特定时间给予孕鼠一定剂量的致畸药物,诱导出胚胎的先天性唇腭裂,属于诱发性疾病动物模型。常用的致畸剂有醋酸可的松、苯妥英钠、维生素 A 等,具有制作方法简便、实验条件可控制且重复性好、可在短期内获得大量疾病动物模型样品等优点。

外科手术人工造裂动物模型是采用外科手术方法,在唇、牙槽嵴、硬腭或软腭上人为地形成一条裂隙以模拟唇腭裂,或仅模拟唇腭裂治疗过程中的某一现象,多用于修复先天性唇腭裂或进行唇腭创伤性裂隙的手术术式等临床研究。

（二）模型动物的选择

在先天性唇腭裂动物模型建立中常选用近交系小鼠,如 C57BL 小鼠和 A/J 小鼠等。近交系内所有的个体都可追溯到起源于第 20 代或以上的一对共同祖先,具有特定和稳定的基因背景,可消除基因背景之间的个体差异,实验结果较准确可靠。采用近亲交配不仅能提高基因纯合率,且近亲繁殖造成的遗传缺陷或核酸结构改变本身就有较高的唇腭裂自然发生率,在致畸因子作用下更易诱导唇腭裂的发生。远交系小鼠的唇腭裂模型也有报道,主要见于 NIH 小鼠、ICR 小鼠和昆明小鼠(KM 小鼠)等。远交系动物不引入外来血缘,在封闭条件下交配繁殖,从而保持了群体的一般遗传特性,又具有杂合性。昆明小鼠是目前国内最常用的实验动物,NIH 小鼠是一种国际公认的较普及的远交系实验小鼠,其来源丰富且喂养条件要求不高,胚胎数量较多,亦可产生化学诱发性唇腭裂模型。

除了品系选择外,对小鼠的质量和健康状态也有要求。选择体壮和性完全成熟的成年健康未生育和交配小鼠,可提高受孕率。随品系不同,对小鼠鼠龄、雌雄和体重等生物学特性的要求也不同。如 C57BL 系小鼠一般在日龄 70 天以后达到性完全发育成熟,其中的 C57BL/6J 系可选取 8~10 周龄体重 20 克以上的健康小鼠交配,但 C57BL/6N 系小鼠受孕率较低,建议选用 12 周龄以上,体重 25 克以上小鼠交配。

第二节　自发性唇腭裂模型

一、概　　述

自发性唇腭裂模型是指唇腭裂自然发生率较高的种系动物,主要有 A/2 小鼠、CL/Fr 小鼠和 TIWh 小鼠等,自发率大多在百分几到百分之十几,TIWh 小鼠为 3.5% ,A/WySn 小鼠可达 20% ,是近年来常用于研究的自发性模型。

A/2 系小鼠包括 A/J、A/WySn J 和 A/HeJ 等品系,是 1920 年由 Strong 等遗传学家制成的最早一代的近交系小鼠。所有 A/2 系小鼠胚胎均有自发性唇腭裂发生,发生率在 2%~4% ,高者可达 25% 。AXB-6/Pgn 和 BXA-8/Pgn 是由 A/J 品系和 C57BL/6J 品系重组杂交获得的,都有来自 A/J 品系的 clf1 和 clf2 纯合子突变型,AXB-6/Pgn 腭裂自发率是 8% ,BXA-8/Pgn 为 4% 。A. SW/Sn 和 A. BY/Sn 是同品系小鼠,是由 A/WySn 小鼠被来自其他品系的主要组织相容性基因座所取代获得的,这些同源品系的唇腭裂自发率与 A/WySn 品系大致相同。CL/Fr 品系是由 Fraser FC 于 20 世纪 60 年代创建的,20%~25% 的 CL/Fr 小鼠出现了自发性唇腭裂。CL/Fr 小鼠和 A/J 小鼠交配的杂合子发生腭裂,DNA 分析显示 CL/Fr 有来自 A/2 品系的 clf1 突变,其单倍体也显示有来自 A/J 的第二致病基因 clf2。

其他种系动物的自发性唇腭裂也有报道,例如在研究有肌萎缩显性遗传特征的 Brittany 西班牙猎犬时,发现其子代偶发腭裂,经遗传分离获得了具有常染色体隐性遗传特征的先天性腭裂犬,发生率达 26.9% ,另外还发现 1.1% 的纯种猎兔犬自发腭裂。

二、生物学特性

与正常的 C57BL/6J 相比,A/J 品系胚胎的中鼻突和侧鼻突在接触融合前更突出,更居中而聚拢,CL/Fr 品系也出现同样表型。CL/Fr 品系还表现为侧鼻突发育不全以及与中鼻突和上颌突融合延迟,原因是间充质增殖低下。在发育早期 A/WySn 品系胚胎的鼻凹与头部的间距较小,而且上颌突外向性发育不足。在上唇形成过程中,A/WySn、A/J 和 CL/Fr 小鼠表型均不同于正常的 C57BL/6J、Babl/C 和 CD1 等正常小鼠,表现为发育不足,即鼻孔更居中和上颌骨更狭长,尤其在鼻中部和前部联合处。

三、动物模型的应用

为了提高先天性唇腭裂的发生率,常在母鼠妊娠的适当时间段添加诱导剂。A/J 小鼠唇裂自发率约 7%~12%,在妊娠第 10 天按剂量 60mg/kg 给予苯妥英钠腹腔内注射,胎鼠的唇裂发病率可达 100%。CL/Fr 小鼠唇裂自发率约 18%~26%,给予 6-氨基尼克酰胺后唇裂发生率增加到 94%。在 A2 种系和相关品系中唇裂通常伴有腭裂,因此比其他种系更容易发生化学诱发性唇腭裂,使其在遗传决定性和致畸易感性研究方面成为经典模型。A2 种系的腭裂与唇裂的易感性基因是否相关还不十分清楚,但研究证明 A/J 种系的化学诱发性唇裂和腭裂的致畸易感基因是不同的。

第三节 化学诱导性唇腭裂模型

一、概 述

化学诱导性唇腭裂模型常用于非综合征型唇腭裂的病因学研究。糖皮质激素、药物、烟草和酒精等均与人类非综合征型唇腭裂发病有关,唇腭裂患儿的母亲在其怀孕期间应用这些药物或物品明显高于正常。特别是胚胎发育第 3~8 周是器官形成和分化阶段,对有害物质的致畸敏感性最强,极易导致先天性唇腭裂的发生。例如母亲在妊娠期间服用抗生素类药物、止痛药、抗惊厥药和激素类药均可使子代唇腭裂发生率明显上升,而服用维生素类药物可预防腭裂畸形的发生。为了阐明这些物质在唇腭裂发生中所起的作用及机制,往往需要借助于动物模型,目前已成功利用维生素衍生物、糖皮质激素及烷类等诱导出腭裂小鼠模型。表 23-3-1 是目前常用的化学诱导性唇腭裂动物模型。

二、模型建立的方法

(一) 维 A 酸

1. 概述 维 A 酸(retinoic acid,RA)是维生素 A 衍生物,全反式维 A 酸和 3,4-双脱氢维 A 酸等在维持正常胚胎发育、器官形成和细胞分化中起重要作用,被广泛应用于临床皮肤疾病及肿瘤治疗中。维 A 酸也是一种致畸因子,过量维 A 酸可导致神经管、心脏和颜面部等多种畸形发生。早在 1965 年,已应用维 A 酸诱导产生了小鼠腭裂。全反式维 A 酸(all trans-retinoic acid,ATRA)是维 A 酸在体内的自然存在形式,是目前较常用的腭裂动物模型诱导剂。

2. 建模方法

(1) 动物选择:C57BL 近交系小鼠对 RA 致畸较为敏感,常被用于建立 RA 诱导的腭裂

表 23-3-1　化学诱导性唇腭裂动物模型

动物种系	诱导剂	给药时间（妊娠天数）	给药方式	给药剂量（mg/kg/d）	发生率（%）	表型
A/J 小鼠	苯妥英钠	10		60	100	唇裂
A/J 小鼠	地塞米松	12	腹腔注射	50	100	腭裂
A/J 小鼠	醋酸可的松	11 至 14				腭裂
CL/Fr 小鼠	6-氨基尼克酰胺				94	唇裂
C57BL/6N 小鼠	全反式维 A 酸	10 或 12	管饲	80~100	90~100	腭裂
C57BL/6N 小鼠	氢化可的松	10 至 13	皮下注射	100	30	腭裂
C57BL/6N 小鼠	氢化可的松+二噁英	10 至 13	皮下注射+管饲	25+0.003	99	腭裂
C57BL/6N 小鼠	5-氟尿嘧啶	11、12、13	腹腔注射	500	33-100	腭裂
C57BL/6J 小鼠	地塞米松	10 或 12	腹腔注射	12	38	腭裂
JBT/JD 小鼠	地西泮	11、12、13、14	腹腔注射	32	11	腭裂
ICR 小鼠	甲基 N-硝基亚硝基胍	10 或 12	腹腔注射	40	55~60	腭裂
NIH 小鼠	地塞米松	10 至 12	注射	50	100	腭裂
TIWh 小鼠	醋酸可的松					腭裂
金黄地鼠	环磷酰胺	10	腹腔注射	30	73	腭裂
仓鼠	6-氨基丙腈	10				腭裂
Wistar 大鼠	甲基苄肼	14 后		200		腭裂
猴	环磷酰胺	27~29	肌注	5-10	43	唇裂

动物模型。以 C57BL/6N 系小鼠为例,选用 12 周龄,体重 25g 以上的小鼠,饲养在 25℃±2℃ 和人工调控 12h 昼夜循环条件下,任意给予水和食物。按雌雄比例 2∶1 于前一天晚 8 时合笼,次日晨观察雌鼠,交配后的雌鼠在阴道内会有明显的白色栓塞形成,称为阴栓,有阴栓形成者为妊娠(gestation day,GD)0 天,标记并称体重,隔离饲养。

(2)诱导时间和剂量:GD10 天是 RA 致腭裂畸形最敏感时期,给予小鼠每千克体重 100mg 的 RA 可诱导几乎 100% 的腭裂形成,并且无明显的胚胎吸收或死胎等毒性作用,对孕鼠也无特别明显的毒性作用,因此是理想的化学诱导性腭裂动物模型。

(3)诱导方法:选择管饲法。于管饲当日早晨断水断食以方便给药。将 RA 溶于植物油中成为 RA 混悬液,体积一般不超过 0.5mL,对照组管饲等体积的植物油。管饲工具一般使用 1mL 注射器配以灌胃器。管饲时,左手固定动物,使小鼠头部和躯干伸直呈垂直体位,注意颈部皮肤不要向后拉得太紧,以免勒住气管。右手持注射器将灌胃器针头由口角插入,避开牙齿,沿咽后壁并伴随着动物的吞咽动作徐徐插入食管下段,有阻力时轻轻上下滑动,切勿强行插入,其吞咽时贲门肌松弛,进入时有落空感。若动物挣扎强烈,呼吸困难,则有可能是插入气管内,须立即退出。管饲后仍需抓住小鼠直立片刻,防止其将药物吐出。给药后的母鼠需隔离饲养,注意观测小鼠体重变化,根据研究需要于不同时期处死孕鼠,剖腹完整取出胚胎,观察胎鼠的全身及局部畸形情况,并称量胚胎重量,剪掉下颌和舌,在体式显微镜下观察胚胎腭裂发生情况。

3. 模型表现型和生物学特性

(1)表现型:在光学显微镜下,大约在 GD13 天对照组舌体位置接近鼻中隔,腭突在舌两侧垂直生长,腭突内可见大量而密集的未分化间充质细胞,核深染,核浆比例大;给药组腭突位置、细胞形态与正常组无差异。GD14 天对照组舌体下降,腭突上抬,腭间质仍是密集的幼稚性间充质细胞,细胞间隙增大;给药组舌体位置略低,腭突顶端呈垂直位,体积比对照组小,腭间质细胞形态无变化。GD15 天对照组舌体位置继续下移,两侧腭突向水平方向延伸接触,并与鼻中隔接触;给药组舌体位置下降,腭突仍位于舌的两侧,或单侧或双侧腭突上抬至水平位;至 GD16 天对照组两侧腭突完全接触融合,腭间质贯通,中嵴上皮细胞带消失,而给药组腭突均未融合(彩图 23-3-1,见文末彩色插页)。

(2)生物学特性:RA 诱导腭裂可因动物种系、给药时间、给药剂量以及 RA 溶媒不同而有差异,并且在同一发育阶段腭裂诱导率和程度随给药剂量增加而增高,当剂量大到一定程度时则引起流产、死胎和胚胎吸收。由于小鼠前肢和腭在发育时间上具有重叠性,所以在 GD10 天给予 RA 多以腭裂和前肢短缩这两种畸形为主,偶见短尾发生。在小鼠 GD8、GD10 和 GD12 天时给予 RA 均能发生腭裂,但是发生率不同。在 GD8 天给予 RA 还可见胎鼠的眼部畸形、无尾或短尾、四肢短小和局部皮肤缺失等,而在 GD10 天及 GD12 天给予 RA 肉眼观察未见其他畸形,同时 GD8 天给药组胚胎吸收率较高。在腭裂发生方式上,GD8 和 GD10 天给药组常发生完全性腭裂,而 GD12 天给药组常发生黏膜下隐裂,即上皮和部分间充质发生接触融合。

4. 建模机制 RA 可通过抑制腭突细胞的增殖,阻碍腭突的生长发育,形成双侧短小腭突;或者通过调节腭中嵴上皮和鼻中隔上皮细胞分化,抑制腭突间以及腭突与鼻中隔间上皮细胞的融合。

RA 致畸作用可能和 RA 与 RA 受体结合后在时间或空间上不适当地激活或抑制了

其下游某些相关基因有关。哺乳动物的 RA 受体包括 α、β 和 γ 三种亚型,与配体结合后以二聚体形式结合到靶基因启动子的维 A 酸反应元件(retinoic acid response element, RARE),调控靶基因的转录表达使细胞周期受阻于 G0/G1 期,抑制细胞增殖,促进细胞分化。

(二)糖皮质激素

1. 概述 糖皮质激素对多种生物具有发育毒性,能诱导多种实验室动物畸形,在啮齿类动物中所致的最常见畸形是腭裂。地塞米松(dexamethasone,Dex)是近年来较常用的一种具有较强致畸性的糖皮质激素,通过影响胚胎腭突细胞增殖和分化,导致腭突短小,上抬延迟,两侧腭板不能在中线处接触而诱发腭裂。

2. 建模方法 选取 8～10 周龄体重在 20g 以上的 C57BL/6J 孕鼠,在 GD10～GD12 天时,每天定时给予腹腔注射地塞米松,剂量为 12.0mg/(kg·d)或 6.0mg/(kg·d)。腹腔注射方法是以左手抓住动物,腹部向上,头稍向下倾斜,右手将注射针头于下腹部侧方刺入皮下,使针头向前推进 0.5～1.0cm,再以 45°角穿过腹肌,固定针头,缓缓注入药液。动物处于头低位可避免伤及内脏,腹腔进针速度不可过猛过快,以免脏器无法避开针头。另外,醋酸地塞米松常被用于诱发远交系 NIH 小鼠腭裂,最佳致畸时间是 GD12 天,最佳致畸量为 50mg/kg。

3. 模型表现型和生物学特性

(1)表现型:在腭突发育初期和垂直生长期,腭突和舌体的位置、形态与正常对照无明显差异,但腭突无上抬趋势。GD14 天时舌体未及时下降,腭突上抬不完全,部分虽已水平生长,但因腭突窄小,舌体位置较高,两侧腭突不能融合。GD15 天时舌体位置下降,腭突水平生长,但两侧腭突不能在中线处接触,或不能与向下生长的鼻中隔接触,部分虽能在中线处接触,但不能发生融合。至 GD16 天时腭突未发生融合,部分虽在中线处与鼻中隔接触,但接触处上皮带未消失。

(2)生物学特性:地塞米松致畸率以腭突垂直生长期的 GD12 天给药最高,其次是 GD13 天以后的上抬及水平生长期,在腭发生前期的 GD10 天最低。腭裂发生率随着地塞米松剂量增加而相应增高,12.0mg/kg 或 6.0mg/kg 为最佳剂量,剂量继续增加,母鼠和胚胎体重呈剂量依赖性下降,胚胎吸收率上升,腭裂发生率却没有明显变化,当剂量大于 50mg/kg 可发生孕鼠死亡、胚胎吸收或胎鼠死亡。此外,在孕期不同时间给药可诱导不同的畸形产生,在 GD9～GD14 天还能诱发胚胎肋骨畸形。相同剂量下给药时间不同,或相同时间点给药剂量不同,其致畸类型和程度也有差异,出现单侧或双侧、或宽或窄的裂隙,但同一孕鼠的胚鼠畸形没有明显差异。适当剂量的地塞米松既能有效诱导腭裂产生,又不影响孕鼠生长繁殖和胚胎在子宫内发育,是建立稳定腭裂模型的理想诱导剂。

4. 建模机制 糖皮质激素可以诱导腭间充质细胞的有丝分裂显著下降,通过扰乱细胞的正常增殖,导致腭突过小和上抬延迟,不能在中线位置接触而发生腭裂。糖皮质激素可以通过改变胚鼠腭部特定区域生长因子水平而影响细胞增殖水平,也可能作用于孕鼠的肾上腺皮质,使激素分泌增加,而抑制腭突及头部各突起的间充质增殖,导致腭突短小。糖皮质激素还可通过抑制前列腺素产物而影响腭突上抬,因为前列腺素可以影响肌肉收缩细胞能动性和溶酶体活力。另外,糖皮质激素受体是一个致畸胎作用的生物化学位点,该位点可干扰蛋白质的合成。

(三) 其他种类

1. 甲基 N-硝基亚硝基胍 (methyl-N-nitrosoguanidine, MNNG) 是一种烷化剂,具有致突变性、致癌性和致畸性,其致畸谱较广,包括脑、腭、脊柱、肋骨和肢体的畸形。MNNG 诱导腭裂的最佳条件为 GD10 天给予 MNNG,剂量为 40mg/kg,腭裂发生率高达 50% 以上。以 8～10 周龄 25g 体重以上的 ICR 孕鼠为例,腹腔注射 MNNG 混悬液,给药体积为 0.1mL/10g。MNNG 诱导的腭裂在表型上与 RA 诱导的腭裂无显著性差别,光镜下可见由于双侧腭突发育不全而形成的短小腭突,不能在中线处进行正常的接触融合而导致腭裂发生。扫描电镜显示 GD15 天时正常的腭中嵴上皮细胞的表面有大量的丝状伪足,在 MNNG 诱导腭裂小鼠却少见丝状伪足。

2. 二噁英 (2,3,7,8-Tetrachlorodibenzo-p-dioxin, TCDD) 在 GD10 天时管饲 C57BL/6 孕鼠 TCDD[32mg/(kg·d) 或 64mg/(kg·d)],可以诱导腭裂发生。TCDD 作用于怀孕早期的母体可以诱发 TCDD 样裂,其腭突可充分发育并上抬至水平位相互接触,但并不发生融合。分子病因学尚不清楚,转化生长因子-β3 (TGF-β3) 的表达随 TCDD 浓度上升而上调。TCDD 作用于体外培养的胚胎腭突,尽管其中表皮生长因子 (EGF) 含量降低,但腭中嵴上皮细胞仍表达较高的表皮生长因子受体 (EGFR) 并持续增殖。EGFR 在胚胎腭发育形成过程中,不仅可以促使腭间充质细胞增殖,还可以抑制腭中嵴上皮的细胞凋亡。因此,TCDD 诱导腭裂机制可能是通过腭中嵴上皮细胞中 EGFR 高水平表达而抑制了正常发育中的细胞凋亡,所以尽管腭突可以相互接触,但腭中嵴上皮细胞仍保持完整,所以腭突无法相互融合。

3. 曲安奈德 (triamcinolone acetonide, TAC) TAC 属于肾上腺皮质激素及促肾上腺皮质激素,给予 GD9 天 ICR 孕鼠单剂量 TAC 15mg/kg,腭裂发生率达 100%。腭裂发生可能机制是骨形态发生蛋白 (BMP) 信号通路的阻断,并出现糖皮质激素和维生素 A 过度表达。

4. 苯妥英 (phenytoin, PHT) PHT 是一种乙内酰脲类中枢神经系统药物,可以引起包括神经发育受损和颅面部发育异常 (包括腭裂,伴随或不伴随唇裂) 等在内的"胎儿乙内酰脲综合征"。由 PHT 导致腭裂畸形发病率呈剂量依赖性,给予 40mg/kg 时不发生畸形,而 55mg/kg 和 65mg/kg 可引起 3.2%～15.7% 的腭裂发生率,胎儿体重显著递减同时并发其他先天性畸形。体内外实验证明 PHT 羟基化作用是通过环磷酰胺 CYP2 家族所介导的。

5. 其他动物 大鼠、仓鼠和地鼠等也能在药物诱导下发生腭裂。仓鼠在妊娠第 10 天受到 6-氨基丙腈诱导可出现腭裂,Wistar 大鼠在 GD14 天后给予 200mg/kg 甲基苄肼可诱导产生腭裂。有些大型动物亦可由药物诱导出腭裂,例如用含六氢吡啶生物碱的烟草属植物 2.5mg/kg 制成半流食每天 2 次管饲 GD32～GD41 天的羊,可诱导出发生率达 97% 以上的完全性腭裂,表型与人类腭裂很相似,舌嵌入到融合期间腭板之间,腭板保持垂直向生长而没有上抬。

三、模型的评价

绝大多数的唇腭裂致病因素与环境诱变因子有关,而化学物质在现代社会的环境诱变因子中占有重要地位,因此化学诱导唇腭裂模型已被广泛应用在实验研究中。相对于基因敲除唇腭裂模型,化学诱导性可以通过选取不同化学物质来控制唇腭裂的发生率,取样时间也相对不受控制,并且具有周期较短、费用较低以及容易获得表型等优点,是研究唇腭裂病因学和发生机制的良好动物模型。

　　理想的化学诱导性模型应该是没有明显的孕鼠和胎鼠的毒性作用,较少发生全身其他畸形,有较高而且稳定的唇腭裂发生率。给药时间多为唇腭部的器官形成期,GD8 天是胎鼠发育的较早阶段,给予药物对胎鼠的毒性作用最强,可以引起胚胎吸收以及全身其他器官的畸形,这是因为一些重要系统和器官尚处于器官发育期。而 GD10 天给药对胎鼠的毒性作用较弱,是因为系统和器官在此阶段已发育较为完善和成熟。

　　药物种类对唇腭裂发生率和形成类型有重要影响。例如在妊娠 GD10 ~ GD13 天给 C57BL/6N 系小鼠单独注射氢化可的松,剂量为 $100mg/(kg \cdot d)$,腭裂发生率为 30%,特征是腭突较小,导致两侧腭突不能接触而发生融合失败。但如果在同一时间段,联合应用氢化可的松和二噁英,腭裂发生率达 99%,特征是腭突大小正常,双侧腭突接触但不发生融合。

四、动物模型的应用

(一) 在唇腭裂发生机制研究方面的应用

　　RA 是维生素 A 的氧化代谢产物,是正常胚胎发育中不可缺少的。RA 信号通路对胚胎发育过程中建立正常发育模式和细胞分化起着重要的作用,而其诱导腭裂的机制是通过其他基因,尤其是信号分子通路而达成的,所以是研究腭裂发生的经典模型。

　　在 GD8.5 天单独给予 RA,就可以引起下颌同源转化成上颌样结构。这种同源异形是通过下调第一腮弓近中区域 *Fgf8* 和 *Sprouty* 的表达而引发的,同时下调间充质中的 *Dlx5*、*Hand2*、*Tbx1* 和 *Pitx2* 等基因,在腮弓的内胚层以及间充质中 *Patched* 表达下调。

　　为了明确 RA 诱导腭裂的机制,学者们首先研究了其对小鼠胚胎腭间质细胞的增殖活动和细胞周期的作用。通过体内外实验证明 RA 对腭间质细胞增殖的抑制是通过诱导剂量依赖性的细胞凋亡,还可以导致细胞周期受滞于 G1 期,表现为流式细胞仪检测中 G0/G1 期细胞比例上升,而 S 期细胞比例下降。Cyclin D1 和 Cyclin E 的蛋白表达水平变化显示 RA 对 G1 期向 S 期过渡的分子调控。此外,RA 还可降低 Rb 蛋白磷酸化,并下调 CDK2 和 CDK4 激酶活性。这些表明 RA 的抗增殖活性是通过调控腭间质细胞在 G1/S 期的调节剂并抑制 Rb 磷酸化。RA 对腭中嵴上皮细胞作用表现在其对腭中嵴上皮细胞增殖和分化相关信号分子的调控。其中,*TGF-β* 基因与腭突细胞的增殖分化密切相关,而 RA 诱导腭裂过程中,RA 通过 Smad 的介导参与调节 TGF-β 表达,使 TGF-β1 和 TGF-β3 表达水平改变。将胚胎 13 天小鼠腭突在含有不同浓度 RA 培养基中进行体外培养,24 小时之后正常对照组腭处于融合期,Smad2 和 Smad3 有内源性活性上升,而 Smad7 的表达被抑制;RA 组中 Smad2 和 Smad3 去磷酸化,而 Smad7 在腭中嵴上皮中过表达。72 小时后,对照组腭突完全融合,实验组两侧腭突未发生接触。融合程度与 RA 浓度呈负相关性,RA 抑制腭中嵴上皮细胞凋亡和腭中嵴上皮缝基底膜降解。在体内实验中,相对于对照组腭融合后腭中嵴上皮有磷酸化 Smad2 蛋白的表达,RA 组则没有检测到。实验结果表明,RA 通过抑制 *Smad* 信号通路而抑制腭中嵴上皮细胞的凋亡和基底膜的降解,导致腭裂发生。

　　Wnt/β-catenin 信号通路的受体 *Lrp6* 基因失活可导致唇裂并伴随腭裂,发生机制是在 *Lrp6* 基因缺陷小鼠的颌面部原基中,Wnt 信号活性被阻断,同源盒基因 *Msx1* 和 *Msx2* 表达下降,阻止了颌面部原基尤其是在融合处的外向性生长。编码维 A 酸合成酶的 *Raldh3*(也称为 Aldh1a3)在 Lrp6 基因缺陷小鼠胚胎上唇原基中局限性表达,表明 Wnt/β-catenin 信号通路在抑制 RA 信号时具有组织特异性。另外,与维 A 酸致畸作用相关的研究结果还包括吡咯衍生物(azole)致畸所引起的异常与维 A 酸引发的相似,是通过一个复杂的信号级联影响到神经嵴细胞和颅面部结构,其机制是抑制了维 A 酸降解酶 CYP26 的作用。杀菌剂三唑酮(triadimefon,TDF)在体外实验中可以改变 RA 相关分子的表达等。

(二)在唇腭裂预防方面的应用

尽管对于唇腭裂的治疗已由外科手术发展到多学科综合治疗,但预防唇腭裂发生仍然非常重要。研究发现维生素类对预防唇腭裂起重要作用。

给孕鼠食用或肌注维生素 B_6 能显著减少氢化可的松诱导小鼠腭裂的发生,可能机制是维生素 B_6 提高了胚胎对唇腭裂的修复能力,同时改变了致畸物的代谢途径。将 GD14 天时腭板组织在不同浓度地塞米松和(或)维生素 B_{12} 进行体外培养后,发现腭中嵴上皮发生组织形态学改变,腭板在地塞米松组未能融合,培养 72h 和 96h 后腭中嵴上皮细胞依然存在并增殖,而地塞米松和维生素 B_{12} 组完全融合,证明在体外培养中维生素 B_{12} 可阻止地塞米松对腭的致畸作用。可能机制是维生素 B_{12} 抑制了地塞米松对生长因子如 EGF 和 TGF-β 的影响,从而降低地塞米松引起腭裂畸形的作用。

叶酸是 B 族维生素的一种,其缺乏会影响细胞增殖而导致腭裂。研究证明补充叶酸的剂量和时机决定了其修复腭裂的效果,只有高剂量的叶酸(60mg/kg)才能降低胎鼠腭裂的发生率,通过叶酸或甲硫氨酸单独用药或联合用药,使 RA 诱导小鼠腭裂的发生率下降至零,若每种药物浓度减少 25% 后,单独用药使发生率下降到 86% ,联合用药可降至 46% ,联合用药还会减少四肢及尾部畸形的发生。因此,两种药物之间存在附加的相互作用可以减少 RA 诱发畸形的发生。除了维生素类外,通过动物实验还发现镇静药、催眠药及抗惊厥药物尿烷对唇腭裂畸形都有预防作用。在孕鼠受孕第 9 天时给药,可使自发性腭裂动物 CL/Fr 小鼠的腭裂发生率降低到 6% 。上述药物预防唇腭裂发生的确切机制,以及是否存在特异性还有待进一步研究。

第四节　转基因动物模型

一、概　述

转基因技术是使用基因工程技术将选定的目的基因导入动物染色体上,整合、表达和遗传的过程,是基因工程与胚胎工程结合的生物学技术。携带和表达外源基因的动物称为转基因动物。常用于唇腭裂发生机制研究的转基因动物模型大多由重组酶(Cre recombinase)介导,ROSA26 Reporter(R26R)小鼠是一种在所有基因座内携带了 LoxP-STOP-LoxP-lacZ 的基因序列小鼠,被广泛应用于测定 Cre 重组酶介导的基因追踪分析。一旦 Cre 重组酶切除了 R26R 基因座 LoxP 位点间的转录终止序列,ROSA26 启动子就会启动 LacZ 基因表达在所有的后代组织细胞中,即使是在 Cre 重组酶介导的表达被关闭后。来自 lacZ 基因编码的 β-半乳糖苷酶活性可以通过 β-半乳糖苷酶染色来检测。在此介绍常用的两种转基因小鼠的应用,一种是 Wnt1-cre 转基因,可用于研究神经嵴细胞来源的腭间充质细胞的迁移;另一种是 Keratin 14-cre 转基因,用于研究腭上皮尤其是腭中嵴上皮细胞的归宿。

二、动物模型的应用

（一）腭间充质细胞迁移和分化的追踪研究

原癌基因 *Wnt1* 仅在中枢神经系统发育时被表达。*Wnt1* 表达起始于神经板时期,分布于中脑,当神经管关闭时快速地限制性表达在中后脑峡部的前部。*Wnt1* 自发性和定向突变可导致中脑缺失和后脑前部的继发性缺失。

Wnt1 转基因动物被用于唇腭裂研究的重要原因是,在鳃弓中的颅、脊神经节和成骨性神经嵴细胞都来自于中枢神经系统中 *Wnt1* 阳性表达的前体细胞。*Wnt1* 启动子控制的 β-半乳糖苷酶表达的转基因小鼠中,中枢神经系统中的阳性染色与内源性 *Wnt1* 基因表达模式一致,并且表达在从神经管向颌面部迁移的神经嵴细胞群中。因此,*Wnt1* 转基因动物为分析来源于神经嵴的腭间充质细胞提供了一种新工具。

为了利用 *Wnt1* 转基因动物来标识追踪神经嵴细胞的迁移和分化,这个转基因必须在整个胚胎发生以及更长时间内保持活性。*Wnt1-lacz* 转基因动物在胚胎发育晚期检测不到 β-半乳糖苷酶阳性细胞,缺乏 *lacz* 在胚胎发育晚期的表达,说明了 *Wnt1* 基因在组织分化形成期表达消失,因此不能用来追踪神经嵴细胞的分化。利用了 Cre/Loxp 系统制作的 *Wnt1-Cre* 转基因小鼠可以解决这个难题。*Wnt1-Cre* 转基因小鼠与 R26R 小鼠进行杂交,R26R 小鼠的 β-半乳糖苷酶活性可以通过 Cre 介导,在神经嵴及其衍生后代细胞中被永久性染色,因此可以系统性地追踪腭间充质细胞动态过程,为解释先天性唇腭裂发生的分子机制提供了一个平台。

（二）融合期腭中嵴上皮细胞归宿的研究

在腭形成过程中,信号分子、转录因子和细胞外成分对腭板的生长、上抬和融合起重要调控作用,其中信号分子 Sonic hedgehog(Shh)家族蛋白广泛表达在胚胎 11 天前小鼠上颌突上皮组织中,Shh 在胚胎 13.5 天局限性表达在腭中嵴上皮和腭皱褶。在几年前,关于腭中嵴上皮形成上皮缝后到融合消失的机制尚不十分清楚。虽然可以证明腭中嵴上皮发生了细胞凋亡,但是腭中嵴上皮向腭间充质转化等学说尚未得到证明。

利用不可逆细胞标识追踪技术在小鼠体内确定了腭中嵴上皮在腭板融合后的归宿。Keratin-14(K-14)广泛表达在外胚层的衍生结构,包括口腔上皮、皮肤及其附件,当把 *Shh-Cre* 绿色荧光转基因小鼠和 K-14 启动子调节 Cre 转基因小鼠(*K14-Cre*)与 R26R 小鼠进行交配,Cre 重组酶介导的报告基因被激活,使腭中嵴上皮细胞及其衍生细胞或组织出现 *lacZ* 阳性染色。因此,假如腭中嵴上皮能够转化为腭间充质细胞,就会在腭中嵴上皮消失后的融合期看到明显 *lacZ* 阳性的间充质细胞。实验结果表明 *Shh-Cre* 绿色荧光转基因小鼠和 R26R 小鼠交配后,在胚胎 11.5 天额鼻突和上颌突的外胚层中(将来发育成原发腭和上唇),以及胚胎第 15～16.5 天整个腭上皮表面表达 *Shh* mRNA 的区域,β-半乳糖苷酶活性呈强阳性。在 *K14-Cre* 转基因和 R26R 小鼠交配的鼠胚原发腭和继发腭表面也有 *lacZ* 阳性细胞的分布。这种染色模式一直保持到胚胎第 15.5～18.5 天的发育晚期,而且代表着 β-半乳糖苷酶活性的 *lacZ* 阳性在腭板的口腔侧和口腔黏膜上皮中的表达强度随着发育进程而不断增加。在妊娠第 15.5～17.5 天胚胎的连续切片中,可以观察到 β-半乳糖苷酶阳性细胞团组成了界限清楚的腭中嵴上皮岛,外周围绕着 *lacZ* 阴性的间充质细胞。阳性细胞分布于沿着腭中线的前后轴向和背腹轴向及鼻腭结合处的不同位置,包括继发腭前段的鼻中隔和腭融合处上皮带,在胚胎第 18.5 天腭板内无阳性细胞存在,这证明了腭上皮没有转化为腭间充质细胞,因此说明了在腭融合过程中上皮间充质转化学说并不成立。

值得一提是,近几年 Clustered regularly interspaced short palindromic repeats(CRISPR)/CRISPR-associated(Cas)系统作为改进的高通量 Cre/LoxP 系统介导的基因重组技术开始受到人们关注。CRISPR/Cas 系统广泛存在于细菌及古生菌中,是机体长期进化形成的 RNA指导的降解入侵病毒或噬菌体 DNA 的适应性免疫系统。CRISPR/Cas 系统共有 3 种类型,对 II 型 CRISPR/Cas 系统的改造使其成为基因组高效定点修饰的新技术。CRISPR/Cas 系统的优势和潜力在于:大大加快构建转基因小鼠模型的速度(数周内而非数年内);研究单个基因更快速,能同时改变细胞中的多个基因,将来可能构建出复杂疾病的模型;由于 CRISPR/Cas 不依赖于 ESCs,可应用于大鼠、小鼠等,理论上无物种限制,将来可在大型动物中实现基因组工程操控。

第五节 外科手术人工造裂模型

一、唇裂模型

唇裂模型主要用于进行胚胎期唇裂修复的宫内手术,并可观察术后唇部的组织形态学变化。常用动物包括鼠、兔和羊等。

(一)鼠

由于体形较小,不便于进行口腔内操作,所以常被用于制作简单的唇裂模型。有报道采用苯妥英钠诱导 A/J 胎鼠唇腭裂模型,并进行宫内唇裂修复手术。方法是在妊娠第 10 天时对 A/J 孕鼠腹腔内注射苯妥英钠 60mg/kg,在妊娠第 17 天,沿腹中线切开母鼠腹腔并暴露子宫腔,利用显微外科技术缝合胎鼠的自发性唇裂,然后缝合孕鼠子宫和腹壁,至胎鼠均经产道自然娩出,观察术后小鼠唇部形态。

(二)兔

胎兔体重和体形较鼠大,手术操作较简单,术后存活率高。兔孕期为 32 天,有报道对妊娠第 24 天的胎兔行宫内手术,制成 1mm 唇裂伴口鼻瘘,在造裂 1 周后行手术修复,观察出生后唇部形态。

(三)羊

可以分别在羊妊娠第 65、75 和 85 天,切开胎羊上唇全层,切除部分上颌骨,造成上唇裂和牙槽嵴裂,对术后不同天数胎羊行宫内手术,或经剖宫产获得胎羊进行出生后手术,以观察不同术式对唇部形态发育的影响以及组织学改变。

二、腭裂模型

外科手术人工造腭裂动物模型是用外科手术方法,在动物软硬腭上切除部分软硬组织而造成口鼻腔贯通的缺损。

（一）大鼠

切除大鼠半侧腭表面，形成磨牙区矩形黏骨膜缺损，或造成腭正中的条形黏骨膜缺损，以涡轮机裂钻形成骨缺损，以模拟腭裂手术形成的裸露骨面的愈合过程。

（二）狗

建立方法是切除腭部 5mm 宽的骨及黏骨膜，缝合鼻腔与口腔黏膜或用丙烯酸固定以维持裂隙宽度。非裂模型的建立方法是在腭中缝区形成长椭圆形黏骨膜缺损，并作两侧松弛切口，使腭瓣近中向移位，覆盖缺损。

（三）猫

沿腭中缝，分别由硬腭后缘至尖牙远中平行切开并去除矩形腭部骨质，鼻腔和腭部黏膜对位缝合覆盖骨断面，形成口腔、鼻腔全层的洞穿性缺损。

（四）小型猪

自上颌犬齿远中腭中线向后作切口至软腭，用骨凿沿槽沟凿除中间的腭骨。自软腭向前切开裂隙中的鼻腔侧黏膜，把缺损两侧的腭黏膜与鼻腔侧黏膜缝合在一起，使骨创面包裹在黏膜之间。

<h2 align="center">三、模型的评价</h2>

外科手术人工造裂动物模型具有制作方法较简单、实验耗时较短、裂隙大小易控制等特点，但是难以准确地概括人类唇腭部畸形的全部特征，同时需要考虑人工造裂术后的自发性愈合问题。在动物种属的选择上，狗是较常应用的模型，因为具有双牙列，并且颅面结构形态与人类相似。

<h1 align="center">第六节　唇腭裂研究的常用实验技术</h1>

在运用腭裂动物模型进行机制研究时，除了常规组织学观察、蛋白和 RNA 的定位和定量研究外，还必须检测腭上皮和间充质的细胞增殖和凋亡改变。目前国际通用的方法是 5-溴-2-脱氧尿嘧啶核苷（5-bromo-2-deoxyuridine，BrdU）法检测细胞增殖，脱氧核糖核酸末端转移酶介导的缺口末端标记法（terminal-deoxynucleotidyl transferase mediated nick end labeling，TUNEL）检测细胞凋亡。另外，腭板的体外器官培养以及腭上皮和间充质分离技术等也是常用的研究手段。

<h2 align="center">一、5-溴-2-脱氧尿嘧啶核苷法</h2>

BrdU 是 DNA 前体胸腺嘧啶核苷类似物，通过竞争掺入 S 期细胞单链 DNA 核苷酸序列替代胸腺嘧啶，是一种检测细胞增殖的非放射性标记物。掺入的 BrdU 在细胞核 DNA 中永久存留，具有很高的特异性。

实验步骤：孕鼠按 100mg/kg 体重腹腔注射 BrdU，20min 后处死取出胚鼠，分离腭组织，常规固定、脱水、石蜡包埋，制成 3～4μm 切片。石蜡切片脱蜡和复水后，3% 过氧化氢中室温孵育 10min，磷酸缓冲液（PBS）冲洗；滴加胰蛋白酶消化液，37℃ 温箱孵育 30min，PBS 冲洗;滴加变性溶解液,室温孵育 30min,PBS 冲洗;滴加阻断液,室温孵育 8min;滤纸吸干阻断液后,直接滴加生物素标记小鼠抗 BrdU 单克隆抗体,在 4℃孵育 1h,PBS 冲洗;滴加链霉素抗生物素蛋白过氧化酶,室温孵育 10min,用 PBS 冲洗;滴加新鲜配置的 DAB 溶液显色;流水冲洗,苏木复染,温水返蓝;切片经梯度乙醇脱水干燥,二甲苯透明,中性树胶封固。光镜下观察 BrdU 阳性表达为附着于细胞核上的致密褐色沉淀物。

二、脱氧核糖核苷酸末端转移酶介导的缺口末端标记法

细胞发生凋亡时,染色体 DNA 双链断裂或单链断裂产生大量的黏性 3′末端。在脱氧核糖核苷酸末端转移酶(TdT)的作用下,可将脱氧核糖核苷酸、荧光素、过氧化物酶、碱性磷酸酶或生物素形成的衍生物标记到 DNA 的 3′末端,从而可进行凋亡细胞的检测,这类方法称为 TUNEL 法。TUNEL 法是分子生物学结合形态学的研究方法,对完整的单个凋亡细胞核或凋亡小体进行原位染色,能准确地反映细胞凋亡的典型形态特征。

实验步骤:石蜡切片脱蜡和复水后,滴加新配制的蛋白酶 K(15μg/m)工作液,室温孵育 30min,PBS 冲洗;再置于 3% 过氧化氢中 5min,PBS 冲洗;把预先配置好后冰冻放置的反应液 50μL(TdT enzyme 5μL,labeling safe buffer 45μL)加至载玻片上(为防止反应液干燥,可在反应液上盖上盖玻片),于 37℃潮湿环境中反应 60~90min,PBS 清洗停止反应;加荧光素抗生物素蛋白过氧化酶,于 37℃潮湿环境中反应 30min,PBS 清洗;滴加 DAB 工作液,直到呈现浅棕着色;流水冲洗,苏木素复染,温水返蓝;切片经梯度乙醇脱水干燥,二甲苯透明,中性树胶封固。光镜下观察 TUNEL 阳性表达为附着于细胞核上的致密褐色沉淀物。

三、腭板的体外器官培养

体外器官培养可以排除体内实验受机体本身多种因素的干扰,并可直观地观察和研究器官的发育分化过程。腭板的体外器官培养主要用于研究腭板的融合情况以及信号分子通路的相互作用,常采用 Trowell 培养法,也可用 Transwell 培养法替代。

实验步骤:在体视显微镜下从野生型和突变型胚胎中取出腭板,尽量保持形态完整。将双侧小鼠腭板放置在碳酸脂微孔滤膜上,再将有腭板的微孔滤膜放置在金属栅栏上。注入添加 1% 青霉素或链霉素的 DMEM 培养液,使其液面与微孔滤膜平行。放置时应注意腭板的腭面朝上,鼻面朝下。放入含 5% CO₂,37℃的培养箱内进行培养。如果观察腭增殖状况,取胚胎第 13 天腭板,成对的腭板放置距离不超过 0.05mm,培养 24~48h。若观察腭板融合状况,则取胚胎 14 天腭板,成对的腭板紧密相贴,培养 24h。

Trowell 体外器官培养系统只能用于体积小于 2mm×2mm×2mm 的组织。在培养液中,根据实验需要可以添加重组蛋白质、siRNA 和 anti-sense oligo 等。成对培养的腭板既可选择一对野生型或一对腭裂模型,也可选择一侧为腭裂模型,另一侧为野生型。

四、小鼠面中 1/3 三维微重力体外旋转培养

小鼠面中 1/3 的体外培养排除了下颌及舌组织的影响,主要用于研究腭板的上抬情况

以及信号分子通路的相互作用。在 E12-14 将小鼠胚胎取出,在无菌环境中除去下颌及舌组织,获取胚胎的面中 1/3。放入旋转式细胞培养系统(the rotary cell culture system,RCCS)的 10.1 高截面纵横比容器中,把容器接到旋转基座上,一起放入到 37℃ 恒温培养箱内。开启电源,调节旋转速度 15～20cpm。根据实验需要可以添加重组蛋白质、siRNA 等。

五、腭间充质细胞分离及培养法

为了研究腭间充质细胞的增殖和分化,定位追踪腭间充质中相关基因的动态定量变化,以及对腭间充质细胞进行体外培养,常常需要将腭上皮和间充质进行分离。

实验步骤:在体视显微镜下应用显微外科器械剪取腭突。离体腭突在含有 10% FCS 的 HBSS 液的培养皿中清洗两次,加入 Dispase Ⅱ 酶(0.8U/mL)置换 HBSS,4℃ 冰箱过夜消化 18h 或在室温中消化 1h。轻轻振荡小瓶中消化后的腭突,用镊子从间充质上分离上皮。将间充质组织吸入 15mL 离心管,1000r/min 离心 5min,弃上清,加入含 0.25% 胰蛋白酶和 0.01% EDTA 的消化液,吸管反复吹打间充质,消化为单细胞悬液。经含 10% 胎牛血清的 DMEM/F12 培养基等量终止消化,CMF-PBS 洗涤两次后,加入含 10% 胎牛血清的 DMEM/F12 培养基重悬细胞,以 5×10^5/瓶接种到 T75ml 培养瓶中,补充培养基到 4mL,移至 5% CO2、饱和湿度的培养箱中继续培养,隔天半量换液。Vimentin 染色可证明不含有上皮细胞等其他细胞。

六、全胚胎颅颌面骨骼染色法

(一) 组织固定

将小鼠头除去皮肤及内脏后在 95% 乙醇中固定 72h,转移到丙酮中浸泡 48h 以去除脂肪,胚胎 14～16 天以上的较大组织可增加在乙醇和丙酮中的时间。

(二) 染色

储存液配方:70% 乙醇配制的 0.3% 阿尔辛蓝,95% 乙醇配制的 0.1% 茜素红 S。可预先配制后,过滤后分别保存。工作液配方:0.3% 阿尔辛蓝:0.1% 茜素红 S:冰醋酸:70% 乙醇为 1:1:1:17。在新鲜配制工作液,振荡染色 3 天,蒸馏水冲洗。

(三) 清除周围组织

将组织移至 1% KOH 溶液中 24～48h,使骨骼旁组织逐渐被消化掉。将小鼠骨架转移至 20%、50% 和 80% 系列甘油/KOH 溶液中 2～4 周,直至骨骼旁组织完全清除。颅颌面骨骼可在 100% 甘油中长期保存。

七、LacZ 染色法

(一) 组织切片的 LacZ 染色

1. 切片 制备 10～20μm 冷冻切片,置于明胶包被的载玻片上,室温干燥。
2. 固定 固定液配制:0.1M 磷酸盐缓冲液(pH 7.3)配制的 2% 多聚甲醛和 0.125% 戊二醛,将冷冻切片在其中固定 5min。

3. 漂洗　在含有 2mmol/L $MgCl_2$ 的磷酸盐缓冲液中漂洗 3 次,每次 1min。在含有 2mmol/L $MgCl_2$、0.01% 脱氧胆酸钠和 0.02% NP-40 的磷酸盐缓冲液中清洗 3 次,每次 3min。

4. 染色　X-gal 染色缓冲液的配制:4.983g $K_3Fe(CN)_6$、0.336g $K_4Fe(CN)_6 \cdot 3H_2O$ 和 50mg 脱氧胆酸钠,溶于 $10 \times PBS$ 50mL,添加 1mL 的 1mol/L $MgCl_2$ 和 $100\mu L$ NP-40,用蒸馏水补足至 500mL,室温下将切片浸泡在染色缓冲液中 2min。染色液的配制:40mg/mL 的 X-gal 储藏液(用二甲基甲酰胺配制,$-20\,^\circ\!C$ 保存)和染色缓冲液配制的含有 1mg/mL 的 X-gal。于 $37\,^\circ\!C$ 染色数小时或过夜。

(二) 全胚胎的 LacZ 染色

1. 固定液的配制　0.1M 磷酸盐缓冲液(pH 7.3)配制的 2% 多聚甲醛、0.125% 戊二醛和 0.01% NP-40,将小鼠胚胎置入固定液中固定 30~60 分钟,用磷酸盐缓冲液清洗 1 次。

2. 加入含有 2mmol/L $MgCl_2$、0.01% 脱氧胆酸钠和 0.02% NP-40 的磷酸盐缓冲液,室温振荡 2 小时。

3. 加入含有 1mg/mL X-gal 的染色液,于 $30\,^\circ\!C$ 染色 24~48h,根据 lacZ 表达水平适当调控染色时间。

(肖　晶)

参 考 文 献

1. 何苇,卢胜军,石冰,等. 不同剂量地塞米松对小鼠胚胎腭裂发生的影响. 国际口腔医学杂志,2009,36(3):270-272

2. 吕宝辉,黄洪章. 视黄酸诱导腭裂的研究进展. 国外医学口腔医学分册,2001,28(1):35-37

3. 吕红兵,金岩. 腭裂的动物模型及形成机理的研究进展. 上海口腔医学,1998,7(3):182-184

4. 王如,刘彬,肖晶,等. 腭发育不同时期维甲酸对腭突细胞增殖和凋亡的影响. 华西口腔医学,2008,26(5):546-549

5. 王之奇,陈刚. 利用大动物模拟腭裂的建模方法及其应用评价. 国际口腔医学杂志,2007,34(3):200-202

6. 王志勇,石冰. 应用于唇腭裂研究的动物模型. 国外医学口腔医学分册,2001,28(5):280-282

7. 徐海艇,王健,余力. 先天性唇腭裂动物模型的研究及应用进展. 中国美容整形外科杂志,2006,17(6):460-462

8. 张诗雷,袁文化. 多种维生素预防唇腭裂发生的研究进展. 口腔颌面外科杂志,2001,11(2):143-145

9. 朱江波,印木泉,陈蓉芳,等. 甲基 N-硝基亚硝基胍和视黄酸致 ICR 小鼠腭裂发育模型的建立. 第二军医大学学报,2005,26(1):181-183

10. 朱江波,张天宝. 腭裂动物模型的研究现状. 国外医学口腔医学分册,2005,32(2):133-135

11. BUSH J O, JIANG R. Palatogenesis: morphogenetic and molecular mechanisms of secondary palate development. Development,2012,139(2):231-243

12. CHAI Y, ITO Y, HAN J. TGF-beta signaling and its functional significance in regulating the fate of cranial neural crest cells. Crit Rev Oral Biol Med,2003,14(2):78-88

13. HELMS J A, KIM C H, EICHELE G, et al. Sonic hedgehog participates in craniofacial morphogenesis and is down-regulated by teratogenic doses of retinoic acid. Dev Biol,1997,187(1):25-35

14. HU X, GAO J, LIAO Y, et al. Retinoic acid alters the proliferation and survival of the epithelium and mesenchyme and suppresses Wnt/β-catenin signaling in developing cleft palate. Cell Death Dis,2013,4(10):898

15. LEVI B, BRUGMAN S, WONG V W, et al. Palatogenesis: engineering, pathways and pathologies. Organogenesis,2011,7(4):242-254

16. JIANG R,BUSH J O,LIDRAL A C. Development of the upper lip:morphogenetic and molecular mechanisms. Dev Dyn,2006,235(5):1152-1166

17. JUGESSUR A,FARLIE P G,KILPATRICK N. The genetics of isolated orofacial clefts:from genotypes to sub-phenotypes. Oral Diseases,2009,15(7):437-453

18. JURILOFF D M,HARRIS M J. Mouse genetic models of cleft Lip with or without cleft palate. Birth Defects Res A Clin Mol Teratol,2008,82(2):63-77

19. REYNOLDS P R,SCHAALJE G B SEEGMILLER R E. Combination therapy with folic acid and methionine in the prevention of retinoic acid-induced cleft palate in mice. Birth Defects Res A Clin Mol Teratol,2003,67(3):168-173

20. VAZIRI S F,HALLBERG K,HARFE B D,et al. Fate-mapping of the epithelial seam during palatal fusion rules out epithelial-mesenchymal transformation. Dev Biol,2005,285(2):490-495

21. WANG M,HUANG H CHEN Y. Smad2/3 is involved in growth inhibition of mouse embryonic palate mesen-chymal cells induced by all-trans retinoic acid. Birth Defects Res A Clin Mol Teratol,2009,85(9):780-790

22. YANG H,WANG H,SHIVALILA C S,et al. One-step generation of mice carrying reporter and conditional al-leles by CRISPR/Cas-mediated genome engineering. Cell,2013,154(6):1370-1379

第二十四章 双膦酸盐相关颌骨坏死的动物模型

双膦酸盐(bisphosphonates, Bps)是一类焦磷酸的类似物,自20世纪60年代应用于临床治疗,可以有效地抑制破骨细胞的活性和功能,同时还具有抑制肿瘤细胞对骨的黏附和侵袭,目前已广泛应用于骨质疏松患者的治疗,以及肿瘤患者骨转移的预防与治疗。但是,临床应用双膦酸盐会产生一系列不良反应,其中双膦酸盐相关颌骨骨坏死(bisphosphonate-related osteonecrosis of the jaws, BRONJ)受到最广泛关注。目前BRONJ的发生机制尚不清楚,且临床缺乏行之有效的治疗方法,因此BRONJ动物模型的制作显得尤为需要。

第一节 双膦酸盐药代动力学及临床应用

一、药代动力学

1. 组成及结构 双膦酸盐是一类人工合成焦磷酸盐类似物,碳原子替代了焦磷酸盐中链接两个磷酸基团的氧原子,形成P-C-P的结构(图24-1-1)。其中碳原子有R1和R2两个侧链,R1侧链决定了双膦酸盐与骨的结合能力,而R2侧链则决定了双膦酸盐的抗骨吸收潜力。多年来双膦酸盐类药物的研究和发展主要集中在R2侧链基团,该基团不同产生了多种不同的药物,所含基团的成分也决定了双膦酸盐抗骨吸收强度的不同。

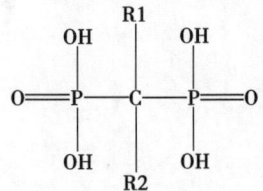

图24-1-1 双膦酸盐化学式

2. 分代 双膦酸盐按开发时间和作用强度可分为三代。第一代的代表药物为依替膦酸盐(etidronate)和氯屈膦酸盐(clodronate),这一代双膦酸盐的R2侧链上没有氮取代基。第二代的代表药物为帕米膦酸盐(pamidronate)和阿仑膦酸盐(alendronate),其化学结构是由含氮原子取代R2侧链,抗骨吸收强度分别是依替膦酸盐的100倍和500倍。第三代的代表药物为依本膦酸盐(ibandronate)和唑来膦酸盐(zoledronate),R2侧链分别是第三级氮原子及含氮原子的杂环,抗骨吸收强度分别为依替膦酸盐的1000倍和10 000倍,唑来膦酸盐是目前最强效的双膦酸盐。

3. 作用机制 双膦酸盐的P-C-P结构决定了其对羟基磷灰石具有很强的亲和性,如果R1侧链为羟基而不是氢原子的话,双膦酸盐对羟基磷灰石晶体的结合力以及防止晶体产生和融解的能力会更强,而R2侧链结构决定了双膦酸盐的抗骨吸收能力。第一代双膦酸盐,如依替膦酸盐和氯屈膦酸盐均不含氮原子,其作用机制是与三磷酸腺苷的非水解类似物相结合,产生非水解核苷酸,这种代谢产物在破骨细胞内沉积可抑制其功能并导致细胞死亡。第二代或第三代双膦酸盐,如阿仑膦酸盐和唑来膦酸盐为含氮的双膦酸盐,其作用机制是抑制破骨细胞甲羟戊酸合成途径,干扰 GTP 酶信号蛋白的异戊二烯化,从而影响破骨细胞活性,促进破骨细胞凋亡和抑制骨吸收。

4. 药代动力学 双膦酸盐吸收、分布和排泄相对恒定。口服吸收很少,食物中含铁或钙更限制其吸收。口服吸收时大约 20% ~ 50% 到达骨矿化部位,其余由肾排出。双膦酸盐最佳状态下的生物利用度范围为 1% ~ 10%,血浆半衰期仅 15 ~ 60min,大部分被迅速清除。研究表明,双膦酸盐不被代谢,肾脏是其唯一的清除途径,而骨中半衰期相当长。根据种属及骨更新率不同,双膦酸盐在骨的滞留时间为 1-10 年(表 24-1-1)。

二、临床应用概况

双膦酸盐作为临床上最重要、最成功的抗骨吸收药物之一,目前已用于治疗和预防多种骨骼疾病,如骨质疏松症、转移性骨肿瘤、变形性骨炎、成骨不全、异位骨化、高钙血症等。由于优秀的骨组织亲和力及显著的骨吸收抑制能力,双膦酸盐得到了广泛的临床应用。口服或静脉用双膦酸盐的不良反应,包括骨转换过度抑制、低钙血症、急性炎症反应、心房颤动以及颌骨骨坏死。其中受到最广泛关注的是双膦酸盐相关颌骨骨坏死,目前骨坏死的发生机制尚不清楚,且临床没有行而有效的治疗方法。

(一) 临床应用

1. 骨质疏松 依替膦酸盐是第一个用于治疗绝经后骨质疏松的双膦酸盐。尽管在英国、加拿大及多数欧洲国家得到批准并普遍使用,但 FDA 并未批准其用于骨质疏松。20 世纪 70 年代,依替膦酸盐被首次用于治疗绝经后骨质疏松,连续给予大剂量依替膦酸盐 [20mg/(kg·d)]能降低骨吸收和增加钙平衡,但许多患者发生高磷酸血症和骨软化,以致实验中断。80 年代末,美国和欧洲的两项随机、双盲研究奠定了依替膦酸盐治疗绝经后骨质疏松的基础。两项研究证明,依替膦酸盐间歇循环疗法可以使脊柱骨密度(spinal bone mineral density,BMD)明显增加。跨国多中心双盲、安慰剂对照实验结果于 1995 年发表,参加实验的有来自美国、澳大利亚、加拿大、欧洲、以色列、墨西哥、新西兰及南美等 994 名绝经后骨质疏松妇女,她们被随机分组,给予安慰剂或阿仑膦酸盐(5mg/d 或 10mg/d 3 年,或 20mg/d 2 年,随后 5mg/d 1 年),所有患者同时补钙 500mg。除对比 BMD 变化外,还包括身高、椎骨变形指数和骨折率等指标。结果相当惊人,BMD 显著增加,身高变矮减缓,椎骨变形明显缓解,此研究第一次提供了阿仑膦酸盐可预防骨质疏松性骨折的具体证据。1995 年 11 月,FDA 正式批准阿仑膦酸盐 10mg/d 用于治疗骨质疏松。

2. 转移性骨肿瘤 晚期恶性肿瘤患者常见骨转移,临床上多以溶骨性破坏为主,主要表现为骨痛、高钙血症、脊髓压缩及病理性骨折等骨骼并发症,严重影响患者的生活质量。除了治疗原发病,局部放疗和使用止痛药物外,应用双膦酸盐治疗也是常用的有效方法之一。双膦酸盐治疗骨转移引起的骨相关事件(skeletal related event,SRE)的发生,静脉注射唑来膦酸可有效预防或延缓肺癌骨转移(包括溶骨和成骨)引起的 SRE,推荐使用 4mg(15 分钟),每 3 ~ 4 周重复 1 次。Ross 等对 1966—2001 年间 95 篇文献进行分析,目标人群为乳腺癌和多发性骨髓瘤引起的高血钙患者,绝大部分研究结果证实双膦酸盐可降低 SRE 的发

表 24-1-1 双膦酸盐在动物和人体内的药物代谢

双膦酸盐	种系	剂量/给药途径（单位:mg/kg）	血浆清除率 [单位:mL/(min·kg)]	肾清除率 [单位:mL/(min·kg)]	非肾清除率 [单位:mL/(min·kg)]	半衰期（单位:h）	生物利用度（单位:%）	文献
依替膦酸盐	人类	15/PO	—	—	—	—	2.25±1.13	Differt (1977)
	人类	0.22/IV	2.62±0.34	1.52±0.2	1.10±0.26	6.0±0.7	—	Differt (1977)
	人类	0.15/IV	2.26	1.17	1.09	1.5	—	Recker and saville(1973)
	人类	5/PO	—	—	—	—	2.95	Recker and saville(1973)
	人类	30/PO	—	—	—	—	7.2	Recker and saville(1973)
	大鼠	50/PO	—	—	—	—	2.8~3.6	Michael et al(1972)
	兔子	20/PO	—	—	—	—	13.6	Michael et al(1972)
	猴子	50/PO	—	—	—	—	6.2	Michael et al(1972)
	狗	50/PO	—	—	—	—	21.1	Michael et al(1972)
氯屈膦酸盐	人类	2.5/IV	1.41±0.2	1.15±0.27	0.30±0.22	1.4±0.2	—	Powell and Demark (1985)
	人类	25/PO	—	—	—	—	1.2±0.6	Yakatan et al (1981)
	人类	3/IV	1.71±0.25	1.20±0.26	0.51±0.09	1.83±0.08	—	Conrad an Lee(1981)
	人类	4/IV	2.65±0.42	1.51±0.19	1.14±0.25	1.97±0.66	—	Hahijarvi et al (1989)
	人类	3/IV	1.6±0.41	1.20±0.27	—	2.3±0.9	—	Pentikainen et al (1989)
	人类	6/PO	—	—	—	—	1.9±0.4	Pentikainen et al (1989)
	大鼠	25/IV	—	—	—	1.5	—	Lauren et al (1991)
	大鼠	25/IM	—	—	—	1.5	105	Lauren et al (1991)
	大鼠	25/SC	—	—	—	1.5	89	Lauren et al (1991)

续表

双膦酸盐	种系	剂量/给药途径 (单位:mg/kg)	血浆清除率 [单位:mL/(min·kg)]	肾清除率 [单位:mL/(min·kg)]	非肾清除率 [单位:mL/(min·kg)]	半衰期 (单位:h)	生物利用度 (单位:%)	文献
帕米膦酸盐	人类	0.4/IV	4.2	1.0	3.2	2.5	—	Fitton and Mctavish (1991)
	人类	1/IV	2.1±0.71	0.89±0.61	1.22±0.31	1.0±0.2	—	Leyvraz et al (1992)
	人类	1/IV	6.45±4.08	1.01±0.47	5.44±3.75	—	—	Daley-Yates et al (1991)
	人类	4/PO	—	—	—	—	0.3	Daley-Yates et al (1991)
	人类	4/PO	—	—	—	—	0.48	Hyldstrup et al (1993)
	小鼠	5/IV	14.3	—	—	0.5	—	Daley-Yates and Bennet(1998)
	大鼠	20/PO	—	—	—	—	0.2	Reitsma et al (1983)
	大鼠	10~20/PO	—	—	—	—	0.5~0.6	Wingen and Schmahl(1987)
阿仑膦酸盐	人类	0.15/PO	—	—	—	—	0.75	Gertz et al (1993)
	人类	0.15/IV	2.92±0.21	1.05±0.13	1.90±0.23	—	—	Data on fire. Merck Res. Labs
	大鼠	0.2/IV	25.7±3.9	7.11±1.29	18.6±4.0	—	—	Lin et al (1992)
	大鼠	10/PO	—	—	—	—	0.95±0.03	Lin et al (1992)
	狗	10/PO	—	—	—	—	1.76±0.07	Lin et al (1992)
	猴子	10/PO	—	—	—	—	1.72	Lin et al (1992)

(注释 PO:口服 IV:静脉注射 IM:肌肉注射 SC:皮下注射)

生率。1998 年,*Journal of Clinical Oncology* 杂志总结了氯屈膦酸盐治疗疼痛的 2 项研究,结果均显示双膦酸盐可减少疼痛的发生或减轻症状。国内发表的文章主要涉及氯屈膦酸盐和帕米膦酸盐,结果同样显示双膦酸盐具有良好的止痛效果。

3. 变形性骨炎(Paget's disease,Paget 病) 双膦酸盐是治疗 Paget 病最常用的药物。国外应用依替膦酸盐治疗此病已超过 15 年,口服 5~20mg/(kg·d),一年中给药 6 个月,后 6 个月停药。这种治疗方案可使 60% 患者疼痛减轻,血清碱性磷酸酶(SAP)下降,40% 患者一次 6 个月治疗后得到长期缓解(SAP 恢复至正常)。但大剂量连续治疗可引起矿化不全,而反复使用疗效下降需换药(如降钙素)或用新一代双膦酸盐治疗。依替膦酸盐与降钙素比较,前者对骨更新的生化指标 SAP 和羟脯氨酸(OHP)改善强于皮下注射降钙素,维持时间也长。第二、三代中最常用帕米膦酸盐,Chakravarty 等治疗 26 名患者,单剂量 60mg,静脉滴注帕米膦酸盐超过 12h,92% 的患者 1 个月内骨痛改善,75% 以上的患者 6 个月时疼痛消失,78% 的患者 6 个月时 SAP 降至正常,77% 的患者 1 年时 SAP 正常。美国 FDA 批准了用阿仑膦酸盐(40mg/d)6 个月疗程治疗变形性骨炎,尽管这个剂量可能产生胃肠道反应,但抑制骨吸收和缓解症状作用相当显著。

4. 成骨不全(Osteogenesis imperfecta) 有学者采用静脉注射依替膦酸盐治疗成骨不全,给药方案为每天 1mg/kg,每次注射时间 3~4h,连续注射 3 天,间隔周期 2~4 个月,药物累计剂量为每年 9mg/kg。为研究低剂量短时间给药对成骨不全患者的安全性及有效性,GKsen 等对 16 例成骨不全患者注射帕米膦酸钠,每年 3~4mg/kg,结果发现患者 BMD 增加,骨折发生率下降。由此可见,低剂量帕米膦酸钠对成骨不全患者同样有效。双膦酸盐类药物有许多共性,同时也存在特异性。各种双膦酸盐类药物抑制骨吸收的强度以及临床应用中的利弊与其给药剂量、用药方式、患者年龄和成骨不全类型均有明显关系。随着药物的不断改进,第一代双膦酸盐逐渐退出市场。目前,临床上主要以帕米膦酸钠和阿仑膦酸钠的应用较为广泛,利塞膦酸钠和唑来膦酸钠也已投入临床使用,但其疗效及不良反应还在进一步研究。

5. 牙周炎 近年来,受双膦酸盐治疗全身疾病的启发,专家们将它引进口腔临床。在医生对 4 名成人牙周炎患者进行牙周基础治疗的同时,周期性间歇应用依屈膦酸盐辅助治疗(口服依屈膦酸盐 2 周,200mg/d,间歇停药 10~12 周或 6 个月),结果患者平均牙槽骨密度明显增加,牙松动度、牙周袋深度明显减少。此外,Rocha 等对未进行过雌激素替代治疗的绝经期女性牙周炎患者基础治疗后,随机双盲给予阿仑膦酸盐(10mg/d)或安慰剂 6 个月,在治疗前后分别对牙周组织临床指标、血中雌激素水平、牙槽嵴顶到釉牙骨质界之间(CAB-CEJ)的距离、股骨 BMD、血清 I 型胶原氨基末端肽(N-telopeptide of type I collagen,NTX)和骨特异性碱性磷酸酶水平(bone-specific alkaline phosphatase,BSAP)进行评价。结果显示,与安慰剂组相比,用药组牙周探诊深度和牙龈出血指数明显改善;用药组 CAB-CEJ 距离增加(0.40mm±0.40mm),而安慰剂组减少(0.60mm±0.53mm);用药组 BMD 明显增加,而 NTX 和 BSAP 水平下降;用药组与安慰剂组血中雌激素水平无明显差异。该实验结果提示:对绝经期妇女应用阿仑膦酸盐辅助牙周基础治疗,可改善牙周病状况并促进骨的再生和矿化。

6. 种植牙 随着种植技术的发展和临床应用推广,双膦酸盐被引入种植领域。Abtahi 等随机选择 5 个患者,每个患者植入 7 颗 Brånemark 种植义齿,其中一颗表面涂布双膦酸盐,被植入在骨质质量最差的地方。对每颗种植义齿周围的边缘骨进行 X 线拍摄测量,使用共振频率测量仪记录义齿的稳定性,在组织瓣关闭前和关闭 6 个月后在桥基连接处测量种植体稳定性系数(implant stability quotient,ISQ)。结果显示,在 6 个月观察期,未被双膦酸盐处理的 1 个种植义齿没有形成骨结合,共振频率也降低,而双膦酸盐涂层义齿没有出现并发症。观察期间拍摄了 105 张 X 线片(210 个种植义齿位点),对照组个别种植义齿和双膦酸盐涂层义齿有 1mm 边缘骨缺损,但这些变量无明显差别。比较每个患者 7 颗种植义齿的 ISQ 值,除 1 例患者 7 颗义齿 ISQ 值无差别外,其他患者双膦酸盐涂层义齿的 ISQ 值最大,这说明双膦酸盐涂层种植义齿有更好的稳定性。

7. 根管治疗　临床研究表明,对应用双膦酸盐治疗全身疾病的患者进行口腔疾病的治疗,口腔疾病治疗效果不会受明显影响。Hsiao 等选择口服双膦酸盐患者的 34 颗牙及未口服双膦酸盐患者中的 38 颗牙作为研究目标,全部患者交由美国德克萨斯州 A&M 大学贝勒口腔医学院的牙髓病住院医师和大学生进行非标准化的根管治疗和再治疗,根管治疗结束后经临床和 X 线片检查,结果显示双膦酸盐组有 73.5% 的损害愈合,而对照组愈合率为81.6%,两组间差别无统计学意义。这个初步的短期研究结果说明长期口服双膦酸盐的患者,有望获得传统根管治疗术后的根周愈合的满意效果。

(二) 不良反应

临床应用显示,静脉应用大剂量的双膦酸盐时,若滴注速度过快可能导致肾功能衰竭。口服双膦酸盐可能出现食道和胃肠道的副反应,如恶心、消化不良、呕吐、胃痛、腹泻甚至溃疡。动物实验发现部分双膦酸盐可以抑制正常的骨矿化,导致临床或组织学的骨软化。Weinstein 等做了一项长达 3 年的研究,观察长期口服双膦酸盐,治疗绝经后骨质疏松患者的破骨细胞形态及数量,结果发现,应用双膦酸盐后,破骨细胞数量增加了 2.6 倍,27% 为巨大破骨细胞,而且与药物用量呈正相关。停药 1 年后,仍然能够在体内找到巨大破骨细胞,说明长期应用双膦酸盐能促进破骨细胞生长,甚至导致骨坏死。骨坏死可以自发出现,也可以在口腔治疗后(如拔牙)出现,骨坏死主要累及下颌骨,也可累及上颌骨。有牙周炎病史的多发性骨髓瘤和唾液腺恶性肿瘤骨转移患者,长期静脉注射双膦酸盐治疗恶性高钙血症后,部分患者出现了颌骨坏死现象,具体原因还不明确。Kos 等研究表明,长期应用双膦酸盐,部分患者会因为拔牙、牙根手术、牙齿的不良充填、口腔种植体或外伤而导致颌骨坏死。下面着重介绍 BRONJ。

1. 临床症状和体征　最常见的临床表现是黏膜溃疡及无活性的死骨暴露,暴露的死骨为黄白色,探诊无症状,不会流血,但可有口内或口外的瘘管,经久不愈。由于继发的黏膜感染周围的软组织可存在炎症,可伴有疼痛。

暴露的死骨表面在早期是光滑的,但随着死骨的发展,死骨表面变得粗糙不规则。疼痛多由于周围软组织的继发感染,或死骨相对软组织的溃疡所引起。骨坏死最常见部位是下颌骨的后部,偏舌侧,下颌舌骨嵴的位置。

典型的骨坏死是进展性的,可以累及牙齿,致使口腔卫生不良。口腔卫生不良又加重局部感染导致严重的骨坏死,继而发生牙齿松动脱落。死骨相对的软组织常有创伤性溃疡,舌的后侧缘最为常见。坏死累及到相邻的神经组织时,可有神经症状出现。骨坏死位于下颌时,有患者出现进展性的下唇及面部麻木,严重时甚至可以出现病理性骨折。

然而,有一些 BRONJ 患者口腔黏膜完整,临床不能发现死骨暴露,但此时患处的黏膜会发红、肿胀、疼痛并且有分泌性瘘管,提示有感染存在。这种情况提示骨坏死已经存在,可以出现自发的或在拔牙后出现死骨暴露。

2. 影像学表现

(1) X 线表现:传统的口腔 X 线,主要是曲面断层片表现,包括骨硬化、骨溶解以及二者相结合,可见增厚的骨膜反应甚至是病理性骨折。X 线检查有助于早期发现骨的改变,并且可以评估病变的范围。硬骨板的硬化可能是代谢性骨改变的早期表现,可作为 BRONJ 前期改变的指标。

CT 检查可以确定骨坏死累及的范围。在 Gill 等的研究中,早期 CT 表现为骨硬化,而后期显示死骨形成,死骨周围为不规则低密度影,在此范围之外是骨硬化。有研究发现,锥形束 CT(cone-beam CT,CBCT)比曲面断层片能显示更为广泛的病变区域以及更为清晰的图像质量,建议在对 BRONJ 的前瞻性研究中采用。

(2) 磁共振显像:不同的研究中,磁共振显像鉴别 BRONJ 的敏感性各异,可以发现 BRONJ 患者的 T1 及 T2 影像的可变信号强度异常,这可能与病变的分级相关。一般 BRONJ 的 T1 影像信号强度降低,而 T2 影像的信号强度显示更大的可变性。有研究认为磁共振显像不仅可以显示所有症状的病变区域,而且还可以鉴别临床未发现的病变。磁共振显像比其他显像技术最大的优势在于,它可以同时显示骨和软组织的病变范围,有助于指导手术的切除范围。

(3) 功能性显像技术:核素骨显像技术显示大多数的 BRONJ 患者会有核素摄取量增加,其范围在 60% ~90% 之间。单光子发射 CT(single photon emission computed tomography,SPECT)可以鉴别低摄取量的死骨与相邻骨的反应性的高活跃区。少数研究采用氟脱氧葡萄糖(fluorodeoxyglucose,FDG)正电子发射断层成像术(positron emission tomography,PET)评价 BRONJ 发现,FDG PET 敏感性很高但特异性较差。Guggenberger 等比较增强磁共振、氟 PET/CT 以及 CBCT 评估 BRONJ 的效果,发现与 CBCT 比较,增强磁共振和氟 PET/CT 能显示更广泛的病变区域。

3. 病理学表现 BRONJ 活检标本的病理学表现包括三种模式:①活跃的急性炎症区域:特点是软组织为主,炎性浸润、无细胞的坏死残屑以及突出的骨吸收;②骨组织为主的区域:显示无细胞死骨以及包含炎症细胞的哈弗氏小管;③无坏死区域:显示骨小梁增厚,骨沉积。

Young 等对 BRONJ 患者的下颌骨部分切除标本进行了病理学研究,将病变分为 4 层:最靠近口腔的一层包括大小不等的死骨,边缘可见不规则的骨吸收,死骨周围包绕着细菌菌落。第二层包含炎性肉芽组织,局灶性脓肿形成以及骨改建,在该层可见破骨细胞,且部分破骨细胞与骨小梁分离。第三层对应于原皮质骨,由于骨内成骨而表现为骨硬化。第四层为骨膜成骨区,成骨细胞与破骨细胞并存。

对于 BRONJ 的电镜研究较少,一些研究采用扫描电镜检查 BRONJ 标本时发现,主要成分为细菌的生物膜存于细胞外基质中,提示生物膜在 BRONJ 的发病中有一定作用。另有研究发现,一半以上的 BRONJ 标本在扫描电镜下存在微裂纹,其中有明显的炎症及结缔组织反应。Perrotta 的超微结构研究提示过度活跃的破骨细胞性骨吸收以及骨细胞的死亡。

4. 实验室检查 BRONJ 的相关实验室检查主要集中在骨生物标记物上。Marx 等对口服双膦酸盐的 BRONJ 患者进行了研究,提出骨吸收的生物标记物之一——血清羧基端肽

(serum C-terminal telopeptide,CTX)可以作为预测 BRONJ 发病风险及指导治疗策略。之后,有研究与之相符,发现血清 CTX 低于 150pg/ml 与 BRONJ 的发生显著相关,而骨特异性碱性磷酸酶及甲状旁腺激素则与发病无关。而在 Patrick 等人的回顾性研究中显示,NTX 及 BSAP 在 BRONJ 的发病前后无显著性变化。

5. 临床分期　2007 年,Ruggiero 首先提出了 BRONJ 的临床分期,将病变分为三个临床分级。此后,Junquera 提出增加未暴露型分级。2009 年,美国口腔颌面外科医师协会提出的 BRONJ 意见书修正版中,提出了最新的临床分期,此版本被临床医师最广为接受。

濒临危险:接受静脉滴注或口服双膦酸盐的患者,无明显死骨,无症状。

0 期:患者无死骨的临床表现,但有非特异性症状或有临床、影像学表现。症状包括牙痛、迟钝、上颌窦痛以及感觉神经功能异常,临床表现包括非牙周病性牙齿松动以及非牙髓坏死所致根尖或牙周瘘管,影像学表现包括非慢性牙周病所致牙槽骨吸收、牙周膜间隙增宽以及下牙槽神经管狭窄。

1 期:有死骨暴露,但无症状,无感染。

2 期:有死骨暴露,有症状,有感染。

3 期:有死骨暴露,有症状,有感染,且包括以下一项或多项:暴露死骨超出牙槽骨范围、病理性骨折、口外瘘管、口腔上颌窦瘘或口鼻瘘、骨溶解至下颌骨下缘或上颌窦底。

第二节　双膦酸盐相关颌骨骨坏死动物模型

双膦酸盐作为抗骨吸收的药物,广泛地应用于骨质疏松、Paget 病以及恶性肿瘤骨转移的患者。但从 2003 年开始,越来越多的文献报道使用双膦酸盐可以导致颌骨坏死。双膦酸盐相关颌骨骨坏死被定义为,正在或曾使用过双膦酸盐而口腔颌面部出现死骨暴露,持续超过 8 周,且既往没有放射治疗史。BRONJ 在临床上主要表现为黏膜溃疡及死骨暴露,可伴有疼痛。骨坏死常为进展性,可以累及牙齿,造成牙齿松动脱落。严重病例可出现神经症状及病理性死骨等症状,严重影响患者的生存质量。随着使用双膦酸盐后颌骨坏死的病例越来越多,建立双膦酸盐相关颌骨骨坏死动物模型,将有利于研究双膦酸盐颌骨骨坏死病因、预防及治疗。

一、大鼠双膦酸盐相关颌骨骨坏死动物模型

Sprague-Dawley(SD)和 Wistar 大鼠已经被广泛应用于双膦酸盐相关颌骨骨坏死研究。大鼠模型用于研究颌骨坏死主要优点是:①经济性:大鼠容易获得、价格便宜、饲养经济;②相似性:大鼠是哺乳类动物,生物进化上与人类相近,易于标准化、统一规格,它所得到的信息可用于人体;③大鼠的骺生长板终生存在,常用来制作骨坏死的动物模型;④自发性高血压大鼠易患多种骨骼疾病,包括颌骨坏死,可以模拟骨坏死的自然病程;⑤大鼠没有呕吐反射,避免口服双膦酸盐可能出现食道和胃肠道的副反应,如恶心、消化不良、呕吐、胃痛、腹泻甚至溃疡,因此剂量确切。

(一) 动物选择

8 周龄雄性 SD 或 Wistar 大鼠,体重 225~250g 左右,分笼饲养,自由摄食饮水,标准混合

饲料喂养,每 12h 变换昼夜节律,适应性喂养 1 周后测基础血压,进行实验。

（二）模型建立技术和方法,常见的有以下几种:

1. 实验组大鼠腹腔内注射唑来膦酸(zoledronic acid,ZA)0.11mg/kg,1 天 1 次,共注射 3 周,总剂量 2.25mg/kg,最后一次用药后拔除双侧上颌第一磨牙。

2. 实验组大鼠腹腔内注射 ZA 7.5μg/kg+地塞米松(Dexamethasone,DEX)1mg/kg,1 周 3 次,注射 3 周。最后一次用药后拔除双侧上颌第一磨牙。

3. 实验组大鼠腹腔内注射 PD 3mg/kg,1 天 1 次,注射 3 周。最后一次用药后拔除双侧上颌第一磨牙。

4. 实验组大鼠腹腔内注射帕米膦酸(pamidronate,PD)3mg/kg+DEX 1mg/kg,1 周 3 次,注射 3 周。最后一次用药后拔除双侧上颌第一磨牙。

5. 实验组大鼠腹腔内注射阿仑膦酸盐(alendronate,ALN)1mg/kg,1 天 1 次,共注射 3 周,最后一次用药后拔除双侧上颌第一磨牙。

（三）模型表现特点

1. 临床大体观察 拔牙窝坏死骨暴露。

2. X 线检查 拔牙窝处,牙槽缺损,骨小梁结构改变,如骨小梁增粗、结构紊乱及骨皮质侵蚀、骨质硬化、弥漫性骨质破坏及骨膜反应。

3. CT 检查 拔牙窝处骨皮质膨大,连续性破坏,骨坏死区域密度不均匀,有骨溶解及骨硬化同时出现。CT 对以上征象的检出率明显优于 X 线,在部分病例能显示 X 线遗漏的小死骨。

4. 组织病理学检查 组织学上可见病变骨破骨细胞减少、howship 陷窝缺失以及松质骨内骨小梁形成增多,周围软组织内大量中性粒细胞和淋巴细胞浸润。

二、比格犬双膦酸盐相关颌骨骨坏死动物模型

以往学者采用啮齿类动物建立动物模型研究 BRONJ 的发病机制及治疗方法,但存在许多不足。与之比较,大动物模型具有明显的优势:在大体解剖及生理学方面与人类相似,疾病的发生与发展过程也与人类接近。比格犬是哺乳类动物,属大动物模型,较适合于建模。如果说高频率的颌骨骨皮质内重塑是 BRONJ 发病机制的必要条件,比格犬当属最有潜力的 BRONJ 动物模型。比格犬颌骨骨皮质内重塑方式类似于人类颌骨重塑能力,它所得到的信息可用于人体。而正常情况大鼠不会发生颌骨骨皮质内重塑,建模需要大剂量的双膦酸盐,且需要观察比较长的时间。

（一）动物选择

选取 12～24 月龄成年雌性未切除卵巢的比格犬 24 只,单笼饲养,每日早晚喂食标准混合饲料 2 次,自由饮水,适应性饲养 1 周后,进行实验。

（二）模型建立技术和方法

1. 实验组动物每天经耳缘静脉滴注 ALN 0.2mg/kg 或 1.0mg/kg,1 天 1 次,注射 3 年。最后一次用药后处死比格犬,用外科方法取下颌骨。

2. 实验组动物每天经耳缘静脉滴注 ALN 0.2mg/kg 或 1.0mg/kg,1 天 1 次,注射 1 年。最后一次用药后处死比格犬,用外科方法取下颌骨。

3. 实验组动物每天经耳缘静脉滴注唑来膦酸(zoledronate, ZOL)0.06mg/kg,1 天 1 次,注射 6 个月。最后一次用药后处死比格犬,用外科方法取下颌骨。

(三) 模型表现特点

1. 组织病理学检查 全体基本洋红染色(en bloc basic fuchsin staining)切片显示为骨基质坏死,表现为结构紊乱的骨坏死组织,骨陷窝数量减少,周围大量炎性细胞浸润。

2. 免疫组织化学 被标记为荧光的骨单位明显减少,表示颌骨皮质骨重塑活动减少。

3. 电镜观察 扫描电镜发现骨细胞坏死,骨胶原纤维断裂,排列紊乱,骨陷窝空虚。

三、小型猪双膦酸盐相关颌骨骨坏死动物模型

小型猪与比格犬都是哺乳类动物,属大动物模型。许多研究证明,小型猪的解剖学、生理学、组织学及免疫学等方面与人有很大的相似性。此外,小型猪具备乳牙、恒牙两套牙列,牙齿的萌出和退换也与人类有很大的相似性,其颅面部解剖结构、大小亦与人类接近,并患有人类的某些口腔疾病,在口腔医学研究领域的应用日益广泛。小型猪模型更有利于研究 BRONJ 尚未解决的基础及临床问题。

(一) 动物选择

中国农业科学院实验动物研究所提供的 12 月龄实验用小型猪,体重 30 ~ 40kg。单笼饲养,每日早晚喂食标准混合饲料 2 次,自由饮水,适应性饲养 2 周后,进行实验。

(二) 模型建立技术和方法

实验组动物每 2 周经耳缘静脉滴注 4mg ZA,共 10 次,最后一次用药后拔除双侧下颌第一前磨牙。

(三) 模型表现特点

1. 临床大体观察 拔牙 4 周后,拔牙窝显示无软组织愈合,黏膜没有形成覆盖,且拔牙窝周围黏膜轻度充血水肿。拔牙 8 周后,拔牙窝形成慢性不愈创口,可见坏死骨暴露,周围黏膜肿胀,可见少许炎性分泌物(图 24-2-1)。

2. CT 检查 拔牙窝处骨皮质膨大,连续性破坏,骨坏死区域密度不均匀,有骨溶解及骨硬化同时出现(图 24-2-2)。

3. 组织病理学检查 HE 染色切片显示为大片结构紊乱的骨坏死组织,其中骨小梁结构消失,骨陷窝数量减少,空虚,骨细胞消失,周围可见炎性细胞浸润及纤维化(彩图 24-2-3,见文末彩色插页)。Trichrome 染色切片见大片坏死骨,缺乏新骨形成(类骨质,红色染色)(彩图 24-2-4,见文末彩色插页)。

4. 电镜观察 扫描电镜发现骨胶原纤维断裂,排列紊乱;透射电镜发现骨细胞核固缩及骨细胞消失,骨陷窝空虚。

四、双膦酸盐相关颌骨骨坏死动物模型在发病机制及治疗研究中的应用

虽然双膦酸盐治疗某些骨转移性疾病时得到很好的疗效,但如何安全有效地使用双膦酸盐和预防 BRONJ 的发生依然是临床和科学工作者的一大难题。到目前为止,对 BRONJ

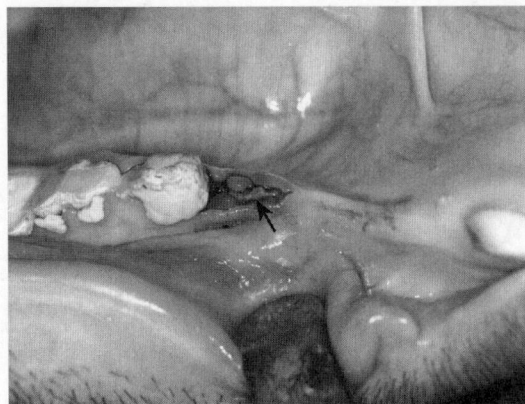

图 24-2-1　BRONJ 小型猪拔牙窝坏死骨暴露

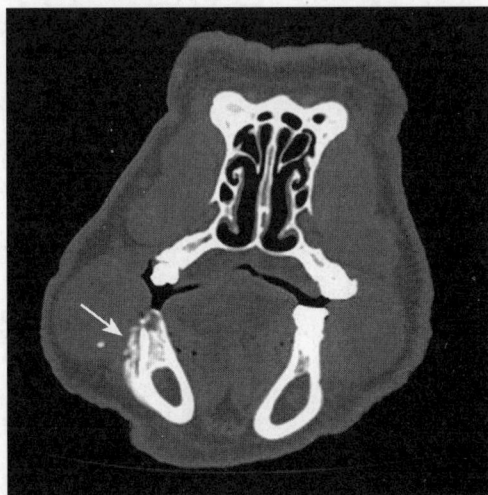

图 24-2-2　BRONJ 小型猪拔牙窝处 CT 表现：骨皮质连续性破坏

的发病率、发病机制均没有统一而完善的认知，为了研究这种疾病，建立 BRONJ 动物模型是首要任务。

（一）发病机制方面的应用

为了缩短 BRONJ 建立的时间，需要加快骨转换过程，而拔牙可以使成骨及破骨过程活跃。因此，我们将牙槽骨创伤因素也考虑进来，在给予大鼠、比格犬、小型猪 BPs 和（或）DEX 后，拔牙制造牙槽骨创伤，可能的机制如下所述。

（1）双膦酸盐类药物抑制破骨细胞功能：双膦酸盐扰乱了正常的骨更新代谢循环，使骨组织的重建速度减慢，进而造成颌骨骨修复不能正常进行，增加了颌骨坏死的可能。

（2）局部创伤因素：BRONJ 动物模型的建立是通过拔除大鼠第一磨牙，拔除小型猪第一前磨牙和外科方式取比格犬下颌骨制造牙槽骨创伤，这也证实了多数 BRONJ 患者的发病与放射性颌骨骨髓炎相似，是由口腔局部创伤诱发，涉及牙槽骨暴露的牙科操作是常见的局部创伤因素，可能的原因是局部创伤使得微生物得以侵入骨组织，进而导致感染和炎症，诱发 BRONJ。

（3）DEX 导致的免疫学因素：大鼠腹腔内注射 BPs 和/或 DEX 后，更易发生 BRONJ，这说明 DEX 导致的免疫学因素参与了 BRONJ 的发生和发展。有学者证实 DEX 可以增强 BPs 对破骨前体细胞生长抑制作用，其深层次的机制还需进一步研究。

（二）治疗研究方面的应用

到目前为止，仍无一种方法能够非常有效地治疗 BRONJ。有学者认为可通过对 BRONJ 动物全身使用抗生素、局部冲洗和含漱，必要时手术治疗、高压氧舱治疗、激光治疗及 BRONJ 动物自体骨髓干细胞移植治疗促进新生骨形成。

近年来大量颌骨坏死实验动物模型被用于骨坏死的研究，提高了对于颌骨坏死机制的认识，也改善了治疗手段，目前可根据研究目的不同来选择不同的动物模型。大鼠、兔等小型动物，其解剖结构、生理功能以及疾病的发生及药物反应与人类差别较大，学者们一直在努力建立一个病因和发病机制以及坏死后表现都与人类相仿的颌骨坏死实验动物模型，BRONJ 大动物模型在颌骨骨坏死发生过程和病理变化上与人类具有诸多的相似性，因此能在一定程度上模拟临床上因应用双膦酸盐导致的颌骨骨坏死的自然进程。

因此，BRONJ 动物模型的建立和评估对 BRONJ 的病因形成和病变进展及其预防、早期发现、治疗具有重要意义。

（魏福兰）

参 考 文 献

1. KANG B, CHEONG S, CHAICHANASAKUL T, et al. Periapical disease and bisphosphonates induce osteonecrosis of the jaws in mice. J Bone Miner Res,2013,28（7）:1631-1640

2. CHOI J Y,KIM H J,LEE Y C,et al. Inhibition of bone healing by pamidronate in calvarial bony defects. Oral Surg Oral Med Oral Pathol Oral Radiol Endod,2007,103（3）:321-328

3. COSMAN F. Treatment of osteoporosis and prevention of new fractures:role of intravenously administered bisphosphonates. Endocr Pract,2009,15（5）:483-493

4. LICATA A A. Discovery, clinical development, and therapeutic uses of bisphosphonates. Ann Pharmacother, 2005,39（4）:668-677

5. LIN J H. Bisphosphonates:a review of their pharmacokinetic properties. Bone,1996,18（2）:75-85

6. 赵蕾,吴亚菲. 双磷酸盐类药物用于牙周炎治疗的研究进展. 牙体牙髓周病学杂志,2006,16（6）:355-359

7. ROCHA M L,MALACARA J M,SÁNCHEZ-MARIN F J,et al. Effect of alendronate on periodontal disease in postmenopausal women:a randomized placebo-controlled trial. J Periodontol,2004,75（12）:1579-1585

8. HSIAO A,GLICKMAN G,HE J. A Retrospective clinical and radiographic study on healing of periradicular lesions in patients taking oralbisphosphonates. J Endod,2009,35（11）:1525-1528

9. DE I F,TAGLIERI L,AMOROSO L,et al. Prevention of osteonecrosis of the jaw in patients with bone metastases treated with bisphosphonates. Anticancer Res,2014,34（5）:2477-2480

10. MATTEO B,CHIANDUSSI S,ZACCHIGNA S,et al. A novel animal model to study non-spontaneous bisphosphonates osteonecrosis of jaw. J Oral Pathol Med,2010,39(5):390-396

11. BARBA-RECREO P,DEL CASTILLO PARDO DE VERA J L,GARCÍA-ARRANZ M,et al. Zoledronic acide Related osteonecrosis of the jaws. Experimental model with dental extractions in rats. J Craniomaxillofac Surg, 2014,42(6):744-750

12. HIKITA H,MIYAZAWA K,TABUCHI M,et al. Bisphosphonate administration prior to tooth extraction delay sinitial healing of the extraction socket in rats. J Bone Miner Metab,2009,27(6):663-672

13. BURR D B,ALLEN M R. Mandibular necrosis in beagle dogs treated with bisphosphonates. Orthod Craniofac Res,2009,12(3):221-228

14. LI Y,XU J,MAO L,et al. Allogeneic mesenchymal stem cell therapy for bisphosphonate-related jaw osteonecrosis in Swine. Stem Cells Dev,2013,22（14）:2047-2056

15. 石长贵,张颖,袁文. 双膦酸盐治疗成骨不全研究进展. 第二军医大学学报,2014,35(2):200-205

第二十五章 基因敲除动物模型在口腔医学研究中的应用

第一节 理论和技术

一、现 状

2004 年人类基因组测序完成后,生命科学进入了一个后基因组时代。许多研究表明基因的功能比我们预期想象复杂得多,疾病突变基因并未给疾病发病机制的研究提供更多线索。然而小鼠动物模型一直在人类疾病发病机制的研究和寻找疾病相关分子靶点方面发挥着非常重要的作用。特别是 1989 年第一次报道了基因敲除(gene knockout,KO)小鼠模型成功的建立,至此基因敲除小鼠已经成为研究功能基因组学和探讨疾病发病机制强有力的工具。2003 年,Austin 等提出了建立大规模基因敲除或条件敲除小鼠模型的可能性及意义,随后 KOMP、EUCOMM 和 NorCOMM 这些大规模基因敲除或条件敲除小鼠项目分别在美国、欧洲及加拿大同时展开,这些项目设立的主要目的就是使用基因陷阱(gene trap)或基因靶向(gene target)同源重组技术,在小鼠胚胎干细胞中沉默(silence)所有编码基因,从而更好地理解每个编码基因的功能和疾病发病的机制。但是,多基因敲除疾病动物模型构建过程并不简单,这主要是很多技术存在的难题尚未解决。同源重组的效率低下(一般在 10^{-6} 左右)是阻碍该技术发展和应用的瓶颈,因此研究同源重组的分子机制,发展新的打靶策略,提高打靶效率十分关键。近几年发展起来的 Cre-Loxp 系统将对构建疾病模型鼠起到非常大的推动作用。研究者终于可以在不同时间、不同空间按预先的设计进行基因剔除,因此 Cre-Loxp 系统的应用把基因打靶的研究推向一个新阶段。应该指出由于基因敲除技术操作复杂,实验周期长,费用高等,故该技术的普遍推广尚需时日。和发达国家相比,国内用基因敲除技术构建人类疾病模型鼠的研究起步较晚,至今罕见有用基因敲除法构建的有商业价值的模型鼠的报道。20 世纪 80 年代中后期,国内有几个实验室开展转基因的研究工作,并取得较快的进展,由于我国政府有关部门的重视和大力支持,转基因兔、羊、猪和牛相继在不同单位构建成功,把我国转基因动物的研究推向了一个高潮。相比之下,对基因敲除的研究与应用比较滞后,进展缓慢,1999 年国内研究者获得了凝血因子定向敲除胚胎干细胞(ES),2009年成功获得了 *Smad2* 条件基因打靶小鼠,用以研究 *Smad2* 基因功能。

当今,在基因敲除研究中,条件敲除技术成为体内研究基因功能的主流技术方法。因此,本节内容主要介绍条件敲除技术的原理、技术方法。条件基因敲除技术(conditional gene knockout)又称条件性基因打靶技术,是在传统的基因敲除技术上的改进,是指在特定的组织细胞或细胞发育的特定阶段,通过同源重组而敲除特定基因的技术。与传统的基因敲除技术相比,其优势不仅在于克服了敲除一些与胚胎发育有关的基因可能引起胚胎致死而无法完成后续基因功能的研究,并且克服了遗传表型多样性而妨碍对特定组织细胞的具体研究缺陷。对于在特定的组织细胞和(或)特定的时间研究特定基因的功能以及更好地建立人类疾病的动物模型都具有十分重要的意义。

二、原理和方法

(一) 原理

目前应用于条件敲除的系统有两个:Cre-LoxP 和 Flpe-Frt 重组酶系统。就其作用机制来说,两重组系统相类似,但 Flp 重组效率没有 Cre 高。本章主要介绍 Cre-LoxP 重组酶系统在条件敲除中的应用。条件性基因敲除主要是通过 Cre-Loxp 重组系统来实现的。前者来自 *E. coli* 噬菌体 P 的 *Cre* 基因,后者 LoxP 则由 2 个 13bp 的反向重复序列和 1 个 8bp 的间隔区域构成。*Cre* 基因编码蛋白属于位点特异性整合酶超家族的一员,分子量为 38kDa 的蛋白质,它可以介导 LoxP 的 34bp 重复序列的位点特异性重组,切除同向重复的 2 个 LoxP 位点的 DNA 片段和 1 个 LoxP 位点,保留 1 个 LoxP 位点,而这种切除正是条件性基因敲除所需的。与传统的重组载体相比较,Cre-LoxP 重组系统的不同点在于:在被 Cre 重组酶介导的重组发生前内源基因功能正常,对基因组的任何改造必须位于编码区以外或者内含子区并且不干扰调节区域的功能;根据删除片段的要求改变 LoxP 位点的插入方式可以得到不同的 DNA 重组体,每段被改造的 DNA 片段都含有酶切位点,便于用 Southern 印迹证实,利于区分打靶后不同细胞类型(野生型、打靶但未重组型、重组型)的显像策略的实施。

条件性基因敲除的基本原理是利用组织特异性或者时间特异性起作用的 Cre 重组酶,识别并作用于转基因小鼠基因组中的 LoxP 位点,介导方向一致的两个 LoxP·位点间 DNA 片断的敲除(诱导性基因切除),应用四环素诱导的开关系统诱导 Cre 重组酶的暂时表达,实现特定基因在特定时间或者组织中的失活。

总之,Cre-LoxP 系统可以实现对基因的不同发育阶段、不同组织类型中特异性的删除,可以消除由于基因位置改变造成的影响,加强了对基因的控制能力,同时避免一些与胚胎发育有关的基因敲除可能引起胚胎致死而无法完成后续的基因表型研究,从而使研究者可以更方便地有针对性地进行目标阶段的研究工作。Cre-LoxP 系统可以实现染色体间的基因重排,同时也可以看出该系统对基因的了解度要求极高,且对基因片段的操作能力要求也很高,基因片段的大小通常在 10kb 以上,这些都不利于该项高难度研究工作的进行。

(二) 条件性基因敲除的方法

Cre-LoxP 重组酶系统条件性基因敲除的操作程序主要包括携带 LoxP 位点的转基因小鼠的建立、Cre 重组酶的组织特异性或者时间特异性起作用以及条件性基因敲除的实现。

1. 携带 LoxP 位点的转基因小鼠的建立　　*LoxP* 转基因小鼠指在感兴趣的基因两侧含有方向一致的 *LoxP* 位点,即所谓的"*flox*"基因的转基因小鼠。建立 LoxP 转基因小鼠,与传统的转基因动物相比,都包括获取目的基因、构建打靶载体、分离与培养 ES 细胞(embryonic stem cell,ES)、打靶载体转染 ES 细胞、筛选同源重组的 ES 细胞克隆、准备小鼠囊胚、ES 细胞克隆囊胚显微注射、准备假孕鼠、囊胚移植到假孕鼠体内、获得嵌合体小鼠等步骤。条件性基因敲除与传统的基因打靶主要区别在于靶载体的构建,获得的嵌合体小鼠为携带 LoxP 位点的嵌合体小鼠,目的基因暂时未被敲除。具体介绍如下:

(1) 打靶载体的选择:要始终保持目的基因两侧各有一个 LoxP 位点以外,不对野生型基因组造成其他任何改变。打靶载体又分为插入型载体和置换型载体。在基因打靶中,通常使用的是置换型载体。打靶载体中至少应该包含目的基因 DNA、LoxP 位点、5'和 3'端同源臂、阳性和阴性筛选标记基因。

(2) 重组载体的构建:根据具体情况,选择合适的限制性内切酶对打靶载体的多克隆位点进行酶切,然后将目的基因连接到载体上。

(3) LoxP 位点的重组:Cre 重组酶发挥作用,至少需要 2 个 LoxP 位点。在条件性基因敲除中,2 个 LoxP 位点需要位于同一 DNA 线性分子中,并且方向一致(两个 LoxP 位点的方向是否一致,可以通过 DNA 测序或者 Southern blot、PCR 检测确定)。在目的基因 DNA 或者编码目的基因必需功能部分的 DNA 序列两侧必须要有 LoxP 位点(floxed)。当筛选标记基因位于目的基因的转录起始位点 5'端或者存在于内含子内,将会影响靶基因的表达。而在基本方案中,阳性筛选基因除非与目的基因一起被 Cre 重组酶切除,不能单独被删除,否则在携带 LoxP 位点的转基因小鼠中,可能会影响目的基因的表达。为消除对目的基因的潜在影响,同时保证两个 LoxP 位点的完整性,建立了"Two-LoxP and Two-FRT"方案。基本策略是联合使用 Cre-LoxP 系统和 Flp-FRT 系统。在目的基因两侧使用 LoxP 位点,在阳性筛选基因两侧使用 FRT 位点。将同时含有目的基因和阳性筛选基因的转基因小鼠与 Flp 转基因小鼠杂交而切除阳性筛选基因。在体外对 ES 细胞进行一定的操作,最后获得的 ES 细胞克隆种系能力降低。该方案的优点在于减少了体外操作,保持了 ES 细胞克隆的种系能力。位于 floxed 的目的基因以及阳性筛选标记 5'和 3'端与 ES 细胞野生型基因组中目的基因 5'和 3'末端的 DNA 序列完全同源,分别称为 5'和 3'端同源臂。同源臂是基因打靶构建载体的必需组成部分。基因打靶时,同源重组的实现就依赖于同源臂。增加同源臂的长度可以改善基因打靶的频率。5'和 3'端同源臂的总长度至少 6~8kb,但单臂的长度一般不少于 1kb。

(4) 同源重组(homologous recombination)阳性克隆的筛选:阳性和阴性筛选基因的作用,阳性筛选基因位于同源臂以内,阴性筛选标记位于同源臂以外。目前常用的阳性筛选基因有 *neo*(G418)、*puro*(puromycin)、*hygro*(hygromycin B)和 *hprt*(HAT media)等,阴性筛选基因有 *HSV-tk*(FIAU or gancyclovir)等。当载体与 ES 细胞发生同源重组时,阳性筛选基因也整合到 ES 细胞基因组中,而阴性筛选基因除非发生随机重组,不整合到 ES 基因组中。因此,可以利用阳性和阴性筛选基因初步区分出发生同源重组的 ES 细胞克隆。

(5) 嵌合体(chimera)小鼠的产生:将经显微注射的囊胚移植到假孕雌鼠的子宫或者输卵管,产生新生小鼠。从毛色上可以初步判断是否获得整合有同源重组 ES 细胞的嵌合体小鼠以及嵌合程度。ES 细胞来源于 129 小鼠,其毛色为白色。囊胚来源于 C57BL/6J 小鼠,其毛色为黑色。因此,嵌合体小鼠为黑白相间的花色小鼠。如果白色小鼠的比例越大,则嵌合程度越高;反之,则相反。进一步的鉴定需要做 Southern blot 或者 PCR。将嵌合体小鼠与正常 C57BL/6J 小鼠杂交,产生有种系传递能力的 F1 代杂合子小鼠,再继续与 C57BL/6J 小鼠杂交可以逐渐消除杂合子小鼠 129 小鼠系的遗传背景。杂交 12 代以后获得的杂合子小鼠,除了"*flox*"基因以外,染色体中大约 99.98% 来源于 C57BL/6J 小鼠。若继续将杂合子雌性和雄性小鼠杂交,可以获得含有 LoxP 位点的纯合子小鼠。

2. Cre 重组酶的组织特异性表达

（1）将组织特异性启动子与编码 Cre 的基因序列相连，可以实现 Cre 重组酶的组织特异性表达。具体介绍如下：

1）Cre 转基因小鼠的建立：建立表达 Cre 重组酶的转基因小鼠，其基本步骤大致与传统的转基因小鼠相似，只是在构建载体时，为实现 Cre 重组酶的组织特异性表达，需要在编码重组酶的基因 5' 端插入组织特异性启动子控制该基因的表达。目前一些公司，如 Genoway 公司，已经建立了多种具有不同的组织特异性的 Cre 转基因小鼠及 Cre 表达的小鼠细胞系，可供研究者查阅和购买应用。

2）病毒载体的使用：利用病毒载体可以实现在体细胞导入 Cre 重组酶基因。多用 TVA/RCAS 反转录基因投递系统。基本策略是小鼠不表达 TVA 受体，而该受体是禽类白细胞增生病毒 A 亚群进入细胞所必需的。使用组织特异性启动子造成 TVA 受体在转基因小鼠的组织特异性表达，形成小鼠细胞对禽类白细胞增生病毒的组织易感性。然后将 *Cre* 基因插入克隆载体 RCAS（来源于禽类白细胞增生病毒），将载体通过静脉或者局部注射到表达 TVA 受体的转基因小鼠，即可实现 Cre 重组酶的组织特异性表达。此外，还可以通过其他反转录病毒（如慢病毒）或者腺病毒载体将 *Cre* 基因导入体内（构建载体的基本策略：*Cre* 基因的表达受组织特异性启动子的控制）。

（2）导入具有组织细胞渗透能力的 Cre 重组酶融合蛋白或者利用诱导系统，可能实现对 Cre 重组酶作用的时间控制。具体介绍如下：

1）可诱导的重组酶系统：控制 *Cre* 基因表达的细胞色素 P450 启动子在亲脂外源性物质 β-napthoflavone 诱导时，其转录水平上调，在肝脏、肠道等组织中均发生重组现象，同时发现重组的程度与 β-napthoflavone 的给药途径以及剂量有关。利用 RU486 系统可以在翻译后水平实现对基因敲除的时间控制。在该 RU486 系统中，*Cre* 基因与突变的孕酮受体基因连接或者形成融合基因，表达的融合蛋白存在于细胞浆中而不发挥作用。当存在孕酮拮抗剂 RU486 时，融合蛋白转移到细胞核，从而使 Cre 重组酶对含有 LoxP 位点的基因实现重组。联合使用上述两种方法对 Cre 重组酶的表达的时间控制，可消除背景重组（background recombination）对实验结果的干扰。

2）具有组织渗透能力的重组酶融合蛋白：研究将 Kaposi 肉瘤成纤维细胞生长因子 FGF-4 的 12 个氨基酸的膜转位序列（MTS）与 Cre 重组酶融合形成融合蛋白，再将该融合蛋白经腹腔给药，在各种类型的培养细胞以及小鼠所有组织中均发生了高水平的重组现象。

3）Cre 重组酶的组织特异性以及时间特异性发挥作用：在可诱导重组酶系统的基础上，将 Cre 重组酶与突变的雌激素受体（ERT）激素结合结构域（HBD）融合形成融合蛋白，该融合蛋白在存在天然配体 17-β 雌二醇时不能被活化，其活化依赖于合成的雌激素拮抗剂 OHT 的使用。表达 Cre-ERT 融合蛋白的基因受组织特异性启动子的控制，因而可以同时实现对 Cre 重组酶表达时间和空间的控制。

3. 条件性基因敲除的实现　将携带 LoxP 位点的转基因小鼠与 Cre 转基因小鼠杂交或者将 Cre 重组酶基因（或者重组酶融合蛋白）经体细胞导入携带 LoxP 位点的转基因小鼠体内。通过控制 Cre 重组酶作用的时间或者空间特异性，切除线性 DNA 分子中两 LoxP 位点（方向一致）间的 DNA 序列，而实现条件性基因敲除。同时为检测重组现象的发生，可以在构建打靶载体时，在其中插入一个报告基因（如 *LacZ* 基因或 *EGFP* 基因等），使目的基因的切除与报告基因的激活相关联。

三、基因型和表型鉴定

条件性基因敲除小鼠模型的基因型鉴定是后续表型研究的基础。基因型鉴定的成败直接影响到表型研究中的实验分组。目前关于基因型的鉴定主要方法有 RT-PCR 检测、Southern 杂交方法和免疫组织化学、Western Blot 等。前两种方法属于基因转录水平的检测，而后两种则属于翻译水平的检测。基因型鉴定体系比较成熟，其中 RT-PCR 方法较简单、方便及操作性强而被广泛使用。RT-PCR 方法是利用特定靶基因上、下游引物，对特定靶基因拷贝数检测。经过基因打靶后的阳性小鼠首先需要通过剪取小鼠尾巴提取基因组 DNA，由于基因敲除整合部位的侧翼序列都是已知序列，可以据此设计相关引物进行 PCR 扩增，并可以根据结果区分阳性小鼠的基因型是杂合型还是纯合型。目前，所有 Cre 转基因小鼠的基因型鉴定，均可用 *Cre* 基因编码区上的通用引物 Cre-1 和 Cre-2 进行 PCR 鉴定。

完成一个基因敲除小鼠后，最重要的是对获得的小鼠（包括杂合突变和纯和突变）进行一系列细致的表型分析，从而真正达到建立目的基因敲除小鼠疾病模型的目的。在分析表型之前，研究者应该根据孟德尔遗传规律，大致判断出生的小鼠出现异常的比例是否符合规律等，表型分析的具体方向可依据目的打靶基因的前期体外实验所获得的数据，有目的、有根据地进行相关系统的检测。经典的表型分析的主要方法有：

（一）常规体征指标检测

常规体征指标检测包括和同龄野生型小鼠的体重、身长、四肢发育、毛色、比例等常规数据进行检测和记录，为以后的病理分析作参考。

（二）常规组织学分析：苏木素-伊红染色

取阳性敲除小鼠的各个器官组织（心、肝、脾、肺、肾、胰腺、睾丸、脑等）固定后用石蜡包埋，切片后做常规组织切片并用苏木素和伊红染色，检查各个标本有无异常，并详细记录。

（三）免疫组织化学、组织免疫荧光分析

在常规组织学分析的基础上，针对目的打靶基因的相关蛋白分子进行组织分布的定量和分布情况进行分析，从而有助于在分子水平上进行表型的辅助分析，解释可能与表型相关的分子机制。

（四）原位杂交分析

1. 普通原位杂交分析　利用 35S 或地高辛 DIG 标记的 RNA 探针对组织切片进行原位杂交，进而从 RNA 转录水平上大概了解打靶基因相关分子的 RNA 组织的分布和数量，为阐述分子机制做好基础铺垫。

2. 整体原位杂交分析　此法适用于基因敲除后有胚胎致死效应基因的表型分析。胚胎取出后固定，经过预处理后进行原位杂交（方法同上），显色后即可以得出相关基因在整个胚胎中的表达情况。

（五）相关病理学分析

病理学分析包括小鼠的血液指标、尿液指标、骨骼发育指标、免疫系统相关指标的测量和分析，胚胎形态影像学分析等。

（陈万涛）

第二节 口腔颌面发育的动物模型

一、基因敲除研究牙及颌骨发育及疾病动物模型

生命科学进入了后基因组时代,大规模的基因功能体内研究已经成为生命科学研究领域的热点。人类基因组计划的完成产生了 30 000~40 000 个编码基因,其中只有一小部分基因的功能是已知的。为了更加深入理解许多生命现象的本质及研究人类疾病的发生机制,对这些编码基因的功能解析及其调控的分子机制研究则具有十分重要的意义。基因敲除技术综合应用现代生物医学领域的最新技术及研究成果,为基因功能研究提供了一个多层次、全面系统的研究平台,具有其他方法难以比拟的直接性和有效性。小鼠已成为研究脊椎动物基因功能最重要的模式生物之一,在小鼠体内进行的基因敲除研究促进了生物医学领域的许多重大进展。

基因敲除技术(gene knockout)是一种定向改变生物体遗传信息的实验手段,通过对生物体遗传信息的定向修饰,并使修饰后的遗传信息在生物体内遗传,表达突变的性状,从而研究基因功能并提供相关的疾病治疗和药物筛选评价模型等。基因敲除技术的产生和发展建立在胚胎干细胞(embryonic stem cell,ES 细胞)技术和同源重组技术发展的基础之上,并促进了相关领域的进一步发展。基因敲除包括完全基因敲除(complete gene knockout)和条件基因敲除(conditional gene knockout)。完全基因敲除使小鼠所有细胞基因组上都存在基因的缺失或突变,许多基因在生命的基本活动中发挥了重要的功能,这些基因的完全敲除会导致小鼠在胚胎早期死亡或严重的发育缺陷使突变无法传代,无法研究这些基因在小鼠发育的各个阶段和疾病发生中的功能。另外,在解释基因完全基因敲除小鼠表型的时候也无法确定异常的表型是由哪一类组织或细胞引起的。条件基因敲除可以克服完全基因敲除的这一缺点,能够更加精细地解析基因在特定组织、特定发育阶段的功能。将基因修饰控制在某一特定时期或特定组织中,不仅可以有效地解决重要功能基因完全敲除所带来的胚胎致死性问题,还可以对多功能基因在不同组织以及在生长发育的不同时期的功能进行更精确的分析。除用于基因功能基础研究之外,条件基因敲除还成功用于构建"第二代"人类疾病小鼠模型,可以更好地模拟人类疾病相关体细胞突变。

条件基因敲除是基于位点特异性 Cre/FLP 重组酶切除或者颠倒 LoxP/FRT 锚定的 DNA 片段,在小鼠体内以一种组织或细胞特异性或者可诱导等方式引入突变,从而研究基因功能的强有力的技术。来源于细菌噬菌体的 Cre 重组酶及其特异识别序列 LoxP 位点构成基因条件敲除常用的系统。基于 Cre-LoxP 系统的条件基因敲除能够建立组织细胞特异性基因敲除小鼠,克服了完全基因敲除的局限性。条件基因敲除可以使某个基因在特定的靶组织和靶细胞中表达失活,一般来讲,基于 Cre-LoxP 系统的条件基因敲除必须具备 2 个品系的小鼠,即携带有 2 个 LoxP 位点的靶基因的条件打靶小鼠和表达 Cre 重组酶的转基因小鼠。构建基因打靶载体时,靶基因或其重要的功能域两侧被 2 个 LoxP 序列锚定,经同源重组被引入 ES 细胞,通过显微注射获得靶基因被 2 个 LoxP 序列锚定的条件打靶小鼠。表达 Cre 重组酶的转基因小鼠制备的途径包括传统的显微注射方法和基于同源重组的定位整合,Cre 重组酶的表达由一个以一种特殊的时空方式表达的特定的启动子控制。条件打靶小鼠与组织

或细胞特异性表达 Cre 重组酶的转基因小鼠交配后,所得到的子代动物在个体发育过程中,Cre 重组酶介导的重组发生在特定的组织或细胞中,导致这些组织或细胞中靶基因 2 个 LoxP 位点之间的序列被删除,而其他组织或细胞中由于 Cre 重组酶不表达,靶基因不会被改变。在所研究的目的基因完全敲除会导致胚胎死亡,或者研究广泛表达的目的基因在特定的组织细胞类型中的功能及目的基因在特定时期的功能,这时就可以选择条件基因敲除小鼠来达到研究目的。

目前多应用报告小鼠来分析 Cre 重组酶表达的保真性。这类报告小鼠的等位基因通常是标记基因,如绿色荧光蛋白(GFP)或者 β-半乳糖苷酶(β-Gal)基因,标记基因的前面有 LoxP 锚定的"停止(STOP)"序列。Cre 重组酶介导的重组发生前标记基因表达被阻止,只有在特异调控下的 Cre 表达后,介导锚定的 STOP 表达框在特定的组织或器官,发育阶段重组切除后,标记基因才能表达。

使用组织特异性启动子,辅以调控系统可实现 Cre 组织和时间特异性的表达。可诱导的 Cre 表达系统主要包括Ⅰ型干扰素系统、四环素系统、他莫西芬系统和雷帕霉素等。这种可诱导系统除了实现组织特异性的条件基因打靶,其更大的优势在于能够在特定的时间通过给予诱导剂实现条件打靶的时间控制,避免了 Cre 重组造成发育早期的基因缺失引起胚胎期致死表型或者代偿机制的激活使表型解析复杂化,彻底改变常规转基因小鼠 Cre 进行基因打靶不可逆的缺点。如通过蛋白相互作用的层面来调控 Cre 酶的活性。雌激素受体(estrogen receptor,ER)的配体结合区突变体(ERT)和 Cre 的融合蛋白(Cre-ERT2)因被胞浆内的热休克蛋白 90(Hsp90)封闭,而处于无活性状态。CreERT2 融合多肽只有在合成雌激素的调节剂 4-羟基他莫西芬(4-hydroxy tamoxifen)诱导之后才有活性,将 Cre-ERT2 从 Hsp90 中释放出来,继而从细胞浆移入细胞核,对由 LoxP 序列标记的目的基因进行特异性剔除。

基因条件敲除在牙齿发育研究中的应用

小鼠牙齿发育过程涉及不同组织之间动态的相互作用,多种生长因子及其受体参与其发育的调控,利用基因修饰技术,根据研究目的的不同,选择不同的启动子,控制研究目的基因修饰的组织和时间特异性,从而推测分析目的基因在牙齿发育过程中的调控作用,目前制备出的牙齿相关特异基因修饰小鼠已经达上百种,这些突变基因可影响牙发育过程的不同阶段。现就部分参与牙齿发育调控基因的基因修饰小鼠模型及基因调控机制进行简要介绍。

1. 影响牙发育起始阶段基因敲除鼠

(1) *Shh* 基因(*Sonic Hedgehog*) Shh 是诱发发育的 Hedgehog 信号分子家族的成员之一,与多种胚胎组织中细胞存活、增殖、分化以及模式形成有关。以往的研究利用基因修饰技术证明 Shh 信号级联反应对于哺乳动物胚胎发生过程的许多方面是必须的,包括神经管、颅面部、肢体以及肾脏的正常发育。Shh 是唯一在牙齿发育过程中表达的 hedgehog(hh)家族的成员。在牙齿早期发育过程中,Shh 是牙上皮的标记。Shh 主要通过刺激上皮细胞增殖来调节牙上皮的增厚和内陷。Shh 作用于 Gli 锌指转录因子使下游目的基因得以转录,从而发挥生物学效应,目前已经发现 Gli1、Gli2 和 Gli3 三种 Gli 蛋白。*Shh* 基因敲除小鼠出现第一鳃弓衍生的多种器官发育缺失(牙、舌、Meckel 软骨)表型。*Gli2* 基因突变小鼠出现轻度前脑无裂畸形,牙颌系统的表现是上颌切牙发育异常。*Gli3* 基因突变小鼠没有出现牙齿异常表型,但是在 *Gli3* 基因突变的背景下,*Gli2* 基因突变小鼠的牙发育缺陷表型更加明显。*Gli2*/

Gli3 突变双纯合子小鼠在胚胎期 14.5 天死亡,并且不能发育形成任何正常牙齿。*Gli2*$^{-/-}$、*Gli3*$^{+/-}$ 突变杂合子小鼠能存活到出生,并且可以发育形成较小的磨牙和下颌切牙,但是上颌切牙的发育停滞在上皮增厚阶段。这些结果说明 Shh 信号通路是牙齿早期发育所必需的,并且信号通路的下游 *Gli* 基因存在着功能互补冗余。

(2) *Msx* 基因(msh homeobox gene)　*Msx* 是同源盒基因家族的成员,*Msx* 基因家族成员包括 *Msx1*、*Msx2*、*Msx3*。*Msx1* 和 *Msx2* 基因表达模式与牙齿发生过程的形态学变化密切相关。在 E11.5 天时,*Msx1* 在牙间充质中表达极为强烈,但不在上皮组织中表达。与之相比,E10.5 天时 *Msx2* 就开始在牙胚的间充质中表达,到了 E11.5 天时,*Msx2* 与 *Msx1* 同时在牙胚的间充质中表达。随后,*Msx2* 在将形成釉结节的上皮部位表达。*Msx1* 基因敲除小鼠出现腭裂,牙胚发育停滞在蕾状期。*Msx2* 基因敲除小鼠的牙胚发育早期正常,但是在发育晚期,出现星网状层细胞减少,成釉细胞变性等表型。在 *Msx1/Msx2* 双突变纯合子小鼠,牙齿发育停滞在上皮增厚阶段,因此,*Msx1* 在牙齿发育的始动阶段发挥重要的作用。

(3) 成纤维细胞生长因子家族(FGF)及其受体　FGF 基因家族包括至少 22 个成员,人和鼠已经发现 4 种 FGF 受体(FGFR1~FGFR4),并且 FGFR1~FGFR3 的不同剪接可以形成不同的受体亚型,这些受体亚型对 FGF 的亲和性和特异性具有组织特异性。在发育过程中 FGF 信号通路中受体-配体结合激活 4 种酪氨酸激酶受体并启动下游多种胞内级联反应,包括 ERK/RAS/MAPK、PI3K、PLCγ/PKC 等信号通路,从而介导多种生物学功能,例如细胞增殖、迁移和分化、分支的形态发生和组织分化等等。FGF 的过表达将会影响血管生成以及导致肿瘤发生,FGF 的缺失或者突变导致发育以及颅面部缺陷。FGF 家族的众多成员都参与了牙齿发育的过程,其中 FGF8 在牙齿发育的启动阶段发挥重要作用。在第一鳃弓发育的初期,FGF8 和 FGF9 就在第一鳃弓的口腔上皮表达,继而局限在将要形成牙胚的上皮区域中,FGF8 的这种局部高表达一直持续到牙胚的蕾状期,在以后的牙胚各个时期检测不到 FGF8。利用条件基因敲除技术,以 Nestin 为启动子在第一鳃弓上皮中特异性地敲除 FGF8,小鼠出现第一鳃弓发育缺陷,小鼠牙齿发育停滞在牙胚发育的起始期,这些结果说明 FGF 信号在牙齿发育早期发挥调控作用,特别是 FGF8 对口腔上皮的特化发挥重要调控作用。

2. 影响牙形态发生阶段基因敲除鼠(表 25-2-1)

表 25-2-1　影响牙形态发生的基因敲除鼠

基因	敲除方式	牙表型
Activin bA	完全敲除	停止在蕾状期,缺失切牙和下颌磨牙
Barx1	完全敲除	停止在蕾状期
Bmpr1a	K14 转基因	停止在蕾状期
Ctip2	完全敲除	钟状后期缺陷
Dlx1、*Dlx2*	双突变	停止在牙发育起始期
Eda	Tabby encode eda	釉结较小
Edar	Downless	缺少釉结,釉索紊乱
Fgf8	*Fgf8flox*	停止在牙发育起始期
Fgf10	完全敲除	牙胚变小,切牙颈环发育不全
Fgfr2b	完全敲除	停止在蕾状期

续表

基因	敲除方式	牙表型
Gli2	完全敲除	上颌切牙异常
Gli3	部分敲除	上颌切牙发育停止
Gli2、Gli3	双突变	停止在牙发育起始期
Lef1	完全敲除	停止在蕾状期
Lhx6/Lhx7	双突变	停止在牙发育起始期
Msx1	完全敲除	停止在蕾状期
Msx1、Msx2	双突变	停止在牙发育起始期
Noggin	K14转基因	停止在蕾状期
P63	完全敲除	停止在牙发育起始期
Pax9	完全敲除	停止在蕾状期
Pitx2	完全敲除	停止在牙发育起始期
Runx2	完全敲除	停止在蕾状期
Shh	K14条件性敲除	停止在蕾状期

（1）Msx1基因：Msx1基因突变小鼠牙齿发育停滞在蕾状期向帽状期转化的阶段。利用体外和体内重组实验发现BMP4能挽救Msx1基因突变小鼠的牙齿缺陷表型，突变小鼠的牙齿能从蕾状期发育到帽状期。同时在Msx1基因突变小鼠的牙胚间充质还检测到BMP4表达下降。这些结果说明在牙齿发育的形态发生过程中，Msx1和BMP4之间存在正反馈机制，并进一步证明BMP4在牙上皮和间充质之间的信号往复传递过程中发挥关键作用。

（2）淋巴样增强因子1（Lef1）：Lef1是Wnt信号通路的核心成分，其与β-连环蛋白结合成为复合物，从而启动信号的转导。Lef1基因敲除小鼠出现牙齿、乳腺、毛发和胡须缺失等表型，这些器官的形成受控于上皮-间充质的相互作用。因此，Lef1在器官形成过程中调控上皮-间充质相互作用。在牙胚的发育过程中，胚胎11天Lef1在增厚的口腔上皮表达，在胚胎第12天Lef1的表达转移到相邻的间充质中，提示Lef1在牙胚的发育过程中发挥作用。Lef1基因突变小鼠的牙胚发育停滞在蕾状期向帽状期转化的时期，提示Wnt信号对于蕾状期到帽状期的转化是非常重要的。同时还发现Lef1基因突变小鼠的牙上皮不能表达FGF4、SHH、BMP4等分子，外源性FGF4蛋白能挽救Lef1基因突变小鼠的表型，并且能诱导间充质中其他FGF信号的产生，说明Lef1参与调控牙胚形态发生过程中上皮-间充质之间的FGF信号通路。

3. 影响牙列模式相关基因敲除鼠　从进化角度看，与低等脊椎动物不同，哺乳动物牙齿数量减少，进化为双牙列甚至单牙列，牙齿集中在颌骨。通过基因敲除鼠研究表明，一些信号通路的活化或抑制可导致牙发育模式的改变，形成返祖样的异位牙（ectopic teeth）和多生牙（supernumerary teeth）发生，这些转基因鼠为研究牙列进化、牙替换提供思路。目前已知的涉及牙发育模式的信号通路包括Wnt、BMP、FGF和Shh四大信号家族（表25-2-2）。

（1）Wnt信号通路基因突变鼠：APC（Adenomatous polyposis coli）为Wnt通路抑制剂，参与β-catenin降解，口腔上皮条件性敲除APC鼠可导致多牙胚，而另一Wnt信号调节子EDA过表达也可形成多生牙，过表达β-catenin同样导致多生牙，这些基因修饰鼠模型表明活化Wnt信号可致多生牙。

表 25-2-2　与牙列模式相关的基因敲除鼠

基因	敲除方式	牙表型
Apc	上皮调节敲除	多生牙
Ectodin/Sostdc1	完全敲除	多生牙,釉结增大,牙尖异常
Gas1	完全敲除	多生牙
IFT88/polaris	完全敲除	多生牙
Lrp4	完全敲除	多生牙
Osr2	完全敲除	多生牙
Sp6	完全敲除	多生牙
Sprouty2、Sprouty4	完全敲除	多生牙
Wnt/β-catenin	*K14* 条件性敲除	异位牙

（2）BMP 信号通路基因突变鼠：Ectodin（Sostdc1/Wise）为 BMP 拮抗剂,Ectodin 基因敲除鼠导致多生牙,低密度受体相关蛋白家族 LRP4 可结合 BMP 拮抗剂 Ectodin,LRP4 基因敲除鼠可导致多生切牙、磨牙以及磨牙融合,这表明抑制 BMP 信号可导致多生牙。需要说明的是 Ectodin 也是 Wnt 抑制剂,其突变到底是影响 WNT 还是 BMP 信号尚不十分明确。

（3）Shh 信号通路基因突变鼠：初级纤毛介导 Shh 信号,鞭毛内运输蛋白 88（intraflagellar transport protein,IFT88）基因突变可活化无牙区牙胚间充质 Shh 信号,导致鼠无牙区形成异位前磨牙。其他研究表明 Shh 活化导致下游靶基因 *Sfrp5*（Wnt 拮抗剂）表达下调,从而影响 Wnt 信号通路。GAS1 为 Shh 拮抗剂,Gas1 突变鼠也可导致无牙区多生牙进一步说明 Shh 信号通路与异位牙密切相关。

（4）FGF 信号通路基因突变鼠：*Sprouty* 基因抑制 FGF 信号,*Spry2* 和（或）*Spry4* 突变鼠可导致磨牙前形成多生牙,*Sprouty* 作为 FGF 重要的调节基因,表明 FGF 信号对牙齿形成的重要作用。

（5）SP6 和 Osr2 基因突变鼠模型：大部分牙发育信号通路相关转录因子基因突变会导致牙发育停止在起始期,然而 SP6 和 Osr2 却例外。转录因子 Osr2 在颅面部、四肢和肾脏发育过程中都表达,在腭的发育过程中发挥重要作用。在 Osr2 基因突变小鼠的正常磨牙舌侧出现多生的一个牙列。正常情况下 Osr2 在颊舌侧的表达存在梯度差异,这个梯度差异限制了牙齿发育必需信号 BMP4 在间充质中的表达,从而控制牙形成的位置。在 Osr2 突变小鼠,成牙区域的扩展还需要 BMP4 的正反馈调节剂 Msx1,BMP4-Msx1 通路扩展了间充质的激活区域从而启动牙的发生,对该通路的空间调整是决定脊椎动物牙列模式形成的机制之一。SP6 为锌指转录因子,Sp6 突变鼠会产生多生牙,形成 50 颗切牙和 8 颗磨牙。推测 Sp6 可能与 Wnt 通路活化上调靶基因 Lef1 有关。

4. 影响牙其他发育期表型异常的基因修饰鼠　目前观察到与牙釉质、牙本质和牙根异常的基因敲除鼠有二十几种,表明这些基因参与牙矿化和牙根发育（表 25-2-3）。

表 25-2-3 与牙基质矿化和牙根形态相关的基因敲除鼠

基因	敲除方式	牙表型
釉质缺陷		
Ameloblastin	完全敲除	无釉质
Amelx	完全敲除	釉质发育不全
Connexin 43	显性负相	釉质发育不全
Eda	K14 转基因	无釉质
Enamelin	完全敲除	釉质发育不全
Follistatin	K14 转基因	无釉质
Follistatin	完全敲除	异位釉质
Gdnf	完全敲除	无釉质
Lama3	完全敲除	釉质发育不全
Mmp20	完全敲除	釉质发育不全
Msx2	完全敲除	釉质发育不全
Noggin	K14 转基因	成釉细胞异常
Periostin	完全敲除	切牙釉质缺陷
Periostin	完全敲除	釉质变薄
Smoothened	上皮调节敲除	釉质发育不全
Sp3	完全敲除	釉质发育不全
Sp6	完全敲除	釉质发育不全
Sprouty2、Sprouty 4	Spry2$^{+/-}$,Spry4$^{-/-}$	异位牙釉质/
Tbx1	完全敲除	无釉质
TGFB1	Dspp 启动条件敲除	釉质发育不全
Wnt3	K14 转基因	无釉质
牙本质缺陷		
Dspp	完全敲除	牙本质发生不全
DMP1	完全敲除	牙本质小管异常
Msx2	完全敲除	牙本质发生不全
Noggin	K14 转基因	成牙本质细胞异常
Sp3	完全敲除	牙本质缺陷
Sp6	完全敲除	牙本质结构异常
牙根缺陷		
Msx2	完全敲除	牙根畸形
Nfi-c/CTF	完全敲除	牙根缺失
Noggin	K14 转基因	不能形成多根
Shh	Ptc^{mes}	牙根变短
Sp6	完全敲除	牙根缺陷

　　基因修饰小鼠模型将分子、细胞以及动物整体水平有机整合起来,成为当今研究基因功能最直接最有效的方法之一。基因修饰小鼠模型运用于牙发育调控机制的研究已经取得明

显成效,随着更多更特异的基因修饰小鼠模型运用于牙发育机制调控研究,人们对牙发育调控机制的理解将更加深入,为牙发育和再生研究奠定基础。

二、小型猪牙齿发育研究模型建立

小型猪是珍稀猪种,原产地主要在中国和越南。国外大多缺乏优质原始的小型猪资源,培育小型猪多采用从世界各地引进多种小型猪种、野猪等作为亲本进行杂交选育,遗传背景复杂,所以培育出的小型猪体型大,遗传及表型不稳定,主要有美国小型猪品系(包括 Minnesota Hormel 小型猪、Pitman Moor 小型猪、Essex 小型猪、Hanford 小型猪、Yucatan 小型猪、Nebraska 小型猪)、日本小型猪品系(包括 Oh mini Buda 小型猪、Clawn mini 小型猪、Huei-Jin 小型猪)、德国 Gottingen 小型猪品系和法国 Corsica 小型猪品系等。中国具有独特而又丰富的小型猪资源,目前我国的小型猪品系主要有:五指山小型猪、贵州小型香猪、广西巴马小型猪、藏猪、版纳微型猪和台湾小型猪等。它们在原产地均为长期近亲交配形成的封闭群体,具有体型小、遗传稳定等特点。经过选育的小型猪品系遗传及表型特征更加稳定,适应生命科学研究的多种需求。与国外的杂交小型猪相比,中国小型猪品系呈现高水准、独特、多样特点,具有丰富的基因类型格局,更加符合生命科学研究的要求,具有无可比拟的优势。最近中国已完成五指山小型猪的基因组测序,又先后成功建立基因敲除免疫缺陷小型猪模型和国际首例小型猪近交系,这些为人类医学、实验动物学研究搭建起一个全新的、更为理想的技术操作平台,尤其在未来人类异种器官移植研究和应用中将发挥重要作用。

猪在解剖学、生理学、疾病发生机制等方面与人非常相似,在生物医学研究中已用于肿瘤、心血管疾病、糖尿病、外科、口腔科、皮肤烧伤、血液病、遗传病、营养代谢病和药物评价等多个方面。由于小型猪在心血管系统、消化系统、皮肤系统、免疫系统、骨骼发育、营养代谢等方面与人类极其相似,成为生物医学研究中应用最为广泛的非啮齿类大型实验动物之一。通过转基因猪人源化改造一直是人类异种移植解决人源器官严重不足的首选供体和研究开发热点。由于动物保护和灵长类动物的伦理问题,小型猪作为动物模型在生物医学研究中的应用数量逐年大幅度递增,在某些方面已经成为取代实验猴和实验犬的新型实验动物。

小型猪口腔颌面部解剖结构与人类更为接近并患有人类的某些口腔疾病,使其在口腔医学研究中的应用越来越受到重视。在研究牙齿发育和再生方面,小型猪更是引起口腔医学界的极大兴趣。小型猪异质性牙列和双牙列的特点与人类相近,是研究相关牙替换机制和牙型决定的理想模型,具有啮齿实验动物不可替代的优越性。

1. **小型猪牙殆系统** 小型猪在牙齿的大小、形态、结构、数量、牙型、双牙列替换和牙齿萌出等方面都与人类相似(图 25-2-1)。以中国实验用小型猪为例,其拥有人类的所有牙齿类型(包括切牙、尖牙、前磨牙和磨牙)。小型猪与人一样也为双牙列(乳牙列和恒牙列),乳牙列包含 32 颗乳牙(牙式为:Di $\frac{3}{3}$ Dc $\frac{1}{1}$ Dp $\frac{1}{1}$ Dm $\frac{3}{3}$),恒牙列包含 42 颗恒牙(牙式为:I $\frac{3}{3}$ C $\frac{1}{1}$ P $\frac{4}{3}$ M $\frac{3}{3}$)。乳牙中除了第三乳切牙、乳尖牙外,与人恒牙大小相似,牙齿的形态绝大部分与人相似。小型猪第三乳切牙牙冠为锥形,体积最小。乳尖牙牙冠呈细圆锥形,唇侧倾斜。小型猪恒牙均比人牙大,上颌第一、二恒切牙牙冠为扁铲形,单根,牙根较长,是冠长的

2～3倍。下颌切牙牙冠为方柱形,根很长,牙长轴与咬合面呈30°角。尖牙是小型猪与人类差异最大的一组牙。恒尖牙牙冠呈三角形,较其他牙齿长,伸向口外。上颌尖牙牙根为圆锥状并伸向远中,下颌尖牙牙根呈钩状伸向远中,牙根发育完成较晚。小型猪前磨牙为扁楔形,有近远中向突起的切缘,牙冠的近远中径和颊舌径从前向后逐渐增大,除上颌第三、四前磨牙有3～4个牙根外,每颗牙均有近中、远中2个根,上颌第四前磨牙牙冠形态不同于其他前磨牙,有颊舌2个尖,与人恒前磨牙更为相似。小型猪恒磨牙牙冠宽大,殆面有许多隆起的结节和沟窝。上颌磨牙为方形,有4个主要牙尖,下颌磨牙牙冠为长方形,有5～6个主要牙尖和4～6个牙根。小型猪牙齿结构与人类也相似,包括釉质、牙本质、牙骨质和牙髓组织。乳牙釉质有较多混浊区,芮氏线和横纹釉柱明显。恒牙釉质有较多的釉柱不规则区。牙本质中有很多轻度弯曲的牙本质小管,在近釉质1/3处有较多球间牙本质。小型猪牙骨质比人类牙骨质厚,并向根端逐步增厚,以细胞性牙骨质为主,最外面的薄层为层板状牙骨质。釉牙骨质界多为牙骨质覆盖牙釉质,少数为牙釉质与牙骨质相接。牙齿硬组织均以羟基磷灰石为主,釉质晶体比人更大,硬度与人相近。

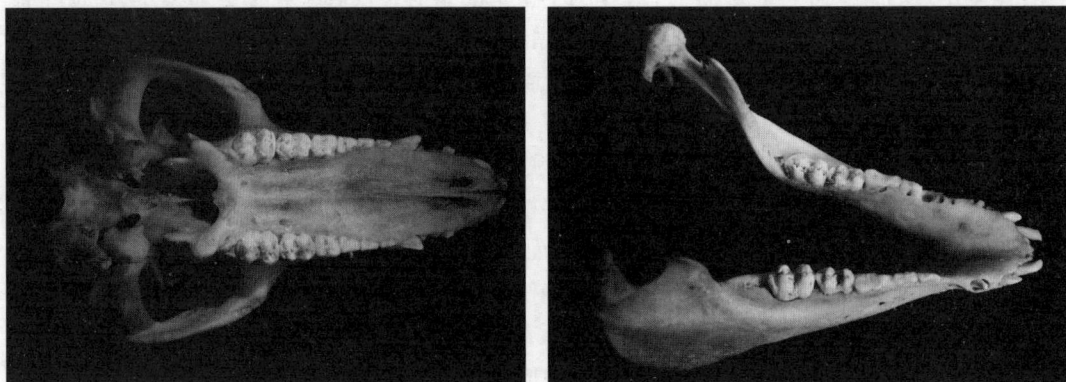

图 25-2-1 中国实验用小型猪恒牙列

2. 小型猪乳牙发育 有关猪的牙齿发育研究至少可追溯到20世纪60年代,但研究大都集中在萌出和形态学研究,涉及早期牙齿形态发生较少。而关于小型猪、模式动物猪乳牙发育的研究数据更少,综合最近国内外研究数据,目前初步确定了小型猪牙胚发育时相的大致轮廓,虽然在牙齿发育时相上存在一些差异,但基本发育模式相似。研究表明小型猪的造釉器形态发生同样经历牙板期、蕾状期、帽状期、钟状期和分泌期等。以中国五指山小型猪下颌乳磨牙造釉器早期形态发生为例(图25-2-2),胚胎第33天(E33),可见口腔上皮已局部增生形成牙板,牙板末端已开始膨大,即将形成上皮团,周围间充质细胞正开始增生,此时介于牙板向牙蕾的过渡期。E35牙板局部游离端膨大,成釉器达到蕾状期,细胞团的细胞核浆比例大,核深染,胞浆少,与原始口腔黏膜基底细胞相似,上皮团周围的间充质细胞增生聚集较明显,上皮团与间充质之间有基板相隔。E40可见成釉器上皮外围细胞开始向外延伸,细胞团中央近间充质部分开始向内凹陷,成釉器进入帽状早期。E45可见成釉器上皮外围细胞向外延伸明显,为典型的帽状期,可见内釉上皮、外釉上皮和星网状层。内釉上皮呈高柱状,局部可见釉结构。外釉上皮呈立方状。星网状层细胞呈星形,细胞间隙大,彼此之间借胞浆突起相连接。成釉器中央凹陷部分围绕的间充质部分形成牙乳头,在牙乳头和成釉器外围的牙囊间充质细胞也出现增生,包绕着牙乳头和成釉器。此时,牙胚已开始远离口腔上皮,但外釉上皮仍然借牙茎(dental stalk)与口腔上皮相连续。E50可见典型钟状早期造釉器,内釉上皮向成釉器方向的凹陷加深,牙乳头增大。内釉上皮与牙乳头交界处已初具牙冠及牙尖形态,但较为圆钝。牙尖及附近内釉上皮细胞高度增加,呈高柱状,细胞核大而深染,并稍偏离基底,近颈环处内釉上皮细胞仍多为立方状,外釉上皮细胞仍为立方状,在颈环区排列较为整齐。星网状层发育更充分,细胞有许多胞浆突起,相互连接成网状,细胞排列疏松,间隙大。同时,在内釉上皮和星网状层细胞之间,可见2~3层形态较为扁平的中间层细胞。此时牙板断裂,与口腔上皮已经失去联系。牙乳头在近内釉上皮处更密集。E60牙冠及牙尖形态更加明显,牙尖稍显锐利,牙尖及邻近部位的内釉上皮细胞开始分化为前成釉细胞,为细长的高柱状,排列整齐,细胞核明显远离基底,在部分牙尖顶端区域,可见邻近内釉上皮区有少量紫红色基质。自牙尖向颈环方向,内釉上皮分化逐渐不明显。近颈环处的外釉上皮可见较多皱褶。同时在邻近牙尖处的牙乳头间充质细胞也出现明显形态分化,部分细胞变为柱状,核大,并靠近基底,可见相邻部位粉红色的基质。这些特征说明此时已进入牙早期发育的形态发生过程,符合钟状晚期的特点。E65造釉器细胞形态分化更明显,尤以牙尖区细胞的变化最显著,内釉上皮在牙尖已经出现明显分泌期成釉细胞形态特点,排列整齐,长柱状,细胞核靠近中间层,较多整齐分布的紫红色釉基质。与之对应的牙乳头部位可见细胞出现较为典型的成牙本质细胞形态,也呈较狭长柱状,排列整齐,细胞明显极性化排列,并见整齐分布的粉红色牙本质基质。这些特征说明牙齿发育已进入硬组织形成期。因此,小型猪下颌乳磨牙造釉器早期形态发生时相大致为牙板形成期(E30)、蕾状期(E35)、帽状期(E40)、钟状早期(E50)、钟状晚期(E60)和硬组织形成期(E65)(图25-2-2)。需要说明的是,小型猪下颌第一乳前磨牙是最晚发育的乳牙,E60才开始始动并长期处于蕾状期,E95尚处于帽状早期,E104始进入钟状期,出生后第20天(PN20)进入钟状后期,PN40后进入分泌钙化期。

3. 小型猪恒牙形态发生 小型猪恒牙跟人一样,包括替换恒牙(切牙、尖牙和前磨牙)替换相应的乳牙和非替换恒牙(磨牙)不替换任何乳牙从乳牙后部逐渐发育萌出。

(1) 替换恒牙的形态发生:小型猪的替换恒牙始于继发牙板。以小型猪下颌恒牙为例,恒切牙的继发性牙板在E60开始出现并很快进入蕾状期,随后发育速度不同。第三恒切牙发育最快,分别在E95进入帽状早期(第三乳切牙萌出),PN10进入帽状期,PN30进入钟状期,PN50进入分泌期。其次为第一恒切牙,在E95进入帽状早期,PN20进入帽状期,PN50进入钟状期。第二恒切牙发育最慢,至PN50依然处于蕾状期。相比恒切牙,恒尖牙的继发性牙板出现较早,大约在E50,发育也更快,始动后不久进入蕾状期,E85进入帽状早期(乳尖牙萌出),E104进入典型的帽状期,PN10进入钟状期,PN30进入分泌期。第二恒前磨牙的继发性牙板在E70才出现,发育最晚最慢,随后进入蕾状期,至PN40才处于帽状早期。第三和第四恒前磨牙的继发性牙板同恒尖牙类似(图25-2-2),也在E50开始出现,随后蕾状期发育缓慢,至PN30才进入帽状早期,PN40达到帽状期,PN90进入分泌钙化期。第四恒前磨牙到生后8个月,冠部仍处于钙化阶段,根尚未发育。

继发牙板的出现与相应的乳牙发育时相具有明显关联,当乳牙造釉器进入钟状期时继发牙板开始出现,当乳牙萌出时继发牙板末端明显膨大,恒牙造釉器进入帽状早期。继发性恒牙从蕾状期过渡到帽状期时间较长,而从帽状期到钟状期相对较短。同时前后继发恒牙

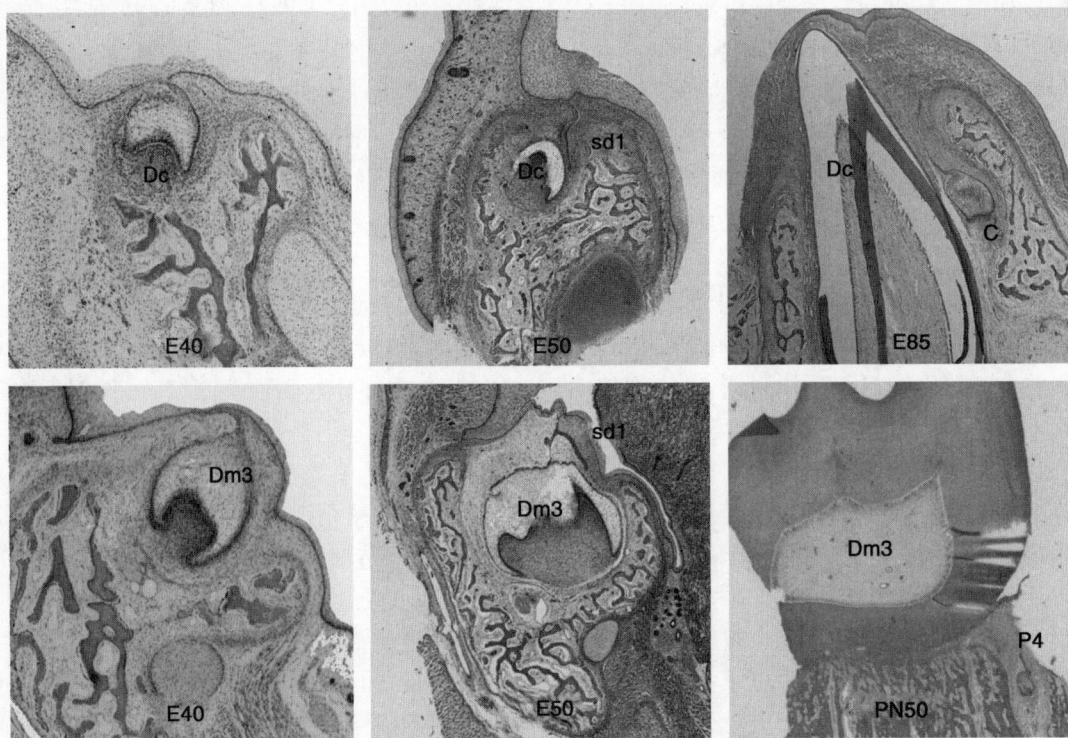

图 25-2-2　小型猪下颌乳牙和替换恒牙早期发育时相
Dc:乳尖牙　C:恒尖牙　Dm3:第三乳磨牙　P4:第四恒前磨牙　sd1:继发压板　E:胚胎　PN:出生后

胚的发育模式有差别,其时空调控机制需要进一步明确。

　　(2) 恒磨牙的形态发生:以小型猪下颌恒磨牙发育为例(彩图 25-2-3,见文末彩色插页),恒磨牙始于原发性牙板的远端向后扩展,最初位于下颌升支内。第一恒磨牙的造釉器蕾状期始于 E40,在 E50 进入帽状早期,E60 达到钟状早期,造釉器下降移到牙板的颊侧,造釉器上方牙板的远中游离端开始膨大,第二磨牙始动。E70 进入典型的钟状期,E85 进入钟状后期,E95 进入分泌钙化期间。第二恒磨牙也源于牙板的远中扩展,蕾状期大致始于 E70,发育相对慢,至 PN10 进入帽状期,PN20 达到钟状早期。从 PN10 至 PN50,第一恒磨牙在下颌升支内一直处于牙冠钙化过程,牙根发育尚未启动。第二恒磨牙在 PN10 进入帽状期,在 PN20 进入钟状期并移至牙板颊侧,此时上方的牙板远中游离端开始膨大,第三磨牙始动。第二恒磨牙至 PN50 达到钟状晚期,牙尖开始钙化。

　　恒磨牙的发育为一种时空级联动模式,即当前一磨牙达到钟状期时,会启动后续磨牙的始动,这种时空调控机制尚不十分清楚,鼠磨牙研究提出磨牙间信号的动态活化抑制平衡模型来解释磨牙的时空发育,可能与 BMP 和 Wnt 信号通路有关。

　　目前已基本获得中国实验用小型猪乳恒牙的早期发育、钙化和萌出替换时间表,为下一步开展大型实验动物牙发育再生的研究奠定基础(图 25-2-4)。采用小型猪作为模式动物来研究牙齿的发育、替换和再生对解释人类牙发生发育的机制更具有说服力,是进行临床转化研究的较好的替代模式动物。中国在小型猪口腔研究方面具有优势,首都医科大学、空军军医大学和四川大学在小型猪开展基于干细胞的组织工程牙再生、生物牙根、牙周再生、颌骨再生和牙发育等方面取得了很大进展,处于世界领先水平。综合动物与人类的相似性、来源及价格等因素,小型猪作为大型动物模型已较广泛地应用于口腔医学的研究中,并成为该领域较为理想的动物研究选择之一。

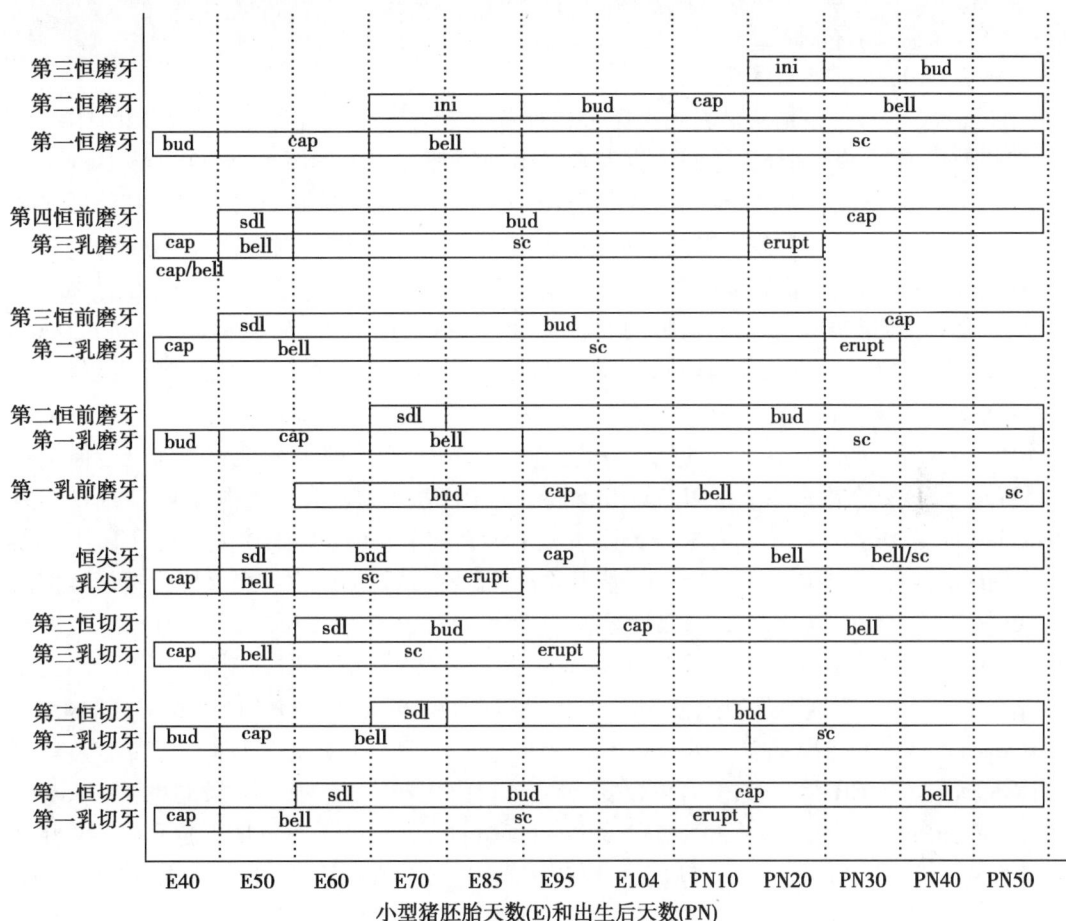

图 25-2-4　小型猪乳恒牙发育时相简表

hud:蕾状期　bell:钟状期　cap:帽状期　erupt:乳牙萌出　ini:恒磨牙始动　sc:分泌钙化期　sdl:继发牙板出现

三、基底细胞痣样综合征

基底细胞痣样综合征,也称为痣样基底细胞癌综合征(nevoid basal cell carcinoma syndrome,NBCCS,OMIM #109400)或 Gorlin 综合征,是一种少见的常染色体显性遗传性疾病,发病率约 1:56 000,具有完全的外显率及明显不同的表现度。其主要症状包括:两个以上的皮肤基底细胞癌或 20 岁前即出现一个基底细胞癌,组织学证明的牙源性角化囊性瘤(keratocystic odontogenic tumor,KCOT),3 个或更多的手掌或脚底点状凹陷,大脑镰钙化,分叉、融合或过度张开的肋骨,以及一级亲属出现 NBCCS。次要症状包括巨头症、先天畸形、其他骨骼异常、卵巢纤维瘤及成神经管细胞瘤等。确诊 NBCCS 应至少有两个主要症状,或者一个主要症状加两个次要症状。1996 年，NBCCS 患者 *Patched-1* 基因（*PTCH-1*，果蝇体节极性基因的人类同源基因，OMIM #601309）的生殖系突变被发现，PTCH 蛋白在 Hedgehog 信号转导通路中作为 Hedgehog 配体的受体分子，说明该综合征和 Hedgehog 信号通路的异常相关。牙源性角化囊性瘤是颌骨内具有潜在侵袭性可引起颌骨局限性破坏的常见颌骨囊肿，是 NBCCS 最常见的特征之一。

（一）Hedgehog 信号通路

Hedgehog 信号通路是从果蝇到人类进化保守的发育性信号通路，在细胞分化、组织极化、细胞增殖、新生血管形成、肿瘤发生等诸多生理病理过程中发挥了重要功能。Hedgehog 的受体 PTCH 以及许多该信号通路的下游分子是由发育生物学家在研究果蝇的胚胎形成时发现的。Hedgehog 是一种发育期间影响多种组织分化的分泌分子，果蝇的 hedgehog 与其他分子协同作用以制订胚胎的基本框架，在结构发育中决定其前后部的体节分极，在脊椎动物中已鉴别出三种果蝇 *hedgehog* 基因的脊椎动物同系物，包括 *Sonic hedgehog*（*Shh*）、*Desert hedgehog*（*Dhh*）、*Indian hedgehog*（*Ihh*）。*Shh* 是该家族中表达最广泛的成员，可能在脑、脊髓、轴向骨骼及肢体等的发育中起主要作用。*Dhh* 主要在生殖系统发育及外周神经系统中起作用。*Ihh* 可能调节长骨生长的软骨分化。Hedgehog 信号在细胞膜通过受体复合体接受和转导信号，该复合体由原癌基因 *Smo* 和抑癌基因 *PTCH* 的蛋白表达产物组成。PTCH 作为 Hedgehog 的受体，编码一个具有多个跨膜主域的蛋白，当 hedgehog 配体缺乏时，PTCH 可以抑制 *Smo* 的活性，进而阻止某些特定靶基因的转录。在脊椎动物，这些靶基因包括信号蛋白 Bmp2、转录因子 Gli1 以及 *PTCH* 基因本身。一旦 hedgehog 与 PTCH 结合，PTCH 的活性即被阻止，SMO 从复合体中释放并转导信号，因此减少了对靶基因转录的抑制作用。PTCH 完成其抑制效果在某种程度上是通过使 Smo 不活化实现的。Smo 是具有 7 个跨膜主域的蛋白，为 Hedgehog 信号转导所必需。Hedgehog 缺乏时，Smo 和 PTCH 形成一个非活性复合体。而当 Hedgehog 与 PTCH 结合时，复合体改变，Smo 可自由转导信号。基于对果蝇的研究，fused、suppressor of fused（Sufu）、costal-2 以及 cubitus interruptus（Ci）处于 Smo 的下游通道。果蝇该通路的最后成员为 Ci，是一个 155kDa 的锌指转录因子，与脊椎动物的 Gli 家族同源。在细胞中，Ci 在缺乏 Hedgehog 时，与 costal-2、fused、Sufu 一起在微管中形成一个四聚体复合体。在此形式下，Ci 能裂解为一个保留锌指主域的 75kDa 的 N-末端片断，且能转位到细胞核并抑制下游靶基因。在 hedgehog 出现时，复合体解散，全长 Ci 成熟为短期存在的转录活化子，该活化子转位到细胞核并转录活化靶基因。在四聚体复合体中，costal-2 和 Sufu 抑制 Ci 的活性并且是通道的负调节子，fused 被认为是由 hedgehog 信号活化的。PKA 独立地抑制 hedgehog 通路的活性且直接作用于 Ci，可能有利于它的降解。在脊椎动物，许多 hedgehog 调节的靶基因转录是通过 *Gli* 基因的活性控制。Gli 家族成员编码锌指转录因子，与果蝇 Ci 同源。Gli 蛋白对 hedgehog 调节基因有不同的作用，在小鼠 Gli1 和 Gli2 为转录活化因子，而 Gli3 为 *Hedgehog* 靶基因的抑制因子。并且，*Gli* 基因家族的转录也由 *Shh* 调节，*Shh* 诱导 *Gli1* 和 *Gli2* 的表达，抑制 *Gli3* 的表达。

（二）*PTCH* 基因敲除小鼠的表型

PTCH 是一个与发育相关的重要功能基因，该基因的突变与多种出生缺陷有关，在已知脊椎动物与神经管、咽腔及肢体的发育中起作用。Gorlin 综合征的许多特征包括脑、颅面部结构、肋骨、脊椎和四肢的异常与 *PTCH* 在这些结构发育中的明显作用密切相关，分叉肋和

多指(趾)为体节极性样特征,可认为是 Hedgehog 信号通路被扰乱引起的综合征。筛查 *PTCH* 编码区显示出 Gorlin 综合征患者具有大量的突变,大多数报道中 *PTCH* 基因突变为引起移码的插入或缺失突变,并产生提前的终止密码子,由此所致的 PTCH 单体不全可能导致其抑制功能缺失并引起 hedgehog 信号活性增加,高度保守的氨基酸残基的改变可损害 PTCH 蛋白的功能。*PTCH* 基因的纯合敲除小鼠会导致胚胎致死,杂合敲除小鼠出现了典型 NBCCS 的表型,如四肢发育异常、神经管闭合缺陷、全身性地过度生长以及频繁发生的肿瘤表型等。不同于经典的抑癌基因,并不是在所有的 *PTCH* 基因杂合敲除小鼠的肿瘤中都能检测到 *PTCH* 另一个等位基因的失活。在 *PTCH* 基因杂合敲除小鼠中出现的成神经管细胞瘤样病损,发病时间早,发生频率高,这些小鼠也经常发生基底细胞癌样的皮肤肿瘤,在暴露于紫外线下或经过射线照射以后,这种表型会增强。这种小鼠也可以出现横纹肌肉瘤的表型,这种发生在肌肉组织的软组织肿瘤在一小部分 NBCCS 的患者中也可出现,并且小鼠的遗传背景也会影响这种表型的发生频率。遗传背景同样也会影响小鼠神经管发育缺陷的发生,这和 NBCCS 患者中的表型差异显著相一致。

大约 25% 的 *PTCH* 杂合敲除小鼠可出现牙源性角化囊性瘤的表型,其中 11% 为单发囊肿,14% 为多发性囊肿。组织学上,这些囊肿由较薄的不全角化的鳞状上皮层和周围的纤维囊壁构成,囊腔内含有角化物。免疫组织化学染色显示,Shh 蛋白主要定位于复层鳞状上皮层,而 PTCH 和 Smo 蛋白则在上皮衬里和周围的纤维结缔组织都有表达。但是,软 X 射线检查却未能见到颌骨的透射影像。在该动物模型中,*PTCH* 基因的杂合敲除是全身性的,无组织特异性,因此也同时出现了典型的 NBCCS 的表型,如骨骼发育异常、神经管闭合缺陷、全身性地过度生长和频繁发生的肿瘤,包括成神经管细胞瘤和横纹肌肉瘤等。

(三) Sufu 基因敲除小鼠的表型

Sufu 蛋白是 Hedgehog 信号通路的负性调节因子,Sufu 纯合敲除发生胚胎期死亡,杂合敲除小鼠在出生时正常,生长发育也正常,繁殖能力也未受影响。然而,Sufu 杂合敲除小鼠会出现皮肤表型,外显率 100%,这种表型主要表现为腹部脱毛,黑色素加深以及爪子和尾巴上出现丘疹样的小突起和结节,这种表型出现在出生后 1.5 年的小鼠,年龄更大的小鼠这种表型会更加明显。显微镜下,6 月龄的小鼠爪子掌面表皮基底层细胞出现小的基底细胞样的外翻,在 2 年龄的小鼠全身皮肤可以观察到这种改变。免疫组织化学染色细胞增殖标志物 Ki67 发现阳性细胞较少,与这种病理性改变进展缓慢相一致。另外,Sufu 杂合敲除小鼠可以频繁出现 NBCCS 的典型表现——下颌骨角化囊肿。与野生型小鼠相比,Sufu 杂合敲除小鼠皮肤组织中 Gli1 的表达明显上调,说明皮肤的表型与 Hedgehog 信号通路的激活相关。

(四) 成牙本质细胞特异性敲除 Smad4 基因出现牙源性角化囊性瘤的表型

TGF-β/BMP 信号通路与牙齿的发育密切相关,Smad4 作为该信号通路的中心介导者,在胚胎发育和成体的多种组织中广泛表达。Smad4 基因完全敲除导致小鼠胚胎发育早期死亡,由骨钙素(osteocalcin, OC)启动子控制的成牙本质细胞特异性 *Smad4* 基因敲除小鼠(*Smad4*$^{Co/Co}$; *OC-Cre*)除了具有牙齿方面的表型,如磨牙牙根明显缩短、切牙舌侧硬组织形成障碍、磨牙根部及切牙舌侧的牙本质形态不规则和矿化障碍等,*Smad4*$^{Co/Co}$; *OC-Cre* 小鼠牙周组织破坏随年龄增长逐渐加重,该小鼠出生 2 个月以后发生多发性牙源性角化囊性瘤,外显率 100%,该囊肿在组织病理形态、衬里上皮增殖性、角蛋白表达谱以及 Hedgehog 信号通路活性等方面,都与人类牙源性角化囊性瘤相似,增殖细胞多位于衬里上皮的基底层及副基底层,细胞角蛋白 CK1、CK10 和 CK14 表达阳性,Hedgehog 信号系统中的 Shh、Smo、Gli1 在囊肿上皮中阳性表达。进一步研究发现在成牙本质细胞内特异性敲除 Smad4 基因通过影响上皮根鞘的转归导致牙周组织破坏,通过使成釉上皮去分化,牙源性上皮剩余过度增殖并囊性化,最终导致多发性牙源性角化囊瘤的形成。在成牙本质细胞内敲除 Smad4 基因可以导致小鼠多发性牙源性角化囊肿形成,这完全是一个不可预期的表型,这可能提示在正常情况下成牙本质细胞内 Smad4 基因对牙源性上皮正常状态的维持具有重要的调控作用,Smad4介导的信号系统通过上皮-间充质的相互作用对牙源性上皮内 Hedgehog 信号通路具有抑制作用,当成牙本质细胞内的 Smad4 基因被特异性敲除后,牙源性上皮内 Hedgehog 信号通路原有的调控网络失衡,Hedgehog 信号通路过度激活,牙源性上皮增殖性升高,角化囊肿形成。

(王松灵　王福)

第三节　髓鞘淋巴相关蛋白基因敲除动物模型

一、MAL 基因与肿瘤的关系

髓鞘淋巴相关蛋白(myelin and lymphocyte-associated protein, MAL)基因于 1987 年由 Alonso 等分离克隆得到,定位于人 2 号染色体长臂 2q13。在人类基因组中 MAL 基因是单拷贝的,其 mRNA 全长约 1051bp,与 MAL2、BENE、plasmolipin 同属一个多基因家族。髓鞘淋巴相关蛋白又称囊泡整合蛋白(vesicle integral protein, VIP17),为 4 次跨膜蛋白,结构上类似 tetraspan 蛋白家族成员,是富含糖脂和胆固醇膜微结构的主要组成成分,主要存在于极性细胞如 T 淋巴细胞、髓鞘形成细胞、少突胶质细胞和一些上皮细胞。MAL 蛋白与糖鞘脂类连接参与富含糖脂和胆固醇膜微结构组建、转运及维持,这种膜微结构被认为参与神经细胞髓鞘的形成及一些上皮细胞顶端膜蛋白的转运。研究证实,在人 T 淋巴细胞中,MAL 蛋白参与 Src 家族成员 Lck 蛋白向细胞顶端膜的转运。通过建立 MAL 基因敲除鼠模型来研究 MAL基因在大脑神经系统中的功能,发现 MAL 基因敲除小鼠表现出中枢神经系统轴突的多层结构域的缺陷,这一发现也表明,MAL 缺失的少突胶质细胞存在着异常的蛋白和脂质转运和分选。此外,MAL 蛋白参与肾上皮细胞水通道蛋白-2 的分布与转运。MAL 蛋白这一极性的转运过程对维持上皮细胞正常功能是必要的,肿瘤的恶性转化过程往往与这种极性表型的丢失密切相关。近年有研究提示,MAL 基因确实与上皮性肿瘤关系密切。研究发现,外源性表达 MAL 基因能明显抑制食管癌细胞系 TE3 的增殖和侵袭能力,并通过 Fas 通路诱导食管癌细胞的凋亡。此外,研究还发现,MAL 基因在口腔颌面部鳞癌、子宫颈癌、结肠癌、食管癌癌前病变和肾透明细胞癌等组织中表达均有明显下调。表观遗传学(epigenetics)的异常改变如启动子区 CpG 岛的异常甲基化(methylation)已经成为肿瘤抑癌基因失活的普遍特征。采用 MSP 及亚硫酸盐测序法对 23 例正常结肠黏膜、63 例结直肠腺瘤和 61 例结直肠癌临床标本进行了分析,发现 MAL 基因启动子在 80%(49/61)的结直肠癌、71%(45/63)的结直肠腺瘤和 4%(1/23)的正常黏膜中存在高甲基化。采用同样方法对 22 例正常胃黏膜和 202 例胃腺癌临床标本进行分析,发现 MAL 基因启动子 M1 和 M2 区分别在 71% 和 80% 胃腺癌中存在高甲基化。单方差和多方差分析表明,MAL 基因启动子 M2 区高甲基化与病人预后及 MAL 基因的表达呈负相关。MAL 基因启动子在良性结肠肿瘤及结肠癌中经常发生甲基化,但其启动子区甲基化与微卫星不稳定性无关。上述研究结果提示,*MAL* 基因可能是人上皮性恶性肿瘤的候选抑癌基因(cancer suppressor gene)。

上海交通大学医学院附属第九人民医院采用基因表达谱芯片 Affymetrix HG-U95,对头颈鳞癌及配对正常组织进行差异表达基因的筛选,结果发现 *MAL* 基因在口腔颌面-头颈鳞癌组织中表达明显下调。在肿瘤组织标本验证中,发现 MAL 基因在 86.7% 的口腔颌面部鳞癌组织中表达下调,这与上述基因芯片研究结果是一致的。对 9 种口腔颌面部鳞癌细胞系研究也发现,*MAL* 基因的转录水平下降了 5 倍以上。对 *MAL* 基因表达下调机制的研究同样发现,单独使用脱甲基化药物 5-氮-2'-脱氧胞苷酸(5-aza-2'-deoxycytidine,DAC)处理能使 *MAL* 基因 mRNA 在 67%(6/9)的口腔颌面部鳞癌细胞系中再表达,单独使用组蛋白去乙酰化酶抑制剂——曲古抑菌素 A(trichostatin A,TSA)药物处理能使 *MAL* 基因在 44%(4/9)的口腔颌面部鳞癌细胞系中再表达,两种药物联合处理能使 *MAL* 基因在 89%(8/9)的口腔颌面部鳞癌细胞系中再表达,这一结果也表明 *MAL* 基因在口腔颌面部鳞癌中下调表达,很大程度上受到启动子高甲基化影响。为了进一步了解在口腔鳞癌中 *MAL* 基因启动子区甲基化程度,研究采用亚硫酸处理直接测序法,在 2 个口腔鳞癌细胞系及 7 对口腔鳞癌配对的临床标本中对 *MAL* 基因启动子区进行分析,结果发现口腔鳞癌临床标本及细胞系中 *MAL* 基因甲基化程度明显高于癌旁标本及原代上皮细胞(58%±12% vs 23%±7%,$P<0.01$;95%±2% vs 22%±4%,$P<0.01$)。这一结果也表明在口腔鳞癌中,*MAL* 基因启动子区高甲基化与 *MAL* 基因的失活密切相关。此外,体内和体外实验均表明外源性表达 *MAL* 基因能抑制口腔鳞癌细胞系的恶性表型,*MAL* 基因是口腔鳞癌的候选抑癌基因。为了进一步确定 *MAL* 基因失活是否与口腔鳞癌的发生、发展密切相关,选择 *MAL* 基因作为基因敲除动物模型建立的对象。

二、*MAL* 基因敲除鼠模型的建立

(一) *MAL* 基因敲除鼠模型的建立目的及意义

人类疾病动物模型在医学发展中起着十分重要的作用,以自然发生作为研究人类疾病,特别是研究恶性肿瘤、常规肿瘤动物模型已经远远不能满足当今科学的需要,利用基因敲除技术制备 *MAL* 基因缺陷小鼠模型,使体外细胞水平 *MAL* 基因研究与整体动物水平研究得到有机的结合,将为其他口腔鳞癌相关基因功能研究提供一条崭新的途径。

通过对 *MAL* 基因敲除鼠模型建立及基因型和表型研究,揭示 *MAL* 基因功能,从而进一步为 *MAL* 基因作为口腔鳞癌诊断和治疗靶点提供更有说服力和更直接的证据。通过对 *MAL* 基因敲除鼠模型建立及基因型和表型研究,以期寻找到与 *MAL* 基因有关的信号转导通路,阐明 *MAL* 基因在口腔鳞癌分子发病机制中的作用。通过对 *MAL* 基因敲除鼠模型的建立及基因型和表型的分析,最终为新抗肿瘤药物筛选提供一个可靠的动物模型。

(二) *MAL* 基因敲除鼠模型的建立方法

小鼠模型建立的具体研究方案,采用常规基因打靶技术,基本步骤简述如下:①靶基因载体的构建:把目的基因和与细胞内靶基因 *MAL* 特异片段同源的 DNA 分子都重组到带有标记基因 *Neo* 的载体上,成为 *MAL* 基因重组载体(图 25-3-1);②ES 细胞的获得:采用鼠的 129S3/SvImJ 胚胎干细胞;③同源重组:通过显微注射将重组载体导入同源胚胎干细胞中,使外源 DNA 与胚胎干细胞基因组中相应部分发生同源重组,将重组载体中 DNA 序列整合到

内源基因组中,从而得以表达;④筛选重组克隆:采用启动子缺失筛选方法进行。如果载体和细胞基因组发生同源重组,则正向选择基因能在靶位点的基因启动子(promoter)驱动之下,表达功能性产物,使阳性细胞具有 G418 抗性,从而可以在药物选择培养基中得到同源重组阳性克隆,达到靶向敲除 *MAL* 基因的目的。

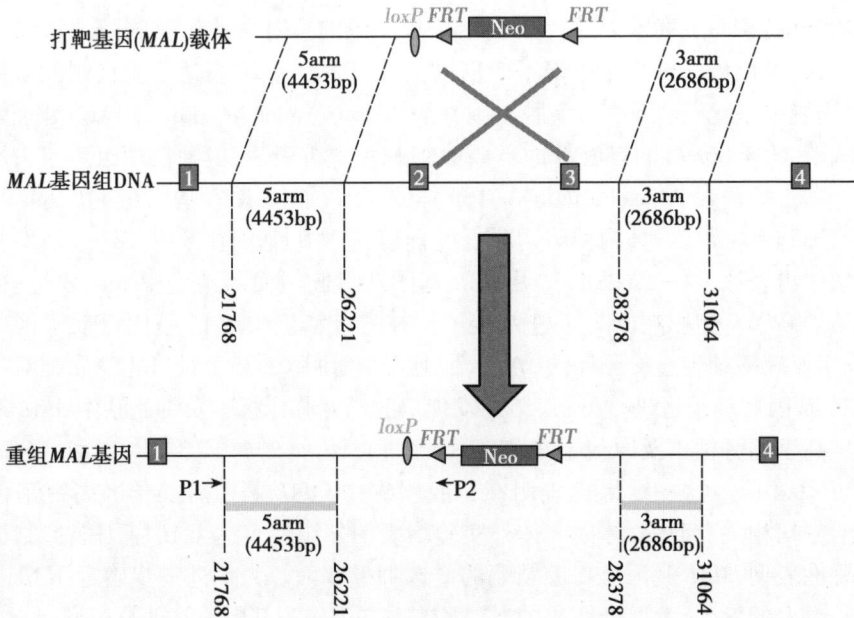

图 25-3-1　MAL 基因敲除策略

三、基因型和表型分析

(一) *MAL* 基因缺陷小鼠模型基因型研究

1. 模型小鼠组织总 DNA 的提取　切取 0.4 ~ 0.6cm 大小模型小鼠的尾巴组织,提取的 DNA 在 -80℃冰箱中保存。

2. 反转录-多聚酶链反应(RT-PCR)鉴定小鼠模型基因型　首先设计目的基因特异性引物,应用 RT-PCR 以小鼠尾巴组织 DNA 为模板,扩增不同条带大小的产物,并根据产物大小,分别鉴定出 *MAL*$^{-/-}$、*MAL*$^{+/-}$和野生型小鼠。

3. 蛋白质印记验证小鼠基因型　切取 0.5cm×0.5cm 的小鼠口腔黏膜组织,RIPA 裂解液提取组织总蛋白,利用 Western Blot 在蛋白水平进一步验证 RT-PCR 的结果,为后续表型研究奠定基础。

(二) *MAL* 基因敲除小鼠模型表型的研究

1. 主要器官及组织的 HE 染色　6 周龄左右的小鼠根据不同基因型,被指定分成 3 个不同组,在 18 个月、20 个月分别处死 3 组小鼠,解剖分离出口腔黏膜、食管、胃、小肠、结肠等主要关注的器官和组织,在 10% 中性福尔马林及 70% 乙醇中固定,石蜡包埋及组织切片,实施常规的 HE 染色和免疫组织化学染色,进行组织病理学评估。

2. 化学致癌剂4-硝基喹啉-1-氧化物(4-Nitroquinoline 1-oxide,4NQO)诱导口腔黏膜成瘤主要技术　6周龄左右的小鼠根据不同的基因型,被指定分成3个不同组。致癌剂4NQO(溶于丙二醇)每周要新鲜配置成5mg/ml的储存液,4℃保存。用已灭菌的自来水将4NQO储存液稀释至终浓度为100μg/ml。用上述含有4NQO的自来水喂食小鼠,每3天观察小鼠健康状况、口腔黏膜变化。持续24周后分别处死小鼠,观察3组小鼠肿瘤产生的数目及大小,同时进行组织病理学鉴定。

3. MAL基因敲除小鼠表型及4NQO诱导成瘤特点　结果表明,MAL基因敲除小鼠自然条件下喂养观察长达20个月,各组(MAL⁻/⁻、MAL⁺/⁻和野生型)小鼠生长、活动等无明显差别,各器官、组织,包括口腔和食管黏膜无肿瘤发生。MAL⁻/⁻、MAL⁺/⁻和野生型小鼠,4NQO诱导饮水诱导24周,MAL⁻/⁻、MAL⁺/⁻和野生型小鼠口腔黏膜,主要是舌黏膜,均有新生物出现,这些新生物病理诊断为瘤样不典型增生、原位癌或浸润癌。MAL⁻/⁻小鼠形成肿瘤多为明显的浸润癌。有意义的是,MAL⁻/⁻小鼠的成瘤时间、肿瘤大小和数目,都较MAL⁺/⁻和野生型小鼠严重得多。结果表明,MAL基因敲除鼠提高了对化学致癌药物敏感性。MAL基因敲除导致肿瘤易感性的分子机制有待研究和发现。

总之,基因敲除、尤其是条件性基因敲除,已经成为人们研究特定基因在不同时间和空间上功能的最主要工具之一,随着基因敲除,尤其是条件性敲除技术的不断发展和成熟,越来越多的基因敲除动物模型将会被建立,这将势必推动肿瘤的发病机制研究、抗肿瘤药物的筛选和肿瘤的治疗发展。

（陈万涛）

参 考 文 献

1. ANTÓN O,BATISTA A,MILLÁN J,et al. An essential role for the MAL protein in targeting Lck to the plasma membrane of human T lymphocytes. J Exp Med,2008,205:3201-3213

2. AUSTIN C P,BATTEY J F,BRADLEY A,et al. The knockout mouse project. Nat. Genet,2004,36:921-924

3. CHAI Y,MAXSON R E. Recent advances in craniofacial morphogenesis. Developmental Dynamics,2006,235(9):2353-2375

4. GONDO Y. Trends in large-scale mouse mutagenesis:from genetics to functional genomics. Nature Reviews Genetics,2008,9:803-810

5. GRITLI-LINDE A. Molecular control of secondary palate development. Developmental Biology,2007,301(2):309-326

6. HARDCASTLE Z,MO R,HUI C C,et al. The Shh signalling pathway in tooth development:defects in Gli2 and Gli3 mutants. Development,1998,125:2803-2811

7. IBRAHIMI O A,ZHANG F,ELISEENKOVA A V,et al. Biochemical analysis of pathogenic ligand-dependent FGFR2 mutations suggests distinct pathophysiological mechanisms for craniofacial and limb abnormalities. Hum Mol Genet,2004,13:2313-2324

8. JASKOLL T,LEO T,WITCHER D,et al. Sonic hedgehog signaling plays an essential role during embryonic salivary gland epithelial branching morphogenesis. Dev Dyn,2004,229:722-732

9. JIANG R,BUSH J O,LIDRAL A C. Development of the upper lip:morphogenetic and molecular mechanisms. Developmental Dynamics,2006,235(5):1152-1166

10. JURILOFF D M,HARRIS M J. Mouse genetic models of cleft Lip with or without cleft palate. Birth Defects Research(Part A),2008,82:63-77

11. JVOOIJS M,JONKERS J,BERNS A. A highly efficient ligand-regulated Cre recombinase mouse line shows that LoxP recombination is position dependent. EMBO Rep,2001,2:292-297

12. KURIAKOSE M A,CHEN W T,CHEN F A,et al. Selection and validation of differentially expressed genes in head and neck cancer. CMLS,2004,61:1372-1383

13. LAN Y,WANG Q,JIANG R,et al. A unique mouse strain expressing Cre recombinase for tissue-specific analysis of gene function in palate and kidney development. Genesis,2007,45:618-624

14. MIMORI K,SHIRAISHI T,MASHINO K,et al. MAL gene expression in esophageal cancer suppresses motility, invasion and tumorigenicity and enhances apoptosis through the Fas pathway. Oncogene,2003,22:3463-3471

15. MISHINA Y,HANKS M,MIURA S,et al. Generation of Bmpr/Alk3 conditional knockout mice. Genesis,2002, 32:69-72

16. SATOKATA I,MA L,OHSHIMA H,et al. Msx2 deficiency in mice causes pleiotropic defects in bone growth and ectodermal organ formation. Nat Genet,2000,24:391-395

17. SCHLESSINGER J. Common and distinct elements in cellular signaling via EGF and FGF receptors. Science, 2004;306:1506-1507

18. TSANG M,DAWID I B. Promotion and attenuation of FGF signaling through the Ras-MAPK pathway. Sci STKE,2004,2004(228):7

19. YAMAGUCHI T P,BRADLEY A,MCMAHON A P,et al. A Wnt5a pathway underlies outgrowth of multiple structures in the vertebrate embryo. Development,1999,126(6):1211-1223

附　录

附录1 基因及蛋白命名法

基因命名法是基因的科学命名标准。1957 年发布了遗传符号和命名法的推荐标准，1979 年在 Edinburgh 人类基因组大会上发布了人类基因名称和符号的指导原则，其他几个种属特异性的研究委员会（例如果蝇、小鼠）也陆续采用了这个命名标准。此后，当获取新的基因信息后，研究同一基因家族的科学家通过讨论确定整个基因家族的命名准则。目前，针对许多基因和其相应的蛋白质产物，仍有各种不同的名称被用在公开发表的科学文献和生物数据库中。因此，建立一个规范的基因命名法，对有效地整理数据和交换生物信息是非常必要的。

（一）种属特异性

HUGO（人类基因组组织）基因命名委员会负责制定人类基因命名的指导原则，并负责批准每一个新的，并且是唯一的人类基因名称和符号（缩写形式），同时对其他种属的模式生物数据库提供指导原则。对于种属特异性的数据库，已被批准的基因名称和符号可以在 NCBI 数据库中查询。

（二）脊椎动物基因和蛋白质命名规定

脊椎模式生物研究委员会已经采用了人类基因命名指导原则，在可能的情况下，基因将命名为人类同源基因的相同名称。在基因名称前加种属名字的第一个字母作为前缀的命名法目前已被禁用（例如，"Z"代表 zebrafish 斑马鱼），现在规定同一基因和蛋白质的名称在不同种属用不同的字形表示（附录表 1-1）。

附录表 1-1　基因和蛋白命名法（以"sonic hedgehog"为例）

种属	基因名	蛋白质名
人类	*SHH*	SHH
啮齿类	*Shh*	SHH
鸡	*SHH*	SHH
爪蛙	*shh*	shh
斑马鱼	*shh*	Shh

1. 人类

基因名为斜体，所有字母大写。但在基因目录中不需要用斜体。蛋白质名与基因名相同,正体,所有字母大写。mRNA 和 cDNA 的名称形式与基因相同。

2. 啮齿类

基因名为斜体,只有第一个字母大写,其余字母小写。但在网页中不需要用斜体。蛋白质名与基因名相同,正体,所有字母大写。

3. 鸡

命名法遵循人类命名法的规定。

4. 爪蛙

基因名为斜体,所有字母小写。蛋白质名与基因名相同,正体,所有字母小写。

5. 斑马鱼

基因名为斜体,所有字母小写。蛋白质名与基因名相同,正体,第一个字母大写,其余字母小写。

参 考 文 献

1. BURT D W,CARRË W,FELL M,et al. The chicken gene nomenclature committee report,BMC Genomics,2009;10(Suppl 2):S5

2. DAVISSON M T. Genetic nomenclature guide. mouse,1995,Trends Genet. 35-38

3. FUNDEL,ZIMMER. Gene and protein nomenclature in public databases,BMC Bioinformatics,2006;7:372

附录2 美国国家生物技术信息中心(NCBI)

美国国家生物技术信息中心(National Center for Biotechnology Information,NCBI)的主要工作是建立数据库,进行生物信息学研究,开发用于分析基因组数据的软件工具以及提供生物医学文献查询等。NCBI主页从上往下分三部分:查询窗口、NCBI网站功能(如数据的上传与下载、生物软件的应用以及在线的教育与交流等)、网站介绍与更新情况热点链接或工具等(附录图2-1)。

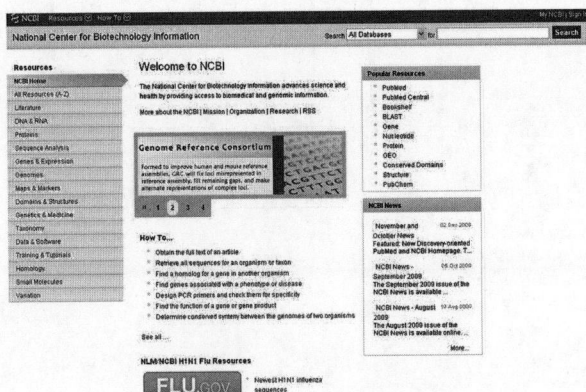

附录图2-1 查询窗口介绍

在NCBI主页面下有一个查询窗口,点击"All Databases"栏的下拉菜单,可以查询数据库(附录表2-1)。

附录表2-1 NCBI主页下拉菜单中的相关数据库

数据库简称	数据库详细说明
All Databases	默认状态下的所有数据库
Assembly	基因组组装结构及全序列染色体数据库
BioProject	允许提交者提交第一手研究资料,包括转录组数据,宏基因组和目标位点研究
BioSample	捕获在研究中的生物样本的描述信息

续表

数据库简称	数据库详细说明
BioSystems	集聚并交叉链接了现有的生物系统数据库
Books	在线参考书籍
ClinVar	与遗传变异-临床表型相关的数据库
Clone	克隆数据库
Conserved Domains（CDD）	序列保守区域数据库
dbGaP	Genotype and phenotype，即基因型与表型的数据库
dbVar	Genomic Structural Variation，即基因组结构变异的数据库
Epigenomics	表观遗传学数据库
EST	Expressed sequence tag records，即序列表达标签数据库
Gene	基因数据库
Genome	生物基因组数据库
GEO Datasets	经实验已验证的基因表达及其丰度数据库
GEO Profiles	Gene expression omnibus，即单个基因表达及其丰度描述
GSS	Genome survey sequence records，即染色体浏览数据库
HomoloGene	真核生物同源基因搜索数据库
MedGen	医学遗传学数据库
MeSH	Medical subject heading，美国国家医学图书馆详细信息
NCBI Web Site	NCBI 站点
NLM Catalog	美国国家医学图书馆书籍及期刊目录
Nucleotide	核酸数据库
OMIM	Online Mendelian inheritance in man，即人孟德尔遗传的在线数据库
PMC	PubMed central，即 PubMed 在线提供的全文免费生物医学期刊
PopSet	Population study data sets，即基于 DNA 序列的种群进化亲缘关系分析数据库
Probe	基于核酸研究，并经实验已验证的探针数据库
Protein	蛋白质数据库
Protein Clusters	蛋白质簇数据库
PubChem BioAssay	化学成分之生物活性筛选数据库
PubChem Compound	小分子化学物质结构数据库
PubChem Substance	具有生物活性之化学物质筛选数据库
PubMed	生物医学文献索引及摘要数据库
PubMed Health	询证临床指南数据库
SNP	单点核酸多样性数据库

续表

数据库简称	数据库详细说明
SRA	Sequence Read Archive，高通量测序数据库
Structure	生物大分子结构数据库
Taxonomy	以核酸或蛋白质为基础的分类学信息数据库
ToolKit	分子生物学可移植的、模块化软件
UniGene	转录体序列数据库

附录3 GenBank数据库查询与搜索

GenBank 数据库是美国国立卫生研究院（NIH）维护的基因序列数据库，与日本 DNA 数据库（DNA Data Bank of Japan，DDBJ）以及欧洲生物信息研究院的欧洲分子生物学实验室核苷酸数据库（European Molecular Biology Laboratory，EMBL）一起，是国际核苷酸序列数据库合作的成员，汇集并注释所有公开的核酸和蛋白质序列。三个中心可独立地接受数据提交，并同步更新，制作相同的 accession number 以及序列数据和注解等向公众开放。

以 GenBank 为例，数据库收录了几乎所有已知的核酸和蛋白质序列，每条序列名称后都附有数据文件类型以及主要索引号码。

（一）数据文件类型

在 GenBank 中记录的序列，可根据数据文件的类型分为：

1. PRI（primate）灵长类。
2. ROD（rodent）啮齿类。
3. MAM（mammalian）其他哺乳类。
4. VRT（vertebrate）其他脊椎动物类。
5. INV（invertebrate）非脊椎动物。
6. PLN（plant）植物、真菌和藻类。
7. BCT（bacterial）细菌类。
8. VRI（viral）病毒类。
9. PHG（bacteriophage）噬菌体类。
10. SYN（synthetic）人工合成。
11. UNA（unannotated）未经注释。
12. PAT（patent）专利。
13. EST（expressed sequence tags）表达序列标签。
14. STS（sequcnce-tagged sites）序列标签位点。
15. GSS（genome survey sequences）基因组测序。
16. HTG（high-throughput genomic sequences）高通量基因组序列。

（二）索引号码格式

GenBank 数据库的重要特征之一是 DNA 和蛋白质序列均被打上了索引号码作为标签。

索引号码是一段由约 4 ~10 个数字和(或)字符组成的编码,每个索引号码与一个分子的序列记录相对应。索引号码也可能用来作为其他数据记录的标签,如蛋白质结构数据记录,甚至记录一个基因表达实验的结果,如基因芯片的检测结果。一个特定的分子可能对应几百个索引号码,其中大部分对应于 EST 数据和其他一些与该分子相匹配的 DNA 片段。NCBI开发的 RefSeq 数据管理系统,为每一个基因正常(无突变)的转录产物和蛋白质产物提供代表序列,特征为:①基因所在基因组染色体序列的索引号码为"NT-"加 6 个数字;②基因DNA 序列的索引号码为"NC-"加 6 个数字;③基因 mRNA 序列的索引号码为"NM-"加 6 个数字;④基因蛋白质氨基酸序列的索引号码为"NP-"加 6 个数字。常见的 GenBank 数据库格式见下表(附录表 3-1)。

附录表 3-1　常见的 GenBank 数据库格式

GenBank 中的标识	含义
LOCUS	序列名称
DEFINITION	序列简单说明
ACCESSION	序列编号
VERSION	序列版本号
KEYWORDS	与序列相关的关键词
SOURCE	序列来源的物种名
ORGANISM	序列来源的物种学名和分类学位置(常指组织来源)
REFERENCE	相关文献编号或递交序列的注册信息
AUTHORS	相关文献作者或递交序列的作者
TITLE	相关文献题目
JOURNAL	相关文献刊物杂志名或递交序列的作者
MEDLINE	相关文献 Medline 引文代码
REMARK	相关文献注释
COMMENT	序列的注释信息
FEATURES	序列特征表起始
BASE COUNT	碱基种类统计数
ORIGIN	序列

(三) 在 GenBank 数据库中查询与搜索目的序列的方法

近年来,NCBI 已将数据库中序列分别链接到各功能数据库中,如" Protein"、"Nucleotide"和"EST"等。因此,可直接在 NCBI 的主页上进行相关数据的搜索。查询方法:

1. 通过已知序列索引号或 gi 号或 Gene ID 进行查询　可通过 NCBI 主页的下拉菜单选择相应的数据库,在查询目标中输入查询序列的索引号或 gi 号或 Gene ID 后提交,即可得到搜索结果,并进一步查看确认。

(1) 对基因概况的查询:先通过 NCBI 主页的下拉菜单,选择"Gene"数据库,输入该基因的 Gene ID 号,或 mRNA 序列的索引号,或该基因的蛋白质序列的索引号,点击"Search"进行提交,即可得到该基因概况的页面(附录图 3-1)。

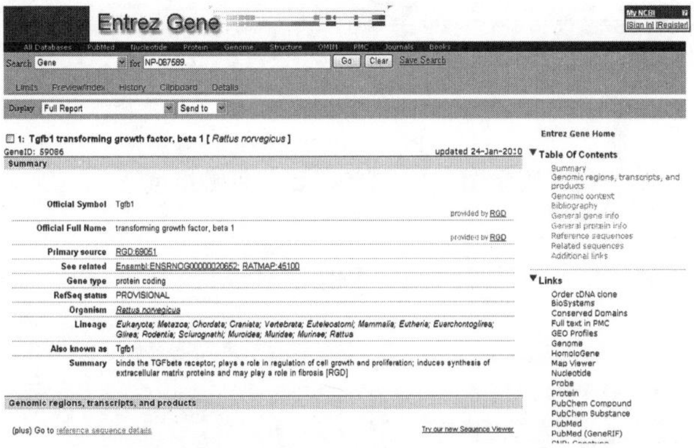

附录图 3-1　通过已知 Gene ID 查询页面

页面上显示有该基因的命名及其缩写、功能摘要、在染色体上的位置、转录与翻译产物、功能研究的主要参考文献等。同时,在页面的右侧还有一些该基因的外部链接"Related information",查询者可根据需要,点击相关链接。例如,欲查看其他物种的同源基因,即可直接点击"HomoloGene"获得(附录图 3-2)。

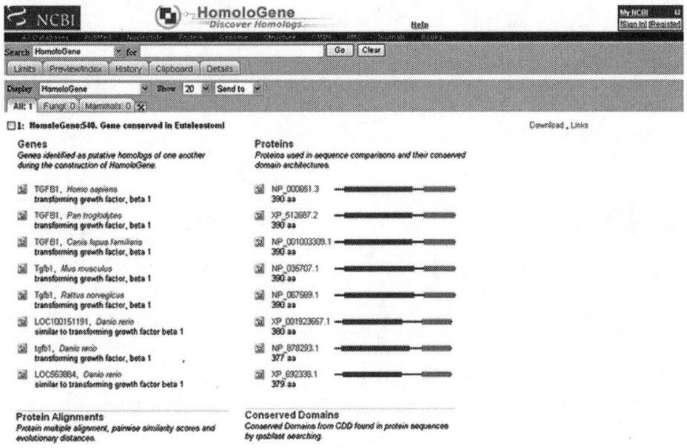

附录图 3-2　查看其他物种的同源基因

(2) 对基因 DNA 序列的查询:先通过上述方法得到该基因概况的页面后,下拉页面,在"Genotnic regions,transcripts and products"一栏该基因在染色体区域图的下方,有一个链接点,点击"GenBank",即可得到该基因的 DNA 序列页面(附录图 3-3)。在此页面上,一般包含该基因 DNA 序列的索引号、序列的长度、基因所在的染色体、基因所属生物物种、基因的名称、mRNA 区域、ds 区域以及 DNA 序列等信息(附录图 3-4)。通过类似的方法,同样可查询该基因的 mRNA 与蛋白质序列。

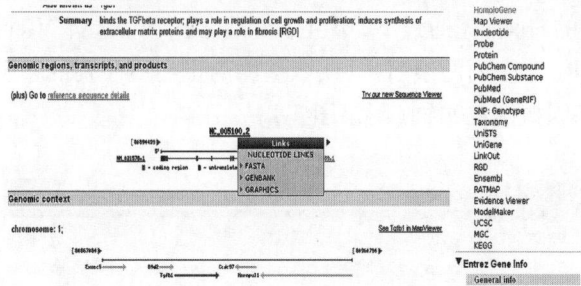

附录图 3-3　查询基因菜单链接点

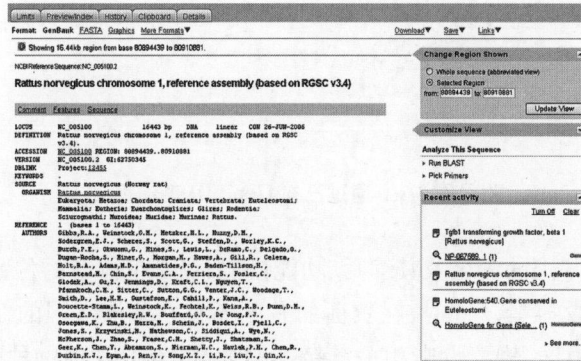

附录图 3-4　基因 DNA 序列页面

(3) 对基因 mRNA 序列的查询:先通过 NCBI 主页的下拉菜单,选择"Nucleotide"数据库,输入该基因的 mRNA 序列的索引号,或 gi 号就可得到该基因的 mRNA 序列页面(附录图 3-5)。

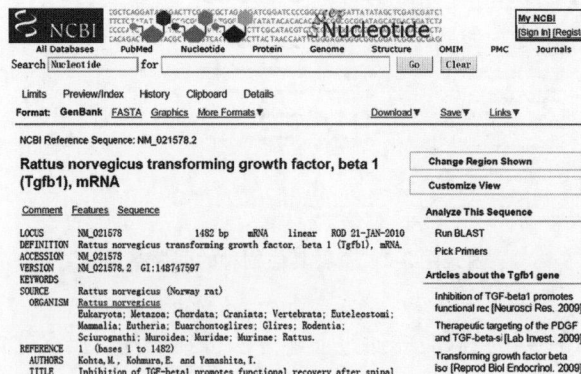

附录图 3-5　对基因 mRNA 的查询

在此页面上,一般包含该序列的属性、长度、定义、登录号、gi 号、物种与组织来源,以及许多相关克隆的 PubMed 文献链接、CDS 区域(包括翻译的氨基酸序列)、STS 以及详细的核甘酸序列。进一步通过点击"FASTA",得到该基因 mRNA 以 FASTA 格式显示的序列(附录图 3-6)。

附录图 3-6　以 FASTA 形式显示的基因序列

2. 以基因的英文名称作为关键词进行查询　在查询基因相关信息不明的情况下,常以该查询基因的英文名称为查询关键词,对相应的数据库进行搜索查询(附录图 3-7)。通过 NCBI 主页的下拉菜单,选择"Nuclcotide"数据库,在输入查询关键词时可输入该基因英文名称,格式为先基因名称(全称或通用的缩写名),再物种名称,最后是搜索序列的类型(DNA 或 mRNA 或 protein);确认后提交查询(附录图 3-8)。

附录图 3-7　输入蛋白英文名称进行查询

附录图3-8　输入基因英文名称进行查询

附录4 基础局部比对搜索工具 (BLAST)

基础局部比对搜索工具(basic local alignment search tool,BLAST)是 NCBI 网站中用来将一个指定蛋白质或核酸序列和各种数据库中所有蛋白质或核酸序列进行局部比对的主要工具。通过搜索,可以了解到该基因或蛋白质有哪些相关的序列在同一物种或其他物种中存在或表达。

(一) BLAST 在分子生物学研究中的应用

BLAST 程序可提供蛋白质或核酸的查询序列跟相关序列数据库进行比对,运行一次 BLAST 搜索理论上意味着进行了成千上万次的两序列之间的比对分析,通过全局与局部比对算法可以找到最优化的比对结果,其比对过程兼顾了速度与灵敏度。BLAST 应用主要包括以下几方面:

1. 确定查询序列的身份 在基因芯片或差减杂交分析等实验中发现某一个特定基因具有表达差异,并通过测序或芯片结果的链接得到了该基因的核酸序列,此时就可以通过 BLAST 搜索,来查找该序列的身份,以明确该基因是已知还是未知基因,其表达的蛋白质及染色体定位等。

2. 确定查询序列的已知直系同源或旁系同源序列。

3. 确定查询序列在特定物种中是否存在或表达。

4. 确定查询序列有哪些已经被发现的变种。

5. 了解查询序列可能存在的剪切方式的表达序列标签。

6. 寻找对于查询蛋白质序列的功能和(或)结构起关键作用的氨基酸残基。

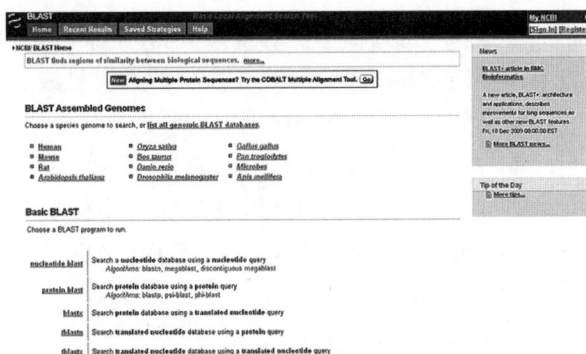

附录图 4-1　BLAST 搜索页面

（二）BLAST 搜索的步骤

在 BLAST 搜索过程中主要包括输入查询序列、选择用于搜索的数据库、选择比对程序以及选择搜索和输出格式的有关参数等 4 个步骤。

1. 首先点击 NCBI 网站"Popular Resources"下方的"BLAST"导航条,进入"BLAST"搜索页面。该页面上(附录图 4-1),可通过 3 种途径进行比对搜索,最上面的是查询序列与某一生物体基因组序列数据库进行比对搜索,即"BLAST Assembled Genomes";中间是查询序列的基础比对搜索,即"BasicBLAST";下面是一些专业化数据库的比对搜索。在"Basic BLAST"的种类选项中,根据查询序列与数据库的性质,有 5 个选项可供选择(附录表 4-1)。

附录表 4-1　BLAST 的种类与说明

BLAST 种类	查询序列种类	数据库种类	说明
nucleotide blast(blastn)	核酸	核酸	直接将一个核酸查询序列与核酸数据库中的核酸序列进行比对
protein blast(blastp)	蛋白质	蛋白质	直接将一个蛋白质序列与蛋白质数据库中的蛋白质序列进行比对
blastx	核酸	蛋白质	系统自动先将查询的核酸序列按照遗传密码表翻译成 6 条蛋白质序列(3 条正链与 3 条负链),再将 6 条蛋白质序列逐一与蛋白质数据库中的蛋白质序列进行比对
tblastn	蛋白质	核酸	系统先将核酸数据库中的每一条核酸序列翻译成 6 种可能的蛋白质,再将查询的蛋白质序列与翻译后的蛋白质逐一进行比对
tblastx	核酸	核酸	系统先将查询的核酸序列与数据库中的每一条核酸序列都翻译成 6 种可能的蛋白质,再进行 36 次蛋白质与蛋白质数据库的比对。该比对非常费时间,一般研究中不使用

2. 点击"nucleotide blast"程序,进入核酸比对搜索页面(附录图 4-2)。

（1）在最上面窗口中,输入 mRNA 序列、mRNA 序列的索引号或 gi 号。同时,在序列窗口的旁边可以"from"、"to"设计窗口,限制查询序列中需要进行比对的序列位置。

（2）选择"Others(nr etc.)"数据库,并通过下拉菜单可选择不同的子数据库,默认状态为"nucleotide Collection(nr/nt)"。人和小鼠的基因转录本数据库被单独列出。

（3）选择"Highly similar sequences(megablast)"比对程序,也可选择"Somewhat simi-lar sequences(blastn)",会获得更多搜索结果。

（4）其他的参数大都可以默认。

（5）点击左下角的"BLAST",即开始比对搜索。

（6）在比对结果中,最上面是介绍完成此次比对的程序、数据库、序列的长度等基本情况。下面的主要内容由 3 部分组成：①上面部分是主要与查询序列相似的目标序列的条形图。将光标移到某一横条上时，在比对条形图的最上方可见到该目标序列的定义及索引号等介绍（附录图 4-3）。②中间部分的列表主要是根据与查询序列比对后相似性较高的目标序列情况，并列出了该目标序列的索引号、定义、与查询序列的相似性、E 值等，最后还有该序列的 Accession 的链接点，点击它，便可进行相应链接（附录图 4-4）。③下面是比对结果的主要部分，符合比对要求的各目标序列与查询序列的详细匹配情况，目标序列的索引号及定义等，接着是对比对的概括。其中"Score"表示匹配的分值，分值越高，说明查询序列与目标序列匹配得越好；"bits"前的数字表示归一化后的得分，括号中的数字表示原始得分；"Expect"表示期望值，期望值越低，表示查询序列与目标序列匹配得越好；"Identities"表示查询序列与目标序列在局部的相似性；"GaPs"表示查询序列与目标序列在序列比对中的以空缺形式存在的个数，接下去便是查询序列（Query）与目标序列（Sbjct）匹配情况的直观图（附录图 4-5）。

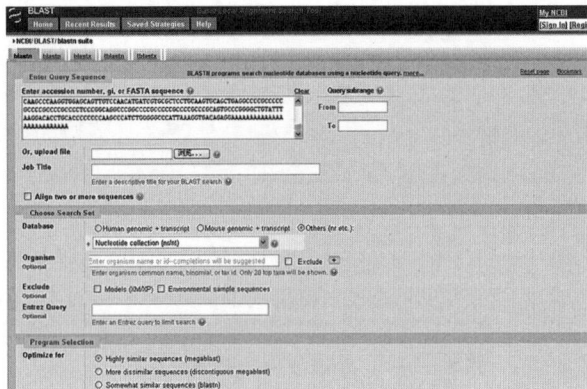

附录图 4-2　核酸比对搜索页面

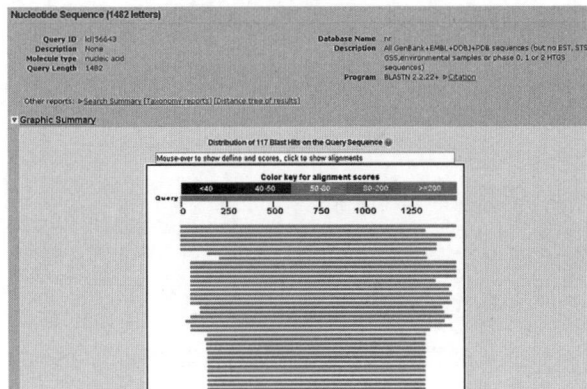

附录图 4-3　查询序列相似的目标序列条形图

3. 以蛋白质序列进行 BLAST

点击 NCBI 网站上的"BLAST"导航条，进入"BLAST"搜索页面，点击"protein blast"程序，进入蛋白质比对搜索页面（附录图 4-6）。

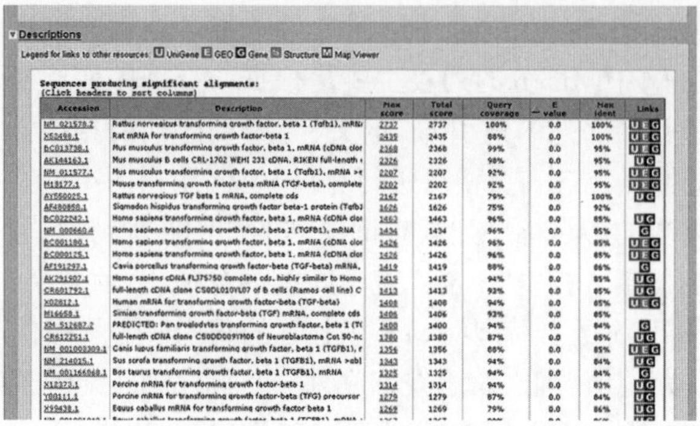

附录图4-4　查询序列列表

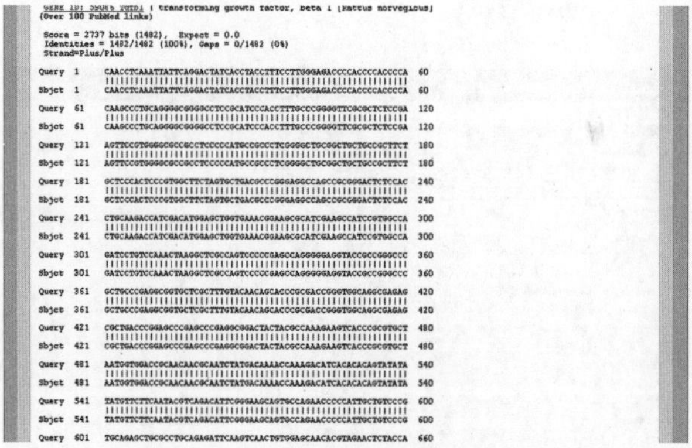

附录图4-5　核酸序列比对结果样例

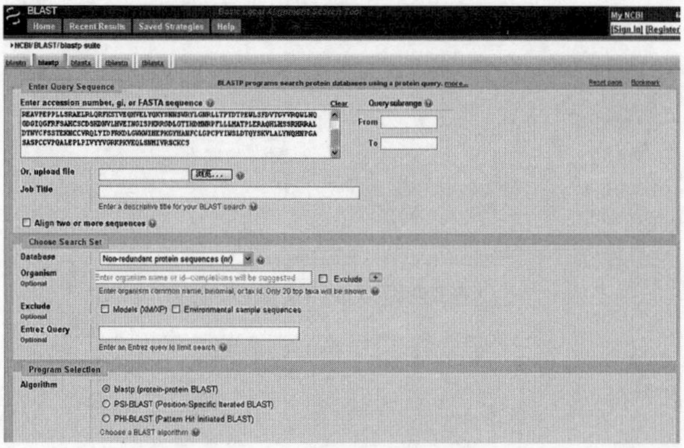

附录图4-6　蛋白质比对搜索页面

（1）在最上面的序列窗口中,输入蛋白质序列、蛋白质索引号或 gi 号。

（2）选择"Non-redundant protein sequences(nr)"数据库(默认状态),根据需要也可选择其他数据库。

（3）选择"blastp(protein-protein BLAST)"比对程序。

（4）其他的参数,大都可以默认。

（5）点击左下角的"BLAST"按钮,即开始比对搜索。

（6）BLAST 蛋白质比对结果的页面基本与核酸比对结果的页面一致,不同的是在目标序列与查询序列之间将各氨基酸的匹配情况列出来:①将查询序列与目标序列完全一致的氨基酸列在两者之间;②氨基酸不一致,但氨基酸性质相似的位置上以"十"表示;③完全没有匹配(包括氨基酸性质不相似的序列)上的位置,无任何字符(附录图4-7)。

附录图 4-7　蛋白质比对结果样例

（三）BLAST 比对搜索工具中其他的常用功能

1. BLAST 页面提供了一个将查询序列与某一生物基因组数据库的比对搜索工具,这个比对搜索工具在实际研究工作中也经常用到。例如在设计目的基因 RNA 干扰的靶序列时,通常需要将设计的靶序列与基因组数据库进行比对搜索,以便确定该靶序列的特异性。具体方法是:先点击需要搜索的生物物种基因组数据库,再在基因组数据库搜索的页面中输入查询序列,并选择相应的程序与数据库,即可得到查询序列与该生物物种基因组数据库比对的结果。

2. BLAST 页面提供了一个在线的载体序列搜索工具。在进行基因克隆测序报告中经常含有一部分载体序列,为了方便快捷地去除载体序列,常常使用这个在线载体序列搜索工具,该工具能搜索绝大多数克隆载体序列。具体方法如下:

（1）在 BLAST 页面,点击"Screen sequence for vector contamination(Vecscreen)"(附录图4-8)。

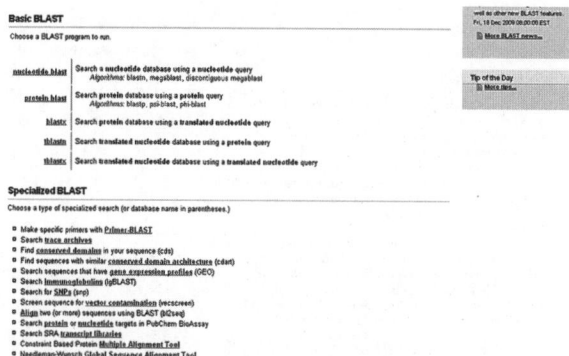

附录图 4-8　点击进入 Vecscreen

（2）在 Vecscreen 页面的序列输入窗口中,将查询序列粘贴进去。其他选项一般采用默认状态,点击"Runscreen"(附录图 4-9)。

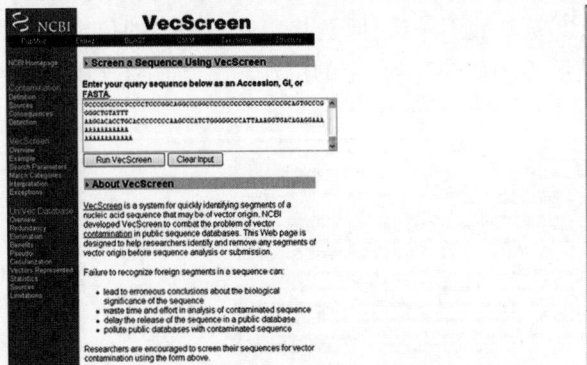

附录图 4-9　在 Vecscreen 界面上操作

（3）点击"View report",查看详细结果(附录图 4-10)。

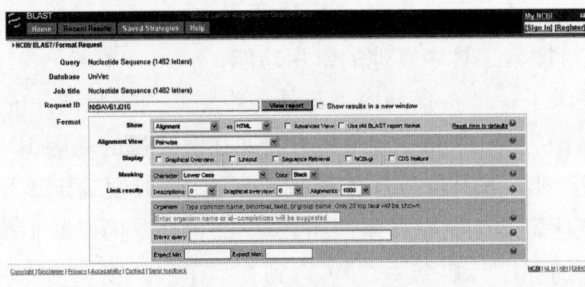

附录图 4-10　点击查看结果

3. BLAST 页面提供了一个在线的两序列比对搜索工具。在分子生物学研究过程中经常要使用到两序列之间的比对,如克隆序列测序后与数据库中原序列是否一致,或同源基因序列之间的相似性如何及具体的匹配情况等。具体操作步骤如下:

（1）在 BLAST 页面,点击"Align two(or more)sequences using BLAST(bl2seq)"(附录图 4-11)。

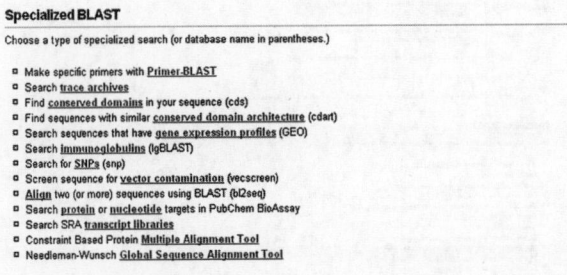

附录图 4-11　两个序列对比操作

（2）在"BLAST 2 SEQUENCES"页面的两个序列输入窗口中，分别粘贴入需要比对的两个序列。其他选项一般采用默认状态，点击左下角的"BLAST"。

（3）查看比对结果（附录图 4-12）。

附录图 4-12　两个序列对比结果

附录5　EST的电子延伸

表达序列标签(expressed sequence tag,EST)概念于1991年被首次提出,从海量基因组表达数据中得到可靠的蛋白质编码序列信息,需要构建一个cDNA文库,即从mRNA反转录生成cDNA链,cDNA的互补链呈现mRNA的序列信息,使某一组织或某一状态所有mRNA来源的cDNA文库可反映完整的转录信息。但是由于克隆技术的局限性,大多实验获得的cDNA序列往往偏向3'端,再加上测序反应能力所限,所以cDNA测序所得到的信息通常只是mRNA的一部分,一般长度在300~800bp之间。这样一段测序结果虽然没有包含完整的mRNA序列信息,但是足以代表一条mRNA,因此,这样一段序列被称为EST。

在通过mRNA差异显示、代表性差异分析和基因芯片检测等实验技术获得某些基因的部分序列(尤其是EST)后常常希望得到其全长的cDNA序列,以便进行其功能分析。目前常用的筛选EST片段全长cDNA序列方法有经典的cDNA文库杂交筛选、RACE-PCR扩增及电子克隆等方法,但cDNA文库杂交筛选方法受cDNA文库本身的质量、目的基因在文库中的拷贝数量以及实验操作复杂等影响与限制。由于人、大鼠、小鼠等生物物种基因组序列的测序工作已完成,在研究人、鼠等生物的功能基因组方面产生大量的基因片段的数据信息,以及生物信息学及相关生物软件的深入与开发为大多数EST的有效延伸提供可能,大量的研究证明EST的电子克隆是克隆其全长cDNA序列的有效途径。人基因组中只有2%~3%的序列是蛋白质编码序列,因此代表蛋白质编码序列的EST数据可以帮助我们方便地进行新基因识别和注释mRNA加工过程中的可变剪接分析、编码序列的多态性位点识别、发现EST序列中物种特异的重复序列以及基于表达序列的不同物种比较基因组研究等。此外,EST序列为Microarray提供了大量的数据源,以便更精确地研究不同组织、不同发育阶段以及不同条件下的转录谱。

为了更好地利用EST资源,NCBI网站构建了UniGene数据库。UniGene数据库目标是为每一个基因创造一个唯一的条目,然后收集对应于这个基因的所有EST。UniGene簇是通过EST的序列相似性搜索,收集匹配的序列来创建的,在UniGene数据库中一个UniGene簇就是一个基因的数据库条目,这个数据库条目包含了所有和这个基因对应EST。有些UniGene簇只有一个成员,即代表一个独特的序列,如果该成员是EST,由于序列单一,而很难再得到进一步的电子延伸;大多UniGene簇都包含多个EST成员,多则上千个EST成员。EST的电子延伸正是利用UniGene数据库中聚集EST的UniGene簇来进行有效的延伸。

(一) EST序列的身份确定

1. 进入NCBI网站以EST数据库为目标,通过索引号搜索出EST的核酸序列。

2. 以该 EST 序列进行 BLAST 比对,以进一步确认该 EST 序列对应的基因表达序列是否已得到完整的 cDNA 表达序列。如果其序列还是以 EST 形式存在,无完整的 cDNA 表达序列,则需要进行该 EST 序列的电子延伸。

由于国际上有不少研究者在开展完整表达 mRNA 序列筛选的工作,原先 EST 完整的表达序列被不断地发现与更新,因此开展此类工作时,首先需要了解该 EST 延伸的最新情况,以免重复研究。

(二) 下载该 EST 序列对应的 UniGene 簇

1. 在 NCBI 主页上,通过下拉菜单选择"UniGene"数据库,输入查询目标,点击"Search"按钮,便得到 UniGene 数据库页面(附录图 5-1)。

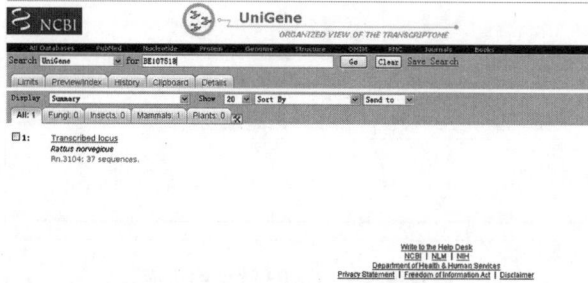

附录图 5-1 在 NCBI 主页面上对"UniGene"数据库进行目标序列的搜索

2. 点击"Rn. 3104"上方链接点,得到该 EST 的 UniGene 簇页面。页面的上面(图像中隐藏)包含该序列的组织表达、染色体定位、相似蛋白质等内容介绍。页面显示出与该 EST 序列有关的序列情况,点击"Download Sequences"按钮,即可将所有的 EST 序列下载到本地电脑上,并以 FASTA 格式保存于一个文本文件中(附录图 5-2)。

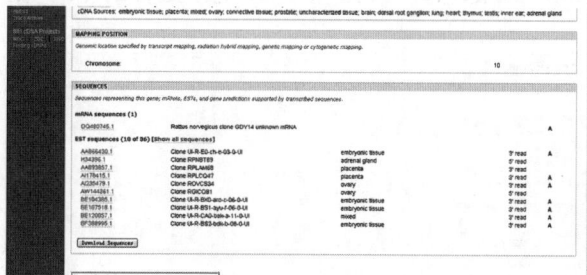

附录图 5-2 查询序列的 UniGene 簇所有情况和相关 EST 的下载链接

(三) EST 序列的电子延伸

利用在线的 CAP EST assembler(contig assembly program,CAP3),或从一些生物网站免费下载的 DNAMAN6.0.40 生物软件均可进行拼接组装,从而获得该 EST 的电子延伸序列。由于在线 CAP3 拼接时受到文件大小的影响,即如果 UniGene 簇中 EST 数量太多,下载后生成的文件太大(大于 50kb)时,将不能有效地完成其拼接任务,DNMAN6.0.40 生物软件则不受文件大小的影响。但采用 DNAMAN6.0.40 生物软件拼接时,需要将下载的各 EST 序列单独保存成一个独立的文本文件而使用在线 CAP3 软件进行序列拼接时,则无此必要。因此,下面分别对这两种方法进行介绍。

1. 利用在线 CAP3 软件进行 EST 序列的电子延伸 CAP3 软件的网址:"http://doua. prabi. fr/software/cap3"

(1) 将 Unigene 簇的所有 ESTs 序列以 FASTA 格式,粘贴入输入窗口,其他参数采用默认状态,点击"SUBMIT"按钮(附录图5-3)。

附录图 5-3　CAP3 软件的页面

(2) 在 CAP3 assembly 的结果中,点击"Contigs"链接点。

(3) 拼接后序列的确认:一般来说,只有一个序列是最符合拼接要求的。在这里有几个确认的原则:①拼接后序列要尽可能长,而序列中含有的未知碱基(N)尽可能少;②将拼接后的序列与原 EST 序列进行两两比对,即可采用 BLAST 工具中的"Align two sequences using BLAST(bl2seq)",要求两序列之间有高度的相似性,而原 EST 序列完全包含在拼接后序列中;③将确认的拼接后序列,用 BLAST 工具中的"sequence for vector contamination(Vec-screen)",查找并去除载体的序列,即可得到该 EST 电子延伸的序列(附录图5-4)。

附录图 5-4　运用 CAP3 拼接后显示出的几种输出方式

(4) 该 EST 的电子延伸序列用 BLAST 程序搜索基因组数据库,利用基因数据库校正延伸序列的正确性,进而最终获得该 EST 的电子延伸序列,同时可确定延伸序列在染色体上的定位。

（5）该 EST 的电子延伸序列经反相互补颠倒后的序列就可作为该 UniGene 簇对应基因转录的 mRNA 的预测序列，从而可以通过设计和应引物后扩增与测序等方法加以克隆与验证。

2. 利用 DNAMAN8.0 生物软件进行 EST 序列的电子延伸，若 UniGene 簇的 EST 序列数据（FASTA 格式）大于 50kb，超过 CAP3 的容量则不能进行拼接，常可用 DNAMAN8.0 生物软件进行 EST 序列的电子延伸。

（1）将 UniGene 数据库下载的所有 EST 序列以 FASTA 格式单独用一系列的文本文件保存，并保存在一个文件夹中。

（2）运行该软件，并在莱单"Sequence"下选择"Sequence asembly"，得到对话框。

（3）先点击"Clear"按钮，去除序列对话框中序列路径；点击"Folder"按钮，选择各序列保存的文件夹，并确认选中文件打开的格式为"All Files"；最后确认，即可将所有序列添加进去。

（4）在各参数选择中将"Minimum overlap"中设定为 40，相似性"Identity"改为 95%，"Assembly Method"中选择"Quick Alignment"，其余均为默认值，点击"Assembly"按钮，数秒后即可完成序列组装拼接。

（5）点击"Show Result"，在下一个页面中，再点击"Option"按钮，即可查看详细的拼接结果。对拼接后的序列（通常选择其中最长的一条）作进一步比对分析。

附录6 cDNA序列的蛋白阅读框架分析(ORF)、染色体定位及其在机体各组织中的表达预测

在对某个基因进行 cDNA 表达序列 BLAST 比对搜索后,发现该序列可能是一个新基因的表达序列时,为了解明该新基因的生物学功能,需要首先通过互联网的生物医学资源充分了解该新基因的定位、在组织中的表达以及所表达蛋白质等信息,以便判断进一步研究的方向和重点。

(一) 序列的蛋白质阅读框架分析

在进行序列测序资料分析时,对该序列的蛋白质阅读框架分析是十分必要的,能够使研究者确定所查询序列内潜在的翻译蛋白质所处的位置。一般将一个序列提交后,可产生 6 个蛋白质的阅读框架(包含 3 个正链与 3 个负链的阅读框架),并以图形显示。现以大鼠 TGF-β1 的 mRNA 序列(索引号为 NM_021578.2)为例,介绍其操作方法如下:

1. 打开"http://www.ncbi.nlm.nih.gov/projects/gorf/"链接,进入 ORF Finder 页面(附录图 6-1)。

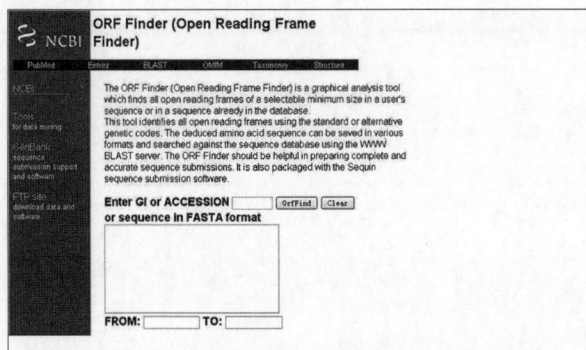

附录图 6-1 NCBI 的 ORF Finder 主页面

2. 将 mRNA 序列粘贴到序列输入窗口,其他参数一般采用默认状态,点击"OrfFind"按钮(附录图 6-2),即可得到 6 个蛋白质阅读框架图(3 条正链在上面,3 条负链在下面)(附录图 6-3)。

3. 在蛋白质阅读框架图的右边,有一个结果说明表,主要按照阅读框架中蛋白质的大小,从上往下排列。每一个阅读框架中主要包含的内容如下:

(1) "+2"表示正链的第 2 条链。

(2) 小方框表示该蛋白质的链接点,可点击并打开它。

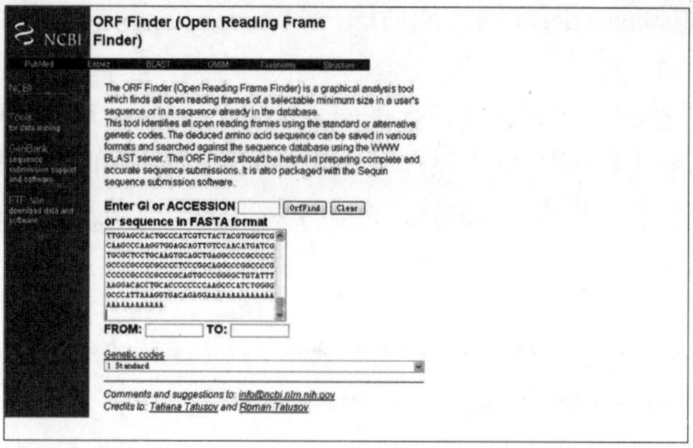

附录图 6-2　在线"ORF Finder"工具的序列输入窗口

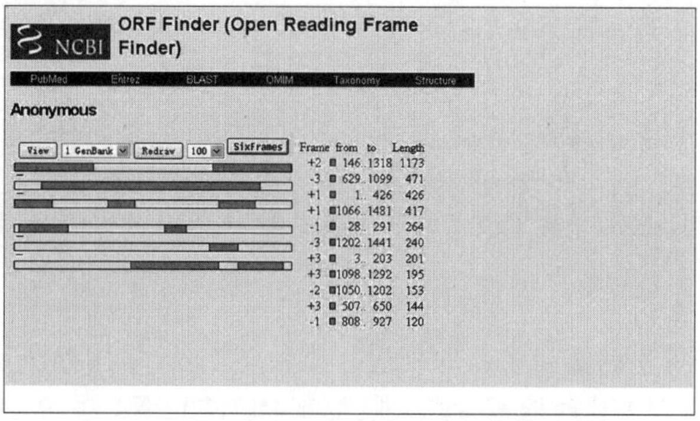

附录图 6-3　蛋白质阅读框架的 6 种分析结果

（3）"146""1318"表示该蛋白质阅读框架在核酸中的起始位置。

（4）"1173"表示该蛋白质阅读框架中所包含的核酸的长度。

4. 查看结果　在蛋白质阅读框架图中,点击蛋白质阅读框架中所包含核酸长度最长的图标,得到附录图 6-4 的页面。在该页面可以查看详细的蛋白质阅读框架分析结果,包括氨

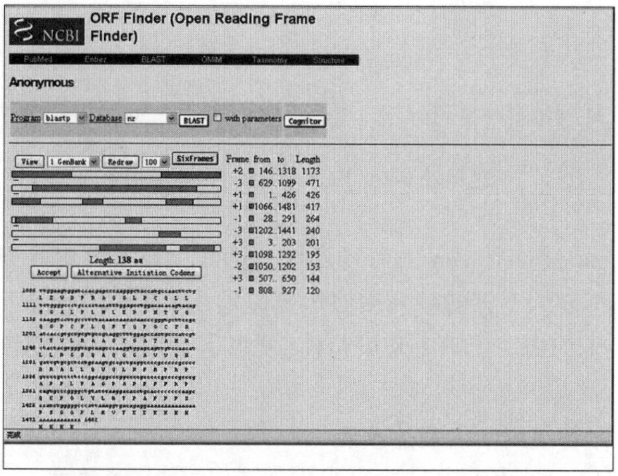

附录图 6-4　查看氨基酸序列与对应核酸的情况

基酸的个数,核酸与氨基酸的匹配图。同时,在页面的上方有将该蛋白质的 BLAST 比对搜索链接。

5. 点击"Accept"按钮得到附录图 6-5 的页面。通过下拉菜单选择 Fasta Protein 并点击"View"按钮,即可得到以 FASTA 格式保存的该蛋白质阅读框架的氨基酸序列。通过该方法得到的大鼠 TGF-β1 基因的蛋白质氨基酸序列与大小,完全与实验室测序得到(索引号为 NP-067589.1)的氨基酸序列一致。

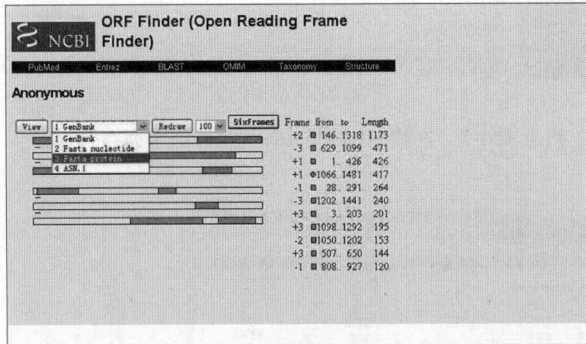

附录图 6-5　将"OPF Finder"分析结果以 FASTA 格式显示出来

(二) 染色体定位

当基因序列被克隆后常需要将该序列进行染色体定位,常用办法是将该序列与该生物物种的基因组进行 BLAST 比对搜索。以大鼠 TGF-β1 的 mRNA 序列为例进行介绍。

1. 将大鼠 TGF-β1 的 mRNA 序列,进行大鼠基因组 BLAST 比对搜索(附录图 6-6)。

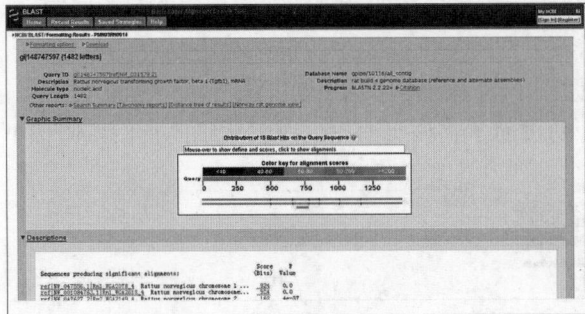

附录图 6-6　BLAST 比对搜索结果

2. 点击"Norway rat genome view",可得到该基因与大鼠基因组序列的相似性情况,见附录图 6-7 的页面。从页面的下方的序列相似性可以看出,该序列定位于大鼠 1 号染色体上,由该基因的 7 个外显子构成。点击 1 号染色体,便可得到该序列在染色体的详细定位情况,见附录图 6-8。

(三) 基因在机体各组织中的表达预测

当研究一个基因或 EST 序列在目标组织中的表达情况时,常需要了解该基因在相关物种的各种组织中表达概况,可以利用 NCBI 网站提供的 Unigene 数据库进行在线查询。在

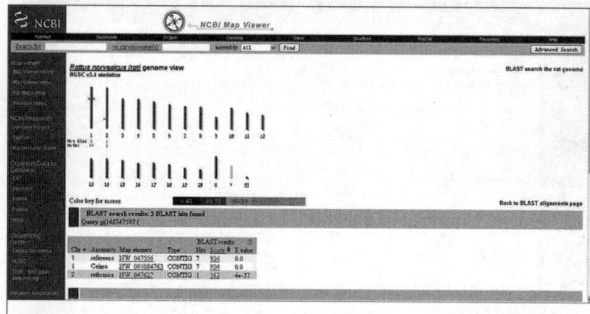

附录图 6-7　与查询序列具有很强相似性的所有染色体情况

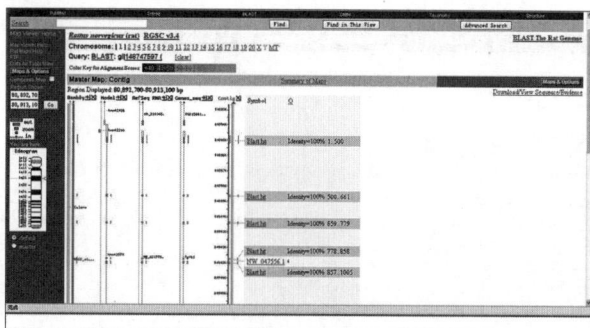

附录图 6-8　查询序列在染色体上的匹配情况

Unigene 数据库中,某基因相关的 EST 数量越多,那么该基因转录产物的丰度也越高,而 EST 的组织来源文库则反映该基因在不同文库中的分布情况。因此在进行基因表达预测时,常可以通过查询 Unigene 数据库来初步判断该基因在不同组织中的表达情况。这种方法也叫"电子 RNA 印迹法(Electronic Northern blot)"。以大鼠 TGF-β1 的 mRNA 序列表达为例(序列的索引号为 NM_021578.2),介绍通过 UniGene 簇中 EST 计数来预测序列在机体各组织中的表达。

由于一个基因或 EST 序列对应的 UniGene 簇中收集了多个 EST 的测序情况,一般认为高表达的基因在 EST 测序中检测到的次数会较高,而低表达基因的 mRNA 在组织中的丰度较低,那么可根据其在机体不同组织中进行 EST 测序时出现的次数,就可以初步判断该序列在机体各组织中的表达情况。

1. 在 NCBI 页面,以"NM_021578.2"为关键词搜索 Unigene 数据库。

2. 点击打开搜索到的 UniGene 簇,得到该序列的 UniGene 簇的详细情况。其中,包括"GENE EXPRESSION"内容,见附录图 6-9。

3. 点击"Expression Profile",即得到该序列在正常大鼠各组织中的表达情况,见附录图 6-10。

4. 结果查看　在附录图 6-10 中,以该基因在正常大鼠结缔组织中的表达为例。其中"connective tissue"表示组织名称;"176"表示在正常大鼠结缔组织基因组的所有转录本检测中,每 10^6 个检测就能检测到 176 次,该数值的高低反映出该基因在该组织中的表达水平;"●"中颜色的深浅表示该基因在该组织中的表达水平;"5/28265"表示在正常大鼠的该组

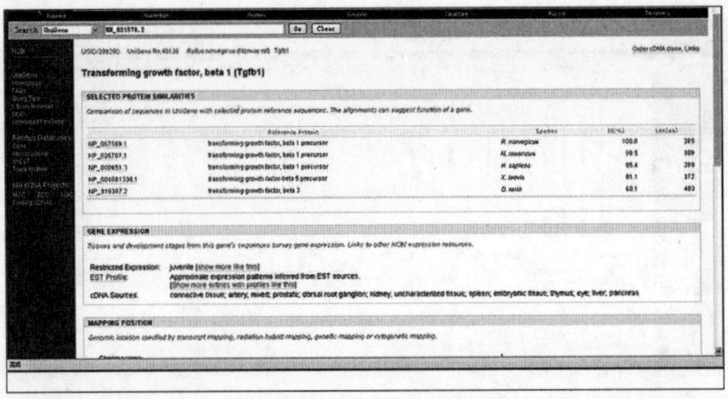

附录图 6-9　查询序列 UniGene 簇搜索结果中包含"GENE EXPRESSION"链接

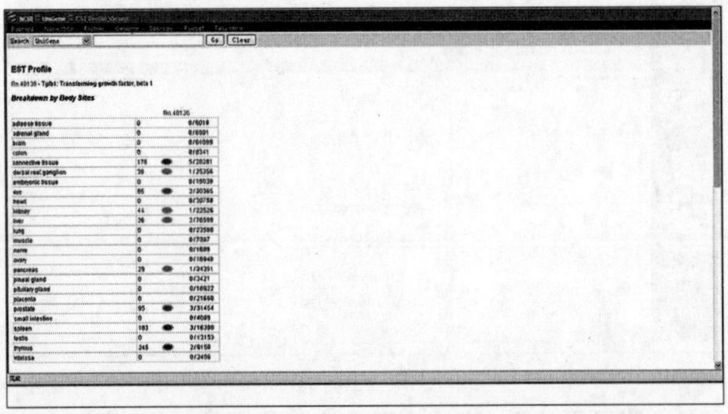

附录图 6-10　该序列 cDNA 文库中的情况，以及预测在各组织中的表达

织 cDNA 文库测序中共检测了 28,265 条序列，其中该基因检测到 5 次，两者的比值越大，说明该基因在该组织中的表达越丰富。通过查看"176"一列中数值的高低或"●"一列中颜色的深浅，就可以初步预测出该基因在正常大鼠各组织中的表达情况。当然，在相应组织中没有检测到并不说明该基因在该组织中不表达，只能从一个侧面反映该基因在该组织中的表达水平可能较低。

附录7　PCR引物或序列寡核苷酸探针的在线设计

很多生物网站都提供 Prime5、oligo 及 DNAMAN 等免费的 PCR 引物或序列寡核苷酸探针设计软件,在此介绍一种免费的在线设计软件"Primer3",该软件页面提示清楚,操作简单。

Primer3 是一个为适应各种不同需要而提供 PCR 引物设计的计算机程序,例如,为单核苷酸多态性的发现或验证而需要 PCR 扩增时,或在检测药物对某一个已知基因的表达调控而需要通过 RT-PCR 或实时荧光定量 PCR 检测时。该软件也能为测序反应选择单引物以及设计寡核苷酸杂交的探针。

通过 Primer3 设计引物或探针时,可以根据研究者自身的需要,调整引物的解链温度、长度、GC 含量、3'端的稳定性以及 PCR 产物的长度、扩增的区域。同时,该软件还可自动搜索引物的特异性及两引物之间形成引物二聚体的可能性等等。

(一) 操作步骤　以设计某目的基因的 RT-PCR 引物为例。

1. 首先通过输入 http://frodo. wi. mit. edu/primer3/,进入该软件的页面(附录图 7-1)。

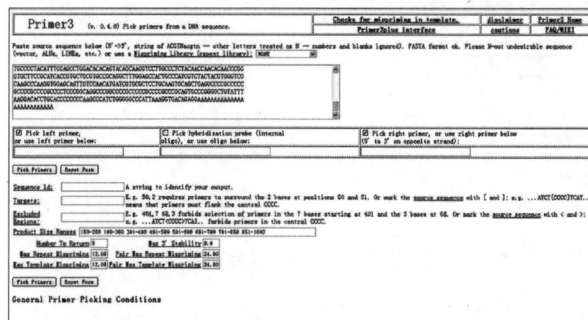

附录图 7-1　在线 Primer3 软件的引物设计页面

2. 在 Primer3 软件页面的序列输入窗口中粘贴基因的 mRNA 序列,在默认状态下选择"Pick left primer"设计上游引物,以及"Pick right primer"设计下游引物。如果是设计寡核苷酸杂交探针则选"Pick hybridization probe"。

3. 调整 Primer3 软件中的有关参数,大多数情况下各参数均采用默认状态下的数值,常需要调整有:

(1) 扩增产物的长度(bp):由于各目的基因的序列短不一,在实际研究工作中常需要调整。在引物设计中,根据需要在"Product Size Ranges"选项中设计并调整扩增产物的长度,通常为 300 ~ 500bp。

(2) 引物的 GC 含量(%):为了尽可能避免引物中 GC 含量的过高或过低,通常将"Primer GC%"选项中各参数适当调整,使"Min"为 40,"Opt"为 50,"Max"为 60(附录图 7-2)。

附录图 7-2　在线 Primer3 软件进行引物设计时常需调整的参数

4. 点击"Pick Primers"按钮,即可得到引物的设计结果。

(二) 结果查看

通过 Primer3 软件设计 PCR 引物时,一般能得到 5 对引物,其中详细图解了第 1 对引物在基因序列中的位置情况(附录图 7-3)。通过查看各引物的有关参数,如引物的起始位置、长度、Tm 值及 GC 含量等,以及序列的本身情况来确定引物的取舍。一般情况下,取第 1 对引物作为实验的首选引物。在引物设计及结果查看时,应注意以下几点:

附录图 7-3　设计引物的结果

1. 一般来说,引物的长度在 18 ~ 30 个碱基之间,引物过短会使特异性降低。
2. 引物碱基尽可能随机分布,(G+C)含量在 45% ~ 55% 左右。
3. 上游与下游引物的 Tm 值尽可能一致,如果两者的差别较大时,在 PCR 实验过程中的退火温度应当以较低的 Tm 值作为参照,通常是:Tm 值减去 5 后的数值作为退火温度。
4. 在查看引物序列时,上游引物序列是与原基因序列中的一段完全一致的,且方向相同;而下游引物序列则是与原基因序列中的一段序列为反相互补的。

附录8 蛋白质分析、三维结构分析预测

近年来,许多核酸和蛋白质数据库如 GenBank、EMBL、DDBJ、SEISSPROT 和 PDB 等均开通了电子邮件服务器,向用户免费提供序列查询和分析服务。只要按照规定的格式在线或以邮件形式提交序列分析请求,电子服务器即可完成序列分析,而用户无需知道有关程序的具体操作步骤。电子邮件服务器的功能不同,其规定的格式也各不相同,对于大多数电子邮件服务器来说,用户只要发送请求帮助(help)信息,即可得到一份使用说明,告知用户如何编辑一个格式化分析请求。下面简单介绍一下如何应用这些网络资源进行蛋白质分析。

(一) 蛋白质基本序列检索

1. 由 NCBI 检索蛋白质序列

2. 利用 SRS 系统从 EMBL 检索蛋白质序列

3. 当网络不是很通畅或并不急于得到较多数量的蛋白质序列时,可采用 E-mail 方式进行序列检索。

(二) 蛋白质基本理化性质分析

基本理化性质分析是蛋白质分析的基本方面,通常包括蛋白质的氨基酸组成,分子量、等电点、亲水性和疏水性等,还有信号肽和跨膜区的分析。

1. 应用 ExPASy 的 ProtParam tool 程序可对蛋白质基本理化性质进行分析预测 这些理化性质参数包括:分子量、等电点、氨基酸组成、原子组成、消光系数、可能的半衰期,不稳定系数、总平均亲水性。可输入待分析蛋白质序列,也或输入待分析蛋白质在 SWISSPROT 数据库的序列接受号。

2. 应用 ExPASy 的 ProtScale 程序可计算出蛋白质的疏水性图谱 该网站允许用户计算蛋白质的 50 余种不同属性,并为每一种氨基酸输出相应的分值。可输入待分析蛋白质序列,或待分析蛋白质在 SWISSPROT 数据库的序列接受号。需要调整的只是计算窗口的大小(n),该参数用于估计每种氨基酸残基的平均显示尺度。

3. 应用 CBS 的 SignalP 软件可对蛋白序列进行信号肽分析预测 SignalP 软件综合采用多种人工神经网络方法和隐马氏模型(Hidden Markov Models),预测蛋白序列中信号肽是否存在与可能位置。蛋白质的定位信息存在于该蛋白质自身结构中,并通过与膜上特殊的受体相互作用而得以表达。在起始密码子之后,有一段编码疏水性氨基酸序列的 RNA 片段,这个氨基酸序列就是信号肽序列。含有信号肽的蛋白质一般都可分泌到细胞外,可能作为重要的细胞因子起作用。

4. 应用 CBS 的 TMHMM 软件可对蛋白序列进行跨膜预测　TMHMM 综合了跨膜区疏水性、电荷偏倚、螺旋长度和膜蛋白拓扑学限制等性质,采用隐马氏模型(Hidden Markov Models),对跨膜区及膜内外区进行整体的预测,是目前最好的进行跨膜区预测的软件,尤其长于区分可溶性蛋白和膜蛋白。

5. 应用 COILS 软件预测分析蛋白序列中可能存在的卷曲螺旋　该软件可将待查询序列与已知的平行双股卷曲螺旋数据库相比较,得出一个相似分数,通过比较此分数在球状和卷曲螺旋蛋白质中的分布情况,计算出此蛋白序列形成卷曲螺旋的可能性。

(三) 蛋白质二级结构预测

蛋白质二级结构预测通常被认为是蛋白结构预测的第一步,是根据它们被预测的局部结构,对蛋白序列中的氨基酸进行分类。二级结构的预测方法通常分为单序列预测和多序列预测。

单序列预测所提供的信息只是蛋白质氨基酸残基的顺序而没有其空间分布的信息,所以单序列预测的准确率并不高,而且对于一些特殊结构的预测很难成功。

多序列预测和神经网络的应用大大提高了二级结构预测的准确度,通过对蛋白质氨基酸序列比对的预测可以明确的提供单一位点在三维结构上的信息。目前较为常用的几种方法有:PHD、PSIPRED、Jpred、PREDATOR 及 PSA,其中最常用的是 PHD,目前被认为是二级结构预测的标准。PHD 结合了许多神经网络的成果,每个结果都是根据局部序列上下文关系和整体蛋白质性质(蛋白质长度和氨基酸频率等)来预测残基的二级结构,最终的预测结果是这些神经网络每个输出的算术平均值。

(四) 蛋白质的三维结构预测和分析

传统上蛋白质三维结构预测分析可分为同源建模和从头模拟等方法,近年来在许多蛋白三维结构的预测分析中常综合采用多种方法。

1. 同源建模法　各个软件服务器同源建模的方法过程并非统一,但基本思路是一致的,包括如下几个步骤:

(1) 使用未知序列作为查询来搜索已知蛋白质结构;

(2) 产生未知序列和模板序列最可能的完整比对;

(3) 以模板结构骨架作为模型,建立蛋白质骨架模型;

(4) 在靶序列或者模板序列的有空位区域,使用环建模过程代替合适长度的片段;

(5) 给骨架模型加上侧链;

(6) 优化侧链的位置;

(7) 使用能量最小和已知的优化知识来优化结构;

在寻找模板序列时,往往使用 BLASTP 程序比对 NRL-3D 或 SCOP 数据库。如果发现超过 100 个碱基长度且有远高于 40% 序列相同率的匹配序列,则未知序列蛋白与该匹配模板序列蛋白将有非常相似的结构。在这种情况下,同源性建模在预测该未知蛋白精细结构方面会有非常大的作用。所以同源性建模的成功关键通常不是建模使用的软件或服务器,而是如何设计模板结构比对的技巧。

目前最常用的同源建模服务器是 SWISS-MODEL。这是一个著名的免费自动化蛋白质比较建模服务器。该模型利用 BLAST、FASTA 和 SIM 在 PDB 中查找序列相似度大于 30% 的模板,将两者序列对齐,并以结构重叠法进行线性匹配,构建框架结构,然后建立原子间相互作用,并安排忽略了的缺失和插入成分,在 5 肽库基础上完成主链构建;待加入侧链等生化功能团后,用 CHAMM 进行几轮能量最小优化,从而完成比对建模全过程。

2. 从头模拟法　从头模拟是指不直接依赖相似结构信息而只从氨基酸一级序列中通过生物计算给出高级模型的方法。由于单独应用该方法还很困难,因此目前该方法也借用了许多已知蛋白质结构数据,如设立评分功能来区分正确或错误预测、向模型中插入片段等。从头预测的关键是如何解决远距离作用的问题,包括疏水包埋、静电作用、二硫键、主链氢键和分子体积等因素。一般认为,在局部结构允许下的、远距离的那个为能量最低构型,所以从头模拟过程基本上是一个能量逐渐降低的分子动力计算过程,最后常以 K 氏 200°时的结构作为稳定构象。

(五)　蛋白质功能的预测分析

1. 基于序列同源性分析的蛋白质功能预测　类似于核酸序列同源性分析,用户可以直接将待分析的蛋白质序列输入 NCBI/BLAST,选择程序 BLASTP 就可进行网上分析;也可以应用华盛顿大学的 BLAST 软件进行蛋白质序列的同源性分析。对于分析结果,至少有 80 个氨基酸长度范围内具有 25% 以上序列一致性才提示可能的显著性意义。

2. 基于 motif、结构位点、结构功能域数据库的蛋白质功能预测

(1) 分子进化方面的研究表明,蛋白质的不同区域具有不同的进化速率,一些氨基酸必须在进化过程中足够保守以实现蛋白质的功能。在序列模式的鉴定方面有两类技术,第一类是依赖于和一致性序列或基序各残基的匹配模式,该技术可用于十分容易并快速搜索 motif 数据库,分析蛋白质的 motif 结构,预测蛋白质的功能。

(2) 蛋白质的磷酸化与糖基化位点对蛋白质的功能影响很大,所以对其分析也是生物信息学的一个部分。可采用 GPS(Group-Based Prediction System)2.0 对蛋白质的磷酸化位点进行预测,采用 NetNGlyc3.1 在线工具对蛋白质 N-糖基化位点进行预测,采用 NetOGlyc3.1 在线工具对蛋白质 O-糖基化位点进行预测,NetNGlyc 和 NetOGlyc 都是应用人工神经网络对哺乳动物蛋白质上的糖基化位点进行预测。

(3) 可采用 InterProScan 工具对蛋白质的功能域进行详细分析,这个工具集成了大部分的功能域数据库,通过蛋白质序列进行数据库搜索,发现蛋白质的功能结构域,预测蛋白质的功能。

附录9 感染动物的控制

中华人民共和国动物防疫法

(1997年7月3日第八届全国人民代表大会常务委员会第二十六次会议通过　2007年8月30日第十届全国人民代表大会常务委员会第二十九次会议修订)

第一章　总　则

第一条　为了加强对动物防疫活动的管理,预防、控制和扑灭动物疫病,促进养殖业发展,保护人体健康,维护公共卫生安全,制定本法。

第二条　本法适用于在中华人民共和国领域内的动物防疫及其监督管理活动。进出境动物、动物产品的检疫,适用《中华人民共和国进出境动植物检疫法》。

第三条　本法所称动物,是指家畜家禽和人工饲养、合法捕获的其他动物。

本法所称动物产品,是指动物的肉、生皮、原毛、绒、脏器、脂、血液、精液、卵、胚胎、骨、蹄、头、角、筋以及可能传播动物疫病的奶、蛋等。

本法所称动物疫病,是指动物传染病、寄生虫病。

本法所称动物防疫,是指动物疫病的预防、控制、扑灭和动物、动物产品的检疫。

第四条　根据动物疫病对养殖业生产和人体健康的危害程度,本法规定管理的动物疫病分为下列三类:

(一) 一类疫病,是指对人与动物危害严重,需要采取紧急、严厉的强制预防、控制、扑灭等措施的;

(二) 二类疫病,是指可能造成重大经济损失,需要采取严格控制、扑灭等措施,防止扩散的;

(三) 三类疫病,是指常见多发、可能造成重大经济损失,需要控制和净化的。

前款一、二、三类动物疫病具体病种名录由国务院兽医主管部门制定并公布。

第五条　国家对动物疫病实行预防为主的方针。

第六条　县级以上人民政府应当加强对动物防疫工作的统一领导,加强基层动物防疫队伍建设,建立健全动物防疫体系,制定并组织实施动物疫病防治规划。乡级人民政府、城市街道办事处应当组织群众协助做好本管辖区域内的动物疫病预防与控制工作。

第七条　国务院兽医主管部门主管全国的动物防疫工作。

县级以上地方人民政府兽医主管部门主管本行政区域内的动物防疫工作。

县级以上人民政府其他部门在各自的职责范围内做好动物防疫工作。

军队和武装警察部队动物卫生监督职能部门分别负责军队和武装警察部队现役动物及饲养自用动物的防疫工作。

第八条　县级以上地方人民政府设立的动物卫生监督机构依照本法规定,负责动物、动物产品的检疫工作和其他有关动物防疫的监督管理执法工作。

第九条　县级以上人民政府按照国务院的规定,根据统筹规划、合理布局、综合设置的原则建立动物疫病预防控制机构,承担动物疫病的监测、检测、诊断、流行病学调查、疫情报告以及其他预防、控制等技术工作。

第十条　国家支持和鼓励开展动物疫病的科学研究以及国际合作与交流,推广先进适用的科学研究成果,普及动物防疫科学知识,提高动物疫病防治的科学技术水平。

第十一条　对在动物防疫工作、动物防疫科学研究中做出成绩和贡献的单位和个人,各级人民政府及有关部门给予奖励。

第二章　动物疫病的预防

第十二条　国务院兽医主管部门对动物疫病状况进行风险评估,根据评估结果制定相应的动物疫病预防、控制措施。

国务院兽医主管部门根据国内外动物疫情和保护养殖业生产及人体健康的需要,及时制定并公布动物疫病预防、控制技术规范。

第十三条　国家对严重危害养殖业生产和人体健康的动物疫病实施强制免疫。国务院兽医主管部门确定强制免疫的动物疫病病种和区域,并会同国务院有关部门制定国家动物疫病强制免疫计划。

省、自治区、直辖市人民政府兽医主管部门根据国家动物疫病强制免疫计划,制订本行政区域的强制免疫计划;并可以根据本行政区域内动物疫病流行情况增加实施强制免疫的动物疫病病种和区域,报本级人民政府批准后执行,并报国务院兽医主管部门备案。

第十四条　县级以上地方人民政府兽医主管部门组织实施动物疫病强制免疫计划。乡级人民政府、城市街道办事处应当组织本管辖区域内饲养动物的单位和个人做好强制免疫工作。

饲养动物的单位和个人应当依法履行动物疫病强制免疫义务,按照兽医主管部门的要求做好强制免疫工作。

经强制免疫的动物,应当按照国务院兽医主管部门的规定建立免疫档案,加施畜禽标识,实施可追溯管理。

第十五条　县级以上人民政府应当建立健全动物疫情监测网络,加强动物疫情监测。

国务院兽医主管部门应当制定国家动物疫病监测计划。省、自治区、直辖市人民政府兽医主管部门应当根据国家动物疫病监测计划,制定本行政区域的动物疫病监测计划。

动物疫病预防控制机构应当按照国务院兽医主管部门的规定,对动物疫病的发生、流行等情况进行监测;从事动物饲养、屠宰、经营、隔离、运输以及动物产品生产、经营、加工、贮藏等活动的单位和个人不得拒绝或者阻碍。

第十六条　国务院兽医主管部门和省、自治区、直辖市人民政府兽医主管部门应当根据对动物疫病发生、流行趋势的预测,及时发出动物疫情预警。地方各级人民政府接到动物疫情预警后,应当采取相应的预防、控制措施。

第十七条　从事动物饲养、屠宰、经营、隔离、运输以及动物产品生产、经营、加工、贮藏等活动的单位和个人，应当依照本法和国务院兽医主管部门的规定，做好免疫、消毒等动物疫病预防工作。

第十八条　种用、乳用动物和宠物应当符合国务院兽医主管部门规定的健康标准。

种用、乳用动物应当接受动物疫病预防控制机构的定期检测；检测不合格的，应当按照国务院兽医主管部门的规定予以处理。

第十九条　动物饲养场（养殖小区）和隔离场所，动物屠宰加工场所，以及动物和动物产品无害化处理场所，应当符合下列动物防疫条件：

（一）场所的位置与居民生活区、生活饮用水源地、学校、医院等公共场所的距离符合国务院兽医主管部门规定的标准；

（二）生产区封闭隔离，工程设计和工艺流程符合动物防疫要求；

（三）有相应的污水、污物、病死动物、染疫动物产品的无害化处理设施设备和清洗消毒设施设备；

（四）有为其服务的动物防疫技术人员；

（五）有完善的动物防疫制度；

（六）具备国务院兽医主管部门规定的其他动物防疫条件。

第二十条　兴办动物饲养场（养殖小区）和隔离场所，动物屠宰加工场所，以及动物和动物产品无害化处理场所，应当向县级以上地方人民政府兽医主管部门提出申请，并附具相关材料。受理申请的兽医主管部门应当依照本法和《中华人民共和国行政许可法》的规定进行审查。经审查合格的，发给动物防疫条件合格证；不合格的，应当通知申请人并说明理由。需要办理工商登记的，申请人凭动物防疫条件合格证向工商行政管理部门申请办理登记注册手续。动物防疫条件合格证应当载明申请人的名称、场（厂）址等事项。

经营动物、动物产品的集贸市场应当具备国务院兽医主管部门规定的动物防疫条件，并接受动物卫生监督机构的监督检查。

第二十一条　动物、动物产品的运载工具、垫料、包装物、容器等应当符合国务院兽医主管部门规定的动物防疫要求。

染疫动物及其排泄物、染疫动物产品，病死或者死因不明的动物尸体，运载工具中的动物排泄物以及垫料、包装物、容器等污染物，应当按照国务院兽医主管部门的规定处理，不得随意处置。

第二十二条　采集、保存、运输动物病料或者病原微生物以及从事病原微生物研究、教学、检测、诊断等活动，应当遵守国家有关病原微生物实验室管理的规定。

第二十三条　患有人畜共患传染病的人员不得直接从事动物诊疗以及易感染动物的饲养、屠宰、经营、隔离、运输等活动。

人畜共患传染病名录由国务院兽医主管部门会同国务院卫生主管部门制定并公布。

第二十四条　国家对动物疫病实行区域化管理，逐步建立无规定动物疫病区。无规定动物疫病区应当符合国务院兽医主管部门规定的标准，经国务院兽医主管部门验收合格予以公布。

本法所称无规定动物疫病区，是指具有天然屏障或者采取人工措施，在一定期限内没有发生规定的一种或者几种动物疫病，并经验收合格的区域。

第二十五条　禁止屠宰、经营、运输下列动物和生产、经营、加工、贮藏、运输下列动物产品：

（一）封锁疫区内与所发生动物疫病有关的；

（二）疫区内易感染的；

（三）依法应当检疫而未经检疫或者检疫不合格的；

（四）染疫或者疑似染疫的；

（五）病死或者死因不明的；

（六）其他不符合国务院兽医主管部门有关动物防疫规定的。

第三章　动物疫情的报告、通报和公布

第二十六条　从事动物疫情监测、检验检疫、疫病研究与诊疗以及动物饲养、屠宰、经营、隔离、运输等活动的单位和个人，发现动物染疫或者疑似染疫的，应当立即向当地兽医主管部门、动物卫生监督机构或者动物疫病预防控制机构报告，并采取隔离等控制措施，防止动物疫情扩散。其他单位和个人发现动物染疫或者疑似染疫的，应当及时报告。

接到动物疫情报告的单位，应当及时采取必要的控制处理措施，并按照国家规定的程序上报。

第二十七条　动物疫情由县级以上人民政府兽医主管部门认定；其中重大动物疫情由省、自治区、直辖市人民政府兽医主管部门认定，必要时报国务院兽医主管部门认定。

第二十八条　国务院兽医主管部门应当及时向国务院有关部门和军队有关部门以及省、自治区、直辖市人民政府兽医主管部门通报重大动物疫情的发生和处理情况；发生人畜共患传染病的，县级以上人民政府兽医主管部门与同级卫生主管部门应当及时相互通报。

国务院兽医主管部门应当依照我国缔结或者参加的条约、协定，及时向有关国际组织或者贸易方通报重大动物疫情的发生和处理情况。

第二十九条　国务院兽医主管部门负责向社会及时公布全国动物疫情，也可以根据需要授权省、自治区、直辖市人民政府兽医主管部门公布本行政区域内的动物疫情。其他单位和个人不得发布动物疫情。

第三十条　任何单位和个人不得瞒报、谎报、迟报、漏报动物疫情，不得授意他人瞒报、谎报、迟报动物疫情，不得阻碍他人报告动物疫情。

第四章　动物疫病的控制和扑灭

第三十一条　发生一类动物疫病时，应当采取下列控制和扑灭措施：

（一）当地县级以上地方人民政府兽医主管部门应当立即派人到现场，划定疫点、疫区、受威胁区，调查疫源，及时报请本级人民政府对疫区实行封锁。疫区范围涉及两个以上行政区域的，由有关行政区域共同的上一级人民政府对疫区实行封锁，或者由各有关行政区域的上一级人民政府共同对疫区实行封锁。必要时，上级人民政府可以责成下级人民政府对疫区实行封锁。

（二）县级以上地方人民政府应当立即组织有关部门和单位采取封锁、隔离、扑杀、销毁、消毒、无害化处理、紧急免疫接种等强制性措施，迅速扑灭疫病。

（三）在封锁期间，禁止染疫、疑似染疫和易感染的动物、动物产品流出疫区，禁止非疫

区的易感染动物进入疫区,并根据扑灭动物疫病的需要对出入疫区的人员、运输工具及有关物品采取消毒和其他限制性措施。

第三十二条 发生二类动物疫病时,应当采取下列控制和扑灭措施:

(一) 当地县级以上地方人民政府兽医主管部门应当划定疫点、疫区、受威胁区。

(二) 县级以上地方人民政府根据需要组织有关部门和单位采取隔离、扑杀、销毁、消毒、无害化处理、紧急免疫接种、限制易感染的动物和动物产品及有关物品出入等控制、扑灭措施。

第三十三条 疫点、疫区、受威胁区的撤销和疫区封锁的解除,按照国务院兽医主管部门规定的标准和程序评估后,由原决定机关决定并宣布。

第三十四条 发生三类动物疫病时,当地县级、乡级人民政府应当按照国务院兽医主管部门的规定组织防治和净化。

第三十五条 二、三类动物疫病呈暴发性流行时,按照一类动物疫病处理。

第三十六条 为控制、扑灭动物疫病,动物卫生监督机构应当派人在当地依法设立的现有检查站执行监督检查任务;必要时,经省、自治区、直辖市人民政府批准,可以设立临时性的动物卫生监督检查站,执行监督检查任务。

第三十七条 发生人畜共患传染病时,卫生主管部门应当组织对疫区易感染的人群进行监测,并采取相应的预防、控制措施。

第三十八条 疫区内有关单位和个人,应当遵守县级以上人民政府及其兽医主管部门依法作出的有关控制、扑灭动物疫病的规定。

任何单位和个人不得藏匿、转移、盗掘已被依法隔离、封存、处理的动物和动物产品。

第三十九条 发生动物疫情时,航空、铁路、公路、水路等运输部门应当优先组织运送控制、扑灭疫病的人员和有关物资。

第四十条 一、二、三类动物疫病突然发生,迅速传播,给养殖业生产安全造成严重威胁、危害,以及可能对公众身体健康与生命安全造成危害,构成重大动物疫情的,依照法律和国务院的规定采取应急处理措施。

第五章 动物和动物产品的检疫

第四十一条 动物卫生监督机构依照本法和国务院兽医主管部门的规定对动物、动物产品实施检疫。

动物卫生监督机构的官方兽医具体实施动物、动物产品检疫。官方兽医应当具备规定的资格条件,取得国务院兽医主管部门颁发的资格证书,具体办法由国务院兽医主管部门会同国务院人事行政部门制定。

本法所称官方兽医,是指具备规定的资格条件并经兽医主管部门任命的,负责出具检疫等证明的国家兽医工作人员。

第四十二条 屠宰、出售或者运输动物以及出售或者运输动物产品前,货主应当按照国务院兽医主管部门的规定向当地动物卫生监督机构申报检疫。

动物卫生监督机构接到检疫申报后,应当及时指派官方兽医对动物、动物产品实施现场检疫;检疫合格的,出具检疫证明、加施检疫标志。实施现场检疫的官方兽医应当在检疫证明、检疫标志上签字或者盖章,并对检疫结论负责。

第四十三条　屠宰、经营、运输以及参加展览、演出和比赛的动物,应当附有检疫证明;经营和运输的动物产品,应当附有检疫证明、检疫标志。对前款规定的动物、动物产品,动物卫生监督机构可以查验检疫证明、检疫标志,进行监督抽查,但不得重复检疫收费。

第四十四条　经铁路、公路、水路、航空运输动物和动物产品的,托运人托运时应当提供检疫证明;没有检疫证明的,承运人不得承运。

运载工具在装载前和卸载后应当及时清洗、消毒。

第四十五条　输入到无规定动物疫病区的动物、动物产品,货主应当按照国务院兽医主管部门的规定向无规定动物疫病区所在地动物卫生监督机构申报检疫,经检疫合格的,方可进入;检疫所需费用纳入无规定动物疫病区所在地地方人民政府财政预算。

第四十六条　跨省、自治区、直辖市引进乳用动物、种用动物及其精液、胚胎、种蛋的,应当向输入地省、自治区、直辖市动物卫生监督机构申请办理审批手续,并依照本法第四十二条的规定取得检疫证明。

跨省、自治区、直辖市引进的乳用动物、种用动物到达输入地后,货主应当按照国务院兽医主管部门的规定对引进的乳用动物、种用动物进行隔离观察。

第四十七条　人工捕获的可能传播动物疫病的野生动物,应当报经捕获地动物卫生监督机构检疫,经检疫合格的,方可饲养、经营和运输。

第四十八条　经检疫不合格的动物、动物产品,货主应当在动物卫生监督机构监督下按照国务院兽医主管部门的规定处理,处理费用由货主承担。

第四十九条　依法进行检疫需要收取费用的,其项目和标准由国务院财政部门、物价主管部门规定。

第六章　动　物　诊　疗

第五十条　从事动物诊疗活动的机构,应当具备下列条件:

(一) 有与动物诊疗活动相适应并符合动物防疫条件的场所;

(二) 有与动物诊疗活动相适应的执业兽医;

(三) 有与动物诊疗活动相适应的兽医器械和设备;

(四) 有完善的管理制度。

第五十一条　设立从事动物诊疗活动的机构,应当向县级以上地方人民政府兽医主管部门申请动物诊疗许可证。受理申请的兽医主管部门应当依照本法和《中华人民共和国行政许可法》的规定进行审查。经审查合格的,发给动物诊疗许可证;不合格的,应当通知申请人并说明理由。申请人凭动物诊疗许可证向工商行政管理部门申请办理登记注册手续,取得营业执照后,方可从事动物诊疗活动。

第五十二条　动物诊疗许可证应当载明诊疗机构名称、诊疗活动范围、从业地点和法定代表人(负责人)等事项。

动物诊疗许可证载明事项变更的,应当申请变更或者换发动物诊疗许可证,并依法办理工商变更登记手续。

第五十三条　动物诊疗机构应当按照国务院兽医主管部门的规定,做好诊疗活动中的卫生安全防护、消毒、隔离和诊疗废弃物处置等工作。

第五十四条　国家实行执业兽医资格考试制度。具有兽医相关专业大学专科以上学历的,可以申请参加执业兽医资格考试;考试合格的,由国务院兽医主管部门颁发执业兽医资格证书;从事动物诊疗的,还应当向当地县级人民政府兽医主管部门申请注册。执业兽医资格考试和注册办法由国务院兽医主管部门商国务院人事行政部门制定。

本法所称执业兽医,是指从事动物诊疗和动物保健等经营活动的兽医。

第五十五条　经注册的执业兽医,方可从事动物诊疗、开具兽药处方等活动。但是,本法第五十七条对乡村兽医服务人员另有规定的,从其规定。

执业兽医、乡村兽医服务人员应当按照当地人民政府或者兽医主管部门的要求,参加预防、控制和扑灭动物疫病的活动。

第五十六条　从事动物诊疗活动,应当遵守有关动物诊疗的操作技术规范,使用符合国家规定的兽药和兽医器械。

第五十七条　乡村兽医服务人员可以在乡村从事动物诊疗服务活动,具体管理办法由国务院兽医主管部门制定。

第七章　监督管理

第五十八条　动物卫生监督机构依照本法规定,对动物饲养、屠宰、经营、隔离、运输以及动物产品生产、经营、加工、贮藏、运输等活动中的动物防疫实施监督管理。

第五十九条　动物卫生监督机构执行监督检查任务,可以采取下列措施,有关单位和个人不得拒绝或者阻碍:

（一）对动物、动物产品按照规定采样、留验、抽检;

（二）对染疫或者疑似染疫的动物、动物产品及相关物品进行隔离、查封、扣押和处理;

（三）对依法应当检疫而未经检疫的动物实施补检;

（四）对依法应当检疫而未经检疫的动物产品,具备补检条件的实施补检,不具备补检条件的予以没收销毁;

（五）查验检疫证明、检疫标志和畜禽标识;

（六）进入有关场所调查取证,查阅、复制与动物防疫有关的资料。

动物卫生监督机构根据动物疫病预防、控制需要,经当地县级以上地方人民政府批准,可以在车站、港口、机场等相关场所派驻官方兽医。

第六十条　官方兽医执行动物防疫监督检查任务,应当出示行政执法证件,佩带统一标志。

动物卫生监督机构及其工作人员不得从事与动物防疫有关的经营性活动,进行监督检查不得收取任何费用。

第六十一条　禁止转让、伪造或者变造检疫证明、检疫标志或者畜禽标识。

检疫证明、检疫标志的管理办法,由国务院兽医主管部门制定。

第八章　保障措施

第六十二条　县级以上人民政府应当将动物防疫纳入本级国民经济和社会发展规划及年度计划。

第六十三条　县级人民政府和乡级人民政府应当采取有效措施,加强村级防疫员队伍建设。

县级人民政府兽医主管部门可以根据动物防疫工作需要,向乡、镇或者特定区域派驻兽医机构。

第六十四条　县级以上人民政府按照本级政府职责,将动物疫病预防、控制、扑灭、检疫和监督管理所需经费纳入本级财政预算。

第六十五条　县级以上人民政府应当储备动物疫情应急处理工作所需的防疫物资。

第六十六条　对在动物疫病预防和控制、扑灭过程中强制扑杀的动物、销毁的动物产品和相关物品,县级以上人民政府应当给予补偿。具体补偿标准和办法由国务院财政部门会同有关部门制定。

因依法实施强制免疫造成动物应激死亡的,给予补偿。具体补偿标准和办法由国务院财政部门会同有关部门制定。

第六十七条　对从事动物疫病预防、检疫、监督检查、现场处理疫情以及在工作中接触动物疫病病原体的人员,有关单位应当按照国家规定采取有效的卫生防护措施和医疗保健措施。

第九章　法　律　责　任

第六十八条　地方各级人民政府及其工作人员未依照本法规定履行职责的,对直接负责的主管人员和其他直接责任人员依法给予处分。

第六十九条　县级以上人民政府兽医主管部门及其工作人员违反本法规定,有下列行为之一的,由本级人民政府责令改正,通报批评;对直接负责的主管人员和其他直接责任人员依法给予处分:

（一）未及时采取预防、控制、扑灭等措施的;

（二）对不符合条件的颁发动物防疫条件合格证、动物诊疗许可证,或者对符合条件的拒不颁发动物防疫条件合格证、动物诊疗许可证的;

（三）其他未依照本法规定履行职责的行为。

第七十条　动物卫生监督机构及其工作人员违反本法规定,有下列行为之一的,由本级人民政府或者兽医主管部门责令改正,通报批评;对直接负责的主管人员和其他直接责任人员依法给予处分:

（一）对未经现场检疫或者检疫不合格的动物、动物产品出具检疫证明、加施检疫标志,或者对检疫合格的动物、动物产品拒不出具检疫证明、加施检疫标志的;

（二）对附有检疫证明、检疫标志的动物、动物产品重复检疫的;

（三）从事与动物防疫有关的经营性活动,或者在国务院财政部门、物价主管部门规定外加收费用、重复收费的;

（四）其他未依照本法规定履行职责的行为。

第七十一条　动物疫病预防控制机构及其工作人员违反本法规定,有下列行为之一的,由本级人民政府或者兽医主管部门责令改正,通报批评;对直接负责的主管人员和其他直接责任人员依法给予处分:

（一）未履行动物疫病监测、检测职责或者伪造监测、检测结果的;

（二）发生动物疫情时未及时进行诊断、调查的;

（三）其他未依照本法规定履行职责的行为。

第七十二条 地方各级人民政府、有关部门及其工作人员瞒报、谎报、迟报、漏报或者授意他人瞒报、谎报、迟报动物疫情，或者阻碍他人报告动物疫情的，由上级人民政府或者有关部门责令改正，通报批评；对直接负责的主管人员和其他直接责任人员依法给予处分。

第七十三条 违反本法规定，有下列行为之一的，由动物卫生监督机构责令改正，给予警告；拒不改正的，由动物卫生监督机构代作处理，所需处理费用由违法行为人承担，可以处一千元以下罚款：

（一）对饲养的动物不按照动物疫病强制免疫计划进行免疫接种的；

（二）种用、乳用动物未经检测或者经检测不合格而不按照规定处理的；

（三）动物、动物产品的运载工具在装载前和卸载后没有及时清洗、消毒的。

第七十四条 违反本法规定，对经强制免疫的动物未按照国务院兽医主管部门规定建立免疫档案、加施畜禽标识的，依照《中华人民共和国畜牧法》的有关规定处罚。

第七十五条 违反本法规定，不按照国务院兽医主管部门规定处置染疫动物及其排泄物，染疫动物产品，病死或者死因不明的动物尸体，运载工具中的动物排泄物以及垫料、包装物、容器等污染物以及其他经检疫不合格的动物、动物产品的，由动物卫生监督机构责令无害化处理，所需处理费用由违法行为人承担，可以处三千元以下罚款。

第七十六条 违反本法第二十五条规定，屠宰、经营、运输动物或者生产、经营、加工、贮藏、运输动物产品的，由动物卫生监督机构责令改正、采取补救措施，没收违法所得和动物、动物产品，并处同类检疫合格动物、动物产品货值金额一倍以上五倍以下罚款；其中依法应当检疫而未检疫的，依照本法第七十八条的规定处罚。

第七十七条 违反本法规定，有下列行为之一的，由动物卫生监督机构责令改正，处一千元以上一万元以下罚款；情节严重的，处一万元以上十万元以下罚款：

（一）兴办动物饲养场（养殖小区）和隔离场所，动物屠宰加工场所，以及动物和动物产品无害化处理场所，未取得动物防疫条件合格证的；

（二）未办理审批手续，跨省、自治区、直辖市引进乳用动物、种用动物及其精液、胚胎、种蛋的；

（三）未经检疫，向无规定动物疫病区输入动物、动物产品的。

第七十八条 违反本法规定，屠宰、经营、运输的动物未附有检疫证明，经营和运输的动物产品未附有检疫证明、检疫标志的，由动物卫生监督机构责令改正，处同类检疫合格动物、动物产品货值金额百分之十以上百分之五十以下罚款；对货主以外的承运人处运输费用一倍以上三倍以下罚款。

违反本法规定，参加展览、演出和比赛的动物未附有检疫证明的，由动物卫生监督机构责令改正，处一千元以上三千元以下罚款。

第七十九条 违反本法规定，转让、伪造或者变造检疫证明、检疫标志或者畜禽标识的，由动物卫生监督机构没收违法所得，收缴检疫证明、检疫标志或者畜禽标识，并处三千元以上三万元以下罚款。

第八十条 违反本法规定，有下列行为之一的，由动物卫生监督机构责令改正，处一千元以上一万元以下罚款：

（一）不遵守县级以上人民政府及其兽医主管部门依法作出的有关控制、扑灭动物疫病规定的；

（二）藏匿、转移、盗掘已被依法隔离、封存、处理的动物和动物产品的；

（三）发布动物疫情的。

第八十一条　违反本法规定，未取得动物诊疗许可证从事动物诊疗活动的，由动物卫生监督机构责令停止诊疗活动，没收违法所得；违法所得在三万元以上的，并处违法所得一倍以上三倍以下罚款；没有违法所得或者违法所得不足三万元的，并处三千元以上三万元以下罚款。

动物诊疗机构违反本法规定，造成动物疫病扩散的，由动物卫生监督机构责令改正，处一万元以上五万元以下罚款；情节严重的，由发证机关吊销动物诊疗许可证。

第八十二条　违反本法规定，未经兽医执业注册从事动物诊疗活动的，由动物卫生监督机构责令停止动物诊疗活动，没收违法所得，并处一千元以上一万元以下罚款。

执业兽医有下列行为之一的，由动物卫生监督机构给予警告，责令暂停六个月以上一年以下动物诊疗活动；情节严重的，由发证机关吊销注册证书：

（一）违反有关动物诊疗的操作技术规范，造成或者可能造成动物疫病传播、流行的；

（二）使用不符合国家规定的兽药和兽医器械的；

（三）不按照当地人民政府或者兽医主管部门要求参加动物疫病预防、控制和扑灭活动的。

第八十三条　违反本法规定，从事动物疫病研究与诊疗和动物饲养、屠宰、经营、隔离、运输，以及动物产品生产、经营、加工、贮藏等活动的单位和个人，有下列行为之一的，由动物卫生监督机构责令改正；拒不改正的，对违法行为单位处一千元以上一万元以下罚款，对违法行为个人可以处五百元以下罚款：

（一）不履行动物疫情报告义务的；

（二）不如实提供与动物防疫活动有关资料的；

（三）拒绝动物卫生监督机构进行监督检查的；

（四）拒绝动物疫病预防控制机构进行动物疫病监测、检测的。

第八十四条　违反本法规定，构成犯罪的，依法追究刑事责任。

违反本法规定，导致动物疫病传播、流行等，给他人人身、财产造成损害的，依法承担民事责任。

附录10　关于善待实验动物的指导性意见

第一章　总　　则

第一条　为了提高实验动物管理工作质量和水平,维护动物福利,促进人与自然和谐发展,适应科学研究、经济建设和对外开放的需要,根据《实验动物管理条例》,提出本意见。

第二条　本意见所称善待实验动物,是指在饲养管理和使用实验动物过程中,要采取有效措施,使实验动物免遭不必要的伤害、饥渴、不适、惊恐、折磨、疾病和疼痛,保证动物能够实现自然行为,受到良好的管理与照料,为其提供清洁、舒适的生活环境,提供充足的、保证健康的食物、饮水,避免或减轻疼痛和痛苦等。

第三条　本意见适用于以实验动物为工作对象的各类组织与个人。

第四条　各级实验动物管理部门负责对本意见的贯彻落实情况进行管理和监督。

第五条　实验动物生产单位及使用单位应设立实验动物管理委员会(或实验动物道德委员会、实验动物伦理委员会等)。其主要任务是保证本单位实验动物设施、环境符合善待实验动物的要求,实验动物从业人员得到必要的培训和学习,动物实验实施方案设计合理,规章制度齐全并能有效实施,并协调本单位实验动物的应用者之间尽可能合理地使用动物以减少实验动物的使用数量。

第六条　善待实验动物包括倡导"减少、替代、优化"的"3R"原则,科学、合理、人道地使用实验动物。

第二章　饲养管理过程中善待实验动物的指导性意见

第七条　实验动物生产、经营单位应为实验动物提供清洁、舒适、安全的生活环境。饲养室的内环境指标不得低于国家标准。

第八条　实验动物笼具、垫料质量应符合国家标准。笼具应定期清洗、消毒;垫料应灭菌、除尘,定期更换,保持清洁、干爽。

第九条　各类动物所占笼具最小面积应符合国家标准,保证笼具内每只动物都能实现自然行为,包括:转身、站立、伸腿、躺卧、舔梳等。笼具内应放置供实验动物活动和嬉戏的物品。

孕、产期实验动物所占用笼具面积,至少应达到该种动物所占笼具最小面积的110%以上。

第十条　对于非人灵长类实验动物及犬、猪等天性喜爱运动的实验动物,种用动物应设有运动场地并定时遛放。运动场地内应放置适于该种动物玩耍的物品。

第十一条　饲养人员不得戏弄或虐待实验动物。在抓取动物时,应方法得当,态度温和,动作轻柔,避免引起动物的不安、惊恐、疼痛和损伤。在日常管理中,应定期对动物进行观察,若发现动物行为异常,应及时查找原因,采取有针对性的必要措施予以改善。

第十二条　饲养人员应根据动物食性和营养需要,给予动物足够的饲料和清洁的饮水。其营养成分、微生物控制等指标必须符合国家标准。

应充分满足实验动物妊娠期、哺乳期、术后恢复期对营养的需要。

对实验动物饮食、饮水进行限制时,必须有充分的实验和工作理由,并报实验动物管理委员会(或实验动物道德委员会、实验动物伦理委员会等)批准。

第十三条　实验犬、猪分娩时,宜有兽医或经过培训的饲养人员进行监护,防止发生意外。对出生后不能自理的幼仔,应采取人工喂乳、护理等必要的措施。

第三章　应用过程中善待实验动物的指导性意见

第十四条　实验动物应用过程中,应将动物的惊恐和疼痛减少到最低程度。实验现场避免无关人员进入。

在符合科学原则的条件下,应积极开展实验动物替代方法的研究与应用。

第十五条　在对实验动物进行手术、解剖或器官移植时,必须进行有效麻醉。术后恢复期应根据实际情况,进行镇痛和有针对性的护理及饮食调理。

第十六条　保定实验动物时,应遵循"温和保定,善良抚慰,减少痛苦和应激反应"的原则。保定器具应结构合理、规格适宜、坚固耐用、环保卫生、便于操作。在不影响实验的前提下,对动物身体的强制性限制宜减少到最低程度。

第十七条　处死实验动物时,须按照人道主义原则实施安死术。处死现场,不宜有其他动物在场。确认动物死亡后,方可妥善处置尸体。

第十八条　在不影响实验结果判定的情况下,应选择"仁慈终点",避免延长动物承受痛苦的时间。

第十九条　灵长类实验动物的使用仅限于非用灵长类动物不可的实验。除非因伤病不能治愈而备受煎熬者,猿类灵长类动物原则上不予处死,实验结束后单独饲养,直至自然死亡。

第四章　运输过程中善待实验动物的指导性意见

第二十条　实验动物的国内运输应遵循国家有关活体动物运输的相关规定;国际运输应遵循相关规定,运输包装应符合 IATA 的要求。

第二十一条　实验动物运输应遵循的规则。

1. 通过最直接的途径本着安全、舒适、卫生的原则尽快完成。

2. 运输实验动物,应把动物放在合适的笼具里,笼具应能防止动物逃逸或其他动物进入,并能有效防止外部微生物侵袭和污染。

3. 运输过程中,能保证动物自由呼吸,必要时应提供通风设备。

4. 实验动物不应与感染性微生物、害虫及可能伤害动物的物品混装在一起运输。

5. 患有伤病或临产的怀孕动物,不宜长途运输,必须运输的,应有监护和照料。

6. 运输时间较长的,途中应为实验动物提供必要的饮食和饮用水,避免实验动物过度饥渴。

第二十二条 实验动物的运输应注意的事项

1. 在装、卸过程中,实验动物应最后装上运输工具。到达目的地时,应最先离开运输工具。

2. 地面或水陆运送实验动物,应有人负责照料;空运实验动物,发运方应将飞机航班号、到港时间等相关信息及时通知接收方,接收方接收后应尽快运送到最终目的地。

3. 高温、高热、雨雪和寒冷等恶劣天气运输实验动物时,应对实验动物采取有效的防护措施。

4. 地面运送实验动物应使用专用运输工具,专用运输车应配置维持实验动物正常呼吸和生活的装置及防震设备。

5. 运输人员应经过专门培训,了解和掌握有关实验动物方面的知识。

第五章 善待实验动物的相关措施

第二十三条 生产、经营和使用实验动物的组织和个人必须取得相应的行政许可。

第二十四条 使用实验动物进行研究的科研项目,应制定科学、合理、可行的实施方案。该方案经实验动物管理委员会(或实验动物道德委员会、实验动物伦理委员会等)批准后方可组织实施。

第二十五条 使用实验动物进行动物实验应有益于科学技术的创新与发展;有益于教学及人才培养;有益于保护或改善人类及动物的健康及福利或有其他科学价值。

第二十六条 各级实验动物管理部门应根据实际情况制定实验动物从业人员培训计划并组织实施,保证相关人员了解善待实验动物的知识和要求,正确掌握相关技术。

第二十七条 有下列行为之一者,视为虐待实验动物。情节较轻者,由所在单位进行批评教育,限期改正;情节较重或屡教不改者,应离开实验动物工作岗位;因管理不妥屡次发生虐待实验动物事件的单位,将吊销单位实验动物生产许可证或实验动物使用许可证。

1. 非实验需要,挑逗、激怒、殴打、电击或用有刺激性食品、化学药品、毒品伤害实验动物的。

2. 非实验需要,故意损害实验动物器官的。

3. 玩忽职守,致使实验动物设施内环境恶化,给实验动物造成严重伤害、痛苦或死亡的。

4. 进行解剖、手术或器官移植时,不按规定对实验动物采取麻醉或其他镇痛措施的。

5. 处死实验动物不使用安死术的。

6. 在动物运输过程中,违反本意见规定,给实验动物造成严重伤害或大量死亡的。

7. 其他有违善待实验动物基本原则或违反本意见规定的。

第六章 附 则

第二十八条 相关术语

1. 实验动物:是指经人工饲育,对其携带的微生物实行控制,遗传背景明确或者来源清楚的用于科学研究、教学、生产、检定以及其他科学实验的动物。

2. "3R"(减少、替代、优化)原则:

减少(reduction):是指如果某一研究方案中必须使用实验动物,同时又没有可行的替代方法,则应把使用动物的数量降低到实现科研目的所需的最小量。

替代(replacement):是指使用低等级动物代替高等级动物,或不使用活着的脊椎动物进行实验,而采用其他方法达到与动物实验相同的目的。

优化(refinement):是指通过改善动物设施、饲养管理和实验条件,精选实验动物、技术路线和实验手段,优化实验操作技术,尽量减少实验过程对动物机体的损伤,减轻动物遭受的痛苦和应激反应,使动物实验得出科学的结果。

3. 保定:为使动物实验或其他操作顺利进行而采取适当的方法或设备限制动物的行动,实施这种方法的过程叫保定。

4. 安死术:是指用公众认可的、以人道的方法处死动物的技术。其含义是使动物在没有惊恐和痛苦的状态下安静地、无痛苦地死亡。

5. 仁慈终点:是指动物实验过程中,选择动物表现疼痛和压抑的较早阶段为实验的终点。

第二十九条　本意见由科学技术部负责解释。

第三十条　本意见自发布之日起执行。

(科学技术部　国科发财字〔2006〕398 号　二〇〇六年九月三十日)

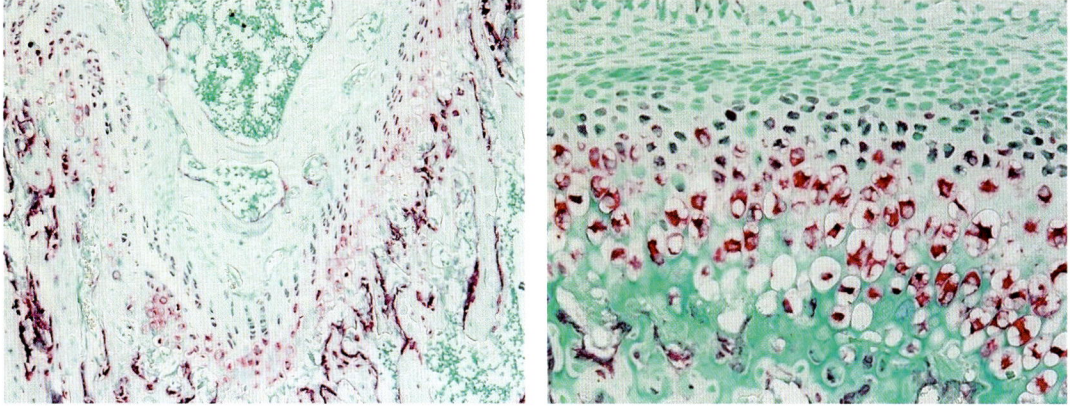

Col X mRNA 在股骨生长板中表达 　　　　Col X mRNA 在下颌骨髁突软骨中表达

彩图 4-3-1　Col X mRNA 在骨组织中的表达

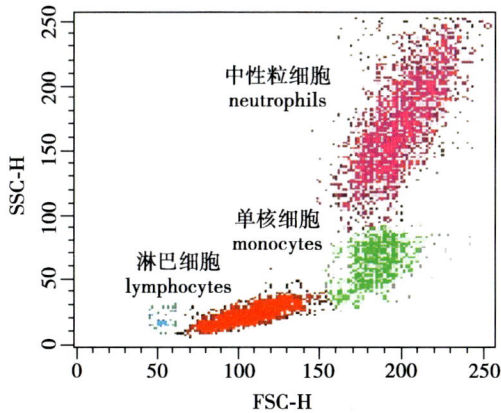

彩图 9-2-2　利用 FSC/SSC 将混合细胞进行分群
外周血白细胞的分群情况:由于淋巴细胞体积较小,细
胞内颗粒少,其分布位于 FSC、SSC 都较小的红色区
域。单核细胞、中性粒细胞它们的体积依次增大,细胞
内颗粒逐渐增大,所以相应地,单核细胞分布在 FSC、
SSC 稍大的绿色区域,中性粒细胞分布在 FSC、SSC 最
大的紫色区域。蓝色区域是红细胞裂解碎片和少量血
小板等

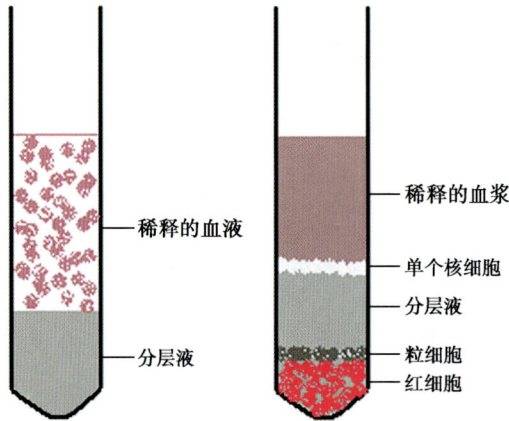

彩图 9-2-3　Ficoll 密度梯度离心法分离外
周血分层示意图

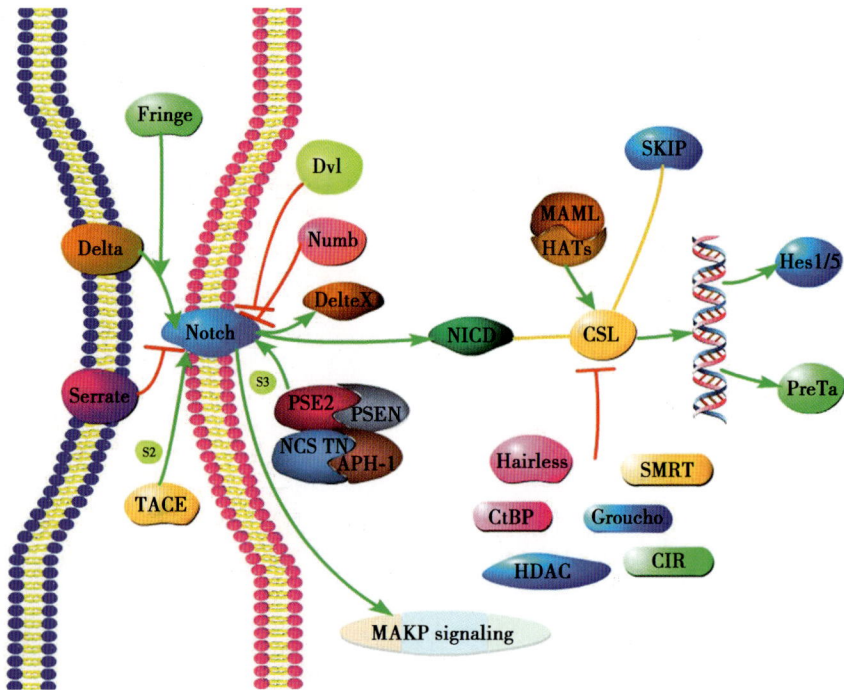

彩图 10-2-2　Notch 信号通路
（空军军医大学口腔医学院供图）

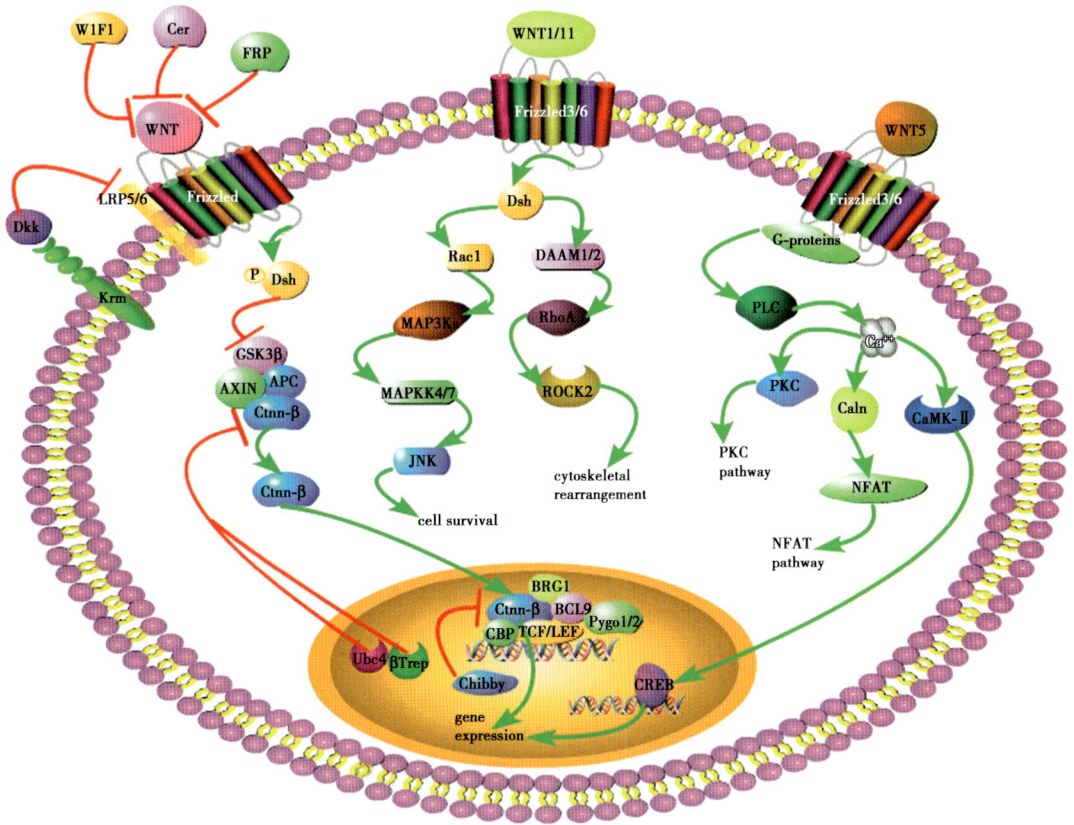

彩图 10-2-4　Wnt 信号通路
（空军军医大学口腔医学院供图）

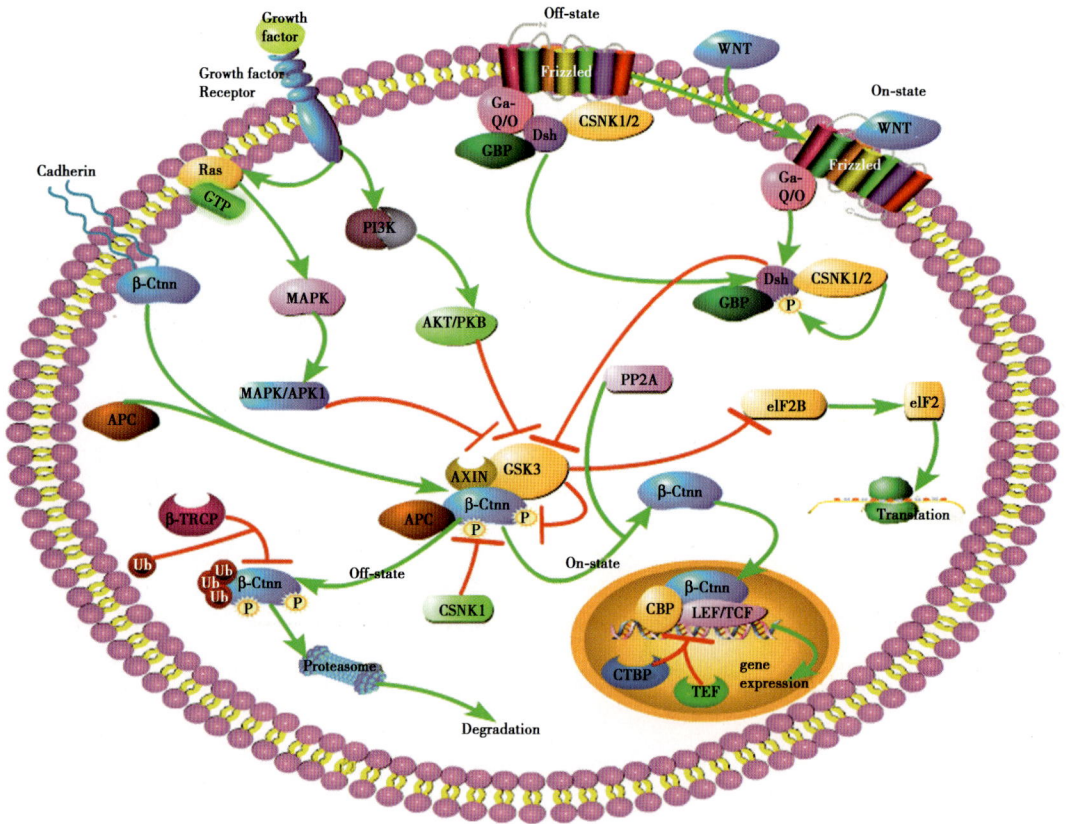

彩图 10-2-5 GSK3 信号通路
（空军军医大学口腔医学院供图）

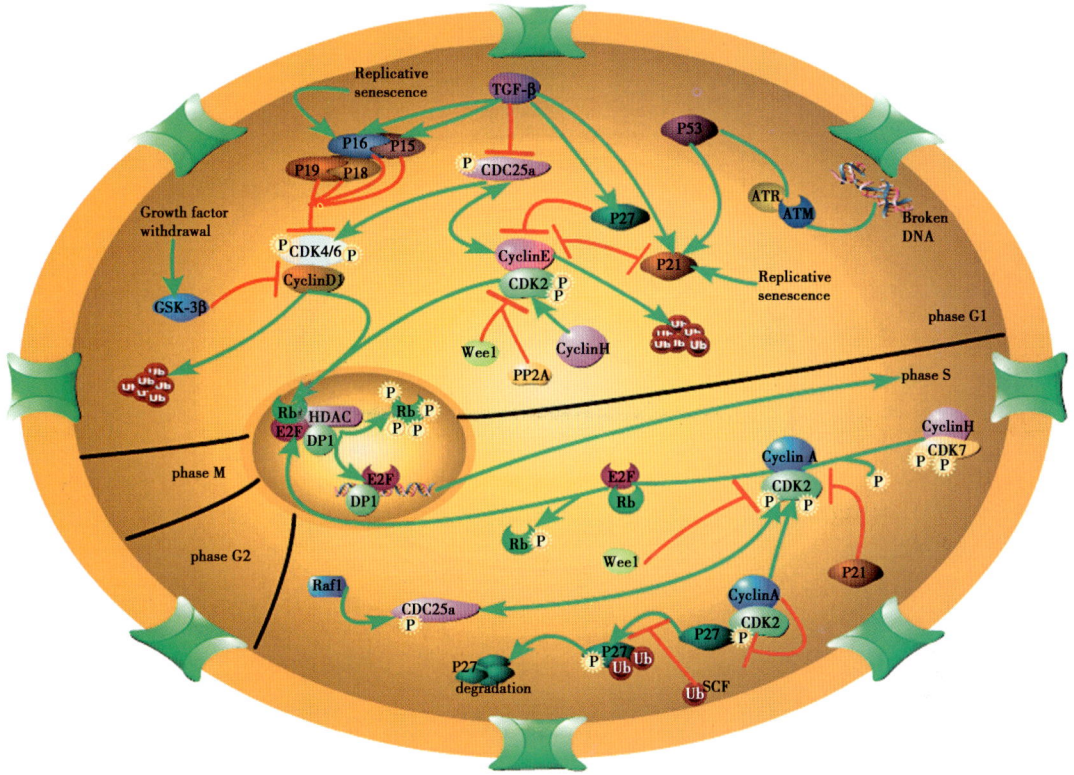

彩图 10-2-7　细胞周期 G1/S 相关信号通路
（空军军医大学口腔医学院供图）

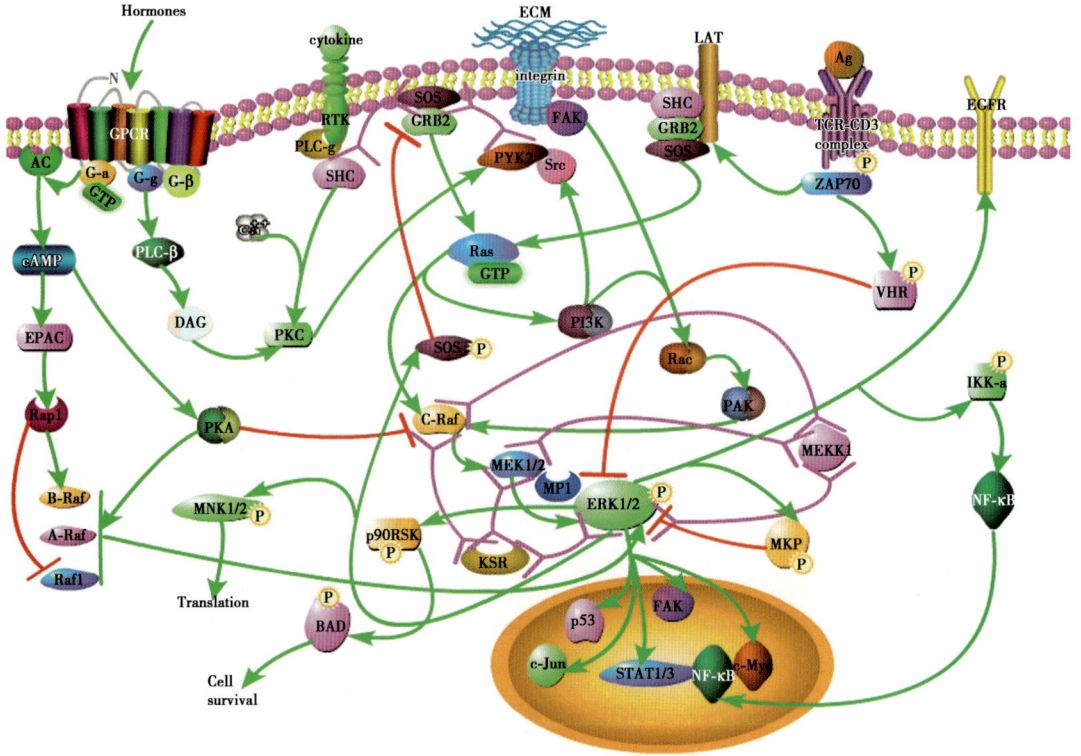

彩图 10-2-8　ERK1/2 信号通路
（空军军医大学口腔医学院供图）

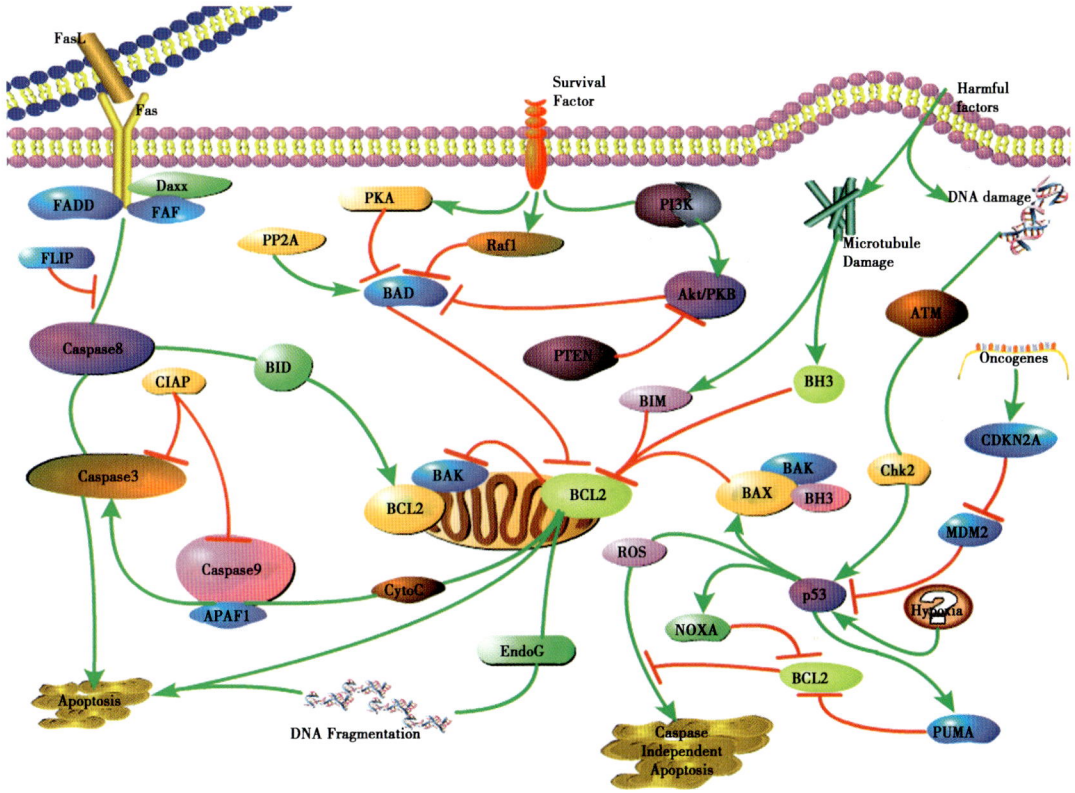

彩图 10-2-9　细胞凋亡相关信号通路
（空军军医大学口腔医学院供图）

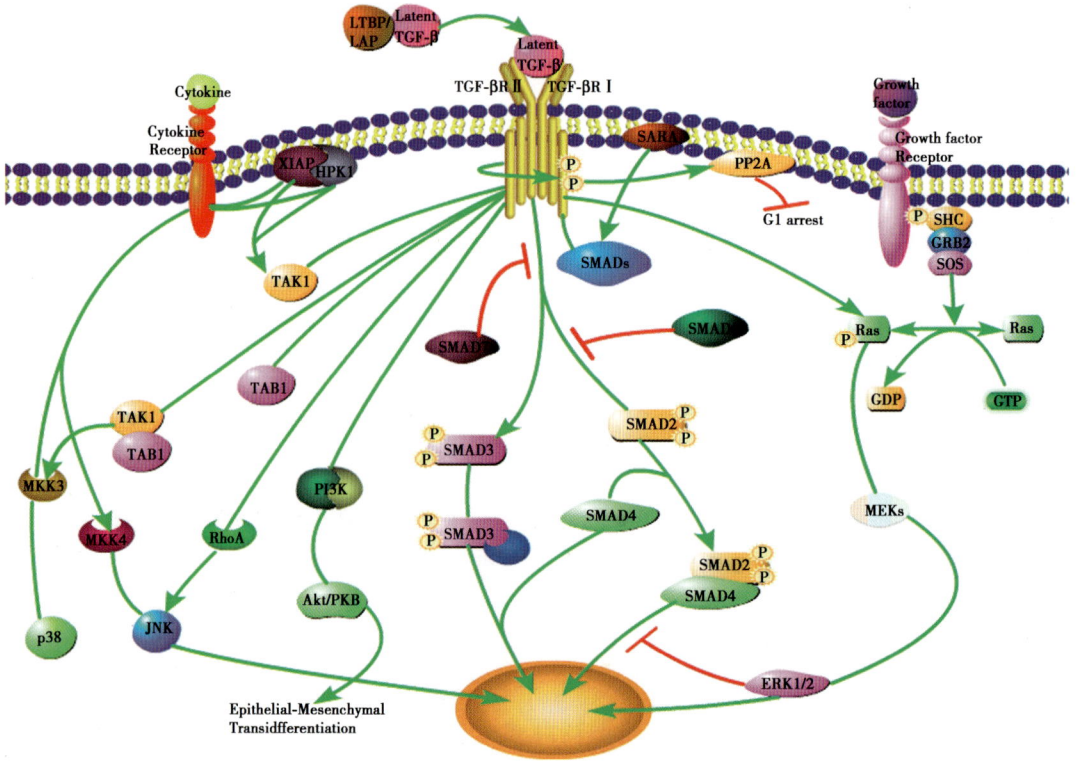

彩图 10-2-11　TGF-β 信号通路

（空军军医大学口腔医学院供图）

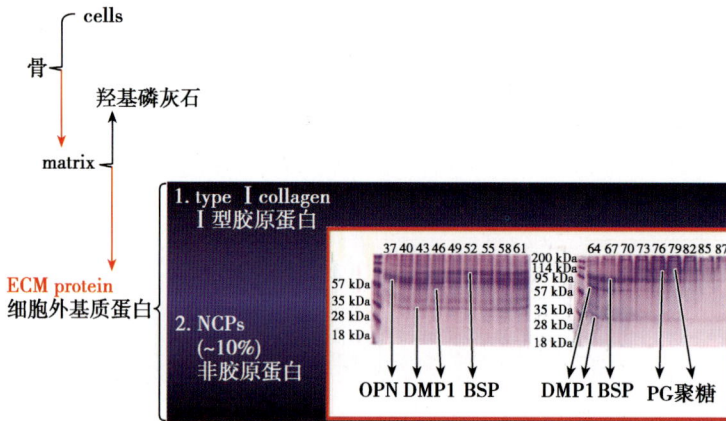

彩图 11-4-2

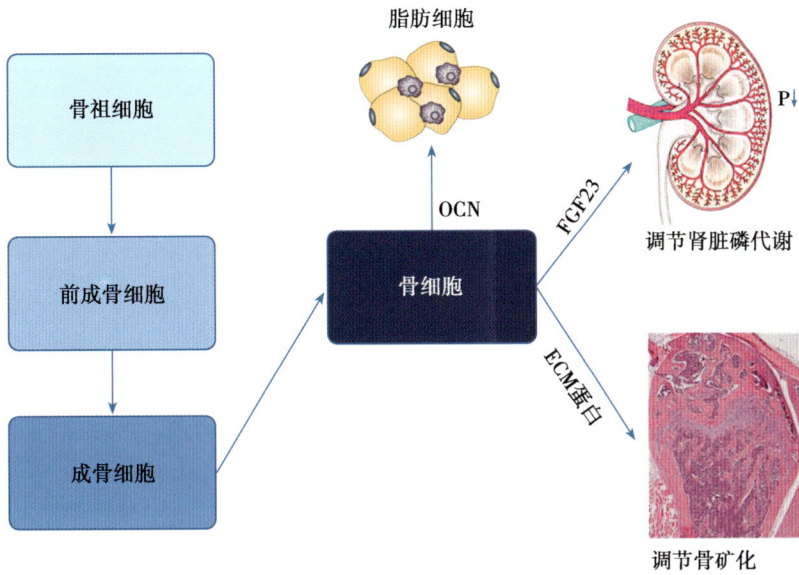

彩图 11-4-6　磷酸化对骨基质蛋白质的影响

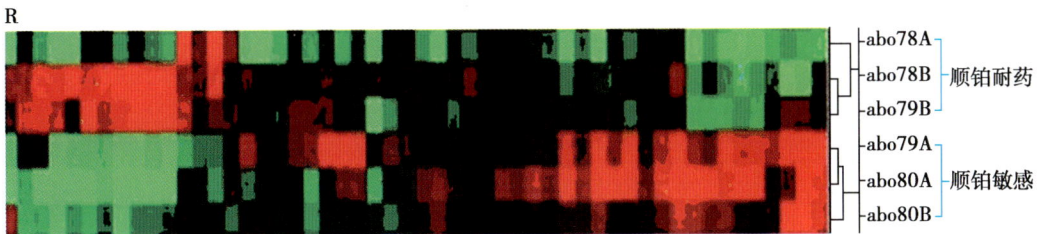

彩图 14-5-1　化疗耐药和敏感组织基因芯片检测结果

```
633  SSDSDSKSDS  SDSNSSDSSD  NSDSSDSSNS  SNSSDSSDSS  DSDSDSSSSD  SSNSSDSSDS  SDSSNSSESS  DSSDSSDSDS  Human DPP
     SSDSDSKSDS  SDSNSSDSSD  NSDSSDSSNS  SNSSDSSDSS  DSDSDSSSSD  SSNSSDSSDS  SDSSNSSESS  DSSDSSDSDS  Family M
     SSDSDSKSDS  SDSNSSDSSD  NSDSSDSSNS  SNSSDSSDSS  DSDSDSSSSD  SSNSSDSSDS  SDSSNSSESS  DSSDSSDSDS  Family E
     SSDSDSKSDS  SDSNSSDSSD  NSDSSDSSNS  SNSSDSSDSS  DSDSDSSSSD  SSNSSDSSDS  SDSSNSSESS  DSSDSSDSDS  Family S
     SSDSDSKSDS  SDSNSSDSSD  NSDSSDSSNS  SNSSDSSDSS  DSDSDSSS    RVT AATAVIVVTV  VTAAIAVRAV  IVVTAVIVTA  Family J
     SSDSDSKSDS  SDSNSSDSSD  NSDSSDSSNS  SNSSDSSDSS  DSDSDSSS    RVT AATAVIVVTV  VTAAIAVRAV  IVVTAVIVTA  Family H

713  SDSSDSSNSN  SSDSDSSNSS  DSSDSSNSSD  SSDSSDSSNS  SDSSDSSDSS  NSSDSSDSSD  SSDSSDSSNS  SDSNDSSNSS  Human DPP
     SDSSDSSNSN  SSDSDSSNSS  DSSDSSNSSD  SSDSSDSSNS  SDSSDSSDSS  NSSDSSDSSD  SSDSSDSSNS  SDSNDSSNSS  Family M
     SDSSDSSNSN  SSDSDSSNSS  DSSDSSNSSD  SSDSSDSSNS  SDSSDSSDSS  NSSDSSDSSD  SSDSSDSSNS  SDSNDSSNSS  Family E
     SDSSDSSNSN  SSDSDSSNSS  DSSDSSNSSD  SSDSSDSSNS  SDSSDSSDSS  NSSDSSDSSD  SSDSSDSSNS  SDSNDSSNSS  Family S
     VIVVTAVIVT  AAIVTAATAA  IAVTAATAVT  AVIAVTAATA  VTVAIAVTAA  TAVTAVIAVT  AVIVVTAATA  VIATTAAIAV  Family H

793  DSSDSSNSSD  SSNSSDSSDS  SDSSDSDSSN  SSDSSNSSDS  SDSSNSSDS   DSSDSSDGSD  SDSSNRSDSS  NSSDSSDSSD  Human DPP
     DSSDSSNSSD  SSNSSDSSDS  SDSSDSDSSN  SSDSSNSSDS  SDSSNSSDS   DSSDSSDGSD  SDSSNRSDSS  NSSDSSDSSD  Family M
     DSSDSSNSSD  SSNSSDSSDS  SDSSDSDSSN  SSDSSNSSDS  SDSSNSSDS   DSSDSSDGSD  SDSSNRSDSS  NSSDSSDSSD  Family E
     DSSDSSNSSD  SSNSSDSSDS  SDSSDSDSSN  SSDSSNSSDS  SDSSNSSDS   DSSDSSDGSD  SDSSNRSDSS  NS VTAAIAVT  Family S
     TAVIAATAVI  AATAVIAVIA  VTAVIATAAI  AVTAVIVVTA  AIAATAVIAA  TAAIAVTAVI  ATAAIEVTVV  IVVTAAIAVT  Family J

873  SSNSSDSSDS  SDSNESSNSS  DSSDSSNSSD  SDSSDSSNSS  DSSDSSNSSD  SSESSNSSDN  SNSSDSSNSS  DSSDSSDSSN  Human DPP
     SSNSSDSSDS  SDSNESSNSS  DSSDSSNSSD  SDSSDSSNSS  DSSDSSNSSD  SSESSNSSDN  SNSSDSSNSS  DSSDSSDSSN  Family M
     SSNSSDSSDS  SDSNESSNSS  DSSDSSNSSD  SDSSDSSNSS  DSSDSSNSSD  SSESSNSSDN  SNSSDSSNSS  DSSDSSDSSN  Family E
     SSNSSDSSDS  SDSNESSNSS  DSM IAATAVI  VTAVIAATAV  TAVIAATAVI  AVKAVIVVTT  AIAVTAATAV  TAVIAVTAVI  Family S
     AATAVTAAVIA  VTATKAAIAV  TAVIAATAVI  VTAVIAATAV  TAVIAATAVI  AVKAVIVVTT  AIAVTAATAV  TAVIAVTAVI  Family J
     AATAVTAAVIA  VTATKAAIAV  TAVIAATAVI  VTAVIAATAV  TAVIAATAVI  AVKAVIVVTT  AIAVTAATAV  TAVIAVTAVI  Family H

953  SSDSSNSSDS  SNSSDSSDSN  SSDSSDSSNS  SDSSDSSDSS  DSSDSSDSSN  SSDSSDSSDS  SDSSNSSDSS  NSSDSSNSSD  Human DPP
     SSDSSNSSDS  SNSSDSSDSN  SSDSSDSSNS  SDSSDSSDSS  DSSDSSDSSN  SSDSSDSSDS  SDSSNSSDSS  NSSDSSNSSD  Family M
     SSDSSNSSDS  SNSSDSSDSN  SSDSSDSSNS  SDSSDSSDSS  DSSDSSDSSN  SSDSSDSSDS  SDSSNSSDSS  NSSDSSNSSD  Family E
     VVTAAIAVTA  ATAVTAVIAI  AATAVTAATA  AIAVTAVIAV  TAVTAVIAAT  AVIAVTAVTA  VIAVIVVTAA  IAVTAATAVT  Family S
     VVTAAIAVTA  ATAVTAVIAI  AATAVTAATA  AIAVTAVIAV  TAVTAVIAAT  AVIAVTAVTA  VIAVIVVTAA  IAVTAATAVT  Family J
     VVTAAIAVTA  ATAVTAVIAI  AATAVTAATA  AIAVTAVIAV  TAVTAVIAAT  AVIAVTAVTA  VIAVIVVTAA  IAVTAATAVT  Family H

1033 SSDSSDSSDS  SDSSDSSDSS  DSSNSSDSSD  SSDSSDSSDS  SDSSDSSDSS  ESSDSSDSSN  SDSSDSSDS   SDSSDSSDSS  Human DPP
     SSDSSDSSDS  SDSSDSSDSS  DSSNSSDSSD  SSDSSDSSDS  SDSSDSSDSS  ESSDSSDSSN  SSDSSDSSDS  SDSSDSSDSS  Family M
     SSDSSDSSDS  SDSSDSSDSS  DSSNSSDSSD  SSDSSDSSDS  SDSSDSSDSS  ESSDSSDSSN  SSDSSDSSDS  SDSSDSSDSS  Family E
     AAIAVTAAIA  VTAAIAVTAV  TAAIAVTAVT  AATAVIAVTA  VTAATAVIAV  KAVIAVTAAI  AVTAAIAATA  ATAAIAVTAA  Family S
     AAIAVTAAIA  VTAAIAVTAV  TAAIAVTAVT  AATAVIAVTA  VTAATAVIAV  KAVIAVTAAI  AVTAAIAATA  ATAAIAVTAA  Family J
     AAIAVTAAIA  VTAAIAVTAV  TAAIAVTAVT  AATAVIAVTA  VTAATAVIAV  KAVIAVTAAI  AVTAAIAATA  ATAAIAVTAA  Family H

1113 DSSDSSDSSN  SSDSSDSSDS  SDSSDSSNSS  DSSDSSESSD  SSDSSDSSDS  SDSSDSSDSS  DSSDSSNSSD  SSDSSDSDS   Human DPP
     DSSDSSDSSN  SSDSSDSSDS  SDSSDSSNSS  DSSDSSESSD  SSDSSDSSDS  SDSSDSSDSS  DSSDSSNSSE  -ATAVIAVTA  Family M
     DSSDSSDSSN  SSDSSDSSDS  SDSSDSSNSS  DSS EAVKAAT  AVTAATAVTA  AIAATAATAA  IAVTAAIAVI  AATAVIAVTA  Family E
     IAVTAVTAAI  AVTAVTAATA  VIAVTAATAV  TAVTAVKAAT  AVTAATAVTA  AIAATAATAA  IAVTAAIAVI  AATAVIAVTA  Family S
     IAVTAVTAAI  AVTAVTAATA  VIAVTAATAV  TAVTAVKAAT  AVTAATAVTA  AIAATAATAA  IAVTAAIAVI  AATAVIAVTA  Family J
     IAVTAVTAAI  AVTAVTAATA  VIAVTAATAV  TAVTAVKAAT  AVTAATAVTA  AIAATAATAA  IAVTAAIAVI  AATAVIAVTA  Family H

1193 SDSDSDSDSS  DSSDSSDSSD  SSDSSDSSDS  SDSSDSSDSN  ESSDSSDSSD  SSDSSNSSDS  SDSSDSSDST  SDSNDESDSQ  Human DPP
     ATAAIAATAA  IVVIAVTAVT  AATAVTAATA  VTAATAVTAM  KAATAVTAAI  AVTAATAVTA  ATAVIAVTAH  LTAMMRVTAR  Family M
     ATAAIAATAA  IVVIAVTAVT  AATAVTAATA  VTAATAVTAM  KAATAVTAAI  AVTAATAVTA  ATAVIAVTAH  LTAMMRVTAR  Family E
     ATAAIAATAA  IVVIAVTAVT  AATAVTAATA  VTAATAVTAM  KAATAVTAAI  AVTAATAVTA  ATAVIAVTAH  LTAMMRVTAR  Family S
     ATAAIAATAA  IVVIAVTAVT  AATAVTAATA  VTAATAVTAM  KAATAVTAAI  AVTAATAVTA  ATAVIAVTAH  LTAMMRVTAR  Family J

1273 SKSGNGNNNG  SDSDSDSEGS  DSNHSTSDD*              1302X  Human DPP
     ASLVTVTTME  VTVTVTVKAV  TVTTQPVMIRTKEKPVRFLL*  p.D1182fsX1312  DGI-II in family M
     ASLVTVTTME  VTVTVTVKAV  TVTTQPVMIRTKEKPVRFLL*  p.D1146fsX1313  DGI-II in family E
     ASLVTVTTME  VTVTVTVKAV  TVTTQPVMIRTKEKPVRFLL*  p.S895fsX1313   DGI-II in family S
     ASLVTVTTME  VTVTVTVKAV  TVTTQPVMIRTKEKPVRFLL*  p.S865fsX1313   DGI-II in family J
     ASLVTVTTME  VTVTVTVKAV  TVTTQPVMIRTKEKPVRFLL*  p.S680fsX1313   DD-II in Family H
```

彩图 15-3-6 *DPP* 基因移码突变后改变氨基酸序列

S:丝氨酸,为主要磷酸化位点,注意突变后丝氨酸的缺如

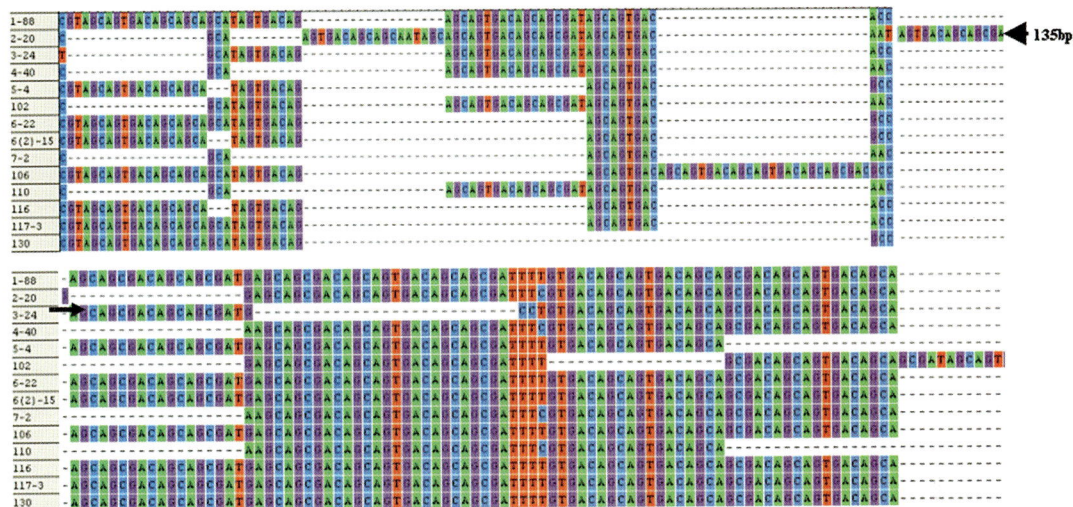

彩图 15-3-7　*DPP* 基因多态图
······示序列缺失

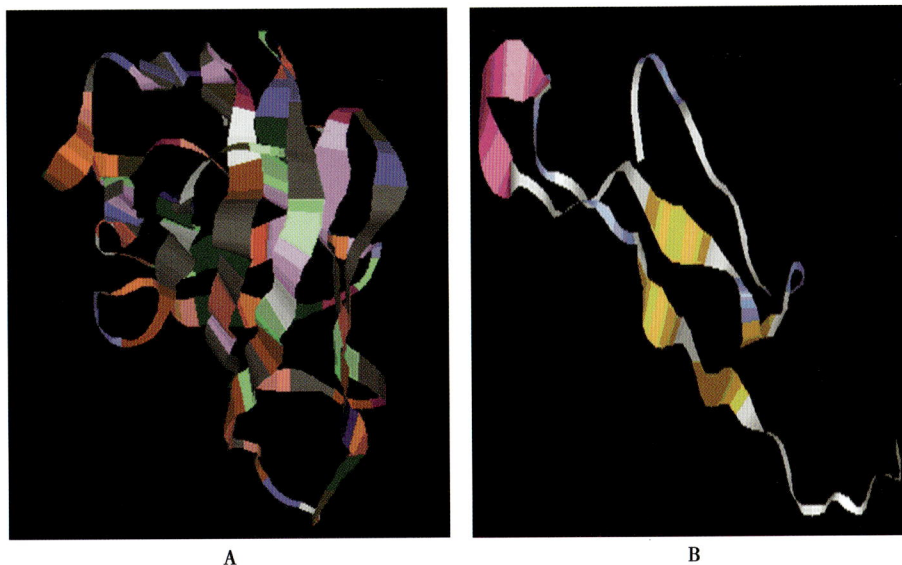

彩图 15-3-9　EDA 蛋白三维结构模拟图
A. 正常 EDA 蛋白　B. 异常 EDA 蛋白

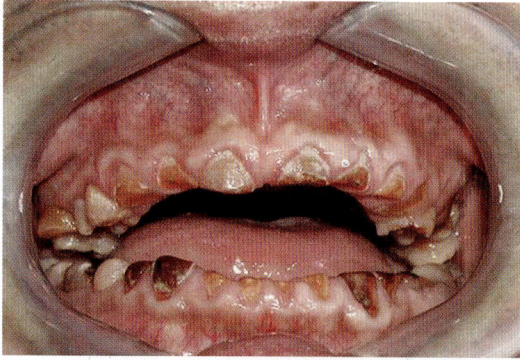

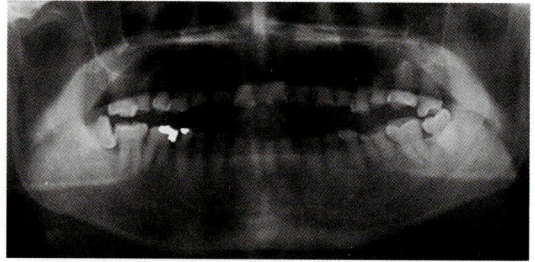

A   B

彩图 15-4-1　遗传性牙本质发育不全临床表现
A. DGI 患者口内照片　B. DGI 患者全景片

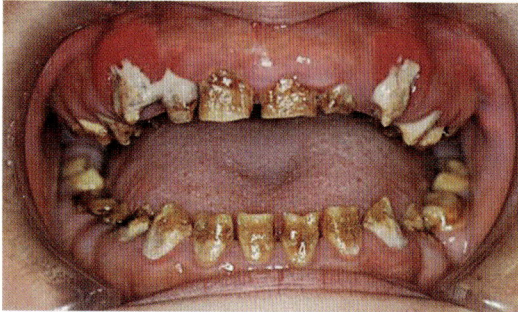

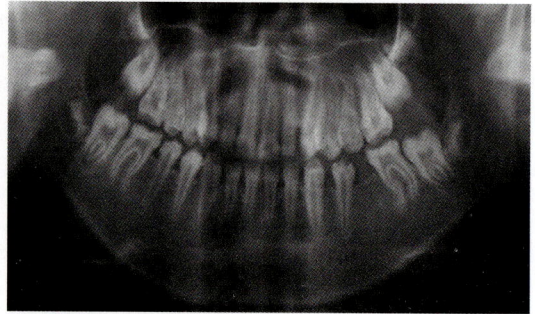

A   B

彩图 15-4-3　遗传性牙釉质发育不全临床表现
A. AI 患者口内照片　B. AI 患者全景片,注意髓腔,根管清晰

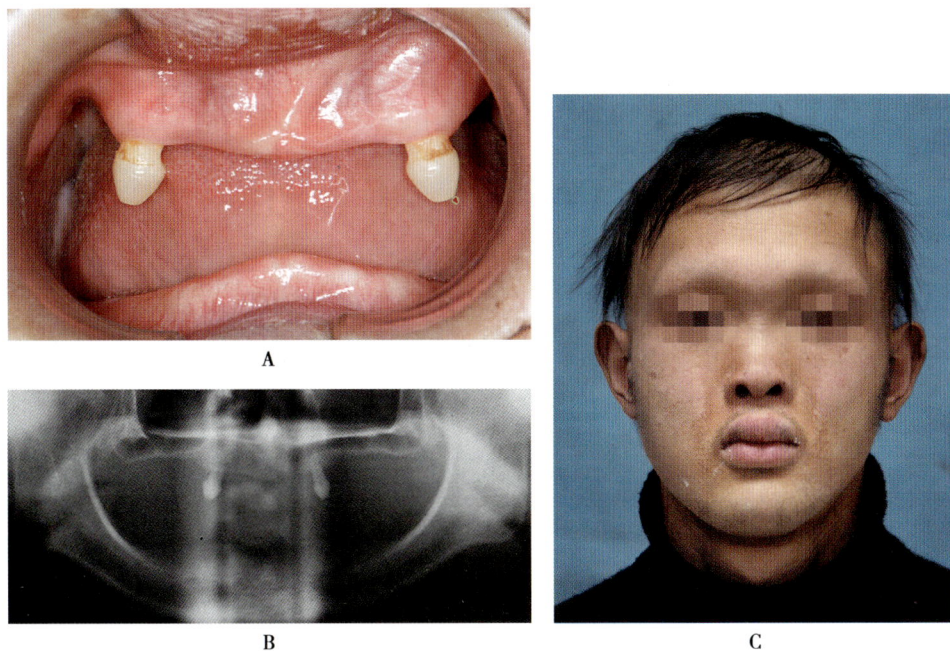

彩图 15-4-4　EDA 临床表现

A. EDA 患者口内照片　B. EDA 患者全景片　C. EDA 患者特殊面容,毛发稀少

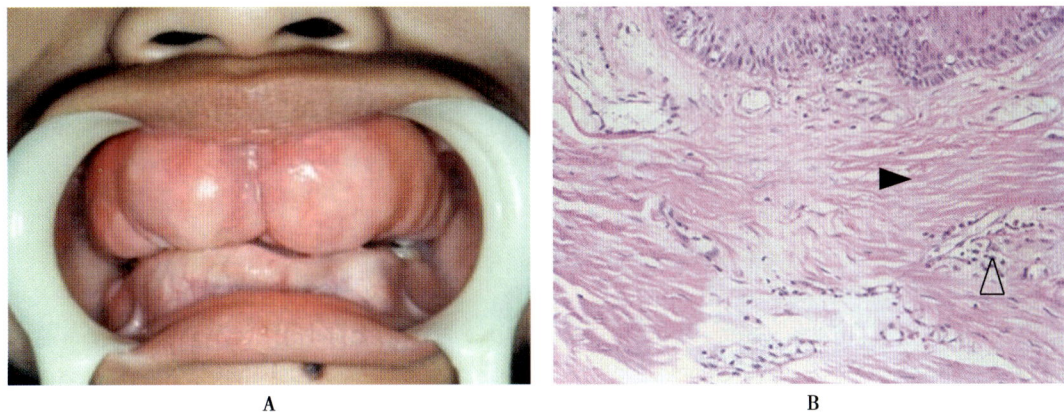

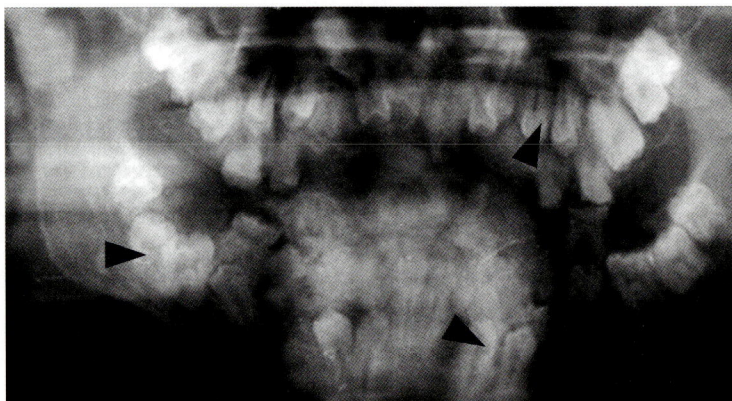

C

彩图 15-4-5　遗传性牙龈纤维瘤病临床表现(续)
A. HGF 患者口内照片　B. 全景片　C. 病理学图像

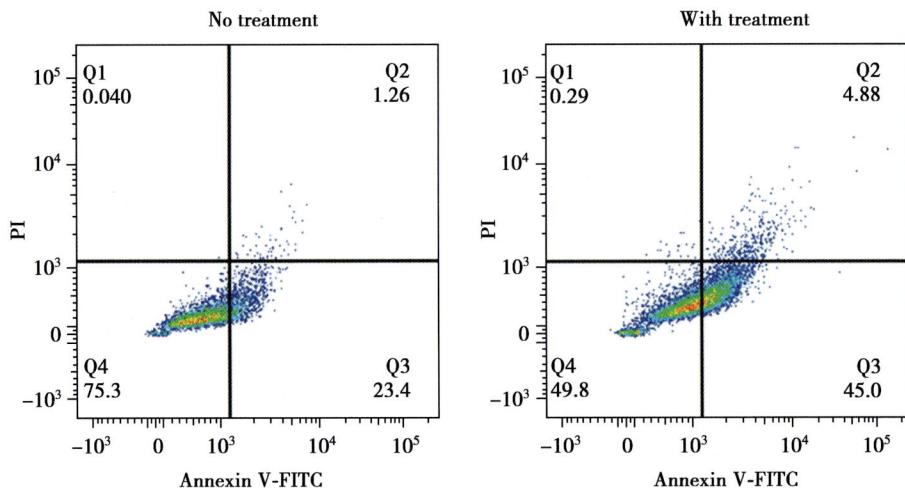

彩图 16-2-2　Annexin V 和 PI 双染分析细胞凋亡

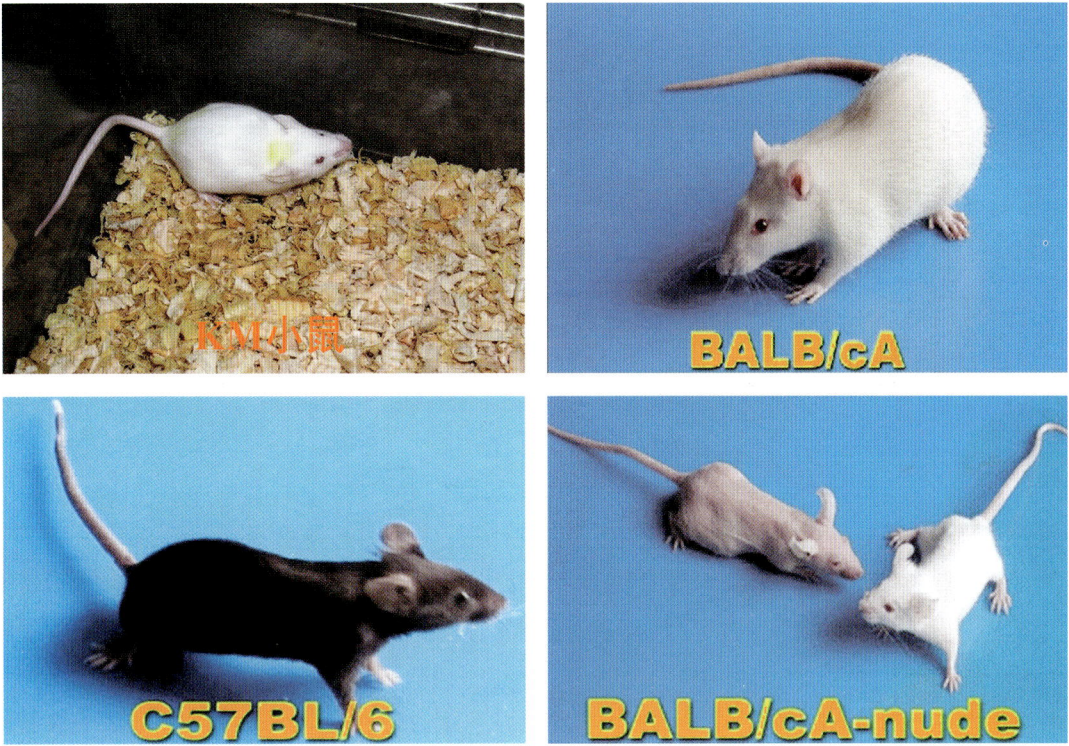

彩图 17-3-1　小鼠

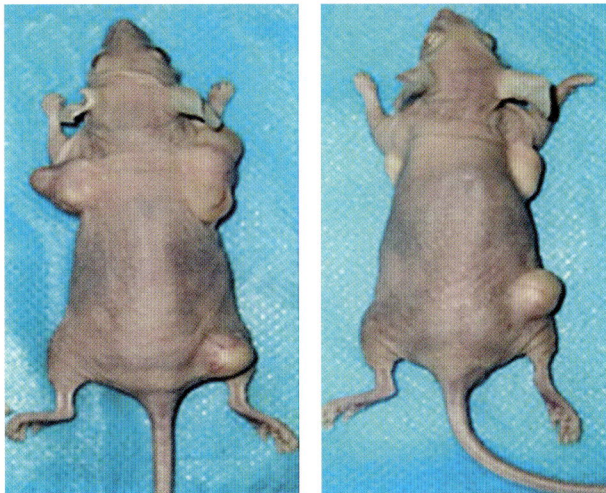

彩图 18-1-1　移植组织块形成肿瘤

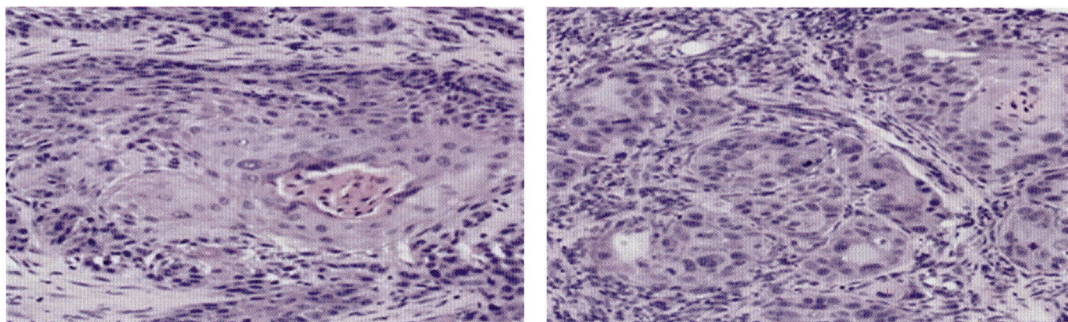

彩图 18-1-2 口腔癌病理特点

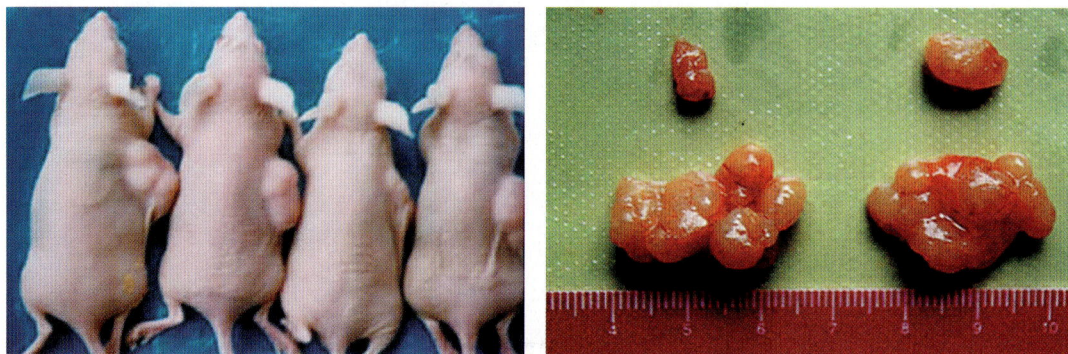

彩图 18-2-1 移植性肿瘤在体和大体病理观察

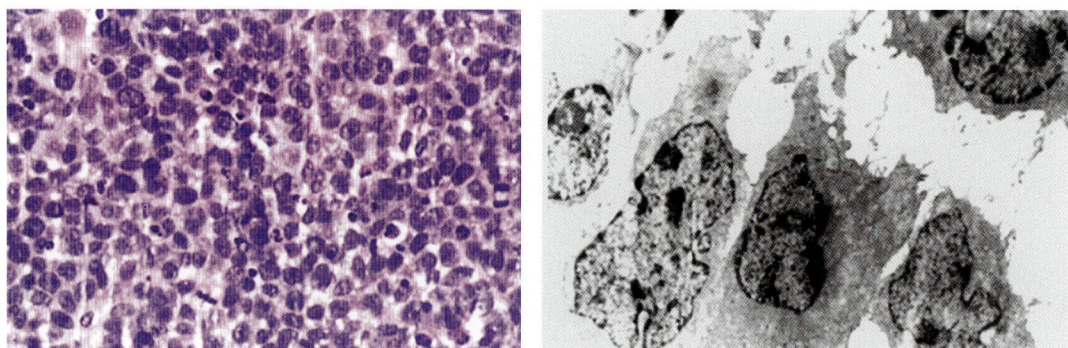

彩图 18-2-2 移植性肿瘤细胞形态观察

彩图 18-3-1　大鼠诱发舌癌病理变化

彩图 18-4-1　腺样囊性癌实验性肺转移模型

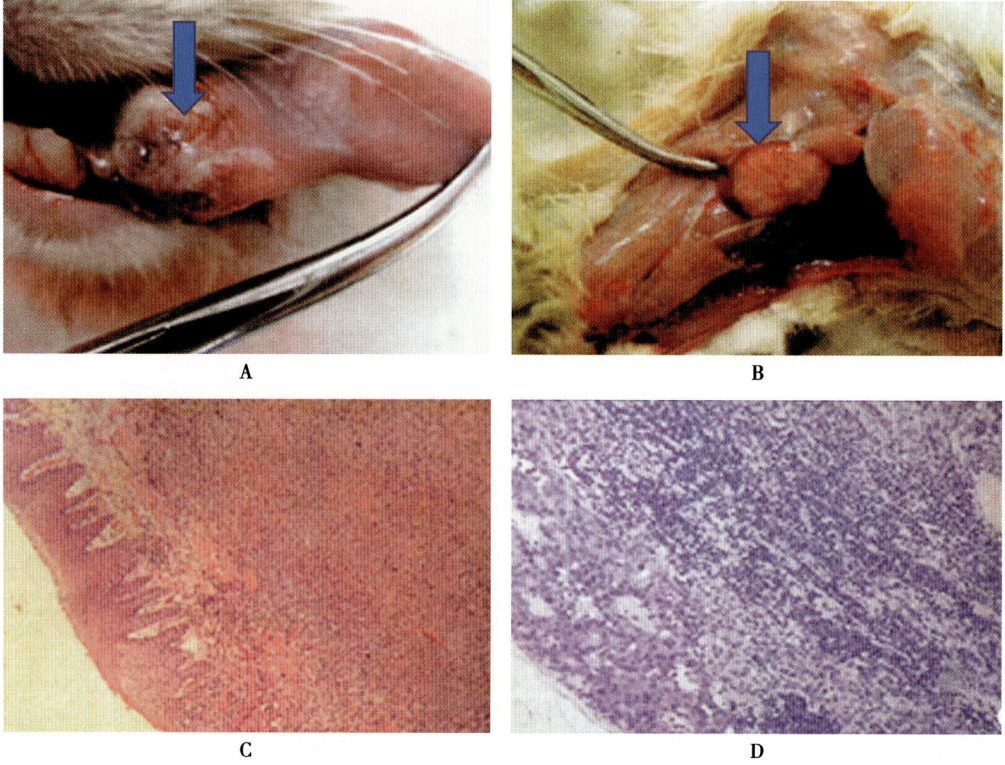

A

B

C

D

彩图 18-4-2　VX-2 舌移植瘤淋巴结转移模型

A. 舌中 1/3,舌缘部肿瘤　B. 颈部淋巴结转移　C. 兔舌 VX-2 鳞癌(HE,×100)　D. 兔颈部淋巴结转移(HE,×200)

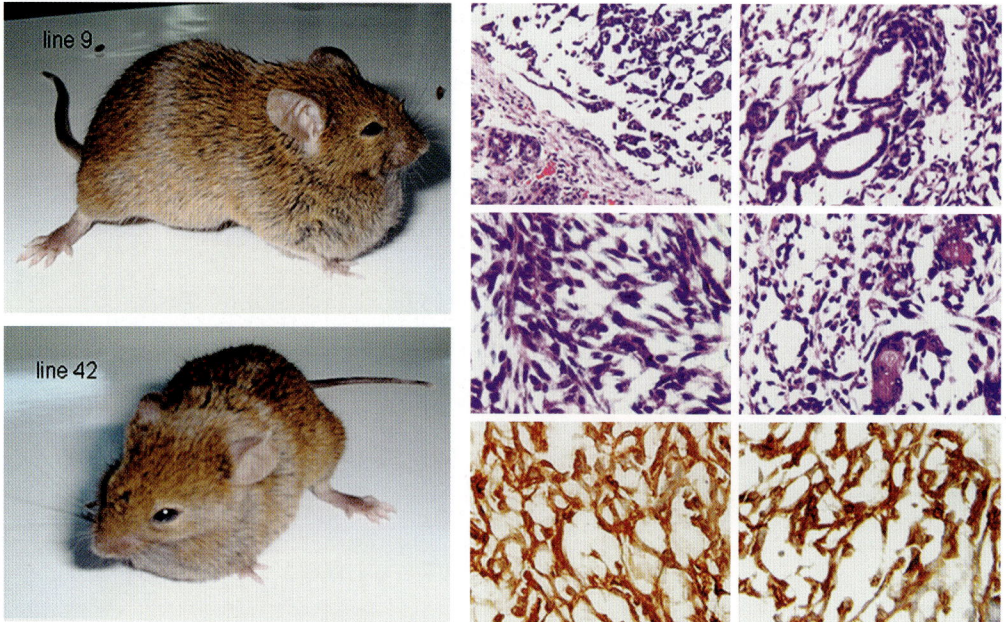

line 9

line 42

彩图 18-5-1　转 PLAG1 基因鼠多形性腺瘤

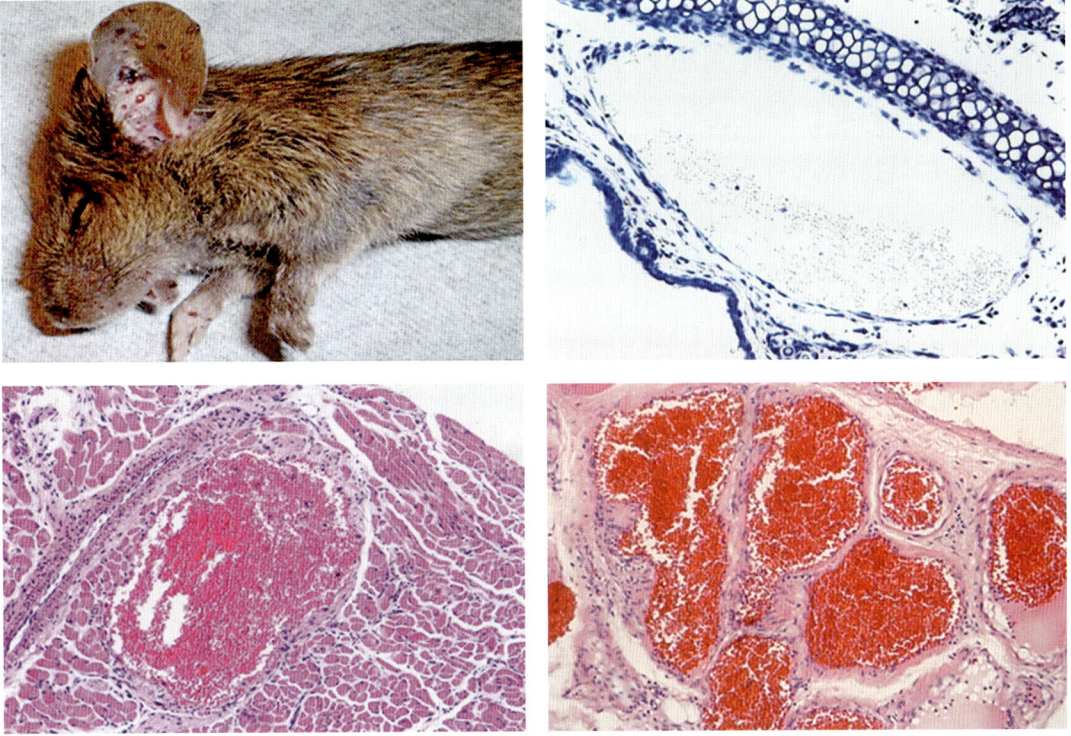

彩图 18-5-2　转多瘤病毒 *Mid-T* 基因的动物模型

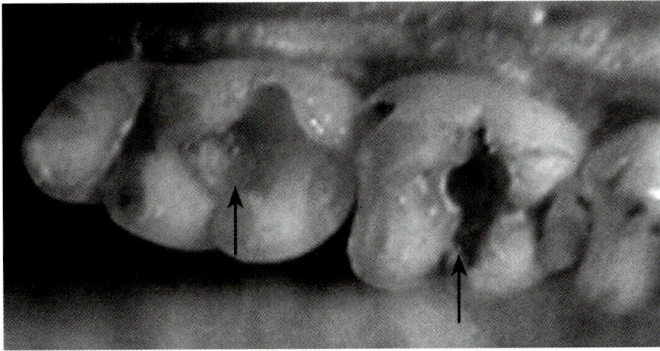

彩图 19-1-4　大鼠龋齿颌面观（紫脲酸铵染色）

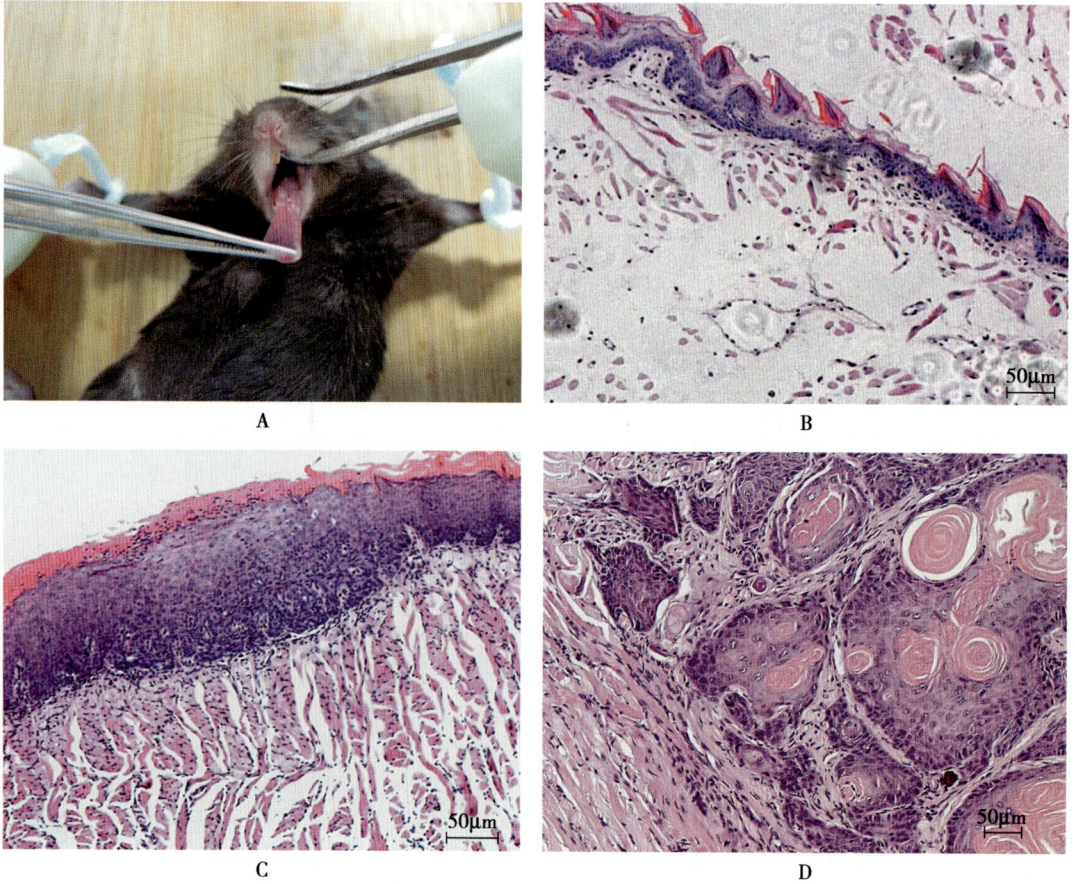

彩图 20-1-1 4NQO 诱导法建立小鼠口腔黏膜白斑模型

A. 4NQO 饮水法诱导 20 周,小鼠舌黏膜大体图片,可见大面积白色斑片状改变,略高出黏膜表面,表面粗糙,可呈颗粒样外观   B. 对照组正常黏膜上皮细胞,上皮结构完整,层次清楚   C. 4NQO 诱导 16 周时病变以轻度异常增生为主,表现为出现水滴状钉突,基底细胞增生活跃,核深染,不典型细胞分布范围超过上皮下 1/3   D. 20 周时以重度异常增生和原位癌为主,表现为上皮不规则增生,出现明显错角化,胞核深染并出现异型核,固有层见少量浸润的肿瘤上皮团块

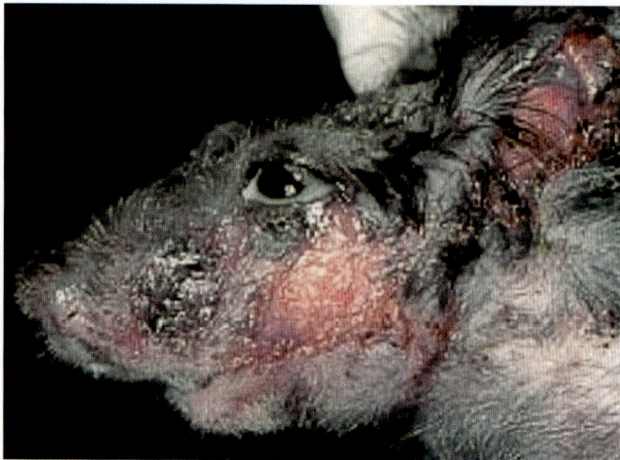

彩图 20-3-3 部分小鼠在口鼻颊出现溃疡

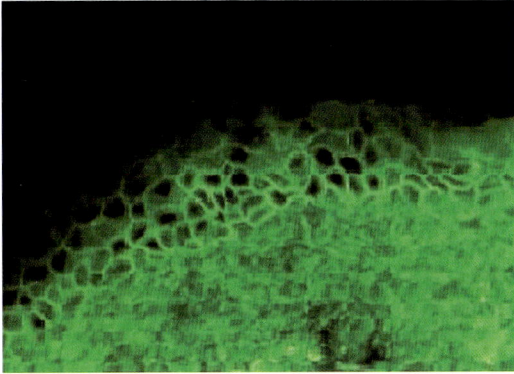

A

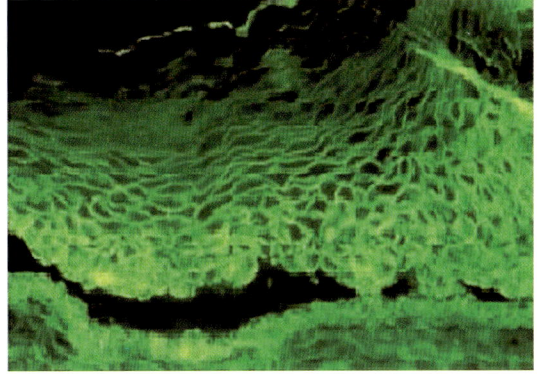

B

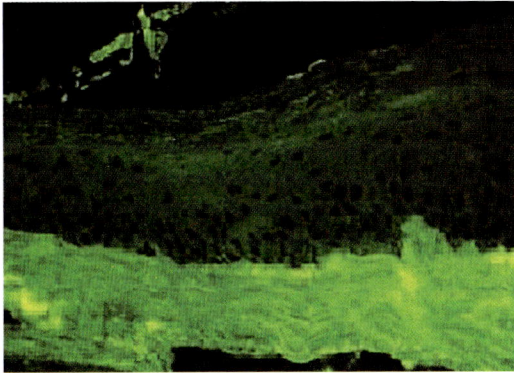

C

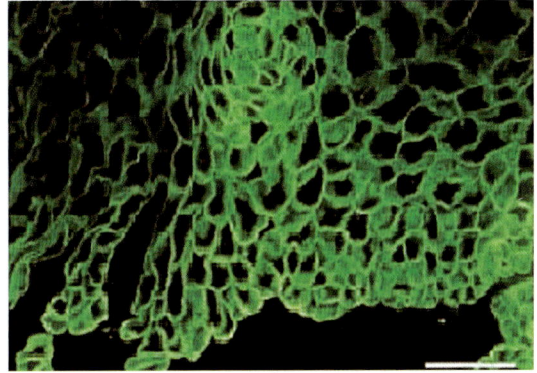

D

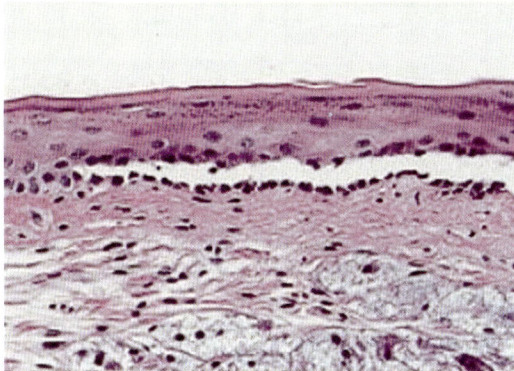

E

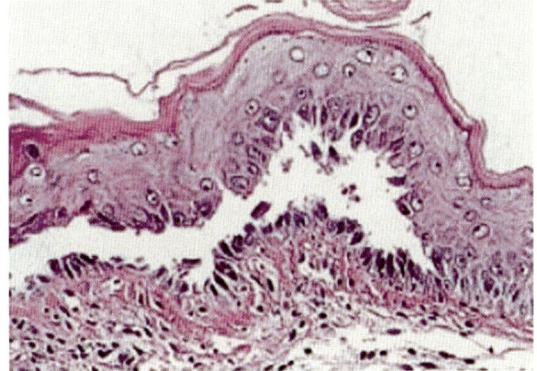

F

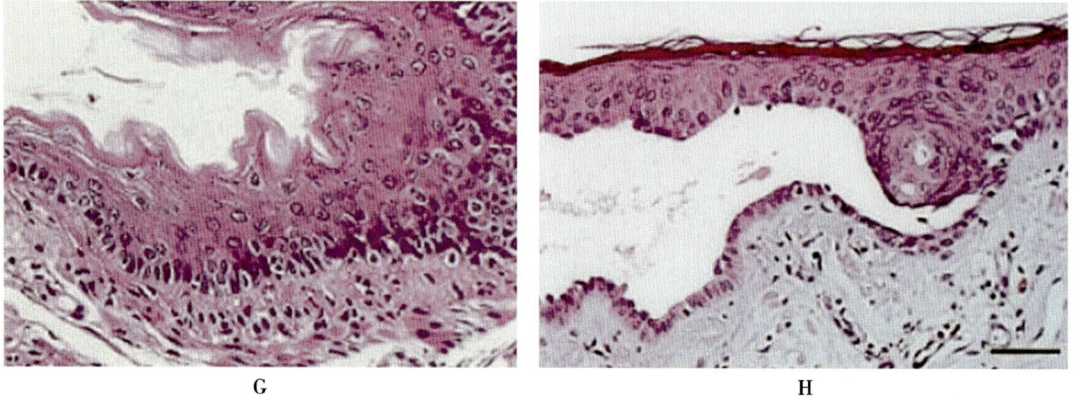

G   H

彩图 20-3-4   小鼠及患有 PV 患者的组织免疫病理学检查及对比(续)

接受来自 *Dsg3*$^{-/-}$ 小鼠脾脏细胞的 *Rag-2*$^{-/-}$ 小鼠口角皮肤(A)的溃疡及硬腭黏膜(B)处有 IgG 抗体沉积,与 PV 病人食道(D)情况相似;相反地,在接受来自 *Dsg3*$^{-/-}$ 小鼠脾脏细胞的 *Rag-2*$^{-/-}$ 小鼠硬腭黏膜(C)处未见有 IgG 抗体沉积。接受来自 *Dsg3*$^{-/-}$ 小鼠脾脏细胞的 *Rag-2*$^{-/-}$ 小鼠黏膜上皮(E 硬腭,F 上食道)出现典型的与 PV 病人(H)相似的上皮内疱。接受来自 *Dsg3*$^{-/-}$ 小鼠脾脏细胞的 *Rag-2*$^{-/-}$ 小鼠(G)未出现典型的棘层松解现象

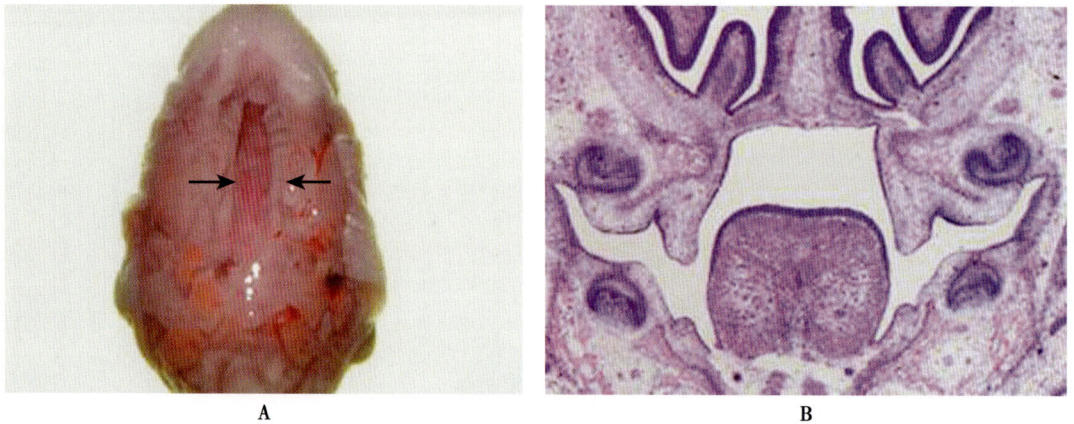

A   B

彩图 23-3-1   维 A 酸诱导腭裂动物模型(胚胎 15.5 天)

A. 体视显微镜下小鼠腭裂的大体形态   B. 光学显微镜下小鼠腭裂的组织学变化(HE 染色)

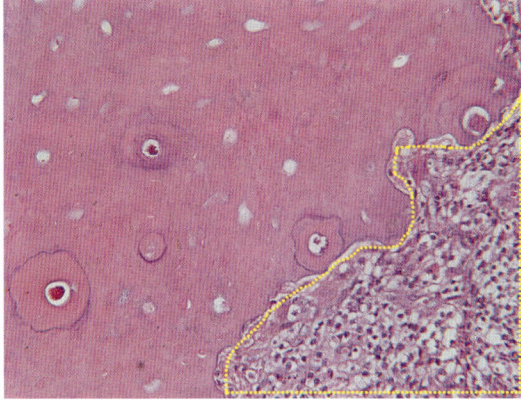

彩图 24-2-3　BRONJ 小型猪拔牙窝处组织
学表现（HE 染色）：显示为大片的结构紊乱
的骨坏死组织

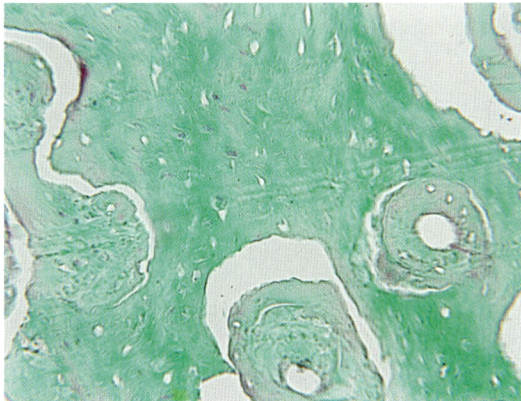

彩图 24-2-4　BRONJ 小型猪拔牙窝处组织
学表现（trichrome 染色）：可见大片坏死骨

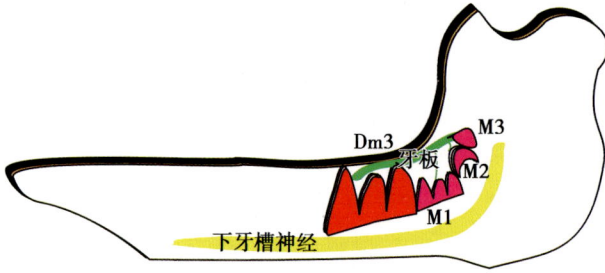

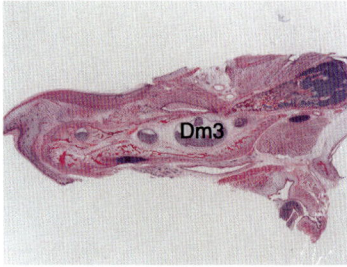

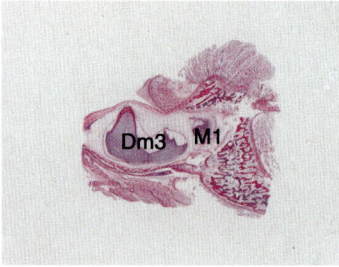

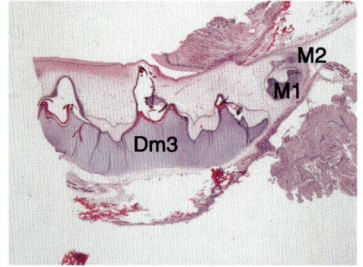

E50   E60   E70

彩图 25-2-3　小型猪恒磨牙发育模式

Dm3：第三乳磨牙　M1：第一恒磨牙　M2：第二恒磨牙　M3：第三恒磨牙

08检